Arthur Firstenberg

Die WELT UNTER STROM

In Erinnerung an Pelda Levey -
Freundin, Mentorin und Weggefährtin

Arthur Firstenberg

Die WELT UNTER STROM

Eine Geschichte der Elektrizität und ihrer übersehenen Gesundheitsgefährdung

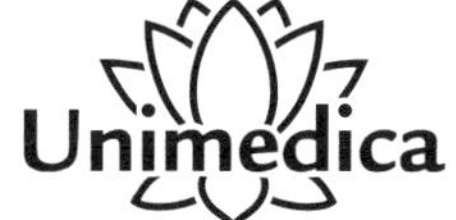

Inhaltsverzeichnis

TEIL 2

... bis zur Gegenwart

Anmerkung des Verfassers

Um das Lesen zu erleichtern, habe ich die Referenzen auf ein Minimum beschränkt. Alle Quellen, auf die im Text hingewiesen wird, sind jedoch im Literaturverzeichnis am Ende des Buches zu finden, zusammen mit anderen Hauptwerken, die ich hinzugezogen habe. Für diejenigen, die sich für bestimmte Themen interessieren, sind die Quellen im Literaturverzeichnis nach Kapiteln und innerhalb einiger Kapitel nach Themen geordnet. Auf die übliche alphabetische Auflistung wird dafür verzichtet.

Anm. d. Verlags: Wenn nicht anders benannt, beziehen sich die Zahlen und Statistiken weitgehend auf die USA.

Vorwort

Es war einmal vor langer Zeit, da repräsentierte der Regenbogen, der nach einem Gewitter am Himmel erschien, alle Farben, die es gab. Das hat damit zu tun, dass unsere Erde so gestaltet ist. Die Luftdecke über uns absorbiert die höheren ultravioletten Strahlen sowie alle Röntgen- und Gammastrahlen aus dem Weltraum. Die meisten längeren Wellen, die wir heute für die Funkkommunikation verwenden, waren auch nicht vorhanden. Oder besser gesagt, in infinitesimalen Mengen. Sie kamen von der Sonne und den Sternen zu uns, aber mit Energien, die eine Billion Mal schwächer waren als das vom Himmel kommende Licht. Tatsächlich waren die kosmischen Radiowellen so schwach, dass sie unsichtbar waren, und so entwickelte das Leben niemals Organe, die diese wahrnehmen konnten.

Die noch längeren Wellen, die vom Blitz abgegebenen niederfrequenten Pulsationen, sind ebenfalls unsichtbar. Wenn ein Blitz aufstrahlt, erfüllt er die Luft für einen Moment mit diesen Wellen, die dann jedoch augenblicklich wieder verschwinden. Das rund um die Welt widerhallende Echo ist ungefähr zehn Milliarden Mal schwächer als das Licht der Sonne. Auch hier hat das Leben keine Organe entwickelt, um dies wahrnehmen zu können.

Doch unser Körper weiß, dass diese Farben da sind. Die im Hochfrequenzbereich strömende Energie unserer Zellen mag unendlich klein sein, sie ist aber dennoch lebensnotwendig. Jeder Gedanke, den wir haben, jede Bewegung, die wir machen, umgibt uns mit niederfrequenten Pulsationen, die erstmals 1875 entdeckt wurden. Auch diese sind für das Leben unentbehrlich. Die Elektrizität, die wir heute verwenden, die Substanz, die wir, ohne uns weiter Gedanken darüber zu machen, über Kabel und durch die Luft senden, wurde um 1700 als ein Merkmal des Lebens identifiziert. Erst später lernten Wissenschaftler, sie zu extrahieren und damit unbelebte Objekte zu bewegen. Dabei ignorierten sie ihre Auswirkungen auf Mensch und Natur – weil sie diese nicht sehen konnten. Sie umgibt uns heute in all ihren Farben mit Intensitäten, die dem Licht der Sonne Konkurrenz machen. Aber weil es sie bei der Entstehung des Lebens nicht gab, können wir sie immer noch nicht sehen.

Wir leben heute mit einer Reihe verheerender Krankheiten, für die es vonseiten der

Natur keine Ursache gibt, deren Ursprung wir nicht kennen, deren Auftreten wir für selbstverständlich halten und die wir nicht mehr infrage stellen. Ohne diese Krankheiten würden wir einen Grad von Vitalität erreichen, den wir gar nicht mehr kennen.

Vor den 1860er-Jahren, als Telegrafendrähte die Erde zum ersten Mal umkreisten, gab es die „Angststörung" nicht. In der medizinischen Literatur vor 1866 ist über so einen Zustand kein Hinweis zu finden. Heute ist ein Sechstel der Menschheit davon betroffen.

Die Influenza in ihrer heutigen Form wurde 1889 erfunden, einhergehend mit dem Wechselstrom. Seit dieser Zeit ist sie ständig bei uns, wie ein vertrauter Gast – so vertraut, dass wir vergessen haben, dass es nicht immer so war. Viele der Ärzte, die 1889 mit der Erkrankung überschwemmt wurden, hatten zuvor noch nie einen Fall gesehen.

Vor den 1860er-Jahren war Diabetes so selten, dass nur wenige Ärzte mehr als ein oder zwei Fälle im Laufe ihres Lebens sahen. Auch er hat seinen Charakter verändert: Diabetiker waren einst skelettdünn. Übergewichtige Menschen entwickelten die Krankheit nie.

Herzkrankheiten waren zu dieser Zeit an 25. Stelle der häufigsten Krankheiten – und standen damit hinter Ertrinkungsunfällen. Es war eine Krankheit von Säuglingen und alten Menschen. Für jeden anderen wäre es absolut ungewöhnlich gewesen, ein krankes Herz zu haben.

Krebs trat auch äußerst selten auf. Selbst das Rauchen von Tabak verursachte in nicht elektrifizierten Zeiten keinen Lungenkrebs.

Dies sind die Zivilisationskrankheiten, die wir auch unseren tierischen und pflanzlichen Nachbarn zugefügt haben. Wir leben mit diesen Krankheiten, weil wir uns weigern, die von uns nutzbar gemachte Energie als das zu akzeptieren, was sie ist. Die 50-Hz-Netzspannung in unserer Hausverkabelung, die Ultraschallfrequenzen in unseren Computern, die Radiowellen in unseren Fernsehern, die Mikrowellen in unseren Handys[1] sind nur Verzerrungen des unsichtbaren Regenbogens, der durch unsere Adern fließt und uns lebendig macht. Aber wir haben das vergessen.

Es ist an der Zeit, dass wir anfangen uns zu erinnern.

TEIL 1
Von den Anfängen …

KAPITEL 1

Der Geist in der Flasche

Das Leidener Experiment war eine Idee mit immenser und weitreichender Auswirkung: Überall wurde man gefragt, ob man die Effekte des Experiments schon erlebt hätte. Es war das Jahr 1746. Der Ort eine beliebige Stadt in England, Frankreich, Deutschland, Holland, Italien. Ein paar Jahre später auch in Amerika. Die Elektrizität war eingetroffen und wie bei einem Wunderkind, das sein Debüt gab, stellte sich die ganze westliche Welt ein, um sich ihre Aufführung anzusehen.

Ihre Hebammen – Kleist, Cunaeus, Allamand und Musschenbroek – warnten, sie hätten geholfen, ein *Enfant terrible* zur Welt zu bringen, dessen Schläge den Menschen den Atem rauben, ihr Blut kochen und sie lähmen könnte. Die Öffentlichkeit hätte besser zuhören und vorsichtiger sein sollen. Aber wie man sich denken kann, ermutigten die farbenfrohen Berichte dieser Wissenschaftler die Menschenmengen nur noch mehr.

Pieter van Musschenbroek, Professor für Physik an der Universität Leiden, hatte seine übliche Reibungsmaschine benutzt. Diese bestand aus einer Glaskugel, die er schnell um ihre Achse drehte, während er sie mit den Händen rieb, um das „elektrische Fluidum" zu erzeugen, das wir heute als statische Elektrizität kennen. Ein eiserner Gewehrlauf, der den Globus fast berührte, hing an Seidenschnüren von der Decke. Er wurde als „Hauptleiter" bezeichnet und normalerweise dazu verwendet, Funken statischer Elektrizität aus der geriebenen, rotierenden Glaskugel zu erzeugen.

In jenen frühen Tagen war die Elektrizität jedoch nur von begrenztem Nutzen, da sie immer vor Ort produziert werden musste und es keine Möglichkeit gab, sie zu speichern. Also dachten sich Musschenbroek und seine Mitarbeiter ein geniales Experiment aus – ein Experiment, das die Welt für immer verändern sollte: Sie befestigten einen Draht am anderen Ende des Hauptleiters und steckten ihn in eine kleine Glasflasche, die teilweise mit Wasser gefüllt war. Sie wollten sehen, ob das elektrische Fluidum in einem Glas gespeichert werden konnte. Und der Versuch übertraf ihre kühnsten Erwartungen.

„Ich werde Ihnen von einem neuen, aber schrecklichen Experiment erzählen", schrieb Musschenbroek an einen Freund in Paris, „von dem ich Euch rate, es nie selber auszuprobieren, noch würde ich, der dies einmal durch Gottes Gnade er- und überlebt habe, es für

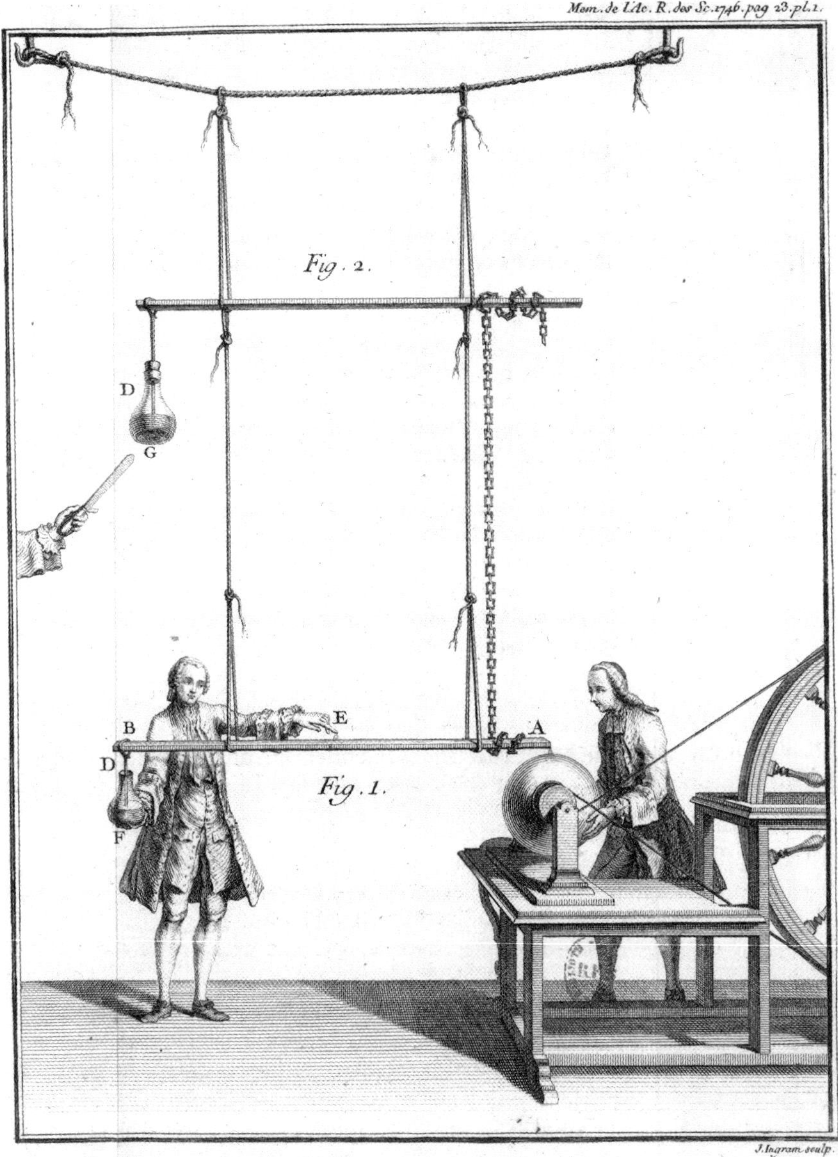

Liniengravur in *Mémoires de l'Académie Royale des Sciences*, Tafel 1, S. 23, 1746

alles Geld der Welt nochmals durchführen." Er hielt die Flasche in der rechten Hand und versuchte mit der anderen, Funken aus dem Gewehrlauf zu erzeugen. „Plötzlich wurde meine rechte Hand mit solcher Kraft getroffen, dass mein ganzer Körper zitterte, als wäre er vom Blitz getroffen. Obwohl das Glas dünn war, zerbrach es nicht. Meine Hand wurde zwar nicht abgerissen, aber mein Arm und mein ganzer Körper waren sehr viel schlimmer betroffen, als ich es in Worte fassen kann. Kurzum, ich dachte, das sei mein Ende."[1] Als sein Kompagnon in Sachen Erfindungen, der Biologe Jean Nicolas Sébastien Allamand, das Experiment durchführte, spürte er einen „gewaltigen Schlag". „Ich war so fassungslos", sagte er, „dass ich für einige Momente nicht atmen konnte." Aufgrund der Stärke des Schmerzes an seinem rechten Arm befürchtete er sogar, eine dauerhafte Verletzung davongetragen zu haben.[2]

Aber nur die Hälfte der Nachricht erreichte die Öffentlichkeit. Die Tatsache, dass Menschen durch diese Experimente vorübergehend oder, wie wir sehen werden, dauerhaft verletzt oder sogar getötet werden könnten, ging in der allgemeinen Aufregung, die auf diese Zeit folgte, verloren. Nicht nur verloren, sie wurden auch bald schon verspottet, bezweifelt und schließlich vergessen. Damals wie heute war es gesellschaftlich nicht akzeptiert, Elektrizität als gefährlich hinzustellen. Nur zwei Jahrzehnte später schrieb Joseph Priestley, der englische Wissenschaftler, der durch seine Entdeckung von Sauerstoff berühmt wurde, seine *Geschichte der Elektrizität*, in der er den „feigen Professor" Musschenbroek und die „übertriebenen Berichte" der ersten Experimentatoren ins Lächerliche zog.[3]

Die Erfinder waren nicht die Einzigen, die versuchten, die Öffentlichkeit zu warnen. Johann Heinrich Winkler, Professor für Griechisch und Latein in Leipzig, versuchte das Experiment durchzuführen, als er davon hörte. „Ich erlitt große Krämpfe in meinem Körper", schrieb er an einen Freund in London. „Es hat mein Blut in große Aufregung versetzt, so dass ich Angst vor einem brennenden Fieber hatte und kühlende Medikamente verwenden musste. Ich fühlte eine Schwere in meinem Kopf, als hätte ich einen Stein darauf liegen. Zweimal verursachte es bei mir eine Nasenblutung, zu der ich ansonsten nicht geneigt bin. Meine Frau, die den elektrischen Blitz nur zweimal erhalten hatte, war danach so schwach, dass sie kaum noch laufen konnte. Eine Woche später erhielt sie nur einen elektrischen Blitz; ein paar Minuten später blutete sie aus der Nase."

Aus den Erfahrungen zog Winkler die Lehre, dass Lebewesen keine Elektrizität zugefügt werden sollte. Und so verwandelte er seine Maschine in ein großes Warnsignal. „Ich habe in den Berliner Zeitungen gelesen", schrieb er, „dass sie solche elektrischen Blitze an einem Vogel ausprobiert haben und er dadurch sehr große Schmerzen erlitten hat. Ich habe dieses Experiment nicht wiederholt; denn ich halte es für falsch, Lebewesen einen solchen Schmerz zuzufügen." Er wickelte deshalb eine Eisenkette um die Flasche, die zu einem Stück Metall unter dem Gewehrlauf führte. „Wenn dann die Elektrifizierung stattfindet", fuhr er fort, „sind die Funken, die vom Rohr auf das Metall fliegen, so groß und so stark, dass sie (sogar tagsüber) in einer Entfernung von 50 Metern gesehen und gehört werden können. Sie stellen einen Blitzstrahl dar, eine klare und kompakte Feuerlinie; und sie machen ein Geräusch, das alle Leute, die es hören, erschreckt."

Die breite Öffentlichkeit reagierte jedoch nicht wie erwartet. Nachdem sie Berichte wie die von Musschenbroek in den Protokollen der Königlichen Akademie der Wissenschaften in Frankreich, der Académie Royale des Sciences, und seine eigenen in den *Philosophical Transactions* der *Royal Society of London* gelesen hatte, stellten sich neugierig gewordene Männer und Frauen zu Tausenden in ganz Europa an, um den Reiz der Elektrizität in Experimenten selbst zu erleben.

Abbé Jean-Antoine Nollet, ein Theologe, der zum Physiker wurde, führte die Magie der „Leidener Flasche" in Frankreich ein. Er versuchte die unersättlichen Forderungen der Öffentlichkeit zu befriedigen, indem er Dutzende, Hunderte von Menschen gleichzeitig elektrisierte. Dazu forderte er sie alle zum Händehalten auf, um eine Menschenkette in Form eines großen Kreises zu bilden, dessen Enden nahe beieinanderlagen. Er stellte sich an ein Ende, während die Person, die das letzte Glied darstellte, die Flasche ergriff. Plötzlich vervollständigte der gelehrte Abt mit seiner Hand den Schaltkreis durch das Berühren des in die Flasche eingeführten Metalldrahtes. Der Stromschlag wurde sofort entlang der gesamten Kette gleichzeitig verspürt. Elektrizität war kurzerhand zu einem gesellschaftlichen Ereignis geworden; die Welt war, wie einige Beobachter es nannten, von „Elektromanie" besessen.

Die Tatsache, dass Nollet mehrere Fische und einen Spatz mit derselben Ausrüstung durch einen Stromschlag getötet hatte, schreckte die Menge nicht im Geringsten ab. In Versailles elektrisierte er in Gegenwart des Königs eine Kompanie von 240 Soldaten der französischen Garde, die sich an den Händen hielten. Er elektrisierte Mönche im Kartäuserkloster in Paris, die sich in einem Kreis von mehr als einem Kilometer Umfang aufgestellt hatten und über Eisendrähte mit ihrem jeweiligen Nachbarn verbunden waren.

Das Erlebnis gewann zunehmend an Popularität. Bald beklagte sich die Öffentlichkeit darüber, dass der Reiz eines Stromschlags immer mit Schlangestehen oder einer Arztkonsultation verbunden war. Der Bedarf nach tragbaren Geräten wurde geweckt, die jeder zu einem vernünftigen Preis kaufen und nach Belieben genießen konnte. Und so wurde die „Ingenhousz-Flasche" erfunden. In einem elegant aussehenden Etui befand sich eine kleine Leidener Flasche, die mit einem lackierten Seidenband und einer Kaninchenhaut verbunden war, mit der der Lack gerieben und die Flasche aufgeladen werden konnte.[4]

Elektrische Gehstöcke wurden zu einem erschwinglichen Preis „für jeden Geldbeutel"[5] verkauft. Dabei handelte es sich um Leidener Flaschen, die geschickt als Spazierstöcke getarnt waren. Man konnte sie heimlich aufladen und ahnungslose Freunde und Bekannte zum Berühren derselben verführen.

Dann gab es den „elektrischen Kuss", ein Freizeitvergnügen, das sogar der Erfindung der Leidener Flasche vorausging, danach aber viel aufregender wurde. Der Physiologe Albrecht von Haller an der Universität Göttingen erklärte ungläubig, dass solche Gesellschaftsspiele „die Quadrille ersetzt haben" (Anm. d. Verlags: zur damaligen Zeit ein beliebter Tanz in Frankreich). „Ist es zu glauben", schrieb er, „dass der Finger einer Dame, ihr Fischbein-Petticoat, wahre Blitzstrahle aussenden und so charmante Lippen ein Haus in Brand setzen könnten?"

Sie war ein „Engel", schrieb der deutsche Physiker Georg Matthias Bose, mit „weißem Schwanenhals" und „blutgekrönten Brüsten", der „Ihr Herz mit einem einzigen Blick stiehlt", dem Sie sich aber auf eigene Gefahr nähern. Er nannte sie „Venus Electrificata" in einem Gedicht, das in Latein, Französisch und Deutsch veröffentlicht und in ganz Europa berühmt wurde:

> Wenn ein Sterblicher nur ihre Hand berührt,
> Von solch einem göttlichen Kind sogar nur ihr Kleid,
> Brennen die Funken doch genauso durch alle Glieder.
> So schmerzhaft es auch ist, begehrt er es erneut.

Sogar Benjamin Franklin fühlte sich gezwungen, Anweisungen zu geben: „A und B sollen auf Wachs stehen; oder A auf Wachs und B auf dem Boden; geben Sie einem von ihnen die elektrifizierte Phiole in die Hand, der andere soll den Draht ergreifen; es wird einen kleinen Funken geben; aber wenn sich ihre Lippen nähern, fühlen sie den Stromschlag und werden geschockt."[6]

Wohlhabende Damen veranstalteten solche Formen der Unterhaltung in ihren Häusern. Sie beauftragten Instrumentenbauer, große, kunstvolle elektrische Maschinen herzustellen, die sie wie Klaviere zur Schau

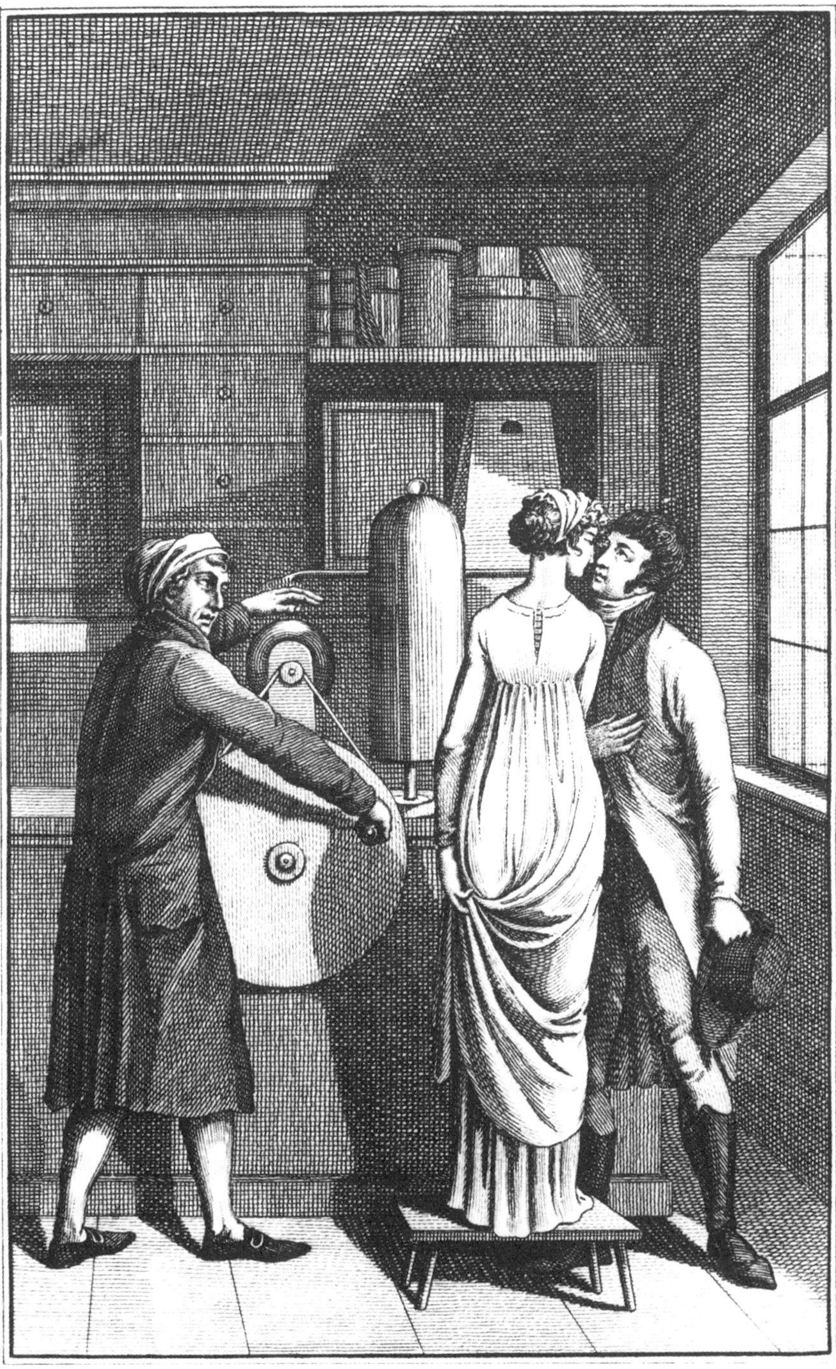

Liniengravur ca. 1750, reproduziert in Jürgen Teichmann, *Vom Bernstein zum Elektron*, Deutsches Museum 1982

stellten. Personen mit bescheideneren Mitteln kauften Standardmodelle, die in verschiedenen Größen, Stilen und Preisen erhältlich waren.

Abgesehen vom Unterhaltungswert wurde Elektrizität – von der angenommen wurde, dass sie mit der Lebenskraft zusammenhänge oder mit dieser identisch sei – hauptsächlich wegen ihrer medizinischen Wirkungen verwendet. Sowohl elektrische Maschinen als auch Leidener Flaschen fanden ihren Weg in Krankenhäuser und in die Praxen von Ärzten, die mit der Zeit Schritt halten wollten. Eine noch größere Anzahl von „Elektrikern“, die nicht medizinisch ausgebildet waren, richteten eine Praxis zur Behandlung von Patienten ein. Quellen zufolge wurde medizinische Elektrizität in den 1740er- und 1750er-Jahren von Praktizierenden in Paris, Montpellier, Genf, Venedig, Turin, Bologna, Leipzig, London, Dorchester, Edinburgh, Shrewsbury, Worcester, Newcastle-upon-Tyne, Uppsala, Stockholm, Riga, Wien, Böhmen und Den Haag verwendet.

Der berühmte französische Revolutionär und Arzt Jean-Paul Marat, ebenfalls ein Elektropraktiker, schrieb darüber ein Buch mit dem Titel *Mémoire sur l'électricité médicale*.

Franklin behandelte Patienten in Philadelphia mit Elektrizität – und zwar so viele, dass Behandlungen mit statischer Elektrizität später im n19. Jahrhundert unter dem Begriff „Franklinisierung“ bekannt wurden.

John Wesley, der Gründer der Methodistenkirche, veröffentlichte 1759 eine 72-seitige Abhandlung mit dem Titel *Desideratum; or, Electricity Made Plain and Useful.* Er nannte die Elektrizität „die edelste Medizin, die bisher auf der Welt bekannt ist“, die bei Erkrankungen des Nervensystems, der Haut, des Blutes, der Atemwege und der Nieren eingesetzt werden sollte. „Eine Person, die auf dem Boden steht“, fühlte er sich verpflichtet hinzuzufügen, „kann eine elektrifizierte Person, die auf dem Harz steht, nicht ohne Weiteres küssen.“[7] Wesley selbst elektrisierte Tausende von Menschen im Hauptquartier der methodistischen Bewegung und an anderen Orten in London.

Und es waren nicht nur Prominente, die damit ein Geschäft eröffneten. So viele nichtmedizinische Menschen kauften und mieteten Maschinen für medizinische Zwecke, dass der Londoner Arzt James Graham im Jahr 1779 schrieb: „Ich zittere vor Sorge um meine Mitmenschen, wenn ich in fast jeder Straße dieser großen Metropole einen Friseur, einen Chirurgen, einen Zähnezieher, einen Apotheker oder einen gewöhnlichen Mechaniker sehe, dessen Fachgebiet jetzt auch die Elektrizität einschließt.“[8]

Da Elektrizität Kontraktionen der Gebärmutter auslösen konnte, wurde sie stillschweigend als Abtreibungsmethode verstanden. Francis Lowndes war zum Beispiel ein Londoner Elektropraktiker mit einer umfangreichen Praxis, der damit Werbung machte, mittellose Frauen kostenlos „wegen Amenorrhö“ zu behandeln.[9]

Sogar Landwirte fingen an, die Wirkung von Elektrizität auf ihre Ernte zu testen und sie als Mittel zur Verbesserung der landwirtschaftlichen Produktion vorzuschlagen, wie wir in Kapitel 6 sehen werden.

Die Anwendung von Elektrizität auf Lebewesen im 18. Jahrhundert war in Europa und Amerika so weit verbreitet, dass eine Fülle wertvoller Erkenntnisse über ihre Auswirkungen auf Menschen, Pflanzen und Tiere gesammelt wurde. Dieses Wissen ist völlig in Vergessenheit geraten, obgleich es weitaus umfangreicher und ausführlicher ist als das, was den Ärzten von heute darüber bekannt ist. Sie sehen zwar tagtäglich die Auswirkungen auf ihre Patienten, verstehen jedoch die Ursachen dafür nicht. Sie sind sich noch nicht einmal bewusst, dass dieses Wissen überhaupt existierte. Die Informationen hierüber sind sowohl formell als auch informell – Briefe von Personen, die ihre Erfahrungen beschreiben, Berichte in Zeitungen und Zeitschriften, medizinische Bücher und Abhandlungen, Vorträge auf Treffen wissenschaftlicher Gesellschaften und Artikel, die in neu gegründeten wissenschaftlichen Fachzeitschriften veröffentlicht wurden.

Bereits in den 1740er-Jahren bezogen sich zehn Prozent aller in den *Philosophical Transactions* veröffentlichten Artikel auf Elektrizität. Und während des letzten Jahrzehnts dieses Jahrhunderts hatten gut 70 Prozent aller Artikel über Elektrizität in der renommierten lateinischen Zeitschrift *Commentarii de rebus in scientis naturali et medicina gestis* mit ihrer medizinischen Verwendung und ihren Auswirkungen auf Tiere und Menschen zu tun.[10]

Trotz aller möglicher Bedenken: Die Schleusen standen weit offen und die Flut der Begeisterung für Elektrizität strömte ungehindert weiter – und sollte dies auch in den kommenden Jahrhunderten tun. Dabei fegte man kurzerhand alle Vorbehalte zur Seite und machte aus Gefahrenschildern sprichwörtlich Kleinholz. So wurden ganze Wissensgebiete zerstört und auf bloße Fußnoten in der Geschichte der Erfindung reduziert.

KAPITEL 2

Taube werden hören und Lahme werden gehen

Ein birmanischer Elefant hat die gleichen Gene, egal ob er in einem Holzfällerlager schwere Arbeit leistet oder in freier Wildbahn lebt. Seine DNS gibt uns keine Auskunft über seine Lebensbedingungen. Ebenso sagen Elektronen nichts über die wohl interessantesten Aspekte der Elektrizität aus. Wir haben die Elektrizität – genauso wie Elefanten – dazu benutzt, unsere Lasten zu tragen und große Ladungen zu befördern. Und während wir Elefanten in Gefangenschaft hielten, haben wir auch ihr Verhalten und ihre Eigenschaften mehr oder weniger begriffen. Das darf uns aber nicht zu dem Glauben verleiten, dass wir deshalb das Leben ihrer Verwandten in freier Natur ebenso verstehen.

Was sind die Ursachen für Donner und Blitz, die dazu führen, dass Wolken elektrisiert werden und sich mit Heftigkeit auf die Erde entladen? Die Wissenschaft ist sich darüber immer noch nicht im Klaren. Warum hat die Erde eigentlich ein Magnetfeld? Was macht gekämmtes Haar kraus oder lässt Nylon haften und Luftballons an Wänden kleben? Gerade beim letzten Beispiel geht es um eines der häufigsten aller elektrischen Phänomene, das aber immer noch nicht vollends verstanden wird. Und wie arbeitet unser Gehirn, wie funktionieren unsere Nerven oder wie kommunizieren unsere Zellen? Wie ist das Wachstum unseres Körpers choreografiert? In dieser Hinsicht ist unser Wissen immer noch sehr begrenzt. Und die in diesem Buch aufgeworfene Frage – „Was sind die Auswirkungen von Elektrizität auf das Leben?" – stellt die moderne Wissenschaft noch nicht einmal. Das einzige Anliegen der Wissenschaft ist es heute, die Exposition des Menschen unter einem Niveau zu halten, bei dem die Zellen buchstäblich gekocht werden. Über die Auswirkungen nicht tödlicher Elektrizität will die Mainstream-Wissenschaft nichts mehr wissen. Aber im 18. Jahrhundert stellten Wissenschaftler nicht nur die Frage, sondern sie begannen auch, Antworten darauf zu liefern.

Frühe Reibungsmaschinen konnten auf etwa 10.000 Volt aufgeladen werden. Damit lässt sich ein heftiger Stromschlag auslösen, aber es ist nicht genug, um damals wie heute als gefährlich angesehen zu werden. Zum Vergleich: Eine Person kann beim Gehen über einen synthetischen Teppich 30.000 Volt in ihrem Körper ansammeln. Das Entladen schmerzt, führt aber nicht zum Tod.

Eine Leidener Flasche von einem halben Liter konnte einen heftigen Stromschlag von etwa 0,1 Joule Energie abgeben. Das ist aber immer noch in etwa hundertmal weniger als das, was als gefährlich gilt, und Tausende Male geringer als Stromschläge, die routinemäßig von Defibrillatoren abgegeben werden, um Menschen bei Herzstillstand wiederzubeleben. Laut der aktuellen Mainstream-Wissenschaft sollten die im 18. Jahrhundert verwendeten Funken, Stromschläge und winzigen Stromstärken keinerlei Auswirkungen auf die Gesundheit gehabt haben. Das war aber nicht der Fall.

Stellen Sie sich vor, Sie wären ein Patient im Jahr 1750, der an Arthritis leidet. Ihr Elektropraktiker würde Sie auf einen Stuhl mit Glasbeinen setzen, der somit gut vom Boden isoliert ist. Sobald Sie an die Reibungsmaschine angeschlossen sind, soll sich das „elektrische Fluidum" nämlich in Ihrem Körper sammeln, anstatt sie in die Erde abzuleiten. Je nach der Philosophie Ihres Elektropraktikers, der Schwere Ihrer Erkrankung und Ihrer eigenen Toleranz gegenüber Elektrizität gab es verschiedene Möglichkeiten, Sie zu „elektrisieren". Das „elektrische Bad" ist die sanfteste Option. Hier halten Sie einfach eine Stange in der Hand, die mit dem Hauptleiter verbunden ist. Dann wird die Maschine minuten- oder stundenlang kontinuierlich angekurbelt, um deren Ladung auf Ihren ganzen Körper zu übertragen und eine elektrische „Aura" um Sie herum zu schaffen. Wenn dies sanft genug geschieht, fühlen Sie nichts. Geradeso wie eine Person, die schlurfend über einen Teppich läuft und dabei ganz unbewusst eine Ladung im Körper ansammelt.

Nachdem Sie auf diese Weise „gebadet" wurden, wird die Maschine angehalten. Jetzt werden Sie möglicherweise mit dem „elektrischen Wind" behandelt. Strom entlädt sich am leichtesten aus spitz zulaufenden Leitern. Daher wird ein geerdeter, spitzer Metall- oder Holzstab dicht an Ihr schmerzhaftes Knie geführt. Sie würden wieder kaum etwas verspüren – vielleicht einen kleinen Windhauch – wenn die in Ihrem Körper angesammelte Ladung langsam über Ihr Knie in den geerdeten Stab abfließt.

Für einen stärkeren Effekt könnte Ihr Elektropraktiker einen Stab mit einem abgerundeten Ende verwenden. Er bringt damit anstelle von kontinuierlichem Strom tatsächliche Funken aus Ihrem kranken Knie hervor. Und wenn Ihr Zustand schwerwiegend sein sollte – zum Beispiel, wenn Ihr Bein gelähmt ist – lädt er möglicherweise eine kleine Leidener Flasche auf und versetzt Ihrem Bein eine Reihe starker Stromschläge.

Elektrizität war in zwei Empfindungsrichtungen erhältlich: die positive oder „glasartige" Elektrizität, die durch Reiben von Glas erzeugt wurde, und die negative oder „harzartige" Elektrizität, die ursprünglich durch Reiben von Schwefel oder verschiedenen Harzen entstand. Ihr Elektropraktiker würde Sie höchstwahrscheinlich mit positiver Elektrizität behandeln, da diese Variante normalerweise auf der Oberfläche eines gesunden Körpers zu finden ist.

Das Ziel der Elektrotherapie war es, die Gesundheit zu stimulieren, indem das elektrische Gleichgewicht des Körpers ausgeglichen und wiederhergestellt wurde. Die Idee war sicherlich nicht neu. In einem anderen Teil der Welt wurde die Nutzung natürlicher Elektrizität über Jahrtausende hinweg beherrscht und verfeinert. Akupunkturnadeln leiten, wie wir in Kapitel 9 sehen werden, atmosphärische Elektrizität in den Körper. Hier bewegt sie sich auf genau kartierten Pfaden, um dann durch andere Nadeln, die den Kreislauf vervollständigen, in die Atmosphäre zurückzukehren. Im Vergleich mit anderen Regionen steckte die

Elektrotherapie in Europa und Amerika noch in den Kinderschuhen, obwohl sie vom Konzept her ähnlich war. Die hierbei verwendeten Instrumente waren allerdings so subtil wie ein Vorschlaghammer.

In der europäischen Medizin gab es im 18. Jahrhundert viele solcher Vorschlaghämmer. Wenn Sie wegen Ihres Rheumas zu einem konventionellen Arzt gingen, konnten Sie damit rechnen, dass dieser Sie zur Ader ließ, zum Erbrechen brachte, Abführmittel verabreichte, bei Ihnen Blasen hervorbrachte und Ihnen sogar Quecksilber verabreichte. Es ist deshalb verständlich, dass der Besuch beim Elektropraktiker eine sehr attraktive Alternative darstellte. Und so blieb es auch bis zum Beginn des 20. Jahrhunderts.

Nach mehr als einem halben Jahrhundert uneingeschränkter Beliebtheit fiel die Elektrotherapie um 1800 vorübergehend in Ungnade. Grund dafür war eine Reaktion auf bestimmte Kulte. Einer entwickelte sich in Europa um Anton Mesmer und seine sogenannte „magnetische" Heilung, ein anderer in Amerika um Elisha Perkins und seine „elektrischen" Traktoren. Das waren ungefähr acht Zentimeter lange Metallstifte, die man über einem kranken Körperteil hin und her bewegte. Weder Mesmer noch Perkins benutzten Magnete oder Elektrizität, aber trotzdem umgab beide Methoden ihretwegen eine Zeit lang ein schlechter Ruf. Gegen Mitte des Jahrhunderts wurde die Elektrizität dann wieder Mainstream, sodass in den 1880er-Jahren Zehntausende von amerikanischen Ärzten ihre Patienten damit behandelten.

Im frühen 20. Jahrhundert fiel die Elektrotherapie dann endgültig in Ungunst. Vielleicht war sie einfach nicht mehr mit dem, was sich seinerzeit auf der Welt abspielte, vereinbar. Elektrizität war keine subtile Kraft mehr, die etwas mit dem Leben zu tun hatte. Sie wurde nunmehr zu einem Dynamo, der fähig war, Lokomotiven anzutreiben und Gefangene hinzurichten. Die Heilung von Patienten trat dabei völlig in den Hintergrund. Die Funken, die von einer Reibungsmaschine anderthalb Jahrhunderte vor der Verdrahtung der Welt abgegeben wurden, riefen jetzt ganz andere Assoziationen als Gesundheit, Medizin und Therapie hervor.

Es besteht kein Zweifel daran, dass mit der Elektrizität sowohl ernsthafte als auch weniger ernste Krankheiten geheilt wurden. Die Erfolgsberichte über fast zwei Jahrhunderte waren zwar manchmal übertrieben, aber sie sind zu zahlreich und oft sehr detailliert und gut belegt, um sie pauschal beiseitezulegen. Sogar im frühen 19. Jahrhundert, als Elektrizität keinen guten Ruf hatte, tauchten weiterhin Berichte auf, die nicht ignoriert werden konnten. Beispielsweise nahm die London Electrical Dispensary zwischen dem 29. September 1793 und dem 4. Juni 1819 insgesamt 8.686 Patienten zur Behandlung mit Elektrizität auf. Von diesen wurden zur Zeit der Entlassung 3.962 als „geheilt" und weitere 3.308 als „gelindert" eingestuft. Das entspricht einer Erfolgsquote von 84 Prozent.[1]

Obwohl das Hauptaugenmerk dieses Kapitels auf den Auswirkungen liegt, wenig vorteilhaften ist es dennoch wichtig, dass wir uns daran erinnern, warum die Gesellschaft des 18. Jahrhunderts genauso von der Elektrizität fasziniert war wie wir heute. Seit fast 300 Jahren neigen wir dazu, ihrem Nutzen nachzujagen und ihre schädlichen Nachteile vom Tisch zu wischen. Aber im 18. und 19. Jahrhundert war der tägliche Gebrauch von Elektrizität in der Medizin eine stetige Erinnerung daran, dass Elektrizität und Biologie eng miteinander verbunden waren. In unserer westlichen Welt steckt die Elektrizität als biologische Wissenschaft immer noch in den Kinderschuhen und ihre Heilungserfolge sind längst in Vergessenheit geraten. Lassen Sie mich eine davon in Erinnerung bringen.

Taube werden hören

1851 wurde der große Neurologe Guillaume Benjamin Duchenne de Boulogne für etwas berühmt, für das er heute am wenigsten bekannt ist. Als renommierte Persönlichkeit in der Geschichte der Medizin war er alles andere als ein bloßer Quacksalber: Er führte moderne Methoden der körperlichen Untersuchung ein, die immer noch angewendet werden. Er war der erste Arzt, der an einer lebenden Person eine Biopsie zum Zweck einer Diagnose entnahm. Er veröffentlichte die erste klinisch genaue Beschreibung von Polio (Kinderlähmung). Eine Reihe von ihm identifizierter Krankheiten sind nach ihm benannt, insbesondere die Duchenne-Muskeldystrophie. Er ist aufgrund all dessen in Erinnerung geblieben. Aber zu seiner Zeit stand er wegen seiner Arbeit mit Gehörlosen unfreiwillig im Zentrum der Aufmerksamkeit.

Duchenne kannte die Anatomie des Ohrs sehr genau. Tatsächlich bat er einige Gehörlose, sich freiwillig als Probanden für elektrische Experimente zu melden. Er war bestrebt, die Funktion der Chorda tympani, eines sich durch das Mittelohr ziehenden Nervs, näher zu erforschen. Die zufällige und unerwartete Verbesserung des Gehörs der Versuchspersonen führte dazu, dass Duchenne mit Anfragen seitens der Gehörlosen überschwemmt wurde. Sie wollten, dass er sie in Paris behandelte. Das war der Anfang seiner Arbeit mit einer großen Anzahl von Menschen, die aufgrund einer Nervenstörung taub waren. Er verwendete dafür einen für seine Forschung entwickelten Apparat, der genau in den Gehörgang passte und eine stimulierende Elektrode enthielt.

Den heutigen Lesern mag es unwahrscheinlich erscheinen, dass sein Verfahren überhaupt eine Wirkung hatte: Er setzte seine Patienten für jeweils fünf Sekunden Impulsen mit der schwächsten Stromstärke im Abstand von einer halben Sekunde aus. Dann erhöhte er allmählich die Stromstärke, jedoch nie auf ein schmerzhaftes Niveau und niemals länger als für jeweils fünf Sekunden. Und so stellte er auf diese Weise innerhalb von wenigen Tage oder Wochen das Hörvermögen eines 26-jährigen Mannes, der seit seinem zehnten Lebensjahr taub war, wieder her. Danach behandelte er einen 21-Jährigen, der wegen Masern im Alter von neun Jahren gehörlos geworden war. Schließlich heilte er auch eine junge Frau, die kurz zuvor aufgrund einer Überdosierung mit Chinin gegen Malaria taub geworden war, sowie zahlreiche andere mit teilweisem oder vollständigem Hörverlust.[2]

50 Jahre zuvor wurde ein Apotheker namens Johann Sprenger aus Jever in Deutschland aus einem ähnlichen Grund in ganz Europa berühmt. Obgleich ihn der Leiter des Instituts für Gehörlosigkeit in Berlin denunzierte, wurde er von den Gehörlosen selbst mit Bitten auf Behandlung überschwemmt. Seine Ergebnisse wurden in Gerichtsdokumenten bestätigt und seine Methoden wurden von zeitgenössischen Ärzten übernommen. Es wurde berichtet, dass er persönlich das Gehör von wenigstens 40 Gehörlosen und Schwerhörigen vollständig oder teilweise wiederhergestellt hat. Darunter waren einige, die von Geburt an taub waren. Seine Methoden waren, wie die von Duchenne, verblüffend einfach und sanft. Er stellte die Stromstärke je nach Empfindlichkeit seines Patienten schwächer oder stärker ein. Jede Behandlung bestand aus kurzen elektrischen Impulsen, die insgesamt vier Minuten pro Ohr im Abstand von einer Sekunde voneinander entfernt verabreicht wurden. Die Elektrode wurde für eine Minute auf den Tragus (den Knorpellappen vor dem Ohr), für zwei Minuten in den Gehörgang und für eine Minute auf den Mastoid hinter dem Ohr gelegt.

50 Jahre vor Sprenger berichtete der schwedische Arzt Johann Lindhult aus Stock-

holm von seinen Erfolgen mit der Elektrotherapie. Innerhalb von zwei Monaten stellte er das Gehör von vielen Personen entweder vollständig oder teilweise wieder her: bei einem 57-jährigen Mann, der seit 32 Jahren taub war, einem 22-jährigen Jugendlichen, dessen Hörverlust erst kurz vor der Behandlung aufgetreten war, einem taub geborenen 7-jährigen Mädchen, einem 29-jährigen jungen Mann, der seit seinem 11. Lebensjahr schwerhörig war, und einem Mann mit Hörverlust und Tinnitus im linken Ohr. „Alle Patienten", schrieb Lindhult, „wurden mit schwachen elektrischen Impulsen behandelt, entweder mit einfachem Strom oder mit ‚elektrischem Wind'." Im Jahr 1752 benutzte Lindhult eine Reibungsmaschine. Ein halbes Jahrhundert später verwendete Sprenger galvanischen Strom aus einem elektrischen Stapel, dem Vorläufer der heutigen Batterie. Wiederum ein halbes Jahrhundert später verwendete Duchenne Wechselstrom aus einer Induktionsspule. Der ebenso erfolgreiche britische Chirurg Michael La Beaume verwendete in den 1810er-Jahren eine Reibungsmaschine und später galvanischen Strom. Ihnen allen war gemein, dass sie darauf bestanden, ihre Behandlungen kurz, einfach und schmerzlos zu halten.

Elektrizität sehen und schmecken

Über den Versuch hinaus, Gehörlosigkeit, Blindheit und andere Krankheiten zu heilen, hatten die ersten Elektropraktiker ein intensives Interesse an der Frage, ob Elektrizität von den fünf Sinnen direkt wahrgenommen werden könnte. Auch das ist ein Phänomen, an dem Ingenieure heutzutage kein Interesse haben und über das unsere heutigen Ärzte nicht viel wissen. Eine Antwort darauf ist jedoch heute für alle, die an Elektrohypersensivität leiden, relevant.

Der spätere Entdecker Alexander von Humboldt stellte seinen eigenen Körper in seinen frühen 20er-Jahren zur Aufklärung dieses Geheimnisses zur Verfügung. Erst einige Jahre später verließ er Europa für eine langen Reise, die ihn weit den Orinoco hinauf und auf den Gipfel des Chimborazo treiben sollte. Entlang des Weges sammelte er Pflanzen und dokumentierte seine systematischen Beobachtungen der Sterne, der Erde und der Kulturen der amazonischen Völker. Ein halbes Jahrhundert verstrich, ehe er mit der Arbeit an seinem fünfbändigen *Kosmos* begann; ein Versuch, alle bisherigen wissenschaftlichen Erkenntnisse zusammenzufassen. Aber als junger Mann, der den Bergbau im bayerischen Bayreuth beaufsichtigte, beschäftigte er sich in seiner Freizeit mit der zentralen Frage seiner Zeit.

Ist Elektrizität wirklich die allem zugrunde liegende Lebenskraft? Das fragten sich die Menschen. Diese Frage, die seit den Tagen von Isaac Newton leise an der Seele Europas nagte, wurde plötzlich sehr viel lauter. Sie verließ den hehren Bereich der Philosophie und wurde zum Tischgespräch der Allgemeinheit; ihre Kinder würden schließlich mit dem Ausgang dieser Gespräche leben müssen. Die elektrische Batterie, die durch den Kontakt unterschiedlicher Metalle Strom erzeugte, war gerade in Italien erfunden worden. Die Auswirkungen waren enorm: Reibungsmaschinen – sperrig, teuer, unzuverlässig und abhängig von atmosphärischen Bedingungen – waren jetzt möglicherweise nicht mehr nötig. Telegrafensysteme, die bereits von einigen Vordenkern entworfen wurden, könnten jetzt praktikabel werden. Und vielleicht kommen wir jetzt den Antworten auf Fragen über die Natur des elektrischen Fluidums näher.

In den frühen 1790er-Jahren stürzte sich Humboldt mit Begeisterung in diese Forschung. Er wollte unter anderem wissen, ob er diese neue Form der Elektrizität mit seinen eigenen Augen, Ohren, seiner Nase und den Geschmacksnerven wahrnehmen konnte. Andere führten ähnliche Experimente durch – Alessandro Volta in Italien, George Hunter und Richard Fowler in England, Christoph Pfaff in Deutschland, Peter Abilgaard in Dänemark – aber keiner so gründlich und sorgfältig wie Humboldt.

Bedenken Sie, dass wir heute, ohne weiter darüber nachzudenken, Neun-Volt-Batterien mit unseren Händen anfassen. Vergessen Sie auch nicht, dass Millionen von uns mit Zahnfüllungen aus Silber und Zink sowie Gold, Kupfer und anderen Metallen im Mund herumlaufen. Dann betrachten Sie folgendes Experiment von Humboldt mit einem Stück Zink und einem Stück Silber, das eine elektrische Spannung von etwa einem Volt erzeugte:

„Ein großer Jagdhund, von Natur aus faul, ließ sich sehr geduldig ein Stück Zink gegen seinen Gaumen legen. Er reagierte auch nicht, als ein weiteres Stück Zink mit dem ersten Stück und seiner Zunge in Kontakt gebracht wurde. Aber sobald man seine Zunge mit dem Silber berührte, zeigte er seine Abneigung auf komische Weise: Seine Oberlippe verkrampfte sich, und daraufhin leckte er sich für lange Zeit. Sobald man ihm nach dieser Erfahrung ein Stückchen Zink zeigte, erinnerte er sich an sein Erlebnis und wurde aggressiv."

Die Leichtigkeit, mit der Elektrizität wahrgenommen werden kann, und die Vielfalt der Empfindungen wären heute für die meisten Ärzte eine Offenbarung. Als Humboldt mit dem Stück Zink die Oberseite seiner eigenen Zunge und mit dem Stück Silber die Zungenspitze berührte, war der Geschmack stark und bitter. Als er das Stück Silber unter die Zunge schob, brannte sie. Wenn er das Zink weiter nach hinten und das Silber nach vorne bewegte, fühlte sich seine Zunge kalt an. Und als er dann das Zinkstück noch weiter nach hinten schob, wurde ihm übel und manchmal erbrach er sich sogar. Das passierte nie, wenn die beiden Metallstücke aus demselben Material bestanden. Die Empfindungen traten immer dann auf, sobald die Zink- und Silberstücke in metallischen Kontakt miteinander gebracht wurden.[3]

Ein Sehgefühl ließ sich ebenso leicht mit vier verschiedenen Methoden unter Verwendung derselben Ein-Volt-Batterie auslösen: durch Anbringen des silbernen „Ankers" auf einem angefeuchteten Augenlid und dem aus Zink auf dem anderen; oder einer in einem Nasenloch und der andere auf einem Auge; oder einer auf der Zunge und einer auf dem Auge; oder sogar einer auf der Zunge und einer gegen das obere Zahnfleisch. In dem Moment, in dem sich die beiden Metalle berührten, sah Humboldt jedes Mal einen Lichtblitz. Wenn er das Experiment zu oft wiederholte, entzündeten sich seine Augen.

In Italien gelang es Volta, dem Erfinder der elektrischen Batterie, ein Klanggefühl hervorzurufen. Dazu verwendete er nicht ein einziges Metallpaar, sondern 30, die an Elektroden in jedem Ohr angebracht wurden. Bei den Metallen, die er ursprünglich in seinem „Stapel" verwendete und bei denen Wasser als Elektrolyt benutzt wurde, handelte es sich möglicherweise um eine Batterie von ca. 20 Volt. Volta hörte nur ein Knistern. Das hätte aber auch durch eine mechanische Wirkung auf seine Mittelohrknochen hervorgerufen werden können. Daraufhin wiederholte er das Experiment nicht mehr, weil er befürchtete, dass der Schock für sein Gehirn gefährlich sein könnte.[4] Wie wir in Kapitel 15 sehen werden, blieb es dem deutschen Arzt Rudolf Brenner 70 Jahre später überlassen, mit verfeinerten Geräten und kleineren Stromstärken die tatsächlichen Auswirkungen auf den Hörnerv zu demonstrieren.

Den Herzschlag beschleunigen und verlangsamen

Währenddessen richtete Humboldt in Deutschland seine Aufmerksamkeit auf das Herz. Dafür verwendete er wieder dieselben Einzelstücke aus Zink und Silber. Zusammen mit seinem älteren Bruder Wilhelm und unter Aufsicht renommierter Physiologen entfernte Humboldt einem Fuchs das Herz. Dann bereitete er eine der Nervenfasern vor, damit die Anker darauf angebracht werden konnten, ohne das Herz selbst zu berühren. „Bei jedem Kontakt mit den Metallen änderten sich die Pulsationen des Herzens deutlich. Ihre Geschwindigkeit, vor allem aber ihre Intensität und ihre Höhe wurden gesteigert", notierte er.

Danach experimentierten die Brüder mit Fröschen, Eidechsen und Kröten. Wenn das sezierte Herz 21 Mal pro Minute schlug, so waren es nach der Galvanisierung 38 bis 42 Mal pro Minute. Wenn das Herz fünf Minuten lang aufgehört hatte zu schlagen, startete es sofort wieder, sobald es mit den beiden Metallen in Kontakt gebracht wurde.

Zusammen mit einem Freund in Leipzig stimulierte Humboldt das Herz eines Karpfens, das fast aufgehört hatte zu schlagen und nur alle vier Minuten noch einmal pulsierte. Während eine Herzmassage erfolglos blieb, stellte die Galvanisierung die Frequenz wieder auf 35 Schläge pro Minute her. Die zwei Freunde stimulierten das Herz wiederholt mit einem einzigen Paar unterschiedlicher Metalle und es gelang ihnen, es fast eine Viertelstunde lang weiterschlagen zu lassen.

Bei einer anderen Gelegenheit gelang es Humboldt sogar, einen sterbenden Hänfling wiederzubeleben. Der Vogel lag mit geschlossenen Augen auf dem Rücken und reagierte nicht einmal auf einen Nadelstich. „Ich beeilte mich, ein kleines Stückchen Zink in seinen Schnabel und ein kleines Stück Silber in sein Rektum zu schieben", schrieb er, „und stellte sofort mit einem Eisenstab eine Verbindung zwischen den beiden Metallen her. Ich konnte es kaum glauben, als der Vogel zum Zeitpunkt des Kontakts die Augen öffnete, sich auf die Füße stellte und mit den Flügeln schlug. Er atmete noch einmal sechs oder acht Minuten lang und starb dann ruhig."[5]

Niemand hat je bewiesen, dass eine Ein-Volt-Batterie ein menschliches Herz wieder zum Schlagen bringen kann, aber Dutzende von Beobachtern vor Humboldt berichteten, dass Elektrizität die menschliche Pulsfrequenz erhöht. Dieses Wissen besitzen die heutigen Ärzte nicht mehr. Die deutschen Ärzte Christian Gottlieb Kratzenstein[6] und Carl Abraham Gerhard,[7] der deutsche Physiker Celestin Steiglehner,[8] der Schweizer Physiker Jean Jallabert,[9] die französischen Ärzte François Boissier de Sauvages de la Croix,[10] Pierre Mauduyt de la Varenne[11] und Jean-Baptiste Bonnefoy,[12] der französische Physiker Joseph Sigaud de la Fond[13] und die italienischen Ärzte Eusebio Sguario[14] und Giovan Giuseppi Veratti[15] waren nur einige der Beobachter, die berichteten, dass ein elektrisches Bad die Pulsfrequenz bei Verwendung von positiver Elektrizität um fünf bis 30 Schläge pro Minute erhöhte. Negative Elektrizität hatte den gegenteiligen Effekt. 1785 führte der niederländische Apotheker Willem van Barneveld 169 Studien mit 43 seiner Patienten durch. Die Probanden waren Männer, Frauen und Kinder im Alter von neun bis 60 Jahren. Bei einem Bad mit positiver Elektrizität konnte man durchschnittlich eine Erhöhung der Pulsfrequenz um fünf Prozent feststellen. Wurde die Person stattdessen in negativer Elektrizität gebadet, ergab sich eine Senkung der Pulsfrequenz um drei Prozent.[16] Wenn positive Funken erzeugt wurden, erhöhte sich der Puls um 20 Prozent.

Dies waren jedoch nur Durchschnittswerte: Keine zwei Personen reagierten in der gleichen Weise auf Elektrizität. Während der Puls einer Person stets von 60 auf 90 Schläge pro Minute anstieg, verdoppelte er sich bei einer anderen immer; bei manchen schlug er viel langsamer und wieder andere reagierten überhaupt nicht. Bei einigen von van Barnevelds Versuchspersonen war die Reaktion sogar genau das Gegenteil von der der Mehrheit: Eine negative Ladung beschleunigte immer ihren Puls, während eine positive Ladung ihn verlangsamte.

„Istupidimento“

Solche Beobachtungen tauchten jetzt in schneller Abfolge und in großer Zahl auf. Dadurch wurde bis zum Ende des 18. Jahrhunderts ein grundlegendes Wissen über die Auswirkungen des elektrischen Fluidums – normalerweise der positiven Sorte – auf den menschlichen Körper aufgebaut. Wie wir gesehen haben, erhöhte sie sowohl die Pulsfrequenz als auch die Stärke des Pulses. Sie vermehrte alle Sekretionen des Körpers. Elektrizität verursachte Speichelfluss, ließ Tränen fließen und Schweiß rinnen. Sie verursachte die Sekretion von Ohrenschmalz und Nasenschleim. Sie ließ die Magensäfte fließen und stimulierte den Appetit. Sie konnte den Milchflussreflex sowie die Menstruationsblutung auslösen. Sie verursachte ein verstärktes Urinieren bei Menschen und regte die Darmentleerung an.

Für die Elektrotherapie waren die meisten dieser Vorgänge nützlich und würden dies auch bis zum Beginn des 20. Jahrhunderts bleiben. Andere Wirkungen waren jedoch völlig unerwünscht. Die Elektrifizierung verursachte fast immer ein Schwindelgefühl und manchmal eine Art geistige Verwirrung oder „istupidimento“, wie die Italiener es nannten.[17] Sie erzeugte häufig Kopfschmerzen, Übelkeit, Schwäche, Müdigkeit und Herzklopfen. Manchmal verursachte sie Kurzatmigkeit, Husten oder asthmaähnliches Keuchen. Sie löste auch öfters Muskel- und Gelenkschmerzen und mitunter psychische Depressionen aus. Obwohl Elektrizität normalerweise dazu führte, dass sich der Darm – oft mit Durchfall verbunden – entleerte, konnte eine wiederholte Elektrifizierung zu Verstopfung führen.

Elektrizität verursachte sowohl Schläfrigkeit als auch Schlaflosigkeit.

Humboldt stellte in Experimenten an sich selbst fest, dass Elektrizität den Blutfluss aus Wunden erhöhte und verstärkt zur Entleerung von Blasenflüssigkeit führte.[18] Carl Abraham Gerhard teilte ein Pfund frisch entnommenes Blut in zwei gleiche Teile, stellte diese nebeneinander und elektrifizierte einen davon. Die Gerinnung des elektrifizierten Bluts dauerte länger.[19] Antoine Thillaye-Platel, Apotheker im Hôtel-Dieu, dem berühmten Krankenhaus in Paris, bestätigte, dass Elektrizität bei Blutungen kontraindiziert sei.[20] Zahlreiche Berichte über Nasenbluten durch Elektrifizierung decken sich mit diesen Beobachtungen. Winkler und seine Frau bekamen, wie bereits erwähnt, Nasenblu-

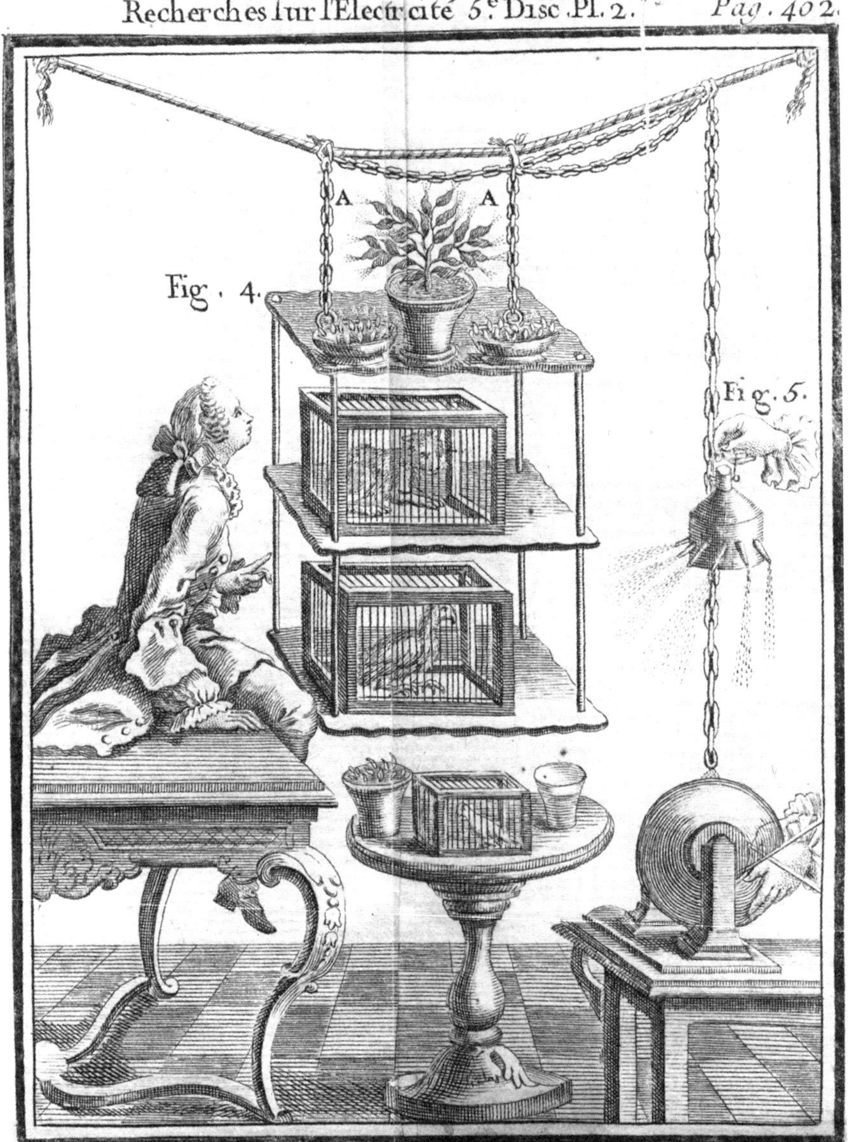

Liniengravur von Abbé Nollet, *Recherches sur les Causes Particulières des Phénomènes Électriques*, Paris: Frères Guérin, 1753

ten durch den Stromschlag einer Leidener Flasche. Der schottische Arzt und Anatom Alexander Monro ist für die Entdeckung der Funktion des Lymphsystems bekannt. In den 1790er-Jahren bekam er Nasenbluten durch eine einzige Ein-Volt-Batterie, wann immer er versuchte, ein Empfinden von Licht in seinen Augen hervorzurufen. „Dr. Monro war vom Galvanismus so angeregt, dass er aus der Nase blutete, als er das Zinkstück sehr sanft in seine Nasenhöhlen einführte und es mit einem auf seine Zunge aufgebrachten Anker in Kontakt brachte. Die Blutung fand immer in dem Moment statt, in dem die Lichter auftauchten." So berichtete Humboldt.[21] In den frühen 1800er-Jahren beobachtete Conrad Quensel in Stockholm, dass Galvanismus „häufig" Nasenbluten verursachte.[22]

Abbé Nollet bewies, dass mindestens einer dieser Effekte – Schweiß – schon allein dadurch verursacht wurde, dass man sich in einem elektrischen Feld befand. Der tatsächliche Kontakt mit der Reibungsmaschine war nicht einmal notwendig. Er hatte Katzen, Tauben, verschiedene Arten von Singvögeln und schließlich auch Menschen elektrifiziert. Er führte sorgfältig kontrollierte, wiederholbare Experimente mit modern anmutenden Datentabellen durch. So konnte er bei all seinen elektrifizierten Probanden einen messbaren Gewichtsverlust aufgrund einer erhöhten Verdunstung über ihre Haut belegen. Er elektrifizierte sogar 400 Stubenfliegen vier Stunden lang in einem mit Gaze bedeckten Gefäß. Er stellte fest, dass auch sie Gewicht verloren hatten – vier Korn (ca. 0,25 Gramm) mehr als ihre nicht elektrifizierten Gegenstücke in der gleichen Zeit.

Dann hatte Nollet die Idee, seine Probanden auf den Boden unter dem elektrifizierten Metallkäfig zu stellen, anstatt dort hinein. Sie verloren genauso viel und sogar ein wenig mehr Gewicht als bei dem Versuch, in dem sie selbst elektrifiziert wurden. Nollet hatte auch eine Beschleunigung des Wachstums von Sämlingen beobachtet, die in elektrifizierten Töpfen keimten; dies geschah auch, wenn die Töpfe nur auf den Boden darunter gestellt wurden. „Schließlich", schrieb Nollet, „ließ ich eine Person fünf Stunden lang auf einem Tisch in der Nähe des elektrifizierten Metallkäfigs sitzen." Die junge Frau dieses Versuches verlor 15 Gramm mehr Gewicht als in dem Versuch, in dem sie selbst elektrisiert worden war.[23]

Nollet war somit die erste Person, die 1753 über signifikante biologische Effekte der Exposition gegenüber einem elektrischen Gleichstromfeld berichtete – ein Feld, das laut der heutigen gängigen Wissenschaft keinerlei Auswirkungen hat. Sein Experiment wurde später von Steiglehner, Professor für Physik an der Universität Ingolstadt in Bayern, mit einem Vogel mit ähnlichen Ergebnissen wiederholt.[24]

In Tabelle 1 sind die Auswirkungen einer elektrischen Ladung oder kleiner Gleichstromströme auf den Menschen aufgeführt, die von den meisten frühen Elektropraktikern gemeldet wurden. Elektrisch sensible Menschen werden heute die meisten, wenn nicht alle, erkennen.

Tabelle 1 Auswirkungen der Elektrizität nach Berichten aus dem 18. Jahrhundert

Therapeutische und neutrale Auswirkungen	Nichttherapeutische Auswirkungen
Änderung der Pulsfrequenz	Schwindelgefühl
Geschmacks-, Licht- und Geräuschempfindungen	Übelkeit
	Kopfschmerzen
Erhöhte Körpertemperatur	Nervosität
Schmerzlinderung	Reizbarkeit
Wiederherstellung des Muskeltonus	Geistige Verwirrung
Appetitanregung	Depression
Geistiges Hochgefühl	Schlaflosigkeit
Sedierung	Schläfrigkeit
Schwitzen	Ermüdung
Speichelfluss	Schwäche
Sekretion von Ohrenschmalz	Gefühlstaubheit und Kribbeln
Schleimsekretion	Muskel- und Gelenkschmerzen
Menstruation, Uteruskontraktion	Muskelspasmen und -krämpfe, Rückenschmerzen
Laktation	Herzklopfen
Tränensekretion	Brustschmerzen
Urinieren	Kolik
Defäkation	Durchfall
	Verstopfung
	Nasenbluten, Blutung
	Juckreiz
	Zittern
	Anfälle
	Lähmung
	Fieber
	Infektionen der Atemwege
	Atemnot
	Husten
	Keuchen und Asthmaanfälle
	Augenschmerzen, Schwäche und Müdigkeit
	Ohrgeräusche
	Metallischer Geschmack

KAPITEL 3

Elektrosensibilität

„Ich habe die elektrischen Experimente fast völlig aufgegeben." Der Verfasser dieser Worte bezog sich hier auf seine eigene Unfähigkeit, Elektrizität zu ertragen. Damit sind wir nicht etwa in der modernen Ära der Wechselströme und Radiowellen angelangt, sondern noch in der Mitte des 18. Jahrhunderts, als es nur statische Elektrizität gab. Der französische Botaniker Thomas-François Dalibard vertraute Benjamin Franklin seine Gründe erstmals in einem Brief vom Februar 1762 an: „Zum einen haben die verschiedenen Stromschläge mein Nervensystem so stark angegriffen, dass mein Arm krampfhaft zittert. Ich kann kaum ein Glas an den Mund führen. Und wenn ich jetzt einen elektrischen Funken berühren würde, könnte ich 24 Stunden lang nicht einmal meinen Namen schreiben. Zum anderen fällt mir auf, dass es mir nunmehr fast unmöglich ist, einen Brief zu versiegeln. Die Elektrizität des spanischen Harzes überträgt sich nämlich auf meinen Arm und verstärkt mein Zittern."

Dalibard war nicht der Einzige mit diesem Problem. Das im Jahr 1752 von Benjamin Wilsons veröffentlichte Buch *A Treatise on Electricity* trug dazu bei, die Popularität von Elektrizität in England zu fördern; leider erging es ihm selbst weniger gut dabei. „Nachdem ich diese Stromschläge oft mehrere Wochen lang wiederholt hatte", schrieb er, „war ich letztendlich so geschwächt, dass mir bereits eine sehr geringe Ladung aus der Phiole große Schläge zuführte und außergewöhnlich starke Schmerzen auslöste. Deshalb musste ich weitere Versuche unterlassen." Selbst das Reiben einer Glaskugel mit der Hand – die allgemein übliche elektrische Maschine seiner Zeit – bereitete ihm „sehr heftige Kopfschmerzen".[1]

Der Autor des ersten deutschsprachigen Buches, das ausschließlich der Elektrizität gewidmet war, des 1744 erschienenen Werkes *Neu-Entdeckte Phaenomena von Bewundernswürdigen Würckungen der Natur* ... wurde auf einer Seite seines Körpers allmählich gelähmt. Johann Doppelmayr, Professor für Mathematik in Nürnberg, den man den ersten elektrischen Märtyrer nennt, beharrte trotzdem hartnäckig auf seinen Forschungen. Er starb 1750 nach einem seiner elektrischen Experimente an einem Schlag.[2]

Diese Männer waren nur drei der frühesten Opfer – drei Wissenschaftler, die zur Entstehung einer elektrischen Revolution beigetragen haben, an der sie selbst nicht teilnehmen konnten.

Sogar Franklin entwickelte eine chronische neurologische Erkrankung, deren Beginn sich auf die Zeit seiner frühen elektrischen Forschungen zurückführen ließ. Sie trat für den Rest seines Lebens regelmäßig immer wieder auf. Obwohl er auch an der Gicht litt, machte ihm jenes Problem viel mehr zu schaffen. Am 15. März 1753 schrieb er über einen Schmerz in seinem Kopf: „Ich wünschte, er wäre in meinem Fuß; ich denke, ich könnte es besser ertragen." Als er 1757 in London war, erlitt er einen Rückfall, der fast fünf Monate andauerte. Er schrieb an seinen Arzt über „ein Schwindelgefühl und Schwimmen in meinem Kopf", „einen Brummton" und „kleine, schwache funkelnde Lichter", die sein Sehvermögen störten. Mit einer häufig erwähnten „heftigen Erkältung" ging in seiner Korrespondenz so gut wie immer eine Beschreibung desselben Schmerzes, eines Schwindelgefühls und von Sehstörungen einher.[3] Im Gegensatz zu seinem Freund Dalibard erkannte Franklin jedoch nie eine Verbindung zur Elektrizität.

Jean Morin, Professor für Physik am Collège Royale de Chartres und Autor der *Nouvelle Dissertation sur l'Électricité* aus dem Jahr 1748, hielt es grundsätzlich für ungesund, sich der Elektrizität in irgendeiner Form auszusetzen. Um seinen Standpunkt zu veranschaulichen, beschrieb er ein Experiment, das er nicht mit einer Reibungsmaschine, sondern mit seiner Hauskatze durchgeführt hatte. „Ich streckte eine große Katze auf der Bettdecke aus", berichtete er. „Ich rieb sie, und in der Dunkelheit sah ich Funken fliegen." Er machte damit mehr als eine halbe Stunde weiter. „Tausend winzige Feuerzungen flogen hin und her. Bei fortgesetzter Reibung wuchsen die Funken, bis sie wie haselnussgroße Kugeln oder Feuerkugeln aussahen ... Als ich meine Augen etwas näher an eine der Kugeln führte, fühlte ich sofort ein lebhaftes und schmerzhaftes Stechen in meinen Augen. Obwohl der Rest meines Körpers den Stromschlag nicht verspürte, folgte dem Schmerz ein akutes Schwächegefühl. Ich fiel um, meine Kraft versagte, und – wenn man das so sagen kann – musste ich dagegen ankämpfen, in Ohnmacht zu fallen. Ich bekämpfte meine eigene Schwäche, von der ich mich einige Minuten lang nicht erholte."[4]

Solche Reaktionen waren allerdings nicht allein Wissenschaftlern vorbehalten. Was heute nur wenigen Ärzten bekannt ist, war den Elektropraktikern des 18. Jahrhunderts und den ihnen folgenden Elektrotherapeuten des 19. Jahrhunderts geläufig: Die Elektrizität hatte Nebenwirkungen. Dabei zeigten einige Menschen eine ausgesprochen große elektrische Empfindlichkeit. Bei anderen wiederum war das unerklärlicherweise nicht der Fall. „Es gibt Personen", schrieb der Physiker aus dem Languedoc, Pierre Bertholon, 1780, „die auf künstliche Elektrizität ausgesprochen stark reagieren. Ein kleiner Stromschlag, ein einfacher Funke, selbst das elektrische Bad – so schwach es auch sein mag – erzeugte tiefgreifende und dauerhafte Auswirkungen. Bei anderen wiederum stellte ich fest, dass sogar starke elektrische Vorgänge überhaupt keine Empfindung zu verursachen schienen ... Zwischen diesen beiden Extremen gibt es entsprechend der individuellen Unterschiede der Menschen viele Nuancen."[5]

Die zahlreichen Experimente von Sigaud de la Fond mit Menschenketten führten nie zweimal zum selben Ergebnis. „Es gibt Menschen, für die Elektrizität verhängnisvoll und sehr schädlich sein kann", erklärte er. „Die Auswirkung hängt vom körperlichen Zustand derjenigen ab, die sie verspüren. Darüber hinaus spielt die Empfindlichkeit oder Reizbarkeit ihrer Nerven auch eine Rolle, so dass es in einer Kette aus vielen Personen mit großer Wahrscheinlichkeit nicht zwei gibt, die den

Stromschlag mit genau derselben Intensität wahrnehmen."[6]

Der Arzt Mauduyt befand 1776: „Die körperliche Verfassung hängt in hohem Maße von der Kommunikation zwischen Gehirn, Rückenmark und verschiedenen anderen Teilen über die Nerven ab. Diejenigen, bei denen diese Kommunikation beeinträchtigt ist oder die unter einer nervösen Krankheit leiden, sind dann stärker betroffen als andere."[7]

Nur wenige andere Wissenschaftler haben versucht, diese Unterschiede zu erklären. Sie stellten sie einfach als Tatsache hin. So alltäglich wie die Tatsache, dass manche Menschen dick oder dünn und manche groß oder klein sind – aber dennoch eine Tatsache, die zu berücksichtigen war, wenn man Elektrizität als eine Behandlungsmethode anbieten oder Menschen ihr anderweitig aussetzen wollte.

Sogar Abbé Nollet, der die menschliche Kette populär machte und einer der wichtigsten Vorreiter auf dem Gebiet der Elektrizität war, berichtete von Beginn seiner Aktionen an über die Unterschiede der menschlichen Verfassung. „Besonders schwangere Frauen und zarte Personen", schrieb er im Jahr 1746, „sollten der Elektrizität nicht ausgesetzt werden." Und später: „Nicht alle Menschen sind gleichermaßen für Experimente mit der Elektrizität geeignet; es bestehen große Unterschiede, sei es, um ihre Kraft auszulösen, sie zu empfangen oder letztendlich ihre Wirkung zu spüren."[8]

Der britische Arzt William Stukeley war bereits 1749 mit den Nebenwirkungen der Elektrizität so vertraut, dass er nach einem Erdbeben in London am 8. März desselben Jahres beobachtete: „Manche Menschen verspürten Gelenkschmerzen, Rheuma, Übelkeit, Kopfschmerzen, Rückenschmerzen, hysterische und nervöse Störungen ... *genau wie bei der Elektrifizierung*; und für einige war es sogar tödlich."[9] Für ihn war damit klar, dass elektrische Phänomene bei Erdbeben eine wichtige Rolle spielten.

Und Humboldt war so erstaunt über die außergewöhnlich breite Vielfalt der menschlichen Reaktion, dass er im Jahr 1797 schrieb: „Es wird beobachtet, dass die Empfindlichkeit für elektrische Reizungen und die elektrische Leitfähigkeit individual genauso verschieden ist, wie die Phänomene der lebenden und toten Materie."[10]

Obwohl der heute wieder verwendete Begriff „Elektrosensibilität" eine glasklare Wahrheit offenbart, verbirgt er gleichzeitig eine andere Realität. Die Wahrheit ist, dass nicht jeder die Elektrizität in gleichem Maße fühlt oder leitet. In der Tat, wenn es allgemein bekannt wäre, wie groß das Spektrum der Empfindlichkeit tatsächlich ist, wären die meisten Menschen genauso erstaunt wie Humboldt seinerzeit und wie ich es heute noch bin. Aber die verborgene Realität ist, dass die Elektrizität, so groß die offensichtlichen Unterschiede zwischen uns auch sein mögen, immer noch ein unentbehrlicher Bestandteil unseres Selbst ist, so notwendig für das Leben wie Luft und Wasser. Der Gedanke, dass eine Person von Elektrizität nicht beeinflusst wird, nur weil sie sich dessen nicht bewusst ist, ist absurd. Es ist ebenso unsinnig, als würde man sagen, dass Blut nur dann durch unsere Adern fließt, wenn wir Durst verspüren.

Elektrisch empfindliche Menschen beschweren sich heutzutage über Stromleitungen, Computer und Mobiltelefone. Die Menge an elektrischer Energie, die durch all diese Technologien nebenbei zusätzlich in unserem Körper abgelagert wird, ist weitaus größer als die, die von den Elektropraktikern mit den Maschinen, die ihnen im 18. und frühen 19. Jahrhundert zur Verfügung standen, absichtlich verabreicht wurde. Das durchschnittliche Mobiltelefon beispielsweise lagert pro Sekunde etwa 0,1 Joule Energie in Ihrem Gehirn ab. Bei einem einstündigen Telefonat sind das 360 Joule. Vergleichen Sie dies mit einem Maximum von nur 0,1 Joule aus der vollständigen Entladung einer Leidener Halbliter-Flasche. Sogar der 30-Element-Elektrostapel, den Volta an seinen Gehörgängen befestigte, hätte in einer Stunde nicht mehr als 150 Joule liefern können, selbst wenn die gesamte Energie von seinem Körper absorbiert worden wäre.

Bedenken Sie auch, dass sich auf der Oberfläche von Computerbildschirmen – sowohl bei klassischen Desktop-Computern als auch bei drahtlosen Laptops jüngeren Datums – bei jedem Gebrauch eine statische Ladung von Tausenden von Volt ansammelt und sich ein Teil dieser Ladung auf die Oberfläche Ihres Körpers überträgt, wenn Sie davorsitzen. Dies ist wahrscheinlich eine geringere Aufladung als die, die mit dem elektrischen Bad bereitgestellt wurde. Niemand jedoch wurde im 18. Jahrhundert vierzig Stunden pro Woche elektrisch gebadet.

So gesehen ist die Elektrotherapie in der Tat ein Anachronismus. Im 21. Jahrhundert sind wir alle betroffen, ob es uns gefällt oder nicht. Selbst wenn der gelegentliche Gebrauch für einige einstmals von Vorteil war, ist es unwahrscheinlich, dass ein ständiges Bombardement dies auch ist. Und moderne Forscher, die bestrebt sind, die biologischen Auswirkungen von Elektrizität zu ermitteln, sind in gewisser Weise wie Fische, die die Effekte von Wasser bestimmen wollen. Ihre Vorgänger im 18. Jahrhundert waren in einer viel besseren Position, die Wirkungen aufzuzeichnen, weil damals die Welt noch nicht davon überflutet war.

Das zweite von Humboldt aufgezeigte Phänomen hat tiefgreifende Auswirkungen sowohl auf die moderne Technologie als auch auf die moderne Medizin: Einige Menschen waren gegenüber der Auswirkung der Elektrizität empfindlicher als andere. Aber das war nicht alles. Sie unterschieden sich auch individuell extrem stark in ihrer Fähigkeit, diese zu *leiten*, und auch in ihrer Tendenz, eine Ladung auf der Oberfläche ihres Körpers anzusammeln. Für manche Menschen war es sogar unvermeidbar, überall eine Ladung aufzunehmen – allein schon dadurch, dass sie sich bewegten und atmeten. Sie waren sprichwörtliche Funkenerzeuger, wie jene Frau aus der Schweiz, von der der schottische Schriftsteller Patrick Brydone auf seinen Reisen hörte. Ihre Funken und Stromschläge, schrieb er, waren „an einem klaren Tag oder während des Durchzugs von Gewitterwolken am stärksten, wenn die Luft bekanntermaßen mit diesem Fluidum angereichert ist“.[11] Solche Personen unterschieden sich physiologisch von anderen.

Und umgekehrt wurden menschliche Nichtleiter entdeckt, d. h. Menschen, die auch bei angefeuchteten Händen die Elektrizität so schlecht leiteten, dass ihre Anwesenheit in einer Menschenkette den Stromfluss regelrecht unterbrach. Humboldt führte viele Experimente dieser Art mit sogenannten „präparierten Fröschen“ durch. In einer Kette aus acht Personen ergriff die Person an einem Ende einen Draht, der mit dem Ischiasnerv eines Frosches verbunden war. Gleichzeitig ergriff die Person am anderen Ende den Draht, der mit dem Oberschenkelmuskel des Frosches verbunden war. Damit war der Schaltkreis geschlossen und brachte den Muskel zum Zucken. Das geschah jedoch nicht, wenn eine der Personen in der Kette ein menschlicher Nichtleiter war. Humboldt selbst unterbrach eines Tages die Kette, als er Fieber hatte und so vorübergehend ein Nichtleiter war. Er konnte an diesem Tag auch nicht den Lichtblitz in seinen Augen mit Strom auslösen.[12]

Die *Transactions of the American Philosophical Society* für das Jahr 1786 enthalten einen ähnlich lautenden Bericht von Henry Flagg über Experimente in Rio Essequibo (heute Guyana). Hier ergriff eine aus vielen

Personen bestehende Kette die beiden Enden eines elektrischen Aals. „Wenn jemand anwesend war, der grundsätzlich körperlich nicht dazu geeignet war, die Wirkung des elektrischen Fluidums zu empfangen", schrieb Flagg, „so bekam diese Person im Moment des Kontakts mit dem Fisch keinen Stromschlag." In diesem Zusammenhang erwähnte Flagg eine Frau, die genau wie Humboldt zum Zeitpunkt des Experiments leichtes Fieber hatte.

Dies veranlasste einige Wissenschaftler des 18. Jahrhunderts zu der Annahme, dass sowohl die elektrische Empfindlichkeit als auch die elektrische Leitfähigkeit Indikatoren für den allgemeinen Gesundheitszustand eines Menschen sind. Bertholon beobachtete, dass eine Leidener Flasche bei einem Patienten mit Fieber, schwächere Funken langsamer erzeugte als eine identische Flasche bei einer gesunden Person. Bei Schüttelfrost-Anfällen war genau das Gegenteil der Fall: Der Patient schien dann eine Art Supraleiter zu sein und die von ihm oder ihr erzeugten Funken waren stärker als normal.

Laut Benjamin Martin kann „eine Person, die Pocken hat, kein bisschen elektrifiziert werden".[13]

Trotz der obigen Beobachtungen waren weder die elektrische Empfindlichkeit noch die elektrische Leitfähigkeit zuverlässige Indikatoren für eine gute oder schlechte Gesundheit. Meistens schien es sich hierbei um willkürliche Eigenschaften zu handeln. Musschenbroek beispielsweise erwähnte in seinem *Cours de Physique* drei Personen, bei denen es ihm niemals gelang, egal wann, sie zu elektrifizieren. Dabei handelte es sich um einen kräftigen, gesunden 50-jährigen Mann; eine gesunde, gut aussehende 40-jährige Mutter von zwei Kindern und einen 23-jährigen gelähmten Mann.[14]

Das Alter und Geschlecht schienen eine Rolle zu spielen. Bertholon glaubte, dass Elektrizität einen größeren Einfluss auf reife junge Männer hatte als auf Säuglinge oder ältere Menschen.[15] Der französische Chirurg Antoine Louis stimmte dem zu. „Ein Mann von 25 Jahren", schrieb er, „ist leichter zu elektrifizieren als ein Kind oder eine alte Person."[16] Laut Sguario „lassen sich Frauen im Allgemeinen leichter und besser elektrifizieren als Männer. Bei beiden Geschlechtern ist das feurige und schwefelhaltige Temperament jedoch besser geeignet als andere Wesensarten und Jugendliche besser als alte Menschen."[17] Laut Morin sind „Erwachsene und Personen mit einem robusteren, heißblütigeren und feurigeren Temperament auch empfänglicher für das Leiten dieser Substanz".[18] Diese frühen Beobachtungen, derzufolge kräftige junge Erwachsene in gewisser Weise empfänglicher für Elektrizität sind als andere, mögen überraschend erscheinen. Aber wir werden später die Bedeutung dieser Beobachtung in Bezug auf Probleme des öffentlichen Gesundheitswesens der Neuzeit erkennen, insbesondere auf die Influenza.

Um die typischen Reaktionen elektrisch empfindlicher Menschen detailliert zu veranschaulichen, habe ich Benjamin Wilsons Bericht über die Erfahrungen seines Dieners ausgewählt, der sich im Jahr 1748, 25 Jahre alten freiwillig zur Elektrifizierung bereit erklärte. Wilson, der selbst elektrisch empfindlich war, schenkte diesen Effekten selbstverständlich mehr Aufmerksamkeit als einige seiner Kollegen. Elektrisch empfindliche Menschen von heute werden die meisten Auswirkungen wiedererkennen, einschließlich der tagelang andauernden Nachwirkungen.

„Nach dem ersten und zweiten Experiment", schrieb Wilson, „beklagte er sich über seine depressive Stimmung, und dass er sich ein wenig unwohl fühlte. Beim vierten Experiment wurde ihm sehr warm und die Venen in seinen Händen und seinem Gesicht schwollen stark an. Der Puls schlug schneller als gewöhnlich und er klagte über einen heftigen

Druck auf seinem Herzen (wie er es nannte), was zusammen mit den anderen Symptomen fast vier Stunden andauerte. Als er seine Brust entblößte, schien sie stark entzündet zu sein. Er sagte, dass sein Kopf heftig schmerzte und dass er einen stechenden Schmerz in seinen Augen und seinem Herzen spürte; außerdem schmerzten all seine Gelenke. Als die Venen anschwollen, klagte er über ein Gefühl, das er mit dem des Erwürgens oder einer zu engen Krawatte um den Hals verglich. Die meisten dieser Beschwerden ließen sechs Stunden nach Durchführung der Experimente nach. Die Schmerzen in seinen Gelenken hielten bis zum nächsten Tag an. Zu diesem Zeitpunkt klagte er über Schwäche und war darauf bedacht, sich nicht zu erkälten. Am dritten Tag war er dann fast ganz genesen.

„Die Stromschläge, die er erhielt, waren unbedeutend", fügte Wilson hinzu, „im Vergleich zu denen, die die meisten Menschen normalerweise bekommen, wenn sie sich an den Händen halten, um aus Neugier den Schaltkreis zu vervollständigen."[19]

Auch Morin, der vor 1748 damit aufgehört hatte, sich der Elektrizität auszusetzen, hob die negativen Auswirkungen ausführlich hervor. „Personen, die auf einem Harzkuchen oder auf einem Wollkissen elektrifiziert werden, verhalten sich oft wie Asthmatiker", stellte er fest. Er berichtete über den Fall eines 30-jährigen Mannes, der nach seiner Elektrifizierung 36 Stunden lang an Fieber und acht Tage lang an Kopfschmerzen litt. Er prangerte die medizinische Elektrizität an und schloss aus seinen eigenen Experimenten mit an Rheuma und Gicht erkrankten Menschen, dass „alle viel mehr als zuvor leiden mussten". „Die Elektrizität ruft Symptome hervor, denen sich auszusetzen nicht ratsam ist", sagte er, „weil es nicht immer einfach ist, den Schaden zu reparieren." Er missbilligte besonders die medizinische Verwendung der Leidener Flasche. Er erzählte die Geschichte eines Mannes mit einem Ekzem an der Hand, der einen Stromschlag von einer kleinen Flasche mit nur zwei Unzen Wasser erhielt. Zu allem Übel kam daraufhin auch noch ein Schmerz in der Hand dazu, der länger als einen Monat anhielt. „Danach war er nicht mehr so eifrig bestrebt", sagte Morin, „der Prügelknabe für die elektrischen Phänomene zu sein."[20]

Ob die Elektrizität mehr Nutzen als Schaden hatte, war für die Menschen, die zu dieser Zeit lebten, keine unbedeutende Frage.

Morin, der elektrisch empfindlich war, und Nollet, der es nicht war, gerieten zu Beginn des elektrischen Zeitalters in einen Konflikt über die Zukunft unserer Welt. Ihre Debatte trugen die beiden öffentlich in zeitgenössischen Büchern und Zeitschriften aus. Die Elektrizität wurde ja in erster Linie als eine Kraft angesehen, die allen Lebewesen innewohnte, und sie wurde dementsprechend als lebensnotwendig erachtet. In diesem Fahrwasser befand sich Morin. Er betrachtete die Elektrizität als eine Art Atmosphäre, eine Ausströmung, die materielle Körper – einschließlich lebender Körper – umgab und sich anderen in der näheren Umgebung mitteilte.

Er war erschrocken über Nollets Vorstellung, dass Elektrizität stattdessen eine Substanz sein sollte, die in eine Richtung von einem Ort zum anderen fließt. Die, um herauszufließen, von irgendwo anders hereinfließen muss. Eine Substanz, die die Menschheit jetzt eingefangen hatte und die sie nach Belieben überallhin in der Welt senden konnte. Diese Debatte begann 1748, nur zwei Jahre nach der Erfindung der Leidener Flasche.

„Es wäre einfach", prophezeite Nollet mit erstaunlicher Genauigkeit, „eine große Anzahl von Körpern gleichzeitig die Auswirkungen von Elektrizität spüren zu lassen, ohne sie zu bewegen, ohne sie zu stören, selbst wenn sie weit voneinander entfernt sind. Wir wissen nämlich, dass sich diese Kraft durch Ketten oder andere zusammenhängende Körper ganz leicht über die Distanz übertragen lässt. Durch ein paar Metallrohre, einige über große Entfernung gespannte Eisendrähte … tausend andere noch einfachere Mittel, die die gängige Industrie erfinden könnte, würde es gelingen, diese Effekte für die ganze Welt zugänglich zu machen. Und damit auch ihre Verwendung so weit wie gewünscht auszudehnen."[21]

Morin war geschockt. Was würde aus denen werden, die in der Nähe einer solchen Stromübertragung wären?

„Die lebenden Organismen, die Zuschauer, würden schnell den Geist des Lebens, das Prinzip des Lichts und des Feuers, das sie belebt, verlieren … Das gesamte Universum oder zumindest eine Sphäre von immenser Größe ins Spiel zu bringen, in Aktion zu setzen, in Bewegung zu bringen, nur um einen kleinen elektrischen Funken knistern zu hören oder einen zwölf bis 15 Zentimeter langen strahlenden Heiligenschein am Ende einer Eisenstange zu erzeugen? Das würde wirklich bedeuten, wegen nichts für große Aufregung zu sorgen. Das elektrische Material in das Innere der dichtesten Metalle eindringen zu lassen und es dann ohne einen ersichtlichen Grund ausstrahlen zu lassen? Vielleicht wird sich das letztendlich als etwas Gutes herausstellen, aber die ganze Welt wird dem nicht unbedingt zustimmen."[22]

Nollet antwortete mit Sarkasmus: „Wirklich, ich weiß nicht, ob das ganze Universum unbedingt die Experimente fühlen muss, die ich in einer kleinen Ecke der Welt durchführe. Dieses fließende Material beispielsweise, das ich hier aus der Nähe zu meinem Fleckchen auf der Erde führe – wie sollte man denn davon etwas in China spüren? Hey, das wäre allerdings tatsächlich von entscheidender Tragweite! Was würde dann – wie Herr Morin so schön bemerkt – aus den lebenden Organismen, aus den Zuschauern werden!"[23] Wie andere Schwarzseher, die vor neuen Technologien warnten, anstatt mit dem Strom mitzuschwimmen, war Morin nicht gerade der beliebteste Wissenschaftler seiner Zeit. Ich habe sogar gelesen, dass ein moderner Historiker ihn als „pompösen Kritiker" verurteilte, als einen „Gladiator", der sich gegen den elektrischen Visionär Nollet „erhob".[24] Aber die Unterschiede zwischen den beiden Forschern lagen in ihren Theorien und Schlussfolgerungen, nicht in den Tatsachen, die ihnen als Ausgangsbasis dienten. Die Nebenwirkungen von Elektrizität waren jedem bekannt – das änderte sich erst zu Beginn des 20. Jahrhunderts.

George Beard und Alphonso Rockwells maßgebliches Lehrbuch *Medical and Surgical Electricity* über medizinische und chirurgische Elektrizität aus dem Jahr 1881 widmete diesen Phänomenen zehn Seiten. Die Begriffe, die sie verwendeten, waren „Elektroempfänglichkeit", bezogen auf diejenigen, die leicht durch Elektrizität verletzt werden konnten, und „Elektrosensibilität" für diejenigen, die Elektrizität in einem ungewöhnlich starken Ausmaß wahrnahmen. 130 Jahre nach Morins ersten Warnungen sagten diese Ärzte: „Es gibt Personen, die durch Elektrizität immer verletzt werden. Der einzige Unterschied in der Auswirkung zwischen einer schwächeren und einer stärkeren Anwendung besteht darin, dass die Erstere weniger verletzend ist als die Letztere. Es gibt Patienten, bei denen jegliche elektrotherapeutischen Fähigkeiten und Erfahrungen erfolglos sind. Ihre Temperamente sind unvereinbar mit Elektrizität, sie stehen einfach nicht im Einklang mit ihr. Es spielt keine Rolle, welche spezielle Krankheit oder Symptome einer Krankheit sie haben – Lähmungen oder Neuralgien oder Neurasthenien oder Hysterie oder Erkrankungen bestimmter Organe – die unmittelbaren und dauerhaften Auswirkungen einer Galvanisierung oder Faradisierung, ob allgemein oder lokalisiert, sind schlimm – und zwar uneingeschränkt schlimm." Die Symptome, auf die man achten sollte, waren die gleichen wie im vorigen Jahrhundert: Kopf- und Rückenschmerzen;

Reizbarkeit und Schlaflosigkeit; allgemeines Unwohlsein; Erregung oder Verschlimmerung von Schmerzen; gefährliche Erhöhung des Pulses; Frösteln wie zu Beginn einer Erkältung; Schmerzen, Steifheit und dumpfer Schmerz; starke Schweißausbrüche; Taubheit; Muskelkrämpfe; Licht- oder Geräuschempfindlichkeit; metallischer Geschmack und Ohrengeräusche.

Die Elektroanfälligkeit komme verstärkt in Familien vor, sagten Beard und Rockwell, und sie machten die gleichen Beobachtungen hinsichtlich Geschlecht und Alter, die die ersten Elektropraktiker gemacht hatten: Frauen waren im Durchschnitt etwas empfänglicher für Elektrizität als Männer und aktive Erwachsene zwischen zwanzig und fünfzig Jahren kamen mit der Elektrizität schlechter zurecht als andere Altersgruppen.

Wie bereits Humboldt waren auch sie über die Menschen erstaunt, die gegenüber elektrischer Energie *unempfindlich* waren. „Es sollte hinzugefügt werden", sagten sie, „dass manche Menschen von Elektrizität *unberührt* bleiben – sie können sehr häufig und für lange Anwendungen fast jede Stromstärke aushalten, ohne dass dadurch weder eine gute noch eine schlimme Reaktion ausgelöst wird. Sie können der Elektrizität in unbegrenztem Maße ausgesetzt werden. Sie können förmlich damit durchtränkt werden, ohne dass es ihnen nach den Anwendungen in irgendeiner Weise besser oder schlechter geht. Sie waren frustriert darüber, dass es keine Möglichkeit gab, vorherzusagen, ob eine Person mit Elektrizität im Einklang stand oder nicht. „Einige Frauen", stellten sie fest, „selbst diejenigen, die außerordentlich feingliedrig sind, können enorme Mengen an Elektrizität ertragen, während einige Männer, die sehr robust sind, überhaupt keine ertragen können."[25]

Offensichtlich ist Elektrizität kein gewöhnlicher Stressfaktor, obgleich viele moderne Ärzte – sofern sie überhaupt anerkennen, dass die Elektrizität unsere Gesundheit beeinträchtigt – dies glauben. Wir würden einen Fehler machen, wenn wir von der Anfälligkeit für Elektrizität auf den Gesundheitszustand einer Person schließen würden.

Beard und Rockwell gaben noch keine Schätzungen über die Anzahl der Menschen ab, die nicht im Einklang mit Elektrizität stehen. Im Jahr 1892 berichtete der Ohrenarzt Auguste Morel jedoch, dass bei zwölf Prozent der gesunden Probanden die Wahrnehmungsschwelle zumindest für den hörbaren Effekt von Elektrizität sehr niedrig wäre. Mit anderen Worten: Zwölf Prozent der Bevölkerung waren und sind vermutlich immer noch in der Lage, ungewöhnlich niedrige elektrische Ströme zu hören.

Wetterempfindlichkeit

Im Gegensatz zur elektrischen Empfindlichkeit an sich, hat die Erforschung der menschlichen Sensitivität gegenüber dem Wetter eine lange und ehrwürdige Tradition. Sie reicht 5.000 Jahre zurück und begann in Mesopotamien sowie vor möglicherweise genauso langer Zeit in China und Ägypten. In seiner Abhandlung *Über Luft, Wasser und Orte*, die um 400 v. Chr. geschrieben wurde, sagte Hippokrates, dass das menschliche Befinden weitgehend vom Klima des Ortes, an dem man lebt, und seinen Nuancen bestimmt wird. Dieser Fachbereich – obgleich ignoriert und unterfinanziert – hat sich fest etabliert. Allerdings verbirgt der Name dieser Wissenschaft, „Biometeorologie", ein offenes Geheimnis: Etwa 30 Prozent jeder Bevölkerung, unabhängig von ihrer ethnischen Herkunft, sind wetterempfindlich. In einigen Lehrbüchern dieses Faches werden sie deshalb als elektrisch empfindlich eingestuft.[26]

Die Internationale Gesellschaft für Biometeorologie wurde im Jahr 1956 vom niederländischen Geophysiker Solco Tromp mit Sitz in Leiden gegründet. Wie passend! Die Stadt also, die vor über zwei Jahrhunderten das elektrische Zeitalter einleitete. Und für die nächsten 40 Jahre – bis die Mobilfunkunternehmen Druck auf Forscher ausübten, einer gesamten, längst etablierten wissenschaftlichen Disziplin den Rücken zuzukehren[27] – waren Bioelektrizität und Biomagnetismus Gegenstand intensiver Forschung. Beide Disziplinen standen im Mittelpunkt von einer der zehn ständigen Forschungsgruppen der Gesellschaft. Im Jahr 1972 fand in den Niederlanden ein internationales Symposium über die „biologischen Auswirkungen natürlicher elektrischer, magnetischer und elektromagnetischer Felder" statt. Im Jahr 1985 widmete sich die Herbstausgabe des *International Journal of Biometeorology* ausschließlich den Auswirkungen von Luftionen und atmosphärischer Elektrizität.

„Wir tun den elektrosensitiven Patienten eine große Ungerechtigkeit an", schrieb Felix Gad Sulman, „wenn wir sie als psychiatrische Patienten behandeln." Sulman war Arzt am Hadassah University Medical Center in Jerusalem und Vorsitzender der Abteilung für Bioklimatologie der Medizinischen Fakultät. Im Jahr 1980 veröffentlichte er eine 400-seitige Monografie über die Auswirkungen von Luftionisation, elektrischen Feldern, atmosphärischen Störungen und anderen elektrischen Phänomenen auf Mensch und Tier (*The Effects of Air Ionization, Electric Fields, Atmospherics and Other Electric Phenomena on Man and Animal*). Sulman hatte zusammen mit 15 Kollegen aus anderen medizinischen und technischen Bereichen über einen Zeitraum von 15 Jahren 935 wetterempfindliche Patienten untersucht. Eine ihrer faszinierendsten Erkenntnisse war, dass 80 Prozent dieser Patienten Wetteränderungen zwölf bis 48 Stunden vor ihrem Eintritt vorhersagen konnten. „Die ‚prophetischen' Patienten waren alle empfindlich gegenüber den elektrischen Veränderungen, die dem Eintreffen eines Wetterwechsels vorangehen", schrieb Sulman. „Sie reagierten durch Serotoninfreisetzung auf Ione und atmosphärische Störungen, die von Natur aus mit der Geschwindigkeit von Elektrizität ankommen, und zwar vor dem schleppenden Tempo von Wetterwinden."[28]

Jetzt versteckte sich die Wetterempfindlichkeit nicht mehr hinter der jahrhundertealten Mauer, die aus nebulösem medizinischem Hörensagen gebaut worden war. Sie wurde nunmehr dem Licht strenger Laboranalysen ausgesetzt. Dies brachte das Gebiet der Biometeorologie jedoch auf einen Kollisionskurs mit dem aufkommenden technologischen Fortschritt. Wenn ein Drittel der Weltbevölkerung so empfindlich auf den sanften Ionenfluss und die subtilen elektromagnetischen Launen der Atmosphäre reagiert – was müssen uns dann erst die unaufhörlichen Ionenflüsse unserer Computerbildschirme und die turbulenten Emissionsstürme von unseren Handys, Funktürmen und Stromleitungen antun? Wir weigern uns, den Zusammenhang zu sehen. Der 19. Internationale Kongress für Biometeorologie fand im September 2008 in Tokio statt. Hier teilte Hans Richner, Professor für Physik an der Schweizer Eidgenössischen Technischen Hochschule, seinen Kollegen tatsächlich mit, dass – weil Mobiltelefone nicht gefährlich seien und ihre elektromagnetischen Felder so viel stärker wären als die aus der Atmosphäre – die jahrzehntelange Forschung falsch läge. Biometeorologen sollten die menschlichen Wechselwirkungen mit elektrischen Feldern nicht weiterverfolgen.[29] Mit anderen Worten: Da wir alle Mobiltelefone verwenden, müssen wir davon ausgehen, dass sie sicher sind. Ergo konnten alle Wirkungen auf Menschen, Pflanzen und Tiere aus rein atmosphärischen Feldern, über die in Hunderten von Labors berichtet wurde, schlichtweg gar nicht passiert sein! Es ist kein Wunder, dass der langjährige biometeorologische Forscher Michael Persinger, Professor an der Laurentian University in Ontario, sagt, dass man sich offensichtlich von der wissenschaftlichen Methode abgewandt hat.[30]

Aber im 18. Jahrhundert stellten Elektropraktiker diesen Zusammenhang durchaus her. Die Reaktionen ihrer Patienten auf die Reibungsmaschine werfen ein neues Licht auf ein uraltes Rätsel. Das Problem wurde von Mauduyt formuliert. „Menschen und Tiere", erklärte er, „fühlen sich an stürmischen Tagen schwächer und träger. Diese Niedergeschlagenheit erreicht ihren Höhepunkt direkt vor dem Sturm und nimmt kurz nach seinem Ausbruch wieder ab, insbesondere, wenn dabei eine bestimmte Menge Regen gefallen ist; sie löst sich auf und geht damit zu Ende. Diese Tatsache ist bekannt, absolut wichtig und hat Ärzte lange Zeit beschäftigt, ohne dass sie eine ausreichende Erklärung dafür finden konnten."[31]

Die Antwort lag, laut Bertholon jetzt auf der Hand: „Atmosphärische Elektrizität und künstliche Elektrizität hängen von ein und demselben Fluidum ab, das verschiedene Auswirkungen auf die Tierwirtschaft hat. Eine durch das Bad isolierte und elektrisierte Person ist wie jemand, der auf der Erde steht, wenn diese übermäßig elektrifiziert ist. Beide sind bis an ihre Grenze mit dem elektrischen Fluidum gefüllt. Es sammelt sich auf gleiche Weise um sie herum an."[32] Der von einer Maschine erzeugte Stromkreis war ein Mikrokosmos des von Himmel und der Erde geschaffenen großen Stromkreises.

Der italienische Physiker Giambatista Beccaria beschrieb den globalen Stromkreis in überraschend moderner Ausdrucksweise (siehe Kapitel 9). „Vor dem Regen", schrieb er, „entweicht eine Menge elektrischer Materie an einer Stelle aus der Erde, an dem es eine Redundanz davon gab. Dann steigt sie in die höheren Regionen der Luft auf … Die Regen bringenden Wolken entleeren sich über jene Teile der Erde, die mit dem elektrischen Feuer überfüllt sind, hin zu jenen Teilen, die davon erschöpft sind. Indem sie ihren Regen fallen lassen, stellen sie das Gleichgewicht zwischen ihnen wieder her."[33]

Wissenschaftler des 18. Jahrhunderts waren nicht die ersten, die dies entdeckten. Das chinesische Modell, das im *Klassiker des Gelben Kaisers zur Inneren Medizin* aus dem 4. Jahrhundert v. Chr. formuliert wurde, ist ganz ähnlich. Hierzu muss man sich nur vor Augen halten, dass „Qi" die Elektrizität bedeutet und dass „Yin" und „Yang" negativ und positiv meinen – schon ist die Sprache fast identisch: „Das reine Yang bildet den Himmel und das trübe Yin bildet die Erde. Das Qi der Erde steigt auf und verwandelt sich in Wolken, während das Qi des Himmels herabsteigt und sich in Regen verwandelt."[34]

Zu den berühmten wetterempfindlichen – und daher elektrisch empfindlichen Personen – gehörten Lord Byron, Christoph Kolumbus, Dante, Charles Darwin, Benjamin Franklin, Goethe, Victor Hugo, Leonardo da Vinci, Martin Luther, Michelangelo, Mozart, Napoleon, Rousseau und Voltaire.[35]

KAPITEL 4

Die falsche Abzweigung

Die europäische Wissenschaft sah sich während der 1790er-Jahre mit einer Identitätskrise konfrontiert. Seit Jahrhunderten spekulierten Philosophen über die Natur von vier mysteriösen Substanzen, die die Welt belebten: Licht, Elektrizität, Magnetismus und Wärme. Es wurde allgemein angenommen, dass die vier Fluida irgendwie miteinander in Bezug standen, aber es war die Elektrizität, die am offensichtlichsten mit dem Leben verbunden war. Nur die Elektrizität brachte Bewegung in Nerven und Muskeln und ließ das Herz pulsieren. Die Elektrizität donnerte vom Himmel und sorgte dafür, dass Winde wirbelten, Wolken sich auftürmten und Regen auf die Erde prasselte. Das Leben an sich war Bewegung und die Elektrizität setzte alles in Gang.

Die Elektrizität war „ein elektrischer und dehnbarer Geist", durch den „alle Empfindungen erregt werden. Die animalischen Körperglieder bewegen sich nämlich auf Befehl des Willens durch die Schwingungen dieses Geistes. Diese Schwingungen lösen sich gegenseitig entlang der festen Neurofilamente aus und verteilen sich von den äußeren Sinnesorganen zum Gehirn und vom Gehirn in die Muskeln."[1] So Isaac Newton im Jahr 1713. Und im nächsten Jahrhundert waren nur wenige anderer Meinung.

Die Elektrizität war

> „ein Element, das für uns inniger ist als die Luft, die wir atmen."
>
> Abbé Nollet, *1746*[2]

> „das Prinzip der animalischen Funktionen, das Instrument des Willens und das Vehikel der Empfindungen."
>
> Marcelin Ducarla-Bonifas, *französischer Physiker, 1779*[3]

> „das Feuer, das alle Körper brauchen und das ihnen Leben gibt … das sowohl an bekannte Materie gebunden als auch von ihr getrennt ist."
>
> Voltaire, *1772*[4]

> „eines der Prinzipien der Vegetation; sie befruchtet unsere Felder, unsere Reben, unsere Obstgärten und bringt Fruchtbarkeit in die Tiefen der Gewässer."
>
> Dr. Jean-Paul Marat, *1782*[5]

„die Seele des Universums“, die „das Leben in der ganzen Natur erzeugt und erhält, sowohl bei Tieren als auch bei Pflanzen.“

John Wesley,
Gründer der Methodistenkirche, 1760[6]

Dann kam Luigi Galvanis atemberaubende Bekanntmachung, dass das bloße Berühren eines Eisendrahtes mit einem Messinghaken dazu führte, dass sich das Bein eines Frosches zusammenzog. Galvani, ein bis dahin eher unauffälliger Professor für Geburtshilfe am Institut der Wissenschaften von Bologna, war der Meinung, dass sich hier ein interessantes physiologisches Phänomen zeigte: Jede Muskelfaser musste wohl selbst so etwas wie eine organische Leidener Flasche sein und Elektrizität besitzen. Der in seinen Experimenten erzeugte metallische Stromkreislauf, so argumentierte er, setzte diese „animalische Elektrizität“, die vom Gehirn erzeugt und in den Muskeln gespeichert wurde, nur noch frei. Die Funktion der Nerven bestand folglich darin, diese gespeicherte Elektrizität zu entladen. Die unterschiedlichen Metalle, die in direktem Kontakt mit dem Muskel standen, ahmten dabei auf irgendeine Weise die natürliche Funktion der eigenen Nerven des Tieres nach.

Aber Galvanis Landsmann Alessandro Volta vertrat eine entgegengesetzte und zu dieser Zeit ketzerische Meinung. Der elektrische Strom ging seiner Meinung nach nicht vom Tier aus, sondern von den unterschiedlichen Metallen selbst. Die Zuckungen waren laut Volta ausschließlich auf den äußeren Reiz zurückzuführen. Darüber hinaus, verkündete er, existiere die „animalische Elektrizität“ nicht einmal. Den Beweis hierfür erbrachte er mit seiner bedeutsamen Demonstration, dass der elektrische Strom durch den Kontakt verschiedener Metalle allein erzeugt werden konnte – ohne das Mitwirken eines Tieres.

Die beiden Kontrahenten repräsentierten offensichtlich zwei verschiedene Weltanschauungen: Der als Arzt ausgebildete Galvani verankerte seine Erklärungen in der Biologie. Seiner Meinung nach waren die Metalle mit einem lebenden Organismus verbunden. Volta, der autodidaktische Physiker, sah genau das Gegenteil: Der Frosch war lediglich eine Erweiterung des unbelebten metallischen Stromkreislaufs. Für Volta war der Kontakt eines Leiters mit einem anderen ausschlaggebend, und zwar sogar für die Elektrizität, die sich im Tier zeigte: Muskeln und Nerven waren praktisch nur feuchte Leiter und somit lediglich eine andere Art elektrischer Batterie.

Ihr Streit war nicht nur ein Beispiel für einen Konflikt zwischen Wissenschaftlern oder zwischen Theorien. Hier prallten die Jahrhunderte aufeinander, der Mechanismus auf der einen Seite und der menschliche Geist auf der anderen Seite gerieten in Konflikt miteinander – ein existenzieller Kampf, der Ende der 1790er-Jahre das Grundgerüst der westlichen Zivilisation ins Wanken brachte. Kurz darauf sollten sich Handweber gegen mechanische Webstühle auflehnen, aber ihr Aufstand war zum Scheitern verurteilt. In der Wissenschaft wie im Alltag verdrängten und verschleierten materielle Interessen immer mehr die realen Lebensbedingungen der Menschen.

Natürlich gewann Volta den Kampf. Seine Erfindung der elektrischen Batterie gab der industriellen Revolution einen enormen Auftrieb. Sein Beharren darauf, dass Elektrizität nichts mit einem belebten Körper an sich zu tun hatte, trug auch dazu bei, dass Elektrizität fortan in eine andere Richtung gelenkt wurde. Diese Fehlentscheidung ermöglichte es der Gesellschaft, Elektrizität auf industrieller Ebene zu nutzen – die Welt zu verdrahten, wie Nollet es sich vorgestellt hatte –, ohne sich über die Auswirkungen eines solchen Unterfangens auf Biologie und Leben, Gedanken zu machen. Und das war auch der Freifahrtschein, um das gesammelte Wissen der Elektropraktiker des 18. Jahrhunderts zu ignorieren.

Schließlich erschienen die italienischen Physiker Leopoldo Nobili und Carlo Matteucci und auch ein deutscher Physiologe namens Emil du Bois-Reymond auf der Bildfläche. Wenn wir dem, was wir in den Lehrbüchern lesen, Vertrauen schenken können, dann haben diese drei bewiesen, dass die Elektrizität doch etwas mit dem Leben zu tun hatte und dass Nerven und Muskeln nicht nur feuchte Leiter waren. Aber das mechanistische Dogma war bereits fest verankert und widerstand allen Versuchen, die Verbindung zwischen Leben und Elektrizität wieder gebührend herzustellen. Der Vitalismus wurde dauerhaft in den Bereich der Religion, in das Reich des Unwesentlichen, verbannt und für immer von der Domäne der ernsthaften, aufklärenden Wissenschaft ausgeschlossen. Experimentell nachweisen ließ sich die Kraft, die hinter allem Leben steckt, jedenfalls nicht – sofern es sie überhaupt gab. Keineswegs konnte es sich dabei um dieselbe Substanz handeln, die Elektromotoren drehte, Glühbirnen erleuchten ließ und Tausende von Kilometern auf Kupferdrähten zurücklegte. Ja, man hatte endlich die Elektrizität in den Nerven und Muskeln entdeckt. Aber ihre Aktion war nur ein Signal des transmembranen Transports der Natrium- und Kaliumionen und der Neurotransmitter über den synaptischen Spalt. Die Chemie stand jetzt hoch im Kurs – sie war der fruchtbare, scheinbar endlose wissenschaftliche Boden, der die gesamte Biologie, die gesamte Physiologie nährte. Dass es Kräfte geben könnte, die aus der Ferne auf das Leben einwirkten, wurde dabei völlig beiseitegeschoben.

Eine andere, noch bedeutendere Veränderung geschah nach 1800: Im Laufe der Zeit vergaßen die Menschen sogar, sich über die eigentliche Natur der Elektrizität Gedanken zu machen. Es begann nunmehr die Errichtung eines permanenten elektrischen Bauwerks, dessen Einflüsse überall schleichend Fuß fassten, ohne dass man die Konsequenzen bemerkte oder darüber nachdachte. Anders ausgedrückt: Obwohl diese Konsequenzen bis ins kleinste Detail aufgezeichnet wurden, fehlte das Verständnis für das, was da eigentlich gebaut wurde.

KAPITEL 5

Chronisch krank durch Elektrizität

Im Jahr 1859 machte die Stadt London eine erstaunliche Metamorphose durch. Die Straßen, Geschäfte und Wohndächer seiner zweieinhalb Millionen Einwohner wurden plötzlich an ein unübersehbares Gewirr von Elektrokabeln angeschlossen. Lassen wir einen der berühmtesten englischen Schriftsteller, der Augenzeuge war, die Geschichte einleiten:

„Vor ungefähr zwölf Jahren," schrieb Charles Dickens, „nachdem es in den Tavernen üblich wurde, Bier und belegte Brote zu einem Festpreis anzubieten, führte der Besitzer eines kleinen Vorstadthauses diese Gewohnheit ad absurdum. Er bot nämlich ein Glas Bier und einen elektrischen Schlag für vier Pence an. Dass er mit dieser Kombination aus Wissenschaft und Getränk Geschäfte machen wollte, war natürlich mehr als fragwürdig. Als Wirtschaftsbesitzer war das Hauptziel seines ungewöhnlichen, wenn auch humorvollen Scharfsinns wohl, sein Geschäft anzukurbeln. Was immer auch der Grund für seinen etwas bizarren Unternehmergeist gewesen sein mag, es ist auf jeden Fall festzuhalten, dass der Wirt seiner Zeit weit voraus war.

Er war sich wahrscheinlich nicht einmal bewusst, dass sich seine ungewöhnliche Art, Geschäfte zu führen, innerhalb weniger Jahre zu einer ernsthaften Wissenschaft entwickeln würde. Waghalsige Possenreißer gehen ja oft humorvoll mit einem Thema um, von dem sie eigentlich nichts verstehen. Wir sind beispielsweise noch nicht so weit, dass die Leser von Bischof Wilkins berühmtem Diskurs über die Luftfahrt selbst zum Mond fliegen können. Aber die Stunde ist nahe, in der die erfindungsreiche Bekanntmachung des Bierladenbesitzers als selbstverständlich und ganz normal angesehen werden wird. Ein Glas Bier und ein elektrischer Schlag werden tatsächlich in Kürze für vier Pence verkauft werden – und der wissenschaftliche Teil des Geschäftes wird von größerem Nutzen sein als eine bloße Reizung der menschlichen Nerven. Hier geht es nämlich um einen elektrischen Schlag, der eine Nachricht durch ein Drahtgeflecht über die Hausdächer an eine der 120 Bezirkstelegrafenstationen senden wird, die zwischen den Ladenbesitzern in der ganzen Stadt verteilt werden sollen.

Die fleißigen Spinnen haben sich längst zu einer Handelsfirma namens London District Telegraph Company (Limited) zusammengeschlossen und ihr Handelsnetz lautlos, aber effektiv, gesponnen. Rund 250 Kilometer Draht sind jetzt entlang Brüstungen, durch Bäume, über Mansarden, um Schornsteinaufsätze und quer über Straßen auf der Südseite des Flusses angebracht. Die noch ausstehenden 190 Kilometer Draht auf der Nordseite werden bald in gleicher Weise gespannt. Die Arbeit geht immer schneller voran. Außerdem ist selbst der starrköpfigste Engländer bereit, das Dach seiner sprichwörtlichen Burg im Interesse der Wissenschaft und des Gemeinwohls aufzugeben, wenn er sieht, dass seine Nachbarn zu Hunderten hier bereits den Weg gewiesen haben."

Die englischen Bürger begrüßten nicht unbedingt die Aussicht, dass elektrische Leitungen an ihren Häusern angebracht werden sollten. „Der britische Hausbesitzer hat noch nie eine voltaische Batterie eine Kuh töten sehen", schrieb Dickens, „aber er hat gehört, dass so ein Kraftakt durchaus möglich sei. Der Telegraf wird in den meisten Fällen von einer starken voltaischen Batterie betrieben, und daher hält sich der britische Hausbesitzer, der generell Angst vor Blitzen hat, logischerweise von all diesen Maschinen fern." Laut Dickens gelang es Vertretern der London District Telegraph Company trotzdem, fast 3.500 Hausbesitzer zu überreden, ihre Dächer für die 450 Kilometer Draht zur Verfügung zu stellen. Ganz London war von ihnen übersät, und es sollte nun nicht mehr lange dauern, bis die Geschäfte von Lebensmittelhändlern, Apothekern und Wirten in der ganzen Stadt an das Netz angeschlossen wurden.[1]

Ein Jahr später, als die Universal Private Telegraph Company ihre Türen öffnete, wurde das Stromnetz über den Häusern von London noch dichter gewebt. Im Gegensatz zur ersten Firma, deren Stationen nur öffentliche Dienstleistungsunternehmen akzeptierten, vermietete Universal Telegrafenanlagen an Unternehmen und Einzelpersonen für den Privatgebrauch. Kabel mit jeweils bis zu 100 Drähten bildeten das Rückgrat des Systems. Jeder Draht verließ dabei das Gewirr der restlichen Drähte und zweigte sich ab, sobald er sich seinem Ziel näherte. Bis 1869 hatte diese zweite Firma mehr als 4.000 Kilometer Kabel und ein Vielfaches davon an Drähten über den Köpfen der Londoner gespannt und unter den Füßen verlegt.1.500 Abonnenten, verstreut über die die ganze Stadt, waren somit versorgt.

Eine ähnliche Transformation fand mehr oder weniger überall auf der Welt statt. Die Tragweite der Geschwindigkeit und der Intensität jedoch, mit der dies geschah, wird heute nicht richtig eingeschätzt.

Die systematische Elektrifizierung Europas hatte 1839 mit der Eröffnung des magnetischen Telegrafen auf der Great Western Railway zwischen West Drayton und London begonnen. Die Elektrifizierung Amerikas begann einige Jahre später: Samuel Morse errichtete 1844 entlang der Eisenbahnstrecke Baltimore–Ohio die erste Telegrafenlinie zwischen Baltimore und Washington. Davor wurden jedoch bereits Häuser, Büros und Hotels mit elektrischen Türklingeln und Meldern ausgestattet. Das erste vollständige System wurde im Jahr 1829 im Tremont House in Boston installiert, in dem alle 170 Gästezimmer über elektrische Leitungen mit einem Glockensystem im Hauptbüro verbunden waren.

Elektrische Alarmanlagen waren 1847 in England und bald darauf in den Vereinigten Staaten und in Deutschland erhältlich.

Im Jahr 1850 wurden auf allen Kontinenten, mit Ausnahme der Antarktis, Telegrafenleitungen aufgebaut. Über 35.000 Kilometer Draht wurden in den Vereinigten Staaten unter Strom gesetzt; fast 6.500 Kilometer rückten in Indien vor, wo sich „Affen und Schwärme großer Vögel" auf ihnen niederließen."[2] 1.600 Kilometer Draht breiteten sich in drei Richtungen von Mexiko-Stadt aus. Bis 1860 waren Australien, Java, Singapur und Indien miteinander durch Seekabel verbunden. Bis 1875 wurden die ozeanischen Kommunikationsbarrieren durch fast 50.000 Kilometer Unterseekabel aufgehoben. Jetzt hatten die unermüdlichen „Netzweber" schon ein Kupfernetz von 1,1 Millionen Kilometer Länge auf der Erde unter Strom gesetzt – genug Draht, um den Globus fast 30 Mal zu umwickeln.

Der Stromverkehr nahm noch stärker zu als die reine Anzahl der Drähte. Zunächst das Duplexing, dann das Quadriplexing und später auch das automatische Keying ermöglichten es, dass der Strom jederzeit fließen konnte, nicht nur beim Senden von Nachrichten. Jetzt konnten auch mehrere Nachrichten gleichzeitig über denselben Draht geschickt werden – und das mit immer schnellerer Geschwindigkeit.

Die Elektrizität war nahezu von ihrem Beginn an im Leben eines durchschnittlichen Stadtbewohners präsent. Der Telegraf war dabei mehr als nur eine nebensächliche Ergänzung zu den Eisenbahnen und Zeitungen. Bevor es Telefone gab wurden Telegrafenmaschinen zuerst in Feuerwehr- und Polizeistationen, dann an Börsen und in den Büros von Kurierdiensten und bald auch in Hotels, Privatunternehmen und Privathaushalten installiert. Das erste kommunale Telegrafensystem in New York City wurde 1855 von Henry Bentley gebaut und verband 15 Büros in Manhattan und Brooklyn. Die 1867 gegründete Gold and Stock Telegraph Company lieferte telegrafisch und unverzüglich Hunderten von Abonnenten Preisnotierungen von den Aktien-, Gold- und anderen Börsen. Im Jahr 1869 wurde die American Printing Telegraph Company gegründet, um Unternehmen und Privatpersonen private Telegrafenleitungen zur Verfügung zu stellen. Die Manhattan Telegraph Company wurde zwei Jahre später in Konkurrenz dazu aufgebaut. Bis 1877 hatte die Gold and Stock Telegraph Company beide Unternehmen erworben und bediente fast 2.000 Kilometer Draht. Bis 1885 verbanden die Netze der fleißigen Spinnen fast 30.000 Häuser und Geschäfte miteinander. Diese Netze über New York waren noch komplexer als die in London, die Dickens beschrieben hatte.

Im Verlauf dieser Transformation schrieb der Sohn eines schmächtigen, etwas schwerhörigen Geistlichen die ersten klinischen Aufzeichnungen einer bisher unbekannten Krankheit, die er in seiner neurologischen Praxis in New York City beobachtete. Obgleich Dr. George Miller Beard sein Studium an der medizinischen Fakultät erst drei Jahre zuvor beendet hatte, wurde seine Arbeit dennoch im Jahr 1869 von dem renommierten wissenschaftlichen Magazin *Boston Medical and Surgical Journal* – später umbenannt in *New England Journal of Medicine* – angenommen und veröffentlicht.

Beard war ein selbstbewusster junger Mann, der eine Gelassenheit und einen versteckten, charismatischen Sinn für Humor besaß. Er war ein scharfer Beobachter, der schon zu Beginn seiner Karriere keine Angst hatte, medizinisches Neuland zu betreten. Obwohl er manchmal von erfahreneren Medizinern wegen seiner neuartigen Ideen verspottet wurde, sagte einer seiner Kollegen viele Jahre nach seinem Tod, dass Beard „nie ein unfreundliches Wort gegen irgendjemanden geäußert hat".[3] Neben dieser neuartigen Krankheit spezialisierte er sich auch auf die Elektro- und Hypnotherapie. Er hatte maßgeblich daran teil, dass der gute Ruf beider Disziplinen ein halbes Jahrhundert nach dem Tod von Mesmer wiederhergestellt wurde. Darüber hinaus trug Beard zur Erkenntnis der Ursachen und Behandlung von Heuschnupfen und der Seekrankheit bei. Im Jahr 1875 untersuchte er gemeinsam mit Thomas Edison die von Edison entdeckte „Ätherkraft",

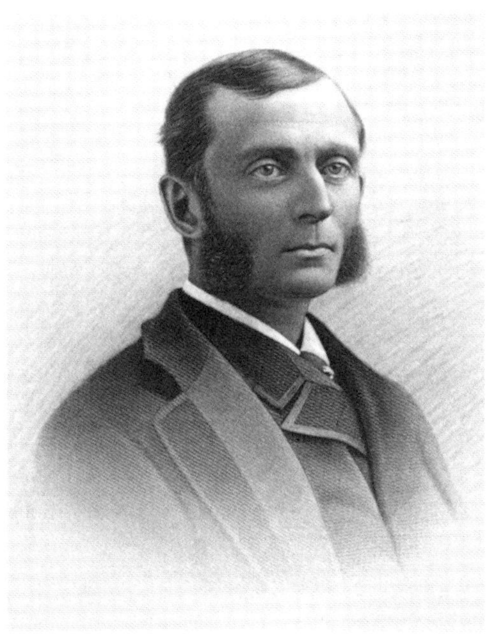

Dr. George Miller Beard *(1839–1883)*

die sich durch die Luft übertrug und ohne einen Kabelstromkreis Funken in nahe gelegenen Objekten erzeugte. Beard hatte richtig vermutet – ein Jahrzehnt vor Hertz und zwei Jahrzehnte vor Marconi –, dass es sich hier um Hochfrequenzstrom handelte, der eines Tages die Telegrafie revolutionieren würde.[4]

Was die neuartige Krankheit betrifft, die er 1869 beschrieb, so erahnte Beard ihre Ursache nicht. Er nahm einfach an, es sei eine Krankheit der modernen Zivilisation, die durch Stress verursacht wurde und bisher selten aufgetreten war. Der Name, den er ihr gab, „Neurasthenie", bedeutet lediglich „schwache Nerven". Obwohl einige der Symptome anderen Krankheiten ähnelten, schien die Neurasthenie wahl- und grundlos zuzuschlagen. Es war auch nicht zu erwarten, dass jemand daran sterben würde. Auf keinen Fall verband Beard die Krankheit mit der Elektrizität; sie war sogar seine bevorzugte Behandlungsweise für Neurasthenie – sofern der Patient dies tolerieren konnte. Als er 1883 starb, war die Ursache für Neurasthenie zu jedermanns Enttäuschung immer noch nicht bekannt. Doch in weiten Teilen der Welt, in denen der Begriff „Neurasthenie" bei Ärzten nach wie vor üblich ist – und das ist fast überall außerhalb der USA der Fall – wird die Elektrizität heute als eine der Ursachen dafür anerkannt. Die Elektrifizierung der Welt war zweifellos dafür verantwortlich, dass die Krankheit in den 1860er-Jahren aus dem Nichts erschien und sich in den folgenden Jahrzehnten zu einer Pandemie entwickeln sollte.

Heute ziehen sich Millionen-Volt-Stromleitungen durch die Landschaft, 12.000-Volt-Leitungen zerteilen die Wohngegenden und 30-Ampere-Leistungsschalter wachen über jedes Haus – da fällt es leicht zu vergessen, wie sehr diese Situation eigentlich wider die Natur ist. Keiner von uns kann sich vorstellen, wie es sich anfühlen würde, auf einer nicht verdrahteten Erde zu leben. Seit der Präsidentschaft von James Polk (Anm. d. Verlags: 1845–1849) haben unsere Zellen, die in dieser Hinsicht wie Marionetten an unsichtbaren Fäden hängen, keine Sekunde Pause von den elektrischen Vibrationen gehabt. Der allmähliche Spannungsanstieg in den letzten anderthalb Jahrhunderten war nur graduell. Die schlagartige Überwältigung der Nährböden der Erde in den ersten Jahrzehnten dieser ungezügelten technologischen Entwicklung, an der sich alle beteiligten, hatte auf die Natur und den Charakter des Lebens drastische Auswirkungen.

Zu Beginn errichteten Telegrafenfirmen auf dem Land und in Städten ihre Leitungen mit nur einem Draht, wobei die Erde selbst den Stromkreis vervollständigte. Keiner der Rückströme floss entlang eines Drahtes, wie dies heute in elektrischen Systemen der Fall ist, sondern sie bewegten sich auf unberechenbaren Pfaden durch den Erdboden.

Siebeneinhalb Meter hohe Holzmasten stützten die Drähte auf ihren Wegen zwischen den Ortschaften. In Städten, in denen mehrere Telegrafenfirmen um Kunden konkurrierten und Platz Mangelware war, verhedderte sich ein Gewirr aus oberirdischen Drähten zwischen Hausdächern, Kirchtürmen und Kaminen, die sie wie Kletterpflanzen umschlungen. Und von diesen Kletterpflanzen breiteten sich elektrische Felder aus, die die Straßen, Seitenwege und Räume der Häuser, die sie umwickelten, durchdrangen.

Die historischen Zahlen geben einen Hinweis darauf, was da eigentlich passiert ist. Laut *Electric Telegraph*, George Prescotts Buch von 1860 über den elektrischen Telegrafen, lieferte eine typische Batterie, die in den Vereinigten Staaten für eine Drahtlänge von 160 Kilometern verwendet wurde, ein elektrisches Potenzial von ungefähr 80 Volt. Das entsprach „einer 12-Liter-Grove-Batterie" bzw. einer 12-Liter-Nasszellenbatterie oder einem Stapel von 50 Paaren Zink- und Platinplatten.[5] In den frühesten Systemen floss der Strom nur, wenn der Telegrafist die Sendetaste drückte. Es wurden fünf Buchstaben pro Wort angesetzt, und im Morse-Alphabet galten durchschnittlich drei Punkte oder Striche pro Buchstabe. Wenn der Telegrafist kompetent war, konnten im Durchschnitt 30 Wörter pro Minute gesendet und die Taste im Takt von 7,5 Anschlägen pro Sekunde gedrückt werden. Das entspricht fast der Grundresonanzfrequenz (7,8 Hz) der Biosphäre, auf die alle Lebewesen abgestimmt sind und deren durchschnittliche Stärke in den Lehrbüchern mit etwa einem Drittel eines Millivolt pro Meter angegeben wird. Wir werden das in Kapitel 9 näher beleuchten. Basierend auf dieser einfachen Annahme lässt sich leicht berechnen, dass die elektrischen Felder, die von den frühesten Telegrafendrähten ausgestrahlt wurden, bei dieser Frequenz bis zu 30-mal stärker waren als das natürliche elektrische Feld der Erde. In Wirklichkeit erzeugten die schnellen Unterbrechungen bei der Telegrafenverschlüsselung auch eine breite Palette von Hochfrequenzoberwellen, die sich ebenfalls entlang der Drähte bewegten und durch die Luft strahlten.

Die Magnetfelder können ebenfalls geschätzt werden. Basierend auf den von Samuel Morse selbst angegebenen Werten für den elektrischen Widerstand von Drähten und Isolatoren[6] variierte die Strommenge eines typischen Fernkabels je nach Länge der Leitung und den Wetterverhältnissen zwischen etwa 0,015 Ampere und 0,1 Ampere. Da die Isolierung nicht perfekt war, floss etwas Strom an jedem Telegrafenmast in die Erde ab. Dieser Fluss war bei Regen sogar noch stärker. Nun lässt sich unter Verwendung des veröffentlichten Wertes von 10^{-8} Gauß für das Magnetfeld der Erde bei 8 Hz eine interessante Rechnung durchführen: Bei dieser Frequenz überschießt das Magnetfeld eines einzelnen frühen Telegrafendrahts das natürliche Magnetfeld der Erde um drei bis zu fast 20 Kilometer auf beiden Seiten der Linie. Und da die Erde nicht überall gleichmäßig geformt ist, sondern unterirdische Wasserläufe, Eisenerzablagerungen und andere leitende Pfade verbirgt, über die der Rückstrom floss, war die Exposition der Bevölkerung gegenüber diesen neuen Feldern dementsprechend unterschiedlich.

In Städten hatte jeder Draht etwa 0,02 Ampere und die Exposition war universell. Die London District Telegraph Company zum Beispiel hatte gewöhnlich Bündel von zehn Drähten, und die Universal Private Telegraph Company von bis zu 100 Drähten, die über die Straßen und Dächer eines Großteils der Stadt gespannt wurden.

Obgleich sich die von London District benutzten Geräte und auch das Alphabet von denen in Amerika unterschieden, waren die Schwankungen der Stromstärken in den Drähten sehr ähnlich – etwa 7,2 Schwingungen pro Sekunde, wenn der Telegrafist 30 Wörter pro Minute übertrug.[7] Und der Zeigertelegraf von Universal war eine handgekurbelte magneto-elektrische Maschine, die tatsächlich Wechselstrom durch die Drähte schickte.

Ein unternehmerischer Wissenschaftler, John Trowbridge, Professor für Physik an der Harvard University, beschloss, seinen eigenen Standpunkt auf die Probe zu stellen. Er war sich nämlich sicher, dass Signale, die über an beiden Enden geerdete Telegrafendrähte gesendet werden, von ihren vorbestimmten Pfaden abweichen und leicht an entfernten Orten erkannt werden können. Sein Testsignal kam von der Uhr am Harvard Observatory, die Zeitsignale etwas mehr als sechs Kilometer per Draht von Cambridge nach Boston übertrug. Der Empfänger war ein neu erfundenes Gerät – ein Telefon – das an einen 150 Meter langen Draht angeschlossen und an beiden Enden geerdet war. Trowbridge stellte fest, dass er durch einen solchen Anschluss an die Erde das Ticken der Observatoriumsuhr bis zu 600 Meter vom Observatorium entfernt deutlich hören konnte. Und das an verschiedenen Punkten, die nicht einmal in Richtung Boston lagen! Daraus folgerte er, dass die Erde massiv mit Streustrom verseucht war. Seine Berechnungen, so Trowbridge, zeigten ihm, dass Strom, der aus den Telegrafensystemen Nordamerikas stammte, sogar auf der anderen Seite des Atlantischen Ozeans nachweisbar sei. Eine Person an der Küste Frankreichs sollte in der Lage sein, ein Morse-Signal zu hören, das über einen an beiden Enden geerdeten Draht von Nova Scotia nach Florida gesendet wurde. Voraussetzung dafür war, schrieb er, dass das Signal ausreichend stark war und gemäß seiner Methode mit der Erde verbunden wurde.

Eine Reihe von Medizinhistorikern, die nicht sehr tief gegraben haben, behaupten, dass Neurasthenie keine neuartige Krankheit sei. Es hätte sich ja nichts geändert, und die High Society des späten 19. und frühen 20. Jahrhunderts litt in Wirklichkeit an einer Art Massenhysterie.[8]

Eine Liste berühmter amerikanischer Neurastheniker liest sich wie das Who is Who der Literatur, der Künste und der Politik dieser Zeit. Dazu gehörten Frank Lloyd Wright, William, Alice und Henry James, Charlotte Perkins Gilman, Henry Brooks Adams, Kate Chopin, Frank Norris, Edith Wharton, Jack London, Theodore Dreiser, Emma Goldman, George Santayana, Samuel Clemens, Theodore Roosevelt und Woodrow Wilson und eine Vielzahl anderer bekannter Persönlichkeiten.

Historiker, die glauben, die Neurasthenie bereits in alten Lehrbüchern gefunden zu haben, sind durch Änderungen in der medizinischen Terminologie verwirrt worden. Genau diese Änderungen sind auch dafür verantwortlich, dass wir nicht wissen, was sich vor 150 Jahren auf unserer Erde abspielte. Zum Beispiel wurde der Begriff „nervös" seit Jahrhunderten ohne die Freud'schen Konnotationen verwendet. Im damaligen Sprachgebrauch bedeutete es einfach „neurologisch". George Cheyne verwendete in seinem Buch *The English Malady* von 1733 den Begriff „Nervenstörung" für Epilepsie, Lähmungen, Zittern, Krämpfe, Kontraktionen, Sensibilitätsverlust, geschwächten Intellekt, Komplikationen bei Malaria und Alkoholismus. Robert Whytts Abhandlung von 1764 über „nervöse Störungen" ist ein klassisches Werk zur Neurologie. Wenn Gicht, Tetanus, Hydrophobie und Formen von Blind- und Taubheit als „nervöse Störungen" bezeichnet werden, mutet das zunächst etwas verwirrend an. Aber wenn man in Betracht zieht, dass in der klinischen Medizin der Begriff „neurologisch" erst in der zweiten Hälfte des 19. Jahrhunderts den Ausdruck „nervös" ersetzte, wird alles verständlich. Die damalige „Neurologie" bedeutet heute „Neuroanatomie".

Eine weitere Quelle der Verwirrung für heutige Leser ist die alte Verwendung der Begriffe „hysterisch" und „hypochondrisch" zur

Beschreibung neurologischer Zustände des Körpers, nicht des Geistes. Die „Hypochondrien" bezeichneten die Bauchregionen und „Hystera" bedeuteten auf Griechisch die Gebärmutter. Wie Whytt in seiner Abhandlung erklärte, waren hysterische und hypochondrische Störungen jene neurologischen Erkrankungen, von denen angenommen wurde, dass sie ihren Ursprung in den inneren Organen haben, wobei „hysterisch" traditionell bei Frauenkrankheiten und „hypochondrisch" bei Männern angewendet wurde. Wenn Magen, Darm und Verdauung betroffen waren, wurde die Krankheit je nach Geschlecht des Patienten als hypochondrisch oder hysterisch bezeichnet. Wenn der Patient Anfälle, Ohnmachten, Zittern oder Herzklopfen hatte, die inneren Organe jedoch nicht betroffen waren, wurde die Krankheit einfach als „nervös" bezeichnet.

Die drakonischen Behandlungen, die bis weit ins 19. Jahrhundert hinein die übliche medizinische Praxis waren und an sich oftmals schwerwiegende neurologische Probleme verursachten, verwirrten die Sachlage noch mehr. Diese basierten auf der Viersäfte- oder Humorallehre der Medizin, die Hippokrates im 5. Jahrhundert v. Chr. aufgestellt hatte. Er postulierte, dass jede Krankheit durch ein Ungleichgewicht der „Säfte" – wobei die vier Körpersäfte Weißschleim, Gelbgalle, Schwarzgalle und Blut sind – verursacht wurde. Demzufolge war das Ziel der medizinischen Behandlung, den defizienten Körpersaft aufzubauen und diejenigen, die im Übermaß vorhanden waren, abzuleiten. Daher wurden alle größeren und kleineren medizinischen Beschwerden durch eine Kombination aus Entschlackung, Erbrechen, Schwitzen, Aderlass, Medikamenten und Diätvorschriften behandelt. Es bestand allerdings die Gefahr, dass die verschriebenen Medikamente neurotoxisch waren, da sie häufig schwermetallhaltige Präparate wie Antimon, Blei und Quecksilber enthielten.

Zu Beginn des 19. Jahrhunderts stellten einige Ärzte die Humorallehre infrage, aber der Begriff „Neurologie" hatte seine moderne Bedeutung noch nicht erlangt. Die Erkenntnis, dass viele Krankheiten immer noch als „hysterisch" und „hypochondrisch" bezeichnet wurden, auch wenn die Gebärmutter oder inneren Organe nicht betroffen waren, führte eine Reihe von Ärzten dazu, neue Namen für Erkrankungen des Nervensystems zu etablieren. Im 18. Jahrhundert gehörten Krämpfe, Zuckungen, Erbrechen und Schwindelgefühl zu Pierre Pommes „dampfförmigen Zuständen". Einige dieser Patienten litten an einer Blasenentleerungsstörung, Blutspucken, Fieber, Pocken, Schlaganfällen und anderen Krankheiten, die sie in manchen Fällen das Leben kosteten. Häufig war nicht einmal die Krankheit selbst, sondern der oft dafür verschriebene Aderlass die Todesursache. Thomas Trotters Buch *A View of the Nervous Temperament* aus dem Jahr 1807 nahm Bezug auf Fälle von Wurmbefall, Chorea, Zittern, Gicht, Anämie, Menstruationsstörungen, Schwermetallvergiftungen, Fieber und Krämpfen, die zum Tod führten. Später verwendete eine Reihe französischer Ärzte spekulativ Begriffe wie „Polyneuropathie", „nervöse Übererregbarkeit" und „der nervöse Zustand". Claude Sandras *Traité Pratique des Maladies Nerveuses* von 1851 ist ein konventionelles Lehrbuch über die Neurologie. Eugène Bouchuts Buch über „l'état nervux" („der nervöse Zustand") aus dem Jahr 1860 enthielt viele Fallbeispiele von Patienten, die unter den Auswirkungen von Aderlass, tertiärer Syphilis, Typhus, Fehlgeburten, Anämie, Paraplegie und anderen akuten und chronischen Erkrankungen aufgrund von bekannten Ursachen litten – einige davon verliefen tödlich. Beards Neurasthenie ist jedoch nirgends zu finden.

Tatsächlich ist die erste Beschreibung der Krankheit, auf die Beard die Aufmerksamkeit der Welt gelenkt hatte, in Austin Flints Lehrbuch für Medizin zu finden, das 1866 in New York veröffentlicht wurde. Als Professor am Bellevue Hospital Medical College widmete Flint ihr zwei kurze Seiten und gab ihr fast den gleichen Namen, der durch Beard drei Jahre später bekannt werden sollte. Patienten mit „nervöser Asthenie", wie er es nannte, „klagen über Trägheit, Mattigkeit, Antriebsschwäche, Schmerzen in den Gliedmaßen und psychische Depressionen. Sie können nachts nicht schlafen und beginnen ihr Tagewerk mit einem Gefühl der Müdigkeit".[9] Diese Patienten litten nicht an Anämie und hatten keinerlei andere Anzeichen einer organischen Erkrankung. Sie starben auch nicht an ihrer Krankheit; im Gegenteil, wie Beard und andere später ebenfalls bemerkten, schienen sie vor alltäglichen, akuten Krankheiten geschützt zu sein und lebten im Durchschnitt länger als andere.

Diese ersten Veröffentlichungen setzten eine Lawine in Gang. „Im Laufe des letzten Jahrzehnts wurde mehr über Neurasthenie geschrieben", schrieb Georges Gilles de la Tourette 1889, „als beispielsweise über Epilepsie oder Hysterie im gesamten letzten Jahrhundert."[10]

Die beste Weise, den Leser mit der Krankheit und ihrer Ursache vertraut zu machen, ist es, eine prominente New Yorker Ärztin vorzustellen, die selbst daran litt. Als die Ärztin über ihren Zustand berichtete, hatte die amerikanische Ärzteschaft schon seit fast einem halben Jahrhundert erfolglos versucht, die Ursache für Neurasthenie zu finden, und war schließlich zu dem Schluss gekommen, dass die Krankheit psychosomatisch war.

Die in Wisconsin geborene Dr. Margaret Abigail Cleaves hatte 1879 ihr Medizinstudium abgeschlossen. Sie arbeitete zunächst im staatlichen Krankenhaus für Geisteskranke in

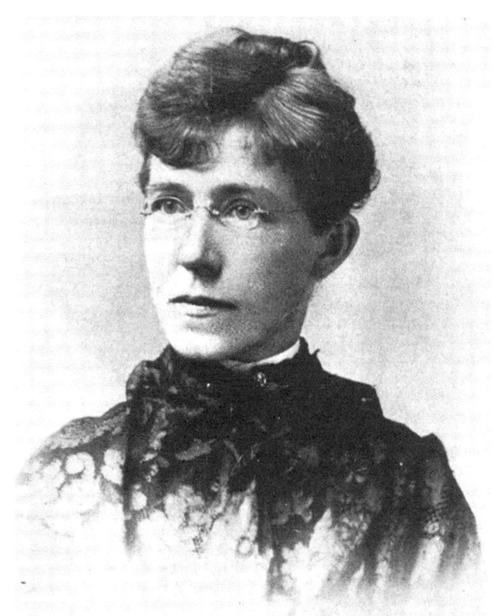

Dr. Margaret Abigail Cleaves
(1848–1917)

Mt. Pleasant in Iowa. Von 1880 bis 1883 war sie Chefärztin für Patientinnen des Pennsylvania State Lunatic Hospital. Im Jahr 1890 zog sie in die Großstadt, wo sie eine Privatpraxis für Gynäkologie und Psychiatrie eröffnete. Erst 1894, im Alter von 46 Jahren, wurde bei ihr Neurasthenie diagnostiziert. Neu war in ihrem Fall ihre starke Exposition gegenüber Elektrizität: Sie hatte begonnen, sich auf Elektrotherapie zu spezialisieren. Dann eröffnete sie 1895 eine elektrotherapeutische Klinik mit Labor und Apotheke, die New York Electro-Therapeutic Clinic, Laboratory und Dispensary. Innerhalb von ein paar Monaten erlitt sie, was sie selbst als ihren „vollständigen Zusammenbruch" beschrieb.

Die Details, die im Laufe der Zeit in ihrer *Autobiography of a Neurasthene* niedergeschrieben wurden, erläutern das klassische Syndrom, das Beard fast ein halbes Jahrhundert zuvor dargelegt hatte. „Ich fand Tag und Nacht weder Frieden noch Trost", schrieb sie. „Allerdings verblieben die gewöhnlichen Schmerzen von Nervenstämmen oder peripheren Nervenenden, die hohe Körperempfindlichkeit, die Unfähigkeit, eine Berührung zu ertragen, die stärker ist als das Gestreiftwerden durch einen Schmetterlingsflügel, die Schlaflosigkeit, der Mangel an Kraft, die wiederkehrende Depression des Geistes, die Unfähigkeit, mein Gehirn beim Lernen und Schreiben so einzusetzen, wie ich es wünschte."

„Es bereitete mir sogar die größten Schwierigkeiten", schrieb sie bei einer anderen Gelegenheit, „Messer und Gabel am Tisch zu benutzen, wobei das einfache Zerschneiden praktisch unmöglich war."

Cleaves litt an chronischer Müdigkeit, schlechter Verdauung, Kopfschmerzen, Herzklopfen und Tinnitus. Sie fand den Stadtlärm unerträglich. Sie roch und schmeckte „Phosphor". Sie wurde so sonnenempfindlich, dass sie in dunklen Räumen lebte und nur nachts ins Freie gehen konnte. Sie verlor allmählich ihr Hörvermögen auf einem Ohr. Der Einfluss atmosphärischer Elektrizität war so groß auf sie, dass sie aufgrund ihres Ischias, ihrer Gesichtsschmerzen, ihrer intensiven Unruhe, ihres Angstgefühls und des Eindrucks „eines erdrückenden Gewichts, das mich zur Erde beugt", mit Sicherheit eine Wetterveränderung 24 bis 72 Stunden im Voraus vorhersagen konnte. „Unter dem Einfluss aufkommender elektrischer Stürme", schrieb sie, „funktioniert mein Gehirn nicht."[11]

Und doch widmete sie sich durchgehend bis zum Ende ihres Lebens ihrem Beruf und setzte sich Tag für Tag der Elektrizität und Strahlung in ihren verschiedenen Formen aus. Sie war ein Gründungsmitglied und eine sehr aktive Mitarbeiterin der American Electro-Therapeutic Association. Ihr Lehrbuch über Lichtenergie gab Anleitung zur therapeutischen Verwendung von Sonnenlicht, Bogenlicht, Glühlicht, fluoreszierendem Licht, Röntgenstrahlen und radioaktiven Elementen. Und sie war die erste Ärztin, die Radium zur Behandlung von Krebs verwendete.

Wie konnte sie es nicht gewusst haben? Und doch war das durchaus erklärlich. Damals wie heute verursacht die Elektrizität keine eigentliche Krankheit, und die Ursache der Neurasthenie – so hatte man endgültig entschieden – war im Geist und in den Emotionen zu finden.

Andere verwandte Krankheiten wurden im späten 19. und frühen 20. Jahrhundert beschrieben. Hier handelte es sich um Berufskrankheiten bei Personen, die in der Nähe von Elektrizität arbeiteten. Der „Telegrafistenkrampf" zum Beispiel, der von den Franzosen spezifischer „mal télégraphique" (telegrafische Krankheit) genannt wurde, weil seine Auswirkungen nicht nur auf die Handmuskeln des Telegrafisten beschränkt waren. Ernest Onimus beschrieb die Krankheit in Paris in den 1870er-Jahren. Diese Patienten litten an Herzklopfen, Schwindel, Schlaflosigkeit, geschwächtem Sehvermögen und dem Gefühl, „als würde ihr Hinterkopf in eine Schraubzwinge genommen". Sie litten unter Erschöpfung, Depressionen und Gedächtnisverlust, und nach ein paar Jahren Arbeit verfielen einige dem Wahnsinn. Dr. E. Cronbach gab im Jahr 1903 in Berlin Fallbeispiele für 17 seiner Patienten, die Telegrafisten waren. Sechs litten entweder an übermäßigem Schwitzen oder extremer Trockenheit an Händen, Füßen oder Körper. Fünf andere klagten über Schlaflosigkeit. Bei fünf weiteren verschlechterte sich das Sehvermögen und wiederum fünf andere litten an einer zittrigen Zunge. Vier hatten ein gewisses Maß an Gehörverlust, drei einen unregelmäßigen Herzschlag und zehn waren sowohl bei der Arbeit als auch zu Hause nervös und gereizt. „Unsere Nerven sind kaputt", schrieb ein anonymer Telegrafenarbeiter 1905, „und das Gefühl robuster Gesundheit ist einer kränklichen Schwäche, einer mentalen Depression, einer bleiernen Erschöpfung gewichen ... Wir hängen immer zwischen Krankheit und Gesundheit und sind nicht mehr ganze, sondern nur noch halbe Menschen. Obwohl wir jung sind, fühlen wir uns bereits wie abgenutzte alte Leute, für die das Leben zur Last geworden ist ... unsere Kraft ist vorzeitig erschöpft, unsere Sinne und unser Gedächtnis getrübt, unser Enthusiasmus gedrosselt." Diese Menschen wussten, was die Ursache ihrer Krankheit war. „Hat das Erwecken der elektrischen Energie aus ihrem Schlummer", so fragte der anonyme Arbeiter, „eine Gefahr für die Gesundheit der Menschheit geschaffen?"[12] Im Jahr 1882 nahm Edmund Robinson bei seinen Telegrafistenpatienten vom General Post Office in Leeds etwas Ähnliches wahr. Denn als er vorschlug, sie mit Elektrizität zu behandeln, „lehnten sie eine Behandlung dieser Art rigoros ab".

Schon lange vor diesem Ereignis hätte eine Anekdote von Dickens als Warnung dienen können. Er hatte das St. Luke's Hospital for Lunatics, eine Anstalt für Geisteskranke, besucht. „Wir kamen an einem Mann mit Gehörlosigkeit vorbei", schrieb er, „der jetzt von unheilbarem Wahnsinn geplagt ist." Dickens fragte, was die Beschäftigung des Manns gewesen sei. „Ja", sagt Dr. Sutherland, „das ist das Bemerkenswerteste dabei, Mr. Dickens. Seine Aufgabe war die Übermittlung von elektrischen Telegrafennachrichten". Man schrieb den 15. Januar 1858.[13]

Auch Telefonisten erlitten häufig bleibende Gesundheitsschäden. Ernst Beyer schrieb, dass von 35 Telefonisten, die er während eines Zeitraums von fünf Jahren behandelt hatte, keine einzige Person zur Arbeit zurückkehren konnte. Hermann Engel hatte 119 solcher Patienten. P. Bernhardt hatte über 200. Deutsche Ärzte haben diese Krankheit gewohnheitsgemäß der Elektrizität zugeschrieben. Und nachdem Karl Schilling Dutzende solcher Publikationen überprüft hatte, veröffentlichte er 1915 eine klinische Beschreibung der Diagnose, Prognose und Behandlung von Krankheiten, die durch chronische Exposition gegenüber Elektrizität verursacht wurden. Diese Patienten hatten typischerweise Kopfschmerzen und Schwindelgefühle, Tinnitus und bewegliche Flecken in den Augen, die das Sichtfeld beeinträchtigten, einen rasenden Puls, Schmerzen im Bereich des Herzens und Herzklopfen. Sie fühlten sich schwach und erschöpft und konnten sich nicht konzentrieren. Sie konnten nicht schlafen. Sie waren depressiv und hatten Panikattacken. Sie zitterten. Ihre Reflexe waren erhöht und ihre Sinne hyperakut. Manchmal war ihre Schilddrüse hyperaktiv. Gelegentlich, nach langer Krankheit, war ihr Herz vergrößert. Ähnliche Beschreibungen kamen im Laufe des 20. Jahrhunderts von Ärzten aus den Niederlanden, Belgien, Dänemark, Österreich, Italien, der Schweiz, den Vereinigten Staaten und Kanada.[14] Im Jahr 1956 berichteten Louis Le Guillant und seine Kollegen, dass es in Paris „keinen einzigen Telefonisten gibt, der diese nervöse Müdigkeit nicht mehr oder weniger stark verspürt." Sie beschrieben Patienten mit Erinnerungslücken, die weder ein Gespräch führen noch ein Buch lesen konnten, die ohne Grund mit ihren Männern stritten und ihre Kinder anschrien, die Bauchschmerzen, Kopfschmerzen, Gleichgewichtsstörungen, Druck auf der Brust, Ohrengeräusche, Sehstörungen und Gewichtsverlust hatten. Ein Drittel ihrer Patienten war depressiv oder selbstmörderisch, fast alle litten an Angstzuständen und über die Hälfte an Schlafstörungen.

Noch im Jahr 1989 berichtete Annalee Yassi von weitverbreiteten „psychogenen Erkrankungen" bei Telefonisten in Winnipeg, Manitoba und St. Catharines in Ontario. In Montreal teilte Bell Canada mit, dass 47 Prozent der Vermittlungsmitarbeiter in Verbindung mit der Arbeit über Kopfschmerzen, Müdigkeit und Muskelschmerzen klagten.

Dann gab es das „Eisenbahnrückgrat“, eine falsch benannte Krankheit, die bereits 1862 von einer Kommission untersucht wurde, die von der britischen medizinischen Fachzeitschrift *Lancet* berufen wurde. Laut der Kommissionsmitglieder waren Vibrationen, Lärm, Fahrgeschwindigkeit, schlechte Luft und pure Angst an der Krankheit schuld. Alle diese Faktoren waren vorhanden und trugen zweifellos ihren Anteil dazu bei. Allerdings gab es noch etwas anderes, das sie nicht berücksichtigten. Denn bis 1862 verlief jede Eisenbahnstrecke zwischen einer oder mehreren Telegrafenleitungen über ihr. Der Rückstrom aus diesen Drähten schoss nach unten, und ein Teil dieses Stroms floss entlang der Metallschienen, auf denen die Passagierwaggons rollten. Fahrgäste und Zugpersonal litten häufig unter denselben Beschwerden, über die später Telegrafisten und Telefonisten berichteten: Müdigkeit, Reizbarkeit, Kopfschmerzen, chronisches Schwindelgefühl, Übelkeit, Schlaflosigkeit, Tinnitus, Schwäche und Taubheit. Sie litten an schnellem Herzschlag, unregelmäßigem Puls, Gesichtsrötung, Schmerzen in der Brust, Depressionen und sexueller Dysfunktion. Einige wurden stark übergewichtig. Manche bluteten aus der Nase oder spuckten Blut. In ihren Augen verspürten sie einen „ziehenden“ Schmerz, als würden sie tief in ihre Sockel gesogen. Ihr Sehvermögen und ihr Gehör verschlechterten sich und einige wurden sogar allmählich gelähmt. Ein Jahrzehnt später wurde bei ihnen Neurasthenie diagnostiziert – so wie es später bei vielen Eisenbahnangestellten der Fall war.

Die Beobachtungen von Beard und der medizinischen Gemeinschaft des späten 19. Jahrhunderts über Neurasthenie, die am meisten ins Auge springen, sind folgende:

Sie breitete sich entlang der Eisenbahnstrecken und Telegrafenlinien aus.

Sie betraf sowohl Männer als auch Frauen, Reiche und Arme, Intellektuelle und Bauern.

Die Betroffenen waren oft wetterempfindlich.

Sie ähnelte manchmal der Erkältung oder Influenza.

Sie kam gehäuft in Familien vor.

Sie griff am häufigsten Menschen in der Blütezeit ihres Lebens an: Menschen im Alter von 15 bis 45 Jahren nach Beard, von 15 bis 50 Jahren nach Cleaves, von 20 bis 40 Jahren nach H. E. Desrosiers,[15] von 20 bis 50 Jahren nach Charles Dana.

Sie senkte die Toleranz gegenüber Alkohol und Medikamenten.

Sie machte die Menschen anfälliger für Allergien und Diabetes.

Neurastheniker lebten im Durchschnitt länger als andere Menschen.

Und manchmal – ein Zeichen, dessen Bedeutung in Kapitel 10 erörtert wird – war der Urin der an Neurasthenie Leidenden rötlich oder dunkelbraun. Schließlich entdeckte der deutsche Arzt Rudolf Arndt die Verbindung zwischen Neurasthenie und Elektrizität. Seine Patienten, die Elektrizität nicht tolerieren konnten, faszinierten ihn. „Selbst den schwächsten galvanischen Strom“, schrieb er, „so schwach, dass er die Nadel eines Galvanometers kaum bewegte und von anderen Menschen nicht im Geringsten wahrgenommen wurde, empfanden sie als höchst unangenehm.“ Er schlug 1885 vor, dass „Elektrosensibilität charakteristisch für hochgradige Neurasthenie ist“. Er prophezeite auch, dass die Elektrosensibilität „nicht unwesentlich zur Aufklärung von Phänomenen beitragen kann, die jetzt noch rätselhaft und unerklärlich erscheinen“.

Er schrieb dies inmitten einer intensiven, unerbittlichen Eile, die ganze Welt verdrahten zu wollen, angetrieben von einer Akzeptanz – ja, sogar einer Art Verherrlichung – der Elektrizität, die diese nicht infrage stellte. Er schrieb, als wüsste er, dass er damit seinen Ruf aufs Spiel setzen würde. Seiner Meinung nach scheiterte das sachgerechte Studium der Neurasthenie zum Großteil daran, dass Menschen, die weniger empfindlich auf Elektrizität reagierten, ihre Auswirkungen überhaupt nicht ernst nahmen: Stattdessen verbannten sie diese in das Reich des Aberglaubens und warfen somit „die Hellseherei, vermischt mit Gedankenlesen und Medialität, in einen Topf".[16] Diesem Hemmschuh für den Fortschritt begegnen wir sogar heute noch.

Die Umbenennung

Im Dezember 1894 schrieb ein aufstrebender Wiener Psychiater eine Arbeit, deren Einfluss enorm war und deren Konsequenzen für nachfolgende Wissenschaftler tiefgreifend und bedauerlich waren. Seinetwegen wird die Neurasthenie, die immer noch die häufigste Krankheit unserer Zeit ist, als normales Element des menschlichen Zustands akzeptiert, für das keine äußere Ursache gesucht werden muss. Seinetwegen wird allgemein angenommen, dass Umweltkrankheiten, d. h. Krankheiten, die durch eine toxische Umgebung verursacht werden, nicht existieren. Ihre Symptome werden automatisch auf Gedankenstörungen und außer Kontrolle geratene Emotionen zurückgeführt. Seinetwegen verschreiben wir heute Millionen von Menschen Xanax, Prozac und Zoloft, anstatt ihre Umgebung zu reinigen. Vor über einem Jahrhundert, zu Beginn einer Ära, in der der Einsatz von Elektrizität nicht nur für die Kommunikation, sondern auch für Licht, Antrieb und Zugkraft mit Volldampf in Gang gesetzt wurde, benannte Sigmund Freud die Neurasthenie in „Angstneurose" und ihre Krisen in „Angstattacken" um. Heute nennen wir sie auch „Panikattacken".

Die von Freud aufgeführten Symptome sind neben der Angst jedem Arzt, jedem „Angst"-Patienten und jeder Person mit Elektrosensibilität bekannt:

Reizbarkeit
Herzklopfen, Herzrhythmusstörungen und Brustschmerzen
Atemnot und Asthmaanfälle
Schwitzen
Zittern und Schüttelfrost
Heißhunger
Durchfall
Schwindelgefühl
Vasomotorische Störungen (Hitzewallungen, kalte Extremitäten usw.)
Taubheit und Kribbeln
Schlaflosigkeit
Übelkeit und Erbrechen
Häufiges Wasserlassen
Rheumatische Schmerzen
Schwäche
Erschöpfung

Freud beendete die Suche nach einer physischen Ursache für Neurasthenie, indem er sie als Geisteskrankheit klassifizierte. Und dann, indem er fast alle Fälle als „Angstneurose" bezeichnete, unterzeichnete er das Todesurteil der Neurasthenie. Obwohl er vorgab, Neurasthenie als eigenständige Neurose stehen zu lassen, beanspruchte er fast alle Symptome für seine Diagnose. Damit wurde sie in westlichen Ländern so gut wie vergessen. In einigen Kreisen blieb es als „chronisches Müdigkeitssyndrom" bestehen – eine Krankheit ohne Ursache, die viele Ärzte für psychisch halten und die die meisten nicht ernst nehmen. In den Vereinigten Staaten wurde die Neurasthenie durch den allgemeinen Ausdruck „Nervenzusammenbruch" ersetzt, wobei sich nur wenige Menschen an seinen Ursprung erinnern.

In der Internationalen Klassifikation von Krankheiten (ICD-10) gibt es einen eindeutigen Code für Neurasthenie, F48.0.

In der in den Vereinigten Staaten verwendeten Version (ICD-10-CM) wurde F48.0 jedoch entfernt. In der amerikanischen Version wird die Neurasthenie nur in einer Reihe von „anderen nicht psychotischen psychischen Störungen" erwähnt und so gut wie nie diagnostiziert. Selbst im Handbuch *Diagnostic and Statistical Manual* (DSM-V), dem offiziellen System für die Zuweisung von Codes für psychische Erkrankungen in amerikanischen Krankenhäusern, gibt es keinen Code für Neurasthenie.

Allerdings war dies nur in Nordamerika und Westeuropa ein Todesurteil. Die Hälfte der Welt verwendet immer noch Neurasthenie als Diagnose im Sinne von Beard. In ganz Asien, Osteuropa, Russland und den ehemaligen Sowjetrepubliken ist Neurasthenie heute die häufigste aller psychiatrischen Diagnosen sowie eine der am häufigsten diagnostizierten Krankheiten in der Allgemeinmedizin.[17] Es wird oft als Zeichen chronischer Toxizität angesehen.[18]

In den 1920er-Jahren, zu der Zeit, als der Begriff im Westen aufgegeben wurde, wurde er in China erstmals verwendet.[19] Der Grund: China hatte gerade mit der Industrialisierung begonnen. Die Epidemie, die in Europa und Amerika bereits im späten 19. Jahrhundert angefangen hatte, hatte China zu diesem Zeitpunkt noch nicht erreicht. In Russland, das zusammen mit dem Rest Europas den Prozess der Industrialisierung anstieß, wurde die Neurasthenie in den 1880er-Jahren zur Epidemie.[20] Die russische Medizin und Psychologie des 19. Jahrhunderts wurden jedoch stark vom Neurophysiologen Iwan Setschenow beeinflusst, der hervorhob, dass externe Reize und Umweltfaktoren die Funktionsweise von Körper und Geist verändern. Aufgrund des Einflusses von Setschenow und danach durch seinen Schüler Iwan Pawlow, lehnten die Russen Freuds Neudefinition von Neurasthenie als Angstneurose ab. Im 20. Jahrhundert fanden russische Ärzte dann eine ganze Reihe von Umweltursachen für die Neurasthenie, darunter die Elektrizität sowie elektromagnetische Strahlung in ihren verschiedenen Formen. Und schon in den 1930er-Jahren – da sie danach suchten und andere nicht – wurde in Russland eine neues Beschwerdebild namens „Radiowellenkrankheit" [Anm. d. Verlags: auch bekannt als „Funkwellenerkrankung"] entdeckt, die heute in aktualisierten Begriffen in medizinischen Lehrbüchern der gesamten ehemaligen Sowjetunion enthalten ist. Bis heute wird sie in westlichen Ländern ignoriert. Ich werde in späteren Kapiteln darauf zurückkommen.

In den frühen Stadien decken sich die Symptome der Radiowellenkrankheit mit denen der Neurasthenie. Als Lebewesen besitzen wir nicht nur einen Geist und einen Körper, sondern auch Nerven, die beide verbinden. Unsere Nerven sind nicht nur Kanäle für die Ebbe und Flut des elektrischen Fluidums aus dem Universum, wie früher angenommen wurde. Sie sind auch nicht einfach nur ein ausgeklügelter Botendienst, der die Muskeln mit Chemikalien versorgt, wie derzeit angenommen wird. Vielmehr sind sie – wie wir sehen werden – beides. Als Botendienst kann das Nervensystem durch schädliche Chemikalien vergiftet werden. Als Netzwerk feiner Übertragungsdrähte kann es leicht durch eine große oder unbekannte elektrische Last beschädigt oder aus dem Gleichgewicht gebracht werden. Das hat genau die Auswirkungen auf Körper und Geist, die wir heute als Angststörung kennen.

KAPITEL 6

Das Verhalten von Pflanzen

Als ich die Werke von Sir Jagadish Chandra Bose sah, war ich sprachlos. Als Sohn eines Beamten in Ostbengalen wurde Bose in Cambridge ausgebildet. Nach dem Studium kehrte er mit einem naturwissenschaftlichen Abschluss in sein Heimatland zurück. Er war ein Genie in Physik und Botanik mit einem außergewöhnlichen Auge für Details und einer ausgesprochenen Gabe, Präzisionsmessgeräte zu entwickeln. Bose vermutete, dass alles Leben auf den gleichen Grundlagen basierte. Auf dieser Prämisse baute er zweckdienliche Maschinen, die die Bewegungen von ganz gewöhnlichen Pflanzen hundert Millionen Mal vergrößern und automatisch aufzeichnen konnte. Das führte dazu, dass er das *Verhalten* von Pflanzen auf die gleiche Weise untersuchte, wie Zoologen das Verhalten von Tieren. So gelang es ihm, die *Nerven* von Pflanzen zu lokalisieren – nicht nur von ungewöhnlich aktiven Pflanzen wie der Mimose und der Venusfliegenfalle, sondern auch „alltäglichen" Pflanzen – und diese zu sezieren. Dann bewies er, dass sie, genauso wie alle tierischen Nerven, Aktionspotenziale erzeugen. Er führte Leitfähigkeitsexperimente an den Nerven von Farnen durch, geradeso

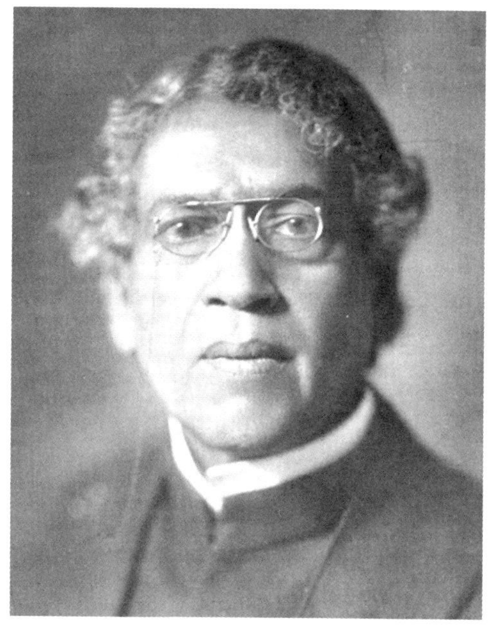

Sir Jagadish Chandra Bose
(1858–1937)

wie Physiologen es mit den Ischiasnerven von Fröschen tun.

Bose entdeckte auch pulsierende Zellen mit besonderen elektrischen Eigenschaften im Stängel einer Pflanze und bewies, dass sie für das Pumpen des Safts verantwortlich sind. Er baute ein Druckmessgerät, einen sogenannten magnetischen Sphygmograf, der die Pulsationen zehn Millionen Mal vergrößerte und in der Lage war, Änderungen des Saftdrucks zu messen.

Das überraschte mich, denn heutzutage ist in botanischen Lehrbüchern nirgendwo ein Hinweis darauf zu finden, dass Pflanzen so etwas wie ein Herz und ein Nervensystem haben. Die nachstehend erwähnten Bücher von Bose über dieses Thema, darunter *Plant Response* (1902), *The Nervous Mechanism of Plants* (1926), *Physiology of the Ascent of Sap* (1923) und *Plant Autographs and Their Revelations* (1927), verstauben in den Archiven der Forschungsbibliotheken.

Aber Bose entdeckte nicht nur die Nerven von Pflanzen. Er stellte auch die Auswirkungen von Elektrizität und Radiowellen auf sie dar und kam dabei auf ähnliche Ergebnisse wie sie bei Ischiasnerven von Fröschen zu beobachten sind. Damit bewies er die subtile Sensibilität aller Lebewesen gegenüber elektromagnetischen Reizen. Sein Fachwissen in diesen Bereichen stand außer Frage. Er war 1885 zum amtierenden Professor für Physik am Presidency College in Kalkutta ernannt worden und leistete Beiträge auf dem Gebiet der Festkörperphysik. Ihm ist außerdem die Erfindung des sogenannten Kohärers zuzuschreiben, eines Geräts, das zur Dekodierung der ersten drahtlosen Nachricht Marconis über den Atlantik verwendet wurde. In der Tat stellte Bose die drahtlose Übertragung 1895 in einem Hörsaal in Kalkutta der Öffentlichkeit vor, mehr als ein Jahr vor Marconis erster Präsentation auf der Salisbury Plain in England. Bose strebte jedoch weder nach öffentlicher Anerkennung für seine Erfindung des Radios, noch war er an einer Patentanmeldung interessiert.

Stattdessen gab er diese technischen Aktivitäten auf, um den Rest seines Lebens dem weniger spektakulären Studium des Pflanzenverhaltens zu widmen.

Bei der Anwendung von Elektrizität auf Pflanzen stützte sich Bose auf eine Tradition, die bereits anderthalb Jahrhunderte alt war. Ein gewisser Dr. Mainbray aus Edinburgh war der Erste, der eine Pflanze mit einer Reibungsmaschine elektrifizierte. Im Oktober 1746 verband er zwei Myrtenbäume während des ganzen Monats mit einer Maschine. Beide Bäume sandten daraufhin in jenem Herbst neue Zweige und Knospen aus, als wäre es Frühling. Nachdem Abbé Nollet davon erfuhr, führte er im folgenden Oktober das erste einer Reihe genauerer Experimente in Paris durch. Neben Kartäusermönchen und Soldaten der französischen Garde elektrisierte Nollet auch Senfkörner, die er in seinem Labor in Blechschalen sprießen ließ. Die elektrifizierten Sprossen wuchsen viermal so hoch als normal, aber mit schwächeren und dünneren Stängeln.[1]

Um die Weihnachtszeit im Dezember desselben Jahres elektrifizierte Jean Jallabert Osterglocken-, Hyazinthen- und Narzissenzwiebeln in Karaffen, die mit Wasser gefüllt waren.[2] Im folgenden Jahr elektrifizierte Georg Bose Pflanzen in Wittenberg[3] und Abbé Menon in Angers.[4] Für den Rest des 18. Jahrhunderts waren solche Vorführungen des Pflanzenwachstum bei Wissenschaftlern, die Reibungselektrizität untersuchten, äußerst beliebt. Die elektrifizierten Pflanzen keimten vorzeitig, wuchsen schneller und höher, öffneten ihre Blüten früher, hatten mehr Blätter und waren im Allgemeinen – aber nicht immer – belastungsfähiger.

Jean-Paul Marat beobachtete sogar, dass elektrifizierte Salatsamen im Dezember keimten, obgleich die Umgebungstemperatur nur zwei Grad über dem Gefrierpunkt lag.[5]

Giambatista Beccaria aus Turin war 1775 der Erste, der vorschlug, diese Effekte zum Nutzen der Landwirtschaft zu verwenden. Bald darauf stolperte Francesco Gardini, ebenfalls in Turin, über den entgegengesetzten Effekt: Pflanzen, denen das natürliche atmosphärische Feld vorenthalten war, wuchsen nicht so gut. Zur Erfassung der atmosphärischen Elektrizität wurde ein Netzwerk aus Eisendrähten über dem Boden gespannt. Zufälligerweise verliefen die Drähte jedoch über einem Teil eines Klostergartens und schützten dessen Pflanzen vor den atmosphärischen Feldern, die die Drähte messen sollten. Dieses Drahtnetz blieb für drei Jahre an Ort und Stelle. Die Gärtner, die sich um den Abschnitt unterhalb der Drähte kümmerten, beschwerten sich darüber, dass ihre Ernten an Früchten und Körnern um 50 bis 70 Prozent geringer waren als im Rest ihrer Gärten. Also wurden die Drähte entfernt, und die Produktion normalisierte sich wieder. Gardini zog eine bemerkenswerte Schlussfolgerung. „Hohe Pflanzen", sagte er, „haben einen schädlichen Einfluss auf die Entwicklung von Pflanzen, die unter ihnen wachsen. Nicht nur, weil sie ihnen Licht und Wärme entziehen, sondern auch, weil sie auf ihre Kosten atmosphärischen Strom absorbieren."[6]

Im Jahr 1844 war W. Ross der erste von vielen, der Elektrizität auf einem bepflanzten Feld anwendete. Er verwendete dabei eine Ein-Volt-Batterie. Sie ähnelte der, aus der Humboldt so erfolgreich Licht- und Geschmacksempfindungen hervorgerufen hatte, war aber größer. Er vergrub eine 1,5 Meter x 35 Zentimeter große Kupferplatte an einem Ende einer Saatreihe von Kartoffeln und 60 Meter entfernt eine Zinkplatte am anderen Ende. Dann verband er die beiden Platten mit einem Draht. Und im Juli erntete er Kartoffeln aus der elektrifizierten Reihe mit einem durchschnittlichen Durchmesser von sechs Zentimetern gegenüber einem Wert von nur eineinhalb Zentimeter aus der unbehandelten Reihe.[7]

In den 1880er-Jahren führte Professor Selim Lemström an der Universität Helsinki in Finnland umfangreiche Experimente mit einer Reibungsmaschine an Pflanzen durch, wobei er über seinen Pflanzen ein Netzwerk spitzer Drähte anbrachte, die mit dem Pluspol der Maschine verbunden waren.

Über einen Zeitraum von mehreren Jahren hinweg stellte er fest, dass Elektrizität das Wachstum einiger Pflanzen stimulierte – Weizen, Roggen, Gerste, Hafer, Rüben, Pastinaken, Kartoffeln, Knollensellerie, Bohnen, Lauch, Himbeeren und Erdbeeren – während sie das Wachstum anderer – Erbsen, Karotten, Kohlrabi, Kohlrüben, Steckrüben, Kohl und Tabak – hemmte.

Und 1890 erfand Bruder Paulin, Direktor des Landwirtschaftlichen Instituts in Beauvais, Frankreich, eine Vorrichtung, die er als „Géomagnétifère" bezeichnete. Damit zog er die atmosphärische Elektrizität herunter, wie es Benjamin Franklin einst mit seinem Drachen getan hatte. Auf einem zwölf bis 20 Meter hohen Mast befand sich eine Stange aus mehreren Eisenstäben, die in fünf spitzen Ästen endete. Auf jedem Hektar Land wurden vier solcher Masten aufgestellt und der von ihnen gesammelte Strom wurde in den Boden geführt und mittels unterirdischer Drähte an die Pflanzen verteilt.

Zeitgenössischen Zeitungsberichten zufolge war der Effekt optisch spektakulär. Alle Kartoffelpflanzen innerhalb eines scharf umrissenen, runden Bereichs waren – wie Superkulturen – grüner, größer und „doppelt so kräftig" wie die Pflanzen im Umfeld. Der Kartoffelertrag in den elektrifizierten Bereichen war um 50 bis 70 Prozent höher als der von außerhalb. Das in einem Weinberg wiederholte Experiment ergab Traubensaft mit 17 Prozent mehr Zucker und Wein mit einem außergewöhnlich hohen Alkoholgehalt. Weitere Versuche auf Spinat-, Sellerie-, Radieschen- und Rübenfeldern waren ebenso beeindruckend. Andere Landwirte, die ähnliche Vorrichtungen verwendeten, erhöhten ihre Erträge an Weizen, Roggen, Gerste, Hafer und Stroh[8].

All diese Experimente mit Reibungselektrizität, schwachen elektrischen Batterien und atmosphärischen Feldern lassen vermuten, dass nur wenig Strom für die Beeinflussung einer Pflanze benötigt wird. Aber bis zum Ende des 19. Jahrhunderts mangelte es bei den Experimenten an Präzision, und genaue Messungen standen nicht zur Verfügung.

Das bringt mich zurück zu Jagadish Chandra Bose.

Im Jahr 1859 hatte Eduard Pflüger ein einfaches Modell erstellt, wie elektrische Ströme die Nerven von Tieren beeinflussen. Wenn man zwei Elektroden an einem Nerv anbringt und den Strom plötzlich einschaltet, stimuliert die negative Elektrode (oder Kathode) kurzzeitig den Nervenabschnitt in ihrer Nähe, während die positive Elektrode (oder Anode) eine abdämpfende Wirkung hat. Wird der Stromkreis jedoch unterbrochen, so tritt genau das Gegenteil ein. Die Kathode, sagte Pflüger, erhöht die Erregbarkeit beim „Schließen" des Stromkreises und verringert die Erregbarkeit beim „Unterbrechen", während die Anode genau das Gegenteil verursachte. Während der Strom fließt und sich nicht ändert, beeinflusst er die vermeintliche nervöse Aktivität überhaupt nicht. Das Pflüger-Gesetz, das vor anderthalb Jahrhunderten formuliert wurde, wird bis heute weitgehend akzeptiert. Es bildet die Grundlage für moderne elektrische Sicherheitsvorschriften, durch die Stromschläge beim „Schließen" oder „Unterbrechen" von Stromkreisen ausgeschlossen werden sollen. Dabei verhindern sie aber nicht, dass niedriger, kontinuierlicher elektrischer Strom vom Körper aufgenommen wird, denn dieser wird als belanglos angesehen und fällt nicht weiter ins Gewicht.

Leider ist Pflügers Gesetz falsch. Bose hat das als Erster bewiesen. Ein Problem mit dem Pflügerschen Gesetz besteht darin, dass es auf Experimenten mit relativ starken Stromstärken in der Größenordnung von einem Milliampere (einem Tausendstel Ampere) beruhte. Aber wie Bose gezeigt hat, ist es sogar auch bei jenen Stärken unzutreffend.[9] Ähnlich wie Humboldt bereits ein Jahrhundert vor ihm führte Bose Versuche an sich selbst durch, bei denen er eine Wunde in der Haut einer elektromotorischen Kraft von 2 Volt aussetzte. Zu seiner Überraschung machte die Kathode sowohl beim Schließen als auch beim Unterbrechen die Wunde viel schmerzhafter, *solange der Strom floss*, während die Anode – sowohl beim Schließen als auch bei Fließen des Stroms – die Wunde heilte. Aber genau das Gegenteil geschah, als er eine viel niedrigere Spannung anwendete. Bei einem Drittel Volt hatte die Kathode eine lindernde Wirkung auf die Wunde, die Anode dagegen reizte sie.

Nachdem Bose an seinem eigenen Körper experimentiert hatte, versuchte er als Botaniker ein ähnliches Experiment mit einer Pflanze. Er nahm einen 20 Zentimeter langen Nerv eines Farns und verband die Enden mit einer elektromotorischen Kraft von nur einem Zehntel Volt. Dadurch liefen ungefähr drei Zehnmillionstel Ampere durch den Nerv oder ungefähr tausendmal weniger als die Stromstärken, mit denen sich die meisten modernen Physiologen und Ersteller von Sicherheitsvorschriften in der Regel beschäftigten. Auch bei dieser niedrigen Stromstärke stellte Bose genau den umgekehrten Fall von Pflügers Gesetz fest: Die Anode stimulierte den Nerv und bei der Kathode reagierte er kaum. Offensichtlich kann die Wirkung der Elektrizität sowohl bei Pflanzen als auch bei Tieren je nach Stärke des Stroms Wirkungen erzeugen, die einander genau entgegengesetzt sind.

Trotzdem war Bose nicht zufrieden, da die Effekte unter bestimmten Umständen keinem Muster konsequent folgten. Vielleicht, vermutete er, war Pflügers Modell nicht nur falsch, sondern auch zu einfach. Er spekulierte, dass die angelegten Stromstärken tatsächlich die Leitfähigkeit der Nerven und nicht nur ihre Ansprechschwelle veränderten. Bose stellte das überlieferte Wissen infrage, nach dem die nervöse Funktionsweise eine pure Alles-oder-Nichts-Reaktion war, denn dieses Wissen stützte sich lediglich auf Experimente von Chemikalien in einer wässrigen Lösung.

Die folgenden Experimente bestätigten seinen Verdacht auf spektakuläre Weise. Im Gegensatz zu bestehenden Theorien über das Verhalten von Nerven – die noch heute im 21. Jahrhundert existieren – veränderte sogar der geringste fortwährende elektrische Strom grundlegend die Leitfähigkeit der von Bose getesteten tierischen und pflanzlichen Nerven. Wenn der angelegte Strom in die gleiche Richtung wie die Nervenimpulse floss, verlangsamte sich die Geschwindigkeit der Impulse und beim Tier wurde die Muskelreaktion auf die Stimulation schwächer. Wenn der angelegte Strom in die entgegengesetzte Richtung floss, waren die Nervenimpulse schneller und die Muskeln reagierten heftiger. Bose stellte fest, dass er durch Verändern von Stärke und Richtung des angelegten Stroms das Leitvermögen der Nerven bei Tieren und Pflanzen nach Belieben steuern konnte. Dabei reagierten die Nerven mehr oder weniger stark auf die Stimulation oder blockierten sogar die Leitfähigkeit komplett. Und nach Abschalten des Stroms wurde ein Rückpralleffekt beobachtet: Wenn eine bestimmte Stromstärke die Leitfähigkeit senkte, wurde der Nerv nach dem Abschalten überempfindlich und blieb dies auch für eine gewisse Zeit. In einem Experiment erzeugte eine kurze Stromstärke von 3 Mikroampere – 3 Millionstel Ampere – eine nervöse Überempfindlichkeit, die 40 Sekunden andauerte.

Der hierfür benötigte Strom war unglaublich niedrig: Bei Pflanzen reichte ein Mikroampere und bei Tieren ein Drittel eines Mikroamperes aus, um die Nervenimpulse um etwa 20 Prozent zu verlangsamen oder zu beschleunigen.[10] Das ist ungefähr die Stromstärke, die durch Ihre Hand fließt, wenn Sie beide Enden einer Ein-Volt-Batterie berühren oder die durch ihren Körper strömt, wenn Sie unter einer Heizdecke schlafen. Das ist um einiges geringer als der Strom, der auf Ihren Kopf übertragen wird, wenn Sie mit einem Handy telefonieren. Und wie wir sehen werden, wird sogar noch weniger Strom benötigt, um das Wachstum zu beeinflussen, als der, der zur Steuerung der Nervenaktivität erforderlich ist.

Im Jahr 1923 stellte Vernon Blackman, Landwirtschaftsforscher am Imperial College in England, in Feldversuchen fest, dass elektrische Ströme von durchschnittlich weniger als einem Milliampere (ein Tausendstel Ampere) pro *4.000 m²* Landfläche die Erträge mehrerer Arten von Kulturpflanzen um 20 Prozent erhöhten. Er berechnete, dass der Strom, der durch jede Pflanze fließt, nur etwa 100 Pikoampere beträgt – das ist ein 100-Billionstel Ampere, etwa tausendmal weniger als die Stromstärken, die nach Bose für die Stimulation oder Abschwächung der Nerven notwendig waren.

Die Feldergebnisse waren jedoch inkonsistent. Also verlegte Blackman seine Experimente ins Labor, wo sowohl die Expositions- als auch die Wachstumsbedingungen präzise gesteuert werden konnten. Gerstensamen wurden in Glasröhrchen zum Keimen gebracht, dann wurden über allen Pflanzen Metallpunkte in unterschiedlichen Höhen angebracht, jeweils einer pro Pflanze. Diese wurden über Gleichstrom auf etwa 10.000 Volt aufgeladen. Der durch jede Pflanze fließende Strom wurde mit einem Galvanometer genau gemessen, und Blackman stellte fest, dass eine maximale Wachstumssteigerung mit einem Strom von nur 50 Pikoampere bei lediglich einer Stunde pro Tag erzielt wurde. Eine längere Anwendungszeit verringerte den Effekt, und die Erhöhung der Stromstärke auf ein Zehntel Mikroampere war immer schädlich.

Im Jahr 1966 bestätigten Lawrence Murr und Kollegen von der Pennsylvania State University mit ihren Experimenten an Zuckermais und Buschbohnen Blackmans Feststellung, dass Strömungen um ein Mikroampere das Wachstum hemmten und Blätter beschädigten. Dann gingen sie mit diesem Experiment einen Schritt weiter: Sie machten es sich zum Ziel, die *niedrigste* Stromstärke zu ermitteln, die das Wachstum beeinflusst. Und sie fanden dabei heraus, dass jede Stromstärke von mehr als *einem Billiardstel Ampere* das Pflanzenwachstum stimulieren würde.

In seinen Radioexperimenten verwendete Bose ein Gerät – er nannte es einen magnetischen Crescograph – das die Wachstumsrate von Pflanzen um ein Zehnmillionenfaches vergrößert aufzeichnete.[11] Wie oben angesprochen war Bose auch ein Experte für drahtlose Technologien. Als er an einem Ende seines Grundstücks einen Funksender und am anderen Ende, 200 Meter entfernt, eine Pflanze an einer Empfangsantenne anbrachte, stellte er fest, dass selbst eine kurze Funkübertragung die Wachstumsrate einer Pflanze innerhalb weniger Sekunden veränderte. Die in seiner Beschreibung implizierte Sendefrequenz betrug etwa 30 MHz. Die verwendete Energie ist uns nicht bekannt. Bose stellte jedoch fest, dass ein „schwacher Reiz" eine sofortige Wachstumsbeschleunigung hervorrief und dass eine „mittelstarke" Funkenergie das Wachstum verzögerte. In anderen Experimenten bewies er, dass die Exposition gegenüber Radiowellen den Aufstieg von Saft verlangsamte.[12]

Boses Schlussfolgerungen aus dem Jahr 1927 waren eindrucksvoll und prophetisch. „Das Wahrnehmungsvermögen von Pflanzen", schrieb er, „ist unvorstellbar größer als unser eigenes; sie nehmen nicht nur wahr, sondern reagieren auch auf die verschiedenen Strahlen des riesigen Ätherspektrums. Vielleicht ist es auch gut so, dass unsere Sinne in ihrer Wahrnehmungsfähigkeit beschränkt sind. Denn das Leben wäre sonst unter dem ständigen Angriff dieser unaufhörlichen Wellen von Weltraumsignalen unerträglich – zumal die Backsteinmauern unserer Häuser ziemlich durchlässig sind. Unser einziger Schutz wären dann hermetisch versiegelte Metallkammern."[13]

KAPITEL 7

Durch Elektrizität verursachte akute Krankheiten

In einer von Kabelgewirr dominierten Welt lösten am 10. März 1876 sieben berühmte Worte eine noch größere Kabellawine aus: „Herr Watson, kommen Sie, ich brauche Sie." Es waren die ersten Worte, die je über ein Telefon, wie wir es heute kennen, gesprochen wurden.

Im übertragenen Sinne hörten und beherzigten diesen Ruf bei der Weltpremiere des Telefons in Boston Millionen von Menschen – ganz so, als ob sie in einer Wüste leben würden, die nur darauf wartete, bepflanzt und bewässert zu werden. Im Jahr 1879 besaßen nur 250 Menschen in ganz New York City ein Telefon. Eine Vision keimte, setzte sich durch, und nur zehn Jahre später sprossen aus demselben Boden dichte Wälder von 24 bis 28 Meter hohen Telefonmasten mit bis zu jeweils 30 Abzweigungen. An jedem Baum dieser elektrischen Haine hingen bis zu 300 Drähte, die die Sonne verdeckten und die darunterliegenden Alleen verdunkelten. Etwa zur gleichen Zeit macht man sich daran, die elektrische Lichtindustrie zu konzipieren. 126 Jahre nachdem einige niederländische Pioniere ihren eifrigen Schülern beigebracht hatten, wie man eine kleine Menge elektrischen Fluidums in einer Flasche aufbewahrt, zeigte Zénobe Gramme aus Belgien nun den Nachkommen dieser Pioniere, wie man den Deckel dieser Flasche entfernt. Seine Erfindung des modernen Dynamos ermöglichte hiermit die Erzeugung praktisch unbegrenzter Mengen an Elektrizität. 1875 beleuchteten grelle Kohlebogenlampen die öffentlichen Bereiche im Freien in Paris und Berlin. Bis 1883 hatte man Zweitausend-Volt-Drähte über die Dächer von Wohngebieten im West End von London gespannt. In der Zwischenzeit hatte Thomas Edison eine kleinere und schonendere Lampe erfunden, die moderne Glühlampe, die besser für Schlafzimmer und Küchen geeignet war. Im Jahr 1881 wurde dann in der Pearl Street in New York City die erste von Hunderten von Zentralstationen gebaut, die Gleichstrom (DC) an Kunden in Randgebieten lieferten. Die dicken Kabel dieser Stationen schlossen sich bald ihren dünneren Kameraden an. Sie wurden zwischen den hohen Ästen der sich zunehmend ausweitenden Kabelwälder in Städten in ganz Amerika gespannt.

Daraufhin gab es eine gänzlich neue Erfindung, die sich an diese Entwicklung

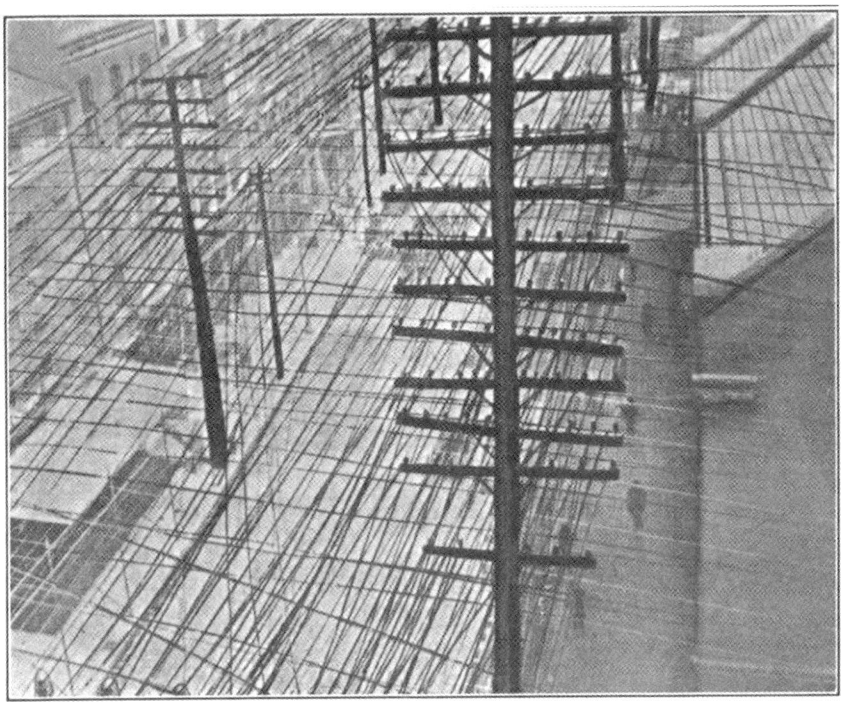

Calvert und German Streets, Baltimore, Maryland, ca. 1889
In E. B. Meyer, Underground Transmission and Distribution (Unterirdische Übertragung und Verteilung), *McGraw-Hill, N. Y., 1916*

unmittelbar anschloss: den Wechselstrom (AC). Viele, einschließlich Edison, wollten diesen Störenfried vernichten und sofort im Keim ersticken. In ihren Augen war er richtig gefährlich; aber ihre Warnungen stießen auf taube Ohren. Bis 1885 hatte das ungarische Trio Károly Zipernowsky, Otis Bláthy und Max Déri ein komplettes System zur Erzeugung und Verteilung des Wechselstroms entwickelt und damit begonnen, dieses in Europa zu installieren.

In den Vereinigten Staaten übernahm George Westinghouse im Frühjahr 1887 das Wechselstromsystem und der „Kampf um die Stromarten" eskalierte. Westinghouse wetteiferte mit Edison um nichts weniger als die Zukunft unserer Welt. In einer der letzten Salven in diesem kurzen Krieg veröffentlichte der *Scientific American* auf Seite 16 der Ausgabe vom 12. Januar 1889 die folgende Idee für eine Challenge:

> Die Gleich- und Wechselstromadvokaten greifen sich intensiv aufgrund der relativen Schädlichkeit der beiden Systeme an. Ein Ingenieur hat eine Art elektrisches Duell vorgeschlagen, um die Angelegenheit ein für alle Mal zu klären. Er schlägt vor, dass er, Westinghouse, den Gleichstrom und sein Gegner den Wechselstrom erhält. Beide sollen dem Strom mit der gleichen Spannung ausgesetzt werden, die schrittweise erhöht wird, bis einer der Rivalen nachgibt und den Wettbewerb freiwillig aufgibt.

Der Staat New York regelte die Angelegenheit unerwartet, indem er den elektrischen Stuhl als neues Mittel zur Hinrichtung von Mördern einführte und dafür Wechselstrom verwendete. Obwohl sich mit dieser Entscheidung zeigte, dass Wechselstrom an sich viel gefährlicher war, gewann Westinghouse das Duell. Schon damals ging es hier nicht um einen Kampf zwischen einzelnen Kontrahenten, sondern um einen Kampf um kommerzielle Interessen. Fernstromversorger standen vor der Aufgabe, wirtschaftlich vertretbare Wege zu finden, um zehntausendmal mehr Strom über einen durchschnittlichen Draht zu liefern, als es bisher erforderlich war. Doch Gleichstromsysteme konnten seinerzeit mit der damals verfügbaren Technologie nicht mithalten.

Die Elektrotechnik, die seit diesen anfänglichen Schritten mit Bedacht gesät, gedüngt, bewässert und gehegt worden war, schoss gen Himmel und breitete sich in alle Richtungen und über jeden bis dahin bekannten Horizont aus. Nikola Teslas Erfindung des 1888 patentierten Mehrphasen-Wechselstrommotors war das letzte Glied in der Kette, das es der Industrie ermöglichte, Wechselstrom nicht nur für die Beleuchtung, sondern auch für die Stromversorgung zu verwenden. Als Dr. George Beard 1889 zum ersten Mal eine Krankheit namens Neurasthenie beschrieb, wurde die Welt schlagartig in einem Ausmaß elektrifiziert, das kaum vorstellbar war. Viele hatten damals gesagt, dass der Telegraf „Raum und Zeit vernichtet" hatte. Aber 20 Jahre später waren Telegrafen im Vergleich zum Elektromotor nur ein Kinderspielzeug. Die elektrische Lokomotive war jetzt im Begriff, die Landschaft mit explosionsartiger Kraft zu verändern.

Anfang 1888 waren in den Vereinigten Staaten nur 13 elektrische Eisenbahnen auf insgesamt 77 Kilometer Gleis und eine ähnliche Anzahl in ganz Europa in Betrieb. Das Wachstum dieses Industriezweiges war so spektakulär, dass bis Ende 1889 allein in den USA rund 1.600 Kilometer Gleis elektrifiziert wurden. In einem weiteren Jahr verdreifachte sich diese Zahl erneut.

1889 ist das Jahr, in dem vom Menschen verursachte elektrische Störungen der Erdatmosphäre nicht mehr nur einen lokalen, sondern auch einen globalen Charakter annahmen. In diesem Jahr wurde die Edison General Electric Company gegründet und die Westinghouse Electric Company wurde in die Westinghouse Electric and Manufacturing Company umstrukturiert. In diesem Jahr erwarb Westinghouse die Wechselstrompatente von Tesla und setzte sie in seinen Kraftwerken ein, deren Zahl sich von 150 im Jahr 1889 auf 301 im Jahr 1890 praktisch verdoppelte. Im Vereinigten Königreich wurden durch die Änderung des Gesetzes über elektrische Beleuchtung im Jahr 1888 die Vorschriften für die Elektrizitätswirtschaft gelockert. Hierdurch wurde die Entwicklung eines Zentralkraftwerks auf kommerzieller Ebene erstmals ermöglicht. Und 1889 änderte der Verein der Telegrafeningenieure und Elektriker seinen Namen in den jetzt angemesseneren Verband der Elektroingenieure um. 1889 stellten 61 Hersteller in zehn Ländern Glühlampen her, und amerikanische und europäische Unternehmen richteten Produktionsstätten in Mittel- und Südamerika ein. In dem Jahr berichtete der *Scientific American* wie folgt: „... soweit wir wissen, ist jede Stadt in den Vereinigte Staaten mit Lichtbogen- und Glühlampen ausgestattet. Mit der elektrischen Beleuchtung in den kleineren Städten wird es zügig vorangehen."[1] In demselben Jahr schrieb Charles Dana im *Medical Record* über eine neue Kategorie von Verletzungen, die zuvor nur durch Blitzschlag verursacht wurden. Sie seien darauf zurückzuführen, so Dana, dass „der praktische Einsatz von Elektrizität so enorm zugenommen hat und bereits fast eine Milliarde US-Dollar allein in Licht und Strom investiert wurde". Die meisten Historiker sind sich darin einig, dass das moderne Elektrozeitalter 1889 begann.

Und im selben Jahr, 1889, wurden Ärzte in Amerika, Europa, Asien, Afrika und Australien – als hätten sich die Schleusen des Himmels plötzlich geöffnet – von einer Flut kritisch kranker Patienten überschwemmt, die an einer seltsamen Krankheit litten. Sie erschien völlig unerwartet aus dem Nichts und viele dieser Ärzte hatten sie noch nie zuvor gesehen. Bei jener Krankheit handelte es sich um Influenza. Eine Pandemie, die vier aufeinanderfolgende Jahre dauerte und mindestens eine Million Menschen das Leben kostete.

Influenza ist eine durch Elektrizität verursachte Krankheit

Im Jahr 1889 änderte die Influenza, deren Beschreibungen seit Tausenden von Jahren konsistent waren, plötzlich und unerklärlich ihren Charakter. Zuletzt hatte die Grippe im November 1847 – mehr als ein halbes Jahrhundert zuvor – den größten Teil Englands erfasst. In den Vereinigten Staaten wütete die letzte Grippeepidemie im Winter 1874–1875. Influenza war von jeher als launische, unberechenbare Krankheit bekannt, ein wildes Tier, das aus dem Nirgendwo kam, ganze Populationen ohne Vorwarnung und ohne erkennbaren Zeitplan auf einmal terrorisierte, um dann so plötzlich und mysteriös, wie es erschienen war, wieder zu verschwinden. Danach war von der Krankheit jahre- oder jahrzehntelang nichts mehr zu sehen. Sie verhielt sich wie kein anderes Leiden, galt als nicht ansteckend und erhielt ihren Namen, weil ihr Kommen und Gehen angeblich vom Einfluss (lateinisch: „influens“) der Sterne bestimmt war.

Aber 1889 wurde die Influenza gezügelt. Ab diesem Jahr würde sie immer präsent sein – überall auf der Welt. Sie würde zwar wie zuvor wieder auf mysteriöse Weise verschwinden, aber man konnte damit rechnen, dass sie im folgenden Jahr mehr oder weniger zur gleichen Zeit zurückkehrte. Und seitdem ist sie nie völlig abwesend.

Wie die „Angststörung“ ist die Influenza so häufig und mittlerweile so vertraut, dass eine gründliche Überprüfung ihrer Geschichte erforderlich ist. So können wir diesem Eindringling in unserem Leben die Maske vom Gesicht reißen und die enormen Folgen dieser Katastrophe für die öffentliche Gesundheit, die sich vor 130 Jahren abspielte, verdeutlichen. Wir wissen viel – mehr als genug – über das Influenzavirus. Das mit dieser Krankheit verbundene mikroskopische Virus wurde so ausführlich untersucht, dass Wissenschaftler mehr über seinen winzigen Lebenszyklus wissen als über jeden anderen Mikroorganismus. Aber das war auch genau der Grund, warum viele Besonderheiten dieser Krankheit ignoriert wurden, einschließlich der Tatsache, dass sie nicht ansteckend ist.

Der kanadische Astronom Ken Tapping war im Jahr 2001 zusammen mit zwei Ärzten aus British Columbia der letzte Wissenschaftler, der erneut bestätigte, dass Influenzapandemien seit mindestens drei Jahrhunderten am wahrscheinlichsten zu Zeiten der stärksten magnetischen Sonnenaktivität sind, d. h. zum Höhepunkt jedes elfjährigen Sonnenzyklus.

Ein solcher Trend ist nicht der einzige Aspekt dieser Krankheit, der Virologen lange vor ein Rätsel stellte. Im Jahr 1992 veröffentlichte ein weltweiter Experte für die Epidemiologie der Influenza, R. Edgar Hope-Simpson, ein wichtiges Buch. Er überprüfte die wesentlichen bekannten Fakten und wies darauf hin, dass sie keine Rückschlüsse auf eine Übertragung durch direkten persönlichen Kontakt unterstützten. Hope-Simpson grübelte sehr lange über die Influenza, und zwar seit er ihre Opfer während der Epidemie von 1932 bis 1933 als junger Allgemeinarzt im englischen

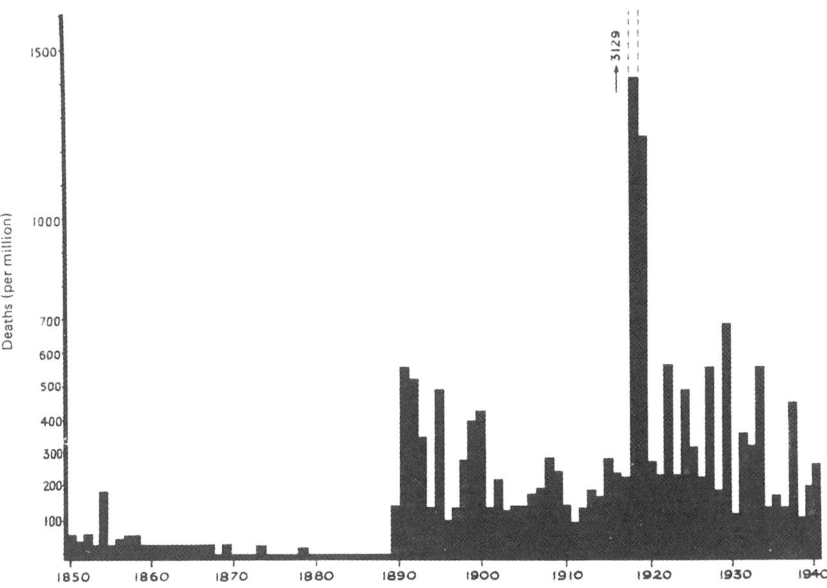

Influenza-Todesfälle pro Million in England und Wales, 1850–1940[2]

Dorset behandelt hatte. Hierbei handelt es sich um die Epidemie, bei der das Virus, das mit der Erkrankung beim Menschen in Verbindung gebracht wird, zum ersten Mal isoliert wurde. Während seiner 71-jährigen Karriere wurden die Fragen von Hope-Simpson jedoch nie beantwortet. „Die plötzliche Explosion von Informationen über die Natur des Virus und seine antigenen Reaktionen im menschlichen Wirt", schrieb er 1992, trug lediglich dazu bei, dass „sich die Anzahl der erklärungsbedürftigen Besonderheiten noch vergrößerte."[3]

Warum ist die Influenza saisonal? fragte er sich immer noch. Warum ist die Influenza sonst so gut wie nie vorhanden, außer in den wenigen Wochen oder Monaten einer Epidemie? Warum enden Grippeepidemien? Warum verbreiten sich nicht-saisonale Epidemien nicht? Wie explodieren Epidemien in ganzen Ländern auf einmal und verschwinden auf genauso wundersame Weise, als seien sie plötzlich untersagt? Es war ihm unerklärlich, warum sich ein Virus möglicherweise so verhalten könnte. Warum griff die Grippe so oft junge Erwachsene an und verschonte Kleinkinder und ältere Menschen? Wie ist es möglich, dass sich Grippeepidemien in den vergangenen Jahrhunderten mit der gleichen rasanten Geschwindigkeit wie heute verbreitet haben? Wie kann das Virus plötzlich „spurlos verschwinden"? Dies bezieht sich auf die Tatsache, dass bei Auftreten eines neuen Virusstammes der alte Stamm von einer Jahreszeit zur nächsten auf einmal weltweit vollständig verschwunden ist. Hope-Simpson listete 21 verschiedene Fakten über Influenza auf, die ihn stutzig machten und die sich jeder Erklärung entzogen, wenn man davon ausging, dass sie durch direkten Kontakt verbreitet wurde.

Schließlich ließ er wieder eine Theorie aufleben, die zuerst von dem Forscher Richard Shope aufgestellt wurde, der 1931 das erste Grippevirus in Schweinen isolierte. Er war auch der Meinung, dass viele explosiv auftretende Ausbrüche nicht durch Ansteckung erklärt werden konnten. Shope und später Hope-Simpson schlugen vor, dass die

Grippe tatsächlich nicht auf die übliche Weise von Mensch zu Mensch oder von Schwein zu Schwein übertragen wird, sondern dass sie sowohl bei den menschlichen als auch den tierischen Trägern latent bleibt. Diese Träger, die sehr zahlreich sind, leben inmitten ihrer Gemeinschaften, bis das Virus durch einen Umweltauslöser reaktiviert wird. Hope-Simpson vertrat ferner die Meinung, dass der Auslöser mit den jahreszeitlich bedingten Schwankungen der Sonnenstrahlung verbunden und möglicherweise sogar elektromagnetischer Natur ist, was bereits viele seiner Vorgänger in den letzten zwei Jahrhunderten vorgeschlagen hatten.

Als der junger Hope-Simpson mit seiner Praxis in Dorset begann, hatte ein dänischer Arzt namens Johannes Mygge am Ende einer langen und angesehenen Karriere gerade eine Monografie veröffentlicht, in der auch er bewies, dass Influenzapandemien in der Regel in Jahren mit maximaler Sonnenaktivität auftraten. Außerdem stieg und fiel die jährliche Zahl der Grippefälle in Dänemark mit der Anzahl der Sonnenflecken. In einer Zeit, in der die Epidemiologie im Begriff war, nur noch eine Suche nach Mikroben zu werden, gab Mygge zu und wusste bereits aus eigener Erfahrung, dass, „wer aus der Reihe tanzt, riskiert, dass ihm auf die Füße getreten wird".[4] Doch Influenza hatte etwas mit Elektrizität zu tun, darin war er sich sicher. Er kam aus den gleichen Gründen wie ich zu dieser Überzeugung: aus persönlicher Erfahrung.

1904 und 1905 führte Mygge neun Monate lang ein sorgfältiges Gesundheitstagebuch. Später verglich er es mit Aufzeichnungen über das elektrische Potenzial der Atmosphäre, die er im Rahmen eines anderen Projekts zehn Jahre lang dreimal täglich angefertigt hatte. Es stellte sich heraus, dass die migräneähnlichen Kopfschmerzen – die ihn buchstäblich außer Gefecht setzten und von denen er immer schon gewusst hatte, dass sie mit Wetteränderungen verbunden waren – fast immer auf den Tag oder einen Tag vor einem plötzlich starken Anstieg oder Abfall in der atmosphärischen Spannung fielen.

Kopfschmerzen waren jedoch nicht nur die einzigen Auswirkungen. An Tagen mit solchen elektrischen Turbulenzen war sein Schlaf fast ausnahmslos unterbrochen und unruhig. Er litt außerdem unter Schwindel, gereizter Stimmung, einem Gefühl der Verwirrung, summenden Empfindungen im Kopf, Druck auf der Brust und einem unregelmäßigen Herzschlag. Manchmal, so schrieb er, „hatte mein Zustand den Charakter eines drohenden Influenza-Anfalls, der sich jedes Mal nicht wesentlich vom Beginn eines tatsächlichen Anfalls dieser Krankheit unterschied".[5]

Andere, die Influenza mit Sonnenflecken oder atmosphärischer Elektrizität in Verbindung gebracht haben, sind John Yeung (2006), Fred Hoyle (1990), J. H. Douglas Webster (1940), Aleksandr Chizhevskiy (1936), C. Conyers Morrell (1936), W. M. Hewetson (1936), Sir William Hamer (1936), Gunnar Edström (1935), Clifford Gill (1928), C. M. Richter (1921), Willy Hellpach (1911), Weir Mitchell (1893), Charles Dana (1890), Louise Fiske Bryson (1890), Ludwig Buzorini (1841), Johann Schönlein (1841) und Noah Webster (1799). Heinrich Schweich beobachtete 1836, dass alle physiologischen Prozesse Elektrizität erzeugen und nahm an, dass eine elektrische Störung der Atmosphäre den Körper daran hindern könnte, diese zu entladen. Er wiederholte die damals verbreitete Überzeugung, dass die Symptome der Influenza durch eine Ansammlung von Elektrizität im Körper verursacht werden. Niemand hat dies bisher widerlegt.

Zwischen 1645 und 1715, ein Zeitraum, den Astronomen als das Maunder-Minimum bezeichnen, war die Sonnenaktivität so minimal, dass praktisch keine Sonnenflecken zu sehen waren. Keine Auroren zierten die polaren Nächte, in denen nach einheimischer kanadischer Tradition „die Menschen von den Lichtern des Himmels verlassen waren".[6] Das Interessante dabei ist, dass es auch keine weltweiten Grippepandemien gab. 1715 tauchten nach einer jahrzehntelangen Abwesenheit plötzlich wieder Sonnenflecken auf. 1716 veröffentlichte der berühmte englische Astronom Sir Edmund Halley im Alter von 60 Jahren eine dramatische Beschreibung des Nordlichts. Es war das erste Mal, dass er es gesehen hatte. Aber die Sonne war immer noch nicht voll aktiv. Als wäre sie nach einem langen Schlaf aufgewacht, streckte sie sich, gähnte und legte sich wieder hin. Denn sie zeigte uns nur die Hälfte der Sonnenflecken, die sie uns heute auf dem Höhepunkt jedes elfjährigen Sonnenzyklus zur Schau stellt. Erst 1727 betrug die Anzahl der Sonnenflecken zum ersten Mal seit über einem Jahrhundert wieder mehr als 100. Und 1728 brach die Influenza wellenartig auf der Erde aus, die erste Grippepandemie seit fast 150 Jahren. Diese Epidemie war universeller und dauerhafter als jede andere in der bisher aufgezeichneten Geschichte. Sie trat auf allen Kontinenten auf, wurde 1732 noch brutaler und hielt nach einigen Berichten bis 1738 an, dem Höhepunkt des nächsten Sonnenzyklus.[7] John Huxham, der im englischen Plymouth Medizin praktizierte, schrieb 1733, dass „kaum jemand entkommen ist". Er fügte hinzu, „dass einige Hunde tollwütig wurden; Pferde litten bereits vor den Menschen an Katarrh und ein Gentleman sagte mir, dass einige Vögel, insbesondere die Spatzen, den Ort verlassen haben, an dem er sich während der Krankheit befand."[8] Ein Beobachter in Edinburgh berichtete, dass einige Menschen 60 Tage lang Fieber hatten und andere, die nicht krank waren, „plötzlich starben".[9] Nach einer Schätzung kamen weltweit rund zwei Millionen Menschen bei dieser Pandemie ums Leben.[10]

Wenn Influenza in erster Linie eine durch Elektrizität verursachte Krankheit ist, eine Reaktion auf eine elektrische Störung der Atmosphäre, dann ist sie im üblichen Sinne nicht ansteckend. Die Muster der Epidemien sollten dies beweisen – und das tun sie auch. Zum Beispiel begann die tödliche Pandemie von 1889 in weit verstreuten Teilen der Welt. Im Mai jenes Jahres wurde gleichzeitig im usbekistanischen Buchara, in Grönland und im kanadischen Nord-Alberta von schweren Ausbrüchen berichtet.[11] Die Grippe wurde im Juli in Philadelphia[12] und in Hillston, einer abgelegenen Stadt in Australien[13] und im August auf dem Balkan gemeldet.[14] Da dieses Muster im Widerspruch zu den vorherrschenden Theorien stand, haben viele Historiker so getan, als ob die Pandemie von 1889 erst „wirklich" begann, als sie Ende September in den westlichen Steppen Sibiriens Fuß fasste und sich dann von dort aus in zu erwartender Weise über den Rest der Welt von Mensch zu Mensch durch Ansteckung ausbreitete. Das Problem dabei ist jedoch, dass diese Krankheit sehr viel schneller Destinationen erreichte als die Züge und Schiffe der Zeit. Sie erreichte Moskau und St. Petersburg in der dritten oder vierten Oktoberwoche, aber zu diesem Zeitpunkt hörte man bereits von Ausbrüchen der Influenza in Durban, Südafrika[15] und Edinburgh, Schottland.[16] New Brunswick, Kanada,[17] Kairo,[18] Paris,[19] Berlin,[20] und Jamaika[21] meldeten im November Epidemien; London, Ontario am 4. Dezember;[22] Stockholm am 9. Dezember;[23] New York am 11. Dezember;[24] Rom am 12. Dezember;[25] Madrid am 13. Dezember[26] und Belgrad am 15. Dezember.[27] Die Influenza schlug explosiv und unvorhersehbar zu, und zwar immer wieder in Wellen bis Anfang 1894. Es war, als hätte sich etwas Grundlegendes in der Atmosphäre geändert, als würden Wildbrände willkürlich überall auf der Welt von einem anonymen Feuerteufel entzündet.

Ein Beobachter in Ost- und Zentralafrika, der im September 1890 erkrankte, behauptete, dass Influenza in diesem Teil Afrikas noch nie zuvor aufgetreten sei, jedenfalls nicht in der Erinnerung der ältesten lebenden Einwohner.[28]

„Influenza", sagte Dr. Benjamin Lee von der Landesgesundheitsbehörde in Pennsylvania, „breitet sich aus wie Hochwasser und überschwemmt ganze Gebiete innerhalb einer Stunde ... Es ist kaum vorstellbar, dass eine Krankheit, die sich mit solch erstaunlicher Geschwindigkeit ausbreitet, erst eine Inkubationszeit bei jeder infizierten Person durchläuft und nur durch den Kontakt von Mensch zu Mensch oder durch infizierte Gegenstände übertragen wird."[29]

Der willkürliche Charakter der Influenza zeigt sich nicht nur an Land, sondern auch auf See. Mit der heutigen Reisegeschwindigkeit ist dies nicht mehr offensichtlich, aber in früheren Jahrhunderten, als Seeleute Wochen oder sogar Monate nach ihrer letzten Anlegestelle an Influenza erkrankten, war dies bemerkenswert. Im Jahr 1894 beschrieb Charles Creighton 15 verschiedene historische Fälle, in denen ganze Schiffe oder sogar viele Schiffe einer Flotte der Krankheit, weit entfernt von Land, unterlagen – geradeso, als wären sie in einen Influenza-Nebel gesegelt. In einigen Fällen entdecken sie bei ihrer Ankunft im nächsten Hafen, dass die Influenza zeitgleich an Land ausgebrochen war. Creighton fügte einen Bericht über die zeitgenössische Pandemie hinzu: Die Handelsgesellschaft „Wellington" war am 19. Dezember 1891 mit ihrer kleinen Besatzung von London nach Lyttelton, Neuseeland, gesegelt. Am 26. März, nach über drei Monaten auf See, wurde der Kapitän plötzlich von einer schweren fieberhaften Krankheit ergriffen. Als er am 2. April in Lyttelton ankam, „fand der an Bord kommende Lotse den Kapitän krank in seiner Schlafkoje und als ihm die Symptome mitgeteilt wurden, sagte er sofort: ‚Es ist die Influenza: Ich habe sie gerade selbst gehabt.'"[30]

Ein Bericht von 1857 war so überzeugend, dass William Beveridge ihn 1975 in sein Lehrbuch über Influenza aufnahm: „Das englische Kriegsschiff *Arachne* kreuzte vor der Küste Kubas, ohne jeglichen Kontakt mit dem Land." Mindestens 114 von seiner 149 Mann starken Besatzung erkrankten an Influenza. Erst später erfuhren sie, dass es gleichzeitig Ausbrüche in Kuba gegeben hatte."[31]

Die Geschwindigkeit, mit der sich die Influenza ausbreitet, und ihr willkürliches und gleichzeitiges Verbreitungsmuster verblüffen Wissenschaftler schon seit Jahrhunderten. Dies war für einige der überzeugendste Grund, weiterhin zu vermuten, dass die atmosphärische Elektrizität die Ursache von Influenza sei, trotz der bekannten Anwesenheit eines ausführlich untersuchten Virus. Hier eine Auswahl alter und zeitgenössischer Beurteilungen:

> Wahrscheinlich wurde noch nie eine Krankheit beobachtet, der in kürzester Zeit so viele Menschen unterlagen wie bei der Influenza. Nahezu eine ganze Stadt oder zumindest ein Stadtviertel waren in wenigen Tagen betroffen. In der Tat, viel schneller als man im Fall einer Ansteckung annehmen würde.
>
> Mercatus berichtet, dass bei der Grippewelle 1557 in Spanien der größte Teil des Volkes an einem einzigen Tag davon erfasst wurde.
>
> Dr. Glass sagt, als sie 1729 in Exeter weit verbreitet war, erkrankten 2.000 daran in einer Nacht.
>
> Dr. Shadrach Ricketson (1808),
> *A Brief History of the Influenza*[32]

> Die schlichte Tatsache ist, dass diese Epidemie innerhalb einer Woche eine ganze Region trifft; nein, innerhalb weniger Wochen sogar einen ganzen Kontinent so groß wie Nordamerika einschließlich aller Westindischen Inseln. Dabei war es unmöglich, dass die Einwohner eines so großen Gebiets innerhalb die-

ser kurzen Zeit miteinander Kontakt oder Umgang gehabt hätten. Diese Tatsache allein reicht aus, um jede Vorstellung einer Verbreitung durch Ansteckung von einem Individuum auf ein anderes außer Frage zu stellen.

Dr. Alexander Jones (1827),
Philadelphia Journal of the Medical and Physical Sciences[33]

Im Gegensatz zur Cholera übertrifft sie in ihrem Verlauf die Geschwindigkeit, mit der Menschen miteinander Umgang haben können.

Dr. Theophilus Thompson (1852),
Annals of Influenza or Epidemic Catarrhal Fever in Great Britain from 1510 to 1837[34]

Eine Ansteckung allein reicht nicht aus, um den plötzlichen und gleichzeitigen Ausbruch der Krankheit in weit entfernten Ländern zu erklären. Hinzu kommt noch die merkwürdige Art und Weise, in der bekanntermaßen die Besatzungen von Schiffen auf See an ihr erkrankten, bei denen der Kontakt mit infizierten Orten oder Personen absolut ausgeschlossen werden kann.

Sir Dr. Morell Mackenzie (1893),
Fortnightly Review[35]

Normalerweise bewegt sich die Influenza mit der gleichen Geschwindigkeit wie der Mensch, aber manchmal bricht sie anscheinend gleichzeitig in weit voneinander entfernten Teilen der Welt aus.

Jorgen Birkeland (1949),
Microbiology and Man[36]

[Vor 1918] gibt es Aufzeichnungen über zwei weitere große Influenza-Epidemien in Nordamerika in den letzten zwei Jahrhunderten. Die erste davon ereignete sich 1789, dem Jahr, in dem George Washington zum Präsidenten ernannt wurde. Das erste Dampfschiff überquerte 1819 den Atlantik und der erste Dampfzug fuhr erst 1830. Dieser Ausbruch ereignete sich also, als ein galoppierendes Pferd die schnellste Beförderung des Menschen war. Trotz dieser Tatsache breitete sich der Influenza-Ausbruch von 1789 mit großer Geschwindigkeit aus; um ein Vielfaches schneller und weiter, als ein Pferd galoppieren könnte.

Dr. James Bordley III und
Dr. A. McGehee Harvey (1976),
Two Centuries of American Medicine, 1776–1976[37]

Das Grippevirus kann von Mensch zu Mensch in Feuchtigkeitströpfchen aus den Atemwegen übertragen werden. Die direkte Konfrontation kann jedoch nicht für gleichzeitige Influenza-Ausbrüche an weit voneinander entfernten Orten verantwortlich sein.

Roderick E. McGrew (1985),
Encyclopedia of Medical History[38]

Warum haben sich die epidemischen Modelle in Großbritannien in vier Jahrhunderten nicht verändert – Jahrhunderte, in denen die Geschwindigkeit des menschlichen Transports stark zugenommen hat?

Dr. John J. Cannell (2008),
„On the Epidemiology of Influenza" aus:
Virology Journal

Die Rolle des Virus, das nur die Atemwege infiziert, hat einige Virologen verblüfft, da Influenza nicht nur oder nicht einmal hauptsächlich eine Atemwegserkrankung ist. Warum die Kopfschmerzen, die Augen- und Muskelschmerzen, die Erschöpfung, die gelegentliche Sehbehinderung, die Berichte über Enzephalitis, Myokarditis und Perikarditis? Warum Fehlgeburten, Totgeburten und Geburtsdefekte?[39]

In der ersten Welle der Pandemie von 1889 in England standen neurologische Symptome im Vordergrund, während die respiratorischen Symptome ausblieben.[40] Die meisten der 239 Grippepatienten von Amtsarzt Röhring im bayerischen Erlangen hatten neurologische und kardiovaskuläre Symptome und keine Atemwegserkrankung. Fast ein Viertel der zum 1. Mai 1890 in Pennsylvania gemeldeten 41.500 Grippefälle wurden primär als neurologisch und nicht respiratorisch eingestuft.[41] Nur wenige Patienten von David Brakenridge in Edinburgh oder von Julius Althaus in London hatten Atembeschwerden. Stattdessen litten sie an Schwindel, Schlaflosigkeit, Verdauungsstörungen, Verstopfung, Erbrechen, Durchfall, „völlige[r] Erschöpfung der geistigen und körperlichen Stärke", Neuralgie, Delirium, Koma und Schüttelkrämpfen. Nach der Genesung verblieben viele Beschwerden wie Neurasthenie oder sogar Lähmungen oder Epilepsie. Anton Schmitz veröffentlichte einen Artikel mit dem Titel „Wahnsinn nach Influenza" und schlussfolgerte, dass Influenza in erster Linie eine epidemische Nervenkrankheit war. C. H. Hughes nannte Influenza eine „toxische Neurose". Morell Mackenzie stimmte zu:

> Meiner Meinung nach liegt die Antwort auf das Rätsel der Influenza in vergifteten Nerven ... In einigen Fällen erfasst sie den Teil (des Nervensystems), der die Atmungsmaschinerie steuert, in anderen den Teil, der die Verdauungsfunktionen kontrolliert; bei anderen scheint es gewissermaßen so, als würde an nervösen Tasten hinauf- und hinuntergespielt, um so den empfindlichen Mechanismus zu stören und Unordnung und Schmerzen in verschiedenen Körperteilen mit einer fast böswilligen Willkür aufzuwirbeln ... Da die Nahrung für jedes Gewebe und jedes Organ im Körper unter der direkten Kontrolle des Nervensystems steht, folgt daraus, dass alles, was das Letztere betrifft, eine nachteilige Wirkung auf das Erstere hat. So ist es nicht verwunderlich, dass die Influenza in vielen Fällen ihre Spuren durch eine beschädigte Struktur hinterlässt. Nicht nur die Lunge, sondern auch die Nieren, das Herz und andere innere Organe sowie die Nervenmasse selbst können auf diese Weise betroffen sein.[42]

Anstalten für Geistesgestörte füllten sich mit Patienten, die an der Influenza erkrankt waren; Menschen, die unterschiedlich stark an Depressionen, Manie, Paranoia oder Halluzinationen litten. „Die Zahl der Aufnahmen erreichte ein nie zuvor gesehenes Ausmaß", berichtete Albert Leledy 1891 in der Beauregard Anstalt in Bourges. „Die Aufnahmen für das Jahr übertreffen die des Vorjahres", berichtete Thomas Clouston, leitender Arzt am Anstalt Royal Edinburgh Asylum for the Insane im Jahr 1892. „Keine Epidemie einer Krankheit hat solche mentalen Auswirkungen gehabt", schrieb er. Im Jahr 1893 überprüfte Althaus zahlreiche Artikel über Psychosen nach Influenza und die Vorgeschichte von Hunderten seiner eigenen und anderer Patienten, die in den letzten drei Jahren nach der Grippeerkrankung geistig gestört waren. Es erstaunte ihn, dass sich die meisten Psychosen nach Influenza bei Männern und Frauen in der Blütezeit ihres Lebens zwischen 21 und 50 Jahren entwickelten, dass sie am wahrscheinlichsten nach meist milden oder leichten Erkrankungsfällen auftraten und dass mehr als ein Drittel dieser Menschen noch nicht genesen war.

Die häufige Abwesenheit von Atemwegserkrankungen wurde auch bei der noch tödlicheren Pandemie von 1918 festgestellt. In seinem Lehrbuch von 1978 schrieb Beveridge, der sie miterlebt hatte, dass die Hälfte aller Influenzapatienten bei dieser Pandemie keine der frühen Symptome wie Nasenausfluss, Niesen oder Halsschmerzen hatte.[43]

Die Altersgruppen sind ebenfalls nicht ausschlaggebend, wenn es hier um eine Ansteckung gehen soll. Bei anderen Arten von Infektionskrankheiten wie Masern und Mumps gilt: Je aggressiver ein Virusstamm ist und je schneller er sich ausbreitet, desto schneller bauen Erwachsene Immunität auf und desto jünger ist die Bevölkerung, die jedes Jahr an ihm erkrankt. Laut Hope-Simpson bedeutet dies, dass während der Zeit von Pandemien die Influenza hauptsächlich sehr kleine Kinder angreifen sollte. Aber die Influenza trifft nach wie vor hartnäckig die Erwachsenen. Das Durchschnittsalter liegt fast immer zwischen zwanzig und vierzig, egal ob während einer Pandemie oder nicht. Das Jahr 1889 war keine Ausnahme: Die Influenza erwischte bevorzugt starke junge Erwachsene in der Blütezeit ihres Lebens, als würde sie böswillig die Stärksten anstelle der Schwächsten unserer Spezies ins Visier nehmen.

Dann gibt es die Verwirrung über Tierinfektionen, die Jahr für Jahr in den Nachrichten auftauchen und uns damit beunruhigt, dass wir durch Schweine oder Vögel mit Influenza infiziert werden könnten.

Tatsache ist jedoch, dass im Laufe der Geschichte seit Tausenden von Jahren alle Arten von Tieren gleichzeitig mit Menschen an der Grippe erkrankt sind. Als die Armee des bayerischen Königs Karlmann 876 n. Chr. an der Influenza erkrankte, dezimierte dies auch die Hunde und Vögel.[44] In späteren Epidemien, einschließlich der des 20. Jahrhunderts, wurde allgemein berichtet, dass bei Hunden, Katzen, Pferden, Maultieren, Schafen, Kühen, Vögel, Hirschen, Kaninchen und sogar Fischen Erkrankungen zur gleichen Zeit wie bei den Menschen ausbrechen.[45] Beveridge nannte zwölf Epidemien im 18. und 19. Jahrhundert, in denen Pferde an der Grippe erkrankten, generell ein oder zwei Monate vor den Menschen. Tatsächlich wurde diese Verbindung als so zuverlässig angesehen, dass Symes Thompson Anfang Dezember 1889, als er eine grippeähnliche Krankheit bei britischen Pferden beobachtete, an das *British Medical Journal* schrieb und einen bevorstehenden Ausbruch beim Menschen vorhersagte – eine Prognose, die sich kurze Zeit später als richtig erwies.[46] Während der Pandemie von 1918 bis 1919 kamen Affen in Südafrika und Madagaskar in großer Zahl ums Leben, auch Schafe im Nordwesten Englands, Pferde in Frankreich, Elche im Norden Kanadas und Büffel in Yellowstone.[47] Das ist ohnehin kein Geheimnis. Weder bekommen wir die Grippe von Tieren, noch bekommen die Tiere sie von uns. Wenn Influenza durch abnormale elektromagnetische Bedingungen in der Atmosphäre verursacht wird, sind alle Lebewesen gleichzeitig betroffen, einschließlich Lebewesen, die nicht dieselben Viren teilen oder eng zusammen leben.

Was die Entlarvung des Eindringlings, d. h. der Influenza, so erschwert ist, dass es sich hierbei um zwei verschiedene Dinge handelt. Influenza ist erstens ein Virus und zweitens auch eine klinische Krankheit. Die Verwirrung entsteht, weil die menschliche Influenza seit 1933 durch den in diesem Jahr entdeckten Organismus und nicht durch klinische Symptome definiert wird. Wenn eine Epidemie auftritt und Sie an derselben Krankheit leiden wie alle anderen, aber ein Influenzavirus nicht aus Ihrem Hals isoliert werden kann und Sie keine Antikörper dagegen entwickeln, haben Sie angeblich keine Influenza. Tatsache ist jedoch, dass Influenzaviren zwar auf irgendeine Weise mit Krankheitsepidemien assoziiert werden, aber es wurde nie bewiesen, dass sie diese verursachen.

Beobachtungen in einem Zeitraum von 17 Jahren durch Hope-Simpson in und um die Gemeinde Cirencester in England haben gezeigt, dass Influenza – ungeachtet der allgemein vertretenen Meinung – innerhalb eines Haushalts nicht ohne Weiteres von einer Person zur anderen übertragen werden kann. In 70 Prozent der Fälle erkrankte sogar während der „Hongkong-Grippe" von 1968 nur eine Person pro Haushalt an der Grippe. Wenn eine zweite Person auch die Grippe hatte, erkrankten beide oft am selben Tag, was bedeutete, dass eine Person nicht von der anderen angesteckt wurde. Manchmal zirkulierten verschiedene kleinere Varianten des Virus im selben Dorf, sogar im selben Haushalt. Einmal hatten zwei junge Brüder, die sich ein Bett teilten, unterschiedliche Varianten des Virus; das beweist, dass sie sich nicht gegenseitig angesteckt haben konnten. Ja, das beweist sogar, dass nicht einmal ein und dieselbe Person beide angesteckt haben konnte.[48] 1958 kam William S. Jordan, wie auch P. G. Mann im Jahr 1981, zu ähnlichen Schlussfolgerungen über die mangelnde Verbreitung innerhalb von Familien.

Ein weiterer Hinweis darauf, dass etwas mit den vorherrschenden Theorien nicht stimmt, ist das Scheitern von Impfprogrammen. Obwohl bewiesen ist, dass Impfstoffe eine gewisse Immunität gegen bestimmte Grippevirusstämme bieten, haben prominente Virologen im Laufe der Jahre zugegeben, dass Impfungen Epidemien nicht aufhalten konnten und dass sich die entsprechende Krankheit immer noch so verhält wie vor tausend Jahren.[49] Nach einer Überprüfung von 259 Impfstudien aus dem *British Medical Journal* über einen Zeitraum von 45 Jahren kam Tom Jefferson kürzlich zu dem Schluss, dass Influenza-Impfstoffe im Wesentlichen keinen Einfluss auf die tatsächlichen Ergebnisse wie Schulabwesenheiten, verlorene Arbeitstage und grippebedingte Krankheiten und Todesfälle hatten.[50]

Unter Virologen ist es ein beschämendes Geheimnis, dass es von 1933 bis heute keine experimentellen Studien gibt, die belegen, dass Influenza – weder das Virus noch die Krankheit – jemals durch normalen Kontakt von Mensch zu Mensch übertragen wird. Wie wir im nächsten Kapitel sehen werden, sind alle Bemühungen einer experimentellen Mensch-zu-Mensch-Übertragung gescheitert. Und das sogar inmitten der tödlichsten Krankheitsepidemie, die die Welt je erlebt hat.

KAPITEL 8

Das Rätsel auf der Isle of Wight

Im Jahr 1904 fing auf der Isle of Wight das große Bienensterben an.

Von dieser ruhigen, 37 Kilometer langen und 20 Kilometer breiten Insel vor Englands Südküste, schaut man über den Ärmelkanal zu den fernen Ufern Frankreichs. In den vorangegangenen zehn Jahren beschäftigten sich zwei angesehene Persönlichkeiten auf beiden Seiten des Kanals mit einer neu entdeckten Art von Elektrizität. Einer von ihnen war ein Arzt und Physiker, der andere ein Erfinder und Unternehmer. Die Arbeit beider sollte sehr unterschiedliche Auswirkungen auf die Zukunft unserer Welt haben.

Am westlichsten Ende der Isle of Wight, in der Nähe von „The Needles" („Die Nadeln"), einer der Küste vorgelagerten Kreideformation, errichtete 1897 ein junger Mann namens Guglielmo Marconi seine eigene „Nadel", ein Turm, der so hoch wie ein zwölfstöckiges Gebäude war. Darauf setzte er die Antenne für den ersten dauerhaft platzierten Radiosender der Welt. Marconi entließ mit den Drähten eine Elektrizität, die mit fast einer Million Zyklen pro Sekunde nahe dem Megahertz-Bereich vibrierte, und ließ sie durch die Luft strahlen. Er machte sich keinerlei Gedanken darüber, ob dies überhaupt sicher sei.

Einige Jahre zuvor, und zwar 1890, hatte ein bekannter Arzt, der Direktor des Labors für Biologische Physik am Collège de France in Paris, bereits Untersuchungen zu der wichtigen Frage begonnen, die Marconi in dieser Form nicht stellte: Wie wirkt sich Elektrizität im Hochfrequenzbereich auf lebende Organismen aus? Jacques-Arsène d'Arsonval war sowohl im Bereich der Physik als auch der Medizin hoch angesehen. Noch heute ist er bekannt für seine vielen Beiträge, die er auf beiden Gebieten geleistet hat. Er entwickelte hochempfindliche Geräte zur Messung von Magnetfeldern sowie der Wärmeerzeugung und Atmung bei Tieren. Er trug zu Verbesserungen des Mikrofons und Telefons bei. Außerdem entwickelte er eine neue medizinische Therapie, die sogenannte d'Arsonvalisation oder Hochfrequenztherapie, die noch heute in den Ländern des ehemaligen Ostblocks praktiziert wird. Im Westen avancierte sie zur Diathermie, bei der Radiowellen therapeutisch zur Erzeugung von Wärme im Körper eingesetzt werden. Aber die reine d'Arsonvalisation ist eine me-

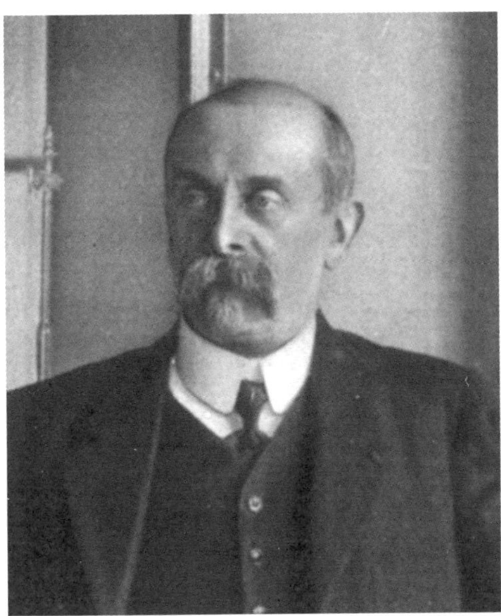

Jacques-Arsène d'Arsonval
(1851–1940)

dizinische Anwendung mit schwachen Radiowellen ohne die Erzeugung von Wärme, um so die in den frühen 1890er-Jahren von d'Arsonval entdeckten Effekte zu erhalten.

Er war der Erste, der beobachtete, dass die damals praktizierte Elektrotherapie keine einheitlichen Ergebnisse erbrachte. Daraufhin fragte er sich, ob dies darauf zurückzuführen sei, dass die Art und Weise, wie die Elektrizität angewendet wurde, nicht präzise genug war. Er entwarf daher eine Induktionsmaschine, die in der Lage war, vollkommen glatte Sinuswellen „ohne Spitzen oder Haken"[1] zu erzeugen, die einem Patienten nicht schaden würden. Als er diese Stromstärke an menschlichen Probanden testete, stellte er – ganz wie er vorausgesagt hatte – fest, dass bei einer Dosis im therapeutischen Maßstab kein Schmerz verursacht wurde, sondern vielmehr starke physiologische Auswirkungen auftraten.

„Wir haben gesehen, dass bei sehr stetigen Sinuswellen Nerven und Muskeln nicht stimuliert werden", schrieb er. „Der Durchfluss des Stroms ist dennoch für eine tiefgreifende Veränderung des Stoffwechsels verantwortlich, wie der Verbrauch einer größeren Menge an Sauerstoff und die Produktion von erheblich mehr Kohlendioxid zeigt. Wenn sich die Gestalt der Welle jedoch ändert, erzeugt jede elektrische Welle eine Muskelkontraktion."[2] D'Arsonval hatte also bereits vor 125 Jahren die Ursache dafür entdeckt, warum die heutigen digitalen Technologien, deren Wellen nur aus „Spitzen und Haken" bestehen, so viele Krankheiten verursachen.

Als Nächstes experimentierte D'Arsonval mit hochfrequenten Wechselströmen. Mit einer Modifikation des Funkgeräts, das Heinrich Hertz einige Jahre zuvor entwickelt hatte, setzte er Menschen und Tiere Strömen von 500.000 bis 1.000.000 Zyklen pro Sekunde aus. Die Anwendung erfolgte entweder durch direkten Kontakt oder indirekt durch Induktion aus der Ferne. Damit ähnelten sie den Frequenzen, die Marconi bald von der Isle of Wight aussenden würde. Bei keinem der Probanden stieg die Körpertemperatur an, bei allen sank jedoch der Blutdruck erheblich, ohne dass – zumindest bei menschlichen Probanden – dies von ihnen bewusst wahrgenommen wurde. D'Arsonval maß die gleichen Veränderungen des Sauerstoffverbrauchs und der Kohlendioxidproduktion wie bei niederfrequentem Strom. Diese Tatsachen bewiesen, schrieb er, „dass die höheren Frequenzströme tief in den Organismus eindringen".[3]

Diese frühen Ergebnisse hätten jeden, der mit Radiowellen experimentierte, zum Nachdenken bringen müssen, bevor die ganze Welt ihnen ausgesetzt wurde – zumindest hätten sie zur Vorsicht gemahnen müssen. Marconi war jedoch mit d'Arsonvals Arbeit nicht vertraut. Der Erfinder war größtenteils Autodidakt und ahnte nichts von den möglichen Gefahren des Radios und hatte keine Angst davor. Daher hatte er beim Einschalten seiner neuen Sendeanlage auf der Insel nicht die geringste Sorge, dass er sich selbst oder anderen Schaden zufügen könnte.

Wenn Radiowellen gefährlich sind, hätte vor allem Marconi darunter leiden müssen. Mal sehen, ob das zutraf.

Bereits 1896, nach anderthalb Jahren des Experimentierens mit Funkgeräten auf dem Dachboden seines Vaters, begann der zuvor gesunde 22-jährige junge Mann an hohem Fieber zu leiden. Er führte es auf Stress zurück und litt für den Rest seines Lebens an diesen wiederkehrenden Fieberanfällen. Um 1900 spekulierten seine Ärzte, dass er als Kind vielleicht unwissentlich rheumatisches Fieber gehabt hätte. Bis 1904 waren seine Schüttelfrost- und Fieberanfälle so stark geworden, dass man glaubte, es handele sich um einen Malaria-Rückfall. Zu dieser Zeit beschäftigte er sich mit dem Aufbau einer permanenten Hochleistungsfunkverbindung über den Atlantik zwischen Cornwall (England) und der Kap-Breton-Insel (Nova Scotia in Kanada). Weil er glaubte, dass größere Entfernungen längere Wellen erforderten, errichtete er auf beiden Seiten des Ozeans riesige Drahtnetz-Antennen über große Flächen hinweg, die an mehreren fast 100 Meter hohen Türmen angebracht waren.

Am 16. März 1905 heiratete Marconi Beatrice O'Brien. Im Mai, nach ihren Flitterwochen, zog sie zu ihm in das Funkstationshaus in Port Morien am Kap-Breton, umgeben von 28 riesigen Funktürmen in drei konzentrischen Kreisen. Über dem Haus breiteten sich von einem Mittelpfosten ausgehend 200 Antennendrähte wie die Speichen eines großen Regenschirms mit einem Umfang von fast zwei Kilometern aus. Kurz nach ihrem Einzug setzte bei Beatrice ein Ohrenklingeln ein.

Nach drei Monaten an diesem Ort erkrankte sie schwer an Gelbsucht. Als Marconi sie nach England zurückbrachte, lebten sie unter der anderen Riesenantenne in der Poldhu Bay in Cornwall. Sie war während dieser ganzen Zeit schwanger, und obwohl sie vor der Geburt nach London zog, war ihr Kind den größten Teil seines neunmonatigen fetalen Lebens mit starken Radiowellen bombardiert worden. Es lebte nur wenige Wochen und starb an „unbekannten Ursachen".

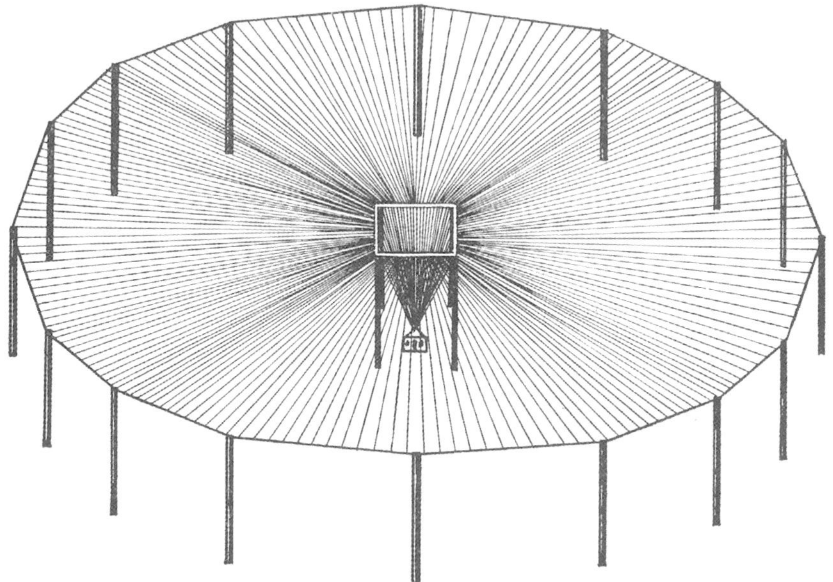

Von: W. J. Baker, *A History of the Marconi Company*, St. Martin's Press, N. Y., 1971

Etwa zur gleichen Zeit erlitt Marconi selbst einen vollständigen Zusammenbruch und war von Februar bis Mai 1906 fast andauernd fiebrig und hatte Fantasien. Zwischen 1918 und 1921 litt Marconi während der Entwicklung von Kurzwellengeräten immer wieder an Depressionen und Selbstmordgedanken.

Während der Flitterwochen mit seiner zweiten Frau Maria Cristina im Jahr 1927 kollabierte er mit Schmerzen in der Brust. Diagnostiziert wurde eine schwere Herzerkrankung. Zwischen 1934 und 1937, während seiner Mithilfe bei der Entwicklung der Mikrowellentechnologie, hatte er nicht weniger als neun Herzinfarkte, von denen der letzte im Alter von 63 Jahren tödlich war.

Leute aus seinem Umfeld versuchten ihn manchmal zu warnen. Bereits nach seiner ersten öffentlichen Vorführung auf der Salisbury Plain im Jahr 1896 bekam er Briefe von Zuschauern, in denen sie verschiedene Nervenempfindungen beschrieben, die sie erlebt hatten. Als seine Tochter Degna diese später anlässlich der Recherchen für eine Biografie über ihren Vater las, war sie insbesondere von einem Brief einer Frau berührt, „die schrieb, dass seine Wellen ihre Füße gekitzelt haben". Degna berichtete, dass ihr Vater häufig solche Briefe erhielt. 1899 baute Marconi die erste französische Station in der Küstenstadt Wimereux. Dort wurde er von einem Nachbarn überrascht, der ihn „mit einem Revolver" bedrohte. Der Mann behauptete, dass die Funkwellen bei ihm starke innere Schmerzen verursachten – doch Marconi tat solche Geschichten als Hirngespinste ab.

Ein möglicherweise noch ominöseres Vorzeichen war es, dass Königin Victoria von England, die in Osborne House (ihrem Anwesen am nördlichen Ende der Isle of Wight) residierte, eine Gehirnblutung erlitt und am Abend des 22. Januar 1901 starb. Zur selben Zeit setzte Marconi ungefähr 20 Kilometer entfernt einen neuen, leistungsstärkeren Sender in Betrieb. Er hoffte, am nächsten Tag mit dem 300 Kilometer entfernten Poldhu kommunizieren zu können. Das war zwar doppelt so weit wie jede vorherige Funkübertragung – aber es gelang ihm. Am 23. Januar schickte er ein Telegramm an seinen Cousin Henry Jameson Davis und sagte: „Voller Erfolg. Bitte sage nichts darüber. Gezeichnet William."

Und dann waren da noch die Bienen.

1901 gab es bereits zwei Marconi-Stationen auf der Isle of Wight – Marconis ursprüngliche Station, die nach Niton am südlichen Ende der Insel neben den Leuchtturm von St. Catherine verlegt worden war, und die von der Küstenwache betriebene Culver-Signalstation am östliche Ende, bei Culver Down. Bis 1904 kamen noch zwei weitere dazu. Laut einem Artikel, der in jenem Jahr von Eugene P. Lyle in der Zeitschrift *World's Work* veröffentlicht wurde, waren nunmehr vier Marconi-Stationen auf der kleinen Insel in Betrieb. Sie kommunizierten mit einer stetig wachsenden Anzahl von Marine- und Handelsschiffen vieler Nationen, die durch den Kanal dampften und mit ähnlichen Geräten ausgestattet waren. Zur damaligen Zeit war es die weltweit größte Konzentration von Funksignalen.

1906 erwarb die Lloyd's Signal Station, eine halbe Meile östlich des Leuchtturms von St. Catherine's gelegen, ebenfalls eine drahtlose Anlage. Zu diesem Zeitpunkt wurde die Situation mit den Bienen so ernst, dass die Landwirtschafts- und Fischereibehörden den Biologen Augustus Imms vom Christ's College in Cambridge zur Aufklärung des Falles hinzuzogen. 90 Prozent der Honigbienen waren ohne ersichtlichen Grund von der gesamten Insel verschwunden. Die Bienenstöcke waren alle voll mit Honig. Aber die Bienen konnten nicht einmal mehr fliegen. „Man sieht oft, wie sie an Grashalmen oder den Stützen des Bienenstocks hochkrabbeln. Dort bleiben sie dann, bis sie vor lauter Schwäche wieder auf die Erde fallen und bald darauf sterben", schrieb er. Schwärme gesunder Bienen wurden vom Festland importiert, aber es war nutzlos: Innerhalb einer Woche starben die frischen Bienen zu Tausenden.

In den kommenden Jahren verbreitete sich die „Isle of Wight"-Krankheit wie eine Seuche in ganz Großbritannien und im Rest der Welt. Teile Australiens, Kanadas, der Vereinigten Staaten und Südafrikas meldeten große Bienenverluste.[4] In Italien, Brasilien, Frankreich, der Schweiz und Deutschland wurde auch von der Krankheit berichtet. Obwohl jahrelang die eine oder andere parasitäre Milbenart beschuldigt wurde, widerlegte der britische Bienenpathologe Leslie Bailey diese Theorien in den 1950er-Jahren und betrachtete die Krankheit selbst als eine Art Mythos. Offensichtlich seien die Bienen gestorben, sagte er, aber ganz bestimmt nicht an einer Ansteckung.

Im Laufe der Zeit starben immer weniger Bienen an der „Isle of Wight"-Krankheit, da sich die Insekten an die Veränderungen in ihrer Umgebung – was immer auch der Grund dafür gewesen sein mag – anzupassen schienen. Orte, die zuerst davon betroffen waren, erholten sich auch zuerst.

Als die Bienen 1917 sogar auf der Isle of Wight ihre frühere Vitalität wiederzugewinnen schienen, ereignete sich etwas, das die elektrische Umgebung der übrigen Welt veränderte: Die Regierung der Vereinigten Staaten beschloss, Millionen von Dollar für ein Intensiv-Programm zu mobilisieren, um Armee, Marine und Luftwaffe mit den modernsten Kommunikationsmöglichkeiten auszustatten. Der Eintritt der Vereinigten Staaten in den Ersten Weltkrieg am 6. April 1917 führte zu einer Ausbreitung des Rundfunks, die so plötzlich und schnell erfolgte wie die Ausbreitung der Elektrizität im Jahr 1889.

Wieder waren es die Bienen, die die ersten Warnsignale aussandten.

„Charles Schilke aus Morganville in Monmouth County an der Ostküste der Vereinigten Staaten, ein Imker mit umfangreicher Erfahrung im Betrieb von etwa 300 Kolonien, berichtete von einem großen Bienenverlust aus den Bienenstöcken in einem seiner Höfe in der Nähe von Bradevelt", hieß es in einem Bericht, der im August 1918 veröffentlicht wurde.[5] „Tausende von toten und sterbender Bienen lagen bzw. krabbelten in der Nähe des Bienenstocks herum und sammelten sich in Gruppen auf Holzstücken, Steinen und Vertiefungen im Boden. Bei den hiervon betroffenen Bienen schien es sich fast ausschließlich um junge erwachsene Arbeitsbienen zu handeln, ungefähr in dem Alter, in dem sie normalerweise die erste Feldarbeit verrichten würden. Es wurden jedoch auch alle Altersgruppen der älteren Bienen gefunden. Zu diesem Zeitpunkt wurde noch nichts Abnormales im Bienenstock festgestellt."

Dieser Ausbruch beschränkte sich auf Morganville, Freehold, Milhurst und Gebiete im Umfeld von New Jersey, nur wenige Kilometer seewärts von einem der mächtigsten Radiosender der Welt entfernt, nämlich demjenigen in New Brunswick. Die Regierung hatte ihn kurz zuvor übernommen, um ihn für Kriegszwecke einzusetzen. Im Februar dieses Jahres wurde ein „Alexanderson - Wechselstromgenerator" mit einer Leistung von 50.000 Watt installiert, um eine weniger effiziente Funkvorrichtung von 350.000 Watt zu ergänzen. Beide versorgten eine mehrere Hundert Meter lange Antenne mit Strom. Sie bestand aus 32 parallelen Drähten, die zwischen zwölf 120 Meter hohen Stahltürmen gespannt waren und militärische Kommunikation über den Ozean an das Kommando in Europa sendeten.

Das Radio kam nun im Ersten Weltkrieg voll zum Einsatz. Für die Fernkommunikation gab es keine Satelliten und keine Kurzwellengeräte. Die Vakuumröhren waren noch nicht perfektioniert und Transistoren erschienen erst Jahrzehnte später auf der Bildfläche. Es war die Ära immenser Radiowellen, ineffizienter Antennen, so hoch wie kleine Berge, und Funkenstreckensender, die Strahlungen wie Schrot über das gesamte Funkspektrum streuten und alle anderen Signale störten. Die Ozeane wurden mit roher Gewalt überquert, 300.000 Watt Strom wurden an diese berghohen Antennen geliefert, um eine Strahlungsleistung von vielleicht 30.000 Watt zu erreichen. Der Rest wurde als Wärme abgegeben. Ein Morsecode konnte gesendet werden, aber keine Sprache. Der Empfang war sporadisch und unzuverlässig.

Nur wenige der Großmächte hatten die Gelegenheit gehabt, eine Kommunikation mit ihren Kolonien in Übersee aufzubauen, bevor der Krieg 1914 dazwischenkam. Das Vereinigte Königreich hatte auf dem Festland zwei extrem leistungsstarke Sender, aber keine Funkverbindungen zu einer der Kolonien. Die erste derartige Verbindung befand sich noch im Bau in der Nähe von Kairo. Frankreich hatte eine leistungsstarke Station am Eiffelturm und eine andere in Lyon, aber keine Verbindung zu einer seiner Überseekolonien. Belgien hatte eine leistungsstarke Station im Kongo, sprengte aber nach Kriegsausbruch seine Heimatstation in Brüssel. Italien hatte eine leistungsstarke Station in Eritrea und Portugal hatte eine in Mosambik und eine in Angola. Norwegen hatte einen ultrastarken Sender, Japan und Russland hatten ebenfalls jeweils einen. Nur Deutschland hatte beim Aufbau der Funkverbindungen mit den Kolonien, einer Art kaiserlichen Funkkette, große Fortschritte gemacht. Aber innerhalb weniger Monate nach der Kriegserklärung wurden alle Überseestationen – in Togo, Daressalam, Yap, Samoa, Nauru, Neupommern, Kamerun, Kiautschou und Deutsch-Ostafrika – zerstört.[6]

Kurz gesagt, das Funkwesen steckte zu dieser Zeit noch in den Kinderschuhen und war noch am Krabbeln. Die Versuche des Neulings, aufrecht zu gehen, wurden durch den Ausbruch des Krieges in Europa behindert. In den Jahren 1915 und 1916 machte das Vereinigte Königreich Fortschritte bei der Installation von 13 Langstreckenstationen in verschiedenen Teilen der Welt, um mit seiner Marine in Kontakt zu bleiben.

Als die Vereinigten Staaten 1917 in den Krieg eintraten, veränderte sich die Lage sehr schnell. Die Marine hatte bereits einen riesigen Sender in Arlington, Virginia, und einen zweiten im Darién in der Panamakanalzone errichtet. Im Mai 1917 begann ein dritter in San Diego zu senden, ein vierter in Pearl Harbor am 1. Oktober desselben Jahres und ein fünfter in Cavite auf den Philippinen am 19. Dezember. Die Marine übernahm auch private und ausländische Stationen in Lents in Oregon, im Süden San Franziscos, imm kalifornischen Bolinas, in Kahuku und Heeia Point auf Hawaii, in Sayville auf Long Island sowie in Tuckerton und New Brunswick in New Jersey. Bis Ende 1917 sendeten 13 amerikanische Stationen Nachrichten über zwei Ozeane.

50 weitere Radiosender mit mittlerer und hoher Leistung waren rings um die Vereinigten Staaten und ihre Herrschaftsgebiete verteilt, um mit Schiffen zu kommunizieren. Die Marine stellte über 10.000 Sender mit niedriger, mittlerer und hoher Leistung her und rüstete ihre Schiffe damit aus. Anfang 1918 schlossen mehr als 400 Studierende pro Woche ihre Funkkurse bei der Marine ab. Innerhalb nur eines Jahres, zwischen dem 6. April 1917 und Anfang 1918, baute und betrieb die Marine das größte Funknetz der Welt.

Amerikas Sender waren weitaus effizienter als die meisten der zuvor gebauten. Als 1913 in Arlington ein 30-Kilowatt-Poulson-Lichtbogensender installiert wurde, stellte sich heraus, dass er dem dortigen 100-Kilowatt-Funkenapparat so weit überlegen war, dass die Marine den Lichtbogen als bevorzugte Ausrüstung einführte und Sets mit immer höheren Leistungskapazitäten bestellte. Der im Darién installierte Lichtbogensender hatte eine Leistung von 100 Kilowatt, der in San Diego 200, und die in Pearl Harbor und Cavite jeweils 350 Kilowatt. Im Jahr 1917 wurden 30-Kilowatt-Lichtbogensender auf Marineschiffen installiert, welche die Sender auf den meisten Schiffen anderer Nationen in den Schatten stellten.

Trotzdem war der Lichtbogensender im Grunde nur eine Funkenstrecke, über die Strom kontinuierlich floss, anstatt schubweise. Er verunreinigte die Luftwege immer noch mit unerwünschten Oberschwingungen, übertrug Sprache schlecht und war nicht zuverlässig genug für eine kontinuierliche Kommunikation bei Tag und Nacht. Also probierte die Marine ihren ersten Hochgeschwindigkeitsgenerator aus, den sie in New Brunswick übernommen hatte. Wechselstromgeneratoren hatten überhaupt keine Funkenstrecken. Wie feine Musikinstrumente erzeugten sie reine, kontinuierliche Wellen, die scharf gestimmt und für kristallklare Sprach- oder telegrafische Kommunikation moduliert werden konnten. Ihr Erfinder, Ernst Alexanderson, entwarf auch eine dazu passende Antenne, die die Strahlungseffizienz um das Siebenfache erhöhte. Bei einem Vergleichstest mit dem zeitgesteuerten 350-Kilowatt-Funken an derselben Station hatte der 50-Kilowatt-Generator eine größere Reichweite.[7] Ab Februar 1918 setzte die Marine deshalb auf den Wechselstromgenerator, um eine kontinuierliche Kommunikation mit Italien und Frankreich zu gewährleisten.

Im Juli 1918 wurde dem System, das die Marine in Sayville übernommen hatte, ein weiterer 200-Kilowatt-Lichtbogensender hinzugefügt. Im September 1918 ging ein 500-Kilowatt-Lichtbogensender auf einer neuen Marinestation in Annapolis, Maryland, auf Sendung. In der Zwischenzeit hatte die Marine für New Brunswick einen zweiten, stärkeren Wechselstromgenerator mit einer Leistung von 200 Kilowatt bestellt. Er wurde im Juni installiert und ging auch im September ununterbrochen auf Sendung. New Brunswick wurde sofort zum leistungsstärksten Sender der Welt und übertraf damit Deutschlands Vorzeigesender in Nauen. Er war der erste, der sowohl Sprach- als auch Telegrafienachrichten klar, kontinuierlich und zuverlässig über den Atlantik sandte. Man konnte sein Signal auf einem großen Teil der Erde hören.

Die Krankheit, die als „Spanische Grippe“ bezeichnet wurde, wurde in diesen Monaten geboren. Sie stammte nicht aus Spanien. Aber sie tötete viele Millionen Menschen auf der ganzen Welt und wurde im September 1918 auf einen Schlag noch tödlicher. Einigen Schätzungen zufolge hat die Pandemie mehr als eine halbe Milliarde Menschen oder ein Drittel der Weltbevölkerung getroffen. Selbst der Schwarze Tod des 14. Jahrhunderts hat nicht so viele Menschen in so kurzer Zeit getötet. Kein Wunder, dass die Furcht vor Ihrer Rückkehr groß ist.

Vor einigen Jahren gruben Forscher in Alaska vier Leichen aus, die seit 1918 gefroren im Permafrost lagen. Sie waren in der Lage, RNS aus einem Influenzavirus im Lungengewebe einer der Leichen zu identifizieren. Dies war der berüchtigte Keim, der angeblich so viele Menschen in der Blütezeit ihres Lebens gefällt hat; die Mikrobe, die einem Schweinevirus ähnelt, gegen deren Rückkehr wir ewige Wachsamkeit walten lassen müssen, damit sie die Welt nicht wieder dezimiert.

Es gibt jedoch keine Hinweise darauf, dass die Krankheit von 1918 tatsächlich ansteckend war.

Die Spanische Grippe hatte ihren Ursprung offenbar Anfang 1918 in den Vereinigten Staaten, schien sich auf Marineschiffen auf der ganzen Welt auszubreiten und trat zuerst an Bord dieser Schiffe sowie in Seehäfen und Marinestützpunkten auf. Der größte frühe Ausbruch, bei dem etwa 400 Menschen hart getroffen wurden, ereignete sich im Februar in der Funkschule der Marine in Cambridge, Massachusetts.[8] Im März breitete sich die Influenza in den Heerlagern aus, in denen die Nachrichtentruppe in der Verwendung von Funkgeräten geschult wurde: 1.127 Soldaten erkrankten an der Influenza im Camp Funston in Kansas und 2.900 in den Lagern von Oglethorpe in Georgia. Ende März und April breitete sich die Krankheit auf die Zivilbevölkerung und die ganze Welt aus.

Zunächst war die Epidemie milde, schlug dann aber explosionsartig und tödlich im September überall gleichzeitig auf der Welt zu. Todeswellen überschwemmten immer wieder mit erstaunlicher Geschwindigkeit die Menschheit diesseits und jenseits der Ozeane, bis die Kraft drei Jahre später nachließ.

Die Opfer waren oft monatelang wiederholt krank. Unter anderem waren es die Blutungen, die die Ärzte am meisten verwirrten. Zehn bis 15 Prozent der Grippepatienten, die in einer Privatpraxis versorgt wurden,[9] und bis zu 40 Prozent der Grippepatienten in der Marine[10] litten an Nasenbluten. Nach ärztlichen Beschreibungen „sprudelte" das Blut manchmal regelrecht aus der Nase.[11] Bei anderen Blutungen waren Zahnfleisch, Ohren, Haut, Magen, Darm, Gebärmutter oder Nieren betroffen. Der häufigste und schnellste Weg zum Tod war eine Blutung in der Lunge: Grippeopfer mit dieser Diagnose ertranken in ihrem eigenen Blut. Autopsien ergaben, dass bei bis zu einem Drittel der tödlichen Fälle auch Blutungen im Gehirn vorgelegen hatten.[12] Gelegentlich schien sich ein Patient zwar von den Atemwegsbeschwerden erholt zu haben, starb dann aber letztendlich an einer Gehirnblutung.

„Die Regelmäßigkeit, mit der diese verschiedenen Blutungen auftraten, deutete auf die Möglichkeit einer Veränderung des Blutes hin", so die Ärzte Arthur Erskine und B. L. Knight von Cedar Rapids in Iowa gegen Ende des Jahres 1918. Deshalb testeten sie das Blut vieler Patienten mit Influenza und Lungenentzündung. „Bei allen getesteten Patienten", schrieben sie, „war ausnahmslos die Gerinnbarkeit des Blutes verringert, während sich die Zeit, die zur Gerinnung erforderlich war, verlängerte. Diese variierte von zweieinhalb bis acht Minuten länger als normal. Dabei war es belanglos, ob das Blut bereits am zweiten Tag der Infektion oder erst 20 Tage nach Genesung von einer Lungenentzündung getestet wurde, die Ergebnisse waren immer die gleichen ... Mehrere örtliche Ärzte testeten auch das Blut ihrer Patienten, und obwohl unsere Aufzeichnungen zu diesem Zeitpunkt aus erklärlichen Gründen unvollständig sind, haben wir noch keinen Bericht über einen Fall erhalten, bei dem die Zeit für den Gerinnungsprozess nicht verlängert war."

Das ist mit einem Virus, der die Atemwege befällt, nicht vereinbar. Es ist allerdings damit vereinbar, was über Elektrizität bekannt ist, seit Gerhard 1779 das erste Experiment mit menschlichem Blut durchführte. Es stimmt mit dem überein, was über die Auswirkungen von Radiowellen auf die Blutgerinnung bekannt ist.[13] Erskine und Knight retteten ihre Patienten nicht durch die Bekämpfung einer Infektion, sondern durch die Verabreichung von hochdosiertem Calciumlactat, um die Blutgerinnung zu fördern.

Es gibt noch eine andere verblüffende Tatsache, die keinen Sinn ergibt, wenn diese Pandemie tatsächlich ansteckend war, die aber nachvollziehbar ist, wenn sie durch Radiowellen verursacht wurde: Anstatt alte und gebrechliche Menschen zu töten, wie das bei den meisten Krankheiten der Fall ist, starben hier hauptsächlich gesunde, kräftige junge

Menschen zwischen 18 und 40 Jahren. Genau das spielte sich auch in der vorherigen Pandemie im Jahr 1889 ab – wenn auch weniger vehement. Wie wir in Kapitel 5 gesehen haben, entspricht dies der vorherrschenden Altersspanne bei Neurasthenie, der chronischen Form der Erkrankung durch Elektrizität. Zwei Drittel aller Influenza-Todesfälle lagen in dieser Altersgruppe.[14] Ältere Patienten waren selten.[15] Ein Arzt in der Schweiz schrieb, dass er „weder einen schweren Fall bei Säuglingen noch bei Personen über 50 gesehen hatte", aber dass „eine rüstige Person, die erste Symptome um 16 Uhr zeigte, vor 10 Uhr am nächsten Morgen starb".[16] Ein Reporter in Paris ging so weit zu sagen, dass „nur Personen zwischen 15 und 40 Jahren betroffen sind".[17]

Bei schlechter körperlicher Verfassung war die Prognose besser. Wenn eine Person unterernährt, körperlich behindert, anämisch oder tuberkulös war, war es viel weniger wahrscheinlich, dass sie an der Grippe erkrankte, und selbst wenn sie erkrankte, war es viel unwahrscheinlicher, dass sie daran starb.[18] Dies war eine so häufige Beobachtung, dass Dr. D. B. Armstrong einen provokanten Artikel im *Boston Medical and Surgical Journal* darüber schrieb, mit dem Titel „Influenza: Ist es ein Hindernis, gesund zu sein?" Die Ärzte diskutierten ernsthaft darüber, ob sie ihre Patienten tatsächlich zum Tode verurteilen würden, wenn sie ihnen rieten, sich fit zu halten!

Es wurde berichtet, dass die Grippe bei schwangeren Frauen noch öfter tödlich verlief.

Eine weitere Besonderheit, der die Ärzte ratlos gegenüberstanden, war, dass in den meisten Fällen, nachdem sich die Temperatur bei den Patienten wieder normalisiert hatte, ihre Pulsfrequenz unter 60 fiel und einige Tage bei diesem Wert blieb. In schwereren Fällen fiel die Pulsfrequenz sogar auf 36 bis 48, ein Hinweis auf einen Herzblock.[19] Auch dies ist im Fall eines Atemwegsvirus unerklärlich, wird aber Sinn machen, sobald wir mehr über die Radiowellenkrankheit erfahren haben.

Zwei bis drei Monate nach Genesung von der Grippe verloren Patienten regelmäßig einen Teil ihrer Haare. Laut Samuel Ayres, Dermatologe am Massachusetts General Hospital in Boston, war dies fast täglich der Fall, wobei die meisten dieser Patienten junge Frauen waren. Auch diese Nachwirkung ist bei Atemwegsviren nicht zu erwarten; aber es wurde schon häufig über Haarausfall aufgrund der Exposition gegenüber Radiowellen berichtet.[20]

Eine weitere unerklärliche Beobachtung war, dass Patienten im Jahr 1918 selten über Halsschmerzen, laufende Nasen oder andere anfängliche Atemwegsbeschwerden klagten.[21] Neurologische Symptome dagegen waren, genau wie bei der Pandemie von 1889, selbst in milden Fällen weit verbreitet. Sie reichten von Schlaflosigkeit, Stupor (ein Zustand psychischer und motorischer Erstarrung), abgestumpfter oder ungewöhnlich erhöhter Wahrnehmungsfähigkeit, Kribbeln, Juckreiz und Schwerhörigkeit bis hin zu Schwäche oder teilweiser Lähmung des Gaumens, der Augenlider, der Augen und verschiedener anderer Muskeln.[22] Der berühmte Karl Menninger berichtete über 100 Fälle von einer durch Influenza ausgelösten Psychose, darunter 35 Fälle von Schizophrenie, die er während eines Zeitraums von drei Monaten beobachtete.[23]

Obwohl allgemein angenommen wurde, dass diese Krankheit ansteckend sei, blieben Masken, Quarantänen und Isolation erfolglos.[24] Selbst in einem weit abgelegenen Land wie Island breitete sich die Grippe allgemein aus, trotz einer Quarantäne der Opfer.[25]

Die Krankheit schien sich wie ein Lauffeuer zu verbreiten. „Es gibt keinen Grund anzunehmen, dass sie schneller reisen würde als Menschen es konnten, aber es sah so aus, als sei das der Fall", schrieb Dr. George A. Soper, Major in der Armee der Vereinigten Staaten.[26]

Am aufschlussreichsten waren jedoch die verschiedenen wagemutigen Versuche, die Infektiosität dieser Krankheit mithilfe von Freiwilligen zu beweisen. Alle Versuche, die im November und Dezember 1918 sowie im Februar und März 1919 dahingehend unternommen wurden, schlugen fehl. Ein medizinisches Team in Boston, das für den öffentlichen Gesundheitsdienst der Vereinigten Staaten arbeitete, versuchte 100 gesunde Freiwillige im Alter zwischen 18 und 25 Jahren zu infizieren. Ihre Bemühungen waren beeindruckend und bilden eine unterhaltsame Lektüre:

„Wir haben das Material und die Schleimsekrete von Mund, Nase, Rachen und Bronchien aus Krankheitsfällen gesammelt und unsere Freiwilligen damit infiziert. Wir haben dieses Material immer auf die gleiche Weise erhalten. Der Patient, der mit Fieber im Bett lag, hatte eine große, flache Schale vor sich. Dann spülten wir ein Nasenloch mit ca. 5 ml einer sterilen Salzlösung aus, die in die Schale abtropfen konnte; und dieses Nasenloch wird dann kräftig in die Schale ausgeblasen. Dies wird am anderen Nasenloch wiederholt. Dann gurgelte der Patient mit dieser Lösung. Als Nächstes erhalten wir durch Husten etwas Bronchialschleim und nehmen einen Abstrich der Schleimhäute in beiden Nasenöffnungen und auch von der Schleimhautoberfläche des Rachens. Jeder der Freiwilligen erhielt 6 ml einer Mischung der beschriebenen Sekrete. Sie wurde jedem Nasenloch, dem Hals und dem Auge zugeführt; und wenn Sie bedenken, dass insgesamt 6 ml verwendet wurden, werden Sie verstehen, dass ein Teil davon verschluckt wurde. Keiner von ihnen wurde krank."

In einem weiteren Experiment mit neuen Freiwilligen und Spendern wurde die Salzlösung eliminiert, und stattdessen wurde das Material mit Wattestäbchen direkt von Nase zu Nase und von Hals zu Hals übertragen, wobei die Spender am ersten, zweiten oder dritten Tag der Erkrankung hinzugezogen wurden. „Keiner dieser Freiwilligen, die mit dem Material von Erkrankten auf diese Weise infiziert wurden, wurde in irgendeiner Weise krank ... Alle Freiwilligen erhielten mindestens zwei und einige von ihnen drei ‚Dosen', wie sie es ausdrückten."

In einem weiteren Experiment wurden 20 ml Blut von jeweils fünf kranken Spendern gemischt und jedem Freiwilligen injiziert. „Keiner von ihnen wurde in irgendeiner Art und Weise krank."

„Dann haben wir viel Schleimmaterial aus den oberen Atemwegen gesammelt und durch Mandler-Filter laufen lassen. Dieses Filtrat wurde zehn Freiwilligen injiziert, von denen jeder 3,5 ml subkutan erhielt, und wiederum wurde keiner von ihnen in irgendeiner Art und Weise krank."

Dann wurde ein weiterer Versuch unternommen, die Krankheit „auf natürliche Weise" mit neuen Freiwilligen und Spendern zu übertragen: „Der Freiwillige wurde zum Bett des Patienten geführt; er wurde vorgestellt. Er setzte sich neben das Bett des Patienten. Sie gaben sich die Hand, und auf Anweisung näherte er sich ihm so nah wie möglich, und sie unterhielten sich fünf Minuten lang. Am Ende der fünf Minuten atmete der Patient so schwer er konnte aus, während der Freiwillige direkt gegenüber (gemäß Anweisungen war der Abstand zwischen den beiden etwa 5 cm) der Ausatmung des Patienten ausgesetzt war und diese gleichzeitig einatmete ... Nachdem sie dies fünfmal durchgeführt hatten, hustete der Patient dem Freiwilligen fünfmal direkt ins Gesicht ... [Dann] ging er zum nächsten von uns ausgewählten Patienten und wiederholte diesen Vorgang, bis der Freiwillige diese Art des Kontakts mit zehn verschiedenen Influenza-Patienten in verschiedenen Stadien der Krankheit gehabt hatte. Meistens ging es dabei jedoch um frische Fälle, die nicht älter als drei Tage waren ... Keiner von ihnen wurde in irgendeiner Weise krank."

„Wir sind auf den Ausbruch mit der Vorstellung herangegangen, dass wir die Ursache der Krankheit kannten, und waren uns ziemlich sicher, dass wir wussten, wie sie von Person zu Person übertragen wurde. Ich glaube", schloss Dr. Milton Rosenau, „dass wir wahrscheinlich nur gelernt haben, dass wir nicht sicher sind, was wir über diese Krankheit wissen."[27]

Frühere Versuche, eine Ansteckung bei Pferden nachzuweisen, waren mit demselben durchschlagenden Misserfolg verbunden. In allen Stadien der Krankheit wurden gesunde Pferde in engem Kontakt mit kranken gehalten. Die Futtersäcke wurden bei Pferden mit Nasenausfluss und hoher Temperatur nicht entfernt. Diese Futtersäcke wurden dann zum Füttern anderer Pferde verwendet, die jedoch hartnäckig gesund blieben. Infolge dieser und anderer Versuche schrieb Oberstleutnant Herbert Watkins-Pitchford vom Veterinärkorps der britischen Armee im Juli 1917, er könne keine Beweise dafür finden, dass die Influenza jemals direkt von einem Pferd auf ein anderes übertragen wurde.

Die beiden anderen Influenzapandemien des 20. Jahrhunderts in den Jahren 1957 und 1968 waren ebenfalls mit Meilensteinen der Elektrotechnik verbunden, die wiederum aus den Vereinigten Staaten eingeführt wurden.

Das Radar, das erstmals während des Zweiten Weltkriegs ausgiebig verwendet wurde, wurde Mitte der 50er-Jahre von den Vereinigten Staaten in spektakulärem Umfang eingesetzt, um sich mit einer dreifachen Schutzschicht zu umgeben, die jeden nuklearen Angriff aufspüren sollte. Die erste und kleinste Barriere waren die 39 Stationen der Pinetree-Linie, die von Küste zu Küste im Süden Kanadas und von Nova Scotia nach Norden bis zur Baffininsel Wache hielten. Diese Linie, die 1954 fertiggestellt wurde, war sozusagen die Wurzel eines riesigen Überwachungsbaums, der zwischen 1956 und 1958 immer größer wurde, dessen Zweige sich über Kanada in mittleren und hohen Breitengraden ausbreiteten, Triebe bis nach Alaska aussandte und sich über den Atlantik und den Pazifischen Ozean ausbreitete, um die Vereinigten Staaten im Osten, Westen und Norden zu bewachen. Nach Fertigstellung waren Hunderte von Radarkuppeln, die gigantischen Golfbällen glichen, wie Abfall über der kanadischen Landschaft verstreut, von Ozean zu Ozean und von der amerikanischen Grenze zur Arktis.

Die Linie durch Kanadas Mitte, die sich von Hopedale in Labrador, bis Dawson Creek in British Columbia, über 4.300 Kilometer erstreckte, bestand aus 98 leistungsstarken Doppler-Radargeräten, die 48 Kilometer voneinander entfernt und ungefähr 480 Kilometer nördlich der Pinetree-Linie lagen. Der Bau der ersten Station begann am 1. Oktober 1956; das fertiggestellte System wurde am 1. Januar 1958 offiziell eröffnet.

Die 58 Stationen der *Distant Early Warning Line* (eine Kette von Radarstationen entlang der US-amerikanischen und kanadischen Arktis, kurz: DEW-Linie) standen 320 Kilometer nördlich des Polarkreises von der Baffininsel bis zu den Nordwest Territorien und über Alaska hinweg. Jeder Hauptstandort, von denen es 33 gab, hatte zwei gepulste Sender. Einer davon strahlte immer einen sogenannten Pencil Beam, quasi einen „Bleistiftstrahl", für die Präzisionsverfolgung über große Entfernungen und der zweite einen breiteren Strahl für die allgemeine Überwachung aus. Jeder Strahl hatte eine Spitzenleistung von 500 Kilowatt, sodass jeder Standort eine maximale Spitzenleistung von einer Million Watt hatte. Die Frequenz lag zwischen 1.220 und 1.350 MHz. Die anderen 25 „Lückenfüller"-Stationen hatten Dauerstrich-Doppler mit einer Leistung von 1 Kilowatt, die mit 500 MHz betrieben wurden. Der Bau begann 1955 und das fertiggestellte System wurde am 31. Juli 1957 offiziell eröffnet.

Die DEW-Linie erstreckte sich in Linien aus Marineschiffen – vier im Atlantik und fünf im Pazifik – den Atlantik und den Pazifik hinunter, ergänzt durch Lockheed-Flugzeugflotten, die in zwölf- bis vierzehnstündigen Schichten bei 900 bis 1.800 Meter Höhe Patrouille flogen. Die Heimathäfen der radartragenden Schiffe und Flugzeuge der Atlantikbarriere befanden sich in Maryland und Neufundland. Von dort aus wurde das Meer bis zu den Azoren überwacht. Der Atlantikbetrieb begann testweise am 1. Juli 1956 und wurde ein Jahr später regulär eingesetzt. Der Pazifik-Wall, der in Hawaii und Midway stationiert war, scannte den Ozean vor dem Westen Nordamerikas und patrouillierte ungefähr von Midway nach Kodiak Island. Die ersten beiden Schiffe wurden Pearl Harbor 1956 zugewiesen und der Wall war am 1. Juli 1958 voll einsatzbereit.

Zusätzlich wurden drei „Texas-Türme" mit Fernradargeräten ausgestattete, etwa 160 Kilometer vor der Atlantikküste aufgestellt und im Meeresboden verankert. Der erste, 175 Kilometer östlich von Cape Cod, wurde im Dezember 1955 in Betrieb genommen, während der letzte, 135 Kilometer südöstlich des New Yorker Hafens, im Frühsommer 1957 aktiviert wurde.

Schließlich musste jeder der 195 ursprünglichen Radarstandorte, die den kanadischen Himmel überlagerten, in der Lage sein, Überwachungsdaten von größtenteils sehr entfernten Orten zu senden. So wurde jeder Standort mit Hochleistungsfunksenden ausgestattet, die typischerweise im Mikrowellenspektrum zwischen 600 und 1.000 MHz und mit Sendeleistungen von bis zu 40 Kilowatt betrieben wurden. Sie verwendeten eine Technologie namens „troposphärische Streuung". Riesige Antennen in Form gewölbter Werbetafeln richteten ihre Signale über den fernen Horizont, um sie von Partikeln in der unteren Atmosphäre 9,5 Kilometer über der Erde abprallen zu lassen und so einen Empfänger zu erreichen, der Hunderte von Kilometern entfernt war.

Gleichzeitig wurde in ganz Alaska ein weiteres vollständiges Netzwerk solcher Antennen installiert, das sogenannte White Alice Communications System. Die ersten wurden am 12. November 1956 in Betrieb genommen und das gesamte System am 26. März 1958 offiziell eröffnet.

Die „Asiatische" Grippepandemie begann Ende Februar 1957 und dauerte über ein Jahr. Die meisten Todesfälle gab es im Herbst und Winter 1957/1958.

Ein Jahrzehnt später brachten die Vereinigten Staaten eine weltweit erste Konstellation von Militärsatelliten in einer Höhe von etwa 33.300 Kilometer in die Erdumlaufbahn, mitten im Herzen des äußeren Van-Allen-Strahlungsgürtels. Die 28 Satelliten, die als erstes Verteidigungs-Kommunikations-Satellitenprogramm oder Initial Defense Communication Satellite Program (IDCSP) bezeichnet werden, wurden nach dem Start der letzten acht Satelliten am 13. Juni 1968 in Betrieb genommen. Die „Hongkong"-Grippepandemie begann im Juli 1968 und dauerte bis März 1970.

Obwohl es bereits einige Satelliten im Weltraum gab, wurden sie alle in den 60er-Jahren einzeln gestartet. Zu Beginn des Jahres 1968 waren insgesamt nur 13 Satelliten über der Erde in Umlauf. Das IDCSP erhöhte diese Anzahl schlagartig nicht nur auf das Dreifache, sondern platzierte sie auch noch inmitten der anfälligsten Schicht der Erdmagnetosphäre.

In jedem Fall der vorgenannten Pandemien – 1889, 1918, 1957 und 1968 – wurde die elektrische Hülle der Erde, die im nächsten Kapitel beschrieben wird und mit der wir durch unsichtbare Fäden verbunden sind, plötzlich und zutiefst gestört. Diejenigen, für die diese Bindung am stärksten war, deren Wurzeln am lebendigsten waren und deren Lebensrhythmus am engsten mit den gewohnten Pulsationen unseres Planeten in Einklang stand – mit anderen Worten, kräftige, gesunde junge Erwachsene und schwangere Frauen – waren auch die, die am meisten gelitten haben und unter denen die meisten Todesfälle zu beklagen waren. Wie bei einem Orchester, dessen Dirigent plötzlich wahnsinnig geworden ist, konnten seine Organe – die Instrumente, die ihm Leben verleihen – nicht länger weiterspielen.

KAPITEL 9

Die elektrische Hülle der Erde

A

Alle Dinge durch unsterbliche Kraft,
Nah oder fern,
Sind versteckt
Miteinander verbunden,
So dass du keine Blume berühren kannst,
ohne dass ein Stern es spürt.

Francis Thompson,
in *The Mistress of Vision*

Wenn ich eine Blume betrachte, sehe ich sie ganz anders als eine Honigbiene, die von ihr angelockt wird, um Nektar zu sammeln. Die Biene sieht wunderschöne ultraviolette Muster, die für mich unsichtbar sind; sie hingegen erkennt die Farbe Rot nicht. Eine rote Mohnblume ist für sie ultraviolett. Die Fingerkrautblüte ist für mich pures Gelb, für die Biene ist sie jedoch lila mit einem gelben Blütenkelch, der sie zu ihrem Nektar lockt. Die meisten weißen Blüten sind in ihren Augen blaugrün.

Wenn ich in den Nachthimmel schaue erscheinen die Sterne als glitzerndes Licht, das durch die Erdatmosphäre funkelt. Ansonsten herrscht überall – mit Ausnahme des Monds und einiger Planeten – totale Dunkelheit und Schwärze. Das ist allerdings nur eine Illusion. Wenn wir alle Farben der Welt wahrnehmen könnten, einschließlich des Ultravioletts wie die Honigbienen und des Infrarots wie die Schlangen, und auch die Niederfrequenzen wie die Welse und Salamander, die Radiowellen, die Röntgenstrahlen, die Gammastrahlen, die langsamen galaktischen Pulsationen – wenn wir alles wahrnehmen könnten, wie es tatsächlich in seinen unzähligen Formen und Schattierungen, in all seiner blendenden Pracht ist – dann sähen wir bei Tag und bei Nacht überall Form und Bewegung anstelle von Schwärze.

Fast die gesamte Materie im Universum ist elektrisch geladen, ein endloses Meer ionisierter Teilchen. Aufgrund des unberechenbaren und lebensechten Verhaltens dieser elektrifizierten Materie werden sie – wie der Inhalt lebender Zellen – Plasma genannt. Die Sterne, die wir sehen, bestehen aus Elektronen, Protonen, blanken Atomkernen und anderen geladenen Teilchen, die in ständiger Bewegung sind. Der Raum zwischen den Sternen und Galaxien ist keineswegs leer. Ganz im Gegenteil, in ihm schwirrt es regelrecht mit elektrisch geladenen subatomaren Teilchen, die in riesigen wirbelnden elektromagnetischen Feldern schwimmen und von diesen Feldern nahezu auf Lichtgeschwindigkeit beschleunigt werden. Plasma ist ein so guter Stromleiter, weitaus besser als alle Metalle, dass Plasmafilamente – unsichtbare Drähte, die Milliarden von Lichtjahren lang sind – elektromagnetische Energie in gigantischen Schaltkreisen von einem Teil des Universums zum anderen transportieren und den Himmel formen. Unter dem Einfluss elektromagnetischer Kräfte über Milliarden von Jahren sammeln sich kosmische Strudel entlang dieser Filamente wie Perlen an einer Schnur an und entwickeln sich dann zu Galaxien, die unseren Nachthimmel schmücken. Darüber hinaus teilen dünne Hüllen aus elektrischem Strom – Doppelschichten genannt – wie die Membrane der biologischen Zellen den intergalaktischen Weltraum in riesige Felder auf, von denen jedes unterschiedliche physikalische, chemische, elektrische und magnetische Eigenschaften haben kann. Einige mutmaßen sogar, dass eine Doppelschicht auf der einen Seite aus Materie und auf der anderen Seite aus Antimaterie besteht. Enorme elektrische Felder verhindern, dass sich die verschiedenen Regionen des Weltalls vermischen, genauso wie unsere Körperzellen durch die elektrischen Felder der Membrane, die sie umgeben, unversehrt bleiben.

Die Milchstraße, in der wir leben, eine mittelgroße Spiralgalaxie mit einem Durchmesser von 100.000 Lichtjahren, dreht sich alle 250 Millionen Erdjahre um ihr Zentrum und erzeugt um sich herum ein Magnetfeld von galaktischer Größe. Man hat 500 Lichtjahre lange Plasmafilamente fotografiert, die zusätzliche Magnetfelder erzeugen, die aus unserem galaktischen Zentrum heraus schweifen.

Unsere Sonne, ebenfalls aus Plasma, schickt in stetigem Fluss eine Flut von Elektronen, Protonen und Heliumionen aus, die als Sonnenwind bezeichnet wird. Mit einer Geschwindigkeit von fast 500 Kilometern pro Sekunde streift dieser über die Erde und alle Planeten, ehe er in das Plasma zwischen den Sternen diffundiert.

Der eiserne Kern der Erde dreht sich in den elektrischen Feldern des Sonnensystems und der Galaxie um ihre Achse und erzeugt bei dieser Rotation ihr eigenes Magnetfeld, das die geladenen Teilchen des Sonnenwinds einfängt und ablenkt. Sie umhüllen die Erde mit einer Schicht aus Plasma, die als Magnetosphäre bezeichnet wird. Diese dehnt sich auf der Nachtseite des Planeten zu einem kometenartigen Schweif aus, der Hunderte von Millionen Kilometer lang ist. Einige der Partikel des Sonnenwinds sammeln sich in Schichten, dem sogenannten Van-Allen-Strahlungsgürtel. Dieser ist die Grenze der schützenden Plasmasphäre und in ihm zirkulieren die Sonnenwindpartikel in einer Entfernung von 900 bis 56.000 Kilometern über unseren Köpfen. Sie werden entlang der magnetischen Kraftlinien in Richtung der Pole getrieben, wo die Elektronen in der oberen Atmosphäre mit Sauerstoff- und Stickstoffatomen kollidieren. Diese fluoreszieren und erzeugen so das Nord- und Südlicht, die Aurorae Borealis und Australis, die in den langen Winternächten der hohen Breiten am Himmel tanzen.

Die Sonne bombardiert unseren Planeten auch mit ultraviolettem Licht und Röntgenstrahlen. Sie prallen in 80 bis 400 Kilometern Höhe über uns mit der Luft zusammen, ionisieren sie und setzen Elektronen frei, die elektrische Ströme in der oberen Atmosphäre transportieren. Diese erdeigene Plasmaschicht wird als Ionosphäre bezeichnet.

Die Erde wird auch mit geladenen Teilchen aus allen Richtungen überschüttet, der sogenannten kosmischen Strahlung. Hierbei handelt es sich um Atomkerne und subatomare Teilchen, die sich nahezu mit Lichtgeschwindigkeit bewegen. Aus dem Erdinneren kommen Strahlungen, die von Uran und anderen radioaktiven Elementen emittiert werden. Die kosmische Strahlung aus dem Weltall und die Strahlungen aus Gestein und Boden liefern die kleinen Ionen, welche die elektrischen Ströme transportieren, die uns in der unteren Atmosphäre umgeben.

Dies ist die elektromagnetische Umgebung, in der wir entstanden sind. Der Austausch von Elektrizität zwischen den Schichten erfolgt ständig und hat das Leben auf der Erde überhaupt erst möglich gemacht.

Wir alle leben in einem ziemlich konstanten vertikalen elektrischen Feld von durchschnittlich 130 Volt pro Meter. Bei schönem Wetter ist der Boden unter uns negativ und die Ionosphäre über uns positiv geladen. Die Potenzialdifferenz zwischen Boden und Himmel beträgt etwa 300.000 Volt. Die spektakulärste Erinnerung daran, dass Elektrizität ständig in und um uns herum ist, ist der Blitz. Er gleicht außerdem einem Boten, der uns Nachrichten von Sonne und Sternen liefert. Die Elektrizität fließt durch den Himmel weit über uns, entlädt sich explosionsartig in Gewittern nach unten, rast durch den Boden unter uns und fließt dann bei schönem Wetter – getragen von kleinen Ionen – sanft durch die Luft zurück. All das wiederholt sich fortdauernd, und so belebt die Elektrizität die gesamte Erde. Etwa 100 Blitze, von denen jeder eine Billion Watt Energie liefert, treffen die Erde jede Sekunde. Während eines Gewitters kann die elektrische Spannung in der Luft um uns 4.000 Volt pro Meter und mehr erreichen.

Als ich mich vor 25 Jahren zum ersten Mal für den globalen Stromkreis zu interessieren begann, zeichnete ich die folgende Skizze, um ihn besser verstehen zu können:

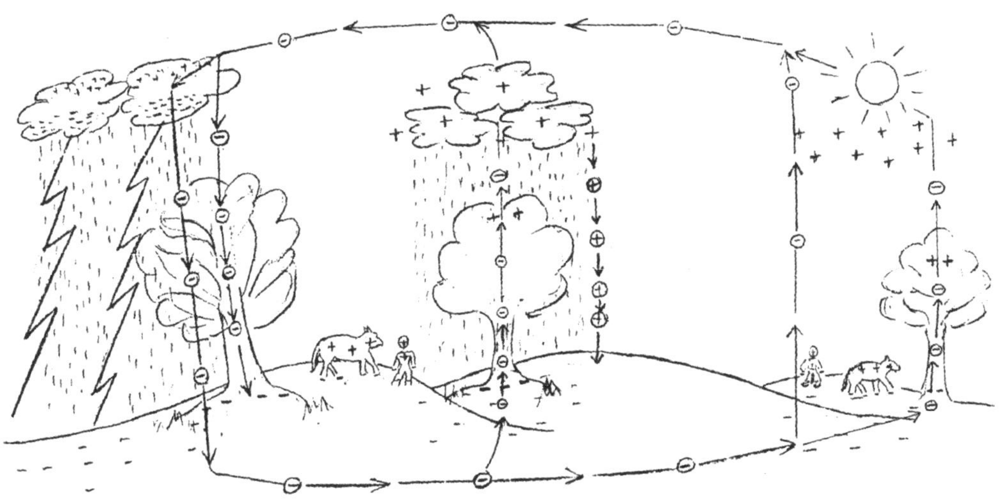

Die Skizze verdeutlicht, dass lebende Organismen ein Teil des globalen Kreislaufs sind. Jeder von uns erzeugt seine eigenen elektrischen Felder, die uns wie die Atmosphäre vertikal polarisieren, wobei unsere Füße und Hände in Bezug auf die Wirbelsäule und den Kopf negativ sind. Unsere negativ geladenen Füße laufen auf dem negativen Boden, während unsere positiv geladenen Köpfe in den positiven Himmel deuten. Die komplexen Stromkreise, die sanft durch unseren Körper fließen, werden durch Erde und Himmel vervollständigt. Auf diese sehr konkrete Weise sind Erde und Sonne, das Große Yin und das Große Yang – wie im *Klassiker des Gelben Kaisers zur Inneren Medizin* beschrieben – Energiequellen für das Leben.

Es wird allgemein nicht genügend gewürdigt, dass auch der umgekehrte Fall zutrifft:

Das Leben braucht nicht nur die Erde, sondern die Erde braucht auch das Leben. Die Atmosphäre zum Beispiel existiert nur, weil grüne Organismen seit Milliarden von Jahren wachsen: Die gesamte Sauerstoff- und höchstwahrscheinlich auch Stickstofferzeugung erfolgt durch Pflanzen. Dennoch versäumen wir es, unser hochempfindliches Luftkissen wie ein unersetzliches Kleinod zu behandeln, das bei Weitem kostbarer ist als der seltenste Diamant. Für jedes Atom fossiler Energien, das wir verbrennen – wie Kohle oder Erdöl –, für jedes Kohlendioxid-Molekül, das wir daraus produzieren, zerstören wir permanent ein Sauerstoffmolekül. Das Verbrennen fossiler Brennstoffe, d. h. frühzeitlicher Pflanzen, die einst der Zukunft Leben einhauchten, ist regelrecht zum Ruin der Schöpfung geworden.

Das Leben ist aber auch für die Elektrizität unentbehrlich. Lebende Bäume ragen aus dem negativ geladenen Boden ungefähr 30 Meter in die Luft. Die meisten Regentropfen – außer bei Gewittern – laden die Erde positiv auf. Dabei ziehen die Bäume den Regen förmlich aus den Wolken heraus. Aus diesem Grund trägt das Fällen von Bäumen zu einem Niederschlagsverlust in Gebieten bei, in denen früher Wälder standen.

„Was die Menschheit betrifft", sagte Loren Eiseley, „diese unzähligen kleinen, freistehenden Teiche mit ihrem eigenen schwärmenden Korpuskularleben – was sind sie schon, nur ein stilles Gewässer, ja, nur die Möglichkeit, Wasser außerhalb der Reichweite von Flüssen fließen zu lassen."[1] Die Wüsten werden nicht nur von uns Menschen, sondern vor allem durch den Baumbestand bewässert. Bäume erhöhen die Verdunstung und senken die Temperaturen, und die Lebensströme, die durch ihren Saft fließen, existieren in einem zusammenhängenden Kontinuum mit Himmel und Regen.

Wir sind alle Teil einer Erde, die lebt, denn sie ist ein Element des lebendigen Sonnensystems und des lebendigen Universums. Das Schauspiel der Elektrizität in der Galaxie, die magnetischen Rhythmen der Planeten, der elfjährige Zyklus der Sonnenflecken, die Schwankungen des Sonnenwinds, das Donnern und Blitzen auf der Erde, die biologischen Strömungen in unserem Körper – all dies hängt voneinander ab. Wir sind wie winzige Zellen im Körper des Universums. Ereignisse auf der anderen Seite der Galaxie beeinflussen auch alles Leben hier auf der Erde. Und vielleicht kann man sogar sagen, dass jede dramatische Veränderung des Lebens auf der Erde – wenn auch kleine, aber dennoch spürbare – Auswirkungen auf Sonne und Sterne hat.

B

Als die City and South London Electric Railway im Jahr 1890 ihren Betrieb aufnahm, hatten empfindliche Instrumente am sieben Kilometer entfernten Royal Observatory in Greenwich Störungen empfangen.[2] Die Physiker dort waren sich nicht bewusst, dass elektromagnetische Wellen von dieser und jeder anderen elektrischen Eisenbahn ebenfalls in das Weltall strahlten und die Magnetosphäre der Erde veränderten. Eine Tatsache, die erst Jahrzehnte später entdeckt werden sollte. Um zu verstehen, was das für Leben und Natur bedeutet, widmen wir uns hier zunächst noch einmal dem Blitz.

Das Gebäude, in dem wir leben, d. h. die Biosphäre, dieser ungefähr 88 Kilometer hohe Raum, der mit Luft gefüllt ist und die Erde umgibt, ist ein Hohlraumresonator. Jedes Mal, wenn ein Blitz einschlägt, tönt der Hohlraum wie ein Gong. Das statische elektrische Feld, in dem wir uns bewegen und in dem die Vögel fliegen, wird vom Blitz mit 130 Volt pro Meter aufrechterhalten. Darüber hinaus löst er ein Echo in der Biosphäre bei bestimmten niederfrequenten Resonanzen („very low frequencies", VLF) – 8 Schläge pro Sekunde (oder Hz), 14, 20, 26, 32 und so weiter – aus. Diese Resonanzen sind nach Winfried Schumann benannt, dem deutschen Physiker, der ihre Existenz voraussagte und mit seinem Assistenten Herbert König 1953 deren ständige Präsenz in der Atmosphäre bewies.

Nun ist es auch so, dass sich unser Gehirn in einem Zustand wacher Entspannung auf diese ganz bestimmten Frequenzen einstellt. Das dominante Muster eines menschlichen Elektroenzephalogramms vom Zeitpunkt vor der Geburt bis zum Erwachsenenalter (der bekannte Alpha-Rhythmus im Bereich von 8 bis 13 Hz oder 7 bis 13 Hz bei einem Neugeborenen) ist auf die ersten beiden Schumann-Resonanzen beschränkt. Ein alter Teil des Gehirns, das sogenannte limbische System, das an der Verarbeitung von Emotionen und am Langzeitgedächtnis beteiligt ist, erzeugt Theta-Wellen von 4 bis 7 Hz, die von der ersten Schumann-Resonanz nach oben begrenzt werden. Der Theta-Rhythmus ist bei kleinen Kindern und während der Meditation bei Erwachsenen stärker ausgeprägt. Dieselben Frequenzen, sowohl die Alpha- als auch die Thetawellen, pulsieren auch bei Tieren, und soweit wir wissen, geschieht dies mit überraschend geringen Abweichungen. In entspanntem Zustand haben Hunde einen Alpha-Rhythmus von 8 bis 12 Hz, der mit dem unsrigen identisch ist. Bei Katzen ist der Bereich von 8 bis 15 Hz etwas breiter. Kaninchen, Meerschweinchen, Schweine, Ziegen und Kühe, Frösche, Vögel und Reptilien weisen fast die gleichen Frequenzen auf.[3]

Schumanns Assistent König war von den Ähnlichkeiten dieser atmosphärischen Wellen mit den elektrischen Schwingungen des Gehirns so beeindruckt, dass er eine Reihe von Experimenten mit weitreichenden Folgen durchführte. Die erste Schumann-Resonanz, schrieb er, ist tatsächlich so sehr identisch mit dem Alpha-Rhythmus, dass es selbst einem Experten schwerfällt, den Unterschied zwischen den Aufzeichnungen des Gehirns und denen der Atmosphäre zu erkennen. König war davon überzeugt, dass dies kein Zufall war. Die erste Schumann-Resonanz kommt bei schönem Wetter unter ruhigen, ausgeglichenen Bedingungen vor, genauso wie auch der Alpha-Rhythmus im Gehirn in einem ruhigen, entspannten Zustand auftritt. Der Delta-Rhythmus hingegen, der aus unregelmäßigen Wellen mit einer höheren Amplitude um 3 Hz besteht, tritt in der Atmosphäre unter unruhigen, unausgeglichenen Wetterbedingungen und im Gehirn bei Krankheits- oder gestörten Zuständen auf – Kopfschmerzen, spastische Zustände, Tumore und so weiter.

In einem Experiment mit fast 50.000 Menschen, die 1953 an einer Verkehrsausstellung in München teilnahmen, konnte König nachweisen, dass die zuletzt genannten gestörten Wellen in der Atmosphäre die Reaktionszeiten des Menschen erheblich verlangsamen, während bei den 8-Hz-Schumann-Wellen genau das Gegenteil beobachtet werden konnte. Je größer das Schumann-Signal in der Atmosphäre war, desto schneller reagierten die Menschen an diesem Tag. König duplizierte diese Effekte dann im Labor: Ein künstliches Feld von 3 Hz (Delta-Bereich) verlangsamte die menschlichen Reaktionen, während ein künstliches Feld von 10 Hz (Alpha-Bereich) sie beschleunigte. König bemerkte auch, dass einige seiner Probanden während der 3-Hz-Exposition über Kopfschmerzen, Müdigkeit, ein Engegefühl in der Brust oder Schwitzen an den Handflächen klagten.[4]

Im Jahr 1965 veröffentlichte James R. Hamer die Ergebnisse von ähnlichen Experimenten, die er für die Northrop Space Laboratories durchgeführt hatte. Der Titel seines Artikels war „Biologische Anpassung des menschlichen Gehirns durch niederfrequente Strahlung“. Wie König zeigte auch er, dass Frequenzen über 8 Hertz die Reaktionszeiten beschleunigten, während niedrigere Frequenzen den gegenteiligen Effekt hatten. Doch er ging noch weiter. Er bewies, dass das menschliche Gehirn zwischen Frequenzen differenzieren konnte, die sich nur geringfügig voneinander unterschieden – aber nur dann, wenn das Signal schwach genug war. Als er die Signalstärke auf 0,0038 Volt pro Meter reduzierte, was nahezu dem Wert der erdeigenen Felder entspricht, hatten 7½ Hertz einen erheblich anderen Effekt als 8½ Hertz. Das Gleiche galt für 9½ und 10½ Hertz.

Aber damit ist das Repertoire des Blitzes noch nicht erschöpft. Zusätzlich zu dem statischen Feld, in dem wir uns bewegen, und den niedrigen Frequenzen, die unser Gehirn ansprechen, liefert uns der Blitz auch eine stetige Symphonie höherer Frequenzen, die als atmosphärische Störungen oder einfach als „Sferics“ bezeichnet werden. Sie erreichen Tausende von Zyklen pro Sekunde. Über einen Längstwellen-Empfänger („very low frequency radio“) hört sich ihr Knistern und Knacken wie das Brechen von Zweigen an. Normalerweise werden sie durch Gewitter verursacht, die jedoch Tausende von Kilometern entfernt sein können. Andere Geräusche, sogenannte Whistler, die den absteigenden Tönen einer Kolbenpfeife ähneln, entstehen häufig durch Gewitter am anderen Ende der Erde. Ihre fallenden Töne werden auf der langen Reise erzeugt, die die Wellen entlang der Magnetfeldlinien in den Weltraum und auf der gegenüberliegenden Hemisphäre zurück zur Erde führt. Diese Wellen können sogar viele Male von einem Ende der Erde zum anderen hin und her springen, wodurch gespenstisch schleppende Pfeiftöne erzeugt werden. Als diese in den 1920er-Jahren zum ersten Mal entdeckt wurden, schienen sie so wenig mit unserer Welt verwandt zu sein, dass sie die Presse zu Überschriften wie „Stimmen aus dem Weltraum“ inspirierten, die durchaus nicht unangemessenen waren.[5]

Zu den anderen Geräuschen, die man besonders in den höheren Breiten hören kann und die irgendwo in der elektrischen Umgebung unseres Planeten entstehen, gehören ein stetiges Zischen und ein „Morgenchor“, der wegen seiner Ähnlichkeit mit zwitschernden Vögeln so genannt wird. Beide Geräusche steigen und fallen sanft, ungefähr alle 10 Sekunden, mit den langsamen Pulsationen des Erdmagnetfelds.

Unser Nervensystem schwelgt in dieser VLF-Symphonie. Ihre Frequenzen, die ungefähr zwischen 200 und 30.000 Hz liegen, erstrecken sich über den Bereich unseres auditorischen Systems und umfassen, wie König beobachtete, auch die Frequenzen der Impulse, die unser Gehirn an unsere Muskeln sendet. Die Auswirkung unseres VLF-Umfelds auf unser Wohlbefinden wurde 1954 von Reinhold Reiter mit großem Erfolg dargestellt, als er die Ergebnisse mehrerer Bevölkerungsstudien auflistete, die er und seine Kollegen in Deutschland mit rund einer Million Menschen durchgeführt hatten. Geburten, Todesfälle, Selbstmorde, Vergewaltigungen, Arbeits- und Verkehrsunfälle, menschliche Reaktionszeiten, Schmerzen von Amputierten und Beschwerden von Menschen mit Hirnverletzungen nahmen an Tagen mit starken VLF-Sferics signifikant zu.[6]

Unser VLF-Umfeld reguliert den biologischen Rhythmus sowohl bei Menschen als auch bei Tieren. Goldhamster, die seit den 1930er-Jahren beliebte Haustiere sind, leben in freier Wildbahn in der Nähe von Aleppo in Syrien, wo sie jeden Winter für etwa drei Monate in regelmäßigem Turnus in den Winterschlaf fallen und wieder aus ihm erwachen. Wissenschaftler, die versuchten, Hamster für Winterschlafstudien im Labor zu verwenden, standen vor einem Rätsel: Es gelang ihnen nicht, bei diesen Tieren einen Winterschlaf auszulösen – weder durch eine Verlängerung der Kälteperiode noch durch eine Verkürzung des Tageslichts oder einer Änderung anderer bekannter Umweltfaktoren.[7]

Mitte der 1960er-Jahre verfolgten die Klimatologen Wolfgang Ludwig und Reinhard Mecke einen anderen Ansatz. Sie hielten einen Hamster im Winter in einem Faradayschen Käfig, geschützt vor allen natürlichen elektromagnetischen Wellen und ohne die Temperatur oder Stunden des Tageslichts zu regulieren. Zu Beginn der vierten Woche führten sie mittels einer Antenne die natürlichen atmosphärischen Frequenzen aus dem Freien zu, woraufhin der Hamster sofort einschlief. Während der folgenden zwei Monate konnten die Forscher durch das Zuführen oder Entfernen von natürlichen Frequenzen aus dem Freien oder von künstlichen VLF-Feldern, die das natürliche Wintermuster imitierten, das Tier in den Winterschlaf versetzen und auch wieder aufwecken. Zu Beginn der 13. Versuchswoche wurden dann die Frequenzen im Käfig geändert, um das natürliche Sommermuster nachzuahmen. Und innerhalb einer halben Stunde, als ob es durch den plötzlichen Wechsel der Jahreszeit in Panik geraten wäre, wachte das Tier auf. In einem „Bewegungsrausch" rannte das Tier eine ganze Woche lang Tag und Nacht, bis das Experiment beendet wurde. Bei Wiederholungen dieses Experiments mit anderen Hamstern stellten die Forscher fest, dass dieses hohe Aktivitätsniveau nur nach dem Erwecken aus dem Winterschlaf herbeigeführt werden konnte. Die künstlichen Felder, die sie verwendeten, waren extrem schwach – manche nur 10 Millivolt pro Meter für das elektrische Feld und 26,5 Mikroampere pro Meter für das Magnetfeld.

Eine Möglichkeit, herauszufinden, ob die natürlichen Felder der Erde für Menschen genauso wichtig sind wie für Hamster, besteht darin, menschliche Subjekte für ein paar Wochen in einem vollkommen abgeschirmten Zimmer unterzubringen und zu beobachten, was dann passiert. Genau das tat der Verhaltensphysiologe Rütger Wever am Max-Planck-Institut in Deutschland. Im Jahr 1967 ließ er ein unterirdisches Gebäude mit zwei Isolationskammern errichten. Beide wurden sorgfältig gegen Licht und Schall von außen geschützt, und eine der Kammern wurde auch gegen elektromagnetische Felder abgeschirmt. Während der nächsten zwei Jahrzehnte ließen Hunderte von Menschen ihre Schlafzyklen, Körpertemperatur und andere innere Rhythmen überwachen, während sie in dem einen oder anderen dieser Räume lebten, normalerweise jeweils einen Monat lang. Wever stellt dabei fest, dass der Schlafzyklus und der innere Rhythmus des Körpers – ohne Veränderung von Licht und Dunkelheit und ohne Uhren oder Zeitangaben – nahezu bei 24 Stunden blieben, solange die natürlichen elektromagnetischen Felder der Erde vorhanden waren. Wenn diese Felder jedoch ausgeschlossen wurden, wurden die Rhythmen des Körpers normalerweise länger, unregelmäßig und desynchronisiert. Der durchschnittliche „freie" Schlafzyklus betrug 25 Stunden. In Einzelfällen konnte er jedoch zwischen lediglich 12 und maximal 65 Stunden liegen. Variationen der Körpertemperatur, der Kaliumausscheidung, der Geschwindigkeit der mentalen Prozesse und anderer Rhythmen traten mit unterschiedlicher Geschwindigkeit ohne Bezug zueinander auf und fielen überhaupt nicht mehr mit dem Schlaf-Wach-Zyklus zusammen. Sobald jedoch ein künstliches 10-Hz-Signal – was ungefähr der Stärke der ersten Schumann-Resonanz entspricht – in den abgeschirmten Raum eingeführt wurde, synchronisierten sich die Rhythmen des Körpers sofort von Neuem auf einen Zeitraum von 24 Stunden.

C

Das Leben spielt sich zwischen Himmel und Erde ab und nimmt so an beiden Polaritäten teil. Wie wir im nächsten Kapitel sehen werden, wurde die Verteilung der elektrischen Ladung in Lebewesen gemessen und extern abgebildet. Für Pflanzen wurde dies von Harold Saxton Burr, Professor für Anatomie an der Yale University, und für Tiere von Robert O. Becker, Orthopäde an der State University von New York im Upstate Medical Centre in Syracuse, durchgeführt. Bei Tieren sind die Bereiche mit der größten positiven Spannung die Kopfmitte, das Herz und der Unterbauch. Bei Bäumen ist es die Krone. Bei Bäumen ist der Bereiche mit der größten negativen Spannung die Wurzeln, bei Tieren die vier Pfoten und das Ende des Schwanzes. Dies sind die Stellen, an denen der globale Stromkreis auf seinem Weg zwischen Himmel und Erde in den Körper eintritt und ihn wieder verlässt. Die Kanäle, über die die Elektrizität *in* den Lebewesen fließt und die Elektrizität von Himmel und Erde auf jedes Organ verteilt, wurden vor mehreren Tausend Jahren genau kartiert. Sie gehörten zu einem Wissensfundus, den wir heute als chinesische Akupunktur kennen. Es wurde im *Huángdì Nèijīng*, dem *Klassiker des Gelben Kaisers zur Inneren Medizin*, zwischen 500 und 300 v. Chr. niedergeschrieben. Bereits die Namen der wichtigsten Akupunkturpunkte spiegeln das Verständnis wider, dass sich die Schaltkreise des Körpers in einem Kontinuum mit Erde und Himmel befinden. Niere 1 zum Beispiel, der Punkt in der Mitte der Fußsohle, ist auf Chinesisch als *Yong Quan* bekannt. Das bedeutet „sprudelnde Quelle", weil Erdenergie durch diese Punkte in die Füße sprudelt und die Beine hinauf in den Rest des Körpers in Richtung Himmel steigt. Das Lenkergefäß 20, der Punkt oben auf der Mitte des Schädels, wird *Baihue* genannt oder „hundertfaches Zusammentreffen". Dies ist auch der „tausendblättrige Lotus" der indischen Traditionen, der Ort, an dem die Energie des Himmels in unseren Körper zur Erde hinabsteigt und an dem die Ströme unseres Körpers zusammenlaufen und sich zum Himmel erstrecken.

Aber erst in den 50er-Jahren begannen Wissenschaftler – angefangen mit Yoshio Nakatani in Japan und Reinhold Voll in Deutschland – die elektrische Leitfähigkeit von Akupunkturpunkten und Meridianen tatsächlich zu messen. Schließlich wurde auch das Wort „Qi" (früher „Chi" geschrieben) in den modernen Sprachgebrauch übersetzt: Es bedeutet schlicht „Elektrizität".

Hsiao-Tsung Lin ist Professor für Chemie und Materialwissenschaften an der National Central University in Taiwan. Er sagt, dass das Qi, das durch unsere Meridiane fließt, ein elektrischer Strom ist, der unseren Zellen sowohl Energie als auch Informationen zuführt; ein Strom, dessen Quelle sowohl intern als auch extern liegt. Jeder Akupunkturpunkt hat eine doppelte Funktion: Er dient als Verstärker für die internen elektrischen Signale auf ihrem Weg entlang der Meridiane, und als Antenne bzw. Empfänger für elektromagnetische Signale aus dem Umfeld. Die *Dantian* oder Energiezentren der Traditionellen Chinesischen Medizin (TCM) befinden sich in Kopf, Herz und Bauch und damit entsprechen sie den Chakren der indischen Tradition. Sie sind elektromagnetische Oszillatoren, die bei bestimmten Frequenzen mitschwingen, mit den Meridianen kommunizieren und deren Fluss regulieren. Sie besitzen Kapazität und Induktivität – also die Fähigkeiten, elektrische Energie zu speichern sowie durch ein Magnetfeld eine Spannung zu erzeugen – wie Oszillatoren in jeder elektronischen Schaltung. Der Körper, sagt Lin, ist ein superkomplexes elektromagnetisches und hochempfindliches Schwingungsnetzwerk.

1975 stellten Becker und seine Kollegen vom Upstate Medical Center fest, dass Akupunkturpunkte im Allgemeinen nicht nur Stellen mit geringem Widerstand, sondern auch mit hohem Potenzial sind, und durchschnittlich fünf Millivolt mehr anzeigen als die Haut um sie herum. Sie fanden auch heraus, dass der Weg eines Meridians, zumindest auf der Oberfläche des Körpers, eine signifikant höhere Leitfähigkeit und einen geringeren elektrischen Widerstand hat als die Haut, die ihn umgibt.

Als Ergebnis der Arbeit von Nakatani, Voll, Becker und anderen hat die Elektroakupunktur unter Verwendung von Mikroampere-Strömen ihren Platz neben der traditionellen Akupunktur eingenommen. Darauf aufbauend verwenden nicht-traditionell Praktizierende hier im Westen oft kommerzielle Punktsucher, die Akupunkturpunkte durch ein Messen der elektrischen Leitfähigkeit der Haut finden.[8] In China werden seit 1934 Elektroakupunkturgeräte eingesetzt. Damit wird stillschweigend anerkannt, dass der Körper ein elektrisches Instrument ist und dass die richtige Verteilung und das Gleichgewicht der ständig um und durch uns fließenden elektrischen Energien bestimmen, ob er krank oder gesund ist. Ironischerweise verhindern sie aber auch, dass wissenschaftliche Erkenntnisse zu wahren Erkenntnissen führen. Wenn nämlich atmosphärische Elektrizität durch künstliche Elektrizität ersetzt wird, um den Körper zu regenerieren, vergisst man dabei leicht, dass Elektrizität ja ohnehin in der Luft ist, die uns nährt und uns Leben gibt.

An der Shanghai University of Traditional Chinese Medicine, dem Fujian Institute of Traditional Chinese Medicine und anderswo in China bestätigen Wissenschaftler weiterhin, dass die Substanz, die in unseren Meridianen fließt, Elektrizität ist und weiter, dass Elektrizität nicht nur eine Kraft ist, die Lokomotiven bewegt, sondern auch ein unglaublich komplexer und hochempfindlicher Lebensstoff ist. Typischerweise ist der elektrische Widerstand eines Akupunkturpunktes zwei- bis sechsmal niedriger als der Widerstand der Haut um ihn herum, und seine Kapazität oder Speicherfähigkeit ist fünfmal so groß.[9] Kommerzielle Punktsucher funktionieren nicht immer, da ein Akupunkturpunkt manchmal – abhängig vom inneren Zustand des Individuums – einen höheren Widerstand als seine Umgebung haben kann. Aber die Meridiane reagieren immer aktiv und nichtlinear auf elektrische Stimulation und laut zeitgenössischen Forschern verhalten sie sich genau wie ein Stromkreis.[10]

Die physikalischen Strukturen der leitenden Punkte und Meridiane wurden provisorisch identifiziert. In den 1960er Jahren veröffentlichte ein nordkoreanischer Arzt, Bong Han Kim, detaillierte Fotografien eines ganzen Netzwerks winziger Körperchen und fadenförmiger Strukturen, die sie verbinden. Diese existieren überall im Körper, in unserer Haut, in unseren inneren Organen und im Nervensystem sowie in und um unsere Blutgefäße. Er fand heraus, dass diese Kanäle elektrisch leitend waren und das Fluidum in ihnen überraschenderweise große Mengen an DNS enthielt. Ihre elektrischen Pulsationen waren erheblich langsamer als der Herzschlag: In der Haut eines Kaninchens lag die Pulsationsrate zwischen 10 und 20 pro Minute. Die Bahnen der oberflächlichen Kanäle in der Haut stimmten mit den klassischen Bahnen der Akupunkturmeridiane überein. Kim gelang es, dieses System zu identifizieren, weil er nur an lebenden Tieren arbeitete, denn die zunächst fast durchsichtigen Kanäle und Körperchen verschwinden kurz nach dem Tod. Er färbte das lebende Gewebe mit einem nicht näher bezeichneten blauen Farbstoff, der nur von diesem Netzwerk von Kanälen und Körperchen absorbiert wurde. Kims Buch über das Kyungrak-System (*On the Kyungrak Sys-*

tem) wurde 1963 in Pjöngjang veröffentlicht. Der Grund, warum seine Arbeit so grundsätzlich ignoriert wurde, hatte teilweise mit seinen Beziehungen zur nordkoreanischen Regierung zu tun – Kim wurde 1966 aus offiziellen Aufzeichnungen gestrichen, und Gerüchten zufolge beging er Selbstmord – und zum Teil mit der Tatsache, dass die Welt außerhalb Nordkoreas keinen physischen Beweis für unsere elektrische Natur finden *wollte.* Aber Mitte der 80er-Jahre wiederholte Jean-Claude Darras, ein französischer Arzt, der in der nuklearmedizinischen Abteilung des Necker-Krankenhauses in Paris arbeitete, einige von Kims Experimenten. Er injizierte einen radioaktiven Farbstoff, der Technetium-99 enthielt, in verschiedene Akupunkturpunkte an den Füßen von Freiwilligen und stellte fest, dass der Farbstoff genau entlang der Meridiane der klassischen Akupunktur wanderte – so wie Kim es auch erkannt hatte.[11]

Im Jahr 2002 leitete Kwang-Sup Soh, der bereits die elektromagnetischen Eigenschaften von Akupunkturmeridianen untersucht hatte, ein Team an der Seoul National University in Südkorea, das den größten Teil des von Kim beschriebenen fadenförmigen Kanalsystems suchte und fand. Ein Durchbruch gelang im November 2008 mit der Entdeckung, dass Trypanblau – ein Farbstoff, von dem zuvor bekannt war, dass er nur tote Zellen färbt – in lebendes Gewebe injiziert *ausschließlich* die nahezu unsichtbaren Fäden und Körperchen, die das Team sehr mühselig identifiziert hatte, färbte. Das „Primo-Gefäßsystem", wie es jetzt genannt wurde, war plötzlich Gegenstand von Forschungen in anderen Zentren in Süd- und Nordkorea sowie in China, Europa, Japan und den Vereinigten Staaten. Die Kanäle und Körperchen dieses Systems wurden ausfindig gemacht, genau wie Kim es beschrieben hatte. Sie ruhten auf der Oberfläche der inneren Organe und drangen in diese ein, schwammen in den großen Blut- und Lymphgefäßen, schlängelten sich entlang der Außenseite der großen Blutgefäße und Nerven, wanderten in das Gehirn und das Rückenmark und folgten den Leitbahnen der bekannten Meridiane in den tiefen Hautschichten.[12] Beim Anfärben der Hautoberfläche mit dem Farbstoff wurde er nur von den Punkten entlang der Meridiane absorbiert.[13] Im September 2010 berichtete Satoru Fujiwara, pensionierter Professor für Anatomie an der Osaka City University in Japan, auf dem ersten internationalen Symposium des Primo-Gefäßsystems in Jecheon, Korea, über vorläufige Erfolge bei der chirurgischen Identifizierung eines oberflächlichen Primoknotens – eines Akupunkturpunkts – in der Bauchhaut von einem Kaninchen.[14] Und im Jahr 2015 verwendeten Forscher der Seoul National University ein im Handel erhältliches Färbeset, um ein fadenförmiges Gefäß aufzuzeigen, das direkt unter der Bauchhaut lebender anästhesierter Ratten verlief.[15] Das vom Farbmittel dunkelblau gefärbte Gefäß folgte der Bahn des Akupunkturmeridians, der als Konzeptionsgefäß bezeichnet wird. Er verband einzelne Körperchen, deren Position den bekannten Akupunkturpunkten auf diesem Meridian entsprach. Die Feinstruktur dieses Systems von Knoten und Kanälen wurde durch Elektronenmikroskopie entdeckt. Die Forscher vermerkten, dass der Färbevorgang weniger als zehn Minuten in Anspruch nahm.

D

In den frühen 1970er-Jahren waren sich die Atmosphärenphysiker schließlich im Klaren darüber, dass das Erdmagnetfeld stark gestört war. Nicht alle Whistler, Zischlaute, Chöre und andere auffallenden Geräusche wie zum Beispiel das Löwengebrüll, die sie seit einem halben Jahrhundert gehört hatten, wurden von der Natur verursacht! Zu Gehör kamen sie nur, weil es Bemühungen gab, die elektromagnetische Umwelt der Erde *absichtlich* zu verändern – Bemühungen, die ihren Höhepunkt derzeit im HAARP-Projekt (High Frequency Active Auroral Research Program, ein militärisches und ziviles US-Forschungsprogramm) in Gakona, Alaska, erreichen (siehe Kapitel 16).

Im Auftrag des US-Marineforschungsamtes, des Office of Naval Research, hatten Wissenschaftler des Radioscience Laboratory der Stanford University einen 100-Kilowatt-VLF-Sender an der Siple-Station in der Antarktis gebaut, der im Bereich von 1,5 bis 16 kHz sendet. Die 20 Kilometer lange Antenne, die sich über das gefrorene Eis erstreckt, dient laut Robert Helliwell, einem Mitglied des Stanford-Teams, unter anderem der „Kontrolle der Ionosphäre, Kontrolle der Strahlungsgürtel und neuer Methoden der v.l.f.- und u.l.f.-Kommunikation".[16] 1958 wurde rein zufällig entdeckt, dass von der Erde stammende VLF-Übertragungen mit Partikeln in der Magnetosphäre interagieren und sie dazu anregen, neue VLF-Wellen zu emittieren, die dann am anderen Ende der Erde empfangen werden können. Der Zweck des Stanford-Projekts war, dies absichtlich zu tun – nämlich ausreichende Mengen sehr niederfrequenter Energie in die Magnetosphäre zu injizieren. Allerdings nicht nur, um neue Wellen zu erzeugen. Diese neuen Wellen sollten nämlich wiederum dazu führen, dass Elektronen aus dem Strahlungsgürtel der Erde in die Atmosphäre regnen, um damit die Eigenschaften der Ionosphäre für militärische Zwecke zu verändern. Ein Hauptziel des Verteidigungsministeriums war dabei, eine Methode zur Stimulierung der Ionosphäre zu entwickeln, um VLF- (sehr niederfrequente), ELF- (extra-niederfrequente) oder sogar ULF- (ultra-niederfrequente) Wellen zu emittieren, um mit U-Booten unter dem Meer zu kommunizieren.[17] Der VLF-Sender in Siple und ein VLF-Empfänger in Nordquebec in Roberval gehörten zu dieser frühen Forschungsarbeit.

Die von ihnen gesammelten Daten waren überraschend. Erstens war das in Quebec unmittelbar nach der Übertragung aus der Antarktis empfangene Signal größer als erwartet. Die von der Antarktis ausgestrahlten Wellen lösten nicht nur neue Emissionen von Partikeln in der Magnetosphäre aus, sondern wurden in der Magnetosphäre mehr als tausendfach verstärkt, bevor sie zur Erde zurückkehrten und in Quebec empfangen wurden. Nachdem das Signal von der Magnetosphäre weitergeleitet wurde, war nur ein halbes Watt Sendeleistung erforderlich, um in der Nähe des gegenüberliegenden Erdpols empfangen zu werden.[18] Die zweite Überraschung war, dass Roberval Frequenzen empfing, die nichts mit den Frequenzen von Siple zu tun hatten, sondern stattdessen Vielfache des in Amerika verwendeten 60 Hz-Stromnetzes waren. Das Siple-Signal wurde auf seiner Reise durch das Weltall geändert und war nunmehr vom Stromnetz geprägt.

Seit diesen ersten Erkenntnissen haben Wissenschaftler viel über diese Form der Verschmutzung gelernt, die heute als „Abstrahlung von harmonischen Schwingungen von Starkstromleitungen" (power line harmonic radiation, PLHR) bekannt ist. Es scheint, dass sogenannte Harmonische aus allen Stromnetzen der Welt kontinuierlich in die Magnetosphäre gelangen, wo sie beim Hin und Her zwischen der nördlichen und südlichen Hemisphäre enorm verstärkt werden. Dabei erzeugen sie ihre eigenen steigenden und fallenden Whistler, so wie dies auch bei der Strahlung von Blitzen der Fall ist.

Aber es gibt einen grundlegenden Unterschied. Vor 1889 spielten Whistler und andere vom Blitz ausgelösten Geräusche kontinuierlich über die gesamte Klangbreite des irdischen Instruments. Heute ist die Musik gestelzt, gedämpft und oft auf ein Vielfaches von 50 oder 60 Hz beschränkt. Jede Komponente der natürlichen Symphonie wurde radikal verändert. Der „Morgenchor" ist sonntags leiser als an anderen Wochentagen und die Startfrequenzen der meisten Chorus-Emissionen sind Oberwellen der Stromleitungen.[19] „Es ist anzunehmen, dass die gesamte Bandbreite an Zischlauten, durch die Strahlung der Stromleitungen verursacht wird", schrieb Helliwell 1975. Und die natürlichen, langsamen Pulsationen des Erdmagnetfeldes unter 1 Hz, die auch für alles Leben wichtig sind, sind an Wochenenden am stärksten, offensichtlich weil sie durch Strahlung aus dem Stromnetz unterdrückt werden und diese Strahlung an Wochentagen stärker ist.[20] Antony Fraser-Smith, ebenfalls Forscher an der Stanford University, hat durch die Analyse der seit 1868 gesammelten geomagnetischen Aktivitätsdaten gezeigt, dass dies kein neues Phänomen ist. Dies wurde bereits seit der ersten Verwendung von Wechselstrom in zunehmendem Maß beobachtet.[21] Die zwischen 1958 und 1992 gesammelten Daten zeigten, dass die Pc-1-Aktivität, die die geomagnetischen Pulsationen zwischen 0,2 und 5 Hz darstellt, an Wochenenden um 15 bis 20 Prozent höher war als in der Mitte der Woche.[22]

Die Struktur der Van-Allen-Strahlungsgürtel scheint ebenfalls verändert worden zu sein. Was das Verteidigungsministerium absichtlich erreichen wollte, wurde anscheinend bereits massiv durch die weltweiten Stromnetze verursacht. Warum, so hatten sich Physiker lange gefragt, gibt es zwei elektronengefüllte Strahlungsgürtel um die Erde, einen inneren und einen äußeren, die durch eine Schicht getrennt sind, die praktisch keine Elektronen enthält? Einige denken, dass diese „Elektronenleerstelle" durch ihre Wechselwirkung mit Strahlungen von Stromleitungen kontinuierlich von ihren Elektronen befreit wird.[23] Diese Elektronen regnen wiederum auf die Erde ab und verändern die elektrischen Eigenschaften der Atmosphäre.[24] Das kann nicht nur die Häufigkeit von Gewittern erhöhen,[25] sondern auch die Werte der Schumann-Resonanzen verschieben, auf die alle Lebewesen abgestimmt sind.[26]

Kurz gesagt, die elektromagnetische Umgebung der gesamten Erde unterscheidet sich heute radikal von der vor 1889. Satellitenbeobachtungen zeigen, dass die Strahlung, die aus Stromleitungen stammt, die natürliche Strahlung von Blitzen häufig übersteigt.[27] Die Strahlung von Stromleitungen ist so intensiv, dass sich Atmosphärenforscher darüber beklagen, nicht in der Lage zu sein, Grundlagenforschung zu betreiben: Es gibt sowohl auf der Erde als auch im Weltraum kaum mehr einen Ort, wo ein VLF-Empfänger zur Untersuchung natürlicher Phänomene verwendet werden kann.[28]

Unter natürlichen Bedingungen, wie sie vor 1889 existierten, trat eine intensive VLF-Aktivität, die zu Elektronenregen und zur Verschiebung der Schumann-Resonanzen führte, nur während geomagnetischer Stürme auf. Heutzutage wütet der magnetische Sturm ohne Unterlass.

E

Influenza

Wenn die Atmosphäre zuweilen über das übliche Maß hinaus elektrifiziert wird, was für den Körper notwendig ist, um in einem gesunden Spannungszustand zu bleiben, werden die Nerven zu stark angeregt. Bei andauernder übermäßiger Reizung werden sie dann äußerst nervös und schwächeanfällig.

Noah Webster,
A Brief History of Epidemic and Pestilential Diseases, 1799, S. 38

Eine große, schnelle, qualitative Veränderung der elektromagnetischen Umgebung der Erde ist in der Geschichte der Menschheit bisher sechsmal aufgetreten.

Im Jahr 1889 begannen die harmonischen Strahlungen der Stromleitungen. Von diesem Jahr an war das Erdmagnetfeld geprägt von den Frequenzen der Starkstromleitungen und ihren Oberwellen. Genau in diesem Jahr begann die natürliche magnetische Aktivität der Erde unterdrückt zu werden. Alles Leben auf der Erde wurde davon beeinflusst. Das Zeitalter der Stromleitung wurde durch die Influenzapandemie von 1889 eingeläutet.

1918 begann das Radiozeitalter. Es begann mit dem Bau von Hunderten von leistungsstarken Radiosendern mit LF- und VLF-Frequenzen, wobei diese Frequenzen die Magnetosphäre garantiert am meisten verändern. Das Radiozeitalter wurde durch die spanische Influenzapandemie von 1918 eingeläutet.

1957 begann die Radar-Ära. Sie begann mit dem Bau von Hunderten von leistungsstarken Frühwarnradarstationen, die die hohen Breiten der nördlichen Hemisphäre bedeckten und Mikrowellenenergie in Höhe von Millionen von Watt in den Himmel katapultierten. Niederfrequenzkomponenten dieser Wellen gelangten entlang der Magnetfeldlinien zur südlichen Hemisphäre und verschmutzen diese auch. Die Radar-Ära wurde durch die asiatische Grippepandemie von 1957 eingeläutet.

1968 begann das Satellitenzeitalter. Es begann mit Dutzenden von Satelliten, deren Sendeleistung relativ schwach war. Doch sie befanden sich bereits in der Magnetosphäre – und so wirkten sie sich genauso stark darauf aus wie die geringe Menge an Strahlung, die von Quellen am Boden in sie eindringen konnte. Das Satellitenzeitalter wurde durch die Grippepandemie in Hongkong von 1968 eingeläutet.

Die beiden anderen Meilensteine der Technologie – der Beginn des drahtlosen Zeitalters und die Aktivierung des hochfrequenten aktiven Auroralforschungsprogramms (HAARP) – ereigneten sich erst vor Kurzem und werden später in diesem Buch erörtert.

KAPITEL 10

Porphyrine und die Grundlage des Lebens

> Ich sehe wenig Hoffnung, den subtilen Unterschied zwischen einer normalen und einer kranken Zelle erklären zu können, solange wir den grundlegenden Unterschied zwischen einer Katze und einem Stein nicht verstehen.
>
> Albert Szent-Györgyi

Es ist eigentlich seltsam, dass „Porphyrin“, worunter Pigmente aus vier Pyrrol-Molekülen zu verstehen sind, kein Alltagsbegriff ist. Es ist weder ein Zucker, Fett oder Protein noch ein Vitamin, Mineral oder Hormon. Aber es ist grundlegender für das Leben als alle anderen Bestandteile der organischen Welt, denn ohne Porphyrin könnten wir nicht atmen. Pflanzen könnten nicht wachsen. Es würde keinen Sauerstoff in der Atmosphäre geben. Überall dort, wo Energie umgesetzt wird, wo immer Elektronen fließen, kann man Porphyrine finden. Wenn Elektrizität die Nervenleitung verändert oder den Stoffwechsel unserer Zellen stört, betrifft das ganz zentral die Porphyrine.

Während ich dieses Kapitel schreibe, ist gerade eine gute Freundin gestorben. In den letzten sieben Jahren lebte sie ohne Strom und sah kaum jemals die Sonne. Sie wagte sich tagsüber selten hinaus. Wenn doch, bedeckte sie sich von Kopf bis Fuß mit dicker Lederkleidung, einem breitkrempigen Hut, der ihr Gesicht verbarg, und einer Brille mit zwei Schichten dunkler Gläser, die ihre Augen verdeckten. Bethany war einst Tänzerin, die Musik und Natur liebte, und gerne an der frischen Luft war. Sie verließ praktisch eine Welt, in die sie längst nicht mehr gehörte.

Ihre Beschwerden wurden wahrscheinlich durch ihre jahrelange Arbeit bei einer Computerfirma verursacht und waren ein klassisches Beispiel für eine Krankheit, die in der Medizin erst seit 1891 bekannt ist. Damals wurde sie als eine Nebenwirkung der plötzlichen weltweiten Expansion der Elektrotechnologie aufgefasst. Der Zusammenhang mit Elektrizität wurde ein Jahrhundert später entdeckt. Obwohl sie heute als äußerst seltene genetische Stoffwechselerkrankung gilt, von der nur eine von 50.000 Personen betroffen ist, wurde ursprünglich angenommen, dass Porphyrie bis zu 10 Prozent der Bevölkerung traf. Ihre vermeintliche Seltenheit ist größtenteils auf das Vogel-Strauß-Verhalten der Ärzte nach dem Zweiten Weltkrieg zurückzuführen.

In den späten 1940er-Jahren wurden Ärzte mit einem äußerst schwierigen Widerspruch konfrontiert. Die meisten synthetischen Chemikalien waren bekannte Gifte. Eines der Vermächtnisse des Krieges war jedoch die Fähigkeit, nahezu alle erdenklichen Konsumartikel mit Produkten aus Mineralöl leicht und kostengünstig zu ersetzen. Dank der aufstrebenden petrochemischen Industrie, die uns ein „Besseres Leben durch Chemie" brachte, waren synthetische Chemikalien jetzt buchstäblich überall zu finden. Wir trugen sie, schliefen darauf, wuschen unsere Kleidung, unsere Haare, unser Geschirr und unsere Häuser mit ihnen, badeten darin, isolierten unsere Häuser mit ihnen, legten unsere Fußböden mit Teppichboden aus, besprühten unsere Ernten, unsere Rasenflächen und unsere Haustiere mit ihnen, konservierten unsere Nahrungsmittel und beschichteten unser Kochgeschirr damit, verpackten unsere Lebensmittel darin, verwendeten sie als Feuchtigkeitsspender für unsere Haut und parfümierten unseren Körper mit ihnen.

Die Ärzteschaft hatte zwei Alternativen. Sie hätte versuchen können, die gesundheitlichen Auswirkungen der Hunderttausenden von neuen Chemikalien, die überall auf der Welt bunt durcheinandergewürfelt sind, einzeln oder in Kombination zu untersuchen – eine praktisch unmögliche Aufgabe. Der Versuch selbst hätte den Berufsstand auf einen Kollisionskurs mit der explosionsartig expandierenden petrochemischen Industrie gebracht, denn damit drohte ein Verbot der meisten neuen Chemikalien, was den wirtschaftlichen Aufschwung der nächsten zwei Jahrzehnte stark gedrosselt hätte.

Die andere Alternative für die Mediziner war, ihre Köpfe kollektiv in den Sand zu stecken und so zu tun, als würde die Bevölkerung der Welt ja gar nicht wirklich vergiftet.

Die Umweltmedizin wurde 1951 von Dr. Theron Randolph als medizinisches Fachgebiet ins Leben gerufen.[1] Man kam nicht umhin, dies zu tun – das Ausmaß der Vergiftung war einfach zu groß, um es unter den Teppich zu kehren. Die schiere Anzahl der Kranken, die von der Schulmedizin im Stich gelassen wurden, führte zu einem dringenden Bedarf an geschulten Praktikern, um zumindest einige der Auswirkungen der neuen Chemikalien zu erkennen und die daraus resultierenden Krankheiten zu behandeln. Aber dieses Fachgebiet wurde vom Mainstream völlig ignoriert, und ihre Praktiker wurden vom US-Medizinerverband, der American Medical Association, geächtet. Als ich von 1978 bis 1982 die medizinische Fakultät besuchte, stand die Umweltmedizin nicht einmal auf dem Lehrplan. Chemische Empfindlichkeit – das bedauernswerte Etikett, mit dem Millionen vergifteter Patienten versehen wurden – wurde im Studium nie erwähnt. Genauso wenig wie die Porphyrie – obwohl das ein passenderer Name gewesen wäre. An den medizinischen Fakultäten in den Vereinigten Staaten ist sie nach wie vor ein Tabu.

Wie bereits zuvor besprochen, wurde die erhöhte Empfindlichkeit gegenüber Chemikalien erstmals vom New Yorker Arzt George Miller Beard beschrieben, der sie als Symptom einer neuen Krankheit betrachtete. Zu Beginn der Elektrifizierung durch Telegrafendrähte entwickelte sich eine Konstellation von Gesundheitsbeschwerden in der Bevölkerung, die als Neurasthenie bekannt ist. Hierzu gehören die Tendenz zur Entwicklung von Allergien sowie eine drastisch verringerte Toleranz gegenüber Alkohol und Drogen – um nur zwei zu erwähnen.

In den späten 1880er-Jahren war Schlaflosigkeit ein weiteres ins Auge fallendes Symptom der Neurasthenie. In der westlichen Zivilisation war sie so weit verbreitet, dass der Verkauf von Schlaftabletten oder einem Schlummertrunk ein großes Geschäft wurde und fast jedes Jahr neue Präparate auf den Markt kamen. Bromide, Paraldehyd, Chloral, Amylhydrat, Urethan, Hypnol, Somnal, Cannabinon und andere Hypnotika, die von den Apothekern angeboten wurden, um den so heiß ersehnten Drang nach Schlaf zu befriedigen, verkauften sich wie von selbst – was nach langfristigem Gebrauch dieser Medikamente häufig zu Abhängigkeit führte.

Im Jahr 1888 wurde ein weiteres Medikament in die Liste aufgenommen. Sulfonal war ein Schlafmittel, das für seine schnelle Wirkung, seine nicht süchtig machenden Eigenschaften und seinen relativen Mangel an Nebenwirkungen bekannt war. Es gab nur ein Problem, das erst nach drei Jahren seiner Popularität allgemein bekannt wurde: Für manche war es tödlich.

Die Reaktionen auf dieses Medikament waren eigenartig und unerwartet. Neun Personen konnten Sulfonal auch in großen Dosen und für lange Zeit ohne nachteilige Auswirkungen einnehmen, während eine zehnte Person manchmal bereits nach wenigen Dosen – oder sogar nur einer kleinen – schwer krank wurde. Patienten waren typischerweise verwirrt und so schwach, dass es ihnen unmöglich war, zu gehen. Sie litten an Verstopfung, klagten über Schmerzen im Bauch, hatten manchmal einen Hautausschlag und rötlichen Urin, der oft mit der Farbe von Portwein beschrieben wurde. Die Reaktionen waren idiosynkratisch und konnten fast jedes Organ betreffen. Oft starben die Patienten auch ohne Vorwarnung an Herzinsuffizienz. Es wurde berichtet, dass zwischen vier und 20 Prozent der Allgemeinbevölkerung aufgrund der Einnahme von Sulfonal an solchen Nebenwirkungen litten.[2]

In den folgenden Jahrzehnten wurden die mit dieser unerwarteten Krankheit verbundenen chemischen Zusammenhänge erkannt.

Porphyrine sind lichtempfindliche Pigmente, die nicht nur eine zentrale Rolle im Stoffwechsel von Pflanzen und Tieren spielen, sondern auch in der Wechselbeziehung zwischen den Organismen auf unserer Erde. In Pflanzen ist das an Magnesium gebundene Porphyrin das Pigment Chlorophyll, das die Pflanzen grün macht und für die Fotosynthese verantwortlich ist. Bei Tieren ist ein fast identisches Molekül, das an Eisen gebunden ist – nämlich das Pigment Häm – der wesentliche Teil des Hämoglobins, das dem Blut seine rote Farbe verleiht und ihm den Transport von Sauerstoff ermöglicht. Es ist auch ein wesentlicher Bestandteil von Myoglobin, dem Protein, das die Muskeln rot färbt und unsere Muskelzellen mit Sauerstoff aus unserem Blut versorgt. Häm ist außerdem eine bedeutende Komponente von Cytochrom C und Cytochromoxidase, Enzymen, die in allen Zellen jeder Pflanze, jedes Tieres und jedes Bakteriums enthalten sind. Sie versorgen den Sauerstoff mit Elektronen aus Nährstoffen, damit sie von unseren Zellen in Energie umgesetzt werden können. Und Häm ist der Hauptbestandteil der Cytochrom P-450-Enzyme in unserer Leber, in der sie die Umweltchemikalien durch Oxidation entgiften.

Mit anderen Worten: Porphyrine sind ganz besondere Moleküle, die eine Schnittstelle zwischen Sauerstoff und Leben bilden. Sie sind für die Erzeugung, Aufrechterhaltung und das Recycling des gesamten Sauerstoffs in unserer Atmosphäre verantwortlich. Sie ermöglichen es, dass Pflanzen den Sauerstoff aus Kohlendioxid freisetzen, und dass sowohl Pflanzen als auch Tiere diesen Sauerstoff der Luft wieder entziehen können. Darüber hinaus ermöglichen sie, dass lebende Organismen diesen Sauerstoff zur Verbrennung von Kohlenhydraten, Fetten und Proteinen verwenden, um sie in Energie umzusetzen. Aufgrund der hohen Reaktionsfähigkeit dieser Moleküle, die dadurch zu Energietransformatoren werden, sowie ihrer Affinität zu Schwermetallen, sind sie auch toxisch, wenn sie sich im

Körper übermäßig ansammeln. Das ist bei der Porphyrie der Fall – einer Krankheit, die eigentlich überhaupt keine Krankheit ist, sondern ein genetisches Merkmal in Form einer angeborenen Empfindlichkeit gegenüber der Umweltverschmutzung.

Unsere Zellen stellen Häm aus einer Reihe anderer Porphyrine und Porphyrinvorläufer in einem Vorgang her, der aus acht Schritten besteht, die durch acht verschiedene Enzyme katalysiert werden. Wie ein Arbeiter am Fließband muss jedes Enzym mit der gleichen Geschwindigkeit arbeiten wie alle anderen, um mit dem Bedarf am Endprodukt, dem Häm, Schritt zu halten. Wenn eines der Enzyme seinen Prozess verlangsamt, so führt das zu einem Engpass. Die Porphyrine und ihre Vorläufer, die sich hinter dem Engpass ansammeln, lagern sich dann im ganzen Körper ab und verursachen Krankheiten. Im umgekehrten Fall, wenn das erste Enzym schwerer arbeitet als die anderen, produziert es die Vorläufer schneller, als sie von den nachfolgenden Enzymen verarbeitet werden können. Das Endergebnis ist das gleiche. Ihre Ansammlung in der Haut kann zu leichten bis zu entstellenden Hautläsionen und zu leichter bis zu starker Lichtempfindlichkeit führen. Wenn sie sich im Nervensystem anhäufen, verursachen sie eine neurologische Erkrankung und in anderen Organen lösen sie die dazugehörigen Beschwerden aus. Und wenn überschüssige Porphyrine in den Urin gelangen, nimmt er die Farbe von Portwein an.

Da angenommen wird, dass die Porphyrie so selten auftritt, wird sie fast immer fälschlicherweise als eine andere Krankheit diagnostiziert. Sie wird mit Recht „die kleine Imitatorin“ genannt, weil sie so viele Organe beeinflussen und so viele andere Zustände nachahmen kann. Da sich Patienten normalerweise sehr viel kränker fühlen, als sie aussehen, wird manchmal fälschlicherweise angenommen, dass sie an psychischen Störungen leiden. Zu oft landen sie deshalb in psychiatrischer Behandlung. Und da die meisten Menschen ihren eigenen Urin nicht sorgfältig untersuchen, bemerken sie normalerweise nicht den rötlichen Farbton, zumal die Farbe möglicherweise nur bei sehr starken Anfällen zu beobachten ist.

Die Enzyme des Häm-Weges gehören zu den empfindlichsten Elementen des Körpers gegenüber Umweltgiften. Die Porphyrie ist daher eine Reaktion auf Umweltverschmutzung und war in einer nicht verschmutzten Welt in der Tat äußerst selten. Mit Ausnahme einer schweren, entstellenden angeborenen Form, von der weltweit nur wenige Hundert Fälle bekannt sind, lösen Porphyrin-Enzymmängel normalerweise keine Krankheit aus. Der Mensch ist genetisch vielfältig, und in der Vergangenheit waren die meisten Menschen mit einem relativ niedrigen Spiegel eines oder mehrerer Porphyrinenzyme ihrer Umwelt gegenüber einfach empfindlicher. In einer nicht verschmutzten Welt war dies ein Überlebensvorteil, der es den von diesem Merkmal gekennzeichneten Personen ermöglichte, leicht Orte und Dinge, die schädlich für sie sein könnten, zu vermeiden. Aber in einer Welt, in der giftige Chemikalien allgegenwärtig sind, wird der Porphyrin-Pfad zu einem gewissen Grad ständig strapaziert. Dann vertragen nur diejenigen mit einem ausreichend hohen Enzymspiegel die Verschmutzung gut. Damit wird diese Sensibilität zu einem Fluch.

Die Porphyrie wurde als seltene Krankheit bekannt. Das lag an der Art und Weise, wie sie entdeckt wurde, und auch weil es damals keine synthetischen Chemikalien in der Umwelt gab. Sie wurde bei genetisch anfälligen Menschen durch bestimmte Medikamente wie Sulfonal und Barbiturate ausgelöst. Erst Anfang der 90er-Jahre – ein Jahrhundert später – erkannte Dr. William E. Morton, Professor für Arbeits- und Umweltmedizin an der Oregon Health Sciences University, dass gewöhnliche synthetische Chemikalien in der modernen Umwelt weitaus stärker verbreitet waren als Arzneimittel und deshalb als die häufigsten Auslöser für porphyrische Anfälle gelten mussten. Morton stellte fest, dass die umstrittene Krankheit, die als multiple chemische Empfindlichkeit (multiple chemical sensitivity, MCS) bezeichnet wird, in den meisten Fällen mit einer oder mehreren Formen der Porphyrie identisch ist. Und als er anfing, seine MCS-Patienten zu testen, stellte er tatsächlich bei 90 Prozent von ihnen einen Mangel an einem oder mehreren Porphyrinenzymen fest. Anschließend recherchierte er eine ganze Reihe ihrer Stammbäume auf der Suche nach einem übereinstimmenden Merkmal und konnte eine genetische Basis für MCS nachweisen – da MCS noch nie zuvor mit einem testbaren biologischen Marker in Verbindung gebracht worden war, hatte dies bislang niemand in Erwägung gezogen.[3] Morton fand auch heraus, dass die meisten Menschen mit elektrischer Empfindlichkeit einen Mangel an Porphyrinenzymen aufwiesen und dass elektrische und chemische Empfindlichkeiten Manifestationen derselben Krankheit zu sein schienen. Morton zeigte, dass die Porphyrie keinesfalls – wie derzeit angenommen wird – eine äußerst seltene Krankheit ist; vielmehr sind mindestens fünf bis zehn Prozent der Weltbevölkerung davon betroffen.[4]

Morton war mutig, denn eine Handvoll Kliniker dominierte das Geschehen mit der Ansicht, dass die Porphyrie eine seltene Krankheit sei, und kontrollierte praktisch alle Forschungen und Stipendien von ihrem Sitz im Elfenbeinturm aus. Sie neigten dazu, Porphyrie nur bei akuten Anfällen mit schweren neurologischen Symptomen zu diagnostizieren und die milderen, wenn auch chronischen Erkrankungen, auszuschließen. Sie würden die Diagnose im Allgemeinen nur stellen, wenn die Porphyrinausscheidung im Urin oder Stuhlgang die normalen Werte mindestens fünf- bis zehnmal überstieg. „Das macht keinen Sinn“, schrieb Morton 1995, „und es wäre vergleichbar damit, die Diagnose von Diabetes mellitus auf diejenigen mit Ketoazidose oder die Diagnose von Herzkranzgefäßerkrankungen auf diejenigen mit Myokardinfarkt zu beschränken.“[5]

Die von Morton gemeldeten höheren Zahlen stimmen mit denen überein, die vor über einem Jahrhundert gemeldet wurden – nämlich mit dem Anteil der Bevölkerung, der krank wurde, als sie das Schlafmittel Sulfonal einnahmen. Sie entsprechen auch einer Erkenntnis aus den 1960er-Jahren, dass der „Lila-Faktor“, eine lavendelblau färbende Chemikalie, nicht nur im Urin von Patienten zu finden war, bei denen Porphyrie diagnostiziert wurde, sondern tatsächlich im Urin von fünf bis zehn Prozent der Gesamtbevölkerung.[6] Der Lila-Faktor wurde schließlich als Abbauprodukt von Porphobilinogen, einem der Porphyrin-Vorläufer, identifiziert.[7] In Übereinstimmung mit jüngsten Berichten aus England, den Niederlanden, Deutschland und Russland stellte Morton außerdem fest, dass fortdauernde neurologische Probleme während der chronischen, anhaltenden Phase jeder Form von Porphyrie auftreten – auch in jenen Fällen, von denen zuvor angenommen wurde, dass sie nur Hautläsionen verursachten.[8]

Hans Günther, der deutsche Arzt, der der Porphyrie 1911 ihren Namen gab, erklärte: „Solche Personen sind neuropathisch und leiden unter Schlaflosigkeit und nervöser Reizbarkeit.“[9] Morton hat uns zum ursprünglichen Verständnis der Porphyrie zurückgeführt: Es handelt sich hier nicht nur um eine ziemlich häufige Krankheit, sie tritt auch meistens in chronischer Form mit vergleichsweise milden Symptomen auf. Die Hauptursache sind die synthetischen Chemikalien und elektromagnetischen Felder, die unsere heutige Umwelt verschmutzen.

Porphyrine nehmen in unserer Geschichte einen zentralen Platz ein; nicht nur wegen einer Krankheit namens Porphyrie, von der nur ein kleiner Prozentsatz der Bevölkerung betroffen ist, sondern auch wegen der Rolle, die Porphyrine bei den modernen Epidemien wie zum Beispiel Herzinsuffizienz, Krebs und Diabetes spielen, von denen die halbe Welt betroffen ist. Außerdem sollte uns ihre Existenz alleine wieder ins Gedächtnis rufen, wie relevant die Elektrizität im Leben allgemein ist. Einige mutige Wissenschaftler haben bereits begonnen, sich damit zu befassen.

Als Kind hasste Albert Szent-Györgyi (sein Name wird ungefähr wie „Saint Georgie" ausgesprochen) Bücher und brauchte einen Nachhilfelehrer, um seine Prüfungen zu bestehen. Später, nach seinem Abschluss an der Budapester Medizinischen Fakultät im Jahr 1917, wurde er zu einem der größten Genies der Welt auf dem Gebiet der Biochemie. 1929 entdeckte er das Vitamin C und klärte in den anschließenden Jahren die meisten Schritte der Zellatmung, ein System, das heute als Krebs-Zyklus bekannt ist. Für diese beiden Entdeckungen wurde ihm 1937 der Nobelpreis für Physiologie oder Medizin verliehen. Anschließend verbrachte er die nächsten zwei Jahrzehnte damit, zu ergründen, wie die Muskulatur funktioniert. Nachdem er in die USA ausgewandert war und sich in Woods Hole, Massachusetts, niedergelassen hatte, erhielt er im Jahr 1954 den Albert Lasker Award der amerikanischen Herzgesellschaft AHA für seine Beiträge zur Muskulatur.

Aber seine bedeutendste Erkenntnis ist vielleicht eine, für die er am wenigsten bekannt ist, obwohl er fast die Hälfte seines Lebens diesem Thema gewidmet hatte. Denn am 12. März 1941 – anlässlich eines Vortrags in Budapest – schlug er seinen Kollegen mutig vor, dass die Disziplin der Biochemie überholt sei und in das 20. Jahrhundert gebracht werden müsste. Bei lebenden Organismen, sagte er ihnen, ginge es nicht lediglich um Wasserbeutel, in denen Moleküle wie winzige Billardkugeln schwebten und chemische Verbindungen mit anderen Billardkugeln eingingen, mit denen sie zufällig kollidierten. Die Quantentheorie, sagte er, habe solche alten Ideen ungültig gemacht; Biologen sollten sich mit der Festkörperphysik befassen und diese studieren.

Auf seinem eigenen Fachgebiet konnte er – obwohl er die Strukturen der an Muskelkontraktionen beteiligten Moleküle erforscht hatte – nicht einmal ansatzweise verstehen, warum sie diese bestimmten Strukturen hatten oder wie diese Moleküle miteinander kommunizierten, um ihre Aktivitäten zu koordinieren. Er sah solche ungelösten Probleme überall in der Biologie. „In der Proteinchemie", teilte er seinen Kollegen unverblümt mit, „fiel es mir schwer, mir vorzustellen, wie ein solches Proteinmolekül eigentlich ‚leben' kann. Selbst die komplizierteste Proteinstrukturformel sieht – wenn ich das mal so sagen darf – ‚dumm' aus."

Die Phänomene, die Szent-Györgyi dazu brachten, sich diesen Fragen zu stellen, waren die auf Porphyrin basierenden Lebenssysteme. Er wies darauf hin, dass in Pflanzen 2.500 Chlorophyllmoleküle eine einzige funktionsfähige Einheit bilden und dass bei schwachem Licht mindestens 1.000 Chlorophyllmoleküle gleichzeitig zusammenarbeiten müssen, um ein Kohlendioxidmolekül zu spalten und ein Sauerstoffmolekül zu erzeugen.

Er sprach über die „Oxidationsenzyme" – die Cytochrome in unseren Zellen – und fragte sich erneut, wie das vorherrschende Modell korrekt sein könnte. Wie könnte eine ganze Serie von großen Proteinmolekülen geometrisch so angeordnet werden, dass die Elektronen in genauer Reihenfolge direkt von einem zum anderen wandern könnten? „Selbst wenn wir eine solche Anordnung entwickeln könnten", sagte er, „wäre es immer noch unverständlich, wie die Energie, die durch den Übergang eines Elektrons von einer Substanz zur anderen – nämlich von einem Eisenatom zum anderen – freigesetzt wird, irgendwie nützlich sein könnte."

Szent-Györgyi nahm an, dass Organismen leben, weil Tausende von Molekülen einzelne Systeme mit gemeinsamen Energieniveaus bilden, wie sie von Physikern bei Kristallen beschrieben wurden. Elektronen müssen nicht direkt von einem Molekül zum anderen gelangen, sagte er. Anstatt nur an ein oder zwei Atome gebunden zu sein, sind Elektronen mobil, gehören zum gesamten System und übertragen Energie und Informationen über große Entfernungen. Mit anderen Worten, der Stoff des Lebens besteht nicht aus Billardkugeln, sondern aus Flüssigkristallen und Halbleitern.

Szent-Györgyis Vergehen war nicht, dass er damit falsch lag. Nein, er scheiterte, weil er eine alte Feindseligkeit nicht respektierte. Die Elektrizität und das Leben existierten schon lange getrennt voneinander. Die industrielle Revolution lief bereits seit anderthalb Jahrhunderten auf Hochtouren. Millionen von Kilometern elektrischer Drähte bedeckten die Erde und verströmten elektrische Felder, die alle Lebewesen durchdrangen. Tausende von Radiosendern erfüllten die Luft mit elektromagnetischen Schwingungen, die niemand vermeiden konnte. Haut und Knochen, Nerven und Muskeln durften von ihnen nicht beeinflusst werden. Proteine durften keine Halbleiter sein. Die Bedrohung für Industrie, Wirtschaft und moderne Kultur wäre einfach zu groß gewesen.

Und deshalb waren Biochemiker weiterhin der Auffassung, dass Proteine, Lipide und DNS kleine Murmeln sind, die in einer wässrigen Lösung treiben und zufällig miteinander kollidieren. Sie sahen sogar das Nervensystem so. Als sie dazu gezwungen wurden, ließen sie Teile der Quantentheorie zu, jedoch nur in begrenztem Umfang. Biologische Moleküle durften so immer noch nur mit ihren unmittelbaren Nachbarn interagieren, aber nicht auf Distanz. Es war akzeptabel, die moderne Physik scheibchenweise anzuerkennen, vergleichbar mit einer kleinen Öffnung in einem Damm, durch die das Wissen Tropfen für Tropfen durchsickern durfte. Gleichzeitig war man jedoch darauf bedacht, die Hauptstruktur zu stärken, damit sie nicht durch eine Flut zerstört werden konnte.

Jetzt musste altes Wissen über chemische Bindungen und Enzyme in einer Wasserlösung mit neuen Modellen von Elektronentransportketten koexistieren. Diese mussten erfunden werden, um Phänomene zu erklären, die für das Leben am zentralsten waren: die Fotosynthese und die Atmung. Große porphyrinhaltige Proteinmoleküle mussten sich nicht mehr bewegen und physikalisch miteinander interagieren, damit etwas Nützliches passieren konnte. In dem neuen Modell konnten diese Moleküle unbeweglich bleiben und stattdessen die Elektronen zwischen ihnen hin- und herpendeln. Die Biochemie wurde dadurch viel lebendiger. Aber es war noch ein langer Weg bis zum Ziel. Denn selbst in den neuen Modellen waren Elektronen gezwungen, sich wie kleine Botenjungen zwischen nur einem Proteinmolekül und seinem unmittelbaren Nachbarn zu bewegen. Sie konnten sozusagen die Straße überqueren, aber nicht auf einer Autobahn in eine entfernte Stadt fahren. Organismen wurden immer noch im Wesentlichen als Gefäße mit Wasser dargestellt, die sehr komplexe Lösungen von Chemikalien enthielten.

Die Gesetze der Chemie hatten viel über die Stoffwechselprozesse erklärt, und der Elektronentransport erklärte jetzt noch mehr, aber es gab noch kein Organisationsprinzip. Elefanten wachsen aus winzigen Embryonen, die aus einzelnen hirnlosen

Zellen wachsen. Salamander bilden neue, perfekte Gliedmaßen. Wenn wir uns schneiden oder einen Knochen brechen, mobilisieren und koordinieren Zellen und Organe in unserem Körper ihre Aktivitäten, um den Schaden zu reparieren. Wie reisen diese Informationen? Wie „leben" – um Szent-Györgyis Worte zu übernehmen – eigentlich die Proteinmoleküle?

Trotz Szent-Györgyis Vergehen haben sich seine Vorhersagen als richtig erwiesen. Die Moleküle in Zellen treiben nicht aufs Geratewohl umher, um miteinander zu kollidieren. Die meisten sind fest mit Membranen verankert. Das Wasser in den Zellen ist stark strukturiert und ähnelt nicht der frei fließenden Flüssigkeit, die in unserem Glas herumschwappt, bevor wir unseren Durst damit löschen. Piezoelektrizität, eine Eigenschaft von Kristallen, die sich in elektronischen Produkten als nützlich erweist und die mechanische Belastung in elektrische Spannung und umgekehrt umsetzt, wurde in Cellulose, Kollagen, Horn, Knochen, Wolle, Holz, Sehnen, Blutgefäßwänden, Muskeln, Nerven, Fibrin, DNS und jede Art von Protein, das untersucht wurde, gefunden.[10] Mit anderen Worten, die Elektrizität ist für die Biologie von wesentlicher Bedeutung – was die meisten Biologen seit zwei Jahrhunderten bestreiten.

Szent-Györgyi war nicht der Erste, der das konventionelle Denken infrage stellte. Das war Otto Lehmann, der bereits 1908 die große Ähnlichkeit zwischen den Formen bekannter Flüssigkristalle und vielen biologischen Strukturen bemerkte und vorschlug anzunehmen, dass die Grundlage des Lebens der flüssigkristalline Zustand sei. Flüssigkristalle hatten wie Organismen die Fähigkeit, aus Samen zu wachsen, Wunden zu heilen, andere Substanzen oder andere Kristalle zu konsumieren, vergiftet zu werden, Membranen, Kugeln, Stäbe, Filamente und helikale Strukturen zu bilden, sich zu teilen, sich mit anderen Formen zu „paaren", was zu Nachkommen führt, die Merkmale beider Elternteile aufweisen, und chemische Energie in mechanische Bewegung umzuwandeln.

Nach Szent-Györgyis gewagtem Budapester Vortrag spürten andere seinen Ideen nach. 1949 erklärte der niederländische Forscher E. Katz, wie sich Elektronen während der Fotosynthese durch einen halbleitenden Chlorophyllkristall bewegen können. Im Jahr 1955 verfeinerten James Bassham und Melvin Calvin, die für die US-Atomenergiekommission arbeiteten, diese Theorie. 1956 bestätigte William Arnold vom Oak Ridge National Laboratory experimentell, dass getrocknete Chloroplasten – die Partikel in grünen Pflanzen, die Chlorophyll enthalten – viele der Eigenschaften von Halbleitern aufweisen. 1959 bewies Daniel Eley von der Nottingham University, dass getrocknete Proteine, Aminosäuren und Porphyrine tatsächlich Halbleiter sind. 1962 entdeckte Roderick Clayton, ebenfalls am Labor in Oak Ridge, dass sich fotosynthetische Gewebe in lebenden Pflanzen wie Halbleiter verhalten. Im Jahr 1970 zeigte Alan Adler vom New England Institute, dass dünne Filme aus Porphyrinen dies auch tun. In den 1970er-Jahren betonte der Biochemiker Freeman Cope vom United States Naval Air Development Center in Warminster, Pennsylvania, die Bedeutung der Festkörperphysik für ein wahres Verständnis der Biologie. Dieser Meinung war auch der Biologe Allan Frey, zu dieser Zeit der aktivste amerikanische Forscher auf dem Gebiet der Auswirkungen von Mikrowellenstrahlung auf das Nervensystem. Ling Wei, Professor für Elektrotechnik an der Universität von Waterloo in Ontario, erklärte unverblümt, dass ein Nervenaxon eine elektrische Übertragungsleitung und seine Membran ein Ionentransistor sei. Er sagte, dass die äquivalente Schaltung „heute in jedem Elektronikbuch zu finden ist" und dass „man das Nervenverhalten leicht aus der

Halbleiterphysik ableiten kann". Als er dies dann auch tat, sagten seine Gleichungen einige der Eigenschaften von Nerven voraus, die für Physiologen rätselhaft waren und es teilweise immer noch sind.

1979 veröffentlichte ein junger Professor für Bioelektronik an der Universität von Edinburgh ein Buch mit dem Titel *Dielectric and Electronic Properties of Biological*. Die frühere Arbeit von Eley und Arnold war kritisiert worden, weil die von ihnen gemessenen Aktivierungsenergien – d. h. die Energiemenge, die erforderlich ist, damit Proteine Elektrizität leiten – zu groß zu sein schienen. Angeblich war in lebenden Organismen nicht genügend Energie verfügbar, um Elektronen in den Leitungsbereich zu heben. Proteine könnten dazu gebracht werden, Elektrizität im Labor zu leiten, sagten die Kritiker, aber in der realen Welt könne dies nicht passieren. Eley und Arnold hatten jedoch alle ihre Arbeiten an getrockneten Proteinen durchgeführt, nicht an lebenden. Der junge Professor Ronald Pethig wies auf das Offensichtliche hin: Wasser ist lebenswichtig und Proteine werden leitfähiger, wenn man ihnen Wasser hinzufügt. Tatsächlich hatten Studien gezeigt, dass die Zugabe von nur 7,5 Prozent Wasser die Leitfähigkeit vieler Proteine um das Zehntausendfache oder mehr erhöhte! Er ging davon aus, dass Wasser ein Elektronendonor ist, der Proteine „dotiert" und sie in gute Halbleiter verwandelt.

Die elektronische Funktion von lebendigem Wasser wurde bereits von anderen bemerkt. Der Physiologe Gilbert Ling erkannte, dass Zellwasser ein Gel und keine Flüssigkeit ist und entwickelte 1962 seine Theorie über die elektronische Natur von Zellen. In jüngerer Zeit hat Gerald Pollack, Professor für Bioingenieurwesen an der University of Washington, dieses Forschungsgebiet aufgegriffen. Er war von Ling inspiriert, als sie sich Mitte der 80er-Jahre auf einer Konferenz trafen. Pollacks jüngstes Buch, *Wasser – viel mehr als H_2O* wurde erstmals im Jahr 2011 in englischer Sprache und als deutsche Ausgabe im Jahr 2015 veröffentlicht.

In London hatte die verstorbene Genetikerin Mae-Wan Ho die Ideen von Szent-Györgyi so präsentiert, dass jeder sie sehen und verstehen konnte. Sie entwickelte eine Technik unter Verwendung eines Polarisationsmikroskops, das die Interferenzmuster der flüssigkristallinen Strukturen, aus denen alle Lebewesen bestehen, in lebendigen Farben darstellte. Das erste Tier, das sie unter die Lupe nahm, war ein winziger Wurm – eine Fruchtfliegenlarve. „Während er kriecht, schwingt er seinen Kopf von einer Seite zur anderen, wobei er seine Kiefermuskeln in blauen und orangefarbenen Streifen auf einem magentafarbenen Hintergrund zur Schau stellt", schrieb sie 1993 in ihrem Buch *The Rainbow and the Worm: The Physics of Organisms*. Sie und viele andere drängten darauf, dass die flüssigkristallinen Eigenschaften unserer Zellen und Gewebe uns nicht nur etwas über unsere Chemie lehren, sondern uns auch etwas Besonderes über das Leben selbst erzählen können.

Włodzimierz Sedlak, der Szent-Györgyis Ideen in Polen weiterverfolgte, entwickelte in den 1960er-Jahren die Disziplin der Bioelektronik an der Katholischen Universität von Lublin. Das Leben, sagte er, ist nicht nur eine Sammlung organischer Verbindungen, die chemische Reaktionen eingehen, sondern diese chemischen Reaktionen werden mit elektronischen Prozessen koordiniert, die in einer Umgebung von Proteinhalbleitern stattfinden. Andere Wissenschaftler, die an derselben Universität arbeiten, entwickeln diese Disziplin heute theoretisch und experimentell weiter. Marian Wnuk hat sich auf Porphyrine als Schlüssel zur Entwicklung des Lebens konzentriert. Er sagt, dass die Hauptfunktion von Porphyrinsystemen eine elektronische ist. Józef Zon, Leiter der Abteilung für Theoretische

Biologie an der Universität von Lublin, hat sich auf die elektronischen Eigenschaften biologischer Membranen konzentriert.

Seltsamerweise lehrt uns die Verwendung von Porphyrinen in elektronischen Produkten etwas über die Biologie. Das Hinzufügen von dünnen Porphyrinfilmen zu handelsüblichen Photovoltaikzellen erhöht die Spannung, die Stromstärke und die Gesamtleistung.[11] Es wurden Prototypen von Solarzellen[12] – ebenso wie organische Transistoren[13] – auf der Basis von Porphyrinen hergestellt.

Die elektronischen Eigenschaften von Porphyrinen sind genau dieselben, die uns lebendig machen. Jeder weiß, dass es gefährlich ist, mit Feuer zu spielen, denn die Oxidation setzt schnell und heftig enorme Energie frei. Wie nutzen dann lebende Organismen eigentlich den Sauerstoff? Wie schaffen wir es, zu atmen und unsere Nahrung zu metabolisieren, ohne dabei zu verbrennen? Das Geheimnis liegt in dem hoch pigmentierten, fluoreszierenden Molekül Porphyrin. Starke Pigmente sind immer effiziente Energieabsorber, und wenn sie zudem noch fluoreszieren, sind sie auch gute Energietransmitter. Wie Szent-Györgyi uns in seinem 1957 erschienenen Buch *Bioenergetics* lehrte, „sagt uns die Fluoreszenz, dass das Molekül Energie aufnehmen kann und diese nicht abführt. Das sind zwei Eigenschaften, die jedes Molekül haben muss, um als Energietransmitter fungieren zu können."[14]

Porphyrine sind effizientere Energietransmitter als alle anderen Komponenten des Lebens. Technisch gesehen ist ihr Ionisationspotenzial niedrig und ihre Elektronenaffinität hoch. Sie sind daher in der Lage, große Energiemengen schnell in kleinen Schritten – jeweils ein energiearmes Elektron nach dem anderen – zu übertragen. Sie können sogar Energie elektronisch von Sauerstoff auf andere Moleküle übertragen, anstatt diese Energie als Wärme abzuleiten und zu verbrennen. So ist das Atmen möglich. Auf der anderen Seite des großen Kreislaufs der Natur absorbieren die Porphyrine in Pflanzen die Energie des Sonnenlichts und transportieren Elektronen, die Kohlendioxid und Wasser in Kohlenhydrate und Sauerstoff umwandeln.

Porphyrine, das Nervensystem und die Umwelt

Es gibt noch einen Ort, an dem sich diese erstaunlichen Moleküle befinden, nämlich im Nervensystem, d. h. dem Organ, in dem sich Elektronen bewegen. Tatsächlich ist bei Säugetieren das zentrale Nervensystem das *einzige* Organ, das bei Untersuchung unter ultraviolettem Licht mit dem rot fluoreszierenden Schein von Porphyrinen leuchtet. Auch diese Porphyrine erfüllen eine lebenswichtige Funktion. Sie treten jedoch an einem Ort auf, an dem man sie am wenigsten erwartet hätte – nicht in den Neuronen selbst, den Zellen, die Botschaften von unseren fünf Sinnen an unser Gehirn übertragen, sondern vielmehr in den Myelinscheiden, die sie umhüllen. Das sind die Ummantelungen, deren Rolle von Forschern fast völlig vernachlässigt wurde und deren Zerstörung eine der häufigsten und am wenigsten verstandenen neurologischen Erkrankungen unserer Zeit verursacht: Multiple Sklerose. Der Orthopäde Robert O. Becker entdeckte in den 1970er-Jahren, dass Myelinscheiden tatsächlich elektrische Übertragungsleitungen sind.

Gesunde Myelinscheiden enthalten hauptsächlich zwei Arten von Porphyrinen – Coproporphyrin III und Protoporphyrin – und zwar in einem Verhältnis von zwei zu eins, angelagert mit Zink. Die genaue Zusammensetzung ist entscheidend. Wenn Umweltchemikalien den Porphyrin-Pfad vergiften, bilden sich im Nervensystem wie im

Rest des Körpers überschüssige Porphyrine, die an Schwermetalle gebunden sind. Das zerstört die Myelinscheiden und verändert ihre Leitfähigkeit, was wiederum die Erregbarkeit der Nerven, die sie umgeben, verändert. Das gesamte Nervensystem reagiert hyperreaktiv auf Reize aller Art, einschließlich elektromagnetischer Felder.

Die unsere Nerven umgebenden Zellen wurden bis vor Kurzem kaum untersucht. Da die Anatomen im 19. Jahrhundert keine offensichtliche Funktion für sie fanden, nahmen sie an, dass die Myelinscheiden nur eine „nährende" und „unterstützende" Rolle spielten, um die „echten" Nerven, die von ihnen umhüllt wurden, zu schützen. Sie nannten sie Gliazellen nach dem griechischen Wort für „Kleber". Die Entdeckung des Aktionspotenzials – das Signale entlang jedem Neuron überträgt – sowie der Neurotransmitter – Chemikalien, die Signale von einem Neuron zum nächsten übertragen – bedeuteten das Aus für jede weitere Diskussion. Von diesem Zeitpunkt an waren Gliazellen kaum mehr als Verpackungsmaterial. Die Entdeckung des deutschen Arztes Rudolf Virchow im Jahr 1854, dass Myelin ein Flüssigkristall ist, wurde von den meisten Biologen übergangen. Sie hielten es für bedeutungslos.

Becker, der von den 1960er- bis in die frühen 1980er-Jahre tätig war und 1985 das Buch *Der Funke des Lebens* schrieb, erkannte jedoch einen ganz anderen Zweck für die myelinhaltigen Zellen und ging noch einen Schritt weiter, um die ordnungsgemäße Rolle der Elektrizität und ihre Funktion für Leben und Natur wiederherzustellen.

Als Becker im Jahr 1958 mit seiner Forschungsarbeit begann, war er lediglich darauf bedacht, eine Antwort auf das größte ungelöste Problem der Orthopäden zu finden: das Nichtzusammenwachsen der Frakturen. Gelegentlich weigerte sich ein Knochen trotz bester medizinischer Versorgung, zu heilen. Chirurgen, die glaubten, dass nur chemische Prozesse abliefen, schabten einfach an den Bruchflächen, entwickelten komplizierte Platten und Schrauben, um die Knochenenden starr zusammenzuhalten, und hofften auf das Beste. Wenn dies erfolglos war, mussten Gliedmaßen amputiert werden. „Diese Ansätze schienen mir oberflächlich", erinnert sich Becker. „Ich bezweifelte, dass es möglich sei, den Grund für das Nichtverheilen der Knochen zu erfassen, ohne den Heilungsprozess selbst vollends zu verstehen."[15]

Becker griff nun die Ideen von Albert Szent-Györgyi auf. Wenn Proteine Halbleiter waren, so dachte er, dann waren es unter Umständen die Knochen auch, und vielleicht war der Elektronenfluss die Lösung zur Heilung von Frakturen? Letztendlich bewies er genau dies. Knochen bestanden nicht nur aus Kollagen und Appatit, wie es ihm im Medizinstudium beigebracht worden war. Sie waren auch mit winzigen Mengen Kupfer dotiert, ähnlich wie Silicium-Wafer im Computer mit winzigen Mengen Bor oder Aluminium dotiert sind. Je nach Anzahl der vorhandenen Metallatome wird die elektrische Leitfähigkeit der Schaltkreise reguliert – in Knochen ebenso wie in Computern. Mit diesem Verständnis entwarf Becker Maschinen, die mit großem Erfolg winzige elektrische Ströme – nur ein Billionstel Ampere – an gebrochene Knochen abgaben, um den Heilungsprozess zu stimulieren. Seine Geräte waren die Vorläufer von Maschinen, die heute von orthopädischen Chirurgen in Krankenhäusern auf der ganzen Welt verwendet werden.

Beckers Arbeit, die sich mit dem Nervensystem befasst, ist weniger bekannt. Wie bereits erwähnt, hatte man die Funktion von Neuronen bis zu einem gewissen Punkt im 19. Jahrhundert ausgeklügelt. Sie übertragen enorme Mengen an Informationen mit hoher Geschwindigkeit zum und vom Gehirn. Dazu gehören auch Daten über die Umgebung einer

Person und Anweisungen an deren Muskeln. Die Neuronen tun dies über das bekannte Aktionspotenzial und die Neurotransmitter. Und da das Aktionspotenzial ein Alles-oder-Nichts-Vorgang ist, ist die Signalisierung der Neuronen ein digitales Ein-Aus-System – wie bei den heutigen Computern. Becker glaubte jedoch, dass damit die wichtigsten Eigenschaften des Lebens nicht erklärt werden konnten. Seiner Meinung nach musste ein langsameres, primitiveres und empfindlicheres analoges System existieren, das Wachstum und Heilung reguliert und das wir von niederen Lebensformen geerbt haben. Dieses System hing möglicherweise mit den Akupunkturmeridianen der chinesischen Medizin zusammen. Auch in diesem Fall gab sich die westliche Medizin keine Mühe, mehr darüber zu verstehen.

Eine Reihe von Forschern vor Becker, darunter Harold Saxton Burr von Yale, Lester Barth von Columbia und Elmer Lund von der University of Texas, Ralph Gerard und Benjamin Libet von der University of Chicago, Theodore Bullock von der U.C.L.A. und William Burge von der University of Illinois, hatten Gleichspannungen an den Oberflächen lebender Organismen – sowohl von Pflanzen als auch Tieren und Embryonen – gemessen. Die meisten Biologen zeigten jedoch keinerlei Interesse daran. Schließlich waren bestimmte Gleichströme, sogenannte „Verletzungsströme", wohlbekannt und man glaubte, diese gut zu verstehen. Sie waren bereits in den 1830er-Jahren von Carlo Matteucci entdeckt worden. Biologen hatten ein Jahrhundert lang angenommen, dass diese Ströme bedeutungslose Artefakte waren, die einfach durch Ionen, die aus Wunden austraten, verursacht wurden. Aber dann, in den 1930er- und 1940er-Jahren, begann eine wachsende Anzahl von Wissenschaftlern unter Anwendung besserer Techniken, Gleichspannungen auf allen Oberflächen aller Lebewesen zu finden – nicht nur auf den Oberflächen von Wunden. Daraufhin fragten sich einige, ob diese „Verletzungsströme" nicht vielleicht doch etwas wichtiger sein könnten, als sie es im Studium gelernt hatten.

Die gesammelten Arbeiten dieser Wissenschaftler zeigten, dass Bäume,[16] und wahrscheinlich alle Pflanzen, elektrisch polarisiert sind, und zwar von positiv zu negativ, von den Blättern bis zu den Wurzeln, und dass Tiere von Kopf bis Fuß ähnlich polarisiert sind. Beim Menschen konnten manchmal potenzielle Unterschiede von bis zu 15 Millivolt oder mehr zwischen einem Körperteil und einem anderen gemessen werden.[17]

Im Jahr 1960 war Becker der Erste, dem es gelang, die Ladungsverteilung in einem Tier – in diesem Fall bei Salamandern – detailliert abzubilden. Die Stellen mit der größten positiven Spannung, gemessen vom Rücken des Tieres, waren die Mitte des Kopfes, die obere Wirbelsäule über dem Herzen und der Plexus lumbosacralis am unteren Ende der Wirbelsäule, während die Stellen mit der größten negativen Spannung die vier Füße und das Ende des Schwanzes waren. Außerdem war der Kopf eines wachen Tieres von hinten nach vorne polarisiert, als würde ein elektrischer Strom immer in einer Richtung durch die Mitte seines Gehirns fließen. Wenn ein Tier jedoch betäubt wurde, nahm die Spannung ab, sobald das Anästhetikum zu wirken begann, und wenn das Tier das Bewusstsein verlor, drehte sich die Polarität in die entgegengesetzte Richtung. Aufbauend auf dieser Beobachtung entwickelte Becker eine neuartige Methode zur Einleitung einer Anästhesie. Und als er sie praktisch umsetzte, klappte es wunderbar. Zumindest im Salamander verursachte ein elektrischer Strom von nur 3 Millionstel Ampere, der von vorne nach hinten durch die Mitte seines Kopfes geleitet wurde, dass das Tier sofort bewusstlos wurde und nicht mehr auf Schmerzen reagierte. Als der Strom abgeschaltet wurde, wachte das Tier sofort auf. Er beobachtete die gleiche Polarität von hinten nach vorne bei Menschen, die wach waren. Während des Schlafs und unter Anästhesie verlief sie in die umgekehrte Richtung.[18]

Obwohl Becker es nicht selbst versuchte, wurden in Russland, Osteuropa und den asiatischen Ländern, die einst zur Sowjetunion gehörten, seit etwa 1950 in der Psychiatrie noch kleinere elektrische Ströme verwendet, um Schlaf bei Menschen zu induzieren. Bei diesen Behandlungen wird Strom von vorne nach hinten durch die Mittellinie des Kopfes geleitet, wodurch die normale Polarität des Gehirns umgekehrt wird, genau wie es Becker mit seinen Salamandern tat. Die ersten Veröffentlichungen, die dieses Verfahren beschreiben, spezifizierten kurze Impulse von jeweils 10 bis 15 Mikroampere, 5 bis 25 mal pro Sekunde, was einen durchschnittlichen Strom von nur etwa 30 Milliardstel Ampere ergab. Obwohl größere Ströme bei Menschen sofort zu Bewusstlosigkeit führen, genau wie beim Salamander, werden nicht mehr als diese winzigen Ströme benötigt, um eine Person in Schlaf zu versetzen. Diese als „Elektroschlaf" bezeichnete Technik wird in diesem Teil der Welt seit über einem halben Jahrhundert zur Behandlung von psychischen Störungen, einschließlich manisch-depressiver Erkrankungen und Schizophrenie, eingesetzt.[19]

Die normalen elektrischen Potenziale des Körpers sind auch für die Wahrnehmung von Schmerz notwendig. Wenn beispielsweise Schmerzen im Arm einer Person durch chemisches Anästhetikum, Hypnose oder Akupunktur beseitigt werden, geht das mit einer Umkehrung der elektrischen Polarität in diesem Arm einher.[20]

In den 1970er-Jahren war den Forschern, die sich mit solchen Dingen befassten, klar geworden, dass die von ihnen gemessenen Gleichstrompotenziale eine Schlüsselrolle bei der Organisation lebender Strukturen spielten. Sie waren notwendig für Wachstum und Entwicklung.[21] Sie wurden auch zur Regeneration und Heilung benötigt.

Tweedy John Todd hatte bereits 1823 bewiesen, dass ein Salamander ein abgetrenntes Bein nicht regenerieren kann, wenn die Nervenversorgung dieses Beins zerstört wurde. Eineinhalb Jahrhunderte lang suchten Wissenschaftler nach dem chemischen Signal, das von den Nerven übertragen werden muss, um das Wachstum auszulösen. Die Suche blieb erfolglos. Schließlich schlug Mitte der 1970er-Jahre der Embryologe Sylvan Meryl Rose an der Tulane University vor, dass es möglicherweise eine solche Chemikalie überhaupt nicht gäbe und dass das lang gesuchte Signal rein elektrisch sei. War es möglich, dass die Verletzungsströme, die zuvor als bloße Artefakte angesehen wurden, selbst eine zentrale Rolle bei der Heilung spielten?

Rose stellte fest, dass dies tatsächlich der Fall war. Er zeichnete die Muster der Strömungen in den Wundstümpfen von Salamandern auf, als diese ihre abgetrennten Gliedmaßen regenerierten. Er fand dabei heraus, dass das Ende des Stumpfes in den ersten Tagen nach der Verletzung immer stark positiv war, dann kehrte die Polarität um und wurde in den nächsten Wochen stark negativ. Daraufhin wurde wieder die schwach negative Spannung hergestellt, die in allen gesunden Salamanderbeinen zu finden ist. Rose stellte dann fest, dass Salamander ihre Beine auch ohne Nervenversorgung normal regenerieren können, vorausgesetzt, er duplizierte sorgfältig die von ihm beobachteten elektrischen Heilungsmuster mit einer künstlichen Stromquelle. Eine Regeneration fand nicht statt, wenn die Polarität, Größe oder Abfolge der Ströme inkorrekt war.

Nachdem diese Wissenschaftler nachgewiesen hatten, dass die Signale, die die Regeneration auslösen, elektrischer und nicht chemischer Natur waren, wartete eine weitere Überraschung auf sie. Denn die DC-Potenziale des Körpers, die, wie wir gesehen haben, nicht nur für die Regeneration, sondern auch für Wachstum, Heilung, Schmerzwahrnehmung und sogar das Bewusstsein notwendig sind, schienen nicht in den „echten" Nerven, sondern in den myelinhaltigen Zellen, die sie umgeben, erzeugt zu werden – jene Zellen also, die auch Porphyrine enthalten. Der Beweis kam rein zufällig, als Becker erneut an der Frage arbeitete, warum einige Knochenbrüche nicht heilten. Da er nun wusste, dass Nerven für die Heilung unerlässlich sind, versuchte er Anfang der 1970er-Jahre, ein Tiermodell für Frakturen zu erstellen, die nicht heilten. Dazu trennte er die Nervenversorgung einer Reihe von Rattenbeinen ab, bevor er sie brach.

Zu seiner Überraschung heilten die Beinknochen immer noch normal – allerdings mit einer Verzögerung von sechs Tagen. Sechs Tage waren jedoch bei Ratten für die Regenerierung eines abgetrennten Nervs bei Weitem nicht genug. Er fragte sich, ob Knochen eine Ausnahme von der Regel sein könnten, dass Nerven für eine Heilung erforderlich waren? „Dann sahen wir uns die Versuchstiere etwas genauer an", schrieb Becker. „Wir stellten fest, dass die Schwannschen Zellscheiden während der sechstägigen Verzögerung über die Lücke wuchsen. Sobald die perineurale Hülle repariert war, begannen die Knochen, normal zu heilen. Das war ein Zeichen dafür, dass zumindest das Heilungs- oder Ausgangssignal eher von der Scheide als vom Nerv selbst transportiert wurde. Die Zellen, die Biologen lediglich als Isolierung angesehen hatten, erwiesen sich als echte Drähte."[22] Es waren die Schwannschen Zellen, schloss Becker – die myelinhaltigen Gliazellen – und nicht die Neuronen, die sie umgaben, die die Ströme transportierten und die Wachstum und Heilung bestimmten. Und in einer viel früheren Studie hatte Becker bereits gezeigt, dass die Gleichströme, die entlang der Salamanderbeine und vermutlich entlang der Gliedmaßen und Körper aller höheren Tiere fließen, halbleitend sind.[23]

Damit schloss sich der Kreis. Die Myelinscheiden – die flüssigkristallinen Hüllen, die unsere Nerven umgeben – enthalten halbleitende Porphyrine,[24] die mit Schwermetallatomen, wahrscheinlich Zink, dotiert sind.[25] Harvey Solomon und Frank Figge schlugen 1958 erstmals vor anzunehmen, dass diese Porphyrine eine wichtige Rolle bei der Nervenleitung spielen müssen. Die Implikationen sind besonders wichtig für Menschen mit chemischen und elektromagnetischen Empfindlichkeiten. Diejenigen von uns, die genetisch einen relativ niedrigen Spiegel eines oder mehrerer Porphyrinenzymen haben, haben möglicherweise ein „nervöses Temperament", weil unser Myelin mit etwas mehr Zink dotiert ist als das unserer Nachbarn und durch die umliegenden elektromagnetischen Felder (EMFs) leichter gestört wird. Toxische Chemikalien und EMFs sind daher synergistisch: Die Exposition gegenüber Toxinen stört den Porphyrin-Pfad noch mehr und führt zur Akkumulation von weiteren Porphyrinen und ihren Vorläufern, wodurch das Myelin und die Nerven, die es umgibt, noch empfindlicher gegenüber EMFs werden. Neueren Forschungen zufolge kann ein großer Überschuss an Porphyrin-Vorläufern die Synthese von Myelin verhindern und die Myelinscheiden zerstören, wobei die Neuronen, die sie umgeben, dann ungeschützt und freigelegt sind.[26]

Zweifelsohne ist die Situation in Wirklichkeit sehr viel komplexer, und um alle Einzelteile richtig zusammenzusetzen, sind Forscherinnen und Forscher erforderlich, die bereit sind, unsere kulturellen Scheuklappen abzulegen und die Existenz elektrischer Übertragungsleitungen im Nervensystem von Tieren anzuerkennen. Die Mainstream-

Wissenschaft hat bereits den ersten Schritt getan, indem sie endlich anerkannt hat, dass Gliazellen viel mehr sind als nur Verpackungsmaterial.[27] Eine Entdeckung eines Forschungsteams an der Universität von Genua revolutioniert derzeit in der Tat die Neurologie. Diese Entdeckung bezieht sich auf die Atmung.[28]

Jeder weiß, dass das Gehirn mehr Sauerstoff verbraucht als jedes andere Organ und dass das Gehirn das erste Organ ist, das stirbt, wenn eine Person aufhört zu atmen. Das italienische Team bestätigte 2009, dass bis zu 90 Prozent dieses Sauerstoffs nicht von den Nervenzellen des Gehirns, sondern von den sie umgebenden Myelinscheiden verbraucht wird. Laut tradiertem Wissen findet der Sauerstoffverbrauch zur Energieerzeugung nur in den winzigen Organellen innerhalb der Zellen, den sogenannten Mitochondrien, statt. Dieses Wissen wurde jetzt auf den Kopf gestellt. Zumindest im Nervensystem scheint ein Großteil des Sauerstoffs in der mehrschichtigen fetthaltigen Substanz, dem Myelin, verbraucht zu werden, das überhaupt keine Mitochondrien enthält. Nach vierzigjähriger Forschung ist jedoch klar, dass sie nicht-hämhaltige Porphyrine umfassen und halbleitend sind. Einige Wissenschaftler sagen jetzt sogar, dass die Myelinscheide selbst ein riesiges Mitochondrion ist, ohne das der enorme Sauerstoffbedarf unseres Gehirns und Nervensystems niemals gedeckt werden könnte. All diese Fakten werden nur dann verständlich, wenn man davon ausgeht, dass sowohl die Neuronen – wie es Ling Wei vorgeschlagen hatte – als auch die sie umhüllenden Myelinscheiden – wie von Becker vorgeschlagen – zusammenarbeiten. Gemeinsam bilden sie ein elektrisches Übertragungsleitungssystem, das komplex und elegant ist. Dieses System ist elektrischen Störungen ausgesetzt, genau wie die Übertragungsleitungen, die von menschlichen Ingenieuren gebaut wurden.

Die delikate Empfindlichkeit des regulären Nervensystems gegenüber elektromagnetischen Feldern wurde 1956 von den Zoologen Carlo Terzuolo und Theodore Bullock bewiesen – aber seither von allen ignoriert. Tatsächlich waren sogar Terzuolo und Bullock über die Ergebnisse erstaunt. Beim Experimentieren mit Krebsen stellten sie fest, dass, obgleich eine relative hohe Menge elektrischen Stroms erforderlich war, um einen zuvor stillen Nerv zum Feuern zu bringen, selbst unglaublich kleine Ströme dazu führen konnten, dass ein bereits feuernder Nerv seine Feuerrate enorm veränderte. Ein Strom von nur 36 Milliardstel Ampere reichte aus, um die Feuerrate eines Nervs um fünf bis zehn Prozent zu erhöhen oder zu verringern. Entwicklern moderner Sicherheitscodes zufolge gilt sogar heute noch, dass ein Strom von 150 Milliardstel Ampere Tausende Male geringer ist als der, mit dem überhaupt eine biologische Wirkung ausgelöst wird. Aber dennoch verdoppelte diese winzige Stromstärke die Feuerrate oder stellte umgekehrt den Nerv völlig ruhig. Ob die Aktivität des Nervs erhöht oder verringert wurde, hing nur von der Richtung ab, in der der Strom an den Nerv angelegt wurde.

Der Zusammenhang von Porphyrie und Zink

Die Rolle von Zink wurde in den 1950er-Jahren von Henry Peters, einem Porphyrinologen an der medizinischen Fakultät der Universität von Wisconsin, entdeckt. Wie Morton nach ihm war Peters beeindruckt von der Anzahl der Menschen, die eine leichte oder latente Porphyrie zu haben schienen, und war überzeugt, dass das Merkmal weitaus häufiger vorkam, als allgemein angenommen wurde.[29]

Peters entdeckte, dass seine Porphyrie-Patienten mit neurologischen Symptomen sehr große Mengen an Zink in ihrem Urin ausschieden – bis zu 36-mal mehr als normal. Eigentlich ließen sich ihre Symptome besser durch den Zinkspiegel in ihrem Urin erklären als durch den Porphyrinspiegel, der von ihnen ausgeschieden wurde. Auf der Basis dieser Beobachtungen tat Peters das Nächstliegende: Bei vielen seiner Patienten wendete er eine Chelat-Therapie an, um die Zinkbelastung des Körpers zu reduzieren – und es funktionierte! Bei einem Patienten nach dem anderen, bei denen die Behandlung mit BAL oder EDTA den Zinkspiegel in ihrem Urin auf den Normalwert gesenkt hatte, verschwand die Krankheit und der Patient blieb manchmal mehrere Jahre beschwerdefrei.[30] Im Gegensatz zu konventionellem Wissen, das davon ausgeht, dass Zinkmangel häufig vorkommt und durch Einnahme von Zink ergänzt werden sollte, litten Peters Patienten aufgrund ihrer Genetik und ihrer verschmutzten Umwelt tatsächlich an einer Zinkvergiftung. Das Gleiche gilt wahrscheinlich auch für mindestens fünf bis zehn Prozent der Bevölkerung, die an nicht diagnostizierter Porphyrie leiden.

Während der nächsten 40 Jahre stieß Peters mit seiner Überzeugung, dass Zinktoxizität weit verbreitet sei, auf heftigen Widerstand, aber die Beweise dafür häufen sich nunmehr. Tatsächlich gelangen große Mengen von Zink durch industrielle Prozesse, verzinkte Metalle und sogar die Füllungen in unseren Zähnen in unsere Umwelt, unser Zuhause und unseren Körper. Zink ist in Haftcremes für Zahnersatz und in Motoröl enthalten. Autoreifen enthalten so viel Zink, dass er aufgrund ihrer ständigen Abnutzung zu einem der Hauptbestandteile des Straßenstaubs wird, der in unsere Bäche, Flüsse und Stauseen und schließlich in unser Trinkwasser gelangt.[31] Eine Gruppe von Wissenschaftlern vom Brookhaven National Laboratory, der United States Geological Survey und mehreren Universitäten fragte sich, ob wir vielleicht alle an einer solchen Vergiftung litten. Sie züchteten Ratten und gaben ihnen Wasser, das mit einer geringfügigen Dosis von Zink ergänzt wurde. Im Alter von drei Monaten hatten die Ratten bereits Gedächtnisdefizite. Mit neun Monaten hatten sie einen erhöhten Zinkspiegel im Gehirn.[32] In einem menschlichen Experiment erhielten schwangere Frauen in einem Slumgebiet von Bangladesch täglich 30 Milligramm Zink in der Erwartung, dass dies der geistigen Entwicklung und den motorischen Fähigkeiten ihrer Babys zugutekommen würde. Das Forschungsteam stellte genau das Gegenteil fest.[33] In einem Begleitexperiment erhielt eine Gruppe von Säuglingen aus Bangladesch fünf Monate lang täglich 5 Milligramm Zink mit dem gleichen überraschenden Ergebnis: Diese Säuglinge erzielten bei Standardtests, bei denen die geistige Entwicklung gemessen wurde, schlechtere Ergebnisse.[34] Ferner zeigt die Fachliteratur zunehmend, dass Zinkpräparate die Alzheimer-Krankheit verschlimmern,[35] und dass eine Chelat-Therapie zur Zinkreduktion die kognitiven Funktionen bei Alzheimer-Patienten verbessert.[36] Ein australisches Team, das Autopsieproben untersuchte, stellte fest, dass Alzheimer-Patienten doppelt so viel Zink im Gehirn hatten wie Menschen ohne diese Krankheit. Je schwerer die Demenz, desto höher war der Zinkspiegel.[37]

Ernährungswissenschaftler wurden lange Zeit durch Blutuntersuchungen zur Beurteilung der körpereigenen Zinkvorräte irregeführt. Wissenschaftler stellen jetzt fest, dass die Blutspiegel nicht zuverlässig sind, und dass es nur bei einer starken Unterernährung einen Zusammenhang zwischen der Zinkmenge in unserer Ernährung und der Zinkkonzentration in unserem Blut gibt.[38] Bei einigen neurologischen Erkrankungen, einschließlich der

Alzheimer-Krankheit, ist es üblich, dass der Zinkspiegel im Gehirn hoch und der Zinkspiegel im Blut normal oder niedrig ist.[39] Bei einer Reihe von Krankheiten, einschließlich Diabetes und Krebs, ist die Zinkkonzentration im Urin hoch, während sie im Blut niedrig ist.[40] Die Nieren scheinen auf die Zinkkonzentration im gesamten Körper zu reagieren und nicht nur auf die im Blut. So kann der Zinkspiegel im Blut niedrig sein, allerdings nicht wegen eines Zinkmangels, sondern vielmehr, weil der Körper mit Zink überladen ist und die Nieren ihn so schnell wie möglich aus dem Blut entfernen. Zinkmangel auf Grund einer zinkarmen Ernährung ist auch sehr viel unwahrscheinlicher als früher angenommen. Selbst bei einer extrem niedrigen Zinkzufuhr über die Ernährung hat der Körper die erstaunliche Fähigkeit, dies durch eine erhöhte Darmabsorption und eine verringerte Ausscheidung über Urin, Stuhl und Haut zu kompensieren.[41] Obgleich die täglichen Referenzwerte für die Zinkzufuhr bei Männern 11 Milligramm beträgt, reichen sogar nur 1,4 Milligramm pro Tag aus, um trotzdem die Homöostase und den normalen Zinkspiegel im Blut und im Gewebe aufrechterhalten.[42] Aber eine Person, die ihre tägliche Aufnahme über 20 Milligramm hinaus erhöht, riskiert damit, an langfristig toxischen Auswirkungen zu erkranken.

Kanarienvögel in der Kohlemine

Die Erzeugung von Häm aus Porphyrin kann in unseren Zellen – soweit wir wissen – durch eine Vielzahl toxischer Chemikalien, aber nicht durch die Elektrizität gehemmt werden. Wie wir jedoch in den folgenden Kapiteln sehen werden, beeinträchtigen elektromagnetische Felder die wichtigste Aufgabe, die dieses Häm für uns übernehmen soll, nämlich die Verbrennung unserer Nahrung durch Sauerstoff, damit wir leben und atmen können. Genau wie ein Regen, der sich über ein Lagerfeuer ergießt, löschen die elektromagnetischen Felder die Flammen des Stoffwechsels. Sie reduzieren die Aktivität der Cytochrome. Es gibt Hinweise darauf, dass sie das auf die denkbar einfachste Weise tun. Sie üben eine Kraft aus, die die Geschwindigkeit der Elektronen verändert, die sie entlang der Kette von Cytochromen zum Sauerstoff transportieren.

Jeder Mensch auf der Erde ist von diesem unsichtbaren Regen betroffen, der in das Gewebe unserer Zellen eindringt. Wegen dieser Felder haben wir alle einen langsameren Metabolismus und besitzen weniger Vitalität. Wir werden sehen, wie dieses langsame Ersticken die bedeutendsten Zivilisationskrankheiten verursacht: Krebs, Diabetes und Herzerkrankungen. Es gibt hier kein Entkommen. Unabhängig von Ernährung, Bewegung, Lebensstil und Genetik ist das Risiko, von diesen Krankheiten betroffen zu sein, für jeden Menschen und jedes Tier größer als vor anderthalb Jahrhunderten. Menschen mit einer genetischen Veranlagung haben einfach ein größeres Risiko als alle anderen, weil sie von Anfang an etwas weniger Häm in ihren Mitochondrien haben.

In Frankreich war Leberkrebs bei Menschen mit einem Gen für Porphyrie 36-mal häufiger als in der Allgemeinbevölkerung.[43] In Schweden und Dänemark war die Rate 39-mal so hoch und die Lungenkrebsrate dreimal so hoch wie allgemein.[44] Für Deutschland liegen vergleichbare Zahlen vor: Patienten mit akuter Porphyrie haben einer Untersuchung der Heinrich-Heine-Universität zufolge ein 35-fach erhöhtes Risiko, an einem Lebertumor zu erkranken. Brustschmerzen, Herzinsuffizienz, Bluthochdruck und EKGs, die auf Sauerstoffmangel hinweisen, sind bei der Porphyrie gut bekannt.[45] Porphyrie-Patienten mit normalen

Koronararterien sterben an Herzrhythmusstörungen[46] oder Herzinfarkten.[47] Glukosetoleranztests und Insulinspiegel sind meistens abnormal.[48] In einer Studie waren 15 von 36 Porphyrie-Patienten an Diabetes erkrankt.[49] Die vielgestaltigen Erscheinungsformen dieser Krankheit, die nahezu jedes Organ betreffen können, werden weitgehend wegen Häm-Mangel auf eine gestörte Zellatmung zurückgeführt.[50] In der Tat hat kein Porphyrin-Experte bisher eine bessere Erklärung angeboten.

Die fünf bis zehn Prozent der Bevölkerung mit niedrigeren Porphyrinenzymwerten sind die berühmten Kanarienvögel in der Kohlemine: Kanarienvögel, die von 1730 an als Warnung vor beginnendem Sauerstoffmangel in Kohleminen eingesetzt wurden, deren Warngesang jedoch in diesem Falle auf tragische Weise ignoriert wurde. Sie sind die Menschen, die in der letzten Hälfte des 19. Jahrhunderts an Neurasthenie erkrankten, als Telegrafendrähte die Welt umspannten; sie waren die Opfer von Schlaftabletten in den späten 1880er-Jahren, von Barbituraten in den 1920er-Jahren und von Sulfadrogen in den 1930er-Jahren; sie sind die Männer, Frauen und Kinder mit mehrfachen chemischen Empfindlichkeiten, die durch ein Gebräu von Chemikalien, das seit dem Zweiten Weltkrieg über uns ausgeschüttet wird, vergiftet worden sind; sie sind auch die im Stich gelassenen Seelen mit Elektrosensibilität, die das Computerzeitalter hinterlassen hat und die wegen der unausweichlichen Strahlung der drahtlosen Revolution in ein einsames Exil verbannt wurden.

Im zweiten Teil dieses Buches werden wir sehen, wie stark die allgemeine Weltbevölkerung nun betroffen ist, weil man die Warnungen ignoriert hat.

TEIL 2
... bis zur Gegenwart

KAPITEL 11

Herzneurose

Am ersten Herbsttag 1998 starb die ehemalige olympische Leichtathletik-Goldmedaillengewinnerin Florence Griffith Joyner mit 38 Jahren, als ihr Herz mitten im Schlaf aufhörte zu schlagen. Im Herbst desselben Jahres starb der 29-jährige kanadische Eishockeyspieler Stéphane Morin während eines Spiels in Deutschland an einer plötzlichen Herzinsuffizienz und hinterließ seine Frau und einen neugeborenen Sohn. Der ebenfalls 29-jährige Chad Silver, Spieler der Schweizer Eishockeynationalmannschaft, starb an einem Herzinfarkt. Dave Logan, der als Verteidiger beim American Football-Klub Tampa Bay Buccaneers spielte, brach zusammen und starb an derselben Ursache. Er war 42. Keiner dieser Athleten hatte jemals eine Vorgeschichte mit Herzerkrankungen gehabt.

Aufgrund der zunehmenden Verängstigung, die diese Fälle in Leistungssportkreisen auslösten, erstellte eine Herzstiftung in den Vereinigten Staaten, die Minneapolis Heart Institute Foundation, ein Jahrzehnt später ein nationales Register für plötzliche Todesfälle bei Sportlern. Nachdem die Stiftung öffentliche Aufzeichnungen, Reportagen, Krankenhausarchive und Autopsieunterlagen durchgeforstet hatte, identifizierte sie 1.049 amerikanische Athleten in 38 Leistungssportarten, die zwischen 1980 und 2006 einen plötzlichen Herzstillstand erlitten hatten. Die Daten bestätigten, was die Sportgemeinschaft ohnehin bereits wusste. Im Jahr 1980 waren Herzinfarkte bei jungen Sportlern selten: In den Vereinigten Staaten gab es nur neun Fälle. Die Zahl nahm langsam, aber stetig zu und stieg um etwa zehn Prozent pro Jahr, bis sich 1996 die Zahl der Fälle von Herzstillstand mit tödlichem Ausgang bei Sportlern plötzlich verdoppelte. In jenem Jahr waren es 64 und im folgenden Jahr 66. Im letzten Jahr der Studie starben 76 Leistungssportler an Herztod; die meisten von ihnen waren noch keine 18 Jahre alt.[1]

Die amerikanische medizinische Gemeinschaft war nicht in der Lage, hierfür eine Erklärung zu liefern. Aber in Europa glaubten einige Ärzte, eine Antwort darauf gefunden zu haben – nicht nur auf die Frage, warum so viele junge Sportlerherzen die Anstrengung nicht mehr aushalten konnten, sondern auch auf die allgemeinere Frage, warum so viele junge Menschen Krankheiten erlagen, an denen früher nur alte Menschen starben. Ein auf Umweltmedizin spezialisierter Verband deutscher Ärzte brachte am 9. Oktober 2002 eine Petition in Umlauf, in der ein Moratorium für Antennen und Türme für die Mobiltelefonkommunikation gefordert wurde. Sie behaupteten, dass die davon erzeugte elektromagnetische Strahlung einen drastischen Anstieg – sowohl der akuten als auch der chronischen Krankheiten – verursachte. Dazu gehörten „extreme Blutdruckschwankungen", „Herzrhythmusstörungen" und „Herzinfarkte und Schlaganfälle bei einer immer jüngeren Bevölkerung".

3.000 Ärzte unterzeichneten diesen „Freiburger Appell", der nach der Stadt, in der er verfasst wurde, benannt wurde. Die Beurteilung dieser Ärzte könnte – vorausgesetzt, sie ist richtig – die plötzliche Verdoppelung des Herzinfarkts bei amerikanischen Athleten im Jahr 1996 erklären: In diesem Jahr wurden in den USA erstmals digitale Mobiltelefone verkauft. In diesem Jahr begannen die Mobilfunkanbieter auch Zehntausende von Mobilfunktürmen zu bauen, die für das Funktionieren der Telefone notwendig waren.

Obwohl ich vom Freiburger Appell und den potenziell tiefgreifenden Auswirkungen der Elektrizität auf das Herz wusste, hatte ich zunächst nicht die Absicht, ein Kapitel über Herzkrankheiten in dieses Buch aufzunehmen. Trotz der zahlreichen Beweise, wollte ich es nämlich nicht wahrhaben.

Aus Kapitel 8 wissen wir, dass Marconi, der Vater des Radios, zehn Herzinfarkte erlitt, nachdem er mit seinen weltverändernden Projekten begonnen hatte – einschließlich des letzten, der ihm im relativ jungen Alter von 63 Jahren das Leben kostete.

Die „Angststörung", die heutzutage so weit verbreitet ist, wird meistens anhand der Herzsymptome diagnostiziert. Viele, die einen akuten „Angstanfall" erleiden, haben Herzklopfen, Atemnot und Schmerzen oder Druck auf der Brust. Diese sind dem eines Herzinfarkts so ähnlich, dass mehr Patienten, die lediglich eine Panikattacke haben, in der Notaufnahme landen als Patienten, die nachweislich an Herzbeschwerden leiden. Aber aus Kapitel 6 erinnern wir uns auch daran, dass Sigmund Freud den Begriff der ‚Angstneurose' ins Leben rief – eine Umbenennung der Krankheit, die einstmals als Neurasthenie bezeichnet wurde und die sich erst im späten 19. Jahrhundert nach dem Bau der ersten elektrischen Kommunikationssysteme ausbreitete.

Die Radiowellenkrankheit, die von russischen Ärzten in den 1950er-Jahren beschrieben wurde, schließt Herzstörungen als ein hervorstechendes Merkmal ein.

Ich war mir alldem nicht nur bewusst, sondern ich selbst leide auch seit 35 Jahren an Herzklopfen, Herzrhythmusstörungen, Atemnot und Brustschmerzen, die mit der Exposition gegenüber Elektrizität zusammenhängen.

Meine Kollegin und Freundin Jolie Andritzakis erwähnte überraschenderweise, dass Herzkrankheiten zum ersten Mal in der medizinischen Literatur zu Beginn des 20. Jahrhunderts auftauchten, und schlug vor, doch ein Kapitel darüber zu schreiben. Während des Medizinstudiums wurde mir gründlich eingetrichtert, dass Cholesterin die Hauptursache für Herzkrankheiten sei. Deshalb hatte ich das Wissen, dass schlechte Ernährung und Bewegungsmangel die wichtigsten Faktoren bei dieser modernen Epidemie sind, bisher nie infrage gestellt. Auch wenn ich keine Zweifel daran hatte, dass elektromagnetische Strahlung Herz*infarkte* verursachen konnte, ahnte ich jedoch nicht, dass sie auch für Herz*krankheiten* verantwortlich war.

Dann wurde die Sache durch einen anderen Kollegen, Dr. Samuel Milham, noch verworrener für mich. Milham ist ein Arzt und Epidemiologe, der aus dem öffentlichen Gesundheitswesen des Staates Washington ausschied. 2010 veröffentlichte er einen Artikel, gefolgt von einem kleinen Buch, in dem er darauf hinwies, dass die modernen Epidemien wie Herzkrankheiten, Diabetes und Krebs größtenteils – wenn nicht sogar vollständig – durch Elektrizität verursacht werden. Er belegte seine Behauptungen mit hieb- und stichfesten Statistiken.

Und so beschloss ich, mich eingehend damit zu beschäftigen.

Milhams Arbeit erweckte meine Aufmerksamkeit erstmals im Jahr 1996, als ich gebeten wurde, bei einer nationalen Klage gegen die US-Bundeskommunikationskommission (Federal Communications Commission – FCC) mitzuwirken. Ich lebte damals immer noch in Brooklyn und wusste nur, dass die Telekommunikationsindustrie eine „drahtlose Revolution" versprach. Die Industrie wollte jedem Amerikaner ein Handy in die Hand geben, und damit diese Geräte in den Straßenschluchten meiner Heimatstadt funktionierten, stellten sie einen Antrag, in ganz New York Tausende von Mikrowellenantennen fast auf Straßenebene errichten zu dürfen. In Radio und Fernsehen tauchten zunehmend Anzeigen für die neuen Telefone auf, die der Öffentlichkeit suggerierten, warum sie solche Dinge brauchten und dass sie ideale Weihnachtsgeschenke wären. Ich hatte nicht die geringste Ahnung, wie radikal sich die Welt verändern würde.

Dann kam ein Anruf von David Fichtenberg, einem Statistiker im US-Bundesstaat Washington, der mir sagte, die FCC habe gerade Richtlinien für die Exposition von Menschen gegenüber Mikrowellenstrahlung veröffentlicht. Er fragte mich, ob ich mich einer rechtlichen Klage auf nationaler Ebene gegen sie anschließen wollte. Wie ich herausfand, wurden die neuen Richtlinien von der Handyindustrie selbst verfasst. Sie schützten die Menschen nur vor einer der Auswirkungen der Mikrowellenstrahlung, nämlich wie ein Braten in einem Mikrowellenherd gekocht zu werden. Abgesehen vom Hitzeaspekt wurden keine der bekannten Auswirkungen einer solchen Strahlung – wie zum Beispiel die Auswirkungen auf das Herz, Nervensystem, die Schilddrüse und andere Organe – berücksichtigt.

Schlimmer noch, der US-Kongress hatte im Januar ein Gesetz verabschiedet, das es Städten und Staaten tatsächlich verbot, diese neue Technologie auf der Grundlage von Gesundheitsaspekten zu regulieren. Präsident Clinton hatte es am 8. Februar unterzeichnet. Die Industrie, der FCC, der Kongress und der Präsidenten wurden somit zu Verbündeten, als sie uns versicherten, dass es keinerlei Bedenken gäbe, Geräte zu benutzen, die Mikrowellenstrahlung direkt auf unser Gehirn richten. Außerdem sollten wir uns alle daran gewöhnen, auf engstem Raum mit Mikrowellentürmen zu leben, denn bald würden sie in unserer Nachbarschaft errichtet werden, ob es uns nun gefiel oder nicht. Damit wurde ein riesiges biologisches Experiment in Gang gesetzt, in dem wir alle ahnungslose Versuchskaninchen waren.

Das Ergebnis war allerdings bereits bekannt, da die Forschung dazu längst vorlag. Die daran beteiligten Wissenschaftler versuchten uns mitzuteilen, wie sich die neue Technologie auf das Gehirn von Handynutzern und auf die Herzen und das Nervensystem von Menschen in der Nähe von Zelltürmen auswirken würde. Und in nicht zu ferner Zukunft würde das jeden einschließen.

Samuel Milham Jr. war einer dieser Forscher. Er hatte keine klinischen oder experimentellen Untersuchungen an einzelnen Menschen oder Tieren durchgeführt. Diese Arbeit war in früheren Jahrzehnten von anderen vorgenommen worden.

Milham ist ein Epidemiologe, also ein Wissenschaftler, der beweist, dass die Ergebnisse, die andere im Labor erzielten, sich

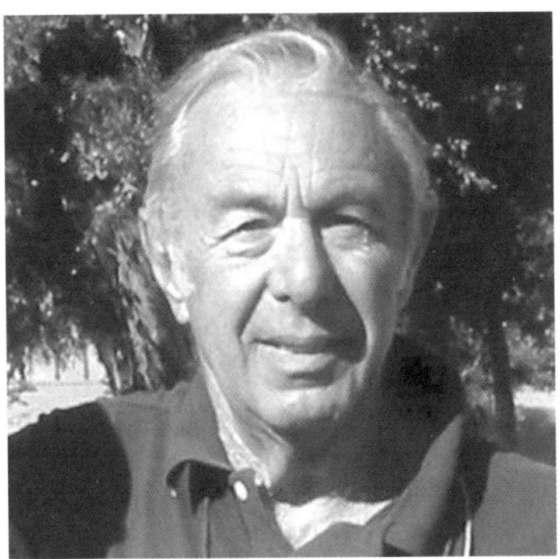

Dr. Samuel Milham, M. P. H.

tatsächlich auf Menschenmassen in der realen Welt übertragen lassen. In seinen frühen Studien hatte er gezeigt, dass Elektriker, Stromleitungsarbeiter, Telefontechniker, Aluminiumarbeiter, Radio- und Fernsehreparaturfachkräfte, Schweißer und Amateurfunker – also Fachleute, die durch ihre Arbeit der elektrischen oder elektromagnetischen Strahlung ausgesetzt waren – weitaus häufiger als die breite Öffentlichkeit an Leukämie, Lymphom und Hirntumoren starben. Er wusste, dass die neuen FCC-Standards unzureichend waren, und stellte sich als Fachberater für diejenigen zur Verfügung, die sie vor Gericht anfechten wollten.

In den letzten Jahren widmete sich Milham einer eingehenden Überprüfung wichtiger Statistiken aus den 1930er- und 1940er-Jahren. Damals hatte es die Roosevelt-Regierung zu einer nationalen Priorität gemacht, jede Farm und ländliche Gemeinde in Amerika zu elektrifizieren. Was Milham dabei herausfand, überraschte sogar ihn. Er stellte fest, dass nicht nur Krebs, sondern auch Diabetes und Herzerkrankungen in direktem Zusammenhang mit der Elektrifizierung von Wohngebieten standen. In ländlichen Gemeinden ohne Stromanschluss waren Herzkrankheiten selten – bis der Stromversorgungsdienst begann. Tatsächlich starb 1940 die Landbevölkerung in den elektrifizierten Regionen plötzlich vier- bis fünfmal so häufig an Herzkrankheiten wie diejenigen, die noch außerhalb der Reichweite von Elektrizität lebten. „Es scheint unglaublich, dass Unterschiede dieser Größenordnung in der Sterblichkeitsrate – für über 70 Jahre, nachdem sie erstmals gemeldet wurden – ungeklärt bleiben konnten", schrieb Milham.[2] Er mutmaßte, dass im frühen 20. Jahrhundert niemand nach Antworten suchte.

Aber als ich anfing, die frühe Fachliteratur zu lesen, stellte ich fest, dass *jeder* nach Antworten suchte. Paul Dudley White zum Beispiel – ein namhafter Kardiologe, der Harvard Medical School – zerbrach sich 1938 den Kopf über dieses Problem. In der zweiten Ausgabe seines Lehrbuchs *Heart Disease* hielt er sein Erstaunen darüber fest, dass Austin Flint, ein bekannter Arzt, der in der letzten Hälfte des 19. Jahrhunderts in New York City Innere Medizin praktizierte, während eines Zeitraums von fünf Jahren keinen einzigen Fall von Angina pectoris (Brustschmerzen wegen Herzerkrankung) gesehen hatte. White war bestürzt, dass sich die Rate der Herzkrankheiten seit Beginn seiner medizinischen Praxis 1911 in seinem Heimatstaat Massachusetts verdreifacht hatte. „Als Todesursache", schrieb er, „hat die Herzkrankheit in diesem Teil der Welt immer größere Ausmaße angenommen. Mittlerweile ist sie die führende Ursache geworden und hat die Tuberkulose, Lungenentzündung und bösartige Erkrankungen weit überholt." 1970, am Ende seiner Karriere, konnte White immer noch nicht erklären, was der Grund dafür war. Er konnte sich lediglich über die Tatsache wundern, dass die koronare Herzkrankheit – eine Verengung der Herzkranzgefäße und heute die häufigste Art der Herzkrankheit – einst so selten war, dass er während seinen ersten

Jahre als praktizierender Arzt fast keine Fälle gesehen hatte. „Von den ersten 100 von mir veröffentlichen Abhandlungen", schrieb er, „befassten sich nur zwei, gegen Ende der 100, mit der koronaren Herzkrankheit."[3]

Zur Jahrhundertwende um 1900 erschien die Herzkrankheit jedoch nicht aus dem Nichts. Sie war zwar relativ selten, aber nicht gänzlich unbekannt. Die Bevölkerungsstatistiken der Vereinigten Staaten zeigen, dass die Herzerkrankungsrate bereits im Anstieg war – lange bevor White sein Medizinstudium beendet hatte. Die moderne Epidemie begann tatsächlich ziemlich plötzlich in den 1870er-Jahren, also gleichzeitig mit der ersten weitflächigen Verbreitung von Telegrafendrähten. Aber damit greife ich den Dingen voraus. Denn der Beweis, dass Herzkrankheiten hauptsächlich durch Elektrizität verursacht werden, ist bei Weitem größer als jemals von Milham vermutet, und der Mechanismus, mit dem das Herz durch Elektrizität beschädigt wird, ist bekannt.

Vor allem sollten wir uns nicht nur auf historische Daten stützen, um Milhams Vorschlag zu untermauern, denn in einigen Teilen der Welt ist die Elektrifizierung noch nicht abgeschlossen.

Die Anzahl der koronaren Herzkrankheiten in Delhi in Indien war beunruhigend hoch. Deshalb beschlossen Wissenschaftler des Sitaram Bhartia Instituts für Wissenschaft und Forschung von 1984 bis 1987, diese Zahlen mit denen der ländlichen Gebiete des Gurgaon Distrikts im Bundesstaat Haryana, der 50 bis 70 Kilometer entfernt lag, zu vergleichen. 27.000 Menschen wurden befragt. Das Forschungsteam stellte wie erwartet fest, dass es in der Stadt mehr Herzkrankheiten gab als auf dem Land. Sie waren jedoch überrascht, dass praktisch alle vermeintlichen Risikofaktoren in den ländlichen Gebieten tatsächlich größer waren.

Die Stadtbewohner rauchten viel weniger. Im Gegensatz zu den ländlichen Bewohnern nahmen sie weniger Kalorien zu sich, weniger Cholesterin und viel weniger gesättigtes Fett. Dennoch war bei ihnen die Inzidenz der Herzkrankheit fünfmal so hoch. „Aus der vorliegenden Studie geht klar hervor", schrieben die Wisssenschaftler, „dass die Prävalenz der koronaren Herzkrankheit und ihre Unterschiede zwischen Stadt und Land nicht mit einem bestimmten Risikofaktor zusammenhängen und es daher notwendig ist, nach anderen Faktoren als den herkömmlichen zu suchen."[4] Der offensichtlichste Faktor, den diese Forscher nicht in Erwägung zogen, war die Elektrizität. Denn bis Mitte der 80er-Jahre war der Bezirk Gurgaon noch nicht elektrifiziert worden.[5]

Um Daten dieser Art zu verstehen, ist es erforderlich, noch einmal zu überdenken, was wir über Herzkrankheiten, Elektrizität und die Beziehung zwischen beiden wissen – und was immer noch nicht bekannt ist.

Meine ungarische Großmutter, die während meiner Kindheit die Hauptköchin der Familie war, hatte Arteriosklerose (Verhärtung der Arterien). Sie servierte uns die gleichen Mahlzeiten, die sie auch für sich selbst kochte; auf Anraten ihres Arztes waren diese fettarm. Sie war eine wunderbare Köchin: Nachdem ich von zu Hause ausgezogen war, behielt ich eine ähnliche Kost bei, weil sie mir schmeckte. Zudem bin ich seit 38 Jahren Vegetarier. Ich fühle mich mit dieser Ernährungsweise am gesündesten und glaube, dass es gut für mein Herz ist.

Kurz nachdem ich mit den Recherchen für dieses Kapitel begonnen hatte, gab mir jedoch ein Freund ein Buch mit dem Titel *Mythos Cholesterin: Die zehn größten Irrtümer*. Es wurde im Jahr 2000 von dem dänischen Arzt Uffe Ravnskov veröffentlicht. Er war Spezialist für Innere Medizin und Nierenerkrankungen und pensionierter Hausarzt, der im schwedischen Lund ansässig war. Es widerstrebte mir, es zu lesen, denn Ravnskov ist nicht unvoreingenommen: Er hält Vegetarier für Stoiker, die sich keinen Genuss gönnen und heldenhaft auf den Geschmack von richtigem Essen verzichten – in dem falschen Glauben, dass sie dadurch ihr Leben verlängern.

Ich ignorierte seine Vorurteile, las Ravnskovs Buch dennoch und fand es schließlich gut recherchiert und gründlich referenziert. Es setzte auch einen Schlussstrich unter die Meinung, dass Menschen heute mehr Herzinfarkte haben, weil sie mehr tierisches Fett zu sich nehmen als ihre Vorfahren. Oberflächlich betrachtet widerspricht seine These sowohl dem, was mir beigebracht wurde, als auch meiner eigenen Erfahrung. Also beschaffte ich mir Ausgaben von vielen Studien, die er zitierte, und las sie wiederholt durch, bis sie angesichts dessen, was ich über die Elektrizität wusste, endlich Sinn machten. Das Wichtigste, was dabei ins Auge fiel war, dass die frühen Studien nicht das gleiche Ergebnis hatten wie die heutigen Forschungsarbeiten und dass es eine Erklärung für den Unterschied gibt. Aus demselben Grund stimmen auch jüngere Studien aus verschiedenen Teilen der Welt nicht immer überein.

Ravnskov ist jedoch in einem gewissen Maße zur Kultfigur der alternativen Gesundheitsbewegung geworden. Dazu gehören auch viele Umweltärzte, die ihren schwerkranken Patienten jetzt *fettreiche* Diäten mit Schwerpunkt auf tierischen Fetten verschreiben. Sie legen die medizinische Literatur falsch aus. Die Studien, auf die sich Ravnskov stützte, zeigen ganz eindeutig, dass ein anderer Faktor als die Ernährung für die moderne Geißel der Herzkrankheit verantwortlich ist. Aber sie zeigen auch, dass eine Reduzierung des Nahrungsfetts in der heutigen Welt dazu beiträgt, den durch diesen anderen Faktor verursachten Schaden zu verhindern. Praktisch jede große Studie, die seit den 1950er-Jahren in der industrialisierten Welt durchgeführt wurde, wies auf einen direkten Zusammenhang zwischen Cholesterin und Herzerkrankung hin.[6] Das stimmt genau mit dem überein, was mir an der medizinischen Fakultät beigebracht wurde. Und jede Studie, in der Vegetarier mit Fleischessern verglichen wurden, hat ergeben, dass Vegetarier heute sowohl einen niedrigeren Cholesterinspiegel als auch ein geringeres Risiko haben, an einem Herzinfarkt zu sterben.[7]

Ravnskov spekulierte, dass Menschen, die kein Fleisch essen, auch auf andere Weise gesundheitsbewusster sind. Die gleichen Ergebnisse wurden jedoch auch bei Menschen erzielt, die nur aus religiösen Gründen Vegetarier sind. Siebenten-Tags-Adventisten verzichten alle auf Tabak und Alkohol, aber nur etwa die Hälfte auf Fleisch. Mehrere umfangreiche Langzeitstudien zeigten, dass bei Adventisten, die auch Vegetarier sind, die Wahrscheinlichkeit an Herzerkrankungen zu sterben, zwei- bis dreimal geringer ist.[8]

Erstaunlicherweise lieferten die sehr frühen Studien – jene, die in der ersten Hälfte des 20. Jahrhunderts durchgeführt wurden – keine solchen Ergebnisse und zeigten keinen Zusammenhang zwischen Cholesterin und Herzerkrankungen auf. Für die meisten Forscher war dies ein unlösbares Paradoxon. Es widersprach den gegenwärtigen Vorstellungen über Ernährung und war ein Grund für die Mainstream-Medizin, die frühe Forschung abzulehnen.

Zum Beispiel haben Menschen mit dem genetischen Merkmal, das als familiäre Hypercholesterinämie bezeichnet wird, einen extrem hohen Cholesterinspiegel im Blut – so hoch, dass sie manchmal Fettwachstum an ihren Gelenken haben und anfällig für gichtartige Beschwerden in Zehen, Knöcheln und Knien sind, die durch Cholesterin-Kristalle verursacht werden. Heutzutage neigen diese Menschen dazu, jung an der koronaren Herzkrankheit zu sterben. Das war jedoch nicht immer so. Forscher an der Universität Leiden in den Niederlanden verfolgten die Vorfahren von drei Personen aus der heutigen Zeit mit dieser Krankheit zurück, bis sie ein Paar gemeinsamer Vorfahren fanden, die im späten 18. Jahrhundert lebten. Sie erforschten alle Nachkommen dieses Paares und screenten alle auf das defekte Gen, die heute noch leben. Dabei identifizierten sie 412 Personen, die definitiv Träger dieses Gens waren und es weitergegeben hatten, oder die Geschwister waren, die eine 50-prozentige Chance hatten, Träger dieses Gens zu sein. Zu ihrem Erstaunen stellten sie fest, dass Menschen mit diesem Merkmal vor den 1860er-Jahren eine um 50 Prozent niedrigere Sterblichkeitsrate hatten als die allgemeine Bevölkerung. Mit anderen Worten, Cholesterin schien einen Schutzwert gehabt zu haben und Menschen mit sehr hohen Cholesterinspiegeln lebten länger als der Durchschnitt. Ihre Sterblichkeitsrate stieg jedoch im späten 19. Jahrhundert stetig an, bis sie etwa 1915 derjenigen der allgemeinen Bevölkerung entsprach. Die Sterblichkeit dieser Untergruppe stieg im 20. Jahrhundert weiter an. In den 50er-Jahren verdoppelte sich sogar die Anzahl der Erkrankungen und stabilisierte sich dann etwas.[9] Basierend auf dieser Studie kann man davon ausgehen, dass Cholesterin vor den 1860er-Jahren keine koronare Herzkrankheit verursachte. Es gibt auch andere Beweise dafür, dass dies der Fall ist.

1965 beschloss Leon Michaels an der Universität von Manitoba, sich damit zu befassen, was historische Dokumente über den Fettkonsum in früheren Jahrhunderten enthüllten, als die koronare Herzkrankheit äußerst selten war. Was er dabei herausfand, widersprach auch dem gegenwärtigen Wissen und überzeugte ihn, dass irgendetwas mit der Cholesterin-Theorie nicht stimmte. Ein Autor hatte 1696 berechnet, dass die wohlhabendere Hälfte der englischen Bevölkerung – etwa 2,7 Millionen Menschen – jährlich eine Fleischmenge von durchschnittlich etwa 67 Kilogramm pro Person verzehrte – mehr als der nationale Durchschnitt für den Fleischkonsum in England im Jahr 1962. Auch ging der Verbrauch tierischer Fette zu keinem Zeitpunkt vor dem 20. Jahrhundert zurück. Eine andere Berechnung aus dem Jahr 1901 hatte ergeben, dass die Gesellschaftsschicht in England, die Bedienstete beschäftigte, im Jahr 1900 durchschnittlich viel mehr Fett zu sich nahm als im Jahr 1950. Michaels glaubte nicht, dass der Bewegungsmangel die moderne Epidemie der Herzkrankheit erklären könnte. Diese Krankheit hatte nämlich bei der müßigen Oberschicht, die noch nie manuelle Arbeit geleistet hatte und viel *weniger* Fett aß als früher, am meisten zugenommen.

Dann folgte die einschneidende Arbeit von Jeremiah Morris, Professor für Sozialmedizin an der Universität von London. Er beobachtete, dass in der ersten Hälfte des 20. Jahrhunderts die koronare Herzkrankheit zugenommen hatte, während die Artherosklerose – die Ansammlung von Cholesterinplaques in den Herzkranzgefäßen – sich tatsächlich *verringert* hatte. Morris untersuchte die Autopsieprotokolle im Londoner Krankenhaus von 1908 bis 1949. Im Jahr 1908 zeigten 30,4 Prozent aller Autopsien bei Männern im Alter von 30 bis 70 Jahren eine fortgeschrittene Artherosklerose; 1949 waren es nur 16 Prozent. Bei Frauen war die Rate von 25,9 Prozent auf 7,5 Prozent gesunken. Mit anderen Worten, Cholesterinplaques in Herzkranzgefäßen waren weitaus seltener als zuvor, aber sie trugen zu mehr Krankheiten, mehr Angina und mehr Herzinfarkten bei. Als Morris 1961 an der medizinischen Fakultät der Yale University einen Vortrag über dieses Thema hielt, hatten Studien in Framingham in Massachusetts[10] und Albany in New York[11] einen Zusammenhang zwischen Cholesterin und Herzerkrankungen hergestellt. Morris war sich sicher, dass ein anderer, unbekannter Umweltfaktor ebenfalls wichtig war. „Es lässt sich mehr oder weniger mit Sicherheit annehmen", sagte er seiner Zuhörerschaft, „dass mehr als nur die Fette in der Ernährung die Blutfettwerte beeinflussen, dass mehr als nur Blutfettwerte an der Bildung von Artherosklerosen beteiligt sind und dass es mehr als nur Artherosklerosen bei ischämischer Herzkrankheit geben müsste."

Dieser Faktor ist – wie wir sehen werden – die Elektrizität. Elektromagnetische Felder sind in unserer Umwelt so intensiv geworden, dass wir Fette nicht mehr so gut wie unsere Vorfahren metabolisieren können.

Welche Umweltfaktoren auch immer die Menschen in Amerika in den 1930er- und 1940er-Jahren beeinflussten, sie wirkten sich auch auf alle Tiere im Zoo in Philadelphia aus.

Das Labor für vergleichende Pathologie war eine einzigartige Einrichtung, die 1901 in diesem Zoo gegründet wurde. Von 1916 bis 1964 führten der Laborleiter Herbert Fox und sein Nachfolger Herbert L. Ratcliffe vollständige Aufzeichnungen über Autopsien an über 13.000 Tieren, die im Zoo gestorben waren.

Während dieser Zeit erhöhte sich die Atherosklerose bei allen Säugetier- und Vogelarten um das Zehn- bis Zwanzigfache. Im Jahr 1923 hingegen waren solche Läsionen laut der Aufzeichnungen von Fox „außerordentlich selten" und wurden bei weniger als zwei Prozent der Tiere als unbedeutender und nebensächlicher Befund bei der Autopsie festgestellt.[12] Diese Inzidenz stieg jedoch in den 1930er-Jahren rasch an, und in den 1950er-Jahren trat die Atherosklerose nicht nur bei jungen Tieren auf, sondern war häufig eher die Todesursache als nur ein Befund bei der Autopsie. Im Jahr 1964 trat die Krankheit bei einem Viertel aller Säugetiere und 35 Prozent aller Vögel auf.

Die koronare Herzkrankheit trat sogar noch plötzlicher auf. Tatsächlich existierte die Krankheit vor 1945 im Zoo nicht.[13] Und die ersten Herzinfarkte, die jemals bei Zootieren erfasst wurden, ereigneten sich zehn Jahre später, im Jahr 1955. Atherosklerose trat seit den 1930er-Jahren mit einiger Regelmäßigkeit in der Aorta und anderen Arterien auf, jedoch nicht in den Herzkranzgefäßen des Herzens. Aber die Koronar-Sklerose nahm jetzt sowohl bei Säugetieren als auch bei Vögeln rapide zu. Im Jahr 1963 litten über 90 Prozent aller Säugetiere und 72 Prozent aller Vögel, die im Zoo verstarben, an einer Koronarerkrankung, wobei 24 Prozent der Säugetiere und 10 Prozent der Vögel einen Herzinfarkt erlitten hatten. Und ein Großteil der Herzinfarkte trat bei jungen Tieren in der ersten Hälfte ihrer erwarteten Lebensspanne auf. Arteriosklerose und Herzerkrankungen traten nun in 45 Säugetierfamilien und 65 Vogelfamilien im Zoo auf: bei Hirschen und Antilopen, Präriehunden und Eichhörnchen, Löwen, Tigern und Bären sowie bei Gänsen, Störchen und Adlern.

Die Ernährung hatte nichts mit diesen Veränderungen zu tun. Der Anstieg der Atherosklerose hatte lange vor 1935 begonnen. In diesem Jahr wurden im gesamten Zoo nahrhaftere Diäten eingeführt. Die Koronarerkrankung trat erst zehn Jahre später auf, doch die Ernährung der Tiere war zwischen 1935 und 1964 unverändert. Die Dichte der Population blieb zumindest für Säugetiere, während der ganzen 50 Jahre gleich, ebenso wie das Ausmaß an Bewegung. Ratcliffe versuchte dies durch einen sozialen Druck zu erklären – ausgelöst durch Zuchtprogramme, mit denen 1940 begonnen wurde. Er dachte, dass psychische Belastungen die Herzen der Tiere beeinflussen müssten. Aber er konnte nicht erklären, warum mehr als zwei Jahrzehnte später Koronarerkrankungen und Herzinfarkte im gesamten Zoo und bei allen Arten, unabhängig davon, ob sie gezüchtet wurden oder nicht, weiter massiv zunahmen. Er wusste auch keine Antwort auf die Frage, warum die Sklerose von Arterien außerhalb des Herzens in den 1930er-Jahren zugenommen hatte. Oder warum Forschungspersonal 1960 Tausende von Kilometern entfernt Arteriosklerose bei 22 Prozent der Tiere im Londoner Zoo feststellte[14] sowie einen ähnlichen Prozentsatz im Zoo von Antwerpen in Belgien im Jahr 1962.[15]

In den 1950er-Jahren nahm die Erkrankung der Herzkranzgefäße bei Menschen und Tieren exponentiell zu. Während dieser Zeit war der Umweltfaktor, der sich am spektakulärsten verbreitete, die Radiofrequenz-(RF-)Strahlung. Vor dem Zweiten Weltkrieg wurden Radiowellen weitgehend nur für zwei Zwecke eingesetzt: für die Funkkommunikation und in der Medizin für die Diathermie, eine therapeutische Anwendung, um Wärme in Teilen des Körpers zu erzeugen.

Plötzlich war die Nachfrage nach Anlagen, die RF erzeugen konnten, unersättlich. Während der Einsatz von Telegrafen im Bürgerkrieg seine kommerzielle Entwicklung stimuliert hatte und die Verwendung von Radio im Ersten Weltkrieg dasselbe für diese Technologie getan hatte, brachte der Einsatz von Radar im Zweiten Weltkrieg Dutzende neuer Industrien hervor. RF-Oszillatoren wurden zum ersten Mal in Massenproduktion hergestellt. Dadurch wurden Hunderttausende von Menschen bei der Arbeit Funkwellen ausgesetzt. Diese Funkwellen wurden jetzt nicht nur für Radar, sondern auch in der Navigation verwendet, für Radio- und Fernsehsendungen, in der Radioastronomie, für das Heizen, Versiegeln und Schweißen in Dutzenden von Branchen und in der „Radar-Sensorik" für den Haushalt. Nicht nur Industriearbeiter, sondern die gesamte Bevölkerung wurde einer RF-Strahlung von noch nie dagewesenem Ausmaß ausgesetzt.

Aus Gründen, die mehr mit Politik als mit Wissenschaft zu tun haben, hat dieses Thema auf der gegenüberliegenden Seite der Welt entgegengesetzte Wege eingeschlagen. In den Westblockländern ging die Wissenschaft tiefer in die Verleugnung. Wie wir aus Kapitel 4 wissen, wurde im Jahr 1800 Vogel-Strauß-Politik betrieben, und jetzt vergruben sich die Köpfe sogar noch tiefer in den Sand als zuvor. Wenn Radartechniker über Kopfschmerzen, Müdigkeit, Brustbeschwerden und Augenschmerzen sowie über Sterilität und Haarausfall klagten, wurden sie kurz ärztlich untersucht und Blutproben entnommen. Wenn sich nichts Gravierendes dabei herausstellte, wurden sie zurück zur Arbeit geschickt.[16] Die Haltung von Charles I. Barron, dem medizinischen Direktor der kalifornischen Abteilung der Lockheed Aircraft Corporation, war typisch. Berichte über Krankheiten durch Mikrowellenstrahlung „hätten allzu oft Eingang in Laienpublikationen und Zeitungen gefunden", sagte er 1955. Bei einem Treffen in der Hauptstadt Washington sprach er mit Vertretern der Ärzteschaft, der Streitkräfte, verschiedener akademischer Einrichtungen und der Luftfahrtindustrie. „Leider", fügte er hinzu, „fiel die Veröffentlichung dieser Informationen in den letzten Jahren mit der Entwicklung unserer leistungsstärksten luftgetragenen Radarsysteme zusammen, was zu erheblichen Befürchtungen und Missverständnissen bei Ingenieuren und Radartestmitarbeitern führte." Er teilte seiner Zuhörerschaft mit, dass er Hunderte von Lockheed-Mitarbeitern untersucht hatte und gesundheitlich keinen Unterschied feststellen konnte zwischen denjenigen, die Radar ausgesetzt waren, und denen, die es nicht waren. Seine Studie, die später im *Journal of Aviation Medicine* veröffentlicht wurde, war allerdings von der gleichen „Ich-sehe-hiernichts-Böses"-Einstellung geprägt. Bei seiner „nicht exponierten" Kontrollgruppe handelte es sich um Lockheed-Arbeitnehmer, die Radarintensitäten von weniger als 3,9 Milliwatt pro Quadratzentimeter ausgesetzt waren – ein Wert, der fast das Vierfache der heutigen gesetzlichen Grenze für die Exposition der Öffentlichkeit in den Vereinigten Staaten beträgt. 28 Prozent dieser „nicht exponierten" Mitarbeiter litten an neurologischen oder kardiovaskulären Störungen oder an Gelbsucht, Migräne, Blutungen, Anämie oder Arthritis. Und als Barron seiner „exponierten" Gruppe wiederholt Blut entnahm – derjenigen, die mehr als 3,9 Milliwatt pro Quadratzentimeter ausgesetzt war – wurde im Laufe der Zeit bei der Mehrheit ein signifikanter Rückgang in der Anzahl der roten Blutkörperchen und einen signifikanter Anstieg der weißen festgestellt. Barron wies diese Ergebnisse als „Laborfehler" ab.[17]

Im Ostblock dagegen wurde mit der Situation anders verfahren. Hier wurden die Beschwerden von Arbeitnehmern ernst genommen. In Moskau, Leningrad, Kiew, Warschau, Prag und anderen Städten wurden Kliniken eingerichtet, die sich ausschließlich der Diagnose und Behandlung von Arbeitnehmern widmeten, die Mikrowellenstrahlung ausgesetzt waren. Im Durchschnitt wurden etwa 15 Prozent der Arbeitnehmer in diesen Branchen krank genug, um sich ärztlich behandeln zu lassen, zwei Prozent entwickelten eine dauerhafte Behinderung.[18]

Die Sowjets und ihre Verbündeten erkannten, dass die durch Mikrowellenstrahlung verursachten Symptome dieselben waren wie die, die der amerikanische Arzt George Beard 1869 erstmals beschrieben hatte. Unter Verwendung der Terminologie von Beard nannten sie die Symptome deshalb „Neurasthenie", während die Krankheit, die sie verursachte, mit „Mikrowellenkrankheit" oder „Radiowellenkrankheit" bezeichnet wurde.

Die intensiven Forschungsarbeiten begannen 1953 am Institut für Arbeitshygiene und Berufskrankheiten in Moskau. Dieses wissenschaftliche Unterfangen trug Früchte und führte bis zu den 1970er-Jahren zu Tausenden von Veröffentlichungen.[19] Medizinische Lehrbücher zur Radiowellenkrankheit wurden geschrieben und das Fach wurde in den Lehrplan der russischen und osteuropäischen medizinischen Fakultäten aufgenommen. Heute beschreiben russische Lehrbücher Auswirkungen auf Herz, Nervensystem, Schilddrüse, Nebennieren und andere Organe.[20] Zu den Symptomen der Radiowellenexposition zählen Kopfschmerzen, Müdigkeit, Schwäche, Schwindel, Übelkeit, Schlafstörungen, Reizbarkeit, Gedächtnisverlust, emotionale Instabilität, Depressionen, Angstzustände, sexuelle Dysfunktion, Appetitstörungen, Bauchschmerzen und Verdauungsstörungen. Die Patienten haben ein sichtbares Zittern, kalte Hände und Füße, ein gerötetes Gesicht, hyperaktive Reflexe, übermäßige Schweißproduktion und brüchige Fingernägel. Blutuntersuchungen zeigen einen gestörten Kohlenhydratstoffwechsel sowie erhöhte Triglycerid- und Cholesterinwerte.

Außerdem sind die Herzsymptome auffällig: Dazu gehören Herzklopfen, Schweregefühl und stechende Schmerzen in der Brust sowie Atemnot nach Anstrengung. Der Blutdruck und die Pulsfrequenz werden unregelmäßig. Akute Exposition verursacht normalerweise einen schnellen Herzschlag und hohen Blutdruck, während chronische Exposition das Gegenteil verursacht: niedrigen Blutdruck und einen Herzschlag, der bis zu 35 bis 40 Schläge pro Minute betragen kann. Der erste Herzton ist abgestumpft, das Herz ist auf der linken Seite vergrößert und Herzspitzengeräusche sind hörbar, oft begleitet von vorzeitigen Schlägen und einem unregelmäßigen Rhythmus. Das Elektrokardiogramm kann eine Blockade der elektrischen Erregungsleitungen im Herzen und einen Zustand aufzeigen, der als Linkslagetyp bekannt ist. Die Anzeichen für einen Sauerstoffmangel im Herzen – eine abgeflachte oder invertierte T-Welle und eine ST-Streckensenkung – sind äußerst häufig. Dies führt letztendlich oft zu einer Herzinsuffizienz. In einem 1971 veröffentlichten medizinischen Lehrbuch stellte der Autor Nikolay Tyagin fest, dass seiner Erfahrung nach nur etwa 15 Prozent der Arbeitnehmer, die Radiowellen ausgesetzt waren, normale EKGs hatten.[21]

Obwohl dieses Wissen von der American Medical Association völlig ignoriert wurde und an keiner amerikanischen medizinischen Fakultät gelehrt wird, erregte es dennoch die Aufmerksamkeit einiger amerikanischer Forscherinnen und Forscher.

Allan H. Frey, der als Biologe ausgebildet wurde, widmete sich 1960 der Mikrowellenforschung, um seinen persönlichen Wissensdrang zu befriedigen. Er war ohnehin bereits im Advanced Electronics Center der General Electric Company an der Cornell University beschäftigt. Dort untersuchte er wie elektrostatische Felder das Nervensystem eines Tieres beeinflussen, und experimentierte mit den biologischen Auswirkungen von Luftionen. Am Ende des Jahres traf er während einer Konferenz einen Techniker von der Radartestanlage von GE in Syrakus, der Frey mitteilte, er könne Radar hören. „Er war ziemlich überrascht", erinnerte sich Frey später, „als ich ihn fragte, ob er mich zu einem solchen Ort führen und mich das Radar hören lassen würde. Es schien, als sei ich der erste Mensch gewesen, gegenüber dem er das Hören von Radar erwähnte, der seine Aussage nicht direkt verwarf."[22] Der Techniker brachte Frey zu seiner Arbeitsstelle in der Nähe der Radarkuppel in Syrakus. „Und als ich dort herumging und hinaufkletterte, um mich an den Rand des pulsierenden Strahls zu stellen, hörte ich es auch", erinnert sich Frey. „Ich konnte tatsächlich das *Sssip-sssip-sssip*-Geräusch des Radars hören."[23]

Dieses rein zufällige Treffen bestimmte den zukünftigen Verlauf von Freys Karriere. Er gab seinen Job bei General Electric auf und begann vollzeitig über die biologischen Wirkungen von Mikrowellenstrahlung zu forschen. 1961 erschien seine erste Veröffentlichung zum Thema „Mikrowellenhören", ein Phänomen, das inzwischen zwar vollständig anerkannt, aber noch nicht vollständig erklärt wurde. In den nächsten zwei Jahrzehnten experimentierte er mit Tieren, um die Auswirkungen von Mikrowellen auf ihr Verhalten zu ermitteln und die Auswirkungen auf das Gehör, die Augen, das Gehirn, das Nervensystem und das Herz zu definieren. Er entdeckte den Effekt auf die Blut-Hirn-Schranke – einen alarmierenden Schaden am Schutzschild, der Bakterien, Viren und giftige Chemikalien vom Gehirn fernhält. Diese Schäden treten bei Strahlungswerten auf, die viel geringer sind als die, die Mobiltelefone heute abgeben. Er bewies, dass Nerven, die feuern, selbst Strahlungsimpulse im Infrarotspektrum abgeben. Alle bahnbrechenden Arbeiten von Frey wurden vom US-Marineforschungsamt und den Streitkräften der Vereinigten Staaten finanziert.

Freys Interesse wurde besonders geweckt, als Wissenschaftler in der Sowjetunion berichteten, dass sie den Rhythmus des Herzens nach Belieben mit Mikrowellenstrahlung verändern könnten. N. A. Levitina in Moskau hatte festgestellt, dass sie die Herzfrequenz eines Tieres entweder beschleunigen oder verlangsamen konnte, je nachdem, welchen Körperteil des Tieres sie bestrahlte. Das Bestrahlen des Hinterkopfes eines Tieres beschleunigte seine Herzfrequenz, während das Bestrahlen der Rückseite des Körpers oder des Bauchs sie verlangsamte.[24]

In seinem Labor in Pennsylvania beschloss Frey, diese Forschung einen Schritt weiter zu führen. Basierend auf den russischen Ergebnissen und seinen Kenntnissen der Physiologie sagte er voraus, dass er wahrscheinlich das Herz beschleunigen und seinen Rhythmus stören könnte, wenn er kurze Impulse von Mikrowellenstrahlung verwenden würde, die mit dem Herzschlag synchronisiert und zeitlich genau auf den Beginn jedes Schlags abgestimmt sind.

Es funktionierte wie am Schnürchen. Er führte das Experiment zuerst mit isolierten Herzen von 22 verschiedenen Fröschen durch. Die Herzfrequenz stieg jedes Mal an. Bei der Hälfte der Herzen traten Herzrhythmusstörungen auf und in einigen Experimenten blieb das Herz stehen. Der Strahlungsimpuls war am schädlichsten, wenn er genau eine Fünftelsekunde nach Beginn jedes Schlags auftrat. Die durchschnittliche Leistungsdichte betrug nur sechs Zehntel Mikrowatt pro Quadratzentimeter – ungefähr zehntausendmal schwächer als die Strahlung, die das Herz eines Menschen heute absorbieren würde, wenn er oder sie während eines Anrufs ein Handy in einer Jackentasche hätte.

1967 führte Frey die Experimente mit isolierten Herzen durch. Zwei Jahre später wiederholte er das Experiment mit 24 lebenden Fröschen mit ähnlichen, wenn auch weniger dramatischen Ergebnissen. Er stellte zwar weder Herzrhythmusstörungen noch Herzstillstand fest, aber wenn die Strahlungsimpulse mit dem Beginn jedes Schlags zusammenfielen, beschleunigte sich das Herz erheblich.[25]

Die von Frey nachgewiesenen Effekte treten auf, weil das Herz ein elektrisches Organ ist und Mikrowellenimpulse den primären Schrittmacher des Herzens stören. Zusätzlich zu diesen direkten Effekten gibt es ein grundlegenderes Problem: Allgemein leidet das Herz aufgrund der Mikrowellenstrahlung und Elektrizität auf zellulärer Ebene an Sauerstoffmangel. Diese zellulären Auswirkungen wurden seltsamerweise von einem Team entdeckt, zu dem auch Paul Dudley White gehörte. In den 1940er- und 1950er-Jahren, als die Sowjets beschrieben, wie Radiowellen bei Arbeitern Neurasthenie verursachten, erforschte das US-Militär die gleiche Krankheit bei Militärrekruten.

Die Aufgabe, die Dr. Mandel Cohen und seinen Mitarbeitern 1941 übertragen wurde, bestand darin, festzustellen, warum so viele Soldaten, die im Zweiten Weltkrieg kämpften, an Herzsymptomen erkrankten. Obwohl ihre Forschung eine Reihe kürzerer Artikel in medizinischen Fachzeitschriften hervorbrachte, war der Hauptteil ihrer Arbeit ein 150-seitiger Bericht, der lange in Vergessenheit geriet. Er wurde für das Komitee für medizinische Forschung des Amtes für wissenschaftliche Forschung und Entwicklung geschrieben – das Büro, das von Präsident Roosevelt eingerichtet wurde, um die wissenschaftliche und medizinische Forschung im Zusammenhang mit den Kriegsaktivitäten zu koordinieren. Die einzige Kopie, die ich in den Vereinigten Staaten aufspüren konnte, war eine mittlerweile ziemlich beschädigte Mikrofilmrolle, die in den Archiven der Medizinischen Nationalbibliothek in Pennsylvania vergraben lag.[26]

Im Gegensatz zu ihren Vorgängern nach Sigmund Freud nahm dieses Ärzteteam diese Beschwerden – die Angstzuständen glichen – nicht nur ernst, sondern suchte und fand bei der Mehrzahl dieser Patienten körperliche Anomalien. Sie zogen es vor, die Krankheit „neurozirkulatorische Asthenie“ zu nennen, anstatt „Neurasthenie“, „Herzneurose“, „Effortsydrom“ bzw. „Belastungsstörung“ oder „Angstneurose“, wie sie seit den 1860er-Jahren verschiedentlich genannt wurde. Aber die Symptome, mit denen sie konfrontiert waren, waren die gleichen, wie George Miller Beard sie 1869 erstmals beschrieb (siehe Kapitel 5). Obwohl sich dieses Team vorwiegend auf das Herz konzentrierte, hatten die 144 in ihre Studie aufgenommenen Soldaten auch respiratorische, neurologische, muskuläre und verdauungsbezogene Symptome. Im Durchschnitt litten ihre Patienten nicht nur an Herzklopfen, Brustschmerzen und Atemnot, sondern sie waren auch nervös, gereizt, wackelig, schwach, depressiv und erschöpft. Sie konnten sich nicht konzentrieren, nahmen ab und hatten Schlafstörungen. Sie klagten über Kopfschmerzen, Schwindel und Übelkeit und litten manchmal an Durchfall oder Erbrechen. Und dennoch lagen die Standardlabortests – Blut-, Urin- und Röntgenuntersuchungen sowie Elektrokardio- und Elektroenzephalogramme – gewöhnlich „im Bereich des Normalen".

Cohen, der die Forschungsarbeiten leitete, war unvoreingenommen. Er war in Alabama aufgewachsen und wurde an der Yale University ausgebildet. Damals war er ein junger Professor an der medizinischen Fakultät von Harvard und stellte bereits zu dieser Zeit das überlieferte Wissen infrage. Er entzündete auch die ersten Funken, die letztendlich die Psychiatrie revolutionieren würden. Denn in den 1940er-Jahren, als die Freudschen Psychoanalytiker in jeder akademischen Einrichtung die Kontrolle erlangten, die Vorstellungskraft Hollywoods erregten und jeden Aspekt der amerikanischen Kultur berührten, hatte er den Mut, sie als Kult zu bezeichnen.[27]

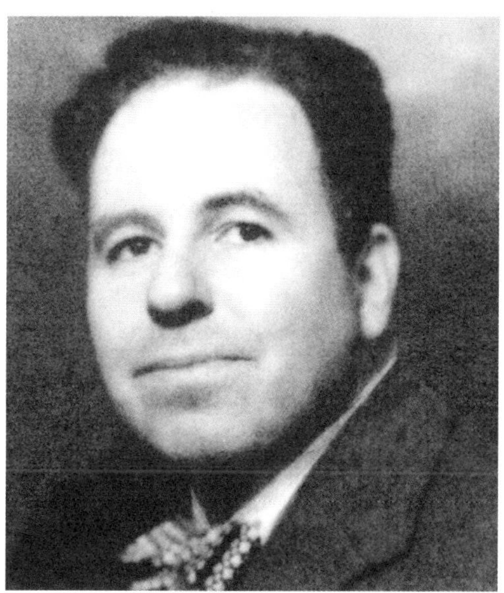

Mandel Ettelson Cohen
(1907-2000)

Paul White, einer der beiden leitenden Prüfärzte – der andere war der Neurologe Stanley Cobb – kannte die neurozirkulatorische Asthenie bereits aus seiner zivilen kardiologischen Praxis und war – im Gegensatz zu Freud – der Meinung, dass es sich hier um eine rein körperliche Krankheit handelte. Unter der Leitung dieser drei Fachärzte bestätigte das Team, dass dies tatsächlich der Fall war. Mit den Techniken, die in den 1940er-Jahren verfügbar waren, erreichten sie das, was im 19. Jahrhundert, als die Epidemie begann, niemandem möglich gewesen war: Sie bewiesen schlüssig, dass Neurasthenie keine psychische, sondern eine physische Ursache hatte. Und sie gaben der medizinischen Gemeinschaft eine Liste objektiver Merkmale, anhand derer die Krankheit diagnostiziert werden konnte.

Die meisten Patienten hatten einen erhöhten Ruhepuls (über 90 Schläge pro Minute) und eine erhöhte Atemfrequenz (über 20 Atemzüge pro Minute) sowie zittrige Finger und hyperaktive Knie- und Knöchelreflexe. Die meisten hatten kalte Hände und bei der Hälfte der Patienten waren das Gesicht und der Hals sichtbar gerötet.

Es ist seit Langem bekannt, dass Menschen mit Durchblutungsstörungen abnormale Kapillaren haben, die am leichtesten im Nagelfalz zu erkennen sind – der Hautfalte an der Basis der Fingernägel. Das Team von White fand routinemäßig solche abnormalen Kapillaren bei ihren Patienten mit neurozirkolatorischer Asthenie.

Sie stellten fest, dass diese Patienten überempfindlich gegenüber Hitze, Schmerzen und – bedeutsamerweise – vor allem gegenüber Elektrizität waren. Sie zogen ihre Hände reflexartig von Stromschlägen mit viel geringerer Intensität weg als normale, gesunde Personen.

Als die Patienten gebeten wurde, drei Minuten lang auf einem geneigten Laufband zu laufen, konnte die Mehrheit dies nicht tun. Im Durchschnitt hielten sie nur anderthalb Minuten durch. Nach dieser Übung war ihr Puls übermäßig schnell, wohingegen ihr Sauerstoffverbrauch während des Laufens ungewöhnlich niedrig war, wie auch ihre Atmungseffizienz. Das bedeutet, dass sie weniger Sauerstoff verbrauchten und weniger Kohlendioxid ausatmeten als ein normaler Mensch, selbst wenn sie die gleiche Menge Luft einatmeten. Um dies zu kompensieren, atmeten sie mehr und schneller Luft ein als ein gesunder Mensch. Aber sie konnten trotzdem nicht weiterlaufen, weil ihr Körper immer noch nicht mit genug Sauerstoff versorgt wurde.

Ein Training von 15 Minuten auf demselben Laufband führte zu ähnlichen Ergebnissen. Alle Testpersonen konnten diese einfachere Aufgabe erledigen. Im Vergleich zu den gesunden Freiwilligen atmeten die Patienten mit neurozirkulatorischer Asthenie durchschnittlich jedoch 15 Prozent mehr Luft pro Minute ein, um die gleiche Menge Sauerstoff zu gewinnen. Und obwohl es den Patienten mit neurozirkulatorischer Asthenie durch schnelleres Atmen gelang, die gleiche Menge an Sauerstoff aufzunehmen, hatten sie doppelt so viel Milchsäure im Blut wie die gesunden Freiwilligen. Das weist darauf hin, dass ihre Zellen diesen Sauerstoff nicht effizient nutzten.

Im Vergleich zu gesunden Personen konnten Menschen mit dieser Störung derselben Luftmenge weniger Sauerstoff entnehmen. Deshalb wurde ihren Zellen weniger Energie aus derselben Sauerstoffmenge zugeführt. Die Forscher kamen zu dem Schluss, dass diese Patienten an einem aeroben Stoffwechseldefekt litten. Mit anderen Worten, hier stimmte etwas nicht mit ihren Mitochondrien – den Kraftwerken ihrer Zellen. Die Patienten beklagten sich zu Recht, dass sie nicht genug Luft bekommen könnten. Das führte dazu, dass die Organe nicht mit genügend Sauerstoff versorgt wurden, was sowohl der Grund für ihre Herz- als auch für andere beeinträchtigenden Beschwerden war. Patienten mit neurozirkulatorischer Asthenie waren folglich nicht in der Lage, den Atem für einen auch nur annährend normalen Zeitraum anzuhalten, selbst wenn sie Sauerstoff einatmeten.[28]

Während der fünfjährigen Studie des Cohen-Teams wurden verschiedene Arten der Behandlung mit verschiedenen Patientengruppen durchgeführt: orales Testosteron, massive Dosen Vitamin-B-Komplex, Thiamin, Cytochrom c, Psychotherapie und körperliche Übungen unter Anleitung eines professionellen Trainers. Keines dieser Programme führte zu einer Verbesserung der Symptome oder der Ausdauer.

„Wir schließen daraus", schrieb das Team im Juni 1946, „dass neurozirkulatorische Asthenie eine Erkrankung ist, die tatsächlich existiert und nicht von Patienten oder medizinischen Beobachtern erfunden wurde. Es geht hier nicht darum, dass sich [die Patienten] krank stellen oder zu Kriegszeiten einen Vorgang nützen, nur um dem Militärdienst zu vermeiden. Die Störung ist sowohl unter Zivilisten als auch innerhalb der Streitkräfte weit verbreitet."[29] Sie lehnten Freuds Begriff der „Angstneurose" ab, weil Angst offensichtlich ein Ergebnis, aber nicht die Ursache ihrer schwerwiegenden körperlichen Störung – einer unzureichenden Sauerstoffzufuhr – war.

Tatsächlich widerlegte dieses Forschungsteam praktisch die Theorie, dass diese Krankheit durch „Stress" oder „Angst" ausgelöst wurde. Sie wurde nicht durch Hyperventilation verursacht.[30] Ihre Patienten hatten keinen erhöhten Stresshormonspiegel – 17-Ketosteroide – im Urin. Eine 20-jährige Nachuntersuchung bei Zivilisten mit neurozirkulatorischer Asthenie ergab, dass diese Personen typischerweise keine der Krankheiten wie Bluthochdruck, Magengeschwüre, Asthma oder Colitis ulcerosa entwickelten, von denen vermutet wird, dass sie durch Angstzustände verursacht werden.[31] Sie hatten jedoch abnormale Elektrokardiogramme, die darauf hinwiesen, dass der Herzmuskel nicht mit genügend Sauerstoff versorgt wurde. Gelegentlich unterschieden sie sich auch nicht von den EKGs der Menschen, die tatsächlich an einer Erkrankung der Herzkranzgefäße oder einer strukturellen Schädigung des Herzens litten.[32]

Die Verbindung mit Elektrizität wurde von den Sowjets hergestellt. Sowjetische Forschungsteams beschrieben in den 1950er-, 1960er- und 1970er-Jahren körperliche Merkmale und Symptome sowie Veränderungen im EKG, die durch Radiowellen verursacht wurden und die mit denen identisch waren, über die White und andere erstmals in den 1930er- und 1940er-Jahren berichtet hatten. Die Veränderungen im EKG zeigten sowohl Leitungsblockaden als auch Sauerstoffmangel im Herzen auf.[33] Die sowjetischen Wissenschaftler kamen – wie auch das Team von Cohen und White – zu dem Schluss, dass diese Patienten an einem aeroben Stoffwechseldefekt litten. Mit den Mitochondrien in ihren Zellen stimmte etwas nicht. Und sie entdeckten, was dieser Defekt war. Wissenschaftler wie Yury Dumanskiy, Mikhail Shandala und Lyudmila Tomashevskaya aus Kiew sowie F. A. Kolodub, N. P. Zalyubovskaya und R. I. Kiselev aus Kharkov erbrachten hierzu die Beweise. Sie zeigten, dass sich bei Tieren die Aktivität der Elektronentransportkette – d. h. der mitochondrialen Enzyme, die Energie aus unserer Nahrung ziehen – verringert, ungeachtet dessen, ob sie Radiowellen[34] oder Magnetfeldern von gewöhnlichen Stromleitungen ausgesetzt werden.[35]

Der erste Krieg, in dem der elektrische Telegraf weitgehend zum Einsatz kam – der Amerikanische Bürgerkrieg – war auch der erste, in dem die „Herzneurose" eine auffällige Krankheit war. Ein junger Arzt namens Jacob M. Da Costa, ein Gastarzt in einem Militärkrankenhaus in Philadelphia, beschrieb den typischen Patienten.

„Ein Soldat, der einige Monate oder länger im aktiven Dienst stand", schrieb er, „litt an Durchfall, der störend war, aber nicht schwerwiegend genug, um ihn vom Feld fernzuhalten, oder er kehrte nach einem kurzen Krankenhausaufenthalt wegen Durchfalls oder Fiebers zu seinem Kommando zurück und unterzog sich erneut den Belastungen des Soldatenlebens. Er bemerkte bald, dass er diese nicht mehr so ertragen konnte wie früher; er war außer Atem, konnte nicht mehr mit seinen Kameraden mithalten. Er litt an Schwindelgefühlen, Herzklopfen und Schmerzen in der Brust; er empfand seine Ausrüstung als erdrückend – aber trotz alledem sah er gesund und munter aus. Als er den Regimentsarzt um Rat bat, wurde entschieden, dass er für den Dienst nicht geeignet sei. Er wurde demzufolge in ein Krankenhaus eingewiesen, wo sein anhaltend schnelles Herz seine Beschwerden bestätigte, obwohl er völlig gesund aussah."[36]

In diesem Krieg war die Exposition gegenüber Elektrizität universell. Als der Bürgerkrieg 1861 ausbrach, waren die Ost- und Westküste noch nicht miteinander verbunden, und der größte Teil des Landes westlich des Mississippi war noch nicht mit Telegrafenleitungen versorgt. Aber in diesem Krieg marschierte und lagerte jeder Soldat, zumindest auf der Seite der Union, im Umfeld von solchen Leitungen. Seit dem Angriff auf Fort Sumter am 12. April 1861 bis zur Kapitulation von General Lee in Appomattux rollte das United States Military Telegraph Corps fast 25.000 Kilometer Telegrafenlinien direkt hinter den marschierenden Truppen aus, damit die Militärkommandanten in Washington sofort mit allen Truppen in ihren Lagern kommunizieren konnten. Nach dem Krieg wurden alle diese temporären Linien abgebaut und entsorgt.[37]

„Es verging kaum ein Tag, an dem General Grant nicht den genauen Sachverhalt von mir erfuhr – über 2.400 Kilometer Drahtlänge entfernt", schrieb General Sherman 1864. „Im Feld kann ein dünner, isolierter Draht innerhalb von ein paar Stunden über eine Entfernung von zehn oder mehr Kilometern entweder auf improvisierten Pfählen oder von Baum zu Baum verlegt werden. Ich habe Techniker gesehen, die so geschickt sind, dass sie durch ein Zerschneiden des Drahtes eine Nachricht von einer weit entfernten Station über ihre Zungen erhalten konnten."[38]

Weil jede Armee der Vereinigten Staaten mit den charakteristischen Symptomen der Herzneurose konfrontiert wurde und diese die Aufmerksamkeit so vieler ihrer Ärzte auf sich zogen, verstand Da Costa nicht, warum diese Krankheit nicht bereits in früheren Kriegen beschrieben wurde. Aber die telegrafische Kommunikation kam auch noch nie zuvor in einem Krieg so stark zum Einsatz. Im britischen Blauen Buch des Krimkrieges, einem Konflikt, der von 1853 bis 1856 andauerte, fand Da Costa zwei Hinweise darauf, dass einige Truppen wegen „Herzklopfens" in Krankenhäuser eingeliefert wurden. Er fand auch mögliche Hinweise auf dasselbe Problem während des Indischen Aufstands von 1857–58. Das waren auch die einzigen Konflikte vor dem Amerikanischen Bürgerkrieg, in dem Telegrafenlinien errichtet wurden, um die Kommandozentrale mit den Truppeneinheiten zu verbinden.[39] Da Costa schrieb, er habe medizinische Dokumente aus vielen früheren Konflikten durchforscht, aber vor dem Krimkrieg kein einziges Mal einen Hinweis auf eine solche Krankheit gefunden.

In den nächsten Jahrzehnten stieß die Herzneurose auf relativ geringes Interesse. Sie wurde bei britischen Truppen in Indien und Südafrika und gelegentlich bei Soldaten anderer Nationen gemeldet.[40] Die Zahl der Fälle war jedoch gering. Auch wenn sie laut Da Costa „häufig" vorkamen, waren sie während des Bürgerkriegs selbst nach den heutigen Maßstäben gering. Zu seiner Zeit, als es praktisch keine Herzkrankheit gab, erforderten die 1.200 Fälle von Brustschmerzen bei zwei Millionen jungen Soldaten[41] seine Aufmerksamkeit wie ein unerwarteter Felsen auf einer bekannten und viel befahrenen Schifffahrtsstraße in einem sonst ruhigen und ungetrübten Gewässer, das bis 1914 nicht weiter aufgewühlt werden sollte.

Doch kurz nach Ausbruch des Ersten Weltkrieges, in einer Zeit, in der Herzkrankheiten in der Allgemeinbevölkerung immer noch selten waren und die Kardiologie nicht einmal als eigenständige medizinische Fachrichtung existierte, meldeten sich Soldaten mit Brustschmerzen und Atemnot krank. Aber nicht zu Hunderten, sondern zu Zehntausenden. Von den sechseinhalb Millionen jungen Männern, die in der britischen Armee und Marine kämpften, wurden über 100.000 entlassen und mit der Diagnose „Herzkrankheit" pensioniert.[42] Die meisten dieser Männer hatte eine Herzneurose, auch „Da Costa-Syndrom" oder „Effortsyndrom" genannt. In der US-Armee wurden solche Fälle alle unter „Herzklappenstörungen" aufgeführt und waren die dritthäufigste medizinische Ursache für die Entlassung aus der Armee.[43] Dieselbe Krankheit trat auch bei den Luftstreitkräften auf, wurde jedoch fast immer als „Flugkrankheit" diagnostiziert, die vermutlich durch wiederholte Exposition gegenüber reduziertem Sauerstoffdruck in großen Höhen verursacht wurde.[44]

Ähnliche Berichte kamen aus Deutschland, Österreich, Italien und Frankreich.[45]

Das Problem war so groß, dass der Inspekteur des Sanitätsdienstes der Vereinigten Staaten befahl, bei vier Millionen Soldaten, die in den Armeelagern ausgebildet wurden, Herzuntersuchungen durchzuführen, bevor sie nach Übersee geschickt wurden. Das Effortsyndrom war „bei Weitem die häufigste Erkrankung und übertraf in Interesse und Bedeutung alle anderen Herzerkrankungen zusammen", sagte einer der untersuchenden Ärzte, Lewis A. Conner.[46]

Einige Soldaten in diesem Krieg entwickelten das Effortsyndrom nach einem Granatenschock oder nach Exposition gegenüber Giftgas. Bei vielen anderen gab es so einen Hintergrund nicht. Alle waren jedoch mit einer neumodischen Kommunikationsform in den Kampf gezogen.

Das Vereinigte Königreich erklärte Deutschland am 4. August 1914 den Krieg, nachdem einen Tag zuvor Deutschland in Belgien einmarschiert war und damit Frankreich, einem Verbündeten der Briten, den Kampf ansagte. Die britische Armee begann am 9. August mit dem Aufbruch nach Frankreich und setzte dann am 22. August ihren Marsch nach Belgien bis nach Mons fort – ohne den Einsatz von drahtlosen Telegrafen. In Mons wurde allerdings ein 1500-Watt-Mobilfunkgerät mit einer Reichweite von rund 100 bis 130 Kilometern an die Signaltruppen der britischen Armee geliefert.[47] Während des Rückzugs von Mons erkrankten viele britische Soldaten zum ersten Mal an Brustschmerzen, Atemnot, Herzklopfen und schnellem Herzschlag und wurden nach England zurückgeschickt, um auf mögliche Herzerkrankungen untersucht zu werden.[48]

Die Exposition gegenüber der Radiofrequenzstrahlung war universell und intensiv. Ein Rucksackradio mit einer Reichweite von fünf Meilen wurde von der britischen Armee in allen Grabenkämpfen an der Front eingesetzt. Jedes Infanteriebataillon hatte zwei solcher Geräte mit jeweils zwei Bedienern an der Front. Ein- oder zweihundert Meter dahinter, bei den Reservetruppen, befanden sich zwei weitere Geräte und zwei weitere Bediener. Eineinhalb Kilometer zurück, im Brigadehauptquartier, befand sich ein größeres Funkgerät; wiederum drei Kilometer dahinter, im Divisionshauptquartier, befand sich ein 500-Watt-Gerät, und neuneinhalb Kilometer hinter den Frontlinien, im Armeehauptquartier, befand sich ein 1.500-Watt-Funkwagen mit einem 36 Meter hohen Stahlmasten und einer regenschirmartigen Antenne. Jeder Bediener leitete die vor oder hinter ihm empfangenen Telegrafennachrichten weiter.[49]

Allen Kavalleriedivisionen und -brigaden wurden Funkwagen und Rucksackgeräte zugeteilt. Kavalleriespäher trugen spezielle Geräte direkt auf ihren Pferden. Wegen der Antennen, die wie die Federkiele eines Stachelschweins aus den Flanken der Pferde sprossen, wurden sie als „whisker wireless" (zu Deutsch „Schnurrhaar-Radio") bezeichnet.[50]

Die meisten Flugzeuge trugen leichte Funkgeräte, wobei der Metallrahmen des Flugzeugs als Antenne verwendet wurde. Deutsche Kriegszeppeline und französische Luftschiffe trugen viel leistungsstärkere Geräte, und Japan hatte drahtlose Geräte in seinen Kriegsballons. Funkgeräte auf Schiffen ermöglichten es, Seeschlachtlinien in Formationen von 320 oder 480 Kilometer Länge auszubreiten. Während der Fahrt unter Wasser sendeten und empfingen U-Boote codierte Funknachrichten mithilfe eines kurzen Mastens oder eines isolierten Wasserstrahls.[51]

Im Zweiten Weltkrieg kehrte die Herzneurose, die jetzt als neurozirkulatorische Asthenie bezeichnet wurde, mit Vehemenz zurück. In diesem Krieg kam jetzt zum ersten Mal der Radar – der auch universell und intensiv eingesetzt wurde – zu den Radiowellen hinzu. Wie Kinder, die ein neues Spielzeug haben, entwickelte jede Nation für den Radar so viele Verwendungszwecke wie nur eben erdenklich. Großbritannien zum Beispiel spickte seine Küste mit Hunderten von Frühwarnradaren, die jeweils mehr als eine halbe Million Watt emittierten. Außerdem waren alle seine Flugzeuge mit leistungsstarken Radaren ausgestattet, welche Objekte, die nicht größer als ein U-Boot-Periskop waren, ausfindig machen konnten. Die britische Armee setzte mehr als 2.000 transportable Radarvorrichtungen sowie 32 Meter hohe transportable Türme ein. 2.000 weitere Radargeräte wurden zur Steuerung von Flugabwehrgeschützen beim Erkunden und Abschießen feindlicher Flugzeuge verwendet. Die Schiffe der Royal Navy verfügten über Oberflächenradare mit einer Leistung von bis zu einer Million Watt und über Luftsuchradare und Mikrowellenradare, die nicht nur U-Boote aufspürten, sondern auch für die Navigation eingesetzt wurden.

Die Amerikaner setzten 500 Frühwarnradare an Bord von Schiffen und zusätzliche Frühwarnradare in Flugzeugen mit einer Leistung von jeweils einer Million Watt ein. Sie verwendeten transportable Radarvorrichtungen an Brückenköpfen und Flugplätzen im Südpazifik sowie Tausende von Mikrowellenradargeräten auf Schiffen, Flugzeugen und Luftschiffen der Marine. Die militärischen Führungskräfte hielten das Strahlenlabor am Massachusetts Institute of Technology auf Trab, denn in der Zeit von 1941 bis 1945 wurden dort zirka hundert Radartypen für verschiedene Kriegseinsätze entwickelt.

Die anderen Mächte stellten Radaranlagen mit gleicher Stärke an Land, auf See und in der Luft auf. Deutschland setzte in Europa über 100 bodengestützte Frühwarnradare sowie Tausende von schiffs- und luftgestützten Radaranlagen und Radar zum Verlegen von Waffen ein. Die Sowjetunion folgte ihrem Beispiel, ebenso wie Australien, Kanada, Neuseeland, Südafrika, die Niederlande, Frankreich, Italien und Ungarn. Wann immer ein Soldat zum Kampf aufgerufen wurde, wurde er in einen immer dickeren Sumpf aus gepulsten Radiowellen und Mikrowellenfrequenzen geschickt. Und viele davon erlagen in den Armeen, Flotten und Luftstreitkräften jeder Nation.[52]

Während dieses Krieges wurde das erste rigorose medizinische Forschungsprogramm für Soldaten mit dieser Krankheit durchgeführt. Zu diesem Zeitpunkt hatte sich Freuds vorgeschlagener Begriff „Angstneurose" bei Militärärzten fest etabliert. Mitglieder der Luftstreitkräfte, die Herzsymptome hatten, erhielten jetzt die Diagnose „L.M.F." (lack of moral fiber), eine Abkürzung für „Mangel an Charakterstärke". Zu Cohens Team gehörten viele Psychiater. Unter Anleitung des Kardiologen Paul White fanden sie – zu ihrer großen Überraschung – eine Reihe objektiver Hinweise auf eine echte Krankheit. Sie kamen deshalb zu dem Schluss, dass sie *nicht* durch Angstzustände verursacht wurde.

Angesichts des großen Prestiges dieses Teams wurde in den Vereinigten Staaten die Erforschung der neurozirkulatorischen Asthenie bis in die Fünfzigerjahre fortgesetzt; in Schweden, Finnland, Portugal und Frankreich bis in die 1970er- und 1980er-Jahre; und in Israel und Italien sogar bis in die 1990er Jahre.[53] Dennoch wurde jeder Arzt, der immer noch an eine physische Ursache dieser Krankheit glaubte, zunehmend stigmatisiert. Obwohl die Dominanz der Freudianer nachgelassen hatte, hinterließen sie nicht nur in der Psychiatrie, sondern auch in der gesamten Medizin ewige Spuren. Heute ist im Westen nur noch das Etikett „Angst" vorhanden, und Menschen mit Symptomen einer neurozirkulatorischen Asthenie erhalten automatisch eine psychiatrische Diagnose und – höchstwahrscheinlich – eine Papiertüte zum Einatmen. Ironischerweise glaubte Freud selbst, obwohl er den Begriff „Angstneurose" geprägt hatte, dass seine Symptome weder geistig verursacht noch „durch eine Psychotherapie beeinflussbar" seien.[54]

In der Zwischenzeit tauchte weiterhin ein endloser Strom von Patienten in Arztpraxen auf, die unter unerklärlicher Erschöpfung litten, oft begleitet von Brustschmerzen und Atemnot, und einige mutige Ärzte bestanden hartnäckig darauf, dass diese nicht alle durch psychiatrische Probleme erklärt werden könnten. Gary Holmes von der US-Zentren für Krankheitskontrolle und -prävention (CDC) prägte 1988 den Begriff „chronisches Erschöpfungssyndrom" (CES). Einige Mediziner verwenden diesen Ausdruck nach wie vor für Patienten, deren auffälligstes Symptom die Erschöpfung ist. Diese Ärzte sind allerdings immer noch sehr in der Minderheit. Basierend auf ihren Berichten schätzt das CDC, dass die Prävalenz von CES zwischen 0,2 und 2,5 Prozent der Bevölkerung liegt,[55] während ihre Kollegen aus der Psychiatrie der Meinung sind, dass nahezu eine von sechs Personen mit identischen Symptomen die Kriterien für eine „Angststörung" oder „Depression" erfüllt.

Um die Angelegenheit noch weiter zu verwirren, wurde dieses Krankheitsbild in England bereits 1956 als myalgische Enzephalomyelitis (ME) bezeichnet. Dieser Name bezog sich mehr auf die Muskelschmerzen und neurologischen Symptome als auf die Müdigkeit. Schließlich kamen im Jahr 2011 Ärzte aus 13 Ländern zusammen und verabschiedeten eine Reihe von „Internationalen Konsenskriterien". Darunter war auch die Empfehlung, die Bezeichnung „chronisches Erschöpfungssyndrom" aufzugeben und durch „myalgische Enzephalomyelitis" zu ersetzen, und zwar für alle Patienten, die an „Erschöpfung nach Belastung" sowie spezifischen neurologischen, kardiovaskulären, respiratorischen, immunologischen, gastrointestinalen und anderen Beschwerden leiden.[56]

Diese internationalen „Konsens"-Bemühungen sind allerdings zum Scheitern verurteilt. Die psychiatrischen Kreise, die weitaus mehr mit solchen Patienten zu tun hatten, werden dabei nämlich völlig ignoriert. Auch wird so getan, als hätte es diese Spaltung, die nach dem Zweiten Weltkrieg offenbar wurde, nie existiert. In der ehemaligen Sowjetunion, in Osteuropa und in den meisten Teilen Asiens besteht der einstmalige Begriff „Neurasthenie" bis heute weiterhin fort. Diese Bezeichnung wird immer noch häufig auf das gesamte Spektrum der von George Beard 1869 beschriebenen Symptome angewendet. In diesen Teilen der Welt wird allgemein anerkannt, dass diese Krankheit häufig durch Exposition gegenüber chemischen und elektromagnetischen Schadstoffen verursacht wird.

Laut der vorliegenden Literatur sind alle Patienten, die an neurozirkulatorischer Asthenie, Radiowellenkrankheit, Angststörung, chronischem Erschöpfungssyndrom und myalgischer Enzephalomyelitis leiden, für einen erhöhten Cholesterinspiegel im Blut prädisponiert; die Krankheiten bergen auch alle ein erhöhtes Risiko, an Herzerkrankungen zu sterben.[57] Das Gleiche gilt für die Porphyrie[58] und den Sauerstoffentzug.[59] Das grundlegende Problem bei dieser Krankheit mit den vielen Namen besteht darin, dass, obwohl genügend Sauerstoff und Nährstoffe die Zellen erreichen, die Mitochondrien – die Kraftwerke der Zellen – diesen Sauerstoff und diese Nährstoffe nicht effizient nutzen können. Das führt zu einem Energiemangel, wodurch die Anforderungen des Herzens, Gehirns, der Muskulatur und der Organe nicht erfüllt werden können. Dadurch leidet der gesamte Körper, einschließlich des Herzens, effektiv an Sauerstoffmangel, wodurch letztendlich das Herz geschädigt werden kann. Darüber hinaus werden weder Zucker noch Fette effizient von den Zellen verwertet, wodurch sich ungenutzter Zucker im Blut ansammelt – was zu Diabetes führt – und sich ungenutzte Fette in den Arterien ablagern.

Wir haben eine ziemlich gute Vorstellung davon, wo genau die Problematik liegt. Menschen mit dieser Krankheit haben eine verringerte Aktivität eines porphyrinhaltigen Enzyms namens Cytochromoxidase, das sich in den Mitochondrien befindet. Es liefert Elektronen aus der Nahrung, die wir zu uns nehmen, an den Sauerstoff, den wir atmen. Die Ineffizienz dieses Enzyms manifestiert sich auf allen Ebenen dieser Krankheit. Eine mitochondriale Störung wurde im Zusammenhang mit chronischem Erschöpfungssyndrom[60] und bei Angststörungen festgestellt.[61] Muskelbiopsien von diesen Patienten zeigen eine verringerte Cytochromoxidaseaktivität. Die Radiowellenkrankheit ist für einen gestörten Glukosestoffwechsel verantwortlich sowie eine Beeinträchtigung der Cytochromoxidaseaktivität bei Tieren, auch wenn sie nur einer extrem niedrigen Radiowellenstrahlung ausgesetzt wurden.[62] Und die neurologischen und kardialen Symptome der Porphyrie werden weitgehend auf einen Mangel an Cytochromoxidase und Cytochrom c, den hämhaltigen Atmungsenzymen, zurückgeführt.[63]

Kürzlich hat die Zoologin Neelima Kumar von der Panjab University in Indien ganz elegant bewiesen, dass die Zellatmung bei Honigbienen zum Stillstand gebracht werden kann, wenn sie lediglich zehn Minuten lang einem Mobiltelefon ausgesetzt werden. Die Konzentration der Gesamtkohlenhydrate in ihrer Hämolymphe, wie das Bienenblut genannt wird, stieg von 1,29 auf 1,5 Milligramm pro Milliliter. Nach 20 Minuten stieg es auf 1,73 Milligramm pro Milliliter. Der Glucose-Gehalt stieg von 0,218 auf 0,231 auf 0,277 Milligramm pro Milliliter. Die Gesamtlipide stiegen von 2,06 auf 3,03 auf 4,50 Milligramm pro Milliliter. Das Cholesterin stieg von 0,230 auf 1,381 auf 2,565 Milligramm pro Milliliter. Das Gesamtprotein stieg von 0,475 auf 0,525 auf 0,825 Milligramm pro Milliliter. Mit anderen Worten, nach nur zehn Minuten Kontakt mit einem Mobiltelefon konnten die Bienen Zucker, Proteine oder Fette praktisch nicht mehr metabolisieren. Die Mitochondrien sind bei Bienen und Menschen im Wesentlichen sehr ähnlich, aber da ihr Stoffwechsel so viel schneller ist, wirken sich elektrische Felder bei Bienen sehr viel rapider aus.

Ausgelöst durch eine Flut giftiger Chemikalien und elektromagnetischer Felder (EMF), wurde die Atmung unserer Zellen im 20. Jahrhundert – insbesondere nach dem Zweiten Weltkrieg – erheblich beeinträchtigt. Aus der Arbeit an der Columbia University wissen wir, dass selbst winzige elektrische Felder die Geschwindigkeit des Elektronentransports durch Cytochromoxidase verändern. Die Forscher Martin Blank und Reba Goodman glaubten, dass die Erklärung in den grundlegendsten physikalischen Prinzipien liege. „EMF", schrieben sie 2009, „wirkt wie eine Kraft, die mit den chemischen Kräften in einer Reaktion konkurriert." Zwei Wissenschaftler der US-Umweltschutzbehörde – John Allis und William Joines – die einen ähnlichen Effekt durch Radiowellen feststellten, entwickelten eine analoge Variantentheorie. Sie mutmaßten, dass die Eisenatome in den porphyrinhaltigen Enzymen durch die oszillierenden elektrischen Felder in Bewegung gesetzt wurden, was wiederum ihre Fähigkeit, Elektronen zu transportieren, beeinträchtigte.[64]

Der englische Physiologe John Scott Haldane schlug in seinem klassischen Buch *Respiration* erstmals vor, dass das „Soldatenherz" nicht durch Angst, sondern durch einen chronischen Sauerstoffmangel verursacht wurde.[65] Mandel Cohen bewies später, dass das Problem nicht in der Lunge, sondern in den Zellen lag. Diese Patienten schluckten ständig Luft – nicht, weil sie neurotisch waren, sondern weil sie wirklich nicht genug davon aufnehmen konnten. Man hätte sie genauso gut einer Atmosphäre mit einem Gehalt von 15 anstatt 21 Prozent Sauerstoff oder einer Höhenlage von 4.500 Metern aussetzen können. Ihre Brust schmerzte und ihre Herzen schlugen schnell, nicht aufgrund einer Panik, sondern weil sie um Luft rangen. Und ihre Herzen brauchten mehr Sauerstoff, nicht weil ihre Herzkranzgefäße blockiert waren, sondern weil ihre Zellen die Luft, die sie atmeten, nicht vollständig verwerten konnten.

Diese Patienten waren keine psychiatrischen Fälle; sie waren eine Warnung für die Welt. Dasselbe geschah auch mit der Zivilbevölkerung: Auch sie erstickte langsam, und die Pandemie der Herzkrankheiten, die in den Fünfzigerjahren des 20. Jahrhunderts weit verbreitet war, war eine der Folgen davon. Selbst bei Menschen ohne Porphyrinenzymmangel hatten die Mitochondrien in ihren Zellen Schwierigkeiten – wenn auch in geringerem Maße – Kohlenhydrate, Fette und Proteine zu metabolisieren. Unverbrannte Fette wurden zusammen mit dem Cholesterin, das diese Fette im Blut transportierte, an den Wänden der Arterien abgelagert. Menschen und Tiere waren nicht in der Lage, ihr Herz so zu belasten wie zuvor, ohne dabei Anzeichen von Stress und einer Krankheit zu zeigen. Der Tribut, der in diesen Fällen vom Körper gefordert wird, ist besonders deutlich, wenn er an seine Grenzen stößt, wie das beispielsweise bei Leistungssportlern und bei Soldaten während des Krieges der Fall ist.

Wie es in Wirklichkeit aussieht, wird durch erstaunliche Statistiken offenbar.

Als ich mit meinen Nachforschungen begann, hatte ich nur die Daten von Samuel Milham. Da er 1940 einen so großen Unterschied in den Krankheitszahlen auf dem Land zwischen den fünf am wenigsten und den fünf am stärksten elektrifizierten Staaten feststellte, wollte ich sehen, was passieren würde, wenn ich die Zahlen für alle 48 Staaten berechnen und in einem Diagramm darstellen würde. Die Sterblichkeitsraten auf dem Land entnahm ich den Jahrgangsbänden der Bevölkerungsstatistik der Vereinigten Staaten. Dann berechnete ich den Prozentsatz der Elektrifizierung für jeden Staat, indem ich die Anzahl der Stromkunden für Privathaushalte – wie vom Edison Electric Institute veröffentlicht – durch die Gesamtzahl der Haushalte teilte, die durch die Volkszählung in den Vereinigten Staaten festgestellt worden war.

Die Ergebnisse für 1931 und 1940 sind in den Abbildungen 1 und 2 dargestellt. Es besteht nicht nur ein fünf- bis sechsfacher Unterschied in der Sterblichkeit aufgrund von Herzkrankheiten in ländlichen Regionen zwischen den am stärksten und am wenigsten elektrifizierten Staaten. Alle Datenpunkte liegen zudem fast genau auf derselben Linie. Je mehr ein Staat elektrifiziert wurde – d. h. je mehr ländliche Haushalte Strom hatten – desto häufiger trat hier auch die Herzkrankheit auf. Mit anderen Worten, das Ausmaß der ländlichen Herzerkrankungen war proportional zur Anzahl der Haushalte mit Strom.[66]

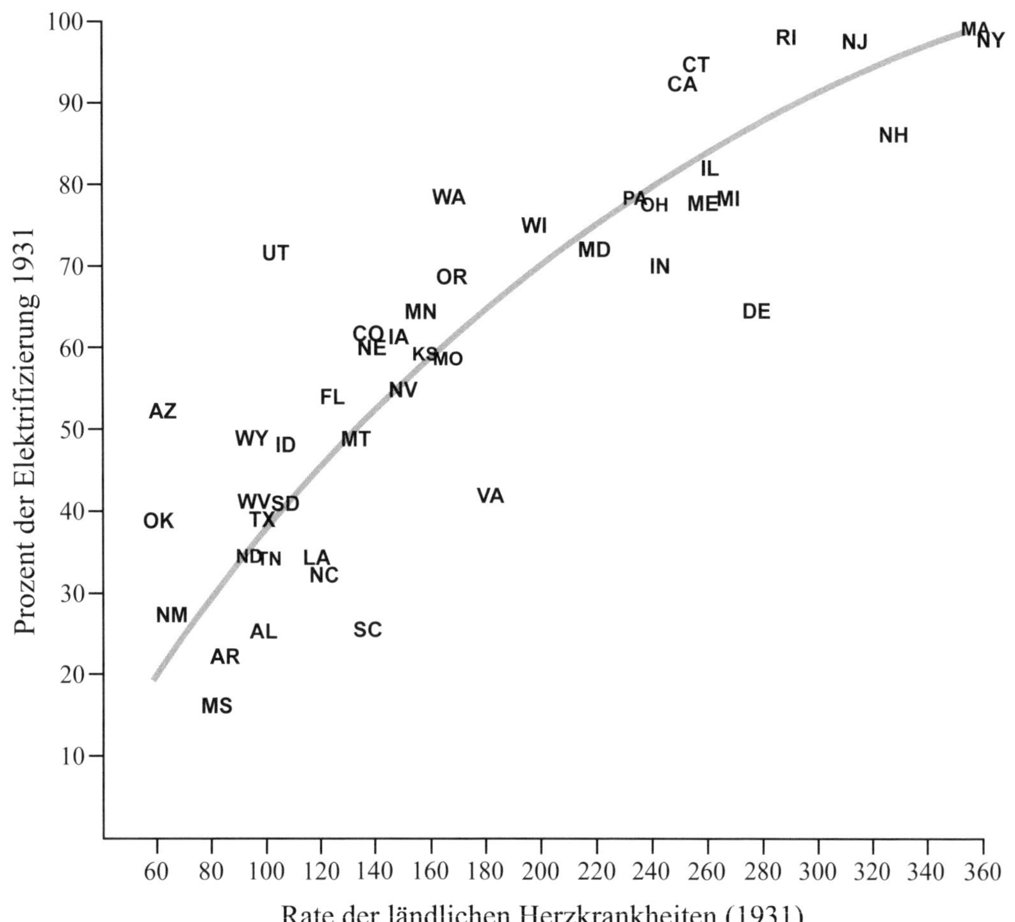

Abbildung 1 – Rate der ländlichen Herzkrankheiten im Jahr 1931

Tabelle 2

	% Elektrifizierung (1931)	Ländliche Herzkrankheit 1931 *(Todesfälle pro 100.000)*	% Elektrifizierung (1940)	Ländliche Herzkrankheit 1940 *(Todesfälle pro 100.000)*
AL	25.7	98.8	34.7	147
AZ	62.5	61.4	56.1	87
AR	22.1	84.6	27.3	109
CA	92.5	250.3	75.6	305
CO	61.5	137.4	56.9	188
CT	94.9	255.7	90.5	328
DE	64.4	277.5	66.1	364
FL	53.8	124.0	50.7	186
GA	28.4	(fehlt)	36.5	144
ID	48.2	106.5	64.5	187
IL	82.5	259.9	79.4	330
IN	70.0	241.8	74.9	311
IA	61.4	148.3	65.5	234
KS	59.4	157.8	60.2	246
KY	38.0	(fehlt)	41.6	177
LA	34.1	118.7	41.5	189
ME	77.5	258.5	70.5	344
MD	72.3	219.2	65.2	312
MA	98.5	357.0	91.9	479
MI	78.4	267.4	81.3	339
MN	64.2	156.3	63.4	225
MS	16.5	81.2	22.7	149
MO	59.1	166.3	58.3	241
MT	48.9	131.4	56.8	217
NE	60.0	138.5	62.1	208
NV	54.8	150.0	58.3	370
NH	86.3	327.4	78.7	428
NJ	97.7	313.2	87.0	423
NM	27.3	64.8	26.5	88
NY	98.1	360.3	83.9	465
NC	32.4	120.8	43.7	152
ND	34.5	94.1	40.5	190
OH	77.0	240.1	82.5	323
OK	39.2	59.9	41.3	127
OR	68.8	168.5	67.7	220
PA	78.5	234.2	80.4	331
RI	98.2	289.8	91.0	404
SC	25.6	136.8	32.1	165
SD	41.0	106.0	43.0	188
TN	34.0	100.1	42.1	154
TX	39.5	97.9	43.5	144
UT	71.8	103.9	75.2	198
VT	71.9	(fehlt)	71.5	367
VA	41.7	181.6	53.1	231
WA	78.7	166.6	73.8	230
WV	41.0	94.7	53.4	146
WI	74.7	198.0	54.2	282
WY	49.5	95.1	50.8	170

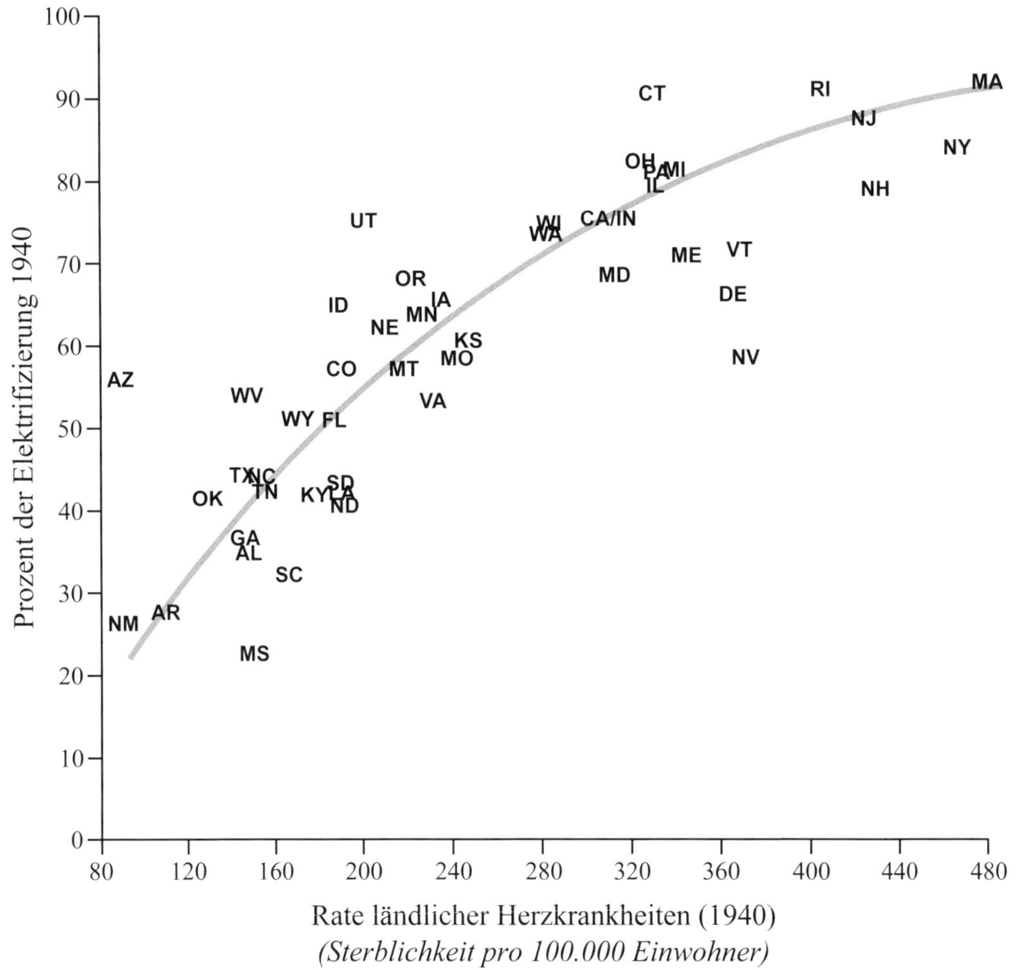

Abbildung 2 – Rate der ländlichen Herzkrankheiten im Jahr 1940

Noch bemerkenswerter ist, dass die Sterblichkeitsraten aufgrund von Herzerkrankungen in den nicht elektrifizierten ländlichen Gebieten der Vereinigten Staaten im Jahr 1931 – bevor das ländliche Elektrifizierungsprogramm in Schwung kam – noch so niedrig waren wie die Sterblichkeitsraten für die gesamten Vereinigten Staaten vor Beginn der Herzkrankheitsepidemie im 19. Jahrhundert.

Im Jahr 1850, dem ersten Volkszählungsjahr, in dem Sterblichkeitsdaten erhoben wurden, wurden in der Nation insgesamt 2.527 Todesfälle aufgrund von Herzerkrankungen registriert. In diesem Jahr rangierten Herzkrankheiten unter den Todesursachen an fünfter Stelle. Genauso viele Menschen starben an den Folgen eines Badeunfalls wie an einer Herzerkrankung. Herzkrankheiten traten hauptsächlich bei kleinen Kindern und im hohen Alter auf und waren überwiegend eher ländliche als städtische Krankheiten, da die Landwirte länger lebten als die Stadtbewohner.

Um die Statistiken des 19. Jahrhunderts realistisch mit denen von heute zu vergleichen, musste ich einige Anpassungen an den Volkszählungsdaten vornehmen. Die Bewohner der Haushalte, die von den Zählern der Volkszählungen in 1850, 1860 und 1870 aufgesucht wurden, meldeten diesen die Zahlen der im vergangenen Jahr verstorbenen Personen und deren Todesursache aus ihrer Erinnerung. Diese Zahlen wurden vom Volkszählungsamt durchschnittlich zu etwa 40 Prozent als unrichtig eingeschätzt. In der Volkszählung von 1880 wurden die Zahlen durch Berichte von Ärzten ergänzt und waren im Durchschnitt nur zu 19 Prozent ungenau. 1890 hatten acht nordöstliche Bundesstaaten sowie der District of Columbia Gesetze verabschiedet, die die offizielle Registrierung aller Todesfälle vorschrieben; die Statistiken für diese registrierungspflichtigen Staaten galten zu zwei bis drei als Prozent korrekt. Bis 1910 hatte sich diese Registrierungspflicht auf 23 Staaten ausgeweitet, sodass 1930 Texas der einzige Staat war, in dem die Registrierung von Todesfällen nicht vorgeschrieben war.

Komplizierend kommt noch hinzu, dass ein Herzversagen nicht immer offensichtlich war, mit Ausnahme des Ödems, das es hervorrief. Es wurde damals als „Wassersucht" bezeichnet[67] und manchmal als einzige Todesursache gemeldet – obwohl der Tod höchstwahrscheinlich entweder durch Herz- oder Nierenerkrankungen verursacht wurde. Eine weitere Komplikation ergibt sich aus dem erstmaligen Auftreten der „brightschen Krankheit" in den Tabellen für 1870. Das war die neue Bezeichnung für die Art der Nierenerkrankung, die Ödeme verursachte. Die Verbreitung dieser Krankheit wurde im Jahr 1870 mit 4,5 Fällen pro 100.000 Einwohner angegeben.

Angesichts dieser Komplexität habe ich die ungefähren Todesraten aufgrund von Herz-Kreislauf-Erkrankungen für jedes Jahrzehnt von 1850 bis 2010 berechnet, die Zahlen für „Wassersucht" für jene Zeit – als dieser Begriff noch verwendet wurde (bis 1900) – hinzugerechnet, und für die Jahre 1850 und 1860 4,5 pro 100.000 abgezogen. Ich habe einen Korrekturfaktor von 40 Prozent für 1850, 1860 und 1870 und von 19 Prozent für 1880 hinzugefügt. Berichte über Todesfälle aufgrund aller Herz-, Arterien- und Blutdruckerkrankungen habe ich einbezogen. Ab 1890 habe ich nur die Zahlen für die todesregistrierungspflichtigen Staaten verwendet, die im Jahr 1930 das gesamte Land mit Ausnahme von Texas umfassten. Die Ergebnisse sind wie folgt:

Sterblichkeitsraten aufgrund von Herz-Kreislauf-Erkrankungen
(pro 100.000 Einwohner)

1850	77
1860	78
1870	78
1880	102
1890	145
1890 (Indigene in Reservationsgebieten)	60
1900	154
1910	183
1920	187
1930	235
1940	291
1950	384
1960	396
1970	394
1980	361
1990	310
2000	280
2010	210
2017	214

1910 war das erste Jahr, in dem die Sterblichkeit in Städten die auf dem Land übertraf. Die größten Unterschiede zeigten sich jedoch auf dem Land. In den nordöstlichen Bundesstaaten, in denen 1910 Telegrafen, Telefone und jetzt elektrisches Licht und Strom am häufigsten verwendet wurden, und in denen die dichtesten Drahtnetze das Land durchzogen, hatten die ländlichen Gebiete genauso viel Herz-Kreislauf-Erkrankungen wie die Städte oder mehr. Die ländliche Sterblichkeitsrate in Connecticut betrug damals 234, in New York 279 und in Massachusetts 296. Im Gegensatz dazu betrug die ländliche Rate in Colorado immer noch 100 und in Washington 92. Die ländliche Rate in Kentucky entsprach mit 88,5 nur 44 Prozent der städtischen Rate, die bei 202 lag.

Die Herzkrankheit stieg mit der Elektrifizierung stetig an, wie wir in den Abbildungen 1 und 2 sahen, und erreichte einen Höhepunkt, als sich die ländliche Elektrifizierung in den 1950er-Jahren der 100-Prozent-Grenze näherte. Die Herzkrankheitsraten flachten dann drei Jahrzehnte lang ab und fielen sogar wieder langsam – so scheint es jedenfalls auf den ersten Blick. Wenn man genauer hinsieht, zeigt sich jedoch das wahre Bild. Das sind nur die Sterblichkeitsraten. Die Zahl der Menschen, die mit Herzerkrankungen herumlaufen – die sogenannte Prävalenzrate – stieg tatsächlich weiter an und tut das auch heute noch. Die Sterblichkeit stieg in den 1950er-Jahren nicht mehr an aufgrund der Einführung von Antikoagulanzien wie Heparin und später Aspirin, mit denen Herzinfarkte behandelt und verhindert wurden.[68] In den folgenden Jahrzehnten hat der immer aggressivere Einsatz von Antikoagulanzien, Medikamenten zur Blutdrucksenkung, Herzbypass-Operationen, Ballon-Angioplastie, Koronarstents, Herzschrittmachern und sogar Herztransplantationen ganz einfach dazu geführt, dass immer mehr Menschen mit Herzerkrankungen am Leben bleiben. Aber die Menschen haben nicht weniger Herzinfarkte – sie haben mehr.

Die Framingham-Herzstudie zeigte, dass in jedem Alter die Wahrscheinlichkeit eines ersten Herzinfarkts in den Neunzigerjahren im Wesentlichen dieselbe war wie in den Sechzigerjahren.[69] Das war überraschend. Die Ärzte glaubten, dass sie durch die Verabreichung von Statin-Medikamenten zur Senkung des Cholesterinspiegels die Menschen vor verengten Arterien verschonen würden, was automatisch gesündere Herzen bedeutete. Es kam jedoch anders. In einer Studie stellten Wissenschaftler, die an der Minnesota Heart Survey beteiligt waren, im Jahr 2001 fest, dass zwar bei weniger Krankenhauspatienten eine Herzinsuffizienz diagnostiziert wurde, gleichzeitig aber mehr Patienten mit herzbedingten Brustschmerzen eingewiesen wurden. Tatsächlich stieg die Rate der instabilen Angina zwischen 1985 und 1995 bei Männern um 56 Prozent und bei Frauen um 30 Prozent.[70]

Auch die Zahl der Menschen mit kongestivem Herzversagen ist stetig gestiegen. Forscherteams an der Mayo-Klinik durchsuchten ihre Unterlagen aus zwei Jahrzehnten und stellten dabei fest, dass die Inzidenz von Herzinsuffizienz im Zeitraum 1996–2000 um 8,3 Prozent höher war als 1979–1984.[71]

Die wahre Situation ist jedoch noch viel schlimmer. Diese Zahlen berücksichtigen nur die Personen, bei denen eine Herzinsuffizienz neu diagnostiziert wurde. Der Anstieg der Gesamtzahl der Menschen mit dieser Krankheit ist erstaunlich, und nur ein geringer Prozentsatz davon lässt sich durch eine alternde Bevölkerung erklären. Ärzte des Cook County Hospital, der Loyola University Medical School und der US-Gesundheitsbehörden (CDC) untersuchten die Patientenakten eines repräsentativen Querschnitts amerikanischer Krankenhäuser. Sie fanden heraus, dass sich die Zahl der Patienten mit einer Herzinsuffizienzdiagnose zwischen 1973 und 1986 mehr als verdoppelte.[72] Eine spätere ähnliche Studie von Wissenschaftlern der CDC ergab, dass sich dieser Trend fortgesetzt hatte. Die Zahl der Krankenhausaufenthalte wegen Herzinsuffizienz hatte sich zwischen 1979 und 2000 verdreifacht, während sich die altersbereinigte Rate verdoppelte. Der größte Anstieg wurde bei Menschen unter 65 Jahren verzeichnet.[73] Eine ähnliche Studie von Patienten im Henry

Ford Hospital in Detroit zeigte, dass sich die jährliche Prävalenz von Herzinsuffizienz von 1989 bis 1999 fast vervierfachte.[74]

Wie die 3.000 alarmierten Ärzte, die den Freiburger Appell unterzeichnet hatten, bestätigten, erleiden mehr junge Menschen als je zuvor Herzinfarkte. In den Vereinigten Staaten leidet heute ein ebenso großer Prozentsatz der Vierzigjährigen an Herz-Kreislauf-Erkrankungen wie der Prozentsatz der Siebzigjährigen im Jahr 1970. Nahezu ein Viertel der Amerikaner im Alter von 40 bis 45 Jahren leidet heute an einer Form der Herz-Kreislauf-Erkrankung.[75] Und der Stress für noch jüngere Herzen beschränkt sich nicht nur auf Sportler. Im Jahr 2005 stellten Forscher der CDC, die die Gesundheit von Jugendlichen und jungen Erwachsenen im Alter von 15 bis 34 Jahren untersuchten, zu ihrer Überraschung fest, dass die Raten für den plötzlichen Herztod bei jungen Männern zwischen 1989 und 1998 um 11 Prozent und bei jungen Frauen um 30 Prozent gestiegen waren. Auch die Sterblichkeitsraten aufgrund eines vergrößerten Herzens, Herzrhythmusstörungen, Lungenherzerkrankungen und Bluthochdruck hatten bei dieser jungen Bevölkerung zugenommen.[76]

Im 21. Jahrhundert hat sich dieser Trend fortgesetzt. Die Zahl der Herzinfarkte bei Amerikanern in den Zwanzigern stieg zwischen 1999 und 2000 um 20 Prozent, und die Sterblichkeit aufgrund aller Arten von Herzerkrankungen in dieser Altersgruppe stieg um ein Drittel.[77] Im Jahr 2014 war ein Drittel der Patienten zwischen 35 und 74 Jahren, die mit Herzinfarkt ins Krankenhaus eingeliefert wurden, jünger als 54 Jahre.[78]

Entwicklungsländer sind nicht besser dran. Sie folgen den Industrieländern auf dem Weg ins Verderben und sind noch schneller dabei, die drahtlose Technologie voll und ganz zu akzeptieren. Die Folgen sind unvermeidlich. Herzkrankheiten waren in Ländern mit niedrigem Einkommen einst unwesentlich. Jetzt nehmen sie die Spitzenposition unter den menschlichen Todesursachen in jeder Region der Welt außer einer ein. Nur in Afrika südlich der Sahara wurde die Herzkrankheit im Jahr 2017 noch immer von Armutskrankheiten wie AIDS und Lungenentzündung als Todesursache überholt.

Trotz der Milliarden, die für die Bekämpfung von Herzkrankheiten ausgegeben werden, tappt die medizinische Gemeinschaft immer noch im Dunkeln. Sie wird diesen Krieg nicht gewinnen, solange sie nicht erkennt, dass der Hauptfaktor, der diese Pandemie seit 150 Jahren verursacht hat, die Elektrifizierung der Welt ist.

KAPITEL 12

Die Transformation von Diabetes

Im Jahr 1859 verlegte der Sohn eines Holz- und Getreidehändlers in Port Huron in Michigan eine 1,6 Kilometer lange Telegrafenleitung zwischen seinem Haus und dem eines Freundes, um eine elektrische Kommunikation zwischen den beiden zu ermöglichen. Von diesem Tag an stand Thomas Alva Edison im Bann der mysteriösen Kräfte der Elektrizität. Ab seinem 15. Lebensjahr arbeitete er als reisender Telegrafenbetreiber, bis er sich im Alter von 21 Jahren in Boston selbstständig machte. Er leistete Telegrafenarbeiten für Einzelanschlüsse für Bostoner Firmen und verlegte die Drähte von den Büros in der Innenstadt entlang der Dächer von Häusern und Gebäuden zu den Fabriken und Lagerhäusern am Rande der Stadt. Als er 29 Jahre alt war verlegte er sein Labor in ein kleines Dörfchen in New Jersey. Zu dieser Zeit hatte er bereits die Telegrafentechnologie verbessert und war damit beschäftigt, das neu erfundene Telefon zu perfektionieren. Der „Zauberer von Menlo Park" wurde 1878 für seine Erfindung des Phonografen weltberühmt. Dann stellte er sich eine viel ehrgeizigere Aufgabe: Er träumte davon, die Häuser der Menschen mit Strom zu erleuchten und die Gasbeleuchtungsindustrie, deren Wert sich jährlich auf etwa 150 Millionen Dollar belief, beiseitezuschieben. Ehe er das erreichte, hatte er die elektrische Glühbirne, den Dynamo – der Elektrizität mit konstanter Spannung erzeugte – und ein System zur Verteilung von Elektrizität in Parallelschaltungen erfunden. Im November 1882 patentierte er das Dreileiter-Verteilungssystem, das heutzutage noch in Gebrauch ist.

Ungefähr zu dieser Zeit entwickelte Edison eine seltene Krankheit, die als Diabetes bekannt ist.[1]

Ein anderer junger Mann, der in Schottland aufgewachsen war, gab 1866 an einer Schule in Bath in England Sprechunterricht, als er sein Haus mit einem selbst gebauten Telegrafensystems an das eines Nachbarn anschloss. Fünf Jahre später brachte er in Boston, wo er Professor für Sprechunterricht an der Boston University war, den Gehörlosen das Sprechen bei. Aber seine lebenslange Faszination mit Elektrizität sollte bestehen bleiben. Einer seiner gehörlosen Schüler, mit dessen Familie er logierte, warf eines Tages einen Blick in sein Schlafzimmer. „Der Boden, die Stühle, der Tisch und sogar die Kommode, waren bedeckt mit Drähten, Batterien, Spulen, Zigarrenschachteln und einer Unmenge von verschiedenen Geräten", erinnerte er sich viele Jahre später. „Mit dem, was er bei sich nicht mehr unterbringen konnte, hatte er sich bereits im Keller ausgebreitet, und es sollten kaum ein paar Monate vergehen, bis er auch das Kutschenhaus in Beschlag nahm." Nachdem Alexander Graham Bell eine Reihe von Verbesserungen des Telegrafen patentiert hatte, erfand er 1876 das Telefon und war deshalb bereits vor seinem 30. Lebensjahr weltweit bekannt. Seine „endlosen gesundheitlichen Beschwerden" – starke Kopfschmerzen, Schlaflosigkeit, Ischiasschmerzen, Atemnot, Brustschmerzen, unregelmäßiger Herzschlag und eine abnormale Lichtempfindlichkeit – gingen auf die Zeit seiner frühesten Experimente mit Elektrizität in Bath zurück.

Auch bei ihm wurde 1915 Diabetes diagnostiziert.[2]

Um ein Gefühl dafür zu bekommen, wie selten der Diabetes einmal war, durchsuchte ich die am weitesten zurückgehenden Bücher in meiner medizinischen Bibliothek. Ich habe zuerst in den Werken von Robert Whytt nachgesehen, einem schottischen Arzt des frühen und mittleren 18. Jahrhunderts. In dem 750-Seiten-Wälzer habe ich keine einzige Stelle gefunden, in der Diabetes erwähnt wird.

Ende des 18. Jahrhunderts widmete der amerikanische Arzt John Brown dieser Krankheit in seinem Buch *Elements of Medicine* geradema l zwei Absätze. In den Werken von Thomas Sydenham, der im 17. Jahrhundert praktizierte und als Vater der englischen Medizin bekannt ist, fand ich eine einzige Seite über den Diabetes. Sie enthielt eine spärliche Beschreibung der Erkrankung, empfahl eine Fleischdiät und verschrieb ein pflanzliches Heilmittel.

Als Nächstes öffnete ich Benjamin Ward Richardsons 500-seitiges Werk *Diseases of Modern Life*, das 1876 in New York veröffentlicht wurde, als Edison und Bell intensiv mit Elektrizität experimentierten. Hierin wurden dem Diabetes vier Seiten gewidmet. Richardson sah ihn als eine moderne Krankheit, die durch Erschöpfung aufgrund geistiger Überlastung oder durch einen Schock des Nervensystems verursacht wurde. Aber die Krankheit galt immer noch als selten.

Dann konsultierte ich meine „Bibel" der Krankheiten des 19. Jahrhunderts, das *Handbuch der historisch-geografischen Pathologie*, das zwischen 1881 und 1886 in Etappen in deutscher und englischer Sprache veröffentlicht wurde. In dieser umfangreichen dreibändigen wissenschaftlichen Arbeit hat August Hirsch die Geschichte bekannter Krankheiten sowie deren Prävalenz und Verbreitung in der ganzen Welt zusammengestellt. Der Diabetes nahm in diesem Werk ganze sechs Seiten ein. Hirsch stellte vor allem fest, dass er eine seltene Krankheit war und nur wenige Informationen hierüber vorlagen. Im antiken Griechenland, schrieb er, erwähnte Hippokrates im 4. Jahrhundert diese Krankheit nie. Im zweiten Jahrhundert nach Christus widmete Galen, ein in Rom geborener und in Griechenland praktizierender Arzt, einige Absätze dem Diabetes, bemerkte jedoch dazu, selbst nur zwei Fälle gesehen zu haben.

Das erste Buch über Diabetes wurde, genau genommen, erst 1798 geschrieben. Aber auch sein Autor, John Rollo aus England, begegnete in seinen 23 Jahren als Mediziner dieser Krankheit lediglich dreimal.

Die Statistiken, die Hirsch aus der ganzen Welt sammelte, bestätigten ihm, dass die Krankheit „eine der seltensten ist".[3] Ungefähr 16 Menschen pro Jahr starben daran in Philadelphia, drei in Brüssel, 30 in Berlin und 550 in ganz England. Vereinzelte Fälle wurden aus der Türkei, Ägypten, Marokko, Mexiko, Ceylon und einigen Teilen Indiens gemeldet. Aber eine Auskunftsperson in St. Petersburg sagte, dass sie in den letzten sechs Jahren keine Erkrankung dieser Art beobachtet hatte. Ärzte in Senegambia und an der Küste Guineas hatten noch nie einen Fall gesehen. Auch in China, Japan, Australien, den pazifischen Inseln, Mittelamerika, Westindien, Guayana oder Peru gab es keine Aufzeichnungen darüber. Ein anderer Informant hatte im Laufe einer langjährigen Praxis in Rio de Janeiro noch nie einen Fall von Diabetes gesehen.

Wie kam es dann dazu, dass Diabetes zu einer der häufigsten Todesursachen der Menschheit wurde? Wie sich herausstellen wird, spielt in der heutigen Welt die Begrenzung der Zuckeraufnahme eine wichtige Rolle bei der Prävention und Bekämpfung dieser Krankheit. Andererseits werden wir aber auch sehen, dass es genauso unbefriedigend ist, den erhöhten Konsum von Zucker in der Ernährung für den Diabetes verantwortlich zu machen, wie die Aufnahme von Nahrungsfetten für den Anstieg von Herzkrankheiten.

Als ich 1976 in Albuquerque lebte, gab mir ein Freund ein neu veröffentlichtes Buch, das mich dazu veranlasste, meine Art zu essen und zu trinken, völlig umzustellen. William Dufty, der Autor von *Zucker Blues: Suchtstoff Zucker*, hatte sein Buch gründlich recherchiert. Er überzeugte mich, dass die Substanz, die Menschen seit Jahrhunderten süchtig machte und ihre Gesundheit untergrub, nicht Alkohol, Tabak, Opium oder Marihuana war, sondern Zucker! Außerdem war seiner Meinung nach das Bedürfnis, die Zuckersucht – der die Kreuzritter im 12. und 13. Jahrhundert verfielen – zu befriedigen, auch weitgehend für den 400-jährigen afrikanischen Sklavenhandel verantwortlich. Er war nötig geworden, so Dufty, weil die Europäer dem Arabischen Reich die Kontrolle über den weltweiten Zuckerhandel abgerungen hatten und nun eine stetige Versorgung mit Arbeitskräften benötigten, um ihre Zuckerplantagen zu pflegen. Er behauptete, Zucker sei „berauschender als Bier oder Wein und wirksamer als viele Drogen“. Duffy untermauerte seine Auffassung mit unterhaltsamen Geschichten über seinen eigenen verwirrenden Krankheitsverlauf und seine heroischen Bemühungen – die schließlich erfolgreich waren – die Zuckersucht zu überwinden. Migränekopfschmerzen, mysteriöses Fieber, Zahnfleischbluten, Hämorrhoiden, Hautausschläge, eine Neigung zur Gewichtzunahme, chronische Müdigkeit und ein beeindruckendes Gemisch von Schmerzen und Beschwerden, die ihn 15 Jahre lang plagten, verschwanden innerhalb von 24 Stunden, sagte er, und kehrten nie wieder zurück.

Dufty erklärte auch, warum Zucker den Diabetes verursacht. Unsere Zellen, insbesondere unsere Gehirnzellen, beziehen ihre Energie aus einer stetigen Versorgung mit einem einfachen Zucker namens Glukose – dem Endprodukt der Verdauung von Kohlenhydraten, die wir zu uns nehmen. „Der Unterschied zwischen Gefühlen, die euphorisch oder traurig sind, gesund oder verrückt, ruhig oder ausgeflippt, inspiriert oder depressiv, hängt in hohem Maße davon ab, was wir uns in den Mund schieben“, schrieb er. Er erklärte weiter, dass der Unterschied zwischen Leben und Tod von einem genauen Gleichgewicht zwischen der Menge an Glukose in unserem Blut und der Menge an Blutsauerstoff abhängt, wobei Insulin eines der Hormone ist, die dieses Gleichgewicht aufrechterhalten. Wenn nach einer Mahlzeit nicht genug Insulin von der Bauchspeicheldrüse produziert wird, erhöht sich der Blutzucker auf ein toxisches Niveau und wird im Urin ausgeschieden. Wenn die Insulinproduktion zu hoch ist, sinkt der Blutzuckerspiegel gefährlich ab.

Das Problem beim Verzehr von reinem Zucker, schrieb Dufty, ist, dass er nicht verdaut werden muss und viel zu schnell vom Blut aufgenommen wird. Wenn wir komplexe Kohlenhydrate, Fette und Proteine essen, muss die Bauchspeicheldrüse eine Reihe von Verdauungsenzymen in den Dünndarm leiten, damit diese Nährstoffe abgebaut werden können. Das braucht etwas Zeit. Der Blutzuckerspiegel steigt allmählich an. Wenn wir jedoch raffinierten Zucker essen, wird dieser fast sofort in Glukose umgewandelt und geht direkt ins Blut über, erklärte Dufty, „wo bereits das richtige Gleichgewicht zwischen dem Blutzucker und Sauerstoff besteht. Der Glukosespiegel im Blut wird durch den Zucker drastisch erhöht. Das Gleichgewicht wird zerstört. Der Körper steckt in einer Krise."

Ein Jahr nach dem Lesen dieses Buches beschloss ich, mich an einer medizinischen Fakultät einzuschreiben, und musste zuerst Grundkurse in Biologie und Chemie belegen, die ich während meiner anderen Studienzeit noch nicht belegt hatte. Mein Professor für Biochemie an der University of California in San Diego bestätigte im Wesentlichen, was ich durch das Lesen von *Zucker Blues: Suchtstoff Zucker* gelernt hatte. Wir haben uns weiterentwickelt, sagte mein Professor, und essen Nahrungsmittel wie Kartoffeln, die langsam verdaut werden müssen. Die Bauchspeicheldrüse scheidet automatisch Insulin mit einer Geschwindigkeit aus, die genau der Geschwindigkeit entspricht, mit der Glukose – über einen beträchtlichen Zeitraum nach einer Mahlzeit – in den Blutkreislauf gelangt. Obwohl dieser Mechanismus perfekt funktioniert, wenn wir Fleisch, Kartoffeln und Gemüse essen, stört eine Mahlzeit mit raffiniertem Zucker diesen Prozess. Die gesamte Zuckerladung gelangt sofort in den Blutkreislauf. Die Bauchspeicheldrüse hat jedoch nichts über raffinierten Zucker gelernt und „denkt", dass soeben eine riesige Portion Kartoffeln verzehrt wurde. Sie erwartet, dass noch viel mehr Glukose nachkommt. Die Bauchspeicheldrüse produziert daher so viel Insulin, dass eine enorme Mahlzeit verarbeitet werden kann. Diese Überreaktion der Bauchspeicheldrüse führt zu einem zu niedrigen Blutzuckerspiegel, wodurch Gehirn und Muskeln ausgehungert werden – eine als Hypoglykämie bekannte Erkrankung.[4] Nach Jahren einer solchen Überstimulation kann die Bauchspeicheldrüse erschöpft sein und nicht mehr genug oder gar kein Insulin mehr produzieren. Dieser Zustand wird als Diabetes bezeichnet und erfordert, dass die Person Insulin oder andere Medikamente einnimmt, um ihren Energiehaushalt aufrechtzuerhalten und am Leben zu bleiben.

Außer Dufty haben noch viele andere darauf hingewiesen, dass ein außerordentlicher Anstieg des Zuckerkonsums mit dem ebenso außergewöhnlichen Anstieg der Diabetesraten in den letzten 200 Jahren einherging. Vor fast einem Jahrhundert veröffentlichte Dr. Elliott P. Joslin, Gründer des Joslin Diabetes Center in Boston, Statistiken, aus denen hervorgeht, dass sich der jährliche Zuckerkonsum pro Person in den USA zwischen 1800 und 1917 verachtfacht hatte.[5]

Aber in diesem Diabetesmodell fehlt ein wichtiges Element. Es zeigt uns zwar, wie wir im 21. Jahrhundert vermeiden können, an Diabetes zu erkranken – nämlich keine hochraffinierten Lebensmittel zu verzehren, insbesondere keinen Zucker. Damit lässt sich allerdings die überwältigende Prävalenz von Diabetes in unserer Zeit nicht vollends erklären. Zucker oder kein Zucker – Diabetes war einst eine beeindruckend seltene Krankheit. Die überwiegende Mehrheit der Menschen war früher in der Lage, große Mengen reinen Zuckers zu verdauen und zu metabolisieren, ohne ihn im Urin auszuscheiden und ohne die Bauchspeicheldrüse zu überbeanspruchen. Sogar Joslin, dessen klinische Erfahrung ihn dazu veranlasste, Zucker als Ursache für Diabetes zu vermuten, wies darauf hin, dass der Zuckerkonsum in den Vereinigten Staaten zwischen 1900 und 1917 nur um 17 Prozent gestiegen war – ein Zeitraum, in dem sich die

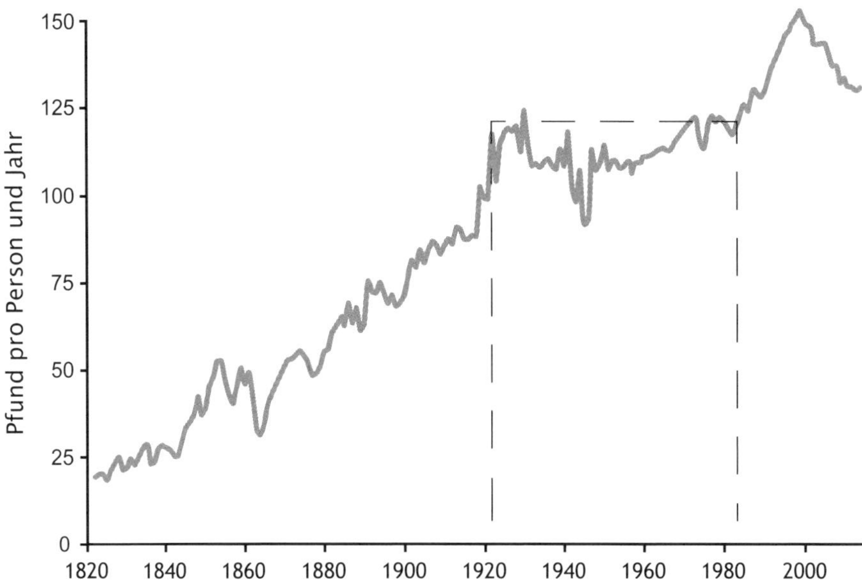

Todesursache wegen Diabetes fast verdoppelt hatte. Und er unterschätzte den Zuckerkonsum im 19. Jahrhundert, weil seine Statistiken nur den raffinierten Zucker berücksichtigten. Aber der Ahornsirup, Honig, Hirsesirup, Zuckerrohrsirup und insbesondere die Melasse fehlten darin. Melasse war billiger als raffinierter Zucker, und bis etwa 1850 konsumierten die Amerikaner mehr Melasse als raffinierten Zucker. Die obere Grafik[6] zeigt den tatsächlichen Zuckerkonsum in den letzten zwei Jahrhunderten, einschließlich des Zuckergehalts von Sirupen und Melasse, und passt daher nicht zum Ernährungsmodell dieser Krankheit. Tatsächlich stieg der Pro-Kopf-Zuckerkonsum zwischen 1922 und 1984 überhaupt nicht an, während sich die Diabetesrate verzehnfachte.

Dass die Ernährung allein nicht für die moderne Pandemie des Diabetes verantwortlich ist, zeigt sich in der Geschichte von drei Gemeinschaften an unterschiedlichen Orten in der Welt. Eine hat heute die weltweit höchste Diabetesrate. Die zweite ist der größte Zuckerkonsument der Welt. Und die dritte, die ich genauer untersuchen werde, ist das zuletzt elektrifizierte Land der Welt.

Indigene Bevölkerung Nordamerikas

Das Aushängeschild für die Diabetes-Geschichte soll das indigene Volk sein. Angeblich – laut dem US-Diabetikerverband American Diabetes Association – essen die Menschen heute einfach zu viel und bekommen nicht genug Bewegung, um alle Kalorien zu verbrennen. Dies führt zu Fettleibigkeit, von der angenommen wird, dass sie die eigentliche Ursache für die meisten Diabeteserkrankungen sei. Indigene, so wird gemutmaßt, sind genetisch für den Diabetes prädisponiert, und diese Veranlagung wurde durch den sitzenden Lebensstil ausgelöst, zu dem sie gezwungen waren, nachdem sie auf Reservate beschränkt wurden. Außerdem wurden ihre traditionellen

Lebensmittel durch eine ungesunde Ernährungsweise mit großen Mengen an Weißmehl, Fett und Zucker ersetzt. Und tatsächlich haben Indigene in den meisten Reservaten in den USA und Kanada heute die höchste Diabetesrate der Welt.

In den Reservaten, die bereits alle Ende des 19. Jahrhunderts eingerichtet waren, wurde indigenes Bratbrot – aus Weißmehl, das in Schmalz frittiert und mit Zucker gegessen wurde – in den meisten Reservaten zu dieser Zeit zu einem Grundnahrungsmittel. Weil es vor der zweiten Hälfte des 20. Jahrhunderts bei den Indigenen keinen Diabetes gab, kann dieser deshalb schwerlich auf die Ernährung zurückzuführen sein. Vor 1940 hatte der indigene Gesundheitsdienst den Diabetes nie als Todesursache aufgeführt. Noch 1987 ergaben Umfragen dieses Gesundheitsdienstes in den USA und des kanadischen Ministeriums für nationale Gesundheit und Soziales, dass die Unterschiede in der Diabetesrate zwischen verschiedenen Bevölkerungsgruppen von Indigenen extrem waren: 7 Fälle von Diabetes pro 1.000 Einwohner in den Nordwest-Territorien, 9 im Yukon, 17 in Alaska, 28 unter den Cree/Ojibwa von Ontario und Manitoba, 40 im Lummi-Reservat in Washington, 53 unter den Micmac von Nova Scotia und den Makah von Washington, 70 auf dem Pine Ridge Reservat in South Dakota, 85 auf dem Crow Reservat in Montana, 125 auf dem Standing Rock Sioux Reservat in den Dakotas, 148 auf dem Chippewa Reservat in Minnesota und North Dakota, 218 auf dem Winnebago/Omaha Reservat in Nebraska und 380 auf dem Gila River Reservat in Arizona.[7]

Im Jahr 1987 waren weder Ernährung noch Lebensstil in den verschiedenen Gemeinschaften unterschiedlich genug, um einen fünfzigfachen Unterschied in der Diabetesrate zu erklären. Aber es gab einen Umweltfaktor, der die Unterschiede erklären könnte. Die Mehrzahl der Reservate wurde erst nach den amerikanischen Farmen ans elektrische Netz angeschlossen. Selbst im späten 20. Jahrhundert waren einige Reservate noch ohne Strom. Dazu gehörten die meisten Reservate in den kanadischen Territorien und die meisten indigenen Dörfer in Alaska. Als in den 1950er-Jahren der erste Stromversorgungsdienst zum Standing Rock Reservat in den Dakotas kam, brachte er gleichzeitig den Diabetes mit.[8] Das Gila River Reservat befindet sich am Stadtrand von Phoenix. Es wird nicht nur von Hochspannungsleitungen durchquert, die eine Metropole mit vier Millionen Einwohnern bedienen, die *Gila River Indian Community* betreibt sogar einen eigenen Stromversorger und ein eigenes Telekommunikationsunternehmen. Die Pima und Maricopa in diesem kleinen Reservat sind einer größeren Konzentration elektromagnetischer Felder ausgesetzt als alle anderen Stämme in Nordamerika.

Brasilien

Brasilien, das seit 1516 Zuckerrohr anbaut, ist seit dem 17. Jahrhundert der größte Produzent und Konsument dieser Ware. In den 1870er-Jahren, als Diabetes in den Vereinigten Staaten zunehmend als Zivilisationskrankheit festgestellt wurde, war diese Krankheit in der Zuckerhauptstadt der Welt, Rio de Janeiro, völlig unbekannt.

Brasilien produziert heute über 30 Millionen Tonnen Zucker pro Jahr und konsumiert fast 60 Kilogramm mehr Weißzucker pro Person als die Vereinigten Staaten. Analysen der Ernährungsweisen dieser beiden Länder – Brasilien in 2002–2003 und die Vereinigten Staaten von 1996–2006 – ergaben, dass der durchschnittliche Brasilianer 16,7 Prozent seiner Kalorien aus Haushaltszucker oder Zucker (der verarbeiteten Lebensmitteln zugefügt wurde) erhielt, während nur 15,7 Prozent der

Kalorien, die Amerikaner konsumierten, aus raffinierten Zuckern stammten. Dennoch war die Diabetesrate der Vereinigten Staaten über zweieinhalbmal so hoch wie die Brasiliens.[9]

Bhutan

Das isolierte Himalaya-Königreich Bhutan liegt zwischen den Gebirgsgrenzen Indiens und Chinas und ist möglicherweise das letzte Land der Welt, das elektrifiziert wurde. Bis in die 1960er-Jahre hatte Bhutan kein Bankensystem, keine Landeswährung und keine Straßen. In den späten 1980er-Jahren erfuhr ich etwas über dieses buddhistische Land – das von einigen als Inbegriff von James Hiltons Shangri-La angesehen wird – als ich eine Kanadierin kennenlernte, die für Cuso International, die kanadische Version des Friedenskorps, arbeitete. Sie war gerade von einem vierjährigen Aufenthalt in einem kleinen bhutanischen Dorf zurückgekehrt, wo sie den einheimischen Kindern Englisch beibrachte. Bhutan ist flächenmäßig etwas größer als die Niederlande und hat knapp über 750.000 Einwohner. Das Straßennetz war zu dieser Zeit noch äußerst begrenzt, und die meisten Reisen außerhalb der unmittelbaren Umgebung der kleinen Hauptstadt Thimphu, einschließlich der Reise in das Dorf meiner Bekannten, erfolgten zu Fuß oder zu Pferd. Sie fühlte sich privilegiert, überhaupt in diesem Land leben zu können, da die Anzahl der externen Besucher in Bhutan auf 1.000 pro Jahr begrenzt war. Die gewebten Körbe und anderen Handarbeiten, die sie zurückbrachte, waren kompliziert und schön. Technologien waren unbekannt, da es im größten Teil des Landes überhaupt keinen Strom gab. Der Diabetes war äußerst selten und außerhalb der Hauptstadt völlig unbekannt.

Noch 2002 lieferte Brennholz praktisch 100 Prozent des gesamten nichtkommerziellen Energieverbrauchs. Der Brennholzverbrauch war mit 1,22 Tonnen pro Kopf einer der höchsten, wenn nicht sogar der höchste der Welt. Bhutan war ein ideales Labor, um die Auswirkungen von Elektrizität zu beobachten. Dieses Land machte tatsächlich durch die Elektrifizierung von nahezu null auf 100 Prozent innerhalb von etwas mehr als einem Jahrzehnt eine ungeheure Transformation durch.

1998 übertrug König Jigme Singye Wangchuk einige seiner Befugnisse an eine demokratische Versammlung, die das Land modernisieren wollte. Das Energieministerium und die Elektrizitätsbehörde, die Bhutan Electricity Authority, wurden am 1. Juli 2002 gegründet. Am selben Tag wurde die Bhutan Power Corporation gegründet. Mit 1.193 Mitarbeitern wurde es sofort zum größten Unternehmen des Königreichs. Sein Auftrag war es, Elektrizität im ganzen Königreich zu erzeugen und zu verteilen, mit dem Ziel, das Land innerhalb von zehn Jahren vollständig zu elektrifizieren. Im Jahr 2012 lag der Anteil der ländlichen Haushalte, die tatsächlich mit Strom versorgt wurden, bei 84 Prozent.

2004 wurden in Bhutan 634 neue Fälle von Diabetes gemeldet, und im nächsten Jahr waren es 944, im Jahr danach 1.470. Wiederum ein Jahr später waren es 1.732 und im folgenden Jahr 2.541 mit 15 Todesfällen.[10] Im Jahr 2010 gab es 91 Todesfälle und der Diabetes mellitus war bereits die achthäufigste Todesursache im Königreich. Die Herzkranzgefäßerkrankung war hier die Nummer eins. Nur 66,5 Prozent der Bevölkerung hatten einen normalen Blutzuckerspiegel.[11] Diese plötzliche Veränderung der Gesundheit der Bevölkerung, insbesondere der Landbevölkerung, wurde – unvorstellbarerweise – auf die traditionelle bhutanische Ernährung zurückgeführt, die sich jedoch nicht geändert hatte.

„Bhutaner haben eine Vorliebe für fettreiche Lebensmittel“, berichtete Jigme Wangchuk im *Bhutan Observer*. „Alle bhutanischen Köstlichkeiten sind fettreich. Salz- und fetthaltige Lebensmittel sind für den Bluthochdruck verantwortlich. Einer der Hauptauslöser für Krankheiten in Bhutan ist heute der Bluthochdruck, der durch die fett- und salzhaltige traditionelle bhutanische Ernährung verursacht wird.“ Reis – so der Artikel weiter – der das Grundnahrungsmittel der Bhutaner ist, sei reich an Kohlenhydraten, die sich ohne ausreichende körperliche Aktivität in Fett verwandeln; haben die Bhutaner möglicherweise nicht genug Bewegung? Der Verfasser des Artikels beklagte es, dass zwei Drittel der Bevölkerung nicht genug Obst und Gemüse essen würden.

Die bhutanische Ernährungsweise hat sich jedoch nicht geändert. Das bhutanische Volk ist arm. Ihr Land ist gebirgig, mit nur wenigen Straßen. Sie haben sich nicht alle auf einmal Autos, Kühlschränke, Waschmaschinen, Fernseher und Computer gekauft und sind zu müßigen, inaktiven Menschen geworden. Dennoch vervierfachten sich die Diabetesraten in vier Jahren. In Bezug auf die Sterblichkeitsrate aufgrund von Herzerkrankungen belegt Bhutan weltweit den 18. Platz.

Nur eines hat sich in Bhutan im letzten Jahrzehnt so dramatisch verändert: die Elektrifizierung und die daraus resultierende Exposition der Bevölkerung gegenüber elektromagnetischen Feldern.

Wir erinnern uns aus dem letzten Kapitel, dass die Exposition gegenüber elektromagnetischen Feldern den Stoffwechsel grundlegend beeinträchtigt. Die Kraftwerke unserer Zellen, die Mitochondrien, werden weniger aktiv und verlangsamen die Geschwindigkeit, mit der unsere Zellen Glukose, Fette und Proteine verbrennen können. Dadurch reichern sich überschüssige Fette in unserem Blut an, anstatt von unseren Zellen aufgenommen zu werden. Zusammen mit dem Cholesterin, das sie transportiert, lagern sie sich an den Wänden unserer Arterien ab, bilden Plaques und verursachen eine Erkrankung der Herzkranzgefäße. Dies kann durch eine fettarme Ernährung verhindert werden.

Auf ähnliche Weise staut und sammelt sich überschüssige Glukose in unserem Blut an, anstatt von unseren Zellen verwertet zu werden. Das erhöht die Insulinsekretion der Bauchspeicheldrüse. Normalerweise senkt Insulin den Blutzucker, indem es die Aufnahme durch unsere Muskeln erhöht. Aber jetzt können unsere Muskelzellen nicht mehr mithalten. Sie verbrennen Glukose so schnell wie möglich nach einer Mahlzeit, aber das Ganze passiert jetzt nicht mehr schnell genug. Der größte Teil des Überschusses fließt in unsere Fettzellen, wird in Fett umgewandelt und macht uns adipös. Wenn unsere Bauchspeicheldrüse erschöpft ist und aufhört, Insulin zu produzieren, leiden wir an Typ-1-Diabetes. Wenn unsere Bauchspeicheldrüse ausreichend oder zu viel Insulin produziert, aber unsere Muskeln die Glukose nicht schnell genug verbrauchen können, wird dies als „Insulinresistenz“ ausgelegt, und wir haben Typ-2-Diabetes.

Eine Ernährung ohne hochraffinierte, schnell verdauliche Lebensmittel, insbesondere Zucker, kann dies verhindern. Tatsächlich behandelten einige Ärzte, darunter Elliott Joslin, vor der Entdeckung von Insulin im Jahr 1922 schwere Fälle von Diabetes erfolgreich mit einer Diät, bei der die Patienten fast verhungerten.[12] Die Zufuhr von allen Kalorien – nicht nur von Zucker – wurde radikal eingeschränkt, um sicherzustellen, dass Glukose nicht schneller in den Blutkreislauf gelangte, als die Zellen sie verarbeiten konnten. Nach einigen Tagen Fasten normalisierte sich der Blutzucker. Dann wurden allmählich zuerst Kohlenhydrate, danach Proteine und schließlich auch die Fette wieder in die Ernährung des Patienten eingeführt. Zucker wurde eliminiert. Dadurch wurden viele Menschen gerettet, die sonst innerhalb von ein oder zwei Jahren gestorben wären.

Aber zu Joslins Zeiten machte der Charakter dieser Krankheit eine mysteriöse Transformation durch.

Insulinresistenz – die heute die überwiegende Mehrheit des Diabetes in der Welt ausmacht – gab es vor dem späten 19. Jahrhundert nicht. Diabetiker waren auch nicht übergewichtig – fast alle Menschen mit Diabetes litten an Insulinmangel und sahen allgemein sehr mager aus: Da Muskel- und Fettzellen Insulin benötigen, um Glukose aufnehmen können, werden Menschen mit wenig oder keinem Insulin immer dünner. Sie scheiden ihre Glukose im Urin aus, anstatt sie zur Energiegewinnung zu verwenden, und überleben, indem sie ihre Körperfettvorräte verbrennen.

Tatsächlich waren übergewichtige Diabetiker zunächst eine so große Seltenheit, dass die Ärzte des späten 19. Jahrhunderts mit der Transformation dieser Krankheit nicht so recht wussten, wie sie damit umgehen sollten – und einige von ihnen lehnten dies vollkommen ab. Einer von diesen war John Milner Fothergill, ein bekannter Londoner Arzt, der 1884 einen Brief an die *Philadelphia Medical Times* schrieb, in dem er erklärte: „Wenn ein korpulenter, blühend aussehender, wohlgenährter und kräftiger Mann Zucker in seinem Urin ausscheidet, würde nur ein Anfänger vermuten, dass dieser das Opfer des klassischen Diabetes war, einer ernstlich zehrenden Krankheit."[13] Wie sich herausstellte, wollte Dr. Fothergill der Wahrheit nicht ins Auge blicken. Fothergill, selbst ein korpulenter, rotgesichtiger Mann, starb fünf Jahre später an Diabetes.

Heute hat sich die Krankheit völlig verändert. Selbst Kinder mit Typ-1-Diabetes mit Insulinmangel neigen dazu, übergewichtig zu sein. Bereits bevor sie zu Diabetikern werden, haben sie Übergewicht, da ihre Zellen nicht fähig genug sind, Fette zu metabolisieren. Sie sind übergewichtig, nachdem sie zu Diabetikern geworden sind, weil das Insulin, das sie für den Rest ihres Lebens einnehmen, ihre Fettzellen dazu bringt, viel Glukose aufzunehmen und als Fett zu speichern.

Diabetes ist auch eine Störung des Fettstoffwechsels

Heutzutage wird alles Blut, das einem Patienten entnommen wird, direkt zur Analyse in ein Labor geschickt. Ärzte sehen es sich selten an. Vor hundert Jahren gaben die Qualität und Konsistenz des Blutes jedoch wertvolle Hinweise für eine Diagnose. Die Ärzte wussten, dass beim Diabetes nicht nur Zucker, sondern auch Fett nicht metabolisiert werden konnten, da das aus der Vene eines Diabetikers entnommene Blut milchig war. Und wenn es etwas stehen gelassen wurde, lagerte sich an der Oberfläche ausnahmslos eine dicke, „rahmartige" Schicht ab.

In den frühen Jahren des 20. Jahrhunderts, als sich der Diabetes zu einer Epidemie entwickelt hatte und noch nicht mit Medikamenten kontrolliert werden konnte, war es nicht ungewöhnlich, dass das Blut eines Diabetikers 15 bis 20 Prozent Fett enthielt. Joslin stellte sogar fest, dass der Blutcholesterinspiegel ein zuverlässigeres Maß für die Schwere der Krankheit ist als der Blutzucker. Er war anderer Ansicht als seine Zeitgenossen, die Diabetes mit einer kohlenhydratarmen, fettreichen Diät behandelten. „Es ist offensichtlich, dass es wichtig ist, die Behandlung so zu ändern, dass die Fettaufnahme über die Nahrung kontrolliert wird", schrieb er. Er sprach eine Warnung aus, die nicht nur für seine Zeitgenossen, sondern auch für die Zukunft angemessen war: „Es gibt keine auffälligen Anzeichen dafür, dass Fett nicht mehr auf normale Weise metabolisiert wird, und sowohl Patient als auch Arzt machen einfach ahnungslos wie gehabt weiter, ohne sich dessen bewusst zu sein. Daher ist Fett für Diabetiker oft eine größere Gefahr als Kohlenhydrate."[14]

Das miteinander verbundene Versagen des Kohlenhydrat- und Fettstoffwechsels ist ein Zeichen für eine gestörte Atmung in den Mitochondrien, und die Mitochondrien werden, wie wir gesehen haben, durch elektromagnetische Felder beeinträchtigt. Unter dem Einfluss solcher Felder ist die Atmungsenzymaktivität langsamer. Nach einer Mahlzeit können die Zellen die Abbauprodukte der Proteine, Fette und Zucker, die wir zu uns nehmen, nicht so schnell oxidieren, wie sie vom Blut herangetragen werden. Das Angebot übersteigt hier sozusagen die Nachfrage. Neuere Forschungen haben genau gezeigt, wie dies geschieht.

Der Biochemiker Philip J. Randle von der Universität Cambridge schlug im Jahr 1963 vor anzunehmen, dass Glukose und Fettsäuren miteinander um die Energieerzeugung konkurrieren. Dieses gegenseitige Wetteifern, sagte er, findet unabhängig vom Insulin statt, um den Glukosespiegel im Blut zu regulieren. Mit anderen Worten, ein hoher Fettsäurespiegel im Blut hemmt den Glukosestoffwechsel und umgekehrt. Beweise, die diese Hypothese unterstützten, erschienen fast unmittelbar. Jean-Pierre Felber und Alfredo Vannotti von der Universität Lausanne führten einen Glukosetoleranztest mit fünf gesunden Freiwilligen durch. Einige Tage später wurde der Test mit denselben Personen wiederholt, während sie eine intravenöse Lipidinfusion erhielten. Alle reagierten auf den zweiten Test, als ob sie insulinresistent seien. Obwohl ihr Insulinspiegel gleich blieb, waren sie – angesichts der hohen Fettsäurewerte in ihrem Blut, die um dieselben Atmungsenzyme konkurrierten – nicht in der Lage, die Glukose so schnell wie vorher zu metabolisieren. Diese Experimente ließen sich leicht wiederholen. Damit konnte eindeutig beweisen werden, dass das Konzept des „Glukose-Fettsäure-Zyklus" richtig war. Es gab auch einige Hinweise, die die Vermutung untermauerten, dass nicht nur Fette, sondern auch die Aminosäuren mit Glukose um die Atmung konkurrierten.

Randle hatte nicht an Mitochondrien gedacht, geschweige denn an das, was passieren könnte, wenn ein Umweltfaktor die Funktionsfähigkeit der Atmungsenzyme überhaupt einschränkte. Aber in den letzten anderthalb Jahrzehnten begannen einige Diabetesforscher sich speziell auf die Mitochondrienfunktion zu konzentrieren.

Denken Sie daran, dass unsere Nahrung drei Haupttypen von Nährstoffen enthält – Proteine, Fette und Kohlenhydrate – die in einfachere Substanzen zerlegt werden, bevor sie in unser Blut aufgenommen werden. Proteine werden zu Aminosäuren. Fette werden zu Triglyceriden und freien Fettsäuren. Kohlenhydrate werden zu Glukose. Davon wird ein Teil für Wachstum und Reparatur verwendet und erhält so die Struktur unseres Körpers. Der Rest wird von unseren Zellen zur Energiegewinnung verbrannt.

In unseren Zellen, in winzigen Körperchen, den sogenannten Mitochondrien, werden Aminosäuren, Fettsäuren und Glukose in noch einfachere Bausteine umgewandelt, die in ein gemeinsames zelluläres Labor – den sogenannten Citratzyklus – eintreten. Hier werden sie vollständig abgebaut, damit sie sich mit dem Sauerstoff, den wir atmen, verbinden können, um Kohlendioxid, Wasser und Energie zu produzieren. In dem letzten Schritt dieses Verbrennungsprozesses nimmt die Elektronentransportkette Elektronen aus dem Citratzyklus auf und liefert sie einzeln an die Sauerstoffmoleküle. Wenn die Geschwindigkeit dieser Elektronen durch externe elektromagnetische Felder verändert wird – wie von Blank und Goodman angenommen – oder wenn die Funktionsweise eines der Elemente der Elektronentransportkette auf andere Weise verändert wird, beeinträchtigt das die Endverbrennung unserer Nahrung. Proteine, Fette und Kohlenhydrate konkurrieren nunmehr und stauen sich im Blutkreislauf zurück. Fette werden in den Arterien abgelagert. Glukose wird im Urin ausgeschieden. Gehirn, Herz, Muskeln und Organe leiden an Sauerstoffmangel. Die Lebensprozesse verlangsamen sich und versagen.

Erst kürzlich wurde nachgewiesen, dass dies bei Diabetes tatsächlich der Fall ist. Seit einem Jahrhundert hatten Wissenschaftler angenommen, dass Diabetes durch Fettleibigkeit verursacht wird, da die meisten Diabetiker übergewichtig sind. 1994 beschloss David E. Kelley von der Medizinischen Fakultät der University of Pittsburgh in Zusammenarbeit mit Jean-Aimé Simoneau von der Laval University in Quebec herauszufinden, warum Diabetiker so hohe Fettsäurewerte im Blut haben. 72 Jahre nach der Entdeckung von Insulin gehörten Kelley und Simoneau zu den ersten, die bei dieser Krankheit die Zellatmung bis ins kleinste Detail gemessen haben. Zu ihrer Überraschung stellten sie fest, dass der Mangel nicht in der Fähigkeit der Zellen, Lipide zu absorbieren, zu finden war, sondern vielmehr in ihrem Vermögen, sie zur Energiegewinnung zu verbrennen. Große Mengen an Fettsäuren wurden von den Muskeln aufgenommen und nicht metabolisiert. Das führte zu einer intensiven Erforschung aller Atmungsaspekte auf zellulärer Ebene bei Diabetes mellitus. An der Universität von Pittsburgh sowie am Joslin Diabetes Center, der RMIT University in Victoria in Australien und anderen Forschungszentren werden weiterhin wichtige Forschungsarbeiten durchgeführt.[15]

Hierbei wurde festgestellt, dass der Zellstoffwechsel auf allen Ebenen reduziert ist. Die Enzyme, die Fette abbauen und in den Citratzyklus eintreten, sind beeinträchtigt. Die Enzyme des Citratzyklus selbst, der die Abbauprodukte von Fetten, Zuckern und Proteinen erhält, sind beeinträchtigt. Die Elektronentransportkette ist beeinträchtigt. Die Mitochondrien sind kleiner und ihre Anzahl ist reduziert. Bei körperlicher Aktivität ist der Sauerstoffverbrauch des Patienten reduziert. Je schwerwiegender die Insulinresistenz – d. h. je ernster der Diabetes – desto geringer waren alle Messungen der zellulären Atmungskapazität.

Tatsächlich stellten Clinton Bruce und seine Kollegen in Australien fest, dass die Oxidationskapazität der Muskeln ein besserer Indikator für die Insulinresistenz ist als ihr Fettgehalt – damit wurde das tradierte Wissen infrage gestellt, dass Fettleibigkeit Diabetes verursacht. Vielleicht, so spekulierten sie, ist Fettleibigkeit keine Ursache, sondern vielmehr eine Auswirkung des gleichen Defekts in der Zellatmung, der Diabetes verursacht. Eine im Jahr 2014 veröffentlichte Studie mit schlanken, aktiven, jungen afroamerikanischen Frauen in Pittsburgh schien dies zu bestätigen. Obwohl die Frauen etwas insulinresistent waren, waren sie noch nicht diabetisch, und das medizinische Team konnte keine anderen physiologischen Anomalien in der Gruppe feststellen als diese zwei: Ihr Sauerstoffverbrauch während körperlicher Aktivität sowie auch die mitochondriale Atmung in ihren Muskelzellen waren verringert.[16]

Im Jahr 2009 machte das Pittsburgh-Team eine außergewöhnliche Entdeckung. Wenn die Elektronen in der Elektronentransportkette durch einen Umweltfaktor beeinträchtigt werden, sollte man erwarten, dass die Ernährung und Bewegung alle Elemente des Stoffwechsels verbessern könnten, *mit Ausnahme* des letzten, des energieerzeugenden Schrittes, an dem Sauerstoff beteiligt ist. Genau das hat das Pittsburgh-Team herausgefunden. In vielerlei Hinsicht war es von Vorteil, Diabetikern eine Kalorienbeschränkung und ein strenges Bewegungsprogramm aufzuerlegen. Dadurch erhöhte sich die Aktivität der Citratzyklusenzyme. Der Fettgehalt der Muskelzellen wurde reduziert. Die Anzahl der Mitochondrien in den Zellen erhöhte sich. Diese Vorteile verbesserten die Insulinsensitivität und waren bei der Kontrolle des Blutzuckers hilfreich. Aber obwohl die Anzahl der Mitochondrien zunahm, war ihre Effizienz nicht größer. Die Elektronentransportenzyme bei Diabetikern, die sich an einen Diätplan und ein Bewegungsprogramm hielten, waren weiterhin nur halb so aktiv wie die gleichen Enzyme bei gesunden Personen.[17]

Im Juni 2010 veröffentlichten Mary-Elizabeth Patti, Professorin an der medizinischen Fakultät von Harvard und Forscherin am Joslin Diabetes Center, und Silvia Corvera, Professorin an der medizinischen Fakultät der Universität von Massachusetts in Worcester, eine umfassende Übersicht über die bereits vorliegenden Forschungsarbeiten zur Rolle der Mitochondrien bei Diabetes. Sie kamen gezwungenermaßen zu dem Schluss, dass ein Defekt der Zellatmung das grundlegende Problem der modernen Epidemie sein müsste. Aufgrund der „Unfähigkeit der Mitochondrien, sich den höheren oxidativen Anforderungen auf zellulärer Ebene anzupassen", schrieben sie, „kann ein Teufelskreis aus Insulinresistenz und beeinträchtigter Insulinsekretion eingeleitet werden."

Den nächsten Schritt wollten sie jedoch nicht wagen. Kein Diabetesforscher sucht heute nach einer umweltbedingten Ursache für diese „Anpassungsunfähigkeit" der Mitochondrien bei so vielen Menschen. Selbst angesichts der Beweise, die dies widerlegen, machen sie nach wie vor eine falsche Ernährung, Bewegungsmangel und Genetik für die Krankheit verantwortlich. Dies trotzt der Tatsache, dass sich die Humangenetik, wie Dan Hurley in seinem im Jahr 2011 erschienen Buch *Diabetes Rising* feststellte, nicht geändert hat und dass weder Ernährung und Bewegung noch Medikamente der Eskalation dieser Krankheit in den 90 Jahren seit der Entdeckung des Insulins Einhalt gebieten konnten.

Diabetes bei Radiowellenkrankheit

Als Joslin 1917 die zweite Ausgabe seines Buches über Diabetes veröffentlichte, wurden Radiowellen im Kriegsdienst massiv auf und abseits der Schlachtfelder eingesetzt. Wie wir in Kapitel 8 erfahren haben, war bis zu dieser Zeit der Ausbau des Stromnetzes die Hauptursache für die elektromagnetische Verschmutzung unseres Planeten. Jetzt gesellten sich noch die Radiowellen dazu und waren in immer größerem Ausmaß daran beteiligt. Heutzutage haben Radio, Fernsehen, Radar, Computer, Mobiltelefone, Satelliten und Millionen von Sendemasten die Radiowellen bei Weitem zur vorherrschenden Quelle von elektromagnetischen Feldern gemacht, die die lebenden Zellen durchdringen.

Die Auswirkungen von Radiowellen auf den Blutzucker sind äußerst gut dokumentiert. Keine dieser Forschungsarbeiten wurde jedoch in den Vereinigten Staaten oder in Europa durchgeführt. Die westlichen medizinische Behörden konnten so tun, als existierten sie nicht, da die meisten davon in tschechischer, polnischer, russischer und anderen slawischen Sprachen mit fremdartigen Alphabeten veröffentlicht und nicht in uns geläufige Sprachen übersetzt wurden.

Aber einige kamen dennoch ans Licht – einerseits dank des US-Militärs in Dokumenten, die der breiten Öffentlichkeit nicht zugänglich gemacht wurden, und andererseits dank einiger internationaler Konferenzen.

Während des Kalten Krieges, von Ende der 1950er- bis in die 1980er-Jahre, entwickelten und bauten die US-Armee, die Marine und die Luftwaffe enorm leistungsstarke Frühwarnradarstationen zum Schutz vor möglichen Atomangriffen. Um die Lufträume rund um die Vereinigten Staaten zu überwachen, sollten diese Stationen die gesamte Küste und die Grenzen zu Mexiko und Kanada kontrollieren. Das bedeutete, dass ein Streifen der amerikanischen Grenzen mit einer Breite von bis zu Hunderten von Kilometern – und seine Bevölkerung – kontinuierlich mit Radiowellen einer Leistungsstärke bombardiert wurde, die in der Geschichte der Menschheit beispiellos war. Die Militärbehörden mussten alle laufenden Forschungen zu den gesundheitlichen Auswirkungen dieser Strahlung überarbeiten. Im Wesentlichen wollten sie wissen, wie hoch die Strahlung, der sie die amerikanische Bevölkerung aussetzten, sein durfte, um noch ungestraft davonzukommen. Eine der Aufgaben des Gemeinsamen Publikations-Recherchedienstes, dem Joint Publications Research Service, einer während des Kalten Krieges gegründeten Bundesbehörde zur Übersetzung ausländischer Dokumente, bestand darin, einen Teil der sowjetischen und osteuropäischen Forschung zur Radiowellenkrankheit ins Englische zu übersetzen. Einer der konsequentesten Laborbefunde in dieser Literatur ist eine Störung des Kohlenhydratstoffwechsels.

In den späten 1950er-Jahren führte Maria Sadchikova in Moskau bei 57 Arbeitern, die UHF-Strahlung ausgesetzt waren, Glukosetoleranztests durch. Die Mehrheit hatte veränderte Zuckerkurven: Ihr Blutzucker blieb nach Verabreichung einer oralen Glukosedosis über zwei Stunden lang ungewöhnlich hoch. Und eine zweite Dosis, die eine Stunde später verabreicht wurde, verursachte bei einigen Patienten einen zweiten Anstieg, was auf einen Insulinmangel hinweist.[18]

1964 führte V. Bartoníček in der Tschechoslowakei Glukosetoleranztests bei 27 Arbeitern durch, die Zentimeterwellen ausgesetzt waren – einer Art von Wellen, denen wir heute alle von schnurlosen Telefonen, Mobiltelefonen und drahtlosen Computern stark ausgesetzt sind. 14 der Arbeiter waren prädiabetisch und vier hatten Zucker im Urin. Diese Arbeit wurde von Christopher Dodge in einem Bericht zusammengefasst, den er am US-Marine-Observatorium erstellte und 1969 auf einem Symposium in Richmond im Staat Virginia vortrug.

1973 nahm Sadchikova an einem Symposium in Warschau über die biologischen Auswirkungen und Gesundheitsgefahren der Mikrowellenstrahlung teil. Sie berichtete über eine Studie ihres Forschungsteams, bei der 1180 Arbeiter Radiowellen über einen Zeitraum von 20 Jahren ausgesetzt waren. Etwa 150 von ihnen hatten die Radiowellenkrankheit. Sowohl prädiabetische als auch diabetische Zuckerkurven, sagte sie, „wurden in allen klinischen Formen dieser Krankheit erstellt".

Eliska Klimková-Deutschová aus der Tschechoslowakei berichtete auf demselben Symposium über einen erhöhten Nüchternblutzucker bei 75 Prozent aller Personen, die Zentimeterwellen ausgesetzt waren.

Valentina Nikitina, die an einigen sowjetischen Forschungen beteiligt war und diese im modernen Russland fortsetzte, nahm an einer internationalen Konferenz in St. Petersburg im Jahr 2000 teil. Sie berichtete, dass Personen, die Radiokommunikationsgeräte für die russische Marine gewartet und getestet hatten – selbst wenn sie seit fünf bis zehn Jahren anderweitig beschäftigt waren – im Durchschnitt einen höheren Blutzuckerspiegel hatten als nicht exponierte Personen.

Dieselben medizinischen Zentren, in denen sowjetische Ärzte Patienten untersuchten, waren mit Laboren verbunden, in denen Wissenschaftler Tiere genau denselben Arten von Radiowellen aussetzten. Auch sie berichteten von ernsthaft gestörten Kohlenhydratstoffwechseln. Sie entdeckten, dass die Aktivität der Enzyme in der Elektronentransportkette, einschließlich des letzten Enzyms, der Cytochromoxidase, immer gehemmt ist. Das behindert die Oxidation von Zuckern, Fetten und Proteinen. Zum Ausgleich steigt der anaerobe (sauerstoffunabhängige) Stoffwechsel, Milchsäure baut sich im Gewebe auf und die energiereichen Glykogenspeicher der Leber werden geleert. Der Sauerstoffverbrauch nimmt ab. Die Blutzuckerkurve wird beeinflusst und der Nüchternglukosespiegel steigt an. Der Organismus lechzt nach Kohlenhydraten und die Zellen werden sauerstoffarm.[19]

Diese Veränderungen erfolgen sehr schnell. Bereits 1962 setzte V. A. Syngayevskaya in Leningrad Kaninchen niedrigen Radiowellen aus und stellte fest, dass der Blutzucker der Tiere in weniger als einer Stunde um ein Drittel anstieg. Im Jahr 1982 berichtete der in Kiew beschäftigte Vasily Belokrinitskiy, dass die Zuckermenge im Urin in direktem Verhältnis zur Strahlendosis und zur Häufigkeit der Exposition des Tieres stand. Mikhail Navakatikian und Lyudmila Tomashevskaya berichteten 1994, dass der Insulinspiegel bei Ratten um 15 Prozent abnahm, wenn sie einer gepulsten Strahlung mit einer Stärke von 100 Mikrowatt pro Quadratzentimeter nur für eine halbe Stunde ausgesetzt wurden. Bei Ratten, die zwölf Stunden lang exponiert wurden, nahm er sogar um 50 Prozent ab. Diese Exposition ist vergleichbar mit der Strahlung, der eine Person ausgesetzt ist, die heute direkt vor einem drahtlosen Computer sitzt, aber erheblich geringer als die, die das Gehirn beim Verwenden eines Mobiltelefons empfängt.

Zu einer Zeit, als sich die meisten dieser Informationen hinter fremdartigen Alphabeten verbargen, mag es zwar keine öffentliche Empörung gegeben haben, aber jetzt sollte sie lautstark werden. Denn nunmehr ist es möglich, sogar an Menschen selbst zu beweisen, inwieweit Mobiltelefone den Glukosestoffwechsel behindern, und die Ergebnisse solcher Studien werden in englischer Sprache veröffentlicht. Finnische Forscher berichteten über ihre alarmierenden Ergebnisse im *Journal of Cerebral Blood Flow and Metabolism* im Jahr 2011. Mithilfe der Positronenemissionstomografie (PET) zum Scannen des Gehirns stellten sie fest, dass die Glukoseaufnahme im Bereich des Gehirns bei Gebrauch eines Mobiltelefons erheblich reduziert ist.[20]

In sogar noch jüngerer Zeit haben Forscher an der Kaiser Permanente in Oakland in Kalifornien bestätigt, dass elektromagnetische Felder bei Kindern Fettleibigkeit verursachen. Sie gaben schwangeren Frauen Messgeräte, die sie 24 Stunden lang tragen konnten, um ihre Exposition gegenüber Magnetfeldern während eines durchschnittlichen Tages zu messen. Sofern die Exposition dieser Frauen während der Schwangerschaft 2,5 Milligauss überschritt, war die Fettleibigkeit bei ihren Kindern im Teenageralter mehr als sechsmal so hoch. Es versteht sich von selbst, dass diese Kinder während ihrer Kindheit denselben hohen Feldern ausgesetzt waren. Mit dieser Studie wurde also wirklich bewiesen, dass Magnetfelder bei Kindern Fettleibigkeit verursachen.[21]

Bevölkerungsstatistiken

Wie bei der Herzkrankheit war in den 1930er-Jahren die ländliche Sterblichkeit aufgrund von Diabetes eng mit der Elektrifizierungsrate auf dem Land verknüpft und variierte zwischen dem am wenigsten und dem am stärksten elektrifizierten Staat um das Zehnfache. Dies ist auf den folgenden Seiten in den Abbildungen 3 und 4 grafisch dargestellt.

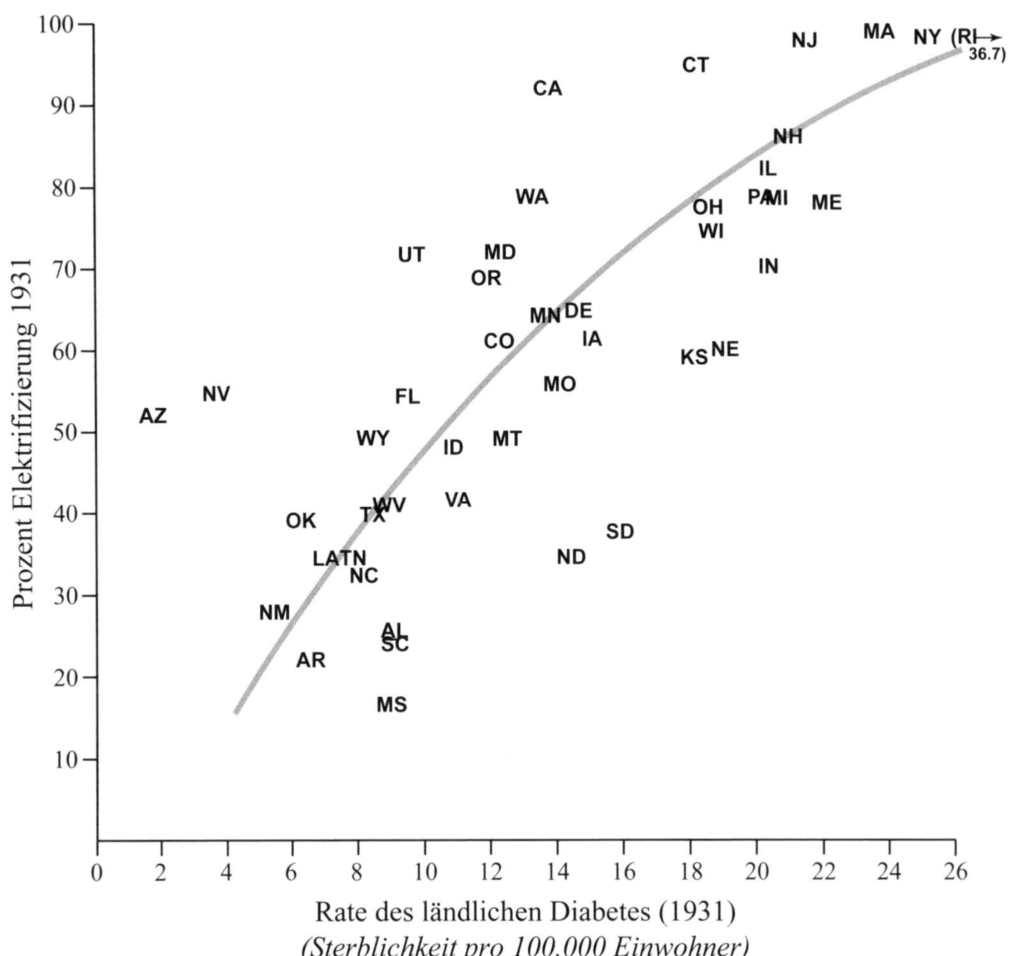

Abbildung 3 – Rate des ländlichen Diabetes im Jahr 1931

Tabelle 3

	% Elektrifizierung (1931)	Ländlicher Diabetes 1931 *(Todesfälle pro 100.000)*	% Elektrifizierung (1940)	Ländlicher Diabetes 1940 *(Todesfälle pro 100.000)*
AL	25.7	8.9	34.7	9.8
AZ	62.5	1.7	56.1	4.9
AR	22.1	6.5	27.3	7.8
CA	92.5	13.7	75.6	18.0
CO	61.5	12.2	56.9	11.6
CT	94.9	18.2	90.5	29.0
DE	64.4	14.6	66.1	21.2
FL	53.8	9.4	50.7	11.5
GA	28.4	(fehlt)	36.5	9.8
ID	48.2	10.8	64.5	13.5
IL	82.5	20.3	79.4	28.4
IN	70.0	20.3	74.9	25.8
IA	61.4	15.0	65.5	24.7
KS	59.4	18.1	60.2	25.1
KY	38.0	(fehlt)	41.6	11.9
LA	34.1	6.9	41.5	12.1
ME	77.5	22.1	70.5	29.4
MD	72.3	12.2	65.2	23.6
MA	98.5	23.7	91.9	42.9
MI	78.4	20.6	81.3	26.4
MN	64.2	13.6	63.4	24.6
MS	16.5	8.9	22.7	11.3
MO	59.1	14.0	58.3	19.4
MT	48.9	12.4	56.8	16.7
NE	60.0	19.0	62.1	27.8
NV	54.8	3.6	58.3	17.9
NH	86.3	20.9	78.7	40.8
NJ	97.7	21.4	87.0	35.9
NM	27.3	5.3	26.5	4.8
NY	98.1	25.2	83.9	37.4
NC	32.4	8.2	43.7	12.1
ND	34.5	14.3	40.5	23.5
OH	77.0	18.5	82.5	27.3
OK	39.2	6.2	41.3	11.7
OR	68.8	11.8	67.7	16.3
PA	78.5	20.1	80.4	32.2
RI	98.2	36.7	91.0	48.4
SC	25.6	8.9	32.1	9.1
SD	41.0	15.8	43.0	21.4
TN	34.0	7.8	42.1	10.8
TX	39.5	8.4	43.5	10.6
UT	71.8	9.6	75.2	13.9
VT	71.9	(fehlt)	71.5	32.2
VA	41.7	10.9	53.1	16.6
WA	78.7	13.2	73.8	19.3
WV	41.0	8.8	53.4	12.4
WI	74.7	18.7	54.2	24.4
WY	49.5	8.3	50.8	16.5

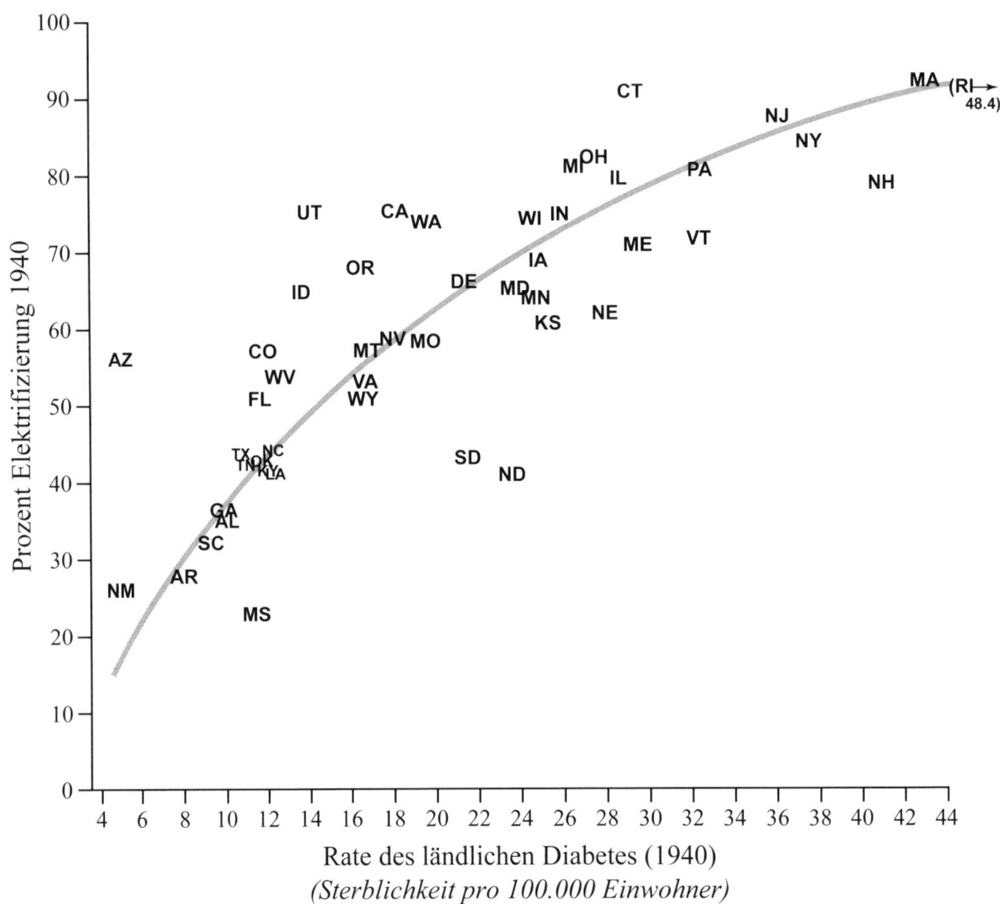

Abbildung 4 – Rate des ländlichen Diabetes im Jahr 1940

Insgesamt gesehen ist die Entwicklung des Diabetes in den Vereinigten Staaten der von Herzerkrankungen sehr ähnlich.

Diabetes-Sterblichkeitsrate in den Vereinigten Staaten
(pro 100.000 Einwohner)

1850	1,4
1860	1,7
1870	3,0
1880	3,4
1890	6,4
1900	10,6
1910	15,0
1920	16,2
1930	19,0
1940	26,6
1950	16,2
1960	16,7
1970	18,9
1980	15,4
1990	19,3
2000	25,2
2010	22,3
2017	25,7

Die Sterblichkeit aufgrund von Diabetes stieg von 1870 bis in die 1940er-Jahre stetig an – trotz der Entdeckung von Insulin im Jahr 1922.

Der scheinbare Rückgang der Sterblichkeit im Jahr 1950 trügt, da er auf eine Neuklassifizierung im Jahr 1949 zurückzuführen ist. Wenn eine Person sowohl an Diabetes als auch einer Herzerkrankung litt, wurde die Todesursache bis zu diesem Zeitpunkt als Diabetes gemeldet. Ab 1949 wurden diese Todesfälle als Folge von Herzerkrankungen registriert, wodurch sich die Mortalität wegen Diabetes um etwa 40 Prozent reduzierte. In den späten Fünfzigerjahren wurden Orinase (Tolbutamid), Diabinase (Chlorpropamid) und Phenformin (Metformin) auf den Markt gebracht. Sie waren die ersten von vielen oralen Medikamenten, die zur Kontrolle des Blutzuckers bei Menschen mit „insulinresistentem" Diabetes beitrugen, bei denen Insulin nur begrenzt eingesetzt werden konnte. Diese Medikamente haben zwar die Sterblichkeitsrate bei dieser Krankheit reduziert, aber ihre Inzidenz wurde dadurch nicht verringert. Inzwischen hat die Zahl der diagnostizierten Fälle von Diabetes in den USA stetig zugenommen:

Jahr	Fälle pro 1.000 Einwohner
1917	1,9[22]
1944	5,7
1958	9,3
1963	11,5
1968	16,2
1973	20,4
1978	23,7
1983	24,5
1988	25,6
1990	25,2
1992	29,3
1994	29,8
1996	28,9
1997	38,0
1998	39,0
1999	40,0
2000	44,0
2001	47,5
2002	48,4
2003	49,3
2004	52,9
2005	56,1
2006	59,0
2007	58,6
2008	62,9
2009	68,6
2010	69,6
2011	67,8
2012	69,6
2013	71,8
2014	70,1
2015	72,0

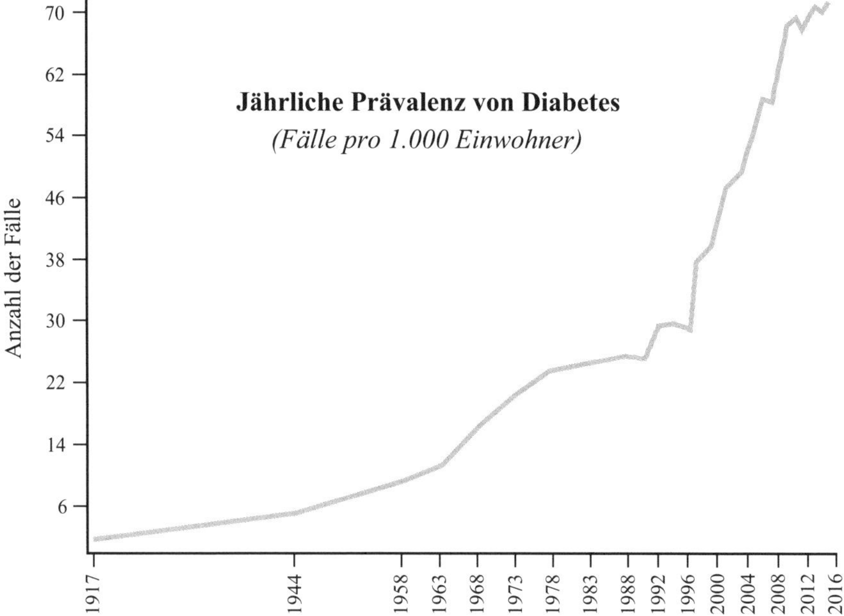

Die tatsächliche Veränderung war im Laufe der Zeit zwar möglicherweise sogar noch größer, da die Definition von Diabetes in den USA und weltweit im Jahr 1980 gelockert wurde. Ein zweistündiger Blutzuckerspiegel von über 130 Milligramm pro Deziliter wurde früher als Indiz für Diabetes angesehen, aber seit 1980 wird Diabetes erst diagnostiziert, wenn der zweistündige Spiegel 200 Milligramm pro Deziliter überschreitet. Werte zwischen 140 und 200, die möglicherweise keinen Zucker im Urin verursachen, werden jetzt als „Prädiabetes" bezeichnet.

1997 wurde in den USA ein plötzlicher Anstieg der Diabetesfälle verzeichnet – ein Anstieg von 31 Prozent in einem einzigen Jahr. Niemand konnte erklären, warum das so war. Aber in diesem Jahr führte die Telekommunikationsbranche in den Vereinigten Staaten digitale Mobiltelefone massenhaft ein. Die ersten derartigen Telefone wurden in der Weihnachtszeit 1996 in Dutzenden amerikanischer Städte verkauft. Der Bau von Mobilfunktürmen begann in diesen Städten zwar im Jahr 1996, aber es war 1997, als diese Türme, die bisher nur in den Metropolen zu sehen waren, jetzt auch in unberührten ländlichen Regionen wie Pilze aus dem Boden schossen. Es war auch das Jahr, in dem sich der Status des Mobiltelefons änderte. Einst ein Privileg der wohlhabenden Bevölkerung, sollte es bald zu einer Notwendigkeit für ganz gewöhnliche Menschen werden. Es war auch das Jahr, in dem es in weiten Teilen der Vereinigten Staaten kein Entrinnen mehr von der Mikrowellenstrahlung aus Türmen und Antennen gab.

Die heutige Situation ist außer Kontrolle. Die Zentren für Krankheitskontrolle und -prävention (CDC) schätzen, dass zusätzlich zu den 21 Millionen amerikanischen Erwachsenen über 20, bei denen Diabetes diagnostiziert wurde, 8 Millionen dazukommen, die nicht diagnostizierten Diabetes und 86 Millionen, die Prädiabetes haben. Addiert man diese Zahlen, ergibt sich die schockierende Statistik, dass 115 Millionen Amerikaner – oder mehr als die Hälfte aller Erwachsenen – einen erhöhten Blutzucker haben.

Weltweit wurde geschätzt, dass im Jahr 2000 über 180.000.000 Erwachsene Diabetiker waren. Im Jahr 2014 belief sich die Schätzung auf 387.000.000. In keinem Land der Erde nimmt die Rate des Diabetes oder der Fettleibigkeit ab.

Wie beim Diabetes hat sich die Fettleibigkeit im Zuge der Exposition gegenüber elektromagnetischen Feldern entwickelt. Die ersten offiziellen Statistiken in den Vereinigten Staaten stammen aus dem Jahr 1960 und zeigen, dass ein Viertel der Erwachsenen übergewichtig war. Diese Zahl hat sich 20 Jahre lang nicht geändert. Eine vierte Umfrage, die zwischen 1988 und 1991 durchgeführt wurde, ergab jedoch etwas Alarmierendes: 14 Millionen zusätzliche Amerikaner waren nunmehr fettleibig.

Übergewicht in den Vereinigten Staaten
(Prozent der Erwachsenen zwischen 20 und 74 Jahren)

1960-1962	24.3
1971-1974	25.0
1976-1980	25.4
1988-1991	33.3

Die Autoren, die im Journal der amerikanischen Ärztevereinigung, dem *Journal of the American Medical Association* schrieben, kommentierten, dass Studien aus den Achtzigerjahren in Hawaii und England zeigten, dass bei der gesamten Bevölkerung – bei beiden Geschlechtern und in jedem Alter – der Anstieg des Übergewichts ähnlich war. Sie spekulierten über „Ernährung, Einstellungen und Praktiken, körperliche Aktivität und gegebenenfalls soziale, demografische und gesundheitliche Verhaltensfaktoren", die sich möglicherweise geändert haben. Dabei fanden sie jedoch keinen einzigen Hinweis darauf, dass sich einer dieser Faktoren geändert hatte.[23] In einer Gegenargumentation stellte der britische Arzt Jeremiah Morris in einem Brief an das *British Medical Journal* fest, dass sich der durchschnittliche Lebensstil in dieser Zeit verbessert und nicht verschlechtert hatte. In England würden mehr Menschen als je zuvor radeln, laufen, schwimmen und Aerobic betreiben. Der durchschnittliche tägliche Lebensmittelkonsum sei – selbst unter Berücksichtigung der außer Haus verzehrten Mahlzeiten – zwischen 1970 und 1990 um 20 Prozent gesunken.

1977 hatte Apple jedoch seinen ersten Personal Computer auf den Markt gebracht, und in den Achtzigerjahren war die Mehrheit der Menschen in den USA und in England, entweder zu Hause oder auf der Arbeit oder sowohl hier als dort, plötzlich – und zum ersten Mal in der Geschichte der Menschheit – hochfrequenten elektromagnetischen Feldern Tag für Tag und Stunde um Stunde ununterbrochen ausgesetzt.

Das Problem wurde so groß, dass die CDC 1991 damit begannen, nicht nur Übergewicht, sondern auch Fettleibigkeit rückwirkend zu verfolgen. Ein amerikanischer Mann und eine amerikanische Frau durchschnittlicher Größe gelten als fettleibig, wenn sie mehr als 13,5 Kilogramm Übergewicht haben.

Fettleibigkeit in den Vereinigten Staaten[24]
(Prozent der Erwachsenen über 20 Jahre)

1960–1962	13,5
7971–1974	14,4
1976–1980	14,7
1988–1991	22,3
1999–2000	30,5
2009–2010	35,7
2015–2016	39.6

Die Adipositas Grad III, die als „krankhafte Adipositas" bezeichnet wird, hat seit 1989 ebenfalls zugenommen. Sie wird mit einem Übergewicht von mehr als ca. 45 Kilogramm Übergewicht definiert.

Fettleibigkeit Grad III in den Vereinigten Staaten
(Prozent der Erwachsenen über 20 Jahre)

1960–1962	0,8
7971–1974	1,3
1976–1980	1,3
1988–1991	2,8
1999–2000	4,7
2009–2010	6,3
2015–2016	7,7

Mehr als zwei Drittel aller Erwachsenen heute – etwa 150 Millionen Amerikaner – sind übergewichtig. 80 Millionen sind fettleibig, ebenso wie zwölfeinhalb Millionen Kinder, darunter eineinhalb Millionen Kinder im Alter von zwei bis fünf Jahren.[25] Zwölfeinhalb Millionen Erwachsene sind mit mehr als 45 Kilogramm übergewichtig. Die Experten der CDC konnten kaum mehr tun, als laut darauf hinzuweisen, dass ähnliche Trends anderswo auch gemeldet werden – mehr als eine halbe Milliarde Erwachsene weltweit sind fettleibig – und die Hände über dem Kopf zusammenzuschlagen und zu sagen: „Wir wissen nicht, was die Gründe für eine derartige Zunahme des Übergewichts und der Adipositas sind."[26]

Fettleibigkeit bei Wild- und Haustieren

Wenn Fettleibigkeit durch einen Umweltfaktor verursacht wird, sollte sie auch bei Tieren auftreten. Und so ist es in der Tat.

Vor einigen Jahren untersuchte David B. Allison, Professor für Biostatistik an der Fakultät für Öffentliche Gesundheit der Universität von Alabama, Daten über kleine Primaten – Krallenaffen – am Zentrum für nichtmenschliche Primaten in Wisconsin und stellte dabei fest, dass das durchschnittliche Gewicht der Tiere im Laufe der Zeit bemerkenswert zugenommen hatte. Das erstaunte ihn, und er erkundigte sich beim Zentrum, konnte jedoch keinen überzeugenden Grund für eine Gewichtszunahme bei dieser großen Population von Tieren finden, die in einer geregelten Laborumgebung mit kontrollierter Ernährung lebten.

Allison war fasziniert und suchte online nach früheren Studien mit Säugetieren, die sich über mindestens ein Jahrzehnt erstreckten und Informationen über das Gewicht der Tiere enthielten. Er involvierte Kollegen an Primatenzentren, aus Toxikologieprogrammen, Tiernahrungsunternehmen und Veterinärprogrammen. An der Abschlussabhandlung, die 2010 in den *Proceedings of the Royal*

Tierpopulation	Durchschnittliche Gewichtszunahme pro Jahrzehnt
Makaken, 1971 bis 2006 (Primatenzentrum Wisconsin)	5,3 %
Makaken, 1981 bis 1993 (Primatenzentrum Oregon)	9,6 %
Makaken, 1979 bis 1992 (Primatenzentrum Kalifornien)	11,5 %
Schimpansen, 1985 bis 2005 (Yerkes Primatenzentrum, Atlanta)	33,6 %
Vervets, 1990 bis 2006 (UCLA Vervet Forschungszentrum)	8,8 %
Krallenaffen, 1991 bis 2006 (Primatenzentrum Wisconsin)	9,3 %
Labormäuse, 1982 bis 2005	3,4 %
Haushunde, 1989 bis 2001	2,9 %
Hauskatzen, 1989 bis 2001	9,7 %
wilde Ratten, 1948 bis 2006 (Stadt)	6,9 %
wilde Ratten, 1948 bis 1986 (Land)	4,8 %

Society B veröffentlicht wurde, waren elf Mitautoren aus Alabama, Florida, Puerto Rico, Maryland, Wisconsin, North Carolina und Kalifornien beteiligt. Sie analysierte Daten für über 20.000 Tiere von 24 Populationen von acht Arten, darunter Labortiere, Haustiere und wilde Ratten, und das sowohl auf dem Land als auch in der Stadt. In allen 24 Populationen stieg das Durchschnittsgewicht der Tiere im Laufe der Zeit an. Die Wahrscheinlichkeit, dass dies rein zufällig geschieht, liegt unter zehn Milliarden zu eins.

Schimpansen nahmen am meisten an Gewicht zu: Sie waren 2005 29 Mal so häufig fettleibig wie 1985. Sogar bei Ratten auf dem Land wurde – konstant über vier Jahrzehnte hinweg – jedes Jahrzehnt 15 Prozent mehr Fettleibigkeit festgestellt. Die Autoren fanden ähnliche Studien mit denselben Ergebnissen an anderer Stelle: 2006 waren in Virginia 19 Prozent der Reitpferde fettleibig, gegenüber 5 Prozent 1998;[27] in Frankreich hatten zwischen 1979 und 1991 27 Laborratten unter identischen Bedingungen an Gewicht zugenommen.

Da bei Wild- und Haustieren mindestens seit den 1940er-Jahren eine so erhebliche Gewichtszunahme zu verzeichnen war, stellten Allison und seine Kollegen die müde alte Weisheit infrage, dass die steigende Flut der menschlichen Fettleibigkeit auf mangelnde Bewegung und schlechte Ernährung zurückzuführen sei. Sie benutzten diese Tiere als Warnsignal, um uns auf einen unbekannten globalen Umweltfaktor aufmerksam zu machen. Der Titel ihres Berichts war „Kanarienvögel in der Kohlenmine".[28]

KAPITEL 13

Krebs und der Hunger des Lebens

> Das große Problem zu Beginn des 20. Jahrhunderts – die Ursache von Tumoren – erschien wie eine riesige Sphinx am medizinischen Horizont.
>
> W. Roger Williams,
> *Fellow des Royal College of Surgeons, England, 1908*

Am 24. Februar 2011 bestätigte der Oberste Gerichtshof Italiens die strafrechtliche Verurteilung von Kardinal Roberto Tucci – dem ehemaligen Präsidenten des Verwaltungsausschusses des Radio Vatikan – wegen Erregung öffentlichen Ärgernisses durch Verschmutzung der Umwelt mit Radiowellen. Die Ausstrahlungen des Vatikansenders in die Welt, die in 40 Sprachen übertragen werden, werden von 58 leistungsstarken Funktürmen gesendet, die mehr als 4.000 Quadratmeter Land einnehmen und von Vorstadtgemeinden umgeben sind. Und seit Jahrzehnten hatten die Bewohner dieser Gemeinden lautstark verkündet, dass die Ausstrahlungen ihre Gesundheit zerstörten und eine Leukämie-Epidemie bei Kindern auslösten. Auf Ersuchen der Staatsanwaltschaft in Rom, die erwog, Anklage gegen den Vatikan wegen fahrlässigen Mordes zu erheben, ordnete die Richterin Zaira Secchi eine offizielle Untersuchung durch das Nationale Krebsinstitut von Mailand an. Die Ergebnisse, die am 13. November 2000 veröffentlicht wurden, waren schockierend. Zwischen 1997 und 2003 erkrankten Kinder im Alter von 1 bis 14 Jahren, die zwischen sechs und zwölf Kilometern entfernt von der Antennenfarm des Vatikans lebten, achtmal so häufig an Leukämie, Lymphom oder Myelom als Kinder, die weiter entfernt wohnten. Und Erwachsene, die zwischen sechs und zwölf Kilometern von den Antennen entfernt lebten, starben an Leukämie fast siebenmal so häufig wie Erwachsene, die weiter entfernt lebten.

Die dritte Zivilisationskrankheit, die Samuel Milham im Zusammenhang mit der Elektrifizierung in Verbindung brachte, ist der Krebs. Auf den ersten Blick ist es nicht offensichtlich, wo der Zusammenhang ist. Ein gestörter Zuckerstoffwechsel ist sicherlich mit Diabetes und ein gestörter Fettstoffwechsel mit Herzerkrankungen verbunden. Aber wie passt der Krebs in dieses Bild? Der Schlüssel hierzu wurde von einem Wissenschaftler zur Verfügung gestellt, der vor über hundert Jahren in seinem Labor Seeigeleier untersuchte. Er stammte aus derselben Stadt, in der ein

Jahrhundert später 3.000 Ärzte einen Appell an die Welt unterzeichnen sollten, der verkündete, dass Radiowellen Leukämie verursachen.

Am 8. Oktober 1883 wurde Emil Warburg, einem bekannten jüdischen Physiker in Freiburg, ein Sohn geboren. Als er 13 Jahre alt war, zog die Familie nach Berlin, wo einige der Giganten der Naturwissenschaften, wie zum Beispiel der Chemiker Emil Fischer, der Physikochemiker Walther Nernst und der Physiologe Theodor Wilhelm Engelmann in seinem Elternhaus ein- und ausgingen. Später, als Albert Einstein nach Berlin zog, kam auch dieser bedeutende Wissenschaftler zu Besuch, um mit seinem Vater Kammermusik zu spielen – Einstein an der Violine und Emil Warburg am Klavier. Niemand war überrascht, als sich der junge Otto, der in einer solchen Atmosphäre aufwuchs, an der Universität Freiburg einschrieb, um Chemie zu studieren.

Als ihm 1906 der Doktortitel verliehen wurde, hatte eine wachsende Krankheitsepidemie die Aufmerksamkeit dieses ehrgeizigen jungen Mannes auf sich gezogen. Seine Generation war die erste, die ernsthaft davon betroffen war. Die Krebsraten in ganz Europa hatten sich seit seiner Geburt verdoppelt und er beschloss, sein Leben der Suche nach dem Grund – und hoffentlich einer Heilung – zu widmen. Zu diesem Zweck nahm er ein weiteres Studium auf und erhielt 1911 seinen medizinischen Abschluss an der Universität Heidelberg.

Welche grundlegenden Veränderungen, fragte er sich, finden im Gewebe statt, wenn eine normale Zelle krebsartig wird? „Unterscheidet sich der Stoffwechsel von Tumoren, die in einer unorganisierten Weise wachsen", so seine Fragestellung, „im Stoffwechsel von geregelten Zellen, die mit der gleichen Geschwindigkeit wachsen?"[1] Er war überzeugt, dass sowohl Tumore als auch frühe Embryonen aus undifferenzierten Zellen bestehen, die sich schnell vermehrten, und so begann Otto Warburg sein Lebenswerk mit der Untersuchung befruchteter Eier. Vielleicht, mutmaßte er, sind Krebszellen nur normale Zellen, die zu einem embryonalen Wachstumsmuster zurückgekehrt sind. Er wählte das Seeigelei für seine Forschung, weil dessen Embryo groß ist und besonders schnell wächst. Seine erste bedeutende Arbeit, die bereits während seines Medizinstudiums veröffentlicht wurde, zeigte, dass sich der Sauerstoffverbrauch eines Eies bei der Befruchtung versechsfacht.[2]

Aber im Jahr 1908 konnte er seine Forschungsziele nicht weiterverfolgen, weil die chemischen Reaktionen, die in den Zellen stattfanden und an denen Sauerstoff beteiligt war, völlig unbekannt waren. Die Spektralfotometrie – d. h. die Identifizierung von Chemikalien anhand der von ihnen absorbierten Lichtfrequenzen – war neu und wurde noch nicht auf lebende Systeme angewendet. Bestehende Techniken zur Kultivierung von Zellen und zur Messung des Gasaustauschs waren primitiv. Warburg erkannte, dass zuerst eine Grundlagenforschung zum Metabolismus normaler Zellen durchgeführt werden musste, bevor echte Fortschritte bei der Aufklärung des Krebsstoffwechsels erzielt werden konnten. Die Krebsforschung musste warten.

In den kommenden Jahren – mit einer Pause, in der er im Ersten Weltkrieg diente – bewies Warburg mit von ihm entwickelten Techniken, dass die Atmung in einer Zelle in winzigen Strukturen stattfand, die er als „Grana" bezeichnete und die wir jetzt Mitochondrien nennen. Er experimentierte mit den Auswirkungen von Alkoholen, Cyanid und anderen Chemikalien auf die Atmung und kam zu dem Schluss, dass die Enzyme in den „Grana" ein Schwermetall enthalten müssten. Er vermutete – und wies später auch nach – dass es sich hierbei um Eisen handelte. Er führte wegweisende Experimente unter Verwendung von Spektrofotometrie durch, die bewiesen, dass der Teil des Enzyms, der mit Sauerstoff in einer Zelle reagiert, mit dem Teil des Hämoglobins identisch ist, der den Sauerstoff im Blut bindet. Diese Chemikalie, Häm genannt, ist ein an Eisen gebundenes Porphyrin. Das darin enthaltene Enzym, das in jeder Zelle vorhanden ist und das Atmen ermöglicht, ist heute als Cytochromoxidase bekannt. Für diese Arbeit wurde Warburg 1931 der Nobelpreis für Physiologie oder Medizin verliehen.

In der Zwischenzeit, 1923, nahm Warburg seine Krebsforschung wieder auf und setzte dort an, wo er 15 Jahre zuvor aufgehört hatte. „Der Ausgangspunkt", schrieb er, „war die Tatsache, dass sich die Atmung von Seeigeleiern im Moment der Befruchtung versechsfacht", d. h. in dem Moment, in dem sie von einem Ruhezustand in einen Wachstumszustand übergeht. Er erwartete eine ähnliche Zunahme der Atmung in Krebszellen, aber zu seinem Erstaunen fand er genau das Gegenteil. Der Rattentumor, mit dem er arbeitete, verbrauchte erheblich *weniger* Sauerstoff als normales Gewebe von gesunden Ratten.

„Dieses Ergebnis schien so verblüffend", schrieb er, „dass es gerechtfertigt war anzunehmen, dass dem Tumor geeignetes Material für die Verbrennung fehlte." Deshalb fügte Warburg dem Kulturmedium verschiedene Nährstoffe hinzu und erwartete immer noch einen dramatischen Anstieg des Sauerstoffverbrauchs. Stattdessen hörte die Atmung des Tumors gänzlich auf, als er Glukose hinzufügte! Auf der Suche nach dem Grund dafür stellte er fest, dass sich im Kulturmedium enorme Mengen an Milchsäure angesammelt hatten. Tatsächlich produzierte der Tumor pro Stunde zwölf Prozent seines Gewichts an Milchsäure. Pro Zeiteinheit produzierte er 124-mal so viel Milchsäure wie Blut, 200-mal so viel wie der Muskel eines Frosches im Ruhezustand und achtmal so viel wie der Muskel eines Frosches, der bis an die Grenze seiner Kapazität arbeitet. Der Tumor verbrauchte zwar Glukose – aber er brauchte keinen Sauerstoff dafür.[3]

In weiteren Experimenten mit anderen Krebsarten bei Tieren und Menschen stellte Warburg fest, dass dies allgemein für alle Krebszellen, aber nicht für normale Zellen galt. Warburg hielt diese einmalige Tatsache für äußerst bedeutsam, denn er sah in ihr den Schlüssel für die Lösung der Ursache dieser Krankheit.

Die Energiegewinnung aus Glukose ohne Sauerstoff ist eine Art des Stoffwechsels, die als anaerobe Glykolyse – oder auch Fermentation – bezeichnet wird. Sie ist ein äußerst ineffizienter Prozess, der zwar in den meisten lebenden Zellen in geringem Umfang stattfindet, aber nur dann wichtig wird, wenn nicht genügend Sauerstoff verfügbar ist. Zum Beispiel werden die Muskeln eines Läufers während des Sprints dazu gezwungen, Energie sehr viel schneller zu verbrauchen als die Lunge sie mit Sauerstoff versorgen kann. Ihre Muskeln stellen vorübergehend Energie anaerob (ohne Sauerstoff) bereit, was zu einem Sauerstoffmangel führt, der wieder ausgeglichen wird, wenn sie ihren Sprint beenden und zum Stehen kommen, um nach Luft zu schnappen. Obwohl die anaerobe Glykolyse im Notfall schnell Energie bereitstellen kann, erzeugt sie bei gleicher Glukosemenge viel weniger Energie und lagert Milchsäure in den Geweben ab, die entsorgt werden muss.

Die Fermentation ist eine sehr alte Form des Stoffwechsels, aus der alle Lebensformen seit Milliarden von Jahren ihre Energie bezogen, bevor grüne Pflanzen auf der Erde auftauchten und die Atmosphäre mit Sauerstoff füllten. Einige primitive Lebensformen der heutigen Zeit – zum Beispiel viele Bakterien und Hefepilze – sind immer noch darauf angewiesen, während alle komplexen Organismen diese Art der Lebenserhaltung aufgegeben haben.

Die Entdeckung, die Warburg 1923 machte, ist diese: Krebszellen in allen höheren

Organismen unterscheiden sich von normalen Zellen, indem sie hohe anaerobe Glykolyse-Raten aufrechterhalten und trotz der Verfügbarkeit von Sauerstoff große Mengen an Milchsäure produzieren. Diese Entdeckung nennt man heute den Warburg-Effekt. Er ist heute die Grundlage für die Krebsdiagnose und Stadienbestimmung mithilfe der Positronenemissionstomografie, dem sogenannten PET-Scanning. Da die anaerobe Glykolyse ineffizient ist und Glukose mit einer enormen Geschwindigkeit verbraucht, können PET-Scans durch die schnellere Aufnahme von radioaktiver Glukose leicht Tumore im Körper finden. Und je bösartiger der Tumor ist, desto schneller nimmt er Glukose auf.

Es ist verständlich, dass Warburg annahm, die Ursache von Krebs entdeckt zu haben. Offensichtlich ist bei Krebs der Atmungsmechanismus geschädigt und hat die Kontrolle über den Stoffwechsel der Zelle verloren. Eine ungehemmte Glykolyse – und damit ein ungehemmtes Wachstum – sind die Folge. Ohne eine normale Stoffwechselkontrolle kehrt die Zelle in einen primitiveren Zustand zurück. Alle komplexen Organismen, so schlug Warburg vor, müssen Sauerstoff haben, um ihre hoch differenzierten Formen beizubehalten. Ohne Sauerstoff kehren sie zu einer undifferenzierteren, einfacheren Form des Wachstums zurück, wie sie auf unserem Planeten ausschließlich zu einer Zeit existierte, als es keinen Sauerstoff in der Luft gab. „Der ursächliche Faktor für die Entstehung von Tumoren", nahm Warburg an, „ist nichts anderes als Sauerstoffmangel."[4] Wenn den Zellen nur vorübergehend kein Sauerstoff zur Verfügung steht, stellt in so einem Notfall die Glykolyse die Energie bereit, setzt dann aber wieder aus, sobald Sauerstoff erneut verfügbar ist. Bei wiederholtem oder chronischem Sauerstoffentzug wird die Atemregulation irgendwann beschädigt, und die Glykolyse ist nicht mehr in diesen Prozess eingebunden. „Wenn die Atmung einer wachsenden Zelle gestört ist", schrieb Warburg 1930, „stirbt die Zelle in der Regel. Wenn sie nicht stirbt, wird sie zu einer Tumorzelle."[5]

Ich wurde Mitte der Neunzigerjahre erstmals von Dr. John Holt, einer schillernden Persönlichkeit in Australien, auf Warburgs Hypothese aufmerksam gemacht. Holt behandelte Krebs mit Mikrowellenstrahlung und warnte seine Kollegen, dass dieselbe Strahlung normale Zellen in Krebszellen umwandeln könnte. Ich verstand den Zusammenhang zwischen Warburgs Arbeit mit Krebs und meiner mit Elektrizität nicht vollständig, und legte so die Forschungsarbeiten, die Holt mir für eine spätere Einsichtnahme geschickt hatte, lediglich zu den Akten ab. Heute haben wir viele zusätzliche Teile des Puzzles und der Zusammenhang ist offensichtlich. Elektrizität dämpft – wie der Regen das Lagerfeuer – die Flammen der Verbrennung in lebenden Zellen. Wenn Warburg recht hatte und chronischer Sauerstoffmangel Krebs verursachte, dann erfüllt die Elektrifizierung alle Kriterien, wenn man nach dem Ursprung der modernen Pandemie sucht.

Warburgs Theorie war von Anfang an umstritten. In den 1920er-Jahren waren Hunderte verschiedener Krebsarten bekannt, die durch Tausende von chemischen und physikalischen Wirkstoffen ausgelöst wurden. Viele Wissenschaftler hatten Bedenken, an eine gemeinsame Ursache zu glauben, die so simpel war. Warburg antwortete ihnen mit einer einfachen Erklärung: Tausende dieser Chemikalien und Wirkstoffe berauben – jede auf ihre eigene Art – die Zellen des Sauerstoffs. Beispielweise, erklärte er, ist Arsen ein Atemgift, das Krebs verursacht. Urethan ist ein Narkotikum, das die Atmung hemmt und Krebs verursacht. Wenn Sie einen Fremdkörper unter die Haut implantieren, verursacht dies Krebs, da er die Durchblutung blockiert und benachbartes Sauerstoffgewebe aushungert.[6]

Obwohl sie Warburgs Kausaltheorie nicht unbedingt akzeptierten, machten sich andere Forscher sofort daran, den Warburg-Effekt zu bestätigen. Tumore hatten allgemein die Fähigkeit, ohne Sauerstoff zu wachsen. Dean Burk vom National Cancer Institute konnte sodann 1942 berichten, dass dies auf über 95 Prozent der von ihm untersuchten Krebsgewebe zutraf.

Anfang der Fünfzigerjahre teilten Harry Goldblatt und Gladys Cameron vom Institut für medizinische Forschung am Cedars of Lebanon Hospital in Los Angeles einer skeptischen Öffentlichkeit mit, dass es ihnen gelungen sei, normale Zellen in Krebszellen umzuwandeln, indem sie ihnen lediglich wiederholt Sauerstoff entzogen. Dies geschah mithilfe kultivierter Fibroblasten aus dem Herzen einer fünf Tage alten Ratte.

1959 unterstützte Paul Goldhaber Warburgs Hypothese weiter mit seiner Entdeckung, dass einige Arten – wenn auch nicht alle – von Millipore-Diffusionskammern bei der Implantierung unter der Haut von Mäusen große Tumore in dem Gewebe neben ihnen verursachten. Diffusionskammern wurden in Tierversuchen verschiedenster Art verwendet, um Gewebeflüssigkeitsproben zu entnehmen.

Ihre Fähigkeit, Krebs zu verursachen, hing nicht von der Art des Kunststoffs ab, aus dem sie hergestellt waren, sondern vielmehr von der Größe der Poren, durch die die Flüssigkeit fließen konnte. Nur bei einem von 39 Tieren bildete sich ein Tumor, wenn die Poren einen Durchmesser von 450 Millimikron hatten. Aber 9 von 34 entwickelten Tumore, wenn die Porengröße 100 Millimikron betrug, und bei 16 von 35 – also fast der Hälfte – wuchsen Tumore, wenn die Porengröße nur 50 Millimikron betrug. Eine zu geringe Porengröße behinderte eine freie Zirkulation der Flüssigkeit, wodurch dem Gewebe neben den Kammerwänden offensichtlich Sauerstoff entzogen wurde.

1967 bewies Burks Team, dass die Glykolyserate eines Tumors und die Glukose, die verbraucht bzw. Milchsäure, die erzeugt wird, umso höher ist, je bösartiger dieser ist. „Die extremen Formen schnell wachsender Aszites-Krebszellen", berichtete Burk, „können Milchsäure mit anhaltender Geschwindigkeit anaerob aus Glukose produzieren, wahrscheinlich schneller als jedes andere lebende Säugetiergewebe – bis zur Hälfte des Trockengewebegewichts pro Stunde. Selbst ein Kolibri, dessen Flügel mindestens hundertmal pro Sekunde schlagen, verbraucht höchstens die Hälfte seines Trockengewichts an Glukoseäquivalent pro Tag."

Da Warburg davon überzeugt war, dass der Ursprung von Krebs nunmehr bekannt war, glaubte er, dass „man ungefähr 80 Prozent aller Krebsarten verhindern könnte, wenn man die bekannten Karzinogene vermeiden würde."[7] 1954 plädierte er daher für eine Begrenzung des Zigarettenrauchens, der Pestizide, Lebensmittelzusatzstoffe und auch der Luftverschmutzung durch Autoabgase.[8] Da er sich auch in seinem persönlichen Leben an diese Vorsichtsmaßnahmen hielt, hatte er den Ruf eines Exzentrikers. Lange bevor der Umweltschutz und das Umweltbewusstsein populär wurden, hatte Warburg einen 4.000 Quadratmeter großen Bio-Garten, bezog Milch aus einer biologisch gehaltenen Herde und kaufte französische Butter, weil in Frankreich der Einsatz von Herbiziden und Pestiziden strenger kontrolliert wurde als in Deutschland.

Otto Warburg starb 1970 im Alter von 83 Jahren – im selben Jahr wurde das erste Onkogen entdeckt. Ein Onkogen ist ein abnormales Gen, von dem angenommen wird, dass es durch eine Mutation verursacht wird, die mit der Entwicklung von Krebs verbunden ist. Die Entdeckung von Onkogenen und Tumorsuppressorgenen förderte die weitverbreitete Annahme, dass Krebs durch genetische Mutationen und nicht durch einen veränderten Stoffwechsel verursacht wurde. Warburgs Hypothese, die von Anfang an umstritten war, wurde für drei Jahrzehnte weitgehend beiseitegeschoben.

Die weitverbreitete Verwendung des PET zur Diagnose und Stadienbestimmung von Krebserkrankungen beim Menschen hat den Warburg-Effekt jedoch wieder ins Rampenlicht der Krebsforschung katapultiert. Niemand kann jetzt leugnen, dass Krebserkrankungen in anaeroben Umgebungen leben und dass sie auf den anaeroben Stoffwechsel angewiesen sind, um zu wachsen. Sogar Molekularbiologen, die sich einst ausschließlich auf die Onkogentheorie konzentrierten, entdecken schließlich, dass es einen Zusammenhang zwischen Sauerstoffmangel und Krebs gibt. Es wurde ein Protein entdeckt, das in allen Zellen vorhanden ist – der Hypoxie-induzierte Faktor (HIF) – das unter sauerstoffarmen Bedingungen aktiviert wird und das wiederum viele der für das Krebswachstum erforderlichen Gene mobilisiert. Es wurde festgestellt, dass die HIF-Aktivität bei Dickdarm-, Brust-, Magen-, Lungen-, Haut-, Speiseröhren-, Uterus-, Eierstock-, Bauchspeicheldrüsen-, Prostata-, Nieren-, Magen- und Gehirnkrebs erhöht ist.[9]

Zelluläre Veränderungen, die auf eine behinderte Atmung hinweisen – einschließlich einer Verringerung der Anzahl und Größe der Mitochondrien, einer abnormalen Struktur der Mitochondrien, einer verminderten Aktivität der Citratzyklusenzyme und der Elektronentransportkette und Mutationen von mitochondrialen Genen – werden bei den meisten Krebsarten routinemäßig gefunden. Selbst bei durch Viren verursachten Tumoren ist eines der ersten Anzeichen einer Malignität die Erhöhung der Geschwindigkeit des anaeroben Stoffwechsels.

Es hat sich gezeigt, dass eine experimentelle Hemmung der Atmung von Krebszellen oder lediglich der Entzug von Sauerstoff die Expressionsmuster von Hunderten von Genen verändert, die an der malignen Transformation und dem Krebswachstum beteiligt sind. Bei behinderter Atmung werden Krebszellen invasiver. Sobald die normale Atmung allerdings wieder hergestellt ist, sind sie weniger aggressiv.[10]

Krebsforscher sind sich zunehmend einig, dass sich Tumore nur bei verringerter Zellatmung entwickeln können.[11] Im Jahr 2009 wurde ein Buch, das Otto Warburg gewidmet ist, mit dem Titel *Cellurlar Respiration and Carcinogenesis* veröffentlicht. Es behandelt alle Aspekte dieser Frage und enthält Beiträge führender Krebsforscher aus den Vereinigten Staaten, Deutschland, Frankreich, Italien, Brasilien, Japan und Polen.[12] Gregg Semenza schrieb im Vorwort: „Warburg hat ein Gerät erfunden, das heute als Warburg-Manometer bekannt ist. Mit diesem Gerät hat er gezeigt, dass Tumorzellen weniger Sauerstoff verbrauchen (und mehr Laktat produzieren) als normale Zellen bei gleichen Sauerstoffkonzentrationen in der Umgebung. Ein Jahrhundert später geht das Ringen um das Verständnis, wie und warum metastatische Krebszellen den Warburg-Effekt aufzeigen, immer noch weiter. Nach dieser kurzen Einführung dürfen sich die Leserinnen und Leser auf 12 Runden eines Schwergewichtsringkampfs gefasst machen."

Die Frage, die Krebsforscher heute stellen, lautet nicht mehr: „Gibt es den Warburg-Effekt wirklich?", sondern: „Ist die Hypoxie eine Ursache für oder eine Auswirkung von Krebs?"[13] Aber – wie immer mehr Wissenschaftler zugeben – spielt es eigentlich keine Rolle und ist möglicherweise nur eine Frage der Semantik. Da Krebszellen in der Abwesenheit von Sauerstoff gedeihen, bietet ein Sauerstoffmangel Krebszellen im Anfangsstadium einen Überlebensvorteil.[14] Und jeder Umweltfaktor, der die Atmung schädigt, erhöht notwendigerweise die Krebsrate. Dabei ist es letztendlich gleichgültig, ob Warburg mit seiner Theorie, dass dies direkt für eine bösartige Veränderung verantwortlich sei, recht hatte oder aber seine Skeptiker, die dafür plädierten, dass hierdurch eine Umgebung geschaffen wurde, in der Krebszellen gegenüber normalen Zellen einen Überlebensvorteil hatten. Wie wir gesehen haben, ist die Elektrizität solch ein Faktor.

Diabetes und Krebs

Wenn dieselbe Ursache – eine Verlangsamung des Stoffwechsels durch die elektromagnetischen Felder um uns herum – sowohl Diabetes als auch Krebs hervorruft, könnte man erwarten, dass Diabetiker eine hohe Krebsrate haben und umgekehrt. Und so ist es in der Tat.

Die erste Person, die einen Zusammenhang zwischen den beiden Krankheiten bestätigte, war der südafrikanische Arzt George Darell Maynard im Jahr 1910. Im Gegensatz zu fast allen anderen Krankheiten stiegen die Raten von Krebs und Diabetes stetig an. In der Annahme, dass sie eine gemeinsame Ursache haben könnten, analysierte er in der Volkszählung der Vereinigten Staaten von 1900 die Sterblichkeitsstatistik der 15 Staaten, in denen Todesfälle registriert werden mussten. Und er stellte – nach Korrektur von Bevölkerung und Alter – fest, dass die beiden Krankheiten eng miteinander verbunden waren. Staaten mit einer höheren Inzidenz der einen Erkrankung hatten auch eine höhere Inzidenz der anderen. Er schlug vor, dass die Elektrizität eine ihnen gemeinsame Ursache sein könnte:

„Nur eine Ursache, so scheint es mir, passt zu den uns bekannten Tatsachen – der Druck unserer modernen Zivilisation, die Belastung durch den schonungslosen Wettbewerb oder ein Faktor, der eng mit beiden verbunden ist. Die Radioaktivität und verschiedene elektrische Phänomene sind von Zeit zu Zeit beschuldigt worden, Krebs zu verursachen. Der erhöhte Einsatz von Hochspannungsstrom ist zweifellos zu einer Realität des modernen Stadtlebens geworden."

Ein Jahrhundert später ist es eine anerkannte Tatsache, dass Diabetes und Krebs zusammen auftreten. Mehr als 160 epidemiologische Studien weltweit haben diese Frage untersucht, und die Mehrheit hat einen Zusammenhang zwischen den beiden Krankheiten bestätigt. Diabetiker entwickeln häufiger Krebs und sterben häufiger als Nichtdiabetiker an Krebserkrankungen der Leber, der Bauchspeicheldrüse, der Niere, des Endometriums, des Dickdarms, des Rektums, der Blase und der Brust sowie an Non-Hodgkin-Lymphomen.[15] Im Dezember 2009 beriefen der amerikanische Diabetikerverband und die amerikanische Krebsgesellschaft eine gemeinsame Konferenz ein. Der daraus resultierende Konsensbericht bestätigte übereinstimmend: „Es ist kaum anzunehmen, dass es ein reiner Zufall ist, wenn Krebs und Diabetes häufig bei ein und derselben Person diagnostiziert werden."[16]

Krebs bei Tieren

In Kapitel 11 wurde erwähnt, dass vollständige Autopsieprotokolle des Zoos in Philadelphia, die seit 1901 geführt wurden, einen Anstieg der Herzkrankheiten zeigten, der sich in den 1930er- und 1940er-Jahren beschleunigte und alle Tier- und Vogelarten im Zoo betraf. Es gab auch einen äquivalenten Anstieg der Krebsraten. Der Bericht des Penrose Forschungslabors des Zoos aus dem Jahr 1959[17] teilte die Autopsien in zwei Zeiträume: von 1901 bis 1934 und von 1935 bis 1955. Bei neun Säugetierfamilien stieg die Rate bösartiger Tumore von der ersten Zeitspanne zur zweiten um das Zwei- bis Zwanzigfache an. Die Rate der gutartigen Tumore erhöhte sich noch mehr. Beispielsweise hatten nur 3,6

Prozent der Katzen bei der Autopsie im früheren Zeitraum gutartige oder bösartige Tumoren im Vergleich zu 18,1 Prozent im späteren Zeitraum, während 7,8 Prozent der Ursidae (Bären) in der ersten Periode Tumore hatte, verglichen mit 47 Prozent in der zweiten.

Die Autopsie-Aufzeichnungen von 7.286 Vögeln aus dem Zoo, die vier verschiedene Ordnungen umfassten, zeigten, dass sich bösartige Tumore um das Zweieinhalbfache und gutartige Tumore um das Achtfache erhöhten.

Bevölkerungsstatistik

Der wahre Stand der Dinge wird wiederum durch die historischen Aufzeichnungen enthüllt.

Der Anstieg der Krebskrankheiten wurde kurz vor dem der Herzkrankheiten und des Diabetes beobachtet. Frühe Aufzeichnungen aus England zeigen, dass die Krebstodesfälle bereits 1850 zunahmen:[18]

Jahr	**Krebsmortalität, England** *(pro 100.000 Einwohner)*
1840	17,7
1850	27,9
1855	31,9
1860	34,3
1865	37,2
1870	42,4
1875	47,1
1880	50.2
1885	57,2
1890	67,6
1895	75,5
1900	82,8
1905	88,5

Die erste Telegrafenlinie von Cooke und Wheatstone auf der Strecke von London nach West Drayton wurde am 9. Juli 1839 eröffnet. Im Jahr 1850 schlängelten sich bereits über 3.200 Kilometer Draht, landauf und landab, durch England. Wir haben zwar keine früheren Statistiken aus England, die belegen, dass der Anstieg der Krebsraten zwischen 1840 und 1850 begann – oder vergleichbare Informationen von irgendeiner anderen nationalen Regierung – aber wir haben Daten für die Gemeinde Fellingsbro, einem kleinen, wohlhabenden ländlichen Bezirk 140 Kilometer westlich von Stockholm. Sie bestehen, da der schwedische Arzt Adolf Ekblom 1902 herausfinden wollte, ob die Krebsraten im vergangenen Jahrhundert wirklich gestiegen waren. Hierbei stützte er sich auf die Einträge, im „Todes- und Bestattungsbuch" der Pfarrei in Fellingsbro. Nachstehend die Zahlen, die er aus diesem Buch zusammengestellt hat:

Jahre	**Durchschnittliche jährliche Krebsmortalität** *(Fellingsbro pro 100.000 Einwohner)*
1801–1810	2,1
1811–1820	6,5
1821–1830	8,1
1831–1840	3,5
1841–1850	6,6
1851–1860	14,0
***	***
1885–1894	72,5
1895–1900	141,0

Die Aufzeichnungen von 1863 bis 1884 waren zwar unvollständig, aber die, die überliefert wurden, spiegeln genau den Tatbestand wider, den wir suchen.

Die Bevölkerung von Fellingsbro betrug zu Beginn des 19. Jahrhunderts 4.608 und am Ende 7.104. Zwischen 1801 und 1850 starb ungefähr alle drei Jahre eine Person an Krebs. Dann wurde im Jahr 1853 der erste Telegrafendraht in Schweden zwischen der

Hauptstadt Stockholm und Uppsala, einer 60 Kilometer nördlich gelegenen Stadt, gespannt. Im folgenden Jahr wurde eine Linie südwestlich von Uppsala über Västerås nach Örebro verlegt. Diese Linie verlief mitten durch die Gemeinde Fellingsbro. Zu dieser Zeit begann die Krebsrate in Fellingsbro zu steigen.[19] Um die Wende des 20. Jahrhunderts starben die Landsleute in Fellingsbro schneller an Krebs als die durchschnittlichen Einwohner Londons.

Im Jahr 1900 war die jährliche Krebsmortalität auf der ganzen Welt pro 100.000 Einwohner:

Schweiz	127
Holland	92
Norwegen	91
England und Wales	83
Schottland	79
Bermuda	75
Deutschland	72
Österreich	71
Frankreich	65
Vereinigte Staaten	64
Australien	63
Irland	61
Neuseeland	56
Belgien	56
Italien	52
Uruguay	50
Japan	46
Spanien	39
Ungarn	33
Kuba	29
Chile	27
Britisch-Guayana	24
Portugal	22
Windward- und Leeward-Inseln	22
Costa Rica	20
Britisch-Honduras	19
Jamaika	16
St. Kitts	13
Trinidad	12
Mauritius	12
Serbien	9
Ceylon	5,5
Hongkong	4,5
Brasilien	4,5
Guatemala	4
La Paz, Bolivien	3,4
Bahamas	1,8
Fidschi	1,7
Neuguinea, Borneo, Java, Sumatra, Philippinen, der größte Teil Afrikas, Macao	nicht existent

Jede historische Quelle zeigt, dass Krebs immer mit der Elektrizität einherging. Im Jahr 1914 gab es unter etwa 63.000 Indigenen, die in Reservaten ohne Strom lebten, nur zwei Todesfälle wegen Krebs. Die Krebssterblichkeit in den Vereinigten Staaten insgesamt war 25-mal so hoch.[20]

In jedem modernisierten Land kam es 1920 oder 1921 zu einem ungewöhnlichen einjährigen Anstieg der Krebssterblichkeit von 3 auf 10 Prozent. Dies fiel genau in die Zeit des ersten kommerziellen Rundfunks im Mittelwellenband. Im Jahr 1920 stieg die Krebssterblichkeit in Norwegen um 8 Prozent, in Südafrika und Frankreich um 7 Prozent, in Schweden um 5 Prozent, in den Niederlanden um 4 Prozent und in den Vereinigten Staaten um 3 Prozent. 1921 stiegen die Krebstode in Portugal um 10 Prozent, in England, Deutschland, Belgien und Uruguay um 5 Prozent und in Australien um 4 Prozent.

Die Lungenkrebs-, Brustkrebs- und Prostatakrebsraten stiegen in der ersten Hälfte des 20. Jahrhunderts in jedem Land, für das wir zuverlässige Daten haben, spektakulär an. Die Zahl der Todesfälle wegen Brustkrebsmortalität hatte sich in Norwegen und den Niederlanden verfünffacht und in den Vereinigten Staaten um das Sechzehnfache erhöht. In England nahmen die Todesfälle wegen Lungenkrebs um das Zwanzigfache zu. Die Zahl der Todesfälle durch Prostatakrebs stieg in der Schweiz um das Elffache, in Australien um das Zwölffache und in England um das Dreizehnfache.

Lungenkrebs war einst so selten, dass er in den meisten Ländern erst ab 1929 separat aufgeführt wurde. In den wenigen Ländern, die Aufzeichnungen über ihn führten, wurde erst um 1920 ein dramatischer Anstieg beobachtet. In dieser Hinsicht überrascht Benjamin Ward Richardson mit seinem 1876 erschienenen Buch *Diseases of Modern Life* die heutige Leserschaft. In seinem Kapitel zum Thema „Krebs durch Rauchen" wird die Kontroverse erörtert, ob das Rauchen von Tabak Krebs der Lippen, der Zunge oder des Rachens verursacht hat – aber Lungenkrebs wird nicht einmal erwähnt. Lungenkrebs war 1913, dem Jahr der Gründung der amerikanischen Gesellschaft zur Krebskontrolle, der American Society for the Control of Cancer, noch selten. Unter 2.641 Krebsfällen, die in diesem Jahr dem Institut für die Untersuchung bösartiger Erkrankungen des Staates New York gemeldet wurden, gab es nur einen einzigen Fall von primärem Lungenkrebs. In seinem ausführlichen Buch von 1915, *The Mortality From Cancer Throughout the World*, stellte Frederick Hoffman es als erwiesene Tatsache hin, dass Rauchen Krebs an Lippen, Mund und Rachen verursachte. Aber ähnlich wie Richardson vier Jahrzehnte zuvor erwähnte auch er den Lungenkrebs nicht im Zusammenhang mit dem Rauchen.[21]

Die schwedischen Forscher Örjan Hallberg und Olle Johansson haben gezeigt, dass die Rate von Lungen-, Brust- und Prostatakrebs in der zweiten Hälfte des 20. Jahrhunderts in 40 Ländern ebenso spektakulär anstieg wie das bösartige Melanom und der Blasen- und Dickdarmkrebs – und dass die Änderungen in der Gesamtrate von Krebs genau mit den Änderungen in der Exposition der Bevölkerung gegenüber Radiowellen übereinstimmten. Die Steigerungsrate der Krebsmortalität in Schweden beschleunigte sich in den Jahren 1920, 1955 und 1969 und ging dann 1978 zurück. „1920 bekamen wir Mittelwellenrundfunk, 1955 UKW-Radio und TV1, 1969–70 TV2 und Farbfernsehen und 1978 wurden mehrere der alten Mittelwellensender abgeschaltet", heißt es in ihrem Artikel *Cancer Trends During the 20th Century*. Laut den von ihnen vorgelegten Daten sind ebenso viele Lungenkrebsfälle auf Radiowellen zurückzuführen wie auf das Rauchen.

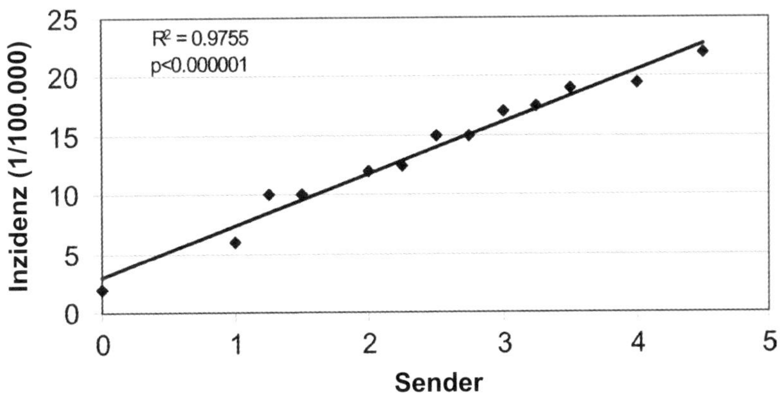

Abbildung 4 – Hallberg & Johansson 2005

Dieselben Autoren haben sich auf die Exposition gegenüber UKW-Radio im Zusammenhang mit malignen Melanomen konzentriert und die Ergebnisse von Helen Dolk an der Londoner Hygiene- und Tropenmedizinhochschule weiterverfolgt. 1995 hatten Dolk und ihre Kollegen gezeigt, dass die Inzidenz von Hautmelanomen abnahm, je größer die Entfernung zu den leistungsstarken Fernseh- und UKW-Radiosendern in Sutton Coldfield in den West Midlands in England war. Hallberg und Johan stellten fest, dass der UKW-Frequenzbereich von 85 bis 108 MHz nahe an der Resonanzfrequenz des menschlichen Körpers liegt, und beschlossen, die Melanominzidenz mit der Exposition gegenüber UKW-Radiowellen für alle 565 schwedischen Bezirke zu vergleichen. Die Ergebnisse sind alarmierend. Wenn die Melanominzidenz in einem Diagramm gegenüber der durchschnittlichen Anzahl von UKW-Sendern, denen eine Gemeinde ausgesetzt ist, grafisch dargestellt wird, fallen die Punkte auf eine gerade Linie. Bezirke, die 4,5 UKW-Sender empfangen, weisen eine elfmal so hohe Rate an malignen Melanomen auf wie Bezirke, die keinen Empfang von UKW-Sendern haben.

In ihrem Artikel *Malignant Melanoma of the Skin – Not a Sunshine Story* widerlegen sie die Vorstellung, dass die enorme Zunahme dieser Krankheit seit 1955 hauptsächlich durch die Sonne verursacht wird. 1955 erhöhte sich die ultraviolette Strahlung noch nicht durch den Ozonabbau. Bis in die 1960er-Jahre reisten die Schweden auch nicht in großer Zahl in südlichere Länder, um sich in der Sonne zu aalen. Die unbequeme Wahrheit ist, dass die Melanomraten an Kopf und Füßen zwischen 1955 und 2008 kaum gestiegen sind, während sich die Raten für sonnengeschützte Bereiche in der Körpermitte verzwanzigfacht haben. Die meisten Muttermale und Melanome treten heute nicht mehr an Kopf, Armen und Füßen auf, sondern in Körperbereichen, die dem Sonnenschein nicht ausgesetzt sind.

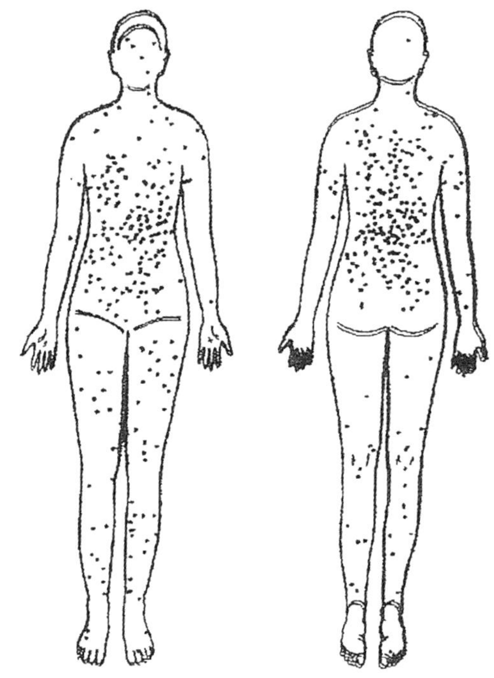

Abbildung 15 – Hallberg & Johansson 2002a

Elihu Richter in Israel hat kürzlich einen Bericht über 47 Patienten veröffentlicht, die an der Medizinischen Fakultät der Hebräischen Universität Hadassah behandelt wurden und an Krebs erkrankten, nachdem sie beruflich starken elektromagnetischen Feldern und/oder Radiowellen ausgesetzt waren.[22] Viele dieser Menschen – insbesondere die jüngsten – entwickelten ihre Krebserkrankungen innerhalb überraschend kurzer Zeit – einige bereits fünf oder sechs Monate nach Beginn ihrer Exposition. Damit wird der Meinung ein Ende gesetzt, dass wir zehn oder 20 Jahre warten müssen, um die Auswirkungen von Mobiltelefonen auf die Weltbevölkerung zu sehen. Richters Team warnt: „Mit der jüngsten Einführung von WLAN in Schulen und PCs für jeden Schüler in vielen Schulen beweisen die in Schulen gemessenen hochfrequenten Spannungstransienten, dass junge Menschen einer EMF-Exposition nicht mehr entrinnen können. Erschwerend kommt bei ihnen auch noch der bevölkerungsweite Gebrauch von Mobiltelefonen und schnurlosen Telefonen dazu, und in gewissem Grad die Exposition gegenüber Mobilfunkmasten und die Exposition von Wohneinheiten gegenüber HF/MW durch smarte Sensoren und andere smarte Geräte im Zuhause und möglicherweise auch eine ELF-Exposition gegenüber Hochleitungsgeneratoren und -transformatoren."

In seiner Praxis behandelte Richter das gesamte Spektrum von Tumoren: Dazu gehörten Leukämien und Lymphome sowie Krebserkrankungen aller Organe und Körperteile wie zum Beispiel Gehirn, Nasopharynx, Rektum, Dickdarm, Hoden, Knochen, Ohrspeicheldrüse, Brust, Haut, Wirbelsäule, Lunge, Leber, Niere, Hypophyse, Zirbeldrüse, Prostata und Wangenmuskel.

Vereinigte Staaten[23]

Jahr	**Krebsmortalität (pro 100.000 Einwohner)**
1850	10,3
1860	14,7
1870	22,5
1880	31,0
1890	46,9
1900	60,0
1910	76,2
1920	83,4
1930	98,9
1940	120,3
1950	139,8
1960	149,2
1970	162,8
1980	183,9
1990	203,2
2000	200,9
2010	185,9
2017	183,9

Die Abbildungen 5 und 6 zeigen die gleiche lineare Korrelation zwischen Krebs und Elektrifizierung in den 48 Bundesstaaten der Vereinigten Staaten in den Jahren 1931 und 1940, die bereits für Herzkrankheiten und Diabetes gezeigt wurde.

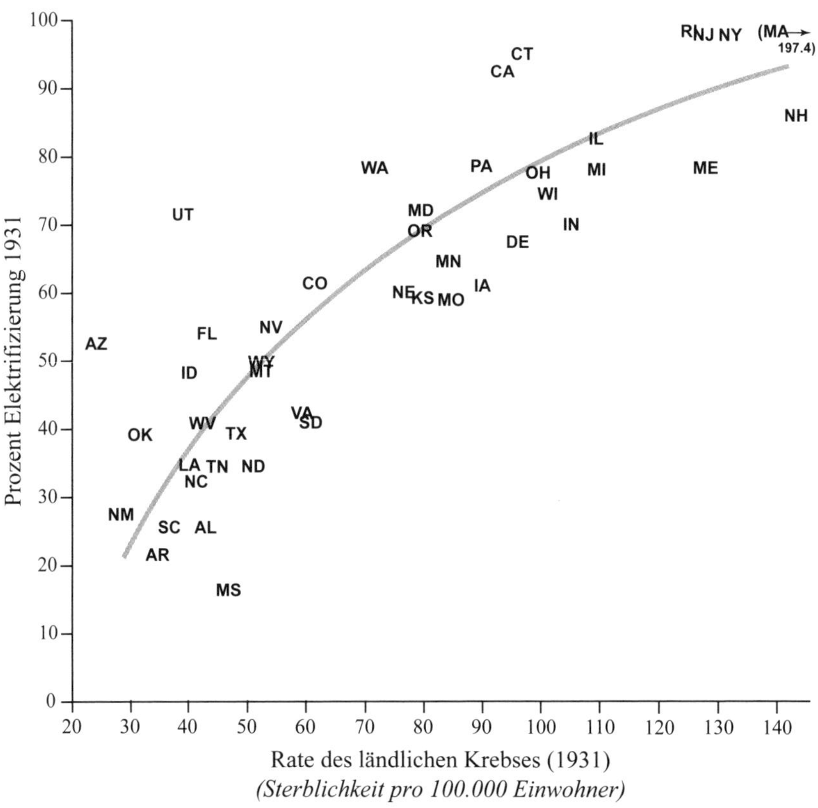

Abbildung 5 – Rate des ländlichen Krebses im Jahr 1931

Tabelle 4

	% Elektrifizierung (1931)	Ländlicher Krebs 1931 *(Todesfälle pro 100.000)*	% Elektrifizierung (1940)	Ländlicher Krebs 1940 *(Todesfälle pro 100.000)*
AL	25.7	42.5	34.7	55
AZ	62.5	23.4	56.1	43
AR	22.1	34.5	27.3	51
CA	92.5	93.0	75.6	110
CO	61.5	61.5	56.9	80
CT	94.9	96.6	90.5	137
DE	64.4	95.4	66.1	98
FL	53.8	39.6	50.7	68
GA	28.4	(fehlt)	36.5	47
ID	48.2	39.9	64.5	67
IL	82.5	108.3	79.4	128
IN	70.0	104.3	74.9	121
IA	61.4	89.5	65.5	119
KS	59.4	79.4	60.2	107
KY	38.0	(fehlt)	41.6	67
LA	34.1	39.2	41.5	61
ME	77.5	127.0	70.5	153
MD	72.3	78.9	65.2	112
MA	98.5	197.4	91.9	177
MI	78.4	108.6	81.3	128
MN	64.2	85.0	63.4	117
MS	16.5	46.6	22.7	61
MO	59.1	83.8	58.3	105
MT	48.9	51.5	56.8	95
NE	60.0	76.5	62.1	110
NV	54.8	63.6	58.3	116
NH	86.3	143.1	78.7	181
NJ	97.7	126.8	87.0	123
NM	27.3	27.7	26.5	43
NY	98.1	131.9	83.9	156
NC	32.4	41.1	43.7	52
ND	34.5	51.4	40.5	91
OH	77.0	98.6	82.5	126
OK	39.2	31.4	41.3	66
OR	68.8	78.3	67.7	85
PA	78.5	88.9	80.4	117
RI	98.2	124.5	91.0	163
SC	25.6	36.6	32.1	46
SD	41.0	60.7	43.0	101
TN	34.0	44.8	42.1	64
TX	39.5	48.1	43.5	62
UT	71.8	37.8	75.2	78
VT	71.9	(fehlt)	71.5	146
VA	41.7	59.0	53.1	72
WA	78.7	71.3	73.8	110
WV	41.0	41.8	53.4	64
WI	74.7	101.2	54.2	122
WY	49.5	51.7	50.8	66

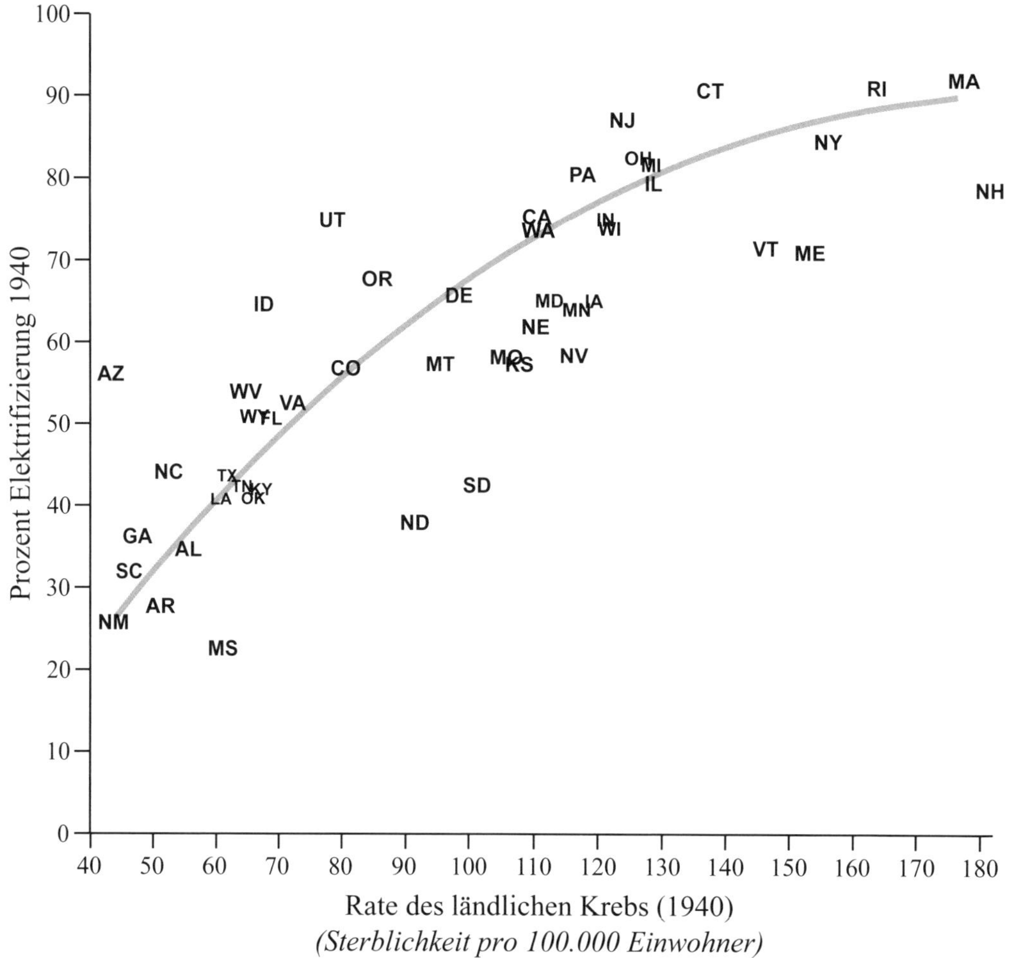

Abbildung 6 – Rate des ländlichen Krebses im Jahr 1940

Hierbei ist es unübersehbar, dass sich die Position Nevadas zwischen 1931 und 1940 mehr als die eines jeden anderen Staats verschoben hat. Aus irgendeinem Grund stiegen in Nevada die Todesfälle wegen Herzkrankheiten, Diabetes und Krebs dramatisch an, während sich die Elektrifizierungsrate der Haushalte kaum erhöhte. Ich würde annehmen, dass der Grund hierfür der Bau des Hoover-Staudamms war, der 1936 abgeschlossen wurde. Das damals leistungsstärkste Wasserkraftwerk der Welt mit einer Kapazität von einer Milliarde Watt versorgte Las Vegas, Los Angeles und den größten Teil Südkaliforniens über Hochspannungsleitungen, die auf dem Weg zu ihren Destinationen durch den Südosten Nevadas führten, wobei das Gebiet, in dem der Großteil der Bevölkerung des Staates lebte, einigen der weltweit höchsten elektromagnetischen Feldern ausgesetzt war. Im Juni 1939 wurde das Netz von Los Angeles über eine 287.000-Volt-Hochspannungsleitung, die zu dieser Zeit auch die leistungsstärkste der Welt war, mit dem Hoover-Damm verbunden.[24]

Zwei Krebsarten sind dabei besonders hervorzuheben: der Lungenkrebs und der Hirntumor.

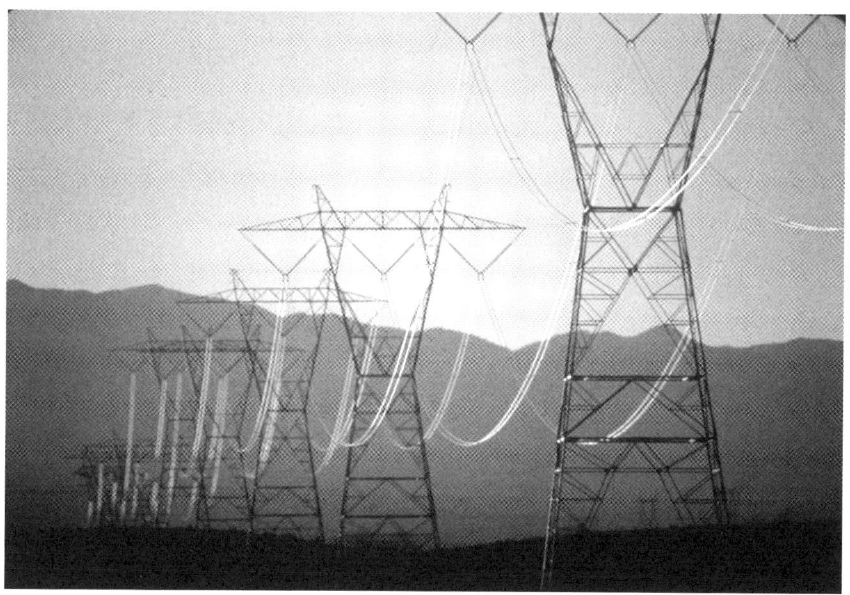

Stromleitungen vom Hoover Dam führen Strom in die Region von Los Angeles. Dieses Foto von Charles O'Rear ist Teil der digitalen Sammlung des National Archives.

Wie die folgende Grafik zeigt, ist der Anteil der Erwachsenen, die rauchen, seit 1970 sowohl bei Männern als auch bei Frauen stetig zurückgegangen. Dennoch hat sich die Lungenkrebssterblichkeit bei Frauen fast vervierfacht und bei Männern hat sie sich seit 50 Jahren praktisch nicht verändert.[25]

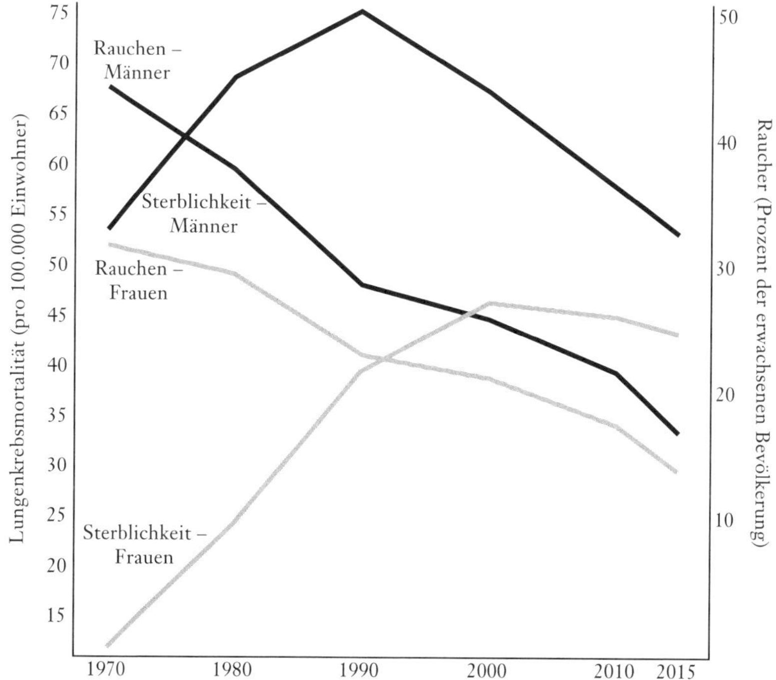

Als die Nichtraucherin Dana Reeve, die 46-jährige Witwe des „Superman"-Schauspielers Christopher Reeve, im Jahr 2006 an Lungenkrebs starb, war die Öffentlichkeit fassungslos, denn man hatte ihr jahrzehntelang eingetrichtert, dass diese Art von Krebs durch Rauchen verursacht wurde. Dennoch ist Lungenkrebs bei Menschen, die nie geraucht haben – wenn man diese Gruppe als separate Kategorie betrachtet – heute weltweit die siebthäufigste Todesursache bei Krebserkrankungen, noch vor dem Krebs des Gebärmutterhalses, der Bauchspeicheldrüse und der Prostata.[26]

Hirntumore müssen wir – offensichtlich wegen der Mobiltelefone – auch erwähnen. Mehrere Milliarden Menschen auf der Welt setzen ihr Gehirn jeden Tag stundenlang einer Mikrowellenstrahlung aus nächster Nähe aus – eine neue Situation, die in den meisten Ländern etwa 1996 oder 1997 begann. Verlässliche Statistiken über Hirntumore sind jedoch schwer zu finden, da die Forschungsfinanzierung seit dem Aufkommen digitaler Handys vor zwei Jahrzehnten größtenteils durch Interessenvertreter dieser Industrie kontrolliert wurde. Das führte zu einem Kampf, der zwischen den unabhängigen Wissenschaftlern und den Wissenschaftlern der Industrie in den Medien ausgetragen wurde. Die unabhängigen Wissenschaftler sprachen von einer Verdrei- bis Verfünffachung der Hirnkrebsraten, während die Industriewissenschaftler darauf bestanden, dass keine Zunahme der Hirntumore zu verzeichnen war.

Wie der australische Neurochirurg Charlie Teo jedem mitteilt, der bereit ist zuzuhören, besteht das Problem darin, dass alle Daten zur Handynutzung aus Datenbanken stammen, die von Mobilfunkanbietern kontrolliert werden, und dass „keine der Telekommunikationsunternehmen Wissenschaftlern einen Zugriff auf die Unterlagen zu ihren umfangreichen Studien gewährt haben".

Ich fand aus erster Hand heraus, wie streng nicht nur die Telekommunikationsanbieter, sondern auch die von ihnen finanzierten Wissenschaftler ihre Daten bewachen, als ich 2006 um Zugang bat. Eine weitere von der Industrie finanzierte Studie – diesmal in Dänemark – sollte angeblich nicht nur zeigen, dass Mobiltelefone keine Hirntumore verursachen, sondern dass Handynutzer sogar eine *geringere* Hirntumorrate hatten als alle anderen. Mit anderen Worten möchten diese Wissenschaftler die Welt im Glauben lassen, dass Menschen sich tatsächlich vor Hirntumoren schützen könnten, indem sie täglich stundenlang ein Handy an den Kopf halten. Die im *Journal des National Cancer Institute* veröffentlichte Studie trug den Titel „Cellular Telephone Use and Cancer Risks: Update of a Nationwide Danish Cohort"[27]. Es wurde behauptet, dass ihre Schlussfolgerungen auf einer Prüfung der Krankenakten von über 42.000 dänischen Handynutzern und Nichtnutzern über einen Zeitraum von zwei Jahrzehnten beruhten. Mir war klar, dass etwas mit der Statistik nicht stimmte.

Obwohl die Studie bei Handynutzern – und hier nur bei Männern – eine *niedrigere* Gehirnkrebsrate als bei Nichtnutzern feststellte, ergab sie eine *höhere* Rate genau jener Krebsarten, von denen die schwedischen Wissenschaftler Hallberg und Johansson berichtet hatten, dass sie durch Radiowellen verursacht wurden: Blasen-, Brust-, Lungen- und Prostatakrebs. Die dänische Studie erwähnte keine Darmkrebs- oder Melanomraten, die beiden anderen Krebsarten, die die schwedischen Forscher erwähnt hatten. Die dänische Studie ergab jedoch zusätzlich, dass bei den männlichen Handynutzern der Hodenkrebs höher war, während bei Frauen ein signifikanter Anstieg des Gebärmutterhals- und Nierenkrebs verzeichnet wurde. Ich ahnte, dass die Daten manipuliert waren, weil die einzige Krebsart, für die eine „schützende" Wirkung gemeldet wurde, der Hirntumor war. Und genau diese Krebsart war es, von der die Wissenschaftler und ihre Geldgeber die Öffentlichkeit überzeugen wollten, dass Mobiltelefone nichts mit ihr zu tun hatten.

Es fiel mir auch auf, dass bis vor Ende der Studie 2004 *alle* Probanden für viele Jahre Mobiltelefone benutzten. Der einzige Unterschied zwischen „Benutzern" und „Nichtbenutzern" war das Datum des ersten Anschlussvertrags: Die „Benutzer" erstanden erstmals ein Mobiltelefon zwischen 1982 und 1995, während sich die „Nichtbenutzer" ein Handy erst nach 1995 zulegten. Die „Benutzer" wurden dabei alle über einen Kamm geschoren, denn die Studie machte keinen Unterschied zwischen Personen, die Mobiltelefone neun oder für 22 Jahre benutzt hatten. Laut der Studie waren diejenigen, die sich vor 1994 zu einem Anschluss verpflichtet hatten, im Allgemeinen wohlhabender und tranken und rauchten viel weniger als diejenigen, die sich als Erste in der späteren Gruppe angemeldet hatten. Ich vermutete, dass eine Berücksichtigung der Nutzungsdauer die Ergebnisse der Studie verändern könnte. Also tat ich genau das, was bei Wissenschaftlern akzeptiert und als vollkommen normal und selbstverständlich angesehen wird, wenn sie eine Untersuchung validieren möchten, die in einem Peer-Review-Journal veröffentlicht wurde: Ich bat sie um Einsichtnahme in ihre Daten. Am 18. Dezember 2006 schickte ich eine E-Mail an den Hauptautor Joachim Schüz und teilte ihm mit, dass ich Kollegen in Dänemark habe, die ihre Daten einsehen möchten. Und am 19. Januar 2007 wurde unsere Bitte freundlich abgewiesen. Das Ablehnungsschreiben war von drei der sechs Autoren der Studie unterzeichnet: Schüz, Christoffer Johansen und Jørgen H. Olsen.

Währenddessen schlägt Teo Alarm. „Ich sehe jede Woche zehn bis 20 neue Patienten", sagt er, „und mindestens ein Drittel der Tumore dieser Patienten befindet sich im Bereich des Gehirns um das Ohr. Als Neurochirurg kann ich diese Tatsache nicht ignorieren."

Viele, wenn nicht die meisten von uns, haben einen oder mehrere Bekannte oder Familienmitglieder, die einen Gehirntumor haben oder daran gestorben sind. Mein Freund Noel Kaufmann, der 2012 im Alter von 46 Jahren starb, benutzte zwar nie ein Handy, aber dafür verwendete er jahrelang ein schnurloses Heimtelefon, das die gleiche Art von Strahlung aussendet, und der Tumor, der ihm das Leben kostete, war in dem Teil seines Gehirns unter dem Ohr, gegen das er das Telefon hielt. Wir alle haben von berühmten Menschen gehört, die an Hirntumoren gestorben sind – Senator Ted Kennedy, der Rechtsanwalt Johnnie Cochran, der Journalist Robert Novak, der Sohn von Joe Biden, Beau. Ich habe in meinen Akten, die mir vom Direktor der kalifornischen Hirnturmorgesellschaft, der California Brain Tumor Association, zugesandt wurden, eine Liste von über dreihundert Prominenten, die entweder einen Gehirntumor haben oder in den letzten anderthalb Jahrzehnten an einem starben. Als ich jünger war, hörte man nie von einer prominenten Person, die Gehirnkrebs hatte.

Weitgehend publizierte Studien versichern uns jedoch, dass die Hirntumorraten nicht steigen. Dies entspricht jedoch nicht den Tatsachen. Eine kurze Untersuchung zeigt, warum die Daten in den USA oder anderswo nicht verlässlich sind. Im Jahr 2007 stellten Forscher des schwedischen Gesundheits- und Sozialamtes fest, dass aus irgendeinem Grund ein Drittel der in Universitätskliniken diagnostizierten Fälle von Hirntumor und die Mehrzahl der Fälle in Kreiskrankenhäusern nicht an das Schwedische Krebsregister gemeldet wurden.[28] Alle anderen Krebsarten wurden routinemäßig gemeldet, mit Ausnahme des Hirntumors.

Eine Studie aus dem Jahr 1994 ergab, dass es bereits in Finnland Schwierigkeiten bei der Meldung von Hirntumoren gab. Obwohl das finnische Krebsregister für die meisten Krebsarten vollständig war, wurden Hirntumore nur sehr lückenhaft erfasst.[29]

In den Vereinigten Staaten wurden schwerwiegende Komplikationen bei der Überwachung von Krebsfällen auf der ganzen Linie, nicht nur bei Hirntumoren, festgestellt. Das vom Nationalen Krebsinstitut durchgeführte Programm für Überwachungsepidemiologie und Endergebnisse (SEER) verlässt sich bei der Lieferung genauer Daten auf die staatlichen Register. Diese Daten sind jedoch nicht korrekt. Der amerikanische Forscher David Harris berichtete auf einer Konferenz in Berlin im Jahr 2008, dass die staatlichen Register mit der zunehmenden Anzahl von Krebsfällen nicht Schritt halten können, weil sie unterfinanziert sind. „SEER-Register stehen derzeit vor der Herausforderung, mehr Fälle in kürzerer Zeit mit oft denselben begrenzten Ressourcen wie im Vorjahr zu erfassen", sagte er. Das bedeutet: Je größer der Anstieg von Krebs, desto geringer ist die Berichterstattung – es sei denn, die amerikanische Wirtschaftslage verbessert sich.

Noch schlimmer war die wissentliche Weigerung der vom Veteranenverband (VA) betriebenen Krankenhäusern und der medizinischen Einrichtungen auf Militärstützpunkten, Fälle bei den staatlichen Krebsregistern zu melden. In einem Bericht von Bryant Furlow, der 2007 im Journal *The Lancet Oncology* erschien, wurde „ein steiler Rückgang der VA-Berichterstattung über neue Fälle an kalifornische Krebsregister ab Ende 2004 festgestellt – von 3.000 Fällen in 2003 bis auf fast null Ende 2005." Nach Recherchen in anderen Bundesstaaten stellte Furlow fest, dass Kalifornien keine Ausnahme war. Das Krebsregister in Florida hatte vom VA *noch nie* Meldungen über Krebsfälle erhalten und VA-Einrichtungen in anderen Bundesstaaten mussten einen jahrelangen Rückstand von nicht registrierten Krebsfällen bewältigen. „Wir arbeiten seit mehr als fünf Jahren mit dem VA zusammen, aber es ist immer schlimmer geworden", sagte ihm Holly Howe. Sie vertritt den Verband der zentralen Krebsregister in Nordamerika. Nahezu 70.000 Fälle von Krebs pro Jahr wurden vom VA nicht gemeldet. Und im Jahr 2007 verabschiedete der VA im Rahmen einer Richtlinie über Krebs eine offizielle Richtlinie zur Nichtmeldung, mit der alle bestehenden Vereinbarungen zwischen staatlichen Registern und VA-Einrichtungen aufgehoben wurden. Furlow berichtete, dass das Verteidigungsministerium auch nicht mit den Krebsregistern zusammenarbeite. Seit mehreren Jahren wurden Krebserkrankungen, die in Militärstützpunkten diagnostiziert wurden, nicht bei staatlichen Registern gemeldet. Infolge all dieser Versäumnisse warnte Dennis Deapon vom Los Angeles Krebsüberwachungsprogramm, dem Cancer Surveillance Program, dass Studien, die auf den mangelhaften Daten basieren, wertlos sein könnten. „Forschungen ab Mitte des ersten Jahrzehnts des 21. Jahrhunderts werden für alle Zeiten ein Sternchen oder einen Aufkleber auf dem Titelblatt benötigen, um die Forscher und die Öffentlichkeit daran zu erinnern, dass sie nicht korrekt sind", sagte er.

Die Ärzte des Krebsforschungsinstituts Southern Alberta an der Universität von Calgary in Kanada waren schockiert über Aufzeichnungen, die zeigten, dass die Zahl der bösartigen Hirntumore in Calgary in einem einzigen Jahr zwischen 2012 und 2013 um 30 Prozent zugenommen hatte[30] – obwohl offizielle Regierungsstatistiken weder in der Provinz Alberta noch in ganz Kanada einen Anstieg der Rate bösartiger Hirntumore erwähnten. Diese Diskrepanz entfachte bei Faith Davis, Professorin für Epidemiologie an der Fakultät für Öffentliche Gesundheit an der University of Alberta, das brennende Bedürfnis, dieser Situation Abhilfe zu leisten. So unzuverlässig offizielle Statistiken für bösartige Tumoren auch sein mögen, für nicht bösartige Tumore ist die Situation noch gravierender: Das kanadische Überwachungssystem erfasst sie überhaupt nicht. Um diese unvorstellbare Situation zu beheben, rief die kanadische Hirntumorstiftung im Juli 2015 zu Spenden auf, um Davis bei der Erstellung eines nationalen Hirntumorregisters zu helfen, das Klinikern und Forschern endlich Zugang zu genauen Informationen ermöglichen sollte.

Die Studien, die uns versichern, dass mit Mobiltelefonen alles in Ordnung ist, wurden von der Telekommunikationsbranche finanziert. Trotz der sehr hohen Dunkelziffer bei Hirntumoren bestätigen unabhängige Wissenschaftler den Eindruck von Gehirnchirurgen und Onkologen, dass die Fallzahlen zunehmen. Dazu kommt, dass offensichtlich viel mehr Menschen als je zuvor – die wir entweder kennen, und von denen wir gehört haben – an solchen Tumoren sterben. Einer der bekanntesten dieser unabhängigen Wissenschaftler ist Lennart Hardell.

Hardell ist Professor für Onkologie und Krebsepidemiologie am Universitätsklinikum in Örebro in Schweden. Obwohl sich seine früheren Forschungen hauptsächlich mit Chemikalien wie Dioxinen, PCBs, Flammschutzmitteln und Herbiziden befassten, konzentrierte er sich seit 1999 auf die Exposition gegenüber Mobiltelefonen und schnurlosen Telefonen. Basierend auf Fall-Kontroll-Studien mit über 1.250 Personen mit bösartigen Hirntumoren stellte er fest, dass die Verwendung von Mobiltelefonen und schnurlosen Telefonen das Risiko für Hirntumore erheblich erhöht. Je höher die Anzahl der Jahre und die tägliche Dauer des Gebrauchs eines solches Telefons und je jünger der Benutzer bei der ersten Exposition ist, desto größer ist die Wahrscheinlichkeit, dass sich ein Tumor entwickelt. 2.000 Mobiltelefonstunden verdreifachen das Risiko laut Hardell und 2.000 Stunden an einem schnurlosen Telefon verdoppeln es. Der erstmalige Gebrauch eines Mobiltelefons vor dem 20. Lebensjahr erhöht das Gesamtrisiko für Gehirnkrebs um das Dreifache, das Risiko für ein Astrozytom – die häufigste Art eines bösartigen Hirntumors – um das Fünffache und das Risiko für ein Astrozytom an derselben Seite des Kopfes wie das Telefon um das Achtfache. Der erstmalige Gebrauch eines schnurlosen Telefons vor dem 20. Lebensjahr verdoppelt das Risiko von Hirntumoren aller Arten, vervierfacht das Risiko eines Astrozytoms und erhöht das Risiko eines Astrozytoms auf derselben Seite des Kopfes um das Achtfache.[31]

Die Literatur zu Mobilfunk- oder Sendetürmen zeugt von weniger Kompromissen. Bis vor Kurzem wurden fast alle vorhandenen Studien von unabhängigen Quellen und nicht von der Telekommunikationsbranche finanziert, und sie haben zu konsistenten Ergebnissen geführt: Es ist krebserregend, in der Nähe eines Sendemastes zu leben.

William Morton von der Gesundheitswissenschaftlichen Universität in Oregon stellte fest, dass das Leben in der Nähe von UKW-TV-Sendeantennen in der Metropolregion Portland-Vancouver von 1967 bis 1982 ein erhebliches Risiko für eine Erkrankung an Leukämie und Brustkrebs darstellte.

1986 stellte das Gesundheitsministerium des Bundesstaates Hawaii fest, dass Einwohner von Honolulu, die in Zensusgebieten mit einem oder mehreren Sendemasten lebten, ein um 43 Prozent erhöhtes Risiko für alle Arten von Krebs hatten.[32]

Im Jahr 1996 analysierte Bruce Hocking, ein Arbeitsmediziner in Melbourne, die Krebsinzidenz bei Kindern in neun australischen Gemeinden in Bezug auf eine Gruppe von drei Hochleistungsfernsehtürmen. Kinder, die näher als vier Kilometer an den Türmen lebten, starben fast zweieinhalb Mal häufiger an Leukämie als Kinder in weiter entfernten Orten.

1997 stellten Helen Dolk und ihre Kollegen in der Nähe des Sutton Coldfield Tower am nördlichen Rand von Birmingham bei Erwachsenen hohe Raten an Leukämie, Blasenkrebs und Hautmelanom fest. Als Dolk ihre Studie auf 20 Hochleistungssendemasten in ganz Großbritannien ausweitete, stellte sie fest, dass allgemein die Wahrscheinlichkeit einer Leukämie umso größer war, je näher man an einem Turm lebte.

Im Jahr 2000 analysierte Neil Cherry die Krebsrate bei Kindern in San Francisco als eine Funktion der Entfernung vom Sutro Tower. Der Sutro Tower ist fast 300 Meter hoch, steht auf einem hohen Hügel und kann von überall in San Francisco gesehen werden. Zum Zeitpunkt von Cherrys Studie sendete er fast eine Million Watt von UKW-TV- und UKW-Radiosignale sowie über 18 Millionen Watt UHF-TV. Die Häufigkeit von Hirntumor, Lymphom, Leukämie und allen anderen Krebsarten in ganz San Francisco war von der Entfernung abhängig, in der ein Kind von diesem Turm lebte. Kinder, die auf Hügeln und Bergkuppen lebten, erkrankten viel häufiger an Krebs als die Kinder in den Tälern, wo sie vom Turm abgeschirmt waren. Kinder, die weniger als einen Kilometer vom Turm entfernt lebten, hatten eine 9-fache Leukämierate, eine 15-fache Lymphomrate, eine 31-fache Hirntumorrate und eine 18-fache Gesamtkrebsrate im Vergleich zu Kindern in den anderen Gebieten der Stadt.

Im Jahr 2004 machten Ronni und Danny Wolf die Bewohner eines kleinen Viertels um einen einzelnen Mobilfunkturm in Süd-Netanya in Israel zum Gegenstand einer Forschungsstudie. In den fünf Jahren vor der Errichtung des Turms hatten zwei der 622 Einwohner Krebs entwickelt, innerhalb eines Jahres nach dem Bau wurden acht weitere Krebserkrankungen diagnostiziert. Somit wurde ein Gebiet mit einer der niedrigsten städtischen Krebsraten zu einer Zone, in der das Risiko mehr als das Vierfache des Durchschnitts von Netanya betrug.

Im selben Jahr untersuchte Horst Eger, ein Arzt im oberfränkischen Naila, 1.000 Patientenakten in seiner Heimatstadt. Er fand heraus, dass Menschen, die in einem Umkreis von 400 Metern um einen Mobilfunkturm lebten, das dreifache Risiko hatten, an Krebs zu erkranken, und im Vergleich zu Menschen, die weiter entfernt lebten, bei der ursprünglichen Entwicklung ihres Krebses im Durchschnitt acht Jahre jünger waren.

Im Jahr 2011 leitete Adilza Dode ein Team von Universitätswissenschaftlern und Regierungsbeamten einer Metropole im Südosten Brasiliens, das die Ergebnisse aller früheren Studien bestätigte. Das Krebsrisiko für die Bewohner von Belo Horizonte nahm mit der Entfernung von einem Mobilfunkturm gleichmäßig und stetig ab.

Und am 24. Februar 2011 bestätigte der Oberste Gerichtshof Italiens die 2005-Verurteilung von Kardinal Tucci wegen der Verschmutzung Roms mit Radiowellen. Eine zehntägige Bewährungsstrafe war seine einzige Strafe. Niemand wurde jemals für seine Verletzungen entschädigt. Die Staatsanwaltschaft erhob keine Anklage wegen fahrlässigen Mordes. Die Antennen des Radio Vatikan senden heute immer noch.

KAPITEL 14

Der Scheintod

Wir ermahnen die Menschheit, zu beobachten und zu unterscheiden, was zur Gesundheit und was zu einem langen Leben beiträgt. Denn manche Dinge, obwohl sie die Lebensgeister ermuntern, die geistigen Fähigkeiten stärken und Krankheiten vorbeugen, sind dennoch lebenszerstörend und führen ohne Erkrankung zu einem zehrenden Alter. Und es gibt andere Dinge, die zwar das Leben verlängern und den Verfall verhindern, aber trotzdem der Gesundheit nicht immer zuträglich sind.

Sir Francis Bacon

Jedem Tier wurde eine konstante Anzahl von Herzschlägen pro Leben zugeteilt. Wenn sein Leben schnell und stürmisch ist – wie das einer Spitzmaus oder einer Maus – verbraucht es seine Herzschlagquote in viel kürzerer Zeit, als wenn seine metabolische Persönlichkeit gemäßigter ist.

Donald R. Griffin
Listening In The Dark

Im Jahr 1880 schrieb George Miller Beard sein klassisches medizinisches Buch über die Neurasthenie mit dem Titel *A Practical Treatise on Nervous Exhaustion*. Er machte eine faszinierende Beobachtung: „Obwohl jene Beschwerden nicht direkt zum Tod führen und daher nicht in den Sterbetafeln aufgeführt sind; und sie vielmehr dazu beitragen können, die Lebensdauer zu verlängern sowie den Körper gegen fieberhafte und entzündliche Krankheiten zu schützen – ist dennoch das Ausmaß des Leidens, das sie verursachen, enorm." In *American Nervousness: Its Causes and Consequences*, das ein Jahr später für die breite Öffentlichkeit geschrieben wurde, wiederholte er das Paradoxon: „Mit Zunahme der Nervosität – und teilweise als Folge davon – stieg gleichzeitig die Langlebigkeit an." Nebst Migränekopfschmerzen, Ohrensausen, geistiger Reizbarkeit, Schlaflosigkeit, Müdigkeit, Verdauungsstörungen, Dehydration, Muskel- und Gelenkschmerzen, Herzklopfen, Allergien, Juckreiz, Unverträglichkeit von Lebensmitteln und Medikamenten – zusätzlich zu all diesen Faktoren der allgemeinen Verschlechterung der öffentlichen Gesundheit, leben die Menschen weltweit länger. Diejenigen, die am meisten litten, sahen für ihr Alter eher jung aus und lebten länger als der Durchschnitt.

Am Ende von *American Nervousness* zeigt eine Landkarte die ungefähre Verbreitung der Neurasthenie auf. Sie deckte sich mit der Reichweite der Eisenbahnen und Telegrafen, die im Nordosten am weitesten verbreitet waren und wo das elektrische Gewirr am dichtesten war. „Der Telegraf, dessen Stärke unterschätzt wird, ist die Ursache für die Nervosität", schrieb Beard. „Innerhalb von nur 30 Jahren sind die Telegrafen der Welt auf 800.000 Kilometer Leitungen und über 1,6 Millionen Kilometer Draht angewachsen – genug, um die Welt vierzigmal damit zu umrunden." Beard bemerkte auch, dass eine seltene Krankheit namens Diabetes bei Neurasthenikern viel häufiger auftrat als in der Allgemeinbevölkerung.[1]

Beard war Elektropraktiker und auch ein Freund von Thomas Edison, bei dem bald Diabetes diagnostiziert werden sollte. Was Beard nicht erkannte, war, dass die wachsende Wolke elektromagnetischer Energie, die Luft, Wasser und Boden überall dort durchdrang, wo Telegrafenleitungen vorrückten, etwas mit den an Neurasthenie und Diabetes leidenden Menschen zu tun hatte, die zunehmend seine Dienste in Anspruch nahmen. Er war jedoch scharfsinnig genug, um den Zusammenhang zwischen Langlebigkeit und Krankheit herzustellen und zu begreifen, dass die moderne Verlängerung der Lebensdauer nicht unbedingt eine bessere Gesundheit oder ein optimaleres Leben bedeutete. Die mysteriöse Verlängerung der Lebensjahre bei Menschen, die am kränksten waren, war in der Tat eine Warnung, dass hier etwas schrecklich falsch lief.

Fasten und eine reduzierte Ernährung werden seit der Antike zur Belebung des Körpers empfohlen. Die Verlängerung des Lebens, sagte Francis Bacon sollte neben der Erhaltung der Gesundheit und der Heilung von Krankheiten einer der Aufgaben der Medizin sein. Manchmal, fügte er hinzu, muss man eine Wahl treffen: „Was der Gesundheit zuträglich ist, fördert nicht immer die Langlebigkeit." Aber, für diejenigen, die es befolgen wollten, legte er eine sichere Regel fest, die allen drei Zielen eines Mediziners entsprachen und die Langlebigkeit förderte: „Eine genügsame, nahezu ausschließlich vegetarische Ernährung, wie sie von den strengeren Ordensgemeinschaften im klösterlichen Leben oder in Einsiedeleien vorgeschrieben ist, in denen Abstinenz und Armut eine Richtschnur sind."

300 Jahre später wurde Bacons dritte Säule der Medizin immer noch stark vernachlässigt. „Was muss man tun – oder anders ausgedrückt, was darf man nicht tun – um die höchsten Altersgrenzen zu erreichen?", fragte Jean Finot 1906. „Was sind letztendlich die Grenzen des Lebens? Diese beiden Fragen zusammen bilden einen besonderen Bereich der Wissenschaft, die Gerokomie. Sie existiert nur auf dem Papier." Finots Beobachtungen der Tierwelt zeigten ihm, dass die Länge der Jugend etwas mit der Länge des Lebens zu tun hatte. Die Wachstumsphase eines Meerschweinchens dauerte sieben Monate; die eines Kaninchens ein Jahr; die eines Löwen vier Jahre; die eines Kamels acht Jahre; die eines Mannes 20 Jahre. Die menschlichen Bemühungen seien fehlgeleitet, sagte Finot. Was zur Gesundheit und Kraft beiträgt, verlängert nicht unbedingt das Leben. „Die Erziehung und Unterweisung unserer Kinder", schrieb er, „steht in krassem Widerspruch zu dem Gesetz der Gerokomie. Alle unsere Bemühungen zielen darauf ab, die körperliche und geistige Reife rasch voranzutreiben." Um das Leben zu verlängern, müsste jedoch genau das Gegenteil getan werden. Und eine Methode, schlug er vor, bestand darin, die Ernährung einzuschränken.

In den frühen Jahren des 20. Jahrhunderts experimentierte Russell Chittendon von der Yale University, der oft als Vater der amerikanischen Biochemie bezeichnet wird, an sich selbst und an Freiwilligen von Yale. Im Laufe der nächsten zwei Monate verzichtete er allmählich auf ein Frühstück und gewöhnte sich an eine Routine, zu der ein reichhaltiges Mittagessen und ein leichtes Abendessen gehörte. Obwohl er täglich weniger als 40 Gramm Protein – ein Drittel der damals von Ernährungswissenschaftlern empfohlenen Menge – und nur 2.000 Kalorien insgesamt zu sich nahm, verspürte er nicht nur keinerlei negative Auswirkungen, sondern es verschwanden auch das Rheuma in seinem Knie, ebenso wie seine Migräne und Verdauungsstörungen. Nach dem Rudern empfand er nicht annähernd so viel Müdigkeit und Muskelschmerzen wie zuvor. Sein Gewicht sank auf konstante 57 Kilogramm. Nachdem er sich ein Jahr lang auf diese Weise ernährt hatte, experimentierte er offiziell an Freiwilligen mit der finanziellen Unterstützung der Carnegie Institution und der Nationalen Akademie der Wissenschaften. Zu ihnen gehörten: fünf Professoren und Ausbilder bei Yale; 13 Freiwillige des Hospital Corps der Armee und acht Studierende, „alle waren gut durchtrainierte Athleten, einige mit bemerkenswerten Rekorden bei Sportveranstaltungen". Er beschränkte sie auf ungefähr 2.000 Kalorien und nicht mehr als 50 Gramm Protein pro Tag. Die Gesundheit seiner Probanden war nach einem halben Jahr ausnahmslos so gut wie zuvor oder besser, wobei ihre Kraft, ihre Ausdauer und ihr Wohlbefinden zugenommen hatten.

Während Chittendon hiermit nichts über die Lebensdauer bewies, wurden die tradierten Empfehlungen seitdem einer gründlichen wissenschaftlichen Bewertung unterzogen. Sie erwiesen sich als zutreffend bei allen Tierarten, von einzelligen Organismen bis hin zu Primaten. Vorausgesetzt, ein Tier erhält das zur Erhaltung der Gesundheit erforderliche Minimum an Nährstoffen, dann wird sein Leben durch eine drastische Kalorienreduzierung verlängert. Und es ist keine andere Methode bekannt, die dies zuverlässig tut.

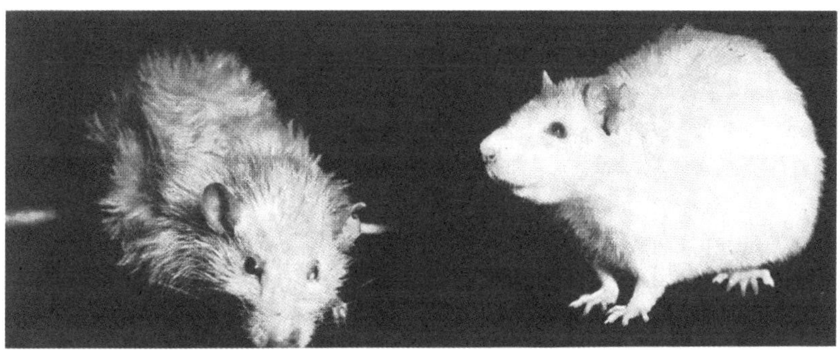

DIESE RATTEN SIND BEIDE 964 TAGE ALT.
Von: C. M. McKay et al., „Retarded growth, life span, ultimate body size and age changes in the albino rat after feeding diets restricted in calories." *Journal of Nutrition* 18 (1): 1–13 (1939).

Eine starke Kalorienreduzierung erhöht die Lebensdauer von Nagetieren um 60 Prozent und führt dazu, dass Mäuse und Ratten üblicherweise ein Alter von vier bis fünf Jahren erreichen. Kalorienreduzierte Ratten sind nicht senil. Im Gegenteil: Sie sehen jünger aus und sind kräftiger als andere Tiere in ihrem Alter. Die Weibchen erreichen die Geschlechtsreife sehr spät und produzieren Würfe in unglaublich hohem Alter.[2]

Der Saisonfisch *Cynolebias adloffi* lebte bei einer Nahrungsreduzierung dreimal so lange.[3] Eine wilde Population von Bachforellen verdoppelte ihre Lebensdauer, einige Forellen lebten bei Futterknappheit 24 Jahre.[4]

Spinnen, die mit drei statt acht Fliegen pro Woche gefüttert wurden, lebten durchschnittlich 139 Tage statt 30.[5] Unterernährte Wasserflöhe lebten 60 Tage statt 46.[6] Die Lebensdauer von Nematoden, einer Art Wurm, hat sich mehr als verdoppelt.[7] Die Gemeine Napfschnecke lebt zweieinhalb Jahre, wenn reichlich Nahrung vorhanden ist, und bis zu 16 Jahren, wenn dies nicht der Fall ist.[8]

Kühe, denen in jedem Winter die Hälfte der normalen Futtermenge verabreicht wurde, lebten 20 Monate länger. Ihre Atemfrequenz war ebenfalls um ein Drittel niedriger und ihre Herzfrequenz um zehn Schläge pro Minute geringer.[9]

Während einer 25-jährigen Studie am Primatenforschungszentrum in Wisconsin, dem Wisconsin National Primate Research Center, war die Mortalität von erwachsenen, mit Vollkost ernährten Rhesusaffen aus altersbedingten Gründen dreimal so hoch wie die von kalorienreduzierten Tieren. Als die Studie im Jahr 2013 endete, lebten noch doppelt so viele der mit eingeschränkter Ernährung gehaltenen Affen im Vergleich zu den mit Vollkost gefütterten Affen.[10]

Eine Kalorienreduzierung funktioniert unabhängig davon, ob sie lebenslang oder nur während eines Teils des Lebens erfolgt und ob sie früh, im Erwachsenenalter oder relativ spät im Leben begonnen wird. Je länger die Restriktionsdauer ist, desto erheblicher ist die Verlängerung des Lebens.

Eine Kalorienreduzierung beugt altersbedingten Krankheiten vor. Auch Herz- und Nierenerkrankungen werden verzögert oder verhindert und die Krebsrate wird drastisch gesenkt: In einer Studie hatten Ratten, denen ein Fünftel der Nahrung verabreicht wurde, nur sieben Prozent der Tumore der mit Vollkost gefütterten Tieren.[11] Bei Rhesusaffen reduziert diese Nahrungsweise die Krebs- und Herzkrankheitsrate um die Hälfte. Sie beugt Diabetes vor, verhindert die Atrophie des Gehirns und verringert das Auftreten von Endometriose, Fibrose, Amyloidose, Geschwüren, Katarakten und Nierenversagen.[12] Ältere Affen mit eingeschränkter Ernährung haben weniger faltige Haut, weniger Altersflecken und ihr Fell hat einen geringeren Grauanteil.

Es gibt auch ein natürliches menschliches Experiment. 1977 lebten in Japan 888 Personen, die über 100 Jahre alt waren, größtenteils an der Südwestküste und auf einigen Inseln. Der Prozentsatz der Hundertjährigen auf Okinawa war der höchste in Japan und vierzigmal höher als in den nordöstlichen Präfekturen. Yasuo Kagawa, Professor für Biochemie an der Jichi Medical University erklärte: „Menschen in Gebieten mit Langlebigkeit haben eine geringere Kalorienaufnahme und einen kleineren Körperbau als Menschen im Rest Japans." Die tägliche Ernährung von Schuljungen und -mädchen in Okinawa betrug etwa 60 Prozent der empfohlenen Kalorienaufnahme.

Der Grund, warum Kalorienreduzierung funktioniert, ist umstritten, aber die einfachste Erklärung ist die, dass sie den Stoffwechsel verlangsamt. Obwohl der Alterungsprozess nicht vollständig verstanden ist, muss wohl alles, was den Stoffwechsel der Zellen verlangsamt, auch den Alterungsprozess drosseln.

Die Idee, dass uns allen eine feste Anzahl von Herzschlägen zugeteilt wird, ist uralt. In der Neuzeit schlug Max Rubner von der Universität Berlin 1908 eine Variation dieses Konzepts vor: Anstelle einer festgelegten Anzahl von Herzschlägen wird unseren Zellen eine feste Energiemenge zugewiesen. Je langsamer der Stoffwechsel eines Tieres ist, desto länger wird es leben. Die meisten Säugetiere, so Rubner, verbrauchen während ihres Lebens etwa 200 Kilokalorien pro Gramm Körpergewicht. Bei Menschen – mit einer angenommenen Lebensdauer von 90 Jahren – beträgt der Wert ungefähr 800. Wenn ein Individuum in der Lage ist, die Nutzung dieser Energiemenge zu verzögern, wird sein Leben entsprechend verlängert. Raymond Pearl von der Johns

Hopkins University veröffentlichte dazu 1928 ein Buch mit dem Titel *The Rate of Living*.

In den Jahren 1916 und 1917 experimentierten Jacques Loeb und John Northrop vom Rockefeller Institute mit Fruchtfliegen. Da Fliegen kaltblütig sind, kann ihr Stoffwechsel lediglich durch ein Absenken der Umgebungstemperatur verlangsamt werden. Die durchschnittliche Lebensdauer vom Ei bis zum Tod betrug 21 Tage bei einer Temperatur von 30 °C; 39 Tage bei 25 °C; 54 Tage bei 20 °C; 124 Tage bei 15 °C; und 178 Tage bei 10 °C. Die Regel, dass niedrige Temperaturen das Leben verlängern, gilt für alle kaltblütigen Tiere.

Eine andere übliche Art und Weise, wie Tiere ihren Stoffwechsel reduzieren, ist der Winterschlaf. Beispielsweise leben Fledermausarten, die einen Winterschlaf halten, durchschnittlich sechs Jahre länger als Arten, die dies nicht tun. Und Fledermäuse leben viel länger als andere Tiere ihrer Größe, weil sie tatsächlich täglich Winterschlaf halten. Fledermäuse sind nur wenige Stunden pro Nacht im Flug aktiv und erjagen ihr Abendessen. Sie schlafen den Rest der Zeit – schlafende Fledermäuse sind nicht warmblütig. „Im Labor ist es manchmal möglich, ein rektales Thermoelement an Ort und Stelle zu halten, während sich eine Fledermaus zu einem Nickerchen niederlässt", schrieb der Fledermaus-Experte Donald Griffin. „In einem Fall fiel die Körpertemperatur innerhalb einer Stunde von 40 °C, als die Fledermaus aktiv war, auf 1 °C, was fast genau der Temperatur der Luft entsprach, in der sie ruhte."[13] Dies erklärt, warum Fledermäuse mit einem Gewicht von nur sieben Gramm mehr als 30 Jahre leben können, während keine Labormaus jemals mehr als fünf Jahre gelebt hat.

Kalorienreduzierung, die einzige Methode zur Verlängerung des Lebens, die bei allen Tieren funktioniert – ob warmblütig, kaltblütig, Winterschläfer oder Nicht-Winterschläfer – verlangsamt offensichtlich den Stoffwechsel, gemessen am Sauerstoffverbrauch eines Tieres. Tiere mit eingeschränktem Futter verbrauchen stets weniger Sauerstoff. Unter Gerontologen kam es zu einer Kontroverse, da Tiere mit eingeschränkter Nahrung auch an Gewicht verlieren und sich der Sauerstoffverbrauch *pro Gewichtseinheit* dabei nicht unbedingt verringert. Aber er verringert sich dort, wo es zählt. Beim Menschen sind die inneren Organe, obwohl sie weniger als 10 Prozent unseres Gewichts ausmachen, für etwa 70 Prozent unseres Energieverbrauchs im Ruhezustand verantwortlich. Und es sind unsere inneren Organe, nicht unser Fett- oder Muskelgewebe, die bestimmen, wie lange wir leben werden.[14]

Wie Forscher des Alterungsprozesses betont haben, ist der Motor unseres Lebens das Elektronentransportsystem in den Mitochondrien unserer Zellen.[15] Dort verbindet sich der Sauerstoff, den wir atmen, mit der Nahrung, die wir zu uns nehmen, mit einer Geschwindigkeit, die unsere Lebensrate und unsere Lebensdauer bestimmt. Diese Geschwindigkeit wiederum ist von unserer Körpertemperatur und der Nahrungsmenge, die wir verdauen, abhängig.

Es gibt jedoch einen dritten Weg, um unsere Lebensrate zu verlangsamen, nämlich durch Vergiftung der Elektronentransportkette. Eine Möglichkeit, dies zu erreichen, ist die Exposition gegenüber einem elektromagnetischen Feld. Und seit den 1840er-Jahren haben wir unsere Welt – und alles organische Leben – allmählich, aber in einem sich beschleunigenden Tempo, in einen immer dichter werdenden Nebel jener Felder getaucht. Diese üben Kräfte auf die Elektronen in unseren Mitochondrien aus und verlangsamen sie. Im Gegensatz zur Kalorienreduzierung fördert dies jedoch nicht die Gesundheit. Unseren Zellen wird dadurch Sauerstoff, aber keine Kalorien entzogen. Die Stoffwechselrate im

Ruhezustand ändert sich nicht, der maximale Stoffwechsel jedoch schon. Keine Zelle – weder Gehirn-, noch Herz- oder Muskelzelle – kann ihre Kapazität voll ausschöpfen. Wann immer eine Kalorienreduzierung Krebs, Diabetes und Herzerkrankungen verhindert, fördern elektromagnetische Felder Krebs, Diabetes und Herzerkrankungen. Wann immer eine Kalorienreduktion das Wohlbefinden fördert, führt Sauerstoffmangel zu Kopfschmerzen, Müdigkeit, Herzklopfen, „Brain Fog" (Nebel im Kopf) und Muskelschmerzen. Dennoch verlangsamen beide den Gesamtstoffwechsel und verlängern das Leben.

Gewerbestrom – egal welcher Art – ist immer schädlich. Sofern der Schaden nicht zu schwerwiegend ist, verlängert er andererseits auch das Leben.

In einem von der Atomenergiekommission finanzierten Experiment verlängerte sich die durchschnittliche Lebensdauer von Mäusen bei einstündiger täglicher Exposition im Erwachsenenalter gegenüber einem einfachen Stromschlag um 62 Tage.[16]

Auch Radiowellen verlängern die Lebensdauer.

In den späten 1960er-Jahren wurde im Los Alamos National Laboratory ein Protonenbeschleuniger gebaut, der Radiowellen mit einer Frequenz von 800 MHz verwenden sollte. Als Vorsichtsmaßnahme wurden 48 Mäuse in ein Experiment aufgenommen, um festzustellen, ob diese Strahlung für die Arbeiter in der Einrichtung gefährlich sein könnte. 24 der Mäuse wurden drei Jahre lang zwei Stunden pro Tag und fünf Tage pro Woche mit einer Leistung von 43 Milliwatt pro Quadratzentimeter bestrahlt. Dies ist eine enorme Exposition, die stark genug ist, um innere Verbrennungen zu verursachen. Tatsächlich starben auch vier der Mäuse an Verbrennungen. Eine fünfte Maus wurde so fettleibig, dass sie nicht aus dem Belichtungsabteil extrahiert werden konnte und dort starb. Aber die Mäuse, die durch das Experiment nicht direkt getötet wurden, lebten sehr lange – durchschnittlich 19 Tage länger als unbestrahlte Mäuse.[17]

In den späten Fünfzigerjahren erhielt Charles Süsskind von der University of California in Berkeley Mittel von der US-Luftwaffe, um die tödliche Dosis von Mikrowellenstrahlung bei Mäusen zu ermitteln und die Auswirkungen auf Wachstum und Langlebigkeit zu untersuchen. Zu dieser Zeit hielt die Luftwaffe 100 Milliwatt pro Quadratzentimeter für eine sichere Dosis; Süsskind stellte bald fest, dass dies nicht der Fall war. Diese Exposition tötete die meisten Mäuse innerhalb von neun Minuten. Danach setzte Süsskind die Mäuse nur noch viereinhalb Minuten lang der Strahlung aus. Er bestrahlte 100 Mäuse 59 Wochen lang, fünf Tage pro Woche viereinhalb Minuten am Tag mit einer Leistungsdichte von 109 Milliwatt pro Quadratzentimeter. Einige der bestrahlten Mäuse, die im Verlauf starben, entwickelten eine außerordentlich hohe Anzahl weißer Blutkörperchen und hatten vergrößertes Lymphgewebe und enorme Leberabszesse. Bei 40 Prozent der bestrahlten Mäuse trat eine Hodendegeneration auf und 35 Prozent entwickelten Leukämie. Die unbestrahlten Mäuse lebten jedoch nicht so lange, obwohl sie viel gesünder waren. Nach 15 Monaten war die Hälfte der Kontrollmäuse tot, aber nur 36 Prozent der bestrahlten.

Von 1980 bis 1982 führten Chung-Kwang Chou und Arthur William Guy ein berühmtes Experiment an der University of Washington durch. Sie hatten einen Vertrag mit der US-Luftwaffe, die Sicherheit der kürzlich auf dem Militärflugplatz Beale Air Force Base in Kalifornien und auf Cape Cod in Massachusetts installierten Frühwarnradarstationen zu prüfen. Diese sogenannten PAVE PAWS waren die leistungsstärksten Radarstationen der Welt, die eine maximale effektive Strahlungsleistung von etwa drei Milliarden Watt emittierten und Millionen Amerikaner bestrahlten. Das Team der Washington Universität bestrahlte 100 Ratten 25 Monate lang 21,5 Stunden pro Tag, sieben Tage in der Woche mit einer Strahlung, die PAVE-PAWS-Signalen auf einem „sehr niedrigen" Niveau entsprachen. Die spezifische Absorptionsrate – die ungefähr der eines heutigen durchschnittlichen Mobiltelefons entsprach – betrug 0,4 Watt pro Kilogramm. Während der zwei Jahre des Experiments entwickelten die exponierten Tiere viermal so viele bösartige Tumoren als die Kontrolltiere. Aber sie lebten durchschnittlich 25 Tage länger.

Kürzlich haben Gerontologen an der Universität von Illinois Zellkulturen von Mausfibroblasten zweimal pro Woche Radiowellen für jeweils 0, 5, 15 oder 30 Minuten (5 MHz, 0,5 Watt) ausgesetzt. Die Behandlungen senkten die Sterblichkeitsrate der Zellen. Je länger die Expositionszeit, desto geringer die Mortalität, sodass die 30-minütige Exposition den Zelltod nach sieben Tagen um ein Drittel verringerte und die durchschnittliche Lebensdauer von 118 Tagen auf 138 Tage erhöhte.[18]

Selbst eine ionisierende Strahlung wie Röntgen- und Gammastrahlen – solange sie nicht zu intensiv ist – verlängert die Lebensdauer. Von Pantoffeltierchen über Apfelwickler-Falter über Ratten und Mäuse bis hin zu menschlichen Embryozellen wurde die durchschnittliche und/oder maximale Lebensdauer durch Exposition gegenüber ionisierender Strahlung erhöht. Sogar wilde Streifenhörnchen wurden gefangen genommen, bestrahlt und freigelassen, wodurch sich ihre durchschnittliche Lebensdauer verlängerte.[19] Rajindar Sohal und Robert Allen, die Stubenfliegen an der Southern Methodist University bestrahlten, stellten fest, dass bei moderaten Dosen eine Verlängerung der Lebensdauer nur dann auftrat, wenn die Fliegen in Abteile gegeben wurden, die so klein waren, dass sie sie daran hinderten, zu fliegen. Sie kamen zu dem Schluss, dass Strahlung immer zwei entgegengesetzte Arten von Effekten hervorruft: schädliche Effekte, die die Lebensdauer verkürzen, und eine Verringerung der grundlegenden Stoffwechselrate, die die Lebensdauer verlängert. Wenn die Strahlendosis niedrig genug ist, ist der Nettoeffekt eine Verlängerung des Lebens trotz offensichtlicher Schädigung.

Loren Carlson und Betty Jackson von der medizinischen Fakultät der University of Washington berichteten, dass Ratten, die ein Jahr lang täglich moderaten Dosen von Gammastrahlen ausgesetzt waren, ihr Leben im Durchschnitt zwar um 50 Prozent verlängerten, aber einen signifikanten Anstieg an Tumoren verzeichneten. Ihr Sauerstoffverbrauch wurde um ein Drittel reduziert.

Egon Lorenz vom nationalen Krebsinstitut setzte Mäuse – ab einem Alter von einem Monat und für den Rest ihres Lebens – Gammastrahlen aus. Die Exposition betrug ein Zehntel eines Röntgen pro Achtstundentag. Die bestrahlten Weibchen lebten genauso lange wie die unbestrahlten und die bestrahlten Männchen 100 Tage länger als die unbestrahlten Tiere. Die bestrahlten Mäuse entwickelten jedoch viel mehr Lymphome, Leukämien sowie Lungen-, Brust-, Eierstock- und andere Krebsarten.

Selbst extrem niedrige Strahlendosen können die Lebensdauer beeinträchtigen und verlängern. Bei Mäusen, die einer Gammastrahlung nur 7 Centigray pro Jahr ausgesetzt waren – gerade 20-mal höher als die Hintergrundstrahlung – verlängerte sich ihre Lebensdauer um durchschnittlich 125 Tage.[20] Menschliche Fibroblasten, die in der Zellkultur nur sechs Stunden lang einem entsprechenden Grad an Gammastrahlen ausgesetzt wurden – denen auch Astronauten im Weltraum oder Personen bei bestimmten medizinischen Untersuchungen ausgesetzt sind – lebten länger als nicht exponierte Zellen.[21] Bei menschlichen Embryozellen, die zehn Stunden pro Tag Röntgenstrahlen mit einer sehr niedrigen Dosis ausgesetzt waren, verlängerte sich die Lebensdauer um 14 bis 35 Prozent, obwohl die meisten Zellen dabei auch einige Chromosomenschäden erlitten.[22]

Die moderne Medizin kann einen Teil, aber nicht das gesamte Verdienst für die heutige Erhöhung der durchschnittlichen menschlichen Lebensspanne in Anspruch nehmen. Denn dieser Anstieg begann ein Jahrhundert vor der Entdeckung von Antibiotika in einer Zeit, in der Ärzte ihre Patienten immer noch zur Ader ließen und ihnen Medikamente verabreichten, die Blei, Quecksilber und Arsen enthielten. Eine Verlängerung der *maximalen* menschlichen Lebensspanne in unserer modernen Zeit ist allerdings kein Verdienst der Medizin. Sie gibt weiterhin nicht vor, den Alterungsprozess zu verstehen, da nur eine winzige Minderheit der Ärzteschaft überhaupt darum bemüht ist, diesen Prozess rückgängig zu machen. Das maximale Todesalter ist jedoch weltweit stetig gestiegen.

Schweden hat die genauesten und am längsten fortlaufenden Aufzeichnungen irgendeines Landes über die äußersten Grenzen des menschlichen Alters. Sie reichen bis ins Jahr 1861 zurück. Sie zeigen, dass 1861 das erfasste Todeshöchstalter 100,5 Jahre betrug und dass es allmählich, aber stetig, bis 1969 auf 105,5 Jahre anstieg. Seitdem erhöhte es sich mehr als doppelt so schnell und erreichte 109 Jahre um die Wende des 21. Jahrhunderts.

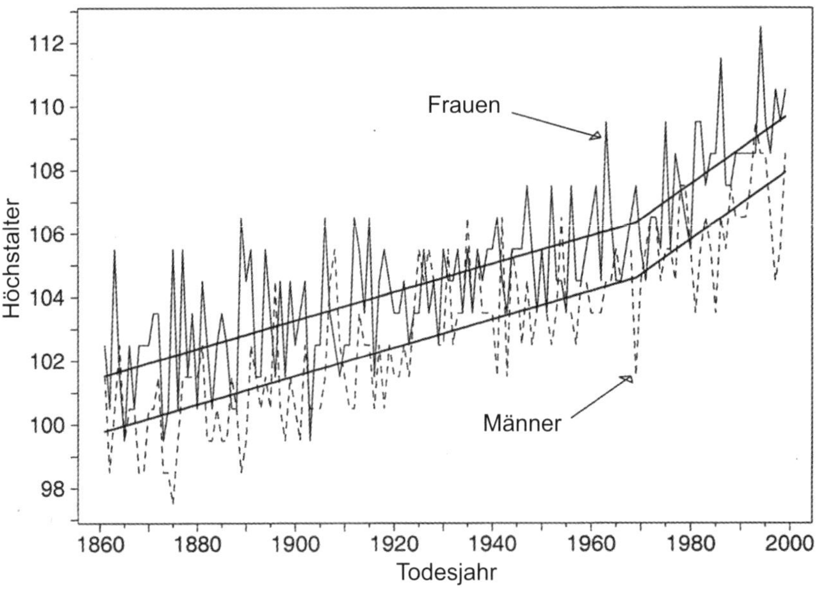

Abbildung 1 – Wilmoth et al. 2000

1969 beschleunigten sich diese Trends in Schweden sowohl bei der Langlebigkeit als auch beim Krebs. In diesem Jahr wurden Farbfernsehen und UHF-Fernsehen in das Land eingeführt (siehe Kapitel 13).

1994 zeigte Väinö Kannisto, ehemaliger Berater der Vereinten Nationen für demografische und soziale Statistiken, dass die Zahl der Menschen, die mehr als 100 Jahre leben, in den 28 Ländern, für die gute Daten vorlagen, spektakulär zunahm. Die Zahl der Hundertjährigen in Schweden war von 46 im Jahr 1950 auf 579 im Jahr 1990 gestiegen. Im gleichen Zeitraum stieg die Zahl der Hundertjährigen in Dänemark von 17 auf 325 an; von 4 auf 141 in Finnland; von 265 auf 4042 in England und Wales; von 198 auf 3853 in Frankreich; von 53 auf 2528 in Westdeutschland; von 104 auf 2047 in Italien; von 126 auf 3126 in Japan; von 14 auf 196 in Neuseeland. Die Zahl der Hundertjährigen in all diesen Ländern, die sich etwa alle zehn Jahre verdoppelte, hatte die Rate der Bevölkerungszunahme bei Weitem übertroffen.

Selbst in Okinawa, lange für seine Langlebigkeit bekannt, lebte noch 1960 nur eine einzige Person, die über 100 Jahre alt war. In Japan insgesamt, so Kagawa 1978, hatte sich die Zahl der männlichen Hundertjährigen in nur 25 Jahren vervierfacht, während sich die Zahl der weiblichen Hundertjährigen versechsfacht hatte. Und doch beobachtete er bei Japanern mittleren Alters fast eine Verdoppelung der Brust- und Darmkrebsraten, eine Verdreifachung des Lungenkrebses, einen Anstieg der Herzkrankheiten um 40 Prozent und einen Anstieg des Diabetes um 80 Prozent: „verlängerte Lebenserwartung, aber vermehrte Krankheiten".

Die Erklärung für beide Phänomene ist die Elektrizität – Elektrizität, die sowohl durch Drähte als auch durch die Erde fließt, die sowohl durch Luft als auch durch die Knochen strahlt. Wir alle befinden uns – zu einem Ausmaß, das sich seit 160 Jahren intensiviert hat – in einer milden Form von Scheintod. Wir leben zwar länger, sind aber weniger lebendig als unsere Vorfahren.

KAPITEL 15

Kann man Elektrizität tatsächlich hören?

1962 bat eine Bewohnerin von Santa Barbara die in der Nähe liegende University of California um Hilfe bei der Suche nach einem mysteriösen Geräusch. Sie war in ein neu gebautes Haus in einer ruhigen Gegend gezogen und dieses Geräusch, dessen Ursprung sie nicht lokalisieren konnte, folgte ihr wie ein unerwünschter Geist auf Schritt und Tritt. Es beeinträchtigte ihre Gesundheit, hielt sie wach und zwang sie verzweifelt dazu, ihr Zuhause für längere Zeit zu verlassen, nur um dieser ständigen Geräuschkulisse zu entrinnen. Auf ihre Bitte kam ein Ingenieur mit einer Unmenge elektronischer Geräte zu ihr ins Haus.

Clarence Wieske, der im Labor für das Studium sensorischer Systeme in Tucson arbeitete – einem Vertragsunternehmer des Militärs, der an der Schnittstelle von Mensch und Maschine arbeitete – war zufälligerweise gerade an einem Projekt der Universität in Santa Barbara beteiligt, als sich die Bewohnerin dort meldete. Ursprünglich war es seine Absicht, auf ihrem Grundstück nach elektrischen Feldern zu suchen, die einen Metallgegenstand in Schwingung versetzten und dadurch das belästigende Geräusch erzeugten. Was er dort entdeckte, erstaunte ihn.

Wie erwartet registrierte seine Suchspule ungewöhnlich starke harmonische Frequenzen. Sie kamen nicht nur aus den Stromleitungen in ihrem Haus, sondern auch aus den Telefonkabeln, Gasleitungen, Wasserleitungen und sogar dem Metall im Heizsystem. Sein Stethoskop konnte jedoch kein hörbares Geräusch feststellen, das von einem dieser Gegenstände abgegeben wurde. Schließlich entschloss er sich zu einem scheinbar weit hergeholten Experiment: Er schloss seine Suchspule an ein Tonbandgerät an, das die elektrischen Frequenzmuster aufzeichnete und sie in Töne umsetzte. Dann spielte er der Frau die Aufnahme vor. Als sie die Kopfhörer auflegte und das Band hörte, war ihr klar, dass das Geräusch genau dem entsprach, das sie so endlos irritierte. Wieske ging dann noch einen Schritt weiter. Er stöpselte die Kopfhörer aus und spielte das Band direkt in seine Suchspule zurück. Die Bewohnerin sagte sofort: „Wollen Sie mir sagen, dass Sie das nicht hören können?“ Sie hörte wieder genau das Gleiche – dieses Mal direkt von der Suchspule – obwohl diese nur ein elektromagnetisches Feld und keine eigentlichen Geräusche aussandte.

In einem weiteren Experiment schloss Wieske – ohne die Bewohnerin darüber zu informieren – etwa 30 Meter von ihrem Haus entfernt einen Frequenzgenerator mit niedriger Leistung an die Wasserleitung an. Sie bemerkte, dass sie ein eigenartiges Geräusch hörte, „wie ein bellender Hund". Als Wieske das Tonabnehmergerät in ihrem Haus einschaltete und die Kopfhörer auflegte, stellte er fest, dass sie recht hatte. Er hörte ein Geräusch, das sich tatsächlich wie ein bellender Hund anhörte!

Diese und andere Experimente, die bei ihr zu Hause und an der Universität durchgeführt wurden, ließen keinen Zweifel daran, dass die Bewohnerin Elektrizität hörte – und dass das Geräusch nicht von ihren Zahnfüllungen stammte. Wieske machte sich dann daran, ihr Problem zu lindern. Durch die elektrische Erdung des Kühlschranks, der Gefriertruhe, der Türklingel und anderer Geräte wurde der Geräuschpegel in ihrem Haus etwas verringert, aber nicht völlig beseitigt. Eines Tages rief sie Wieske während eines Stromausfalls begeistert an. Der Lärm hatte aufgehört! Aber er kehrte zurück, sobald die Stromversorgung wiederhergestellt war. Wieske kontaktierte daraufhin alle Versorgungsunternehmen. Mit ihrer Zusammenarbeit installierte er Filter in Telefonleitungen, einen Isolationstransformator in der Stromleitung und nichtleitende Rohrabschnitte in den Wasser- und Gasleitungen des Hauses. Diese zeitaufwendigen, teuren Maßnahmen verhinderten, dass unerwünschte elektrische Frequenzen von anderen Orten aus der Nachbarschaft über diese Pfade geleitet wurden. Schließlich wurde der Lärm auf ein vertretbares Maß reduziert und das Leben in ihrem Haus wurde erträglich.

Nachdem Wieske eine Reihe ähnlicher Fälle untersucht hatte, sagte er voraus, dass mit einer fortschreitenden Elektrifizierung der Gesellschaft ähnliche Beschwerden eines Tages weitverbreitet sein würden. Sein 1963 in *Biomedical Sciences Instrumentation* veröffentlichter Artikel über seine Erfahrungen endete mit einer technischen Beschreibung des menschlichen Gehörs, einschließlich aller Stellen im Ohr, bei denen elektromagnetische Felder elektrischen Strom zum Fließen bringen könnten. Er spekulierte über die Gründe, warum manche Menschen sie hören können und andere nicht: „Wenn der Nerv oder die Cochlea bei einigen Personen aus irgendeinem Grund nicht so gut gegen diese Ströme isoliert ist, wie es im Allgemeinen der Fall ist, könnte dadurch bei diesen Menschen möglicherweise eine Sensitivität gegenüber elektrischen Feldern ausgelöst werden."

Wieskes Vorhersage hat sich bewahrheitet. Heutzutage haben sich die Unternehmen, die den Menschen dienen, die elektromagnetische Felder fühlen und hören können, in allen Teilen der Vereinigten Staaten, zu einer bedeutenden Heimindustrie entwickelt. Eine Organisation, das Internationale Institut für Baubiologie und Ökologie, führt 60 Berater in den Vereinigten Staaten und Kanada auf, die in den Methoden zur Erkennung und Minderung elektromagnetischer Verschmutzung in Wohngebieten geschult wurden.

Ungefähr 80 Millionen Amerikaner haben heute bis zu einem gewissen Grad ein „Klingeln in den Ohren". Einige hören solche Geräusche periodisch. Einige hören sie nur, wenn alles andere ruhig ist. Aber für immer mehr Menschen sind die Geräusche die ganze Zeit so laut, dass sie nicht schlafen oder produktiv tätig sein können. Die meisten dieser Menschen haben keinen Tinnitus, bei dem es sich um ein intern erzeugtes Geräusch handelt, häufig in einem Ohr, das normalerweise von einem gewissen Grad an Hörverlust begleitet wird. Die meisten Menschen, die heute ein „Klingeln in den Ohren" haben, hören es auf beiden Ohren gleichermaßen. Sie haben ein perfektes Gehör und hören eine Tonhöhe, die weit oben in ihrem Hörbereich angesiedelt ist. Sie hören die Elektrizität um sich herum, die immer lauter wird.

Erste Hinweise auf das, was sich jetzt abspielt, gab es schon vor über zwei Jahrhunderten.

Der französische Elektrotherapeut Jean Baptiste Le Roy war 1755 offenbar der erste, der eine akustische Reaktion auf statische Elektrizität hervorrief. Er behandelte einen Patienten, der wegen Katarakten erblindet war, indem er einen Draht um seinen Kopf wickelte und ihm zwölf Stromschläge aus einer Leiden-Flasche zuführte. Der Mann berichtete, er habe eine Explosion von „zwölf Kanonen" gehört.

Die Experimente begannen ernsthaft, als Alessandro Volta 1800 die elektrische Batterie erfand. Die Metalle, die er zuerst verwendete – Silber und Zink mit Salzwasser als Elektrolyt –, erzeugten ungefähr ein Volt pro Paar – weniger, wenn er sie in seinem ursprünglichen „Stapel" übereinanderschichtete. Wenn er ein einzelnes Paar von Metallen an seine eigene Zunge führte, erzeugte dies – abhängig von der Richtung des Stromes – entweder einen sauren oder einen scharfen Geschmack. Als er ein Stück Silber an sein Auge brachte und es mit einem Stück Zink in seiner angefeuchteten Hand berührte, erzeugte das einen Lichtblitz – einen Blitz, sagte er, der noch „viel schöner" sei, wenn er das zweite Stück Metall – oder beide Teile – in seinen Mund legte.

Es erwies sich als schwieriger, den Gehörsinn zu stimulieren. Volta versuchte vergeblich, mit nur einem Paar Metallplatten ein Geräusch hervorzurufen. Aber mit 30 Paaren – was ungefähr einer 20-Volt-Batterie entspricht – gelang es ihm. „Ich habe zwei Sonden oder Metallstäbe mit abgerundeten Enden ziemlich weit in beide Ohren eingeführt", schrieb er, „und sie sofort mit beiden Enden des Geräts kommunizieren lassen. In dem Moment, als der Kreis damit geschlossen wurde, erlitt ich einen Stromschlag im Kopf und einige Momente später (die Kommunikation wurde ohne Unterbrechung fortgesetzt) hörte ich einen Ton – oder eher ein Geräusch – im Ohr, das ich nicht gut definieren kann: Es war eine Art Knistern mit Stromschlägen, als würde man eine dick- oder zähflüssige Masse zum Köcheln bringen." Volta hatte Angst vor einer dauerhaften Verletzung seines Gehirns und wiederholte den Versuch nicht.

Aber Hunderte anderer Menschen taten genau das. Nach diesem Bericht eines der berühmtesten Erfinder der Welt wollten alle wissen, ob sie Elektrizität hören können. Der Arzt Carl Johann Grapengiesser war darauf bedacht, bei seinen Patienten nur geringe Ströme zu verwenden. Er war ein viel gewissenhafterer Beobachter als Volta. Seine Testpersonen unterschieden sich stark in ihrer Empfindlichkeit und in den Geräuschen, die sie hörten. „Die Geräusche sind in Bezug auf Qualität und Stärke sehr unterschiedlich", schrieb er. „Meistens scheint ein Patient das Zischen eines kochenden Teekessels zu hören; ein anderer ein Klingeln und Glockengeläute, ein Dritter hat das Gefühl, dass draußen ein Sturmwind heult und ein Vierter vernimmt das lustvolle Gezwitscher einer Nachtigall auf beiden Ohren."[1] Einige seiner Patienten hörten die Elektrizität, die nur von einem einzigen Metallpaar erzeugt wurde, das auf Blasenpflasterwunden unter ihren Ohren aufgesetzt wurde.

Der Physiker Johann Ritter hatte keine Angst vor Stromstärken, die viel größer waren als jene, die Volta riskiert hatte. Mit Batterien, die 100, 200 und mehr Metallpaare enthielten, konnte er einen reinen Musikton hören – ungefähr das G über dem eingestrichenen C – der anhielt, solange der Strom durch seine Ohren floss.

Es gab viele Ärzte und Wissenschaftler, die in den berauschenden Jahren nach Voltas Geschenk an die Welt – die erste zuverlässige und dauerhafte Stromquelle – den akustischen Nerv mit mehr oder weniger Strom stimulierten. Die folgende Liste, die auf deutsche Wissenschaftler beschränkt ist, die ihre Forschungsergebnisse veröffentlicht haben, wurde 1868 von Rudolf Brenner zusammengestellt:

Carl Johann Christian Grapengiesser (*Versuche, Galvanismus bei der Heilung mancher Krankheiten einzusetzen*, 1801)

Johann Wilhelm Ritter (*Beiträge zu den jüngsten Erkenntnissen des Galvanismus und Forschungsergebnisse*, 1802)

Friedrich Ludwig Augustin (*Versuch einer vollständigen systematischen Geschichte der galvanischen Elektrizität und ihrer medizinischen Verwendung*, 1801; *Über den Galvanismus und seine medizinische Verwendung*, 1801)

Johann Friedrich Alexander Merzdorff (*Behandlung von Tinnitus mit galvanischem Strom*, 1801)

Carl Eduard Flies (*Experimente von Dr. Flies*, 1801)

Christoph Friedrich Hellwag (*Experimente mit den Heilkräften des Galvanismus und Beobachtungen zu seinen chemischen und physiologischen Wirkungen*, 1802)

Christian August Struve (*System der medizinischen Elektrizität unter Berücksichtigung des Galvanismus*, 1802)

Christian Heinrich Wolke (*Bericht über Gehörlose und Stumme, die von der galvanisch-voltaischen Hörkunst in Jever gesegnet wurden, und über Sprengers Methode, sie mit voltaischer Elektrizität zu behandeln*, 1802)

Johann Justus Anton Sprenger (*Methode zur Verwendung von galvanisch-voltaischer Metallelektrizität als Mittel gegen Taubheit und Hörverlust*, 1802)

Franz Heinrich Martens (*Vollständige Anleitung zur therapeutischen Anwendung des Galvanismus; zusammen mit einer Geschichte dieses Mittels*, 1803)

Ironischerweise war der Mann, der den Grundstein für eine solche Forschung legte – Alessandro Volta – auch der Mann, dessen mechanistische Weltanschauung das wissenschaftliche Denken seit mehr als zwei Jahrhunderten so dominierte, dass es nicht möglich war, die Ergebnisse dieser Experimente zu verstehen. Man sah sie mehr als Salontricks an – wenn man sich überhaupt an sie erinnert. Denn Volta – wie bereits zuvor erwähnt – hatte gesagt, dass die Elektrizität und das Leben klar gegeneinander abgegrenzt sind und dass keine elektrischen Ströme im Körper fließen. Infolgedessen lehrt die Biologie, einschließlich der Biologie des Ohrs, bis heute, dass die Chemie König ist – die Elektrizität wird dabei völlig ignoriert.

Zu Brenners Zeiten war die Arbeit all dieser frühen Wissenschaftler bereits in Vergessenheit geraten. Als Arzt, der auf Ohrenkrankheiten spezialisiert war, beschrieb er diesen Sachverhalt in Worten, die genauso gut auch heute noch gelten könnten: „Nichts kann für die Geschichte der wissenschaftlichen Entwicklung lehrreicher sein als das Schicksal der frühen Experimente zur galvanischen Stimulation des akustischen Nervs. Unter den zeitgenössischen Forschern, die die Möglichkeit einer solchen Stimulation ablehnen, sind Namen höchsten Ansehens zu finden. Man muss sich also fragen: Glauben diese Wissenschaftler wirklich, dass Volta, Ritter und die anderen frühen Galvanotherapeuten sich nur die Töne und Geräusche vorgestellt haben, die sie gehört haben?“ Brenners Ziel war es nicht nur, ein für alle Mal glaubhaft zu erarbeiten, dass man Elektrizität hören konnte, sondern auch zu präzisieren wie, warum und in welchem Ausmaß dies geschah. „Es ist nicht festgelegt, *ob*, und es ist nicht bekannt, *wie* der akustische Nerv auf den Einfluss von elektrischem Strom reagiert“, schrieb er.[2] Die Ergebnisse seiner Experimente füllten ein 264-seitiges Buch. Sein Apparat enthielt

20 Daniell-Elemente, die jeweils maximal etwa ein Volt erzeugten und an einen Rheostat angeschlossen waren, der auf eine von 120 Positionen eingestellt werden konnte. Mit einem Drehknopf konnte eine beliebige Anzahl von Zellen in den Schaltkreis eingeführt werden. Er führte 47 verschiedene Arten von Experimenten an einer großen Anzahl von Personen durch.

Die durchschnittliche Person, bei der 7 Volt Gleichstrom durch den Gehörgang flossen, hörte ein klares metallisches Geräusch, das einer kleinen Essensglocke ähnelte. Bei gesunden Menschen war das Ausmaß der Unterschiede in der Sensibilität jedoch enorm. Einige hörten überhaupt nichts, selbst wenn alle 20 Daniell-Elemente im Stromkreis verwendet wurden. Für andere, bei denen eine „akustische Nervenhyperästhesie" vermutet wurde, war das Geräusch bereits bei Verwendung eines einzigen Elements intensiv. Einige hörten nichts, es sei denn, ihr Gehörgang wurde mit Salzwasser gefüllt, was den Stromfluss unterstützte. Andere, deren Gehörgänge trocken waren, hörten ein Glockenläuten, wenn die knaufförmige Elektrode lediglich auf die Wange vor dem Ohr oder auf den Mastoidfortsatz, den knöchernen Vorsprung hinter dem Ohr, gelegt wurde.

Die Richtung des Stromflusses war dabei entscheidend. Das Geräusch – es sei denn, die Person hatte eine „Hyperästhesie" – war nur zu hören, wenn sich die negative, nicht die positive Elektrode im Ohr befand. Bei minimalem Strom ähnelte der Klang normalerweise dem „Summen einer Fliege". Daraus wurde bei allmählicher Erhöhung der Stromstärke das „entfernte Rollen eines Wagens", dann ein „Kanonengeboller", „Schlagen einer Metallplatte" und schließlich das „Läuten einer silbernen Essensglocke". Je höher der Strom, desto reiner der Ton und desto größer die Ähnlichkeit mit einer Glocke. Als Brenner seine Probanden aufforderte, den Ton zu singen, den sie vernahmen, hörten einige ein G über dem eingestrichenen C, was sich mit dem Bericht von Ritter aus dem Jahre 1802 deckte. Andere teilten diese Meinung nicht. Aber obwohl die Wahrnehmungsschwelle enorm variierte und die Qualität und die genaue Tonhöhe für jeden unterschiedlich war, hörte jeder Einzelne immer wieder das Gleiche. Sie hörten jedes Mal den gleichen Klang und die gleiche Tonhöhe und hatten immer die gleiche Hörschwelle, sogar wenn sie nach jahrelangen Abständen hierfür getestet wurden.

Nachdem Brenner mit verschiedenen Platzierungen der zweiten (nicht am Ohr angelegten) Elektrode an Schädel, Hals, Rumpf, Armen und Beinen experimentiert hatte, war er überzeugt, dass ein Ton nur zu hören war, wenn das Innenohr in den Stromkreis einbezogen wurde, und dass eine direkte Stimulation des akustischen Nervs die Ursache für die Wahrnehmung der Töne war.

Der amerikanische Arzt Sinclair Tousey, einer der letzten Elektrotherapeuten der alten Garde, schrieb in der dritten Ausgabe seines 1921 veröffentlichten Lehrbuchs *Medical Electricity* über Elektrizität und das Ohr. Brenners Ergebnisse mit Gleichstrom, die heute völlig vergessen sind, wurden damals noch von jedem Elektropraktiker gelehrt, akzeptiert und verifiziert. Geräusche wurden normalerweise durch kathodische (negative) Stimulation des Hörnervs hervorgerufen. Das Sensibilitätsspektrum war enorm. „Viele Menschen", schrieb Tousey – und wiederholte Brenners Aussage damit fast wortgetreu – „reagieren überhaupt nicht." In anderen Fällen war das Geräusch so laut, dass bei diesen Personen „eine deutliche Hyperästhesie des Hörnervs" vermutet wurde.[3]

Mit dem Verschwinden der Kunst der Elektrotherapeuten und den immer geringer werdenden Möglichkeiten der Ärzteschaft allgemein, sich mit der auditorischen Reaktion auf Elektrizität vertraut zu machen, wurde das tradierte Wissen wieder fast ganz vergessen.

Um 1925 glaubten sodann Amateurfunkfans, sie hätten einen Weg gefunden, Radio ohne Lautsprecher zu hören, indem sie den akustischen Nerv direkt stimulierten. „So können auch gehörlose Personen, deren Trommelfell nicht mehr richtig funktioniert, deren Nervenzentren jedoch intakt sind, Radio hören", schrieb Gustav Eichhorn. Das von ihm patentierte Gerät – eine Art flache Elektrode, die man gegen das Ohr hielt – wurde jedoch bald lediglich als ein „Kondensatorempfänger" abgetan. Anscheinend übernahm die vibrierende Haut- und Elektrodenoberfläche die Aufgabe eines Lautsprechers und erzeugte ein ganz normales Geräusch, das das Innenohr durch Knochenleitung erreichte.[4]

Die Experimente der Funkingenieure führten jedoch zu einer Reihe echter Bemühungen von Biologen, das Innenohr mit Wechselstrom zu stimulieren. Dies geschah typischerweise nach der Methode von Brenner, nämlich durch Einführung einer Elektrode in den Gehörgang, der zuerst mit Salzwasser gefüllt wurde, und dem Schließen des Stromkreises mit einer zweiten Elektrode auf der Rückseite des Unterarms oder der Hand. Die Probanden hörten am häufigsten einen Ton, dessen Tonhöhe der Frequenz des angelegten Stroms entsprach. Die Empfindlichkeit der Probanden war nach wie vor sehr unterschiedlich. In Experimenten in Leningrad hörte das empfindlichste Individuum beim Testen mit einem Strom von 1.000 Zyklen pro Sekunde ein Geräusch, sobald die Spannung ein Fünftel Volt überschritt. Die am wenigsten empfindliche Testperson benötigte dafür sechs Volt – ein dreißigfacher Unterschied in der Sensibilität. Das Gehör dieser Personen war vollständig normal. Die Unterschiede in ihrer Fähigkeit, Elektrizität zu hören, war von der Fähigkeit der Probanden, gewöhnliche Geräusche zu hören, vollkommen unabhängig.[5]

1936 gab Stanley Smith Stevens, ein experimenteller Psychologe an der Harvard University, dem Hörphänomen einen neuen Namen: „elektrophonisches Hören". Vier Jahre später schlug er in seinem neu geschaffenen Psycho-Acoustics-Labor drei verschiedene Mechanismen des Hörens durch elektrische Stimulation vor. Wenn sie durch eine Elektrode im Ohr stimuliert wurden, hörten die meisten Menschen mit normalem Hörvermögen eine Tonhöhe, die genau eine Oktave höher war als die Frequenz des angelegten Stroms. Wenn jedoch gleichzeitig eine negative Gleichspannung angelegt wurde, hörten sie auch die Grundfrequenz. Seine Kenntnisse der Physik führten Stevens zu dem Schluss, dass das Ohr wie ein Kondensatorempfänger reagierte, wobei das Trommelfell und die gegenüberliegende Wand des Mittelohrs die vibrierenden „Platten" dieses Kondensators waren.

Menschen ohne Trommelfell hörten jedoch entweder die Grundfrequenz oder ein „summendes" Geräusch oder beides. Keiner hörte die höhere Oktave. Und wie auch Brenner bereits berichtete, waren Ohren ohne Trommelfell viel empfindlicher gegenüber Elektrizität als normale Ohren. Einer von Stevens Probanden hörte bei Stimulation mit nur einem Zwanzigstel Volt einen reinen Ton. Stevens nahm an, dass das Hören der Grundfrequenz durch direkte Stimulation der Haarzellen des Innenohrs verursacht wurde. Bei denjenigen, meinte Stevens, die ein summendes Geräusch hörten, wurde der Hörnerv direkt stimuliert.

Bis 1940 wurde angenommen, dass drei verschiedene Teile des Ohrs für die Umwandlung von Elektrizität in Schall verantwortlich waren: das Mittelohr, die Haarzellen des Innenohrs und der Hörnerv. Alle drei Mechanismen schienen im gesamten normalen Hörbereich des Menschen zu funktionieren.

Stevens versuchte ein weiteres Experiment, dessen Bedeutung er nicht richtig einschätzte und das zwei Jahrzehnte lang von niemand anderem wiederholt wurde: Er setzte die Probanden einer niederfrequenten 100-kHz-Radiowelle aus, die mit 400 Hz moduliert wurde. Irgendwie demodulierte das Ohr dieses Signal und die Person hörte einen 400-Zyklus-Reinton nahe einem G über dem eingestrichenen C.[6]

Im Jahr 1960 führte der Biologe Allan Frey eine weitere Methode ein, um elektromagnetische Energie zu hören – diesmal ohne Elektroden auf dem Körper zu platzieren. Ein Radartechniker in Syracuse in New York, beteuerte ihm, dass er Radar „hören" könne. Frey nahm ihn beim Wort und begleitete den Mann zurück zu der Einrichtung in Syrakus. Er stellte fest, dass er es auch hören konnte. Frey veröffentlichte kurz danach Artikel über diesen Effekt und bewies, dass selbst Tiere und Menschen mit Leitungstaubheit – aber nicht mit Nerventaubheit – kurze Impulse von Mikrowellenstrahlung bei extrem niedrigem Durchschnittsstrom hören konnten. Dieses Phänomen, das als „Mikrowellenhören" bekannt ist, hat viel Aufmerksamkeit auf sich gezogen, ist aber wahrscheinlich nicht für die meisten Geräusche verantwortlich, die heutzutage so viele Menschen quälen.

Die 1960er-Jahre sollten jedoch noch mehr Überraschungen bringen. Die erneute Erforschung des elektrophonischen Hörens hatte sowohl zivile als auch militärische Ziele. Die Ärzteschaft wollte sehen, ob Gehörlose zum Hören gebracht werden können. Das Militär wollte wissen, ob es möglich sei, eine neue Methode der Kommunikation für Soldaten oder Astronauten zu entwickeln.

1963 bewiesen Gerhard Salomon und Arnold Starr in Kopenhagen, dass das Innenohr weitaus empfindlicher auf elektrische Energie reagiert als bisher angenommen. Bei zwei Patienten, bei denen das Mittelohr chirurgisch rekonstruiert worden war, platzierten sie Elektroden direkt neben der Cochlea. Ein Patient hörte bei einer Stimulation mit nur drei Mikroampere (Millionstel Ampere) Gleichstrom ein „Klicksen" oder „Knistern". Der zweite Patient benötigte 35 Mikroampere, um den gleichen Ton zu hören. Als die Stromstärke allmählich erhöht wurde, änderte sich das Klicksen in ein „Laufen durch Trockenschnee" oder „energisches Ausatmen". Wechselstrom löste reine Töne aus, deren Tonhöhe der angelegten Frequenz entsprach, aber dies erforderte etwa tausendmal mehr Strom.

Anschließend veröffentlichte das Labor für elektromagnetische Kriegsführung und Kommunikation auf dem Wright-Patterson Militärflugplatz in Ohio einen Bericht von Alan Bredon von Spacelabs, Inc., in dem sowohl das elektrophonische Hören als auch das Mikrowellenhören auf ihre mögliche Verwendung im Weltraum untersucht wurden. Ziel war es, „einen effizienten Wandler mit doppeltem Verwendungszweck zu entwickeln, der bei langen Einsätzen in beengender Druckausrüstung und Luft- und Raumfahrtumgebungen mit einem Minimum an Unbehagen getragen werden kann". Bredon stellte fest, dass elektrophonische Geräte ungeeignet waren, weil der Ton, den sie erzeugten, zu leise war, um in der lauten Umgebung von Flugzeugen oder Raumschiffen nützlich zu sein. Das Mikrowellenhören wurde als sinnlos angesehen, da es anscheinend von kurzgepulsten Energieimpulsen abhängig war und keinen kontinuierlichen Schall erzeugte. Aber Patrick Flanagans Neurophon, das kürzlich in der Zeitschrift *Life* veröffentlicht worden war[7], erregte Bredons Interesse. Dieses Gerät, das Flanagan nach eigenen Aussagen angeblich im Alter von 15 Jahren erfunden hatte, war ein Funkwellengerät, das fast identisch mit dem von Eichhorn 1927 patentierten Gerät war und anscheinend durch Hautvibrationen funktionierte. Es unterschied sich jedoch in einem entscheidenden Punkt: Flanagan verwendete eine Trägerfrequenz im Ultraschallbereich, die zwischen 20.000 und 200.000 Hz angegeben wurde. Er hatte das Phänomen wiederentdeckt, das Stevens 1937 kurz beschrieben, aber nie weiterverfolgt hatte.

Eine weitere Folge des öffentlichen Interesses für Flanagans Erfindung war, dass der Arzt Henry Puharich und der Zahnarzt Joseph Lawrence im Auftrag der US-Luftwaffe die sogenannte transdermale Elektrostimulation untersuchten. Sie lieferten elektromagnetische Energie mit Ultraschallfrequenzen über Elektroden neben dem Ohr. Das dem Ultraschallträger hinzugefügte Audiosignal wurde vom Körper auf irgendeine Weise demoduliert und wie jedes andere Geräusch gehört. Wie Flanagans Gerät schien es auf den ersten Blick durch Hautvibrationen zu wirken. Es führte zu erstaunlichen Ergebnissen.

Erstens wurde der Hörbereich der meisten Menschen erheblich erweitert. Angenommen, die Obergrenze des Hörvermögens einer Person lag normalerweise bei 13.000 oder 14.000 Zyklen pro Sekunde, dann hörten sie bei Verwendung dieses Geräts normalerweise Geräusche mit einer Tonhöhe von bis zu 18.000 Zyklen pro Sekunde. Einige hörten sogar eine echte Tonhöhe von bis zu 25.000 Zyklen pro Sekunde – das sind 5000 Zyklen mehr, als die meisten Menschen vermeintlich hören können.

Zweitens wird durch die Verwendung einer Ultraschall-Trägerwelle die Verzerrung eliminiert. Wenn das Audiosignal ohne Trägerwelle direkt in die Elektroden eingespeist wurde, konnte Sprache nicht verstanden und Musik nicht wahrgenommen werden. Aber wenn die Sprache oder Musik nur als Modulation an eine hochfrequente Trägerwelle geliefert wurde – genau wie AM-Radiosendungen Sprache und Musik liefern – entschlüsselte der Körper irgendwie das Signal wie ein Radioempfänger, und die Person hörte die Sprache oder Musik perfekt, ohne Verzerrung. Die optimale Trägerfrequenz, die den reinsten Klang liefert, lag zwischen 30.000 und 40.000 Hz.

Das dritte und überraschendste Ergebnis war, dass neun von neun Gehörlosen – selbst diejenigen mit starkem sensorineuralem Hörverlust von Geburt an – auf diese Weise durch transdermale Stimulation Geräusche hören konnten. Die Elektroden mussten jedoch fester auf die Haut gedrückt werden, und die gehörlose Testperson musste die Elektrode unter oder vor dem Ohr hin und her bewegen, bis sie genau den Punkt gefunden hatte, der das Hören stimulierte – geradeso, als müsste das Signal auf einen bestimmten Bereich im Kopf fokussiert werden. Die vier Probanden mit Resthörvermögen beschrieben die Empfindung als „Ton", nicht als „Vibration". Die beiden, die von Geburt an taub waren, beschrieben es als etwas „Neues und Intensives". Die drei, die völlige Taubheit erworben hatten, beschrieben es als Hören, wie sie es in Erinnerung hatten.

Wenn isolierte Elektroden verwendet wurden, reagierten Menschen mit normalem Hörvermögen auf Leistungspegel von nur 100 Mikrowatt (Millionstel Watt). Wenn blanke Metallelektroden direkt gegen die Haut gedrückt wurden, war mehr Strom erforderlich, aber die Gehörlosen konnten mit dieser Methode genauso gut oder besser hören als hörende Menschen. Sobald der richtige Hautdruck und die richtige Position gefunden wurden, lag der elektromagnetische Schwellenreiz sowohl für hörende als auch für gehörlose Menschen zwischen einem und zehn Milliwatt (Tausendstel Watt). Nur eine minimale Erhöhung des Stroms veränderte den Strom derartig, dass der Unterschied von einem der gehörlosen Probanden als „von einem komfortablen Niveau zu einem von großer Stärke“ beschrieben wurde.

Noch erstaunlicher ist, dass zehn von zehn hochgradig schwerhörigen Probanden, die noch nie zuvor Sprache gehört hatten, nach sehr kurzer Schulung Wörter verstehen konnten, wenn sie auf diese Weise an sie geliefert wurden. Und Patienten mit geringerem sensorineuralen Hörverlust, die nur 40 bis 50 Prozent der durch die Luft gesprochenen Wörter identifizieren konnten, waren in der Lage, durch transdermale Stimulation ohne Training 90 Prozent oder mehr zu verstehen.

Zum ersten Mal seit 50 Jahren gab es Hinweise darauf, dass eine Elektrode, die Radiowellen zur Haut transportiert, möglicherweise mehr bewirkte, als nur die Haut zum Vibrieren zu bringen. Diese Forscher spekulierten – basierend auf Messungen der Cochlea-Mikrophonik (durch das Innenohr erzeugte elektrische Signale) – dass diese transdermale Stimulation durch eine Kombination von akustischen und elektrischen Effekten einen Klang erzeugte, indem sie sowohl die Haut vibrieren ließ als auch die Haarzellen im Innenohr direkt stimulierte. „Allerdings“, schrieben sie, „geben diese beiden Effekte keine zufriedenstellende Erklärung für die Worterkennungsreaktion bei Patienten, bei denen die Cochlea nicht funktionsfähig ist.“

Die Ergebnisse von Tierversuchen waren ebenso erstaunlich. Zwei Hunde wurden taub gemacht – einer durch Injektionen von Streptomycin, das die Cochlea-Haarzellen zerstörte, und der andere durch chirurgische Entfernung der Trommelfelle, Mittelohrknochen und Cochleae. Beide Hunde wurden zuvor konditioniert, eine Reaktion auf transdermale Stimulation zu zeigen, indem sie in einer Kiste über eine Trennwand sprangen. Beide hatten gelernt, in mehr als 90 Prozent der Fälle richtig zu reagieren. Es ist kaum fassbar, aber beide Hunde reagierten zu 90 Prozent korrekt auf den Hochfrequenzstimulus, wenn er mit dem Audiosignal moduliert wurde, jedoch nur zu einem Prozent bei einem Hochfrequenzsignal, das nicht moduliert wurde.

Die Implikationen dieser Forschung sind tiefgreifend. Da Menschen und Tiere ohne Cochlea-Funktion oder sogar ohne Cochlea diese Art der Stimulation anscheinend hören können, wird entweder das Gehirn direkt stimuliert – was unwahrscheinlich ist, da es der Person immer so scheint, als käme das Geräusch aus der Richtung der Elektrode, die es erzeugt – oder es gibt einen anderen Teil des Innenohrs neben der Cochlea, der auf Ultraschall oder auf elektromagnetische Wellen mit Ultraschallfrequenzen reagiert. Da die meisten Hörenden viel höhere Frequenzen hören konnten als auf normale Weise, ist dies die wahrscheinlichste Erklärung. Und wie wir sehen werden, gibt es gute Gründe für die Annahme, dass die meisten Menschen, die unter elektrischem „Tinnitus“ leiden, elektrisch gelieferten Ultraschall hören.

Puharich und Lawrence patentierten ihr Gerät und die Armee erwarb daraufhin zwei Prototypen. Sie testeten diese in Chinook-Hubschraubern und Flugbooten, die in Vietnam eingesetzt und getestet wurden. Der Nachrichtenredakteur von *Electronic Design* berichtete nach dem Ausprobieren eines der Geräte, dass „die Signale fast – aber nicht ganz – wie Luftschall waren“.[8]

1968 wiederholte Garland Frederick Skinner für seine Masterarbeit an der Naval Postgraduate School einige Experimente von Puharich und Lawrence mit höherer Leistung und einer Trägerfrequenz von 100 kHz. Er testete sein „Trans-Derma-Telefon“ zwar nicht an Gehörlosen, aber wie Puharich und Lawrence kam er zu dem Schluss, dass „es einen Mechanismus gibt, der Mittelwellen erkennt – sei es nun durch das Ohr, die Nerven oder das Gehirn“.

Im Jahr 1970 testete Michael S. Hoshiko im Rahmen eines Postdoktorandenstipendiums der nationalen Gesundheitsbehörden das Gerät von Puharich und Lawrence im Neurokommunikationslabor der medizinischen Fakultät der Johns Hopkins University. Die Probanden hörten nicht nur reine Töne von 30 Hz bis zu einer bemerkenswerten Frequenz von 20.000 Hz bei niedrigen Schallpegeln gleich gut, sondern erzielten auch 94 Prozent bei der Sprachdiskriminierung. Die 29 getesteten College-Studenten zeigten eine gleich gute Leistung, unabhängig davon, ob die Wörter als normale Geräusche durch die Luft oder elektronisch als Modulationen an eine Funkwelle im Ultraschallbereich geliefert wurden.

Zwei weitere Versuche, die Menschen dazu zu bringen, modulierte Radiowellen zu hören, wurden von Mitgliedern des Militärs unternommen, aber – wahrscheinlich, weil sie keine Ultraschallfrequenzen verwendeten – sie konnten außer der vibrierenden Haut keine Ursache für das Hören identifizieren. Einer der Berichte – eine Masterarbeit, die von den Leutnants William Harvey und James Hamilton beim technischen Institut der US-Luftwaffe (Air Force Institute of Technology) des Wright-Patterson Militärstützpunkts eingereicht wurde – gab eine Trägerfrequenz von 3,5 MHz vor. Das andere Projekt wurde von M. Salmansohn, Kommando- und Kontrollabteilung am Marine- und Luftentwicklungszentrum (Naval Air Development Center) in Johnsville in Pennsylvania durchgeführt. Auch er verwendete keinen Ultraschallträger – tatsächlich verzichtete er später ganz auf die Trägerwelle und verwendete direkten Audiofrequenzstrom.

Schließlich beschloss Patrick Woodruff Johnson 1971, für seine Masterarbeit an der Naval Postgraduate School noch einmal auf das „normale" elektrophonische Hören zurückzukommen. Er wollte ermitteln, was die geringste Stromstärke war, bei der ein Mensch ein Geräusch hören könnte. Die meisten früheren Forscher hatten die Köpfe ihrer Probanden einer Leistung von bis zu einem Watt ausgesetzt, was zu großen und möglicherweise gefährlichen Wechselströmen führte. Johnson entdeckte, dass es möglich war einen Wechselstrom von nur 2 Mikroampere (Millionstel Ampere), der mit einer Leistungsstärke von nur 2 Mikrowatt (Millionstel Watt) geliefert wurde, zu hören. Hierbei wurde zur gleichen Zeit ein positiver Gleichstrom an eine mit Silberchlorid plattierte Silberscheibe angelegt, die als Elektrode diente. Johnson schlug vor, mit diesem System „ein extrem kleines, kostengünstiges Hörgerät" zu entwickeln.

Im Juni 1971 überprüfte Edwin Charles Moxon beim M. I. T. (Massachusetts Institute of Technology) das gesamte Gebiet für seine Doktorarbeit und ergänzte sie mit den Ergebnissen seiner eigenen Experimente an Katzen. Indem er die Aktivität der Hörnerven der Katzen aufzeichnete – während ihre Cochleae elektrisch stimuliert wurden – bewies er definitiv, dass zwei unterschiedliche Phänomene gleichzeitig auftraten. Das elektrische Signal wurde irgendwie in gewöhnliche Klanglaute umgewandelt, der von der Cochlea auf normale Weise verarbeitet wurde. Außerdem stimulierte der Strom selbst den Hörnerv direkt und erzeugte eine zweite, abnormale Komponente des Entladungsmusters des Nervs.

Zu diesem Zeitpunkt wurden alle Bemühungen zur Erkenntnis, wie sich Elektrizität auf das normale Ohr auswirkt, eingestellt, da praktisch alle finanziellen Mittel zur Entwicklung von Cochlea-Implantaten für Gehörlose verwendet wurden. Das war eine natürliche Folge der Entwicklung von Computern, durch die unsere Welt verändert werden sollte. Das Gehirn wurde als unglaublich ausgefeilter digitaler Computer dargestellt. Hörforscher dachten, wenn sie Töne in ihre verschiedenen Frequenzkomponenten aufteilten, könnten sie diese Komponenten in digitalen Impulsen den entsprechenden Fasern des Hörnervs zuführen und damit eine direkte Verarbeitung durch das Gehirn bewirken. Und wenn man bedenkt, dass sie 30.000 Nervenfasern mit nur acht bis 20 Elektroden stimulierten, waren sie bemerkenswert erfolgreich. Bis 2017 gab es weltweit mehr als 500.000 Cochlea-Implantate. Die Ergebnisse sind jedoch roboterhaft und reproduzieren keinen normalen Klang. Die meisten Patienten können lernen, sorgfältig artikulierte Sprache gut genug zu verstehen, um ein Telefon in einem ruhigen Raum zu benutzen. In einer durchschnittlich lauten Umgebung ist es ihnen jedoch nicht möglich, Stimmen zu unterscheiden, Musik zu erkennen oder sich zu unterhalten.

In der Zwischenzeit kam der Fortschritt beim Verständnis des elektrophonischen Hörens vollständig zum Erliegen. Einige Forschungen zum Mikrowellenhören wurden ungefähr für ein weiteres Jahrzehnt fortgesetzt und dann auch eingestellt. Für das Mikrowellenhören werden extrem hohe Leistungspegel benötigt – es ist deshalb unwahrscheinlich, dass es die Quelle der Geräusche ist, die die meisten Menschen heute so plagen. Das von Puharich und Lawrence entdeckte Phänomen ist ein viel wahrscheinlicherer Kandidat. Um zu begreifen, warum dies der Fall ist, muss man mehr über die Anatomie eines der komplexesten und am wenigsten verstandenen Körperteile verstehen.

Das Elektromodell des Ohrs

In einem gesunden Ohr empfängt das Trommelfell Schall und leitet die Vibrationen an drei winzige Knochen im Mittelohr weiter. Diese werden Hammer, Amboss und Steigbügel genannt, nach den Gegenständen, denen sie ähneln. Der Steigbügel ist der letzte Knochen in der Kette und leitet – obwohl er nur halb so groß ist wie ein Reiskorn – alle Schwingungen an die knöcherne Cochlea weiter, eine schneckenförmige Struktur, die selbst ein Wunderwerk der Miniaturisierung ist. Die Cochlea ist nicht größer als eine Haselnuss und kann das Brüllen eines Löwen, das Lied einer Nachtigall und das Piepsen einer Maus aufnehmen und sie alle mit perfekter Wiedergabetreue in Form von elektrischen Signalen reproduzieren, die an das Gehirn gesendet werden. Bis heute weiß niemand genau, wie dies erreicht wird. Und das Wenige, das bekannt ist, stimmt wahrscheinlich nicht!

„Es ist bedauerlich“, schrieb Augustus Pohlman, Anatomieprofessor und Dekan der medizinischen Fakultät der Universität von South Dakota, „dass es keinen automatischen Prozess gibt, um die Interpretationen aus der Literatur zu streichen, die sich als falsch erwiesen haben“. Pohlman blickte 1933 auf 70 Jahre Forschung zurück, der es nicht gelungen war, das seiner Ansicht nach grundlegend fehlerhafte Verständnis der Funktion der mit Flüssigkeit gefüllten Cochlea auszurotten. 80 Jahre später hat sich das immer noch nicht geändert.

Die winzige Cochlea-Spirale ist entlang ihrer Länge durch eine Trennwand, die als Basilarmembran bezeichnet wird, in eine obere und eine untere Kammer unterteilt. Auf dieser Membran befindet sich das Corti-Organ, das Tausende von Haarzellen einschließlich der an ihnen befestigten Nervenfasern enthält. 1863 hatte der große deutsche Physiker Hermann Helmholtz erklärt, dass die Cochlea eine Art Unterwasserklavier sei, und spekulierte, dass die resonanten „Saiten" des Ohrs die unterschiedlich langen Fasern der Basilarmembran seien. Die Membran windet sich mit zunehmender Breite um die Cochlea. Die längsten Fasern an der Spitze, so nahm er an, schwingen – wie die langen Basssaiten eines Klaviers – mit den tiefsten Tönen mit, während die kürzesten Fasern am Boden durch die höchsten Töne in Schwingung versetzt werden.

Helmholtz ging davon aus, dass die Schallübertragung lediglich eine Angelegenheit der Mechanik und von Hebeln sei. Die Forschung der nächsten anderthalb Jahrhunderte stützte sich ohne jegliche nennenswerten Änderungen auf seine ursprüngliche Theorie. Nach diesem Modell pumpt die Bewegung der Steigbügel die Flüssigkeit in den beiden Abteilungen der Cochlea – wie ein winziger Kolben – hin und her. Dadurch wird die sie trennende Membran nach oben und nach unten gedehnt, was wiederum die Haarzellen über ihr dazu stimuliert, Nervenimpulse an das Gehirn zu senden. Nur die Teile der Membran, die auf die eingehenden Geräusche abgestimmt sind, dehnen sich, und nur die Haarzellen, die auf diesen Teilen sitzen, senden Signale an das Gehirn.

Dieses Modell erklärt jedoch nicht das Hören von Elektrizität. Es kann auch einige der offensichtlichsten Merkmale des Innenohrs nicht erklären. Warum ist die Cochlea zum Beispiel wie ein Schneckenhaus geformt? Warum sind die Tausenden von Haarzellen in vier perfekt verteilten Reihen hintereinander angeordnet, wie die Tastaturen einer Pfeifenorgel? Warum ist die Cochlea in der Ohrkapsel – dem härtesten Knochen des menschlichen Körpers – eingeschlossen? Warum hat die Cochlea – die bereits nach sechs Monaten Schwangerschaft im Mutterleib vollständig gebildet ist und nicht weiterwächst – genau die Größe, die sie hat? Warum ist die Cochlea bei einem Wal nur unwesentlich größer als bei einer Maus? Wie ist es möglich, einen vollständigen Satz von Resonatoren, die über einen größeren musikalischen Bereich als die größte Pfeifenorgel schwingen, in einen Raum einzubauen, der nicht größer als die Spitze des kleinen Fingers ist?

Pohlman glaubte, dass das Standardmodell des Ohrs der modernen Physik widersprach, und eine Reihe mutiger Wissenschaftler nach ihm stimmten dem zu. Durch die Einbeziehung von Elektrizität in ihr Hörmodell haben sie Fortschritte in der Darlegung der Grundmerkmale des Ohrs erzielt. Sie stehen jedoch vor einer kulturellen Barriere, die es der Elektrizität immer noch nicht erlaubt, eine grundlegende Rolle in der Biologie zu spielen.

Das Ohr ist viel zu empfindlich, um über ein rein mechanisches System mit Hebeln zu funktionieren, und Pohlman hat als Erster auf diese offensichtliche Tatsache hingewiesen. Die echten Resonatoren im Ohr – die „Klaviersaiten" – mussten die Tausende von Haarzellen sein, die in der Cochlea in Reihen und nach Größe von unten nach oben angeordnet waren, und nicht die Fasern der Membran, auf der sie sitzen. Und die Haarzellen mussten Drucksensoren sein, keine Bewegungsmelder. Die extreme Empfindlichkeit des Ohrs machte dies deutlich. Dies erklärte auch, warum die Cochlea in den dichtesten Knochen des menschlichen Körpers eingebettet ist. Es ist eine schallisolierte Kammer und die Funktion des Ohrs besteht darin, Schall – nicht Bewegung – auf die empfindlichen Haarzellen zu übertragen.

Der nächste Wissenschaftler, der dem Puzzle ein paar mehr Teile hinzufügte, war der englische Arzt und Biochemiker Lionel Naftalin, der im März 2011 im Alter von 96 Jahren verstarb, nachdem er diesem Problem mehr als ein halbes Jahrhundert gewidmet hatte. Er begann mit präzisen Berechnungen, die eindeutig bewiesen, dass das Ohr viel zu empfindlich sei, um auf die allgemein akzeptierte Art zu funktionieren. Es ist allgemein bekannt, dass der leiseste Ton, den eine Person hören kann, einer Energie von weniger als 10^{-16} Watt (ein Zehntausendstel eines Billionstel Watt) pro Quadratzentimeter entspricht. Nach Naftalins Berechnungen, übt dies einen Druck auf das Trommelfell aus, der nur geringfügig größer ist als der von sich rein zufällig bewegenden Luftmolekülen. Naftalin erklärte rundweg, dass die allgemeingültige Theorie des Hörens unmöglich sei. Solche winzigen Energien könnten die Basilarmembran nicht bewegen. Sie könnten noch nicht einmal die Knochen des Mittelohrs durch den angeblichen Hebelmechanismus bewegen.

Es war offensichtlich, dass die allgemein anerkannte Theorie absurd war. An der Hörschwelle soll das Trommelfell über eine Distanz (0.1 Ångstrom) schwingen, die nur ein Zehntel des Durchmessers eines Wasserstoffatoms beträgt. Laut Berechnungen bewegt sich die Basilarmembran weniger als ein zehn Billionstel Zentimeter und ist damit nur geringfügig größer als der Durchmesser eines Atomkerns und viel kleiner als die zufälligen Bewegungen der Moleküle, aus denen die Membran besteht. Diese „Bewegung" subatomarer Dimensionen bewirkt angeblich, dass sich die Haare auf den Haarzellen „verbiegen", was eine elektrische Depolarisation der Haarzellen und das Anfeuern der an ihnen haftenden Nervenfasern auslöst.

In jüngster Zeit führten einige Wissenschaftler, die den Unsinn eines solchen Konzepts erkannten, verschiedene Ad-hoc-Annahmen ein, die den Abstand, über den sich die Basilarmembran bewegen muss, von subatomaren auf nur atomare Dimensionen vergrößert. Aber damit wird das grundlegende Problem nicht überwunden. Naftalin wies darauf hin, dass der Inhalt der Cochlea nicht aus festen Metallgegenständen, sondern aus Flüssigkeiten, Gelen und flexiblen Membranen besteht und dass solche unendlich kleinen Abstände keine Grundlage in der physikalischen Realität haben könnten. Um einen Resonanzabschnitt der Basilarmembran auch nur ein Ångstrom zu bewegen – so seine Berechnungen – erfordert das über zehntausendmal mehr Energie als eine Schwellenschallwelle enthält, die das Trommelfell trifft. Ein Ångstrom entspricht dabei ungefähr der Entfernung, die heute als erforderlich gilt, um eine Reaktion der Haarzellen auszulösen.[9]

Während seiner fünfzigjährigen Arbeit, das Gehör zu studieren, hat Naftalin die vorherrschende mechanische Theorie gründlich zerstört und ein Modell geschaffen, in dem elektrische Kräfte im Mittelpunkt stehen. Anstatt sich auf die Basilarmembran zu konzentrieren, auf der die Haarzellen sitzen, lenkte er die Aufmerksamkeit auf eine viel ungewöhnlichere Membran – nämlich diejenige, die die Oberseite der Haarzellen bedeckt. Sie hat eine gallertartige Konsistenz und Struktur, die nirgendwo anders im menschlichen Körper vorkommt. Sie hat zudem ungewöhnliche elektrische Eigenschaften und zeigt auch immer eine große Spannung an. Spannungen dieser Größenordnung – etwa 100 bis 120 Millivolt – werden an anderen Stellen im Körper normalerweise nur an Zellmembranen gefunden.

1965 postulierte Naftalin im Sinne der Festkörperphysik, dass diese Membran – die sogenannte Tektorialmembran – ein Halbleiter sei, der auch piezoelektrisch ist. Wie bereits erwähnt, sind piezoelektrische Substanzen solche, die mechanischen Druck in elektrische Spannungen umwandeln und umgekehrt. Quarzkristalle sind das bekannteste Beispiel. Sie werden häufig in Funkempfängern verwendet und wandeln elektrische

Schwingungen in Schallschwingungen um. Aufgrund ihrer Struktur und chemischen Zusammensetzung legte Naftalin nahe, dass die Tektorialmembran diese Eigenschaft hätte. Er warf auf, dass es sich um einen piezoelektrischen Flüssigkristall handelte, der Schallwellen in elektrische Signale umwandelt, die er an die darin eingebetteten Haarzellenresonatoren übermittelt. Weiter ging er davon aus, dass die hohe Spannung in der Membran zu einer großen Verstärkung dieser Signale führte.

Naftalin baute dann maßstabsgetreue Modelle sowohl von der Cochlea als auch von der Tektorialmembran und fand so Antworten auf einige der noch ungeklärten Geheimnisse des Ohrs. Er entdeckte, dass die schneckenartige Form der Cochlea für ihre Funktion als Präzisionsmusikinstrument wichtig ist. Er entdeckte auch, dass die Beschaffenheit der Tektorialmembran etwas mit der geringen Größe des Instruments zu tun hat. Während die Schallgeschwindigkeit in der Luft 330 Meter pro Sekunde und in Wasser 1.500 Meter pro Sekunde beträgt, beträgt sie in zehn Prozent Gelatine nur 5 Meter pro Sekunde, und in der Tektorialmembran ist sie wahrscheinlich sogar erheblich geringer. Durch die Verlangsamung der Schallgeschwindigkeit reduziert die gallertartige Substanz der Membran die Schallwellenlängen von Metern auf Millimeter, sodass ein millimetergroßes Instrument wie die Cochlea die Klangwelt, in der wir leben, über unser Gehirn empfangen und spielen kann.

George Offutt stieß auf dieses Problem als Meeresbiologe und kam aus einer evolutionären Perspektive zu einer ähnlichen Schlussfolgerung. Seine Doktorarbeit an der Ozeanografischen Fakultät der Universität von Rhode Island befasste sich mit dem Gehör des Kabeljaus. Seine Theorie des menschlichen Hörens, die erstmals 1970 veröffentlicht wurde, wurde später zu einem Buch *The Electromodel of the Auditory System* erweitert. Ich habe ihn Anfang 2013 kurz vor seinem Tod interviewt.

Offutt kam wie Naftalin zu dem Schluss, dass die Tektorialmembran ein piezoelektrischer Drucksensor ist. Wegen seines Hintergrunds argumentierte er, dass menschliche Haarzellen – aufgrund der Evolution sowie aufgrund ihrer Funktion – Elektrorezeptoren sind.

Schließlich entwickelte sich die Cochlea von Säugetieren aus einem Fischorgan namens Lagena, dessen Haarzellen unseren nicht allzu unähnlich sind und die von einer Gelatinemembran bedeckt sind, die der unsrigen nicht unähnlich ist. Die Membran des Fisches wird jedoch von Strukturen bedeckt, die als Otolithen („Ohrsteine") bezeichnet werden. Dabei handelt es sich um Calciumcarbonatkristalle, von denen man weiß, dass sie etwa hundertmal piezoelektrischer sind als Quarz. Offutt sagte, dass dies kein Zufall sei. Die Haarzellen in den Ohren von Fischen, sagte er, sind empfindlich gegenüber den Spannungen, die von den Otolithen als Reaktion auf Schalldruck erzeugt werden.[10] Das erklärt, so Offutt, warum Haie hören können. Fische bestehen größtenteils aus Wasser und sind angeblich für durch Wasser übertragenen Schall durchlässig – es sei denn, sie haben eine mit Luft gefüllte Schwimmblase. Daher sollten Haie – die keine Schwimmblase haben – den üblichen Theorien zufolge taub sein, aber das sind sie nicht. 1974 löste Offutt diesen Widerspruch auf elegante Weise, indem er die Elektrizität in sein Modell für das Hören von Fischen einführte. Und im weiteren Sinne, sagte er, gibt es keinen Grund, warum das menschliche Gehör nicht auf die gleiche grundlegende Weise funktionieren sollte. Wenn sich die Cochlea aus der Lagena entwickelt hat, dann hat sich die Tektorialmembran aus der otolithischen Membran entwickelt und müsste immer noch piezoelektrisch sein. Und die Haarzellen, die im Wesentlichen die gleichen sind, müssten weiterhin als Elektrorezeptoren fungieren.

In der Tat haben Fische andere verwandte Haarzellen, von denen *bekannt* ist, dass sie Elektrorezeptoren sind. Beispielsweise haben Seitenlinienorgane, die sich seitlich entlang des Körpers jedes Fisches ziehen, die Funktion Wasserströmungen wahrzunehmen. Genaugenommen reagieren sie hiermit nicht nur auf Wasserströmungen, sondern auch auf niederfrequenten Schall und elektrische Ströme.[11] Auch die Haarzellen dieser Organe sind von einer geleeartigen Substanz bedeckt, die Cupula genannt wird, und auch sie werden von einem Ast des akustischen Nervs versorgt. Tatsächlich sind die Seitenlinie und das Innenohr funktionell, evolutionär und embryonal so eng miteinander verbunden, dass alle diese Organe bei sämtlichen Tierarten als Acoustico-Lateralis-System bezeichnet werden.

Einige Fische haben andere Organe, die sich aus diesem System weiterentwickelt haben, die ausgesprochen empfindlich sind und hauptsächlich auf elektrische Ströme reagieren. Mit diesen Organen können Haie die elektrischen Felder anderer Fische oder Tiere erkennen und sie in der Dunkelheit, im trüben Wasser oder sogar im Sand oder Schlamm am Meeresboden lokalisieren. Die Haarzellen dieser elektrischen Organe liegen unter der Oberfläche des Körpers in Beuteln, die als Lorenzinische Ampullen bezeichnet werden und wiederum mit einer gallertartigen Substanz bedeckt sind.

Alle diese Fischorgane – unabhängig von ihrer spezifischen Funktion – sind sowohl druck- als auch elektrizitätsempfindlich. Seitenlinienorgane, die vor allem Wasserströmungen erfassen, reagieren auch auf elektrische Reize. Und Lorenzinische Ampullen, die vorrangig elektrische Ströme wahrnehmen, reagieren ebenfalls auf mechanischen Druck. Meeresbiologen waren daher einst der Meinung, dass die Piezoelektrizität sowohl in der Seitenlinie als auch im Ohr eine Rolle spielte.[12] Hans Lissmann, einst die weltweit führende Autorität im Bereich Elektrofische, war der Ansicht, dass dies der Fall sei. Später betonte die Anatomin Muriel Ross, die von der NASA ein Stipendium zur Erforschung der Auswirkungen von Schwerelosigkeit auf das Ohr erhalten hatte, dass es bekannt sei, dass die Otolithen von Fischen sowie die ihnen verwandten Otokonien („Haarsand") der Schwerkraftsensoren unserer eigenen Ohren piezoelektrisch seien. Mechanische und elektrische Energie, so Ross, seien austauschbar, und Rückkopplungen zwischen Haarzellen und piezoelektrischen Membranen würden eine Energieform in die andere umwandeln.

In einer verwandten Studie aus dem Jahr 1970 setzte Dennis O'Leary die gallertigen Cupulas der halbkreisförmigen Kanäle von Fröschen – die Gleichgewichtsorgane im Innenohr – einer Infrarotstrahlung aus. Die Reaktion der Haarzellen der Kanäle stimmte mit dem elektrischen und nicht mit dem mechanischen Modell solcher Organe überein.

Kürzlich haben sich die äußeren Haarzellen der Cochlea als piezoelektrisch erwiesen. Der mechanische Druck erzeugt eine Spannung in ihnen, und sie verlängern oder verkürzen sich als Reaktion auf elektrischen Strom. Ihre Empfindlichkeit ist extrem: Ein Picoampere (ein Billionstel Ampere) Strom reicht aus, um eine messbare Änderung der Länge einer Haarzelle zu bewirken.[13] Es wurde auch festgestellt, dass elektrische Ströme, die auf komplexen Pfaden fließen, die Tektorialmembran durchqueren und durch das Corti-Organ fließen.[14] Und in dem schmalen Raum zwischen den Oberseiten der Haarzellen und der Unterseite der Tektorialmembran wurden pulsierende Wellen entdeckt, die zwischen den äußeren Haarzellen, der Tektorialmembran und den inneren Haarzellen widerhallten.[15] Der australische Biologe Andrew Bell hat berechnet, dass diese Flüssigkeitswellen in der menschlichen Cochlea Wellenlängen von ungefähr 15 bis 150 Mikron (Millionstel Meter/Mikrometer) haben sollten – genau die richtige Größe, um Haarzellen mit einer Länge von 20 bis 80 Mikron in musikalische Resonanz zu versetzen. Bell hat diese Wellen mit akustischen Oberflächenwellen und das Corti-Organ mit einem akustischen Oberflächenwellenresonator verglichen, einem gängigen elektronischen Gerät, das Quarzkristalle in vielen Industriezweigen ersetzt hat.

In dem von diesen Wissenschaftlern konstruierten Elektromodell des Hörens gibt es mehrere Stellen, an denen Elektrizität direkt auf das Ohr einwirken kann. Die inneren Haarzellen sind Elektrorezeptoren. Die äußeren Haarzellen sind piezoelektrisch. Die Tektorialmembran ist piezoelektrisch. Und da sowohl Gleichstrom als auch Wechselstrom auf jede dieser Strukturen einwirken kann, sollten viele der frühen Berichte über das Hören von Elektrizität, so Offutt – einschließlich Berichten, die aufgrund von „Hautvibrationen" abgewiesen wurden – neu bewertet werden.

Die exquisite Empfindlichkeit des Corti-Organs gegenüber Elektrizität erklärt die Berichte des 19. Jahrhunderts über das Hören von Gleichstrom und die Berichte des 20. Jahrhunderts über das Hören von Wechselstrom. Und sie bildet eine Grundlage für das Verständnis gegenüber dem, was Clarence Wieskes Klientin vor einem halben Jahrhundert in Santa Barbara plagte, sowie dem Leiden von so vielen Millionen Menschen heute. Ein Teil des Hörpuzzles fehlt jedoch noch.

Der zur Stimulation des Gehörs am Gehörgang anzulegende Gleich- oder Wechselstrom beträgt in etwa ein Milliampere (ein Tausendstel Ampere).[16] Wenn eine Elektrode direkt in die Cochlea-Flüssigkeit platziert wird, reicht etwa ein Mikroampere (Millionstel Ampere) aus.[17] Wenn der Strom direkt an eine Haarzelle angelegt wird, reicht ein Picoampere (Billionstel Ampere) aus, um eine mechanische Reaktion auszulösen.[18] Das Einlegen von Elektroden in das Außenohr ist eindeutig eine ineffiziente Methode, um die Haarzellen zu stimulieren. Nur ein sehr geringer Teil des angelegten Stroms erreicht jemals diese Zellen. Heutzutage erreicht elektrische Energie die Haarzellen jedoch direkt in Form von Radiowellen, für die Knochen und Membrane durchlässig sind. Die Haarzellen sind auch in elektrische und magnetische Felder getaucht, die aus dem Stromnetz und allen daran angeschlossenen elektronischen Geräten stammen. Alle diese Felder und Radiowellen dringen in das Innenohr ein und induzieren elektrische Ströme, die in der Cochlea selbst fließen. Dann stellt sich die Frage, warum wir nicht alle eine ständige Kakofonie von Geräuschen hören, die alle Gespräche und Musik übertönen? Warum ist ein Großteil des elektrischen Rauschens auf sehr niedrige oder sehr hohe Frequenzen beschränkt? Die Antwort hat sehr wahrscheinlich mit einem Teil des Ohrs zu tun, der normalerweise überhaupt nicht mit dem Hören assoziiert wird.

Ultraschallhören

Das menschliche Ultraschallhören wurde seit den 1940er-Jahren mehr als ein Dutzend Mal wiederentdeckt, zuletzt von Professor Martin Lenhardt von der Virginia Commonwealth University. „Das Konzept, dass Menschen die Hörreichweite von Säugetieren mit hochspezialisierten Sinnen – wie bei Fledermäusen und Zahnwalen – haben können", schreibt er, „ist so bizarr, dass man das Hören von Ultraschall allgemein eher in den Bereich der Salontricks verbannt, anstatt es als

Gegenstand wissenschaftlicher Untersuchungen zu sehen."[19] Gegenwärtig wird das Ultraschallhören anscheinend nur von Lenhardt und einer kleinen Gruppe von Forschern in Japan intensiv untersucht.

Es ist jedoch eine Tatsache, dass die meisten Menschen – selbst viele hochgradig schwerhörige Menschen – Ultraschall durch Knochenleitung hören können und dass diese Fähigkeit den gesamten Hörbereich von Fledermäusen und Walen umfasst, der weit über 100 kHz hinausgeht. Dr. Roger Maass berichtete dem britischen Geheimdienst 1945, dass junge Menschen bis zu 150 kHz hören können,[20] und eine Gruppe in Russland berichtete 1976, dass die Obergrenze für das Ultraschallhören 225 kHz beträgt.[21]

Bruce Deatherage entdeckte im Sommer 1952 bei Forschungsarbeiten für das US-Verteidigungsministerium an Bord eines Schiffs rein zufällig seine Fähigkeit, Ultraschall hören zu können, als er in einen 50-kHz-Sonarstrahl hineinschwamm. Er wiederholte das Experiment mit Freiwilligen und berichtete, dass jeder Proband einen sehr hohen Ton vernahm, der der höchsten Tonhöhe entsprach, die eine Person normalerweise hören konnte. Kürzlich haben Wissenschaftler des U-Boot-Stützpunkts in New London in Connecticut das Hören von Unterwasserultraschall bis zu einer Frequenz von 200 kHz verifiziert.[22]

Heute ist Folgendes bekannt:

So gut wie jeder mit einem normalen Hörvermögen kann Ultraschall hören. Ältere Menschen, die ihr Hochfrequenzhörvermögen verloren haben, können Ultraschall trotzdem noch hören. Viele hochgradig schwerhörige Menschen mit einer wenig oder nicht funktionierenden Cochlea können Ultraschall hören. Die wahrgenommene Tonhöhe variiert von Person zu Person, liegt jedoch normalerweise zwischen 8 und 17 kHz. Obwohl Tonhöhen unterschieden werden können, erfordert dies eine größere Frequenzänderung im Ultraschallbereich als im normalen Hörbereich. Und am überraschendsten ist, dass Sprache, wenn sie in den Ultraschallbereich übertragen und über diesen verteilt wird, gehört und verstanden werden kann. Irgendwie verdichtet das Gehirn das Signal und statt eines hohen „Tinnitus" hört die Person die Sprachlaute als regulären Klang. Die Sprache kann auch auf einen Ultraschallträger moduliert werden. Sie wird vom Gehirn demoduliert und als normaler Sprachlaut gehört. Lenhardt, der auf der Grundlage dieser Prinzipien Ultraschall-Hörgeräte für die Knochenleitung gebaut und patentiert hat, berichtet, dass das Wortverständnis bei normal hörenden Personen selbst in einer lauten Umgebung bei etwa 80 Prozent und bei hochgradig Schwerhörigen bei 50 Prozent liegt.

Da selbst viele Gehörlose Ultraschall hören können, haben mehrere Forscher im Laufe der Jahre – darunter Lenhardt und die japanische Gruppe – angenommen, dass der Ultraschallrezeptor nicht in der Cochlea, sondern in einem evolutionär älteren Teil des Ohrs liegt, das bei Fischen, Amphibien und Reptilien als primäres Hörorgan fungiert: dem Sacculus. Er ist beim Menschen noch vorhanden und enthält Haarzellen, die von einer Gelatinemembran bedeckt sind, die mit piezoelektrischen Calciumcarbonatkristallen bestückt ist.

Obwohl er an die Cochlea angrenzt und seine Nervenfasern sowohl mit dem vestibulären als auch mit dem auditorischen Kortex des Gehirns verbunden ist, wurde der menschliche Sacculus gewöhnlich als ausschließlich vestibuläres oder Gleichgewichtsorgan angesehen, welches für das Hören keine Rolle spielt. Dieses Dogma ist jedoch in den letzten 80 Jahren regelmäßig infrage gestellt worden. 1932 hielt der kanadische Arzt John Tait auf der 65. Jahrestagung der amerikanischen otologischen

Gesellschaft in Atlantic City einen provokanten akademischen Vortrag mit dem Titel „Geht alles Hören von der Cochlea aus?“. Er sagte, dass er und andere Wissenschaftler keinen Zusammenhang zwischen dem Sacculus und der Körperhaltung bei Fischen, Fröschen oder Kaninchen gefunden hätten, und nahm an, dass der Sacculus selbst beim Menschen ein Teil des Gehörsystems sei. Sein Aufbau ist so konzipiert, sagte er, dass der Sacculus Schwingungen des Kopfes erfasst – einschließlich der Schwingungen, die beim Sprechen auftreten. Bei luftatmenden Tieren ist der Sacculus, so Tait, „ein Propriozeptor, der an der Emission und Regulierung der Stimme beteiligt ist. Dies würde bedeuten, dass wir unsere eigene Stimme mithilfe von zwei Arten von Rezeptoren hören, während wir die Stimme unserer Mitmenschen mit nur einem hören.“ Mit anderen Worten, nach Tait ist die Cochlea eine Innovation, die es luftatmenden Tieren ermöglicht, luftübertragene Geräusche zu hören, während der Sacculus seine ursprüngliche Funktion als Rezeptor, der empfindlich auf den über die Knochenleitung übertragenen Ton reagiert, beibehält.

Seit dieser Zeit wurde nachgewiesen, dass bei einer Vielzahl von Säugetieren und Vögeln, einschließlich Meerschweinchen, Tauben, Katzen und Totenkopfäffchen, ein sakkuläres Gehör besteht. Elefanten verwenden möglicherweise ihren Sacculus, um niederfrequente Schwingungen zu hören, die durch Knochenleitung aus dem Erdboden empfangen werden. Auch beim Menschen haben Audiologen einen Hörtest entwickelt, der durch die elektrische Reaktion der Nackenmuskulatur auf Geräusche – sogenannte „vestibulär evozierte myogene Potenziale“ (VEMP) – die Funktion des Sacculus bewertet. Das Ergebnis dieses Tests fällt bei Menschen mit starkem sensorineuralem Hörverlust oft normal aus.

Lenhardt glaubt, dass das Ultraschallhören bei normal hörenden Menschen sowohl kochleär als auch sakkulär sein kann, während es bei Gehörlosen ausschließlich sakkulär ist.

Viele Beweise deuten darauf hin, dass Menschen auf der ganzen Welt heute von elektromagnetischer Energie im Ultraschallbereich – von etwa 20 kHz bis etwa 225 kHz – geplagt werden, die in der Cochlea und/oder im Sacculus in Töne umgewandelt wird:

1. Am häufigsten klagen Menschen über „lauten Tinnitus“ in der höchsten Tonhöhe, die sie hören können.
2. Obwohl luftgetragener Ultraschall nicht hörbar ist, haben Puharich und Lawrence gezeigt, dass elektromagnetische Energie bei Ultraschallfrequenzen sowohl für hörende als auch für gehörlose Menschen *durchaus* hörbar ist.
3. Es ist bekannt, dass die Otokonien (Calciumcarbonatkristalle) im Sacculus und die äußeren Haarzellen in der Cochlea piezoelektrisch sind, d. h. sie wandeln elektrische Ströme in Schall um.
4. Elektrische und magnetische Felder induzieren elektrische Ströme im Körper, deren Stärke proportional zur Frequenz ist. Je höher die Frequenz, desto größer der induzierte Strom. Diese physikalischen Grundsätze bedeuten, dass dieselbe Feldstärke im Ultraschallbereich 1000-mal mehr Strom bei 50.000 Hz erzeugt als im hörbaren Bereich bei 50 Hz.
5. Die gemessene Hörschwelle im Ultraschallbereich ist genauso niedrig oder niedriger als die Schwelle bei 50 oder 60 Hz. Ein genauer Vergleich ist nicht möglich, da Ultraschall nur durch Knochenleitung hörbar ist und extrem niedrige Frequenzen durch die Luftleitung besser zu hören sind. Beim Überlagern typi-

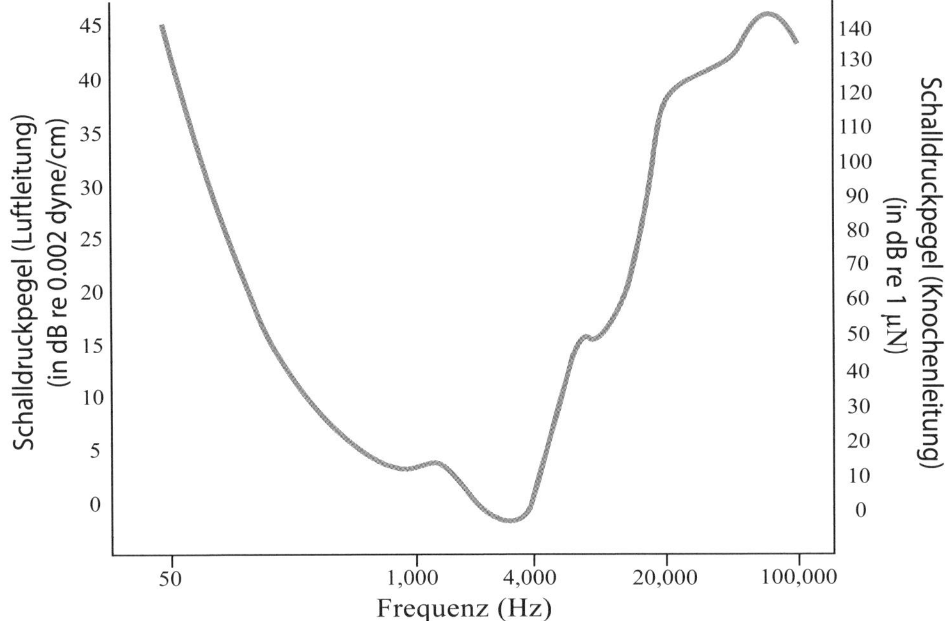

scher Luft-, Knochen- und Ultraschall-Hörschwellenkurven ergibt sich jedoch eine Gesamthörkurve, die ungefähr so aussieht:[23]

Das innere Ohr scheint bei 50 kHz etwa 5- bis 10-mal empfindlicher für Schall zu sein als bei 50 Hz. Daher kann das Ohr bei Ultraschallfrequenzen 5000- bis 10.000-mal empfindlicher gegenüber elektrischen und magnetischen Feldern sein als bei Stromleitungsfrequenzen. Die viel größere Schallempfindlichkeit des Ohrs in der Mitte des Hörbereichs ist hauptsächlich auf die Resonanzeigenschaften des Außen-, Mittel- und Innenohrs zurückzuführen, bevor diese in elektrische Impulse umgewandelt werden.[24] Das bedeutet, dass das Ohr gegenüber elektrischen Strömen bei Ultraschallfrequenzen viel empfindlicher ist als gegenüber Strömen im mittleren oder unteren Teil seines Hörbereichs. Die Unempfindlichkeit des Ohrs gegenüber elektromagnetischen Feldern bei 50 oder 60 Hz erklärt, warum wir – glücklicherweise – nicht ständig ein Summen von 60 Zyklen aus dem Stromnetz hören.

Anhand der von der Weltgesundheitsorganisation veröffentlichten Diagramme[25] kann die ungefähre Mindestfrequenz geschätzt werden, ab der man erwarten kann, ein elektromagnetisches Feld zu hören. Da 1 Picoampere Strom ausreicht, um eine einzige Haarzelle, und 50 Picoampere, um 50 Haarzellen zu aktivieren – ungefähr die Anzahl, die zur Stimulation des Hörvermögens erforderlich ist – kann man diese Strommenge in den WHO-Tabellen nachsehen. Es stellt sich heraus, dass es sich um die Strommenge pro Quadratzentimeter handelt, die bei 20 kHz entweder durch ein Magnetfeld von etwa einem Mikrogauß oder durch ein elektrisches Feld von etwa zehn Millivolt pro Meter im Ohr induziert wird. Das entspricht in etwa der Größenordnung einiger elektrischer und magnetischer Ultraschallfelder, die unsere moderne Umwelt verschmutzen.[26] Und ein Quadratzentimeter entspricht ungefähr der Fläche des Bodens der menschlichen Cochlea.

Mit anderen Worten, angesichts der Abmessungen der Cochlea können wir erwarten, in der heutigen Umgebung elektromagnetische Felder zu hören, die ungefähr über 20 kHz und unter 225 kHz liegen, was die Obergrenze unseres Ultraschall-Hörbereichs darstellt.

Wenn der Sacculus empfindlicher für Ultraschall ist als die Cochlea, könnten diese Schätzungen zu konservativ sein. Vor einigen Jahren erinnerte mich der kanadische Akustikphysiker Marek Roland-Mieszkowski daran, dass das Ohr sensitiv gegenüber Schallenergien von weniger als 10–16 Watt pro Quadratzentimeter reagiert. Wenn man nun von einem Wirkungsgrad von nur einem Prozent bei der Umwandlung von elektrischer Energie in Schallenergie ausgeht – wie er es tat – könnte das Ohr für Magnetfelder von einem Hundertstel Mikrogauß oder für elektrische Felder von 100 Mikrovolt pro Meter empfindlich sein. Die Fähigkeit einiger Menschen, das Nordlicht zu hören – das dem Geräusch raschelnder Seide[27] ähneln soll – weist auf eine potenzielle Sensibilität auf etwa diesem Niveau hin.[28]

QUELLEN ELEKTRISCHER GERÄUSCHE

Elektronische Konsumgüter

Am 2. April 2000 legte Dave Stetzer, ein ehemaliger Elektroniker der amerikanischen Luftwaffe, vor der Michigan Kommission für den öffentlichen Dienst ein Zeugnis über „nichtlineare Lasten" ab. Dazu gehörten für ihn „Computer, Faxgeräte, Drucker und viele andere elektronische Geräte sowie verschiedene Versorgungsgeräte wie Kondensatoren, Halbleiterrelais und -schützen und Transformatoren". Alle diese Geräte – also praktisch alle modernen elektronischen Geräte – überlasteten das Stromnetz mit enorm hohen Frequenzen. Das Netz, das nur für die Übertragung von 60 Hz bestimmt ist, konnte die Ladung nicht mehr tragen. Die Elektronen in den Drähten, erklärte er, schwingen auf ihrem Weg durch ein computergestütztes Gerät nicht nur bei 60 Hz, sondern auch bei Frequenzen, die sich über den gesamten Ultraschallbereich bis weit in das Hochfrequenzspektrum erstrecken. Da zu einem gegebenen Zeitpunkt bis zu 70 Prozent der elektrischen Energie, die durch die Drähte fließt, durch ein oder mehrere computergestützte Geräte geleitet wurde, war das gesamte Netz massiv verschmutzt.

Stetzer beschrieb zunächst einige der technischen Probleme, die dadurch verursacht wurden. Die hohen Frequenzen erhöhten die Temperatur der Drähte, verkürzten ihre Lebensdauer, verschlechterten ihre Leistung und zwangen erhebliche Mengen elektrischen Stroms, durch den Erdboden anstatt über eine Rückleitung zum Kraftwerk zurückzukehren. Und die hohen Frequenzen und „Transienten" (Hochstromspitzen), die von all unseren elektronischen Geräten ausgehen, verursachten Störungen und Beschädigungen bei elektronischen Geräten von anderen. Das wurde für Hausbesitzer, Unternehmen und Versorgungsunternehmen zunehmend teurer.

Schlimmer noch, alle hochfrequenten Ströme, die durch die Erde flossen, und die hochfrequenten elektromagnetischen Felder, die durch die Luft vibrierten, machten Millionen von Menschen krank. Die Gesellschaft leugnete dies – sogar noch bis heute – aber das war für die Michigan Kommission für den öffentlichen Dienst nicht von großem Interesse. Diese Felder und Erdströmungen machten jedoch auch die Milchkühe in ganz Michigan krank, was eine Bedrohung für die Wirtschaft des Staates darstellte. Deshalb hörten die Kommissionsmitglieder dem, was Stetzer zu sagen hatte, aufmerksam zu.

„Bei meinen Besuchen auf den verschiedenen Farmen", meinte er, „habe ich über 6.000 Milchkühe und einige Pferde beobachtet. Ich habe verletzte Kühe mit geschwollenen Gelenken, offenen Wunden und anderen Krankheiten sowie verworfene und deformierte Kälber gesehen. Ich war sogar bei einer Fehlgeburt von Zwillingskälbern dabei, von denen eines voll entwickelt und sein Zwilling stark deformiert war. Der stark deformierte Zwilling war ausgerechnet derjenige, der sich direkt im Stromfluss zwischen den Hinterbeinen der Kuh befand."

„Außerdem", teilte Stetzer den fassungslosen Kommissaren mit, „habe ich auch gestresste Kühe beobachtet, Kühe, die bestimmte Plätze, einschließlich Scheunen und Melkstände, nur widerwillig betreten, und sogar Kühe, die nur ungern Wasser trinken, sodass sie zum Beispiel das Wasser aufschlecken, anstatt es wie gewohnt aufzusaugen. Ich habe zahlreiche Kühe ohne ersichtlichen Grund tot umfallen sehen. Ich habe Kühe beobachtet, bei denen sich eine ganze Körperseite und die Muskeln unkontrolliert verkrampften. In den Artikeln der Wisconsin *La Crosse Tribune* werden einige der Bedingungen, die ich persönlich auf Farmen in Wisconsin, Minnesota und Michigan beobachtet habe, genau hervorgehoben und beschrieben. Diese Symptome und Auswirkungen sind nicht auf Wisconsin beschränkt. Sie waren überall dort, wo ich schmutzigen Strom gefunden habe."

Meine ersten gesundheitlichen Erfahrungen mit moderner Elektronik machte ich Mitte der Sechzigerjahre, als meine Familie unseren alten Vakuumröhrenfernseher verschrottete und ein Transistormodell erwarb. Sobald der neue Fernseher eingesteckt war, vernahm ich ein hohes, kreischendes Geräusch – obwohl ich mich am anderen Ende des Hauses befand, mit Wänden und Türen dazwischen – das anscheinend sonst keiner hörte. Das war meine Einführung in das Elektronikzeitalter. Ich achtete auf meine Gesundheit, indem ich nicht fernsah. Das ist einer der Gründe, warum ich von dem Tag an, an dem ich von zu Hause auszog, bis heute nie einen Fernseher besessen habe.

Solche auditiven Unannehmlichkeiten waren kein weitverbreitetes Problem – zumindest nicht für mich – bis in die 1990er-Jahre. Solange ich Fernseher und Computer mied, gab es in der Welt, an den Orten, in denen ich leben wollte, hauptsächlich natürliche Geräusche, und es war einfach, völlige Stille zu finden.

Aber irgendwann in den Neunzigerjahren – die Änderung war so allmählich, dass ich nicht genau sagen kann, wann – wurde mir klar, dass ich keine Stille mehr finden konnte. Die Änderung trat nach 1992 ein, als ich eine Hütte im Norden Ontarios mietete – wo es immer noch still war – und vor 1996, als ich vor der neuen Saat digitaler Mobilfunktürme in meiner Heimat New York floh, um mein Leben in Sicherheit zu bringen. Seit mindestens 1996 habe ich in ganz Nordamerika keinen Ort gefunden, an dem ich dem kreischenden Ton – den ich zum ersten Mal hörte, als ich ungefähr fünfzehn war – entrinnen konnte. 1997 suchte ich Stille in einer unterirdischen Höhle in Clarksville, New York – und fand sie nicht. Das Geräusch war im Untergrund zwar stark gedämpft, verschwand aber nicht vollkommen. 1998 suchte ich Stille in Green Bank in West Virginia, dem einzigen Ort auf der Erde, der gesetzlich vor Radiowellen geschützt ist – und fand ihn nicht. Das Geräusch wurde nicht einmal leiser. Ich kann es lauter machen, indem ich elektronische Geräte anschließe, und wieder leiser, indem ich sie ausstecke, aber ich kann es nicht ganz zum Verschwinden bringen, nicht einmal, indem ich den Strom in meinem Haus ausschalte. Ich kann hören, wie Geräte im Haus eines Nachbarn eingeschaltet werden. Ohne Vorwarnung oder Erklärung wird das Geräusch in meiner Nachbarschaft manchmal plötzlich viel lauter. Bei einem Stromausfall wird es leiser. Aber es verschwindet nie völlig. Es entspricht 17.000 Hz – der höchsten Tonhöhe, die ich hören kann.

Niederfrequenztöne

Der niederfrequente Brummton wird von zwei bis elf Prozent der Bevölkerung gehört.[29] Das ist weniger als diejenigen, die den Hochfrequenzton hören, aber die Auswirkungen des Brummtons können weitaus störender sein. Bestenfalls klingt es wie ein Dieselmotor, der irgendwo in der Ferne im Leerlauf läuft. Schlimmstenfalls vibriert es den ganzen Körper, verursacht starken Schwindel, Übelkeit und Erbrechen, verhindert den Schlaf und macht die daran leidende Person völlig handlungsunfähig. Es hat Menschen zum Selbstmord getrieben.

Die wahrscheinlichen Quellen des Brummtons sind leistungsstarke Ultraschall-Radioausstrahlungen, die mit extrem niedrigen Frequenzen moduliert wurden, um mit U-Booten zu kommunizieren. Um die Ozeane zu durchdringen, sind Funksignale mit immenser Leistung und langen Wellenlängen erforderlich. Die Frequenzen, die – entsprechend dem Ultraschallbereich – VLF (Längstwellen oder sehr niedrige Frequenz) und LF (niedrige Frequenz) genannt werden, sind vorzüglich geeignet dafür. Zu den derzeit für diesen Zweck verwendeten amerikanischen Militärsystemen gehören enorme Antennen in Maine, Washington, Hawaii, Kalifornien, North Dakota, Puerto Rico, Island, Australien, Japan und Italien sowie 16 mobile Antennen auf Flugzeugen, deren Standorte jederzeit geheim gehalten werden. Landstationen dieses Typs werden auch von Russland, China, Indien, England, Frankreich, Schweden, Japan, der Türkei, Griechenland, Brasilien und Chile sowie von der NATO in Norwegen, Italien, Frankreich, dem Vereinigten Königreich und Deutschland betrieben.

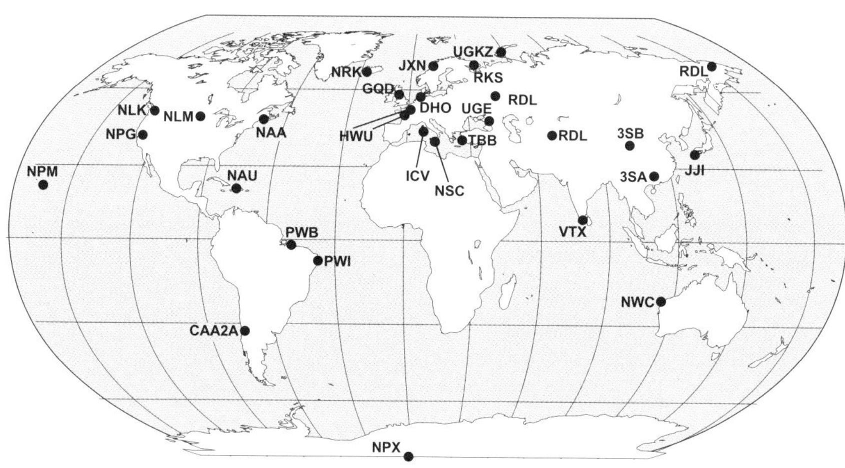

Da die Wellenlängen so lang sind, ist jede VLF-(Längstwellen-)Antenne enorm. Die Antennenanordnung in Cutler in Maine, die seit 1961 in Betrieb ist, besteht aus zwei riesigen sechszackigen Sternen, die eine Halbinsel von fast fünf Quadratmeilen bedecken und von 26 Türmen mit einer Höhe von bis zu 305 Metern getragen werden. Sie sendet mit einer maximalen Leistung von 1,8 Millionen Watt. Die 1953 erbaute Anlage in Jim Creek in Washington verfügt über einen 1,2-Millionen-Watt-Sender. Die Sendeantenne ist zwischen zwei Berggipfeln gespannt.

Die niedrigen Frequenzen, die erforderlich sind, um die Ozeane zu durchdringen, begrenzen die Geschwindigkeit, mit der Nachrichten übertragen werden können. Die amerikanischen Sender senden einen Binärcode mit 50 Impulsen pro Sekunde, was der Frequenz des Brummtons entspricht, den die meisten Menschen heute hören. Das kürzlich von der Marine eingeführte erweiterte System verwendet mehrere Kanäle, um mehr Daten zu übertragen, aber jeder Kanal pulsiert immer noch mit 50 Hz. Zusätzlich wird der Binärcode selbst durch zwei Ultraschallfrequenzen im Abstand von 50 Hz zueinander erzeugt. Diese Signale werden daher doppelt mit ungefähr der Frequenz moduliert, die Menschen weltweit plagt.

Der Geologieprofessor David Deming von der Universität von Oklahoma, der den Brummton, den er hört, untersuchen wollte, richtete seine Aufmerksamkeit auf das mobile TACAMO-System („Take Charge and Move Out" (Kontrolle übernehmen und ausrücken)). TACAMO-Flugzeuge, die lange Antennen hinter sich herziehen, fliegen seit 1963 vom Luftwaffenstützpunkt Tinker in Oklahoma City ab. Die maximale Leistung jedes luftgestützten Senders beträgt 200.000 Watt. Sie verwenden eine Vielzahl von Frequenzen zwischen 17,9 und 29,6 kHz, die wie alle anderen Längstwellen-Stationen, die mit U-Booten kommunizieren, bei 50 Hz doppelt moduliert sind. Wenn in Oklahoma ein Brummton zu hören ist, ist immer ein TACAMO-Flugzeug am Himmel. Von Oklahoma fliegen die Flugzeuge zum Luftstützpunkt Travis in Kalifornien und zur Marine-Luft-Station Patuxent River in Maryland. Von dort aus sind die Flugzeuge in sechs- bis zehnstündigen Einsätzen auf vorgegebenen Flugbahnen über dem Atlantik und dem Pazifik unterwegs.

Ein weiteres gepulstes Ultraschall-Kommunikationsnetz verdient hier auch eine Erwähnung. Es wird zwar in Nordamerika seit 2010 nicht mehr ausgestrahlt, ist aber in einigen Teilen der Welt noch im Einsatz. Es ist jedoch durchaus möglich, dass es auch in den Vereinigten Staaten noch einmal zurück ins Leben gerufen wird: das LORAN-C-System. LORAN – das für LOng RAnge Navigation (Langstreckennavigation) steht – ist ein altes Netzwerk von extrem leistungsfähigen landgestützten Navigationssignalsystemen, deren Funktion jetzt von globalen Positioniersatelliten (GPS) dupliziert wird. LORAN war möglicherweise für die frühesten Berichte über einen Brummton in England sowie für das berühmte Brummton-Phänomen in Taos in New Mexico verantwortlich, das Gegenstand einer 1992 eingeleiteten Ermittlung der Regierung war.

LORAN-C wird bei 100 kHz betrieben und wird je nach Standort mit einem Vielfachen von 10 bis 17 Hz gepulst. Unter der Kontrolle der Küstenwache wurden 1957 die ersten LORAN-C-Stationen entlang der Ostküste gebaut – in Marthas Vineyard in Massachusetts; Jupiter in Florida; und Cape Fear in North Carolina. In den späten 1950er-Jahren wurden Ketten von LORAN-C-Stationen auch um das Mittelmeer und das Norwegische Meer gebaut, und bis 1961 gab es andere im Beringmeer und im Pazifischen Ozean, mit Zentrum in Hawaii. Es war nicht das erste Fernnavigationssystem, aber sein Vorgänger LORAN-A wurde bei Frequenzen zwischen 1850 und 1950 kHz betrieben und war deshalb nicht im Ultraschallbereich.

Ich machte meine erste Erfahrung mit dem Brummton 1983, als ich in den abgelegenen, sonst auch ruhigen Zufluchtsort – das in den Redwoods-Wäldern gelegene Mendocino in Kalifornien – zog. Die Cornell University liegt ganz in der Nähe der 800.000-Watt Seneca LORAN Station, die 1978 ihren Betrieb aufnahm. Ich hatte dort 1971 mein Studium abgeschlossen und nie einen Brummton gehört. Aber in Mendocino hielt er mich wach. Wie so viele andere Menschen dachte ich zuerst, ich würde einen entfernten Motor oder Generator hören – bis mir klar wurde, dass dieses Geräusch mir sogar auf Campingausflügen in abgelegenen, straßenlosen Gebieten im wilden Norden Kaliforniens folgte. Die Tonhöhe betrug ungefähr ein niedriges Es – etwa 80 Hz – und ich entdeckte, dass ich den Brummton in meinem Kopf replizieren konnte – selbst an Tagen, an denen es sonst nicht da war – indem ich auf meinem Klavier in der Tonart Es spielte. Es war, als ob sich in meinem Kopf eine Es-Klaviersaite befand, die in sympathischer Resonanz vibrierte.

Als mir einige Jahre später ein Beamter der Küstenwache erzählte, dass es in Middletown eine LORAN-Antenne gibt, fragte ich mich, ob es einen Zusammenhang mit dem nervigen und rätselhaften Brummton gab. Der Beamte hatte beiläufig erwähnt, dass das Signal so stark war, dass die Mitarbeiter der Einrichtung es hören konnten. Also stieg ich eines Morgens in mein Auto und machte die dreistündige Fahrt. Als ich mich dem 63-stöckigen Turm bis auf 800 Meter genähert hatte, fingen meine Ohren an zu schmerzen. Und ich hörte nicht nur mein gewohntes, pulsierendes 80-Hz-Brummen, sondern auch einen reineren Ton, der eine Oktave tiefer lag. Ich beschaffte mir eine Kopie des LORAN-C-Benutzerhandbuchs von der Küstenwache und erfuhr, dass die Wiederholungsrate für LORAN-C-Übertragungen an der Westküste fast genau 10 Hz betrug. Anscheinend hörte ich die vierte und achte Harmonische. Weitere Nachforschungen in dem Handbuch lieferten eine Erklärung. Die Westküstenkette bestand aus vier Stationen – eine in Middletown, eine in George in Washington und zwei in Nevada – die alle jede Zehntelsekunde in einer genau abgestimmten Reihenfolge sendeten.

Fallon ... George ... Middletown ... Searchlight .... Fallon ... George ... Middletown ... Searchlight .... Es dauerte genau ein Zwanzigstel einer Sekunde, um die Sequenz von Signalen von den vier Signalsystemen zu übertragen – entsprechend einer Wiederholungsrate von 80 Hz und unter Verstärkung der achten Harmonischen der Grundfrequenz. Zwei Signale gleichzeitig – Fallon-George und Middletown-Searchlight – ergibt eine Wiederholungsrate von 40 Hz, wodurch die vierte Harmonische verstärkt wird. Angeblich wurde wegen des vorherrschenden Middletown-Signals die vierte Harmonische hörbar, wenn man nahe genug am Middletown-Turm war.

Zu diesem Zeitpunkt war der Taos-Brummton bereits gut bekannt, und ich fragte mich, ob es auch von LORAN verursacht wurde. Ein Team von Wissenschaftlern der nationalen Labors Los Alamos und Sandia, des Phillips-Labor der Luftwaffe und der Universität von New Mexico untersuchten das Phänomen und fanden – wie vorherzusehen war – nichts. Drei Punkte in ihrem Bericht stachen jedoch hervor. Erstens hörten 161 der 1.440 Einwohner der Region Taos, die auf ihre Umfrage antworteten, den Brummton. Zweitens bekam das Team nicht nur von Bewohnern der Region Taos, sondern auch von Menschen auf der gesamten Nordhalbkugel Rückmeldungen. Sie hatten von den Ermittlungen gehört und das Team kontaktiert, um zu berichten, dass sie von demselben Geräusch gequält wurden. Drittens lagen die Frequenzen, von denen die Hörer sagten, dass sie mit dem Brummton übereinstimmten, zwischen

32 Hz und 80 Hz, und mehrere geschulte Musiker identifizierten es als einen Ton nahe 41 Hz. Die Südzentrum-LORAN-Kette hatte eine Wiederholungsrate von 10.4 Hz und die vierte Harmonische war 41.6 Hz. Die dritte Harmonische war 31,2 Hz. Anscheinend hörten auch viele Menschen die achte Harmonische.

Beweise, dass LORAN-C den Taos-Brummton verursacht hat, sind reichlich vorhanden. Die Südzentrumkette war die einzige LORAN-Kette mit sechs Signalsendern, und Taos befand sich in der Nähe ihres geografischen Zentrums. Die Südzentrumkette wurde von 1989 bis 1991 gebaut und im April 1991 vollständig in Betrieb genommen, genau zu dem Zeitpunkt, als die Bewohner von Taos anfingen sich zu beschweren. Die kombinierte elektrische Feldstärke von den sechs Stationen betrug in Taos etwa 30 Millivolt pro Meter, mehr als genug, um einen Höreffekt hervorzurufen.[30]

Wie es aussieht, hat LORAN-C auch andere Brummtöne rund um die Welt verursacht. Die LORAN-C-Kette in der norwegischen See mit Stationen in Norwegen, der Jan Mayen Insel, Island und den Färöer-Inseln stellte seit 1959 eine Netzabdeckung für England bereit. Der britische Brummton, von dem schon so lange berichtet wurde, nahm um 1994 plötzlich an Lautstärke ab – im selben Jahr schaltete Island die leistungsstärkste LORAN-Station in dieser Kette aus. Die Lautstärke nahm 1996 wieder zu – zur gleichen Zeit, als eine neue Station in Værlandet in Südnorwegen in Betrieb genommen wurde, um die britischen Inseln wieder besser abzudecken. Die neue Station bot auch erstmals eine Abdeckung für die Gegend um den Vänernsee in Schweden, wo der Brummton erstmals 1996 gemeldet wurde.

Ich kann auch etwas mehr aus meiner eigenen Erfahrung hinzufügen. Ich lebe jetzt in Santa Fe in New Mexico – nicht weit von Taos entfernt – wo ich den Brummton nur selten höre. Er ist für mich die meiste Zeit nicht hörbar und ist nunmehr auch kein tiefes Es mehr. Er ist jetzt näher an einem A oder As, was den Frequenzen entspricht, die die Marine bei der Kommunikation mit U-Booten verwendet. Derzeit wird in mehreren Regionen der Welt ein erweitertes LORAN-C- oder eLORAN-Netzwerk aufgebaut, um den Betrieb eines Back-up-Navigations- und Zeitmesssystems für den Fall sicherzustellen, dass die GPS-Satelliten ausfallen oder ihre Sendungen gestört werden. eLORAN setzt auf die gleichen immens leistungsstarken Langwellenfunkübertragungen wie zuvor, bietet aber durch das Hinzufügen eines Datenkanals eine viel größere Positionsgenauigkeit. Um Positionsgenauigkeiten bis auf 10 Meter zu erreichen, werden auch Netze von Empfangsstationen gebaut, die als Differential-LORAN oder DLoran bezeichnet werden. Sie überwachen die leistungsstarken eLORAN-Signale und senden Korrekturfaktoren über den Datenkanal oder über ein Netz von Mobilfunktürmen an Seeleute in ihrer Nähe. Südkorea betreibt derzeit drei eLORAN-Stationen und plant, im Jahr 2020 eine vollständige landesweite Abdeckung zu erreichen. Der Iran hat ein eLORAN-System aufgebaut, und Indien, Russland, China und Saudi-Arabien rüsten ihre bestehenden LORAN-C-Stationen zu eLORAN auf. Frankreich, Norwegen, Dänemark und Deutschland haben ihre LORAN-C-Übertragung Ende 2015 eingestellt und ihre Türme abgebaut. Die Situation in den Vereinigten Staaten ist etwas unklarer. Der 190 Meter hohe LORAN-C-Turm in Wildwood in New Jersey war 2015 unter der Schirmherrschaft des US-Ministeriums für innere Sicherheit vorübergehend wieder in Betrieb genommen worden. Im Dezember 2018 unterzeichnete Präsident Trump den sogenannten National Timing Resilience and Security Act (Gesetz über nationale Auslösesignale, Verteidigung und Sicherheit), der die Einrichtung eines terrestrischen Back-up-Systems für die GPS-Satelliten vorschreibt, das unter die Erde und in das Innere von Gebäuden in den Vereinigten Staaten eindringen kann. Zu diesem Zweck wird darin der Erwerb der eingemotteten LORAN-Einrichtungen genehmigt.

Um zu sehen, ob das Abschalten der meisten europäischen LORAN-C-Stationen Auswirkungen auf den Brummton in diesem Teil der Welt hatte, suchte ich in der weltweiten Datenbank nach Berichten über den Brummton. Diese wurde von Glen MacPherson, einem Ausbilder an der Universität von British Columbia, geführt. Am 1. Januar 2016, einen Tag nach der geplanten Abschaltung von LORAN-C, kamen Berichte aus Schottland und Nordirland, wonach das Brummen an diesem Morgen zwischen 2 und 3 Uhr morgens plötzlich aufgehört hatte.

ANDERE QUELLEN VON ULTRASCHALLSTRAHLUNG

Zeitübertragungen

Das amerikanische Nationale Institut für Standards und Technologie sendet ein Tageszeitsignal, das „atomare" Uhren in ganz Nordamerika synchronisiert. Das 60-kHz-Signal der Station WWVB, das aus Fort Collins in Colorado gesendet wird, kann nachts sogar in Teilen Südamerikas und Afrikas verwendet werden. Zeitstationen mit Ultraschallfrequenzen werden auch aus Anthorn in England, ausgestrahlt; außerdem von Mount Hagane und Mount Ootakadoya in Japan; aus Mainflingen in Deutschland und Lintong in China.

Energieeffiziente Glühbirnen

Wie von allen Geistern besessen, fällt ein Land nach dem anderen auf den Mythos herein, dass eine fluoreszierende Beleuchtung besser für die Umwelt sei. Kuba war im Jahr 2007 das erste Land, das den Verkauf gewöhnlicher Glühbirnen – Glühbirnen, die seit 135 Jahren sanftes Licht in unsere dunklen Abende bringen – vollständig verbot. Australien verbot die Einfuhr von Glühbirnen im November 2008 und den Verkauf ein Jahr später. Die Europäische Union hatte am 1. September 2012 einen dreijährigen Ausstieg beendet; China hat einen Monat später 100-Watt-Glühbirnen verboten und der vollständige Ausstieg stand für 2016 auf dem Programm. Brasilianer konnten ab dem 1. Juli 2015 keine Glühbirnen mit einer Leistung von 60 Watt oder mehr kaufen. Kanada und die Vereinigten Staaten, die geplant hatten, 100-Watt-Glühbirnen im Jahr 2012 zu verbieten, gaben angesichts starker öffentlicher Opposition vorübergehend nach.

Und die Öffentlichkeit hatte recht. Fluoreszierende Substanzen geben ein grelles Licht ab und enthalten Quecksilberdampf, der ultraviolette Strahlung abgibt, wenn er mit Hochspannung unter Strom gesetzt wird. Das Innere des Glases ist mit einer Chemikalie beschichtet, die sichtbares Licht emittiert, wenn es von ultravioletter Strahlung getroffen wird. Alle Leuchtstofflampen funktionieren ausnahmslos nach diesem Prinzip. Alle Häuser und Geschäfte, in denen fluoreszierende Lampen auf Dauer verwendet werden, von denen schließlich irgendwann eine bricht, werden dann mit Quecksilberstaub und -dampf kontaminiert. Und Mülldeponien auf der ganzen Welt werden durch die Entsorgung von Milliarden zerbrochener und verbrauchter Leuchtstoffröhren stark mit Quecksilber verschmutzt. Ganz zu schweigen von der ungelegenen Tatsache, dass wenig oder gar keine Energie gespart wird, wenn man irgendwo anders als in den Tropen lebt. Im Sommer wird die von Glühbirnen abgegebene Wärme verschwendet und erhöht den Bedarf an Klimatisierung. Aber im Winter gewinnen wir diese Kosten zurück, weil die Wärme von Glühbirnen dann unsere Häuser erwärmt. Wenn wir diese zusätzliche Wärmequelle verlieren, müssen wir den Unterschied ausgleichen, indem wir mehr Öl und Gas verbrennen. In den Vereinigten Staaten haben wir wahrscheinlich weder etwas ökologisch gewonnen noch verloren. In Kanada zum Beispiel, wo praktisch der gesamte Strom aus Wasserkraft gewonnen wird, war das Verbot von Glühbirnen ein uneingeschränkter Fehler. Es hat nichts weiter getan, als den Verbrauch fossiler Brennstoffe zu erhöhen, mehr Kohlendioxid in die Atmosphäre zu entlassen und die globale Erwärmung zu verschlimmern.

Und dieser Fehler wird noch verstärkt. Unter dem Druck staatlicher Aufsichtsbehörden verschlechtern die Leuchtstofflampenhersteller die Situation noch mehr, indem sie an jeder einzelnen Glühbirne einen Miniatur-Funksender anbringen. Das soll sie noch energieeffizienter machen.

Die Radiowellen aktivieren den Quecksilberdampf, ohne ihn einer hohen Spannung aussetzen zu müssen. Alle Kompaktleuchtstofflampen und ein großer Prozentsatz der langen Leuchtstofflampen werden heute mit diesen Funksendern betrieben, die als „elektronische Vorschaltgeräte" bezeichnet werden. Die verwendeten Frequenzen zwischen 20 und 60 kHz liegen im Ultraschall-Hörbereich. Da diese Art von Beleuchtung jetzt allgegenwärtig ist und es immer schwieriger wird, gewöhnliche Glühlampen zu kaufen – selbst, wenn sie gesetzlich noch erlaubt sind – sind diese Lampen weltweit die vorwiegende Quelle für Ultraschallstrahlung in Haushalten und Unternehmen sowie in Stromleitungen. Nahezu der gesamte Strom, der im Stromnetz und im Erdboden fließt, ist bis zu einem gewissen Grad mit 20 bis 60 kHz kontaminiert, nachdem er auf dem Weg zum nächsten Verbraucher oder zurück zum Versorgungsunternehmen Hunderte oder Tausende dieser Funksender durchlaufen hat. Und weil die elektronischen Vorschaltgeräte so stark elektrisch verzerrt sind, geben die heutigen Leuchtstofflampen auch messbare Energie ab, die weit in den Mikrowellenbereich reicht. Die Regeln der FCC (Federal Communications Commission), der amerikanischen Bundeskommission für Kommunikation, erlauben es jeder energieeffizienten Glühbirne, Mikrowellenstrahlung mit Frequenzen von bis zu 1.000 MHz bei einer Feldstärke von bis zu 20 Mikrovolt pro Meter zu emittieren, gemessen in einem Abstand von 30 Metern von der Glühbirne.

LED-Lampen, die als weiterer Ersatz für Glühlampen angeboten werden, sind auch nicht besser. Auch sie geben ein grelles Licht ab, enthalten eine Vielzahl giftiger Metalle und erfordern spezielle elektronische Komponenten, die den Wechselstrom in unseren Häusern in Niederspannungsgleichstrom umwandeln. Am häufigsten handelt es sich bei diesen Komponenten um Schaltnetzteile, die mit Ultraschallfrequenzen arbeiten. Sie werden im Folgenden in Verbindung mit Computern näher erläutert.

Leider war die Galgenfrist in Nordamerika nur von kurzer Dauer. Kanada verbannte die meisten Glühbirnen offiziell ab dem 1. Januar 2015. Zur gleichen Zeit endeten die Bemühungen der Vereinigten Staaten, den Todesstoß im eigenen Land weiterhin zu verschieben. Die letzten Beispiele für Edisons dauerhafte Erfindung verschwanden einige Monate später aus den Regalen meiner örtlichen Baumärkte. Die sanfte Glühlampe ist aus weiten Teilen der Welt verschwunden. Es sind nur noch Spezialbirnen und Halogenlampen übrig, und viele Länder verbieten diese ebenfalls. Glühlampen sind jedoch im Großteil Afrikas, in den meisten Ländern des Nahen Ostens, in weiten Teilen Südostasiens und in allen Inselstaaten des Pazifiks noch völlig legal.[31]

Handys und Mobilfunkmasten

Obwohl Mobiltelefone und -funkmasten am besten als Emitter von Mikrowellenstrahlung bekannt sind, wird diese Strahlung mit einem verwirrenden Spektrum von viel niedrigeren Frequenzen moduliert, als der menschliche Körper – der als Funkempfänger fungiert – wahrnehmen kann. Beispielsweise ist GSM (Global System for Mobile) ein Telekommunikationssystem, das seit Langem von AT & T und T-Mobile in den Vereinigten Staaten sowie von den meisten Unternehmen in der übrigen Welt verwendet wird. Die Strahlung von GSM-Handys und Mobilfunkmasten hat Komponenten mit 0,16, 4,25, 8, 217, 1.733, 33.850 und 270.833 Hz. Zusätzlich ist der Mikrowellenträger in 124 Unterträger mit einer Breite von jeweils 200 kHz unterteilt, die alle gleichzeitig senden können, um bis zu tausend Handynutzer gleichzeitig in einem bestimmten Bereich zu bedienen. Das erzeugt viele Harmonische von 200.000 Hz.

Obwohl GSM eine „2G"-Technologie ist, ist sie nicht verschwunden. Darüber liegen „3G"- und „4G"-Netzwerke, die von Smartphones neueren Datums verwendet werden. Das 3G-System, das als Universal Mobile Telecommunications System (UMTS) bezeichnet wird, ist völlig anders und enthält Modulationskomponenten mit 100, 1.500, 15.000 und 3.840.000 Hz. Das 4G-System, das als Long-Term Evolution oder LTE bezeichnet wird, wird jetzt noch einmal mit einer Reihe niedrigerer Frequenzen moduliert, einschließlich 100, 200, 1.000, 2.000 und 15.000 Hz. In 4G ist die Trägerfrequenz in Hunderte von 15 kHz breite Unterträger unterteilt, wodurch eine weitere Reihe von Harmonischen hinzugefügt wird. Und da derzeit Smartphones und Klapphandys verschiedener Jahrgänge nebeneinander existieren, muss jeder Mobilfunkmast alle unterschiedlichen Modulationsfrequenzen ausstrahlen – die alten sowie die neuen. Andernfalls würden ältere Telefone nicht mehr funktionieren. (AT & T-Türme in Amerika emittieren daher derzeit Modulationsfrequenzen von 0,16, 4,25, 8,33, 100, 200, 217, 1.000, 1.500, 1.733, 2.000, 15.000, 33.850, 270.833 und 3.840.000 Hz plus Harmonische dieser Frequenzen und zusätzliche Harmonische von 15.000 Hz und 200.000 Hz, ganz zu schweigen von den Mikrowellenträgerfrequenzen von 700 MHz, 850 MHz, 1.700 MHz, 1.900 MHz und 2.100 MHz. Wir sind sprichwörtlich – wie der Frosch im Topf – alle in einen riesigen Strahlenkessel getaucht worden, dessen Intensität stetig zunimmt. Auch wenn wir sie nicht wahrnehmen können, ist sie dennoch unbestreitbar.[32]

Mobiltelefone geben einen höheren Prozentsatz ihrer Energie für ihre Niederfrequenzkomponenten aus als Mobilfunkmasten[33] – was möglicherweise die hohe Prävalenz von „Tinnitus" bei Handynutzern mit ansonsten normalem Hörvermögen erklärt. 2003, zu einer Zeit, als die Nutzung von Mobiltelefonen nicht so universell war wie heute, war es noch möglich, epidemiologische Studien mit Benutzern und Nichtbenutzern durchzuführen. Ein Team von Wissenschaftlern unter der Leitung von Michael Kundi von der Medizinischen Universität Wien, das Menschen mit und ohne Tinnitus in einer Klinik für Hals-, Nasen- und Ohrenheilkunde verglich, stellte fest, dass Tinnitus – oft auf beiden Ohren – bei Handynutzern häufiger auftritt als bei Menschen, die kein Mobiltelefon benutzten, und dass es einen klaren Trend zu mehr Tinnitus mit zunehmender Intensität der Handynutzung gab.[34] Je mehr Minuten am Handy, desto mehr Tinnitus.

Fernbedienungsgeräte

Die meisten Fernbedienungsgeräte – Geräte, die Garagen und Autotüren öffnen und Fernsehgeräte bedienen – kommunizieren über Infrarotstrahlung. Die Infrarotsignale werden jedoch zwischen 30.000- und 60.000-mal pro Sekunde im mittleren Frequenzbereich des Ultraschalls gepulst. Die von den Herstellern am häufigsten gewählte Frequenz beträgt 36 kHz.

Das Problem mit Computern

Im Jahr 1977 gab Apple der Welt ein revolutionäres neues Gerät. Der sogenannte Personal Computer wurde von einem neuen Zubehörteil angetrieben, das als Schaltnetzteil bezeichnet wird. Wenn Sie einen Laptop haben, ist das der kleine Transformator bzw. das Ladegerät, das Sie an die Wand anschließen. Dieses Geschenk von Apple war viel leichter, effizienter und vielseitiger als frühere Methoden zur Versorgung von elektrischen Geräten mit Niederspannungsgleichstrom. Aber es hatte auch einen offensichtlichen Fehler: Anstatt nur reinen Gleichstrom zu liefern, verschmutzt das Schaltnetzteil auch das Stromnetz, die Erde, die Atmosphäre und sogar den Weltraum mit einem breiten Frequenzbereich. Für die aufstrebende Elektronikindustrie wurde es allerdings wegen der vielen Vorteile schnell unentbehrlich. Heutzutage sind Computer, Fernseher, Faxgeräte, Ladegeräte für Mobiltelefone und die meisten anderen elektronischen Geräte, die im Haushalt und in der Industrie verwendet werden, darauf angewiesen.

Die Funktionsweise des Schaltnetzteils verdeutlicht, warum es eine so große elektrische Verschmutzung verursacht. Anstatt die Spannung auf herkömmliche Weise mit variablen Widerständen zu regeln, unterbricht es den Stromfluss Zehntausende bis Hunderttausende Male pro Sekunde. Diese kleinen Geräte können die Spannung sehr genau regulieren, indem sie den Strom in größere und kleinere Teile zerlegen. Sie verändern einen Strom mit 50 oder 60 Zyklen in etwas ganz anderes. Das übliche Schaltnetzteil arbeitet in einem Frequenzbereich zwischen 30 und 60 kHz.

Computer und alle anderen elektronischen Geräte, die digitale Schaltkreise enthalten, senden ebenfalls Ultraschall von anderen Komponenten aus. Das lässt sich leicht mit einem normalen (nicht digitalen) AM-Radio beweisen. Man stellt das Radio einfach auf den Anfang der Frequenzskala (ca. 530 kHz) ein, bringt es in die Nähe eines Computers – oder eines Handys, Fernsehgeräts, Faxgeräts oder sogar eines Taschenrechners – und sofort sind eine Vielzahl von lauten Kreischgeräuschen aus dem Radio zu hören.

Was hier wahrgenommen wird, ist die sogenannte Hochfrequenzstörung, die zum Großteil die Obertöne von Emissionen sind, die im Ultraschallbereich liegen. Ein Laptop erzeugt solche Geräusche sogar, wenn er auf Akku läuft. Wenn er eingesteckt ist, verstärkt das Schaltnetzteil das Rauschen nicht nur, sondern überträgt es auch auf die Hausverkabelung. Von dort gelangt es über die

Verteilungsleitung in der Nachbarschaft in alle anderen Häuser und über das am Stromzähler befestigte Erdungskabel in die Erde. Das Stromnetz und die Erde selbst, die mit Ultraschallfrequenzen von Milliarden von Computern kontaminiert sind, werden zu einer Antenne, die Ultraschallenergie in die gesamte Atmosphäre und darüber hinaus ausstrahlt.

Dimmschalter

Ein weiteres Gerät, das den Strom im Frequenzbereich von 50 oder 60 Hz zerlegt, ist der allgegenwärtige Dimmer. Auch hier wurde der traditionelle variable Widerstand durch etwas anderes ersetzt. Die Vorgehensweise unterscheidet sich von der des Transformators des Computers – der moderne Dimmer unterbricht den Strom nur zweimal in jedem Zyklus – aber das Ergebnis ist ähnlich: Das plötzliche Starten und Stoppen des Stroms erzeugt schmutzigen Strom. Anstelle eines reibungslosen Stromflusses mit 50 oder 60 Zyklen erhält man eine turbulente Mischung höherer Harmonischer, die durch die Glühbirne fließt, die Hausverkabelung verschmutzt und das Nervensystem reizt. Ein großer Teil dieser unerwünschten Frequenzen liegt im Ultraschallbereich.

Stromleitungen

Bereits in den 1970er-Jahren berichtete Hiroshi Kikuchi von der Nihon-Universität in Tokio, dass aufgrund von Transformatoren, Motoren, Generatoren und elektronischen Geräten erhebliche Mengen an hochfrequentem Strom im Stromnetz auftraten. Ein Teil davon strahlte in den Weltraum. In Bodennähe wurde ein kontinuierliches Spektrum von Strahlungen zwischen 50 Hz und 100 kHz in einem Umkreis von bis zu einem Kilometer Entfernung von Nieder- und Hochspannungsleitungen gemessen. Satelliten haben Frequenzen aus Stromleitungen bis zu etwa 10 kHz gemessen.

Im Jahr 1997 berichteten Maurizio Vignati und Livio Giuliani vom Nationalen Institut für Gesundheit und Prävention am Arbeitsplatz in Rom, dass sie Hochfrequenzemissionen von Stromleitungen bis zu 50 Meter entfernt mit Frequenzen zwischen 112 und 370 kHz gemessen haben, die amplitudenmoduliert waren und Daten zu tragen schienen. Sie fanden dabei heraus, dass diese Frequenzen von italienischen Versorgungsunternehmen absichtlich in das Stromnetz eingespeist wurden. Und die gleiche Technologie wird weltweit eingesetzt. Sie wird Power Line Communications genannt. Die Technologie ist nicht neu, aber ihre Anwendung hat exponentiell zugenommen.

Elektrizitätsunternehmen senden seit etwa 1922 Funksignale über Stromleitungen mit Frequenzen zwischen 15 und 500 kHz zur Überwachung und Steuerung ihrer Umspannwerke und Verteilungsleitungen. Die Signale können 1.000 Watt oder stärker sein und Hunderte von Kilometer zurücklegen.

1978 wurden von RadioShack-Geschäften kleine Geräte angeboten, die mit 120 kHz sendeten. Benutzer konnten sie einstecken und die Verkabelung in ihren Wänden verwenden, um Signale zu übertragen, mit denen sie Lampen und andere Geräte über eine Befehlskonsole fernsteuern konnten. Später entwickelte die HomePlug Alliance Vorrichtungen, die die Heimverkabelung zum Verbinden von Computern nutzen. HomePlug-Geräte werden mit 2 bis 86 MHz betrieben, haben jedoch Modulationskomponenten mit 24,4 kHz und 27,9 kHz im Ultraschallbereich.

Intelligente Messgeräte (Smart Meters)

Die Nutzung des Stromnetzes zur Bereitstellung von Internet für Haushalte und Unternehmen – Breitband über Stromleitungen genannt – war kommerziell nicht erfolgreich. Die Nutzung des Stromnetzes zur Datenübertragung zwischen Haushalten, Unternehmen und Kraftwerken wird jedoch jetzt für das intelligente Stromnetz, das sogenannte Smart Grid, implementiert, das derzeit weltweit im Aufbau ist. Wenn das Smart Grid vollständig implementiert ist, wird Strom automatisch dorthin gesendet, wo und wann er benötigt wird – und sogar von einer Region in eine andere umgeleitet, um dort einen sofortigen Bedarf zu decken. Die Energieversorger werden in jedem Haushalt und Geschäft alle wichtigen Geräte fortlaufend überwachen, Thermostate automatisch regulieren und – zu Zeiten mit einem höherem Strombedarf – Klimaanlagen und Waschmaschinen ihrer Kunden abschalten bzw. wieder einschalten, sobald sich der Bedarf normalisiert. Um dies zu erreichen, werden Funksender an allen Stromzählern und Geräten installiert, die nicht nur miteinander, sondern auch drahtlos, über Glasfaserkabel oder über Funksignale, die über die Stromleitungen gesendet werden, mit dem Versorgungsunternehmen kommunizieren. Die FCC hat für diesen letzteren Zweck Frequenzen von 10 bis 490 kHz vorgegeben, aber Versorgungsunternehmen verwenden für die Fernkommunikation über Stromleitungen am häufigsten Frequenzen unter 90 kHz im Ultraschallbereich.

Die drahtlose Version von intelligenten Zählern, insbesondere die als „Mesh-Netzwerk" bezeichnete Variante, hat sich in den letzten Jahren wie ein technologisches Lauffeuer auf der ganzen Welt verbreitet und sich schnell zur lästigsten Quelle für elektronisches Rauschen im modernen Leben entwickelt. Die Zähler in einem Mesh-Netzwerk kommunizieren nicht nur mit dem Versorgungsunternehmen, sondern auch untereinander. Jeder Zähler chattet bis zu 240.000 Mal am Tag lautstark mit seinen Nachbarn. Das Chatten ist nämlich nicht lautlos. Schrilles, hohes Klingeln und eine Vielzahl von Zisch- und Klickgeräuschen werden von den Kunden der Versorgungsunternehmen nach der Installation dieser intelligenten Messgeräte so häufig gemeldet, dass Ursache und Wirkung nicht länger geleugnet werden können. Die Symbolübertragungsfrequenz von 50 kHz von vielen dieser Systeme und die schiere Signalstärke, die andere Strahlungsquellen in modernen Haushalten übertrifft, sind wahrscheinlich dafür verantwortlich. Dazu kommt noch die pulsierende Natur des Signals – wie ein Specht, der zu allen Tages- und Nachtstunden ununterbrochen klopft.

Tinnitus heute

Die Tinnitusraten sind seit mindestens 30 Jahren gestiegen. Vor allen in den letzten 20 Jahren war dieser Anstieg dramatisch.

Von 1982 bis 1996 enthielt die vom US-Dienst für öffentliche Gesundheit durchgeführte nationale Gesundheitsumfrage einige Fragen zu Hörstörungen und Tinnitus. Obwohl die Prävalenz von Hörverlust in diesen Jahren zurückging, stieg die Tinnitusrate um ein Drittel.[35] Später stellten die von den Centers for Disease Control durchgeführten nationalen Umfragen zu Gesundheit und Ernährung (National Health and Nutrition Examination Surveys oder NHANES) fest, dass die Rate weiter anstieg. 1982 klagten etwa 17 Prozent der erwachsenen Bevölkerung über Tinnitus; 1996 etwa 22 Prozent; zwischen 1999 und 2004 etwa 25 Prozent. Die Autoren der NHANES-Studie schätzten, dass 50 Millionen Erwachsene im Jahr 2004 an Tinnitus litten.[36]

Im Jahr 2011 berichtete Sergei Kochkin, der Geschäftsführer des Better Hearing Institute in Washington, DC, über das sehr überraschende Ergebnis einer landesweiten Umfrage, die im Jahr 2010 durchgeführt wurde. Das Erstaunliche dabei war, dass 44 Prozent der Amerikaner, die sich über Ohrengeräusche beklagten, angaben, normal zu hören. Kochkin konnte das einfach nicht glauben. „Es ist allgemein anerkannt, dass Menschen mit Tinnitus fast immer einen Hörverlust haben“, sagte er. Er ging daher davon aus, dass Millionen von Amerikanern, die sich über Ohrgeräusche beschweren, einen Hörverlust haben müssten, sich dessen aber nicht bewusst seien. Seine Vermutung ist jedoch nicht mehr zutreffend.

Forscher, die echten Tinnitus untersuchen möchten, müssen vorsichtig sein. Wenn sie den durchschnittlichen Menschen einige Minuten lang in einen schallisolierten Raum stellen, hört er Geräusche, die nicht vorhanden sind. Die Ärzte der Veteranenverwaltung Morris Heller und Moe Bergman demonstrierten dies 1953, und ein Forschungsteam an der Universität Mailand wiederholte das Experiment 50 Jahre später mit demselben Ergebnis: Über 90 Prozent ihrer Probanden hörten Geräusche.[37] Daher können die Ergebnisse von Tinnitus-Umfragen davon abhängen, auf welche Art und Weise die Daten gesammelt und die Fragen formuliert werden und sogar davon, wie der Begriff „Tinnitus“ definiert wird. Um wirklich herauszufinden, ob der Tinnitus zunimmt, benötigen wir praktisch identische Studien, die im Abstand von mehreren Jahren von denselben Forschern am selben Ort in derselben Testgruppe durchgeführt wurden. Tatsächlich liegt uns genau solch eine Reihe von Studien vor.

In den Jahren 1993 bis 1995 wurden 3.753 Einwohner von Beaver Dam in Wisconsin im Alter von 48 bis 92 Jahren in einer Hörstudie an der Universität von Wisconsin in Madison angemeldet. An den Testpersonen wurden in Abständen von fünf, zehn und 15 Jahren Nachuntersuchungen durchgeführt. Darüber hinaus wurden die Kinder der ursprünglichen Probanden zwischen 2005 und 2008 in eine ähnliche Studie aufgenommen. Infolgedessen sind Daten zur Prävalenz von Tinnitus in dieser Testgruppe von 1993 bis 2010 fast durchgehend verfügbar.

Da die Hörstörungen bei älteren Erwachsenen in diesem Zeitraum zurückgingen, erwarteten die Forscher einen entsprechenden Rückgang des Tinnitus. Sie fanden genau das Gegenteil: einen stetigen Anstieg des Tinnitus in allen Altersgruppen in den 1990er- und 2000er-Jahren. Beispielsweise stieg die Tinnitusrate bei Menschen im Alter von 55 bis 59 Jahren von 7,6 Prozent (zu Beginn der Studie) auf 11,0 Prozent, dann auf 13,6 Prozent und auf 17,5 Prozent (am Ende der Studie). Insgesamt hat die Tinnitusrate in dieser Testgruppe um etwa 50 Prozent zugenommen.[38]

Wir haben auch einige Studien, die im selben Jahr an kleinen Kindern durchgeführt wurden, von denen seit Langem angenommen wird, dass sie so gut wie keinen Tinnitus haben.

Kajsa-Mia Holgers ist Professorin für Audiologie an der Universität von Jönköping in Schweden. Sie führte ihre erste Studie 1997 an 964 siebenjährigen Schulkindern in Göteborg durch, die routinemäßigen Audiometrietests unterzogen wurden – 470 Mädchen und 494 Jungen. Zwölf Prozent der Kinder, von denen die überwiegende Mehrheit perfekt hörte, gaben an, ein Klingeln in den Ohren gehört zu haben. Neun Jahre später führte Holgers unter Verwendung des gleichen Studiendesigns und der gleichen Tinnitusfragen eine identische Studie an einer anderen großen Gruppe von siebenjährigen Schulkindern in Göteborg durch, die Audiometrietests unterzogen wurden. Dieses Mal war das Ergebnis außerordentlich: 42 Prozent der Kinder gaben an, ein Klingeln in den Ohren zu hören. „Wir stehen in nur wenigen Jahren vor einem mannigfaltigen Anstieg des Problems", sagte eine besorgte Holgers der nationalen Tageszeitung *Dagens Nyheter*.

Um das Problem näher zu untersuchen, gab Holgers Schülerinnen und Schülern der Mittel- und Oberstufe im Alter von 13 bis 16 Jahren während des Schuljahres 2003/2004 einen detaillierten Fragebogen. Mehr als die Hälfte dieser älteren Schulkinder berichtete von Tinnitus in irgendeiner Form. Einige erlebten nur „lärminduzierten Tinnitus" (Tinnitus, nachdem eine Person einem lauten Geräusch ausgesetzt war), aber fast ein Drittel der Schülerinnen und Schüler hatten relativ häufig einen „spontanen Tinnitus".

Und im Jahr 2004 untersuchte Holgers eine weitere Gruppe von Schulkindern im Alter von 9 bis 16 Jahren, von denen fast die Hälfte spontanen Tinnitus hatte. Noch alarmierender war die Tatsache, dass 23 Prozent angaben, ihr Tinnitus sei irritierend, dass 14 Prozent ihn jeden Tag hörten und dass Hunderte von Kindern in Holgers Audiologieklinik erschienen, um Hilfe für ihren Tinnitus zu suchen.

Man darf sicherlich davon ausgehen, dass das, was in Wisconsin und Schweden passierte, auch für den Rest der Welt zutrifft. Nachdem Computer, Handys, Leuchtstofflampen und ein Crescendo aus digitalen und drahtlosen Kommunikationssignalen jedes Fleckchen Erde in unserer Umwelt durchdrungen haben wird, lässt es kaum einen anderen Schluss zu. Demnach ist zu erwarten, dass in weniger als zwei Jahrzehnten mindestens ein Viertel aller Erwachsenen und die Hälfte aller Kinder in einer Welt leben, lernen und tätig sind, in der sie versuchen müssen, das allgegenwärtige, lästige elektronische Rauschen zu ignorieren.

KAPITEL 16

Bienen, Vögel, Bäume und Menschen

Alfonso Balmori Martinez ist ein Wildtierbiologe, der in Valladolid in Spanien lebt. In seiner offiziellen Funktion arbeitet er im Wildtiermanagement für das Umweltministerium seiner Region Castilla y León. Aber seit über einem Jahrzehnt beschäftigt er sich auch für eine Sache, die er für mindestens genauso wichtig hält. „Es war ungefähr im Jahr 2000", sagt er, „als ich anfing, mir ernsthafter Gesundheitsprobleme bewusst zu werden, die durch Mobilfunkantennen bei einigen meiner Nachbarn und Bekannten hervorgerufen wurden – einschließlich einer ernsten Situation in der Schule, die damals meine beiden ältesten Söhne besuchten." Das Problem in der Schule, im Colegio García Quintana, war kaum zu übersehen, da er jedes Mal damit konfrontiert wurde, wenn er seine Söhne dort absetzte. Denn über dem Spielplatz ragten – wie ein riesiges Nadelkissen – etwa 60 Sendeantennen aller Formen und Größen, die auf dem Dach des benachbarten Gebäudes angebracht waren.

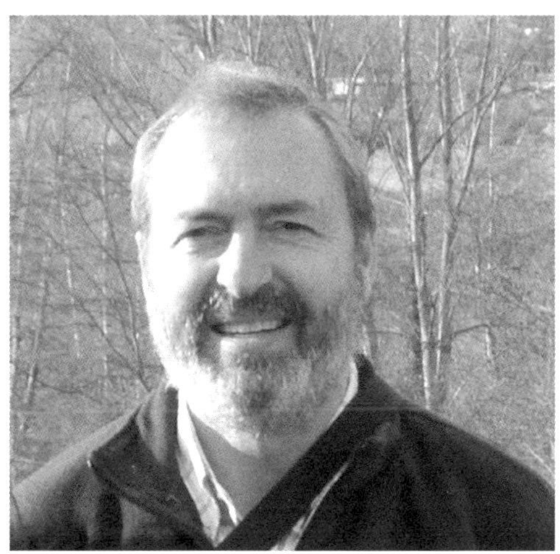

Alfonso Balmori Martínez

Diese Antennenfarm brachte die Ernte ihrer Kommunikation schnell ein, denn schon im ersten Jahr ihres Wachstums – zwischen dem 2. Dezember 2000 und dem 2. Januar 2002 – wurden an der Schule nacheinander fünf Fälle von Leukämie und Lymphom diagnostiziert: vier bei Kindern im Alter von vier bis neun Jahren und der fünfte bei einer siebzehnjährigen jungen Frau, die dort putzte. In Anbetracht der Tatsache, dass im vergangenen Jahr in der gesamten Provinz Valladolid nur vier Fälle von Leukämie und Lymphom bei Kindern unter zwölf Jahren diagnostiziert wurden, war die Gemeinde verängstigt. Die Schule wurde am 10. Januar 2002 vom Gesundheitsamt geschlossen und einige Wochen später wiedereröffnet, nachdem die Inspektoren keine gefährlichen Bedingungen vorfanden. Die Antennen wurden jedoch durch Gerichtsbeschluss vom 2. Dezember 2001 entfernt und eine neue Organisation, AVAATE – Asociación Vallisoletana de Afectadas Bor Altena de TElefonía (Verband der Personen in Valladolid, die von Telekommunikationsantennen betroffen sind) – ins Leben gerufen. Balmori war einer von denen, die sie unterstützte, denn was er ausfindig machte, beunruhigt ihn. Menschen, die Antennen ausgesetzt waren, erkrankten nicht nur an Krebs, sondern in viel größerer Zahl an Kopfschmerzen, Schlaflosigkeit, Gedächtnisverlust, Herzrhythmusstörungen und akuten, sogar lebensbedrohlichen neurologischen Reaktionen. „Nachdem ich über einen Zeitraum von mehreren Monaten Informationen gesammelt hatte“, erinnert er sich, „entdeckte ich, dass etwas so Offensichtliches von den Behörden als unbegründete Angst und als kaum mehr als eine ‚Sozialpsychose‘ ohne wissenschaftliche Grundlage abgetan wurde. So beschloss ich, die Auswirkungen auf Fauna und Flora zu untersuchen. Ich dachte, dass eine ‚kollektive Psychose‘ oder ‚grundlose Angst‘ nicht auf nicht menschliche Organismen zurückgeführt werden könnte. Und so fing ich an, Störche, Tauben, Bäume, Insekten, Kaulquappen genau zu beobachten ... und meine Ergebnisse zu veröffentlichen.“

Die Auswirkungen, die Balmori fand, waren dramatisch und universell. Die Strahlung von Mobilfunkantennen wirkte sich auf alle Tierarten aus, die er untersuchte. Zum Beispiel Störche. Weißstörche (*Ciconia ciconia*) sind in vielen spanischen Städten weitverbreitet, die – zusammen mit Spatzen und Tauben – Gebäude und Kirchtürme bewohnen. Balmori wählte 60 Dachnester aus, die über ganz Valladolid verstreut waren: 30, die sich innerhalb von 200 Metern von einem oder mehreren Zellstandorten befanden, und 30, die über 300 Meter von einem Zellstandort entfernt waren. Er beobachtete die Störche im Frühjahr 2003 mit Teleskopen, um ihren Bruterfolg zu ermitteln. Durch Messung des elektrischen Feldes an jedem dieser Standorte wies er nach, dass die Strahlung an den näheren Positionen im Durchschnitt viereinhalbmal intensiver war. Zwischen Februar 2003 und Juni 2004 besuchte er auch mehrere Hundert Nester, die sich nur 100 Meter von einem Zellstandort entfernt befanden, um die Vögel während aller Brutphasen zu beobachten.

Die Ergebnisse waren für einen Wildtierbiologen zutiefst beunruhigend. In den Nestern, die sich näher als 200 Meter zum nächsten Mobilfunkturm befanden, wuchsen halb so viele Storchenbabys auf wie in den Nestern, die weiter entfernt waren. In zwölf von den 30 stark exponierten Nestern wurden überhaupt keine Küken flügge, während nur eines der weniger exponierten Nester unfruchtbar war. Von den zwölf intensiv exponierten Nestern, in denen keine Jungtiere flügge wurden, schlüpften in einigen keine Küken aus und andere hatten Küken hervorgebracht, die kurz nach dem Schlüpfen starben. Das Verhalten der Vögel, die sich in einem Umkreis von 100 Metern um einen Turm befanden, war ebenso beunruhigend. Storchenpaare kämpften beim Nestbau. Äste fielen zu Boden, während das Paar versuchte, das Nest zu fertigen. „Einige Nester wurden nie fertiggestellt und die Störche verharrten passiv vor den Antennen am Zellstandort.“

Angesichts der sinkenden Zahl von Hausspatzen in Europa übernahm Balmori auch die Überwachung der Anzahl der Spatzen in 30 Parks und parkähnlichen Anlagen in Valladolid zwischen 2002 und 2006. Er besuchte jede dieser Stellen über vier Jahre einmal pro Monat an einem Sonntagmorgen, zählte die Vögel und maß die Strahlung. Er stellte nicht nur fest, dass die Zahl der Spatzen im Laufe der Zeit allgemein abnahm, sondern auch, dass sie in weniger bestrahlten Gebieten um ein Vielfaches zahlreicher waren. Es gab 42 Spatzen pro Hektar, wenn das elektrische Feld 0,1 Volt pro Meter betrug, aber nur einen oder zwei Spatzen pro Hektar bei einem elektrischen Feld von über 3 Volt pro Meter. Es war offensichtlich für Balmori, warum diese Vögel immer seltener gesehen wurden. Das Vereinigte Königreich hatte den Hausspatzen sogar auf die Rote Liste der bedrohten und gefährdeten Arten gesetzt, nachdem die Vogelpopulation in britischen Städten zwischen 1994 und 2002 um 75 Prozent zurückgegangen war. „Dies fällt mit der Einführung der Mobiltelefonie zusammen", schrieb er. Wenn sich der rückläufige Trend, den er in seiner Heimatstadt beobachtete, fortsetzte, sagte er, würde der Hausspatz in Valladolid um 2020 ausgestorben sein.[1]

Und die offensichtlichen Auswirkungen der Strahlung waren nicht auf Störche und Spatzen beschränkt. In den Neunzigerjahren wurden im Stadtpark „Campo Grande" in Valladolid Antennen installiert. Balmori überwachte dort für das nächste Jahrzehnt die Vogelpopulation. Hier sind einige von Balmoris Beobachtungen aus dem Jahr 2003:

> **Turmfalke**: „Ein allgemeiner Rückgang der Turmfalken – die jedes Jahr auf nahe gelegenen Dächern brüteten – nachdem Antennen für die mobile Telekommunikation installiert wurden."
>
> **Weißer Storch**: „Obwohl diese Art es prinzipiell ablehnt, ihr Nest auch unter widrigen Bedingungen zu verlassen, verschwanden die Nester in der Nähe der Strahlungskeulen der Telefonmasten allmählich."
>
> **Felsentaube (einheimisch)**: „Viele tote Exemplare wurden in der Nähe von Gegenden mit Telefonmasten gefunden."
>
> **Elster**: „Bei vielen Exemplaren wurden Anomalien an Stellen, die stark mit Mikrowellenstrahlung kontaminiert waren, festgestellt. Dazu gehörten eine Gefiederverschlechterung, insbesondere an Kopf und Hals, Bewegungsprobleme (Hinken und Schwierigkeiten beim Fliegen), teilweiser Albinismus und Melanismus, insbesondere an den Flanken, und die Tendenz, lange in den niedrigen Bereichen von Bäumen und am Boden zu verweilen."
>
> **Grünspechte, Gartenbaumläufer** und **Berglaufsänger**, die alle bisher weitverbreitet waren, verschwanden irgendwann zwischen 1999 und 2001 und wurden nicht mehr gesehen.

Bei der Hälfte der 14 im Park ansässigen Vogelarten wurde entweder ein starker Rückgang oder ein gänzliches Verschwinden festgestellt, obwohl sich die Luftverschmutzung, wie Balmori betont, verbessert hatte.

Der Rückgang der Spatzenpopulation ist eine weltweite Tragödie. „Vor 20 oder sogar zehn Jahren war es unvorstellbar, dass der Hausspatz im Mittelpunkt einer internationalen Ornithologie- oder Umweltkonferenz stehen würde", schrieben Jenny De Laet und James Denis Summers-Smith. Ihre 2007-Studie zeigte einen spektakulären Rückgang der Spatzenpopulationen in London, Glasgow, Edinburgh, Dublin, Hamburg, Gent, Antwerpen und Brüssel von über 90 Prozent. In den Princes Street Gardens, einem 50 Hektar großen Park im Zentrum von Edinburgh, waren 1984 mindestens noch 250 Spatzen beheimatet. 1997 waren nur noch 15 bis 30 Vögel an einer einzigen Stelle übrig. Die Anzahl der Spatzen in Kensington Gardens, einem 275 Hektar großen Park im Zentrum von London, ging von 2.603 im Jahr 1925 auf lediglich vier im Jahr 2002 zurück. Dieser Vogel, der seit mindestens 10.000 Jahren mit Menschen in Verbindung steht, verschwindet selbst dort, wo es viele Samen und Insekten gibt und wo Ornithologen keine offensichtliche Ursache für seinen Niedergang finden können. Aber es gibt einen Grund, der allerdings nicht auf den ersten Blick erkennbar ist. Heutzutage sind 26 Antenneninstallationen an den nördlichen, westlichen und südlichen Grenzen des Kensington Gardens aufgereiht, die von Vodafone, T-Mobile, Orange, O2, 3 und Airwave betrieben werden. Sie durchdringen diesen wunderschönen Park mit Mikrowellen, damit menschliche Besucher ihre Handys und die Polizei ihre Radios benutzen können. Die Situation in Edinburghs Princes Street Gardens ist noch schlimmer. 34 Zellstandorte umgeben diesen viel kleineren Park, die meisten davon weniger als fünf Meter über dem Boden. Der ausschließliche Ort, an dem 1997 noch Spatzen nisteten – beim Gatekeeper's Cottage – befindet sich am Fuße eines künstlichen Hügels namens The Mound und ist die einzige Lokalität im gesamten Park, die nicht im direkten Strahl mehrerer Mikrowellenantennen steht. Die Bestrahlung dieser Parks, die 1992 begann, entspricht zeitlich dem katastrophalen Rückgang ihrer Spatzenpopulationen.

Die Situation in der Schweiz ist so alarmierend geworden, dass der schweizerische Vogelschutzverband im Jahr 2015 den Hausspatz zum „Vogel des Jahres" erklärt hat. Eine Studie des Zoologen Sainudeen Pattazhy, die er während 2008 und 2009 in Kerala in Indien durchführte, ergab, dass Hausspatzen dort praktisch ausgestorben waren. In Delhi erinnert sich der Ornithologe Mohammed Dilawar daran, dass „sie bis März 2001 ständig in und um unser Haus waren. Als wir eine Weile wegwaren, bemerkten wir bei unserer Rückkehr, dass der am häufigsten vorkommende Vogel ausgeflogen war."[2] Pattazhys Schlussfolgerung ist dieselbe wie die von Balmori: Zelltürme lassen Spatzen keinen Platz zum Leben. „Das kontinuierliche Eindringen elektromagnetischer Strahlung in den Körper von Vögeln beeinflusst ihr Nervensystem und ihre Navigationsfähigkeiten. Das Navigieren und die Nahrungssuche sind für sie nicht länger möglich. Die Vögel, die in der Nähe von Türmen nisten, verlassen das Nest innerhalb von einer Woche", sagt er. „In einem Gelege können ein bis acht Eier vorhanden sein. Das Ausbrüten dauert zwischen 10 und 14 Tagen. Aber die Eier, die in Nestern in der Nähe von Türmen gelegt werden, schlüpfen auch nach 30 Tagen noch nicht."[3]

Es mag überraschend erscheinen, dass ausgerechnet Spatzen zu den empfindlichsten Vögeln gegenüber Elektrizität gehören. Wir wissen auch aus Kapitel 7, dass Spatzen während der Influenzapandemie von 1732–1733 – nach der Rückkehr der Sonnenflecken auf der Sonne und der sphärischen Aurora am Polarhimmel – von allen Vögeln am meisten gelitten haben.

Der Einfluss von Radiowellen auf die Vogelreproduktion ist keine bloße Vermutung mehr. Während Balmori seine Feldstudie an Störchen durchführte, haben Wissenschaftler in Griechenland die Auswirkungen in ihrem Labor nachgewiesen. Ioannis Magras und Thomas Xenos von der Aristoteles-Universität in Thessaloniki setzten zunächst 240 neu gelegte Wachteleier in einem Inkubator einer Art von Strahlung aus, wie sie von UKW-Radiosendern abgegeben wird. Die Strahlungswerte waren ungefähr so hoch, als hätten die Vögel Nester gebaut, die ein- bis dreihundert Meter von einem 50.000-Watt-Turm entfernt waren. Aber diese Eier wurden nur drei Tage und nicht mehr als eine Stunde am Tag exponiert: 30 Minuten am Morgen und 30 Minuten am Nachmittag. 45 der Embryonen starben – aber keines der 60 Wachteleier in der Nähe eines unbestrahlten Inkubators.

Dann setzten dieselben Forscher 60 weitere Wachteleier drei Tage lang ununterbrochen gepulsten Mikrowellen aus – der Art von Strahlung, die von Zelltürmen emittiert wird – diesmal mit nur 5 Mikrowatt pro Quadratzentimeter, was heutzutage in Städten gang und gäbe ist. Unter diesen Bedingungen wurden 65 Prozent der Embryonen getötet.

In einem dritten Experiment wurden 380 Hühnereier einer Mikrowellenstrahlung mit einer Leistung von 8,8 Mikrowatt pro Quadratzentimeter ausgesetzt. Anstatt sie direkt nach dem Legen zu bestrahlen, exponierten die Forscher die Eier zwischen dem dritten und zehnten Tag ihrer Entwicklung. Unter diesen Bedingungen überlebten zwar die meisten Embryonen, aber sie entwickelten sich abnormal. Unter Dauerstrichstrahlung schlüpften 86 Prozent der Jungtiere aus, aber 14 Prozent der Küken starben kurz nach der Geburt. Fast die Hälfte der verbleibenden Küken war entwicklungsverzögert und 3 Prozent hatten schwere Geburtsfehler. Gepulste Strahlung verursachte eine ähnliche Anzahl von Todesfällen, etwa halb so viele entwicklungsverzögerte Küken und doppelt so viele Geburtsfehler. Von 116 nicht exponierten Eiern schlüpften nur zwei nicht, keines hatte Geburtsfehler und lediglich zwei waren in der Entwicklung verzögert.

Die katastrophalen Auswirkungen von Radiowellen auf Vögel wurden erstmals in den 1930er-Jahren von denjenigen bemerkt, die am engsten mit ihnen verbunden waren: Brieftaubenzüchtern und Militärabteilungen, die immer noch Tauben zu Kommunikationszwecken verwendeten. Charles Heitzman, ein Vater des Taubensports in den Vereinigten Staaten, und Major Otto Meyer, ehemaliger Chef des Taubenkorps der US-Armee, waren beide alarmiert über die große Anzahl von Tauben, die sich in den Hochzeiten der Expansion des Rundfunks verirrten.[4]

Nach vielen Taubengenerationen lernten die Vögel anscheinend, sich an die neuen Bedingungen anzupassen, und das Problem wurde weitgehend – wenn auch nicht vollständig – vergessen.

In den späten 1960er-Jahren warf ein kanadisches Forschungsteam ein neues Licht auf das Problem. Das Team bestand aus J. Alan Tanner vom Kontrollsystemlabor der nationalen Forschungsgemeinschaft in Kanada; César Romero-Sierra, Professor für Neuroanatomie an der Queens University; und Jaime Bigu del Blanco, Biophysiker und wissenschaftlicher Mitarbeiter am Institut für Anatomie der Queens University. Sie begannen damit, junge Hühner einer Mikrowellenstrahlung mit relativ hohen Leistungsniveaus zwischen 10 und 30 Milliwatt pro Quadratzentimeter auszusetzen. Die Vögel fielen normalerweise innerhalb von 5 bis 20 Sekunden auf den Boden ihres Käfigs. Selbst wenn nur ihre Schwanzfedern exponiert wurden, schrien sie, schieden Kot aus und versuchten zu fliehen. Experimente mit Tauben und Möwen ergaben ähnliche Ergebnisse. Aber nicht, wenn die Vögel keine Federn hatten. Hühner, die gerupft waren, zeigten keine offensichtliche Reaktion auf die Bestrahlung bis ungefähr am zwölften Tag, als ihre nachwachsenden Federn etwa einen Zentimeter lang waren.

Die Forscher maßen dann die Strahlungsmuster im Labor. Dabei benutzten sie sowohl einzelne als auch Gruppen von Federn in unterschiedlichen Abständen voneinander und bewiesen, dass Vogelfedern gute Empfangsantennen für Mikrowellen sind. Wenn dies geschieht, während der Vogel fliegt, sagten sie, „wird vom Vogel wahrscheinlich eine Erhöhung der Mikrowellenfeldstärke ‚wahrgenommen'".[5]

In den 1970er-Jahren bewies Professor William Keeton von der Cornell University, dass Tauben so empfindlich gegenüber magnetischen Störungen sind, dass eine Änderung des Erdmagnetfelds von weniger als einem Zehntausendstel seines Durchschnittswerts die Startrichtung des Heimfluges eines Vogels erheblich veränderte.

In den 1990er- und frühen 2000er-Jahren, als Mobilfunktürme überhandnahmen und sich die Intensität der Mikrowellenstrahlung überall auf der Welt um das Zehn- bis Hundertfache erhöhte, als Weißstörche Schwierigkeiten hatten, sich in der Nähe von Antennen zu reproduzieren und Hausspatzen im Vereinigten Königreich auf die Liste der gefährdeten Arten gesetzt wurden, sank die Mitgliedschaft in den Brieftaubenzuchtvereinen. Taubenzüchter sahen sich gezwungen, einem Problem, das sie in den 1950er-Jahren beiseitegeschoben hatten, erneut Aufmerksamkeit zu schenken. Der Sekretär des New Ross und District-Taubenklubs in Irland, Jim Power, schrieb die Schuld für das seit etwa 1995 beobachtete Verlorengehen von Vögeln auf dem Heimflug dem „Satellitenfernsehen und Mobilfunknetz" zu. Die Geschichte erschien auf der Titelseite der *Irish Times*.[6] Im Jahr 1997 erlebte Amerika beides – die explosionsartige Vermehrung von Zelltürmen und schwere Taubenverluste.[7]

Letztere machten im Oktober 1998 in ganz Amerika Schlagzeilen, als über einen Zeitraum von 14 Tagen Taubenwettflüge überall in einer Katastrophe endeten, bei denen bis zu 90 Prozent der Vögel verloren gingen. „Sie tauchen in Scheunen auf. Unter Vogelhäuschen. Auf Fenstersimsen. Und manchmal stehen sie einfach nur im Regen", hieß es im ersten Absatz eines Artikels in der *Washington Post*. Von 1.800 Vögeln, die an einem Wettflug von New Market in Virginia nach Allentown in Pennsylvania teilnahmen, verschwanden etwa 1.500. Bei einem Wettflug von West-Pennsylvania nach Philadelphia kamen 700 von 900 Tauben nicht zurück. Bei einer 560-Kilometer-Wettbewerbsflugstrecke von Pittsburgh nach Brooklyn tauchten 1.000 von 1.200 Vögeln nicht mehr auf. Sehr wenige Wildvögel flogen umher. Habichte gingen nicht auf die Jagd.[8] Gänse waren über den ganzen Himmel verstreut, anstatt in normalen „V"-Formationen zu fliegen.[9] Der Auslöser für die scheinbar plötzliche zweiwöchige Desorientierung der Vögel war anscheinend ein durch Satelliten erzeugter Mikrowellenregen. Am 23. September 1998 hatte Motorola ihren 2.000 Testteilnehmern weltweit erstmalig einen Mobiltelefondienst aus dem Weltraum über die 66 kürzlich von ihr ins All geschossenen Iridium-Satelliten angeboten.

Viele Mitglieder der britischen Taubenwettflugvereinigung, der Royal Pigeon Racing Association, haben die Flugroute ihrer Vögel geändert, um Zelltürme zu vermeiden und weniger Tauben zu verlieren.[10] Im Jahr 2004 forderte der Verband weitere Untersuchungen zum Einfluss der Mikrowellenstrahlung auf Vögel an. Und als traditionelle Taubenzüchter den Sport nach und nach entmutigt aufgaben, wurden sie durch junge Enthusiasten ersetzt, die nie erlebt hatten, dass fast alle aufgelassenen Tauben direkt zu ihren Schlägen zurückflogen. Die außerordentlich hohen Verluste, über die sich 1997 Larry Lucero aus New Mexico beklagte – 80 Prozent der Vögel in acht Wettflugwochen – ist fast zur Norm geworden. Sankaralingam, der Präsident des indischen Brieftaubenverbands Chennai Homer Pigeons Association erinnert sich. „Früher", sagt er, „vor der Verbreitung der Handys, wären von 100 Tauben, die ich in meinem Viertel Kodungaiyur aufgelassen hätte, alle ein paar Minuten später nach Hause zurückgekehrt."[11] Der texanische Taubenzüchter Robert Benson erklärt heute: „Selbst unter den besten Bedingungen muss man bereits vor dem Rennen mit einem Verlust von 25 Prozent rechnen. Ein Verlust von 75 Prozent ist nichts Ungewöhnliches." „Die Anzahl der Verluste, die sich jedes Jahr ereignen", sagt Kevin Murphy vom schottischen Angus College, „zeigt keine Anzeichen einer Verbesserung und wann immer Sie mit Taubenzüchtern sprechen, ist es dieselbe alte Geschichte. Hohe Verluste bei Jungvögeln und sehr wenige Züchter, die in der Lage sind, ein bewährtes Team von erfahrenen Vögeln mit einem Alter von drei, vier und fünf Jahren aufzubauen."

Funk-Überwachung für Tiere

Murphy schlägt vor – und sicherlich bekämpft er hier im Eifer wissenschaftlicher Torheit Feuer mit Feuer – das Problem durch die Entwicklung eines GSM-/GPS-Geräts zu lösen, das an den Beinen der Tauben angebracht wird, um verirrte Vögel nachzuverfolgen. Zunächst handelt es sich um ein Forschungsprojekt, mit dem untersucht werden soll, so Murphy, ob Sonneneruptionen und magnetische Stürme das Vermögen der Vögel, nach Hause zu finden, beeinträchtigen. Aber diese Anlagen verfolgen den Weg der Vögel mithilfe von Satelliten und Mobilfunktürmen, also genau dem, was jetzt für sehr viel mehr Taubenverluste verantwortlich ist als die Sonneneruptionen. Schlimmer noch, die Geräte – die selbst Funksender sind – setzen die Vögel aus nächster Nähe einer weitaus höheren Strahlung aus als entfernte Zelltürme.

Das Mikrochippen von Tauben, um ihren Weg zu verfolgen, ist in diesem Sport noch nicht zur Standardpraxis geworden. Aber in den letzten Jahren haben Taubenzüchter eine bereits schlechte Situation noch verschlimmert, indem sie bei allen Wettflügen an jedem Vogelfuß RFID-(Radiofrequenz-Identifikation)-„Chipringe" anbrachten. Ein automatischer RFID-Scanner zeichnet auf, wann der Vogel am Taubenschlag ankommt und die Ziellinie überquert. Dies sind passive Geräte, die keine Batterien enthalten und zur Aktivierung auf externe Energiequellen angewiesen sind. Aber plötzliche Todesfälle exotischer Vögel unmittelbar nach dem Mikrochippen sind keine Seltenheit.[12] Viele elektrisch sensible Menschen entdecken, dass sie Probleme mit ihren eigenen Führerscheinen und Pässen mit integrierten Chips haben. Diese Chips haben nämlich Hochfrequenzoszillatoren, die ihre unmittelbare Umgebung so stark verschmutzen, dass sie gehörig das Nervensystem von Organismen beeinträchtigten, selbst wenn diese kein Heimfindevermögen haben.

Das Anbringen eines Funkverfolgungsgeräts an einem Wildtier ist genauso, als würde man ihm ein Handy geben. Landgestützte Wildtier-Tracking-Systeme verwenden Frequenzen zwischen 148 und 220 MHz und haben Tag und Nacht einen Strahlungseffekt von 10 Milliwatt. Satelliten-Tracking-Systeme, wie sie zur Wegverfolgung bei Delfinen und Walen verwendet werden, setzen voraus, dass das Tier mit einem viel stärkeren Sender ausgerüstet werden müsste, der von 250 Milliwatt bis zu 2 Watt ausstrahlt. Das entspräche dem Tragen eines Satellitentelefons. Solche Systeme werden auch verwendet, um Schildkröten, Haie, Eisbären, Moschusochsen, Kamele, Wölfe, Elefanten und andere Tiere zu verfolgen, die sehr großflächige Gebiete durchstreifen oder weite Strecken schwimmen. Sie werden auch bei Vögeln, die in weite Ferne ziehen oder schwer zu erfassen sind, wie Albatrosse, Weißkopfseeadler, Pinguine und Schwäne, eingesetzt.

Schlangen, Amphibien und Fledermäuse werden per Funk getaggt. Auch Fische in Seen und Flüssen und sogar Schmetterlinge werden mit Sendern ausgestattet. Wenn es heute eine Kreatur gibt, die groß genug ist, dass für sie Antennen hergestellt werden können, so kann man davon ausgehen, dass einfallsreiche Wildtierbiologen Wege gefunden haben, um diese an Mitgliedern ihrer Spezies zu befestigen – sei es durch Halsbänder, Gurte oder chirurgische Implantate. In dem irrigen Bestreben, herauszufinden, warum Honigbienen verschwinden, ist Australiens führende wissenschaftliche Forschungsagentur, die Commonwealth Scientific and Industrial Research Organisation, dabei, zweieinhalb Millionen Bienen RFID-Tags mit Sekundenkleber auf den Rücken zu kleben und RFID-Lesegeräte in 1.000 Bienenstöcken zu platzieren.

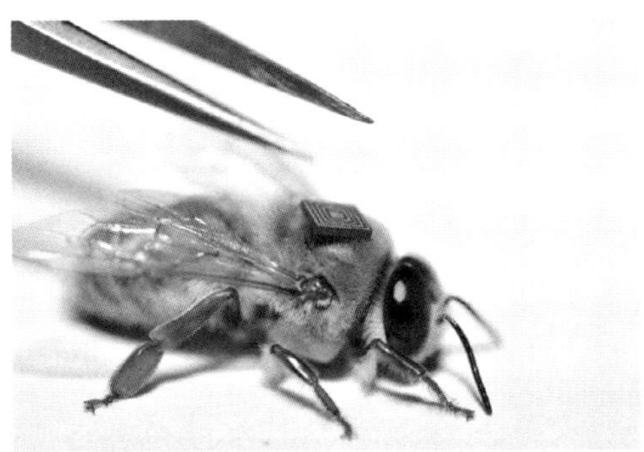

Am 6. Februar 2002 veröffentlichte der US-Nationalparkdienst einen Bericht, in dem Wildbiologen gewarnt wurden, dass Funkverfolgungsgeräte genau das Verhalten radikal verändern könnten, das sie mithilfe dieser Geräte untersuchen wollen. Zudem könnten sich nicht nur die physischen Ausmaße der Geräte, sondern auch die Funkwellen, die sie ausstrahlen, nachteilig auf die Gesundheit der Tiere auswirken.[13] Laut diesem und anderen Berichten gehören zu den Folgen des Anbringens von Funketiketten bei Vögel vermehrtes Putzen, Gewichtsverlust, Verlassen der Brut, verringerte Flugzeit, erhöhter Stoffwechsel, Vermeidung von Wasser, weniger Balzaktivität, reduzierte Futtersuche, geringeres Überleben des Geleges, zurückgegangenes Flügelwachstum, größere Anfälligkeit für Raubtiere, weniger Fortpflanzungserfolg und höhere Sterblichkeit.[14]

Säugetiere mit Funkhalsband, darunter Kaninchen, Wühlmäuse, Lemminge, Dachse, Füchse, Hirsche, Elche, Gürteltiere, Flussotter, Seeotter und Wildhunde in der Serengeti,[15] leiden unter erhöhter Sterblichkeit, beeinträchtigter Grabfähigkeit, Gewichtsverlust und verminderter Aktivität. Erhöhte Selbstpflege, veränderte soziale Interaktionen, reproduktives Versagen und stark veränderte Geschlechterverteilung der Nachkommen. In einer Elchstudie hatten Kälber mit gewöhnlichen Ohrmarken und Kälber ohne Ohrmarken die gleichen Sterblichkeitsraten – etwa 10 Prozent –, während 68 Prozent der Kälber mit Ohrmarken, die Sender enthielten, starben. Die Forscher kratzten sich am Kopf, weil sie außer dem Vorhandensein von Radiowellen keinen Unterschied zwischen den gewöhnlichen Ohrmarken und denen, die die Kälber töteten, feststellen konnten.[16] In einer anderen Studie, an der Wühlmäuse im englischen Naturschutzgebiet der Bure Marshes beteiligt waren, brachten Kolonien, der auch Weibchen mit Funketiketten angehörten, mehr als viermal so viele Männchen als Weibchen zur Welt. Die Forscher kamen zu dem Schluss, dass wahrscheinlich keine der getaggten weiblichen Wühlmäuse weibliche Nachkommen zur Welt brachte.[17]

In einigen Fällen könnten gefährdete Arten durch Funketikette sogar noch mehr vom Aussterben bedroht sein. 1998 hatte der erste sibirische Schneetiger, der je schwanger wurde und mit einem Transponderhalsband Kinder zur Welt brachte, einen Wurf mit vier Jungtieren, von denen zwei an genetischen Anomalien starben.[18]

Die Ergebnisse einer umfassenden Literaturübersicht, die 2003 veröffentlicht wurde und 836 wissenschaftliche Studien mit getaggten Tieren untersuchte, ergaben, dass diese Studien in 90 Prozent der Fälle die Auswirkungen von Funketiketten auf die Tiere ignorierten. Damit wurde stillschweigend davon ausgegangen, dass sie keinen signifikanten Effekt hatten. Aber diejenigen Studien, in denen dies infrage gestellt wurde, stellten mehrheitlich eine oder mehrere nachteilige Auswirkungen dieser Geräte auf ihre Träger fest.[19]

Zugvögel

Die Arbeit von Professor Keeton ist von ausschlaggebender Bedeutung für den Vogelschutz. Wenn die Saison des Vogelzugs vor der Tür steht, wenden sich Singvögel – sogar die in Gefangenschaft – der Richtung zu, in die sie fliegen wollen. Daher waren Wissenschaftler der Universität Oldenburg schockiert, als sie feststellten, dass sich die von ihnen untersuchten ziehenden Singvögel seit 2004 im Frühjahr nicht mehr nach Norden oder im Herbst nach Südwesten orientieren konnten. Sie vermuteten, dass elektromagnetische Verschmutzung verantwortlich sein könnte, und umgaben – seit Winter 2006–2007 – die Volieren, in denen sie europäische Rotkehlchen hielten, mit geerdeten Aluminiumblechen. „Die Auswirkungen auf die Orientierungsfähigkeit der Vögel waren tiefgreifend", schrieben die Autoren der Studie, die sie im Jahr 2014 veröffentlichten. Erst nachdem die Aluminiumfolie geerdet war, orientierten sich die Vögel im Frühling normal. Und da das Gehäuse, wenn es nicht geerdet war, nur Frequenzen unter 20 MHz zuließ, waren offensichtlich nicht die Mobilfunktürme, sondern die Ausstrahlungen von Langwellensendemasten und gewöhnlichen elektronischen Haushaltsgeräten die Ursache für den Orientierungsverlust der Vögel. In einer ländlichen Gegend außerhalb von Oldenburg konnten sich die Rotkehlchen noch ohne Aluminiumabschirmung orientieren. Aber die Wissenschaftler warnten: „Wenn anthropogene elektromagnetische Felder verhindern, dass wandernde Singvögel ihren Magnetkompass verwenden, können sich ihre Überlebenschancen auf dem Flug erheblich verringern, insbesondere in Zeiten bewölkten Wetters, in denen keine Informationen des Sonnen- und Sternenkompasses verfügbar sind. Die Populationen der nachtziehenden Singvögel gehen rapide zurück."[20]

Amphibien

Als ich 1996 mein erstes Buch *Microwaving Our Planet: The Environmental Impact of the Wireless Revolution* schrieb, erweckte der Niedergang von Fröschen, Kröten, Salamandern und anderen Amphibien auf der ganzen Welt meine Aufmerksamkeit und brachte meine Alarmglocken zum Läuten. Warum waren die Menschen nicht mehr besorgt, fragte ich mich? Diese Katastrophe sollte der Menschheit wie ein mahnendes Schiffswrack einen dringenden Grund geben, den Kurs zu ändern. „Eine Amphibien-Horror-Geschichte", so eine ins Auge springende Schlagzeile vom *New York Newsday*.[21] „Beunruhigung in den Seerosenblättern", kündigte das Time Magazine an.[22] „Außerirdische stehlen unsere Frösche", heißt es in einer Supermarkt-Boulevardzeitung.[23] Es schien, als ob mutierte Frösche zu Tausenden in unberührten Seen, Bächen und Wäldern im gesamten amerikanischen Mittelwesten auftauchten. Ihre deformierten oder zusätzlichen Beine, fehlende oder falsch platzierte Augen und andere genetische Fehler erschreckten Schulkinder auf Exkursionen.[24] Ich erfuhr, dass jede Frosch- und Krötenart im Yosemite-Nationalpark vom Aussterben bedroht war. Die boreale Kröte, die früher in der Nähe von Boulder in Colorado so häufig vorkam, dass sie in großer Anzahl von Autofahrern auf den Bergstraßen überfahren wurden, war auf etwa fünf Prozent ihrer früheren Bevölkerung geschrumpft.[25] Als ich tiefer grub, erfuhr ich, dass Frösche auch in anderen Ländern verstummten, und zwar bereits seit über einem Jahrzehnt. Im Monteverde Nebelwald-Reservat in Costa Rica war die berühmte und hochgeschützte Goldkröte – benannt nach ihrer hell leuchtenden Haut – ausgestorben. Acht von 13 Froscharten in einem brasilianischen Regenwaldgebiet waren verschwunden. Ich lese, dass der Magenbrüterfrosch in Australien, benannt nach seiner Gewohnheit, seine Jungen im Magen zu inkubieren, „nicht mehr brütet".[26] 75 Arten der bunten Harlekinfrösche, die einst in der Nähe von Bächen in den Tropen der westlichen Hemisphäre lebten, waren seit den 1980er-Jahren nicht mehr gesehen worden.[27]

Was Wissenschaftler so verwirrte, war nicht nur, dass eine gesamte, evolutionär sehr frühe Klasse von Tieren – die Amphibien – im Begriff war, auszusterben, sondern dass sie in so vielen unberührten, abgelegenen und damit vermeintlich unverschmutzten Umgebungen nicht mehr gesehen wurden. Das ist in dieser Angelegenheit auch genau der Aspekt, der meine Aufmerksamkeit so vollkommen auf sich gezogen hatte. Umweltschützer haben größtenteils wie der Rest der modernen Menschheit einen riesigen Schwachpunkt: Sie erkennen elektromagnetische Strahlung nicht als Umweltfaktor an und platzieren Stromleitungen, Telefonrelais-Türme, Mobilfunkmasten und Radarstationen ohne jegliche Bedenken inmitten der entlegensten, unberührtesten Berggebiete und sind sich nicht einmal bewusst, dass sie damit diese Umgebungen stark verschmutzen. Ich spekulierte damals nur, dass die Entdeckung stark deformierter Frösche im Mittleren Westen mit den immer häufiger auftretenden Berichten von Bauern in der gleichen Region zusammenhing. Ihre Kühe und Pferde wurden nämlich mit flughautähnlichen Hautfalten an Hälsen und Beinen, die verkehrt herum angesetzt waren, geboren, nachdem Mobilfunktürme auf oder neben ihren Farmen errichtet wurden.[28] Es schien mehr als zufällig, dass Berichte über missgebildete Amphibien aus beliebten Seeferiengebieten stammten, in denen 1996 mit ziemlicher Sicherheit Mobilfunktürme errichtet worden waren.

Balmoris Neugier entsprach genau der meinen und im Jahr 2009 stellte er seine Spekulationen auf die Probe. Während eines Zeitraums von zwei Monaten versorgte er zwei fast identische Aquarien mit Grasfroschkaulquappen, die er auf einer Terrasse im fünften Stock einer Wohnung in Valladolid aufstellte. 140 Meter entfernt standen auf dem Dach eines achtstöckigen Gebäudes vier Basisstationen für Mobiltelefone, die die Nachbarschaft bestrahlten. Der einzige Unterschied zwischen den beiden Behältern mit Kaulquappen bestand darin, dass eine mit einem dünnen Stück Stoff bedeckt war. Der aus Metallfasern gewebte Stoff war zwar luft- und lichtdurchlässig, schirmte die Radiowellen jedoch ab. Das Ergebnis war eine schockierende Bestätigung dessen, was sich im Rest der Welt abspielte: Innerhalb von zwei Monaten betrug die Sterblichkeitsrate im exponierten Aquarium 90 Prozent und im abgeschirmten nur vier Prozent. Fast alle exponierten Kaulquappen – die lediglich denselben Strahlungen wie die Bewohner des Wohnhauses ausgesetzt waren – schwammen unkoordiniert hin und her, zeigten kaum Interesse für Futter und starben nach sechs Wochen. Balmori betitelte seinen 2010-Artikel „Mobiltelefonturm-Effekte auf Kaulquappen von Grasfröschen (*Rana temporaria*): Die Stadt wird zum Labor".

In den späten Neunzigerjahren hatten Forscher in Moskau diese Art von Auswirkungen in einem anderen städtischen Labor unter Verwendung eines anderen Geräts getestet, das wir alle für selbstverständlich halten. Sie setzten sich entwickelnde Froschembryonen und Kaulquappen einem gewöhnlichen Personal Computer aus. Die sich aus ihnen entwickelnden Frösche hatten schwere Missbildungen, darunter Anenzephalie (Fehlen eines Gehirns), Fehlen eines Herzens, Fehlen von Gliedmaßen, Schwanznekrose und andere Deformitäten, die „mit dem Überleben unvereinbar" waren.[29]

Insekten

Die Insektenwelt ist für eine elektromagnetische Verschmutzung ebenso anfällig wie die Amphibienwelt. Tatsächlich ist es – wie Alexander Chan 2004 entdeckte – so einfach, die Auswirkungen von Computern und Handys auf winzige Lebewesen zu demonstrieren, dass selbst Schülerinnen und Schüler der Sekundarstufe dies für ein Projekt für eine Wissenschaftsausstellung an der Schule tun könnten. Als Fünfzehnjähriger und Schüler der Benjamin Cardozo High School in Queens in New York setzte Chan täglich Fruchtfliegenlarven einem Lautsprecher, einem Computermonitor und einem Handy aus und beobachtete deren Entwicklung. Die Fliegen, die dem Handy ausgesetzt waren, entwickelten keine Flügel. „Strahlung und elektromagnetische Emissionen sind wirklich viel schädlicher als man denkt", schloss der fassungslose Teenager.[30]

An der Universität von Athen geht Dimitris Panagopoulous seit anderthalb Jahrzehnten einer ähnlichen Forschung mit Fruchtfliegen nach und liefert ebenso alarmierende Ergebnisse. Wie Chan – und im Gegensatz zu den meisten anderen Wissenschaftlern, die sich mit Forschung über elektromagnetische Strahlung befassen – beschlossen er und sein Team in der Abteilung für Zellbiologie und Biophysik, ihre Fliegen nicht speziellen Geräten, sondern einem ganz gewöhnlichen Mobiltelefon auszusetzen. In ihren ersten Experimenten im Jahr 2000 stellten sie fest, dass eine Exposition von wenigen Minuten ausreichte, um die Reproduktionsrate von Fliegen radikal zu beeinträchtigen. Wenn erwachsene Fliegen an fünf aufeinanderfolgenden Tagen nur sechs Minuten pro Tag der Antenne eines eingeschalteten Mobiltelefons ausgesetzt wurden, verringerte sich die Anzahl der von ihnen gelegten Eier um 50 bis 60 Prozent. Wenn die Insekten nur zwei Tage lang exponiert wurden, d. h. insgesamt zwölf Minuten Bestrahlung, verringerte sich die Anzahl der Eier durchschnittlich um 42 Prozent. Selbst Fliegen, die für fünf Tage nur eine Minute pro Tag ausgesetzt waren, brachten 36 Prozent weniger Nachkommen hervor als ihre nicht exponierten Verwandten. Abgesehen davon, ob nur männliche, nur weibliche oder beide exponiert wurden, die Anzahl der Nachkommen war stark reduziert. Ihre Experimente bedurften dringend einer Erklärung, weil Wissenschaftler eine so schnelle Sterilisation sonst nur bei Röntgenstrahlen sahen, nicht aber bei einem gewöhnlichen Handy.[31] In Folgeexperimenten töteten die Forscher die Fliegen, nachdem sie sie für fünf Tage – wiederum für sechs Minuten pro Tag – einem Handy ausgesetzt hatten, und verwendeten eine Standardtechnik – den TUNEL-Assay – um nach fragmentierter DNS in den Eierstöcken und Eikammern der weiblichen Fliegen zu suchen. Mit dieser Technik konnten sie nachweisen, dass die kurze Exposition gegenüber einem Mobiltelefon in allen Entwicklungsstadien den Tod und die Degeneration von 50 bis 60 Prozent der Eier und ihren Stützzellen verursachte.[32]

In späteren Experimenten fanden diese Wissenschaftler „Intensitätsfenster" mit maximaler Wirkung – eine nicht ungewöhnliche Entdeckung in der elektromagnetischen Forschung. Mit anderen Worten, der größte Schaden wird nicht immer durch die größte Strahlung verursacht. Wenn Sie Ihr Handy vom Kopf fernhalten, kann sich der Schaden tatsächlich verschlimmern. Mit einem 900-MHz-Telefon produzierten die Fliegen von Panagopoulos noch weniger Nachkommen, wenn die Antenne 30 Zentimeter entfernt gehalten wurde – was die Strahlenbelastung um einen Faktor von fast 40 reduzierte – als wenn die Antenne tatsächlich die Phiole mit den Fliegen berührte. Mit einem 1.800-MHz-Telefon trat die maximale Sterblichkeit in einer Entfernung von 20 Zentimetern auf.[33] In einer umfangreichen Versuchsreihe mit weiteren Experimenten verringerte die Exposition gegenüber einer Basisstation für schnurlose Telefone, einem schnurlosen Telefonhörer, einem WLAN-Router, einem Babyphon, einem Mikrowellenherd und verschiedenen Arten von Bluetooth-Geräten die Anzahl der Nachkommen von zwei verschiedenen Arten von Fruchtfliegen um bis zu 30 Prozent. Die Dauer der über neun Tage hinweg durchgeführten Bestrahlung variierte von 6 Minuten – nur ein einziges Mal – bis zu 30 Minuten pro Tag. Unabhängig von der Expositionszeit führte jedes Experiment zum Zelltod in den sich entwickelnden Eiern und zu einer mindestens zehnprozentigen Verringerung der Anzahl der Nachkommen.[34]

Und in Belgien hat die Entomologin Marie-Claire Cammaerts in Experimenten – die übrigens alle Schülerinnen und Schüler der Sekundarstufe wiederholen können – gezeigt, dass ein Mobiltelefon eindeutig und offensichtlich gefährlich ist, solange der Akku nicht entfernt wurde – selbst, wenn es ausgeschaltet ist. Sie brachte Tausende von Ameisen in ihr Labor an der Freien Universität Brüssel und platzierte ein älteres Modell eines Klapp-Telefons unter ihre Kolonien, wo sie es weder sehen noch riechen konnten, und sah ihnen einfach beim Laufen zu. Wenn das Telefon keinen Akku enthielt, waren die Ameisen überhaupt nicht beeinträchtigt. Auch die Batterie allein, ohne Telefon, hatte keine Auswirkungen. Sobald der Akku jedoch in das Telefon eingelegt wurde – und obwohl es noch ausgeschaltet war – wurden die chaotischen Bewegungen der Ameisen radikal gestört. Die winzigen Tiere schossen mit erhöhtem Elan hin und her, als wollten sie einem unsichtbaren Feind entkommen. Die Geschwindigkeit, mit der sie die Richtung wechselten – ihre Winkelgeschwindigkeit – stieg um 80 Prozent. Als das Telefon dann in den Standby-Modus versetzt wurde, waren die Richtungsänderungen noch auffälliger. Schließlich schaltete Cammaerts das Telefon ein. Innerhalb von zwei bis drei Sekunden wurden die Insekten sichtbar langsamer.

Als Nächstes setzte Cammaerts eine frische Ameisenkolonie einem Smartphone und dann einem schnurlosen „DECT"-Telefon aus. In beiden Fällen verdoppelte oder verdreifachte sich die Winkelgeschwindigkeit der Lebewesen, während sich ihre tatsächliche Gehgeschwindigkeit drastisch verlangsamte. Dies geschah innerhalb von ein bis drei Sekunden. Als das DECT-Telefon eingeschaltet wurde, waren die Ameisen „fast gelähmt". Nachdem sie drei Minuten lang jedem der beiden Geräte ausgesetzt worden waren, benötigten sie zwei bis vier Stunden, um sich zu erholen. Mit einer wiederum frischen Kolonie wiederholte Cammaerts dann das Experiment und stellte diesmal ein Klapptelefon im Standby-Modus unter das Ameisennest anstatt unter den Futtersuchbereich. Sofort verließen alle Ameisen das Nest und nahmen ihre Eier, Larven und Nymphen mit. „Es sah spektakulär aus", sagte sie. „Sie haben ihr Nest weit entfernt von dem Ort verlegt, unter dem sich das Mobiltelefon befand. Nach dem Entfernen des Handys kehrten die Ameisen einschließlich ihrer Brut in ihr ursprüngliches Nest zurück. Dieser Umzug dauerte ungefähr eine Stunde."

Schließlich testete Cammaerts einen WLAN-Router, der zwischen zwei Ameisenkolonien in einer Entfernung von etwa 30 Zentimetern von jeder Kolonie platziert wurde. Während der Router noch ausgeschaltet war, passierte nichts Ungewöhnliches. Aber „nach ein paar Sekunden Exposition wurde deutlich, dass sich die Ameisen sehr unwohl fühlten und folglich ein gestörtes Verhalten aufwiesen". Nachdem die Ameisen 30 Minuten lang dem Router ausgesetzt waren, mussten sie sich sechs bis acht Stunden lang erholen, bevor sie wieder wie gewohnt auf Nahrungssuche gingen. „Leider", schrieb Cammaerts, „erholten sich mehrere Ameisen überhaupt nicht und wurden einige Tage später tot aufgefunden."

Panagopoulous seinerseits hat in einem Kapitel seines 2012 veröffentlichen Buches über *Drosophila melanogaster* eine laute und ungewöhnliche Warnung an die Welt herausgegeben: „Die experimentellen Ergebnisse von uns und anderen Forschern zeigen, dass die Mikrowellenexposition möglicherweise der intensivste moderne Umweltstressfaktor ist – zumindest im Vergleich mit solchen wie Hunger, Hitze, Chemikalien, elektrischen oder magnetischen Feldern. Das gilt auch für Expositionsniveaus, die in unserer alltäglichen Umgebung auftreten – selbst bei täglich nur einigen Minuten für wenige Tage." Er warnte, dass DNS-Schäden am sich entwickelnden Ei „zu vererbten Mutationen führen können, die auf nachfolgende Generationen übertragen werden. Aus diesem Grund können die biologischen Veränderungen durch Mikrowellenstrahlung weitaus gefährlicher sein, da sie nicht nur auf Veränderungen der Fortpflanzungsfähigkeit beschränkt sind."

Bienenvolk-Kollaps

In den letzten Jahren macht eine angebliche Aussage von Albert Einstein die Runden. „Wenn die Biene einmal von der Erde verschwindet", soll er gesagt haben, „hat der Mensch nur noch vier Jahre zu leben."

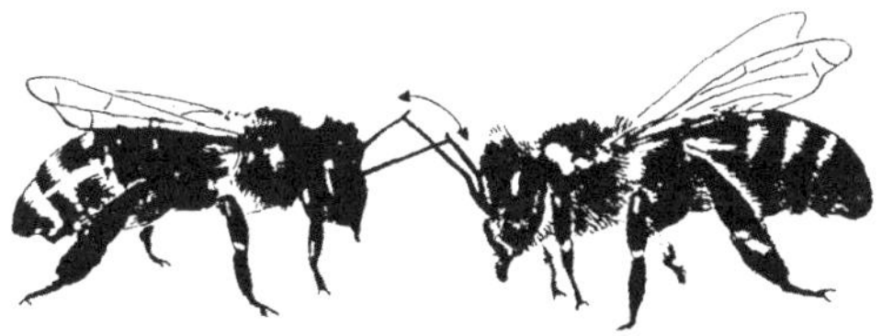

Sterbende Honigbienen sind in der Tat eine Warnung an die Welt, aber die wahre Geschichte wird nicht verbreitet, da das Ablegen der Scheuklappen in Bezug auf Elektrizität noch nicht allgemein akzeptiert wird. Imker auf der ganzen Welt behandeln ihre Bienen nach wie vor mit Giften gegen Parasiten – ihre vermeintliche Todesursache – anstatt zu erkennen, was der tatsächliche Grund für ihren Untergang ist.

„Ich habe in meinen Bienenvölkern eine verstärkte Unruhe beobachtet", schrieb Ferdinand Ruzicka 2002 an die österreichische Imkergemeinschaft, „und einen stark erhöhten Schwarmtrieb." Ruzicka ist ein ehemaliger Medizinphysiker an der Universität Berlin, jetzt im Ruhestand und auch Amateur-Imker. Er beobachtete das seltsame Verhalten, nachdem Telekommunikationsantennen in einem Feld in der Nähe seiner Bienenstöcke auftauchten. „Ich verwende einen Bienenstock mit Rähmchen", schrieb er. „Die Bienen bauen ihre Waben jetzt nicht in der von den Rähmchen vorgegebenen Weise, sondern gehen chaotisch dabei vor. Im Sommer brachen die Bienenkolonien ohne offensichtlichen Grund zusammen. Im Winter flogen die Bienen trotz Schnee und Temperaturen unter null heraus und erfroren neben dem Bienenstock. Bienenvölker, die dieses Verhalten zeigten, brachen zusammen, obwohl sie vor dem Winter starke, gesunde Kolonien mit aktiven Königinnen gewesen waren. Sie wurden mit ausreichend zusätzlicher Nahrung versorgt und die Pollenversorgung im Herbst war mehr als reichlich."

Ruzicka berichtete in *Bienenwelt* über seine Erfahrungen und veröffentlichte in *Bienenvater* ein Umfrageformular[35], in dem er darum bat, von anderen Imkern mit Antennen in der Nähe ihrer Bienenstöcke kontaktiert zu werden. Die Mehrheit der *Bienenvater*-Leserschaft, die sein Formular ausfüllten, bestätigte, was er geschrieben hatte: Ihre Bienen wurden nach der Errichtung der Antennen plötzlich aggressiv und begannen zu schwärmen; ihre gesunden Bienenvölker waren aus keinem anderen ersichtlichen Grund verschwunden.[36]

Wie wir in Kapitel 9 gesehen haben, verschwinden Bienenkolonien seit über einem Jahrhundert in der Nähe von Kommunikationstürmen. Auf der kleinen Insel vor der Südküste Englands, auf der Marconi 1901 die erste Fernfunkübertragung der Welt sendete, verschwanden die Bienen nach und nach. Bis 1906 war die Insel mit dem seinerzeit dichtesten Funkübertragungsnetz der Welt fast bienenlos. Tausende von ihnen, die nicht fliegen konnten, wurden am Boden krabbelnd in der Nähe ihrer Bienenstöcke gefunden, wo sie dann starben. Gesunde Bienen, die vom Festland importiert wurden, starben innerhalb einer Woche nach ihrer Ankunft.

Während der nächsten Jahrzehnte wurde in ganz Großbritannien sowie in Italien, Frankreich, der Schweiz, Deutschland, Brasilien, Australien, Kanada, Südafrika und den Vereinigten Staaten über die „Isle of Wight-Krankheit" berichtet.[37] Fast alle gingen davon aus, dass sie ansteckend war, und als Graham Smith an der Universität Cambridge 1912 einen Parasiten namens *Nosema apis* im Magen einiger kranker Bienen fand, dachten die meisten, das Rätsel sei gelöst. Diese Theorie wurde jedoch bald von John Anderson und John Rennie in Schottland widerlegt; bei Bienenschwärmen, die wegen der Isle of Wight-Krankheit „am Boden krabbelten", wurde kein *Nosema* festgestellt. Im Gegensatz dazu gab es gesunde Bestände, in denen eine große Anzahl dieser Parasiten festgestellt wurde. Schließlich infizierten die beiden Forscher absichtlich eine Kolonie mit *Nosema*. Dadurch wurde das Leiden nicht ausgelöst.

Also ging die Suche nach einem anderen Parasiten weiter. 1919 präsentierte Rennie sodann *Acarapis woodi*, der in den Atemwegen der Bienen angesiedelt war. Sein Artikel in den *Transactions of the Royal Society of Edinburgh* hatte einen so großen Einfluss, dass die Trachealmilbe heute als eine der beiden wichtigsten parasitären Infektionen von Bienen angesehen wird, die für das Bienensterben verantwortlich ist. Angeblich tötet sie Bienen, indem sie ihr Blut saugt und ihre Atemschläuche verstopft. Tatsächlich wird dies so allgemein akzeptiert, dass es bei gewerblichen Imkern üblich ist, alle ihre Bienen mit Mitiziden zu behandeln, um sowohl Trachealmilben als auch eine zweite Art von Milbe, die *Varroa*-Milbe, zu vernichten. Aber in den späten Fünfzigerjahren wurde die Trachealmilbentheorie auch widerlegt, und zwar vom angesehenen britischen Bienenpathologen Leslie Bailey. Einerseits bewies er, dass von Milben befallene Bienen nicht häufiger starben als nicht befallene und andererseits auch, dass absichtlich mit dem Parasiten infizierte gesunde Bienen, nicht krank wurden. Die einzige Auswirkung eines Befalls, schrieb Bailey 1991, besteht darin, „dass dadurch das Leben der Bienen zwar geringfügig verkürzt, aber trotz des abnormalen Aussehens der infizierten Luftröhren normalerweise keine offensichtliche Krankheit ausgelöst wird".

Bailey warnte auch davor, der *Varroa*-Milbe eine zu große Bedeutung beizumessen, die, wie er sagte, ihren schlechten Ruf teilweise aufgrund ihrer Größe erlangt hatte: Sie ist der einzige häufige Parasit in Honigbienen, der mit bloßem Auge gesehen und mit einer Lupe identifiziert werden kann.[38] Obwohl *Varroa*-Milben nicht harmlos sind, koexistieren sie schon seit einem Jahrhundert mit wilden Honigbienenpopulationen in Japan[39] und Russland,[40] und in jüngerer Zeit in Serbien,[41] Tunesien,[42] Schweden,[43] Brasilien,[44] Uruguay,[45] und sogar Teilen Kaliforniens[46] und New Yorks.[47] Andere Umweltfaktoren, so Bailey, bestimmen das Ausmaß des durch diesen Parasiten verursachten Schadens.

Das Problem der Isle of Wight-Krankheit schwelte jahrzehntelang und machte nur selten Schlagzeilen. Die Zahl der bewirtschafteten Honigbienenvölker in den Vereinigten Staaten ist seit den 1940er-Jahren ohne viel Aufsehen zurückgegangen.[48] In den 1960er- und 1970er-Jahren wurde rätselhaft großen Verlusten ein neuer Name gegeben – nämlich „Schwundkrankheit" – die in Montana, Nebraska, Louisiana, Kalifornien, Texas, Europa, Mexiko, Argentinien und Australien gemeldet wurden. Imker öffneten im Herbst oder Winter ihre Bienenstöcke und fanden zwar reichliche Vorräte an gelagertem Pollen und Honig, aber keine Bienen. Die wenigen zurückgebliebenen toten oder lebenden Bienen waren weder unterernährt noch hatten sie Milben oder andere Parasiten, Bakterien, Viren oder Gifte. Versuche, die Krankheit zu übertragen, indem Bienen aus „kranken" Bienenstöcken in gesunde eingeführt wurden, schlugen fehl. Als das US-Landwirtschaftsministerium 1975 eine Umfrage durchführte, tauchte das Problem in 33 Bundesstaaten auf. Imker fügten oft ohne Aufforderung hinzu, dass es in ihren Bienenvölkern seit zehn oder 15 Jahren verbreitet war und dass es mit jedem Jahr schlimmer wurde.[49]

Dann, in der letzten Hälfte der Neunzigerjahre, als die Telekommunikationsindustrie damit begann, ihr Antennennetz über Städten, Ackerland und der freien Natur zu weben, wurden die amerikanischen Landwirte erneut mit einer Krise konfrontiert. Das schwelende, halb vergessene Problem des Verschwindens der Bienen brach in Flammen aus. „Bienenknappheit sticht Landwirte", warnte eine Schlagzeile in der Ausgabe der *Washington Post* vom 15. Juni 1996. Im vergangenen Winter hatten Imker in Kentucky 45 Prozent, in Michigan 60 Prozent und in Maine 80 Prozent ihrer Bienenstöcke verloren.[50] Den Landwirten wurde auch allmählich bewusst, dass keine Wildbienen da sein würden, um ihre Ernten zu bestäuben, da landesweit 90 Prozent aller wilden Honigbienenvölker verschwunden waren.[51] Man nahm an, dass dieses Chaos – zumindest in den Vereinigten Staaten – durch zwei Bienenparasiten verursacht wurde, die Trachealmilbe und die noch unersättlichere *Varroa*-Milbe, von denen angenommen wurde, dass sie bei Lieferungen infizierter Bienen aus Europa und Asien in den 1980er-Jahren als „blinde Passagiere" in die Vereinigten Staaten gelangten.

Die Warnung breitete sich im Winter 2002–2003 auf Europa aus. Offiziell gab es keine Panik: Die Verluste an Bienenvölkern betrugen in Schweden „nur" 20 Prozent und in Deutschland 29 Prozent. Der schwedische Imker Börje Svensson, der einen Artikel mit dem Titel „Stiller Frühling in Nordeuropa?" veröffentlichte, war anderer Meinung. Als er in diesem Winter seine Bienenstöcke öffnete, fand er in 50 aus 70 Kolonien keinerlei Lebenszeichen. Ein Nachbar hatte 95 von 120 Kolonien verloren und ein weiterer 24 von 25. Imkerkollegen in Österreich, Deutschland, Belgien, Dänemark und Finnland berichteten von ähnlich großen Verlusten, obwohl viele weder *Varroa*-Milben noch Anzeichen von Amerikanischer Faulbrut, Sackbrut-Virus, Kalkbrut, Nosematose oder anderen Bienenkrankheiten finden konnten.

Schließlich wurde im Winter 2006–2007 die Erkrankung, die einst als Isle of Wight-Krankheit bekannt wurde, zu einer weltweiten Panzootie, die die Landwirte und die Öffentlichkeit überall beunruhigte. Sie erhielt einen neuen Namen: Bienenvolk-Kollaps.[52] Die Vereinigten Staaten verloren innerhalb weniger Monate ein Drittel ihrer Honigbienen und viele Imker mussten einen Totalverlust ihrer Bienen hinnehmen.[53] Zuerst dachte man, dass sie auf Europa, Nordamerika und Brasilien beschränkt sei,[54] aber bald breitete sich der Bienenvolk-Kollaps auch auf China, Indien, Japan und Afrika aus.[55] Landwirte in vielen Ländern bestäuben ihre immer größer werdenden Anbauflächen mit nur halb so vielen Bienen wie zuvor. Dadurch wird es immer schwieriger, ihre Verluste und steigenden Kosten auszugleichen.

Laut einer Studie, die von einem gemeinsamen Team amerikanischer und belgischer Forscher durchgeführt wurde, schienen weder die Trachealmilbe, die *Varroa*-Milbe, *Nosema* noch ein anderer bestimmter Infektionskrankheitsvektor daran Schuld zu haben. Während des katastrophalen Winters 2006–2007 untersuchte dieses Team unter der Leitung von Jeffery Pettis vom Bienenforschungslabor des US-Landwirtschaftsministeriums 13 große Bienenhäuser, die elf verschiedenen kommerziellen Imkern in Florida und Kalifornien gehörten. Zu ihrem Erstaunen konnten sie keinerlei spezifische ernährungsbedingte, toxische oder infektiöse Faktoren finden, durch die sich die Bienen oder Bienenkolonien mit und ohne Bienenvolk-Kollaps unterschieden. Trachealmilben waren in den *gesunden* Bienenvölkern tatsächlich mehr als dreimal so häufig als in den dezimierten Völkern vorhanden. Selbst die angeblich verheerende *Varroa*-Milbe war in zusammengebrochenen oder zusammenbrechenden Bienenvölkern nicht häufiger anzutreffen. Die einzige hilfreiche Schlussfolgerung, zu der diese Wissenschaftler gelangen konnte, war, dass „ein anderer Faktor" für den geschwächten Zustand der Bienen verantwortlich sein müsste und dass dieser „andere Faktor" ortsspezifisch zu sein schien: Bienenvölker mit dieser Störung kamen häufig in Clustern vor.

Das Bild dieser Krankheit, das die Imker so total verblüffte, ähnelte dem Schauplatz eines angeblichen Massenmordes, für den es nicht einmal echte Beweise eines Verbrechens gab. In den Vereinigten Staaten verschwanden eine Million Kolonien spurlos über Nacht. Die Arbeiterbienen verließen ganz einfach die Bienenkönigin und Mutter des Bienenstocks, die zurückblieb, verhungerte und starb. Was die Wissenschaftler vor ein noch größeres Rätsel stellte war, dass die toten Bienenvölker selbst von den Parasiten, die normalerweise abgestorbene Honigbienenkolonien befallen, in der Regel alleingelassen wurden. Gerade so, als wäre am Eingang zu diesen Bienenstöcken ein großes Schild mit der Aufschrift „EINTRITT VERBOTEN" angebracht, das von Freund und Feind gleichermaßen beachtet wird.

Die internationale Imkergemeinschaft beharrt nach wie vor auf dem Glauben, dass die Bienenverluste auf Infektionen zurückzuführen sind. Da keine Beweise vorliegen, greifen die meisten Imker auf das einzige zurück, was sie kennen: noch giftigere Pestizide, um die Milben zu vernichten.[56]

Die Dezimierung so vieler anderer Insektenarten, die nicht denselben Parasiten ausgesetzt sind, ist jedoch ein starker Hinweis darauf, dass kein infektiöser Erreger am Werk ist. Die Franklin-Hummel, die einst im Südwesten Oregons verbreitet war, wurde schon seit einem Jahrzehnt nicht mehr gesichtet. Bis Mitte der Neunzigerjahre war die westliche Hummel in Wäldern, Feldern und städtischen Hinterhöfen im gesamten Westen Nordamerikas, von New Mexico über Saskatchewan bis Alaska, stark vertreten. Bis auf kleine, vereinzelte Gebiete in den Colorado Rockies ist sie gänzlich verschwunden. Die Hummel Bombus affinis (auf Englisch rusty-patched bumble bee genannt) war ein vertrauter Besucher von Blumen auf dem Campus der Cornell University, als ich dort Student war. Sie wurde 2004 zum letzten Mal im Staat New York gesehen. Dieses Insekt, das einst in 26 US-Bundesstaaten und zwei kanadischen Provinzen weitverbreitet war, ist aus den östlichen Vereinigten Staaten und Kanada verschwunden und im amerikanischen Mittleren Westen sind die Bestände drastisch zurückgegangen. Die Xerces Society, die sich für die Erhaltung wirbelloser Tiere einsetzt, listet 57 Bienenarten und 49 Arten von Schmetterlingen und Motten auf, die in Nordamerika und Hawaii beheimatet sind und entweder als schutzbedürftig oder gefährdet oder in ihrem gesamten Verbreitungsgebiet als ausgestorben gelten.[57] Die Abteilung für Fischerei und Wildtiere in Massachusetts führt 46 Arten von Schmetterlingen und Motten auf, die in Massachusetts bedroht und gefährdet sind.

Eine ausgesprochene Sensibilität gegenüber elektromagnetischen Feldern wurde bei einer Vielzahl von Insekten nachgewiesen. Termiten beispielsweise vermeiden es, ihre Staaten in der Nähe anderer Termitenkolonien zu bilden, damit es zu keiner Konkurrenz bei der Nahrungssuche kommt. 1977 bewies Günther Becker, dass das Signal, das es Termitenkolonien ermöglicht, nicht miteinander zu konkurrieren, durch Wände hindurchgeht und durch Aluminium blockiert werden kann – aber nicht durch dickes Polystyrol oder solides Glas. Bei dem vom Aluminium blockierten Signal musste es sich um elektrische Wechselfelder handeln, die von den Insekten ausgesandt wurden.

Man darf nicht vergessen, warnt der deutsche Biologe Ulrich Warnke, dass jedes Insekt mit einem Antennenpaar ausgestattet ist, wobei es sich nachweislich um elektromagnetische Sensoren handelt.[58] Tatsächlich können die Signale, die beim Treffen zwischen Honigbienen übertragen werden, wenn sich ihre Antennen berühren, von einem Oszilloskop aufgezeichnet werden; sie scheinen zwischen 180 Hz und 250 Hz frequenzmoduliert zu sein.[59]

Und der berühmte Rundtanz, erinnert uns Warnke, mit dem Honigbienen sich gegenseitig die genaue Richtung der Nahrungsquellen in Bezug auf die Sonne mitteilen, hängt davon ab, dass sie den genauen Sonnenstand auch an bewölkten Tagen und in der Dunkelheit des Bienenstocks kennen. Bienen erreichen diese Meisterleistung, indem sie winzige Schwankungen im Erdmagnetfeld wahrnehmen. Diese Sinneswahrnehmung kann durch den endlosen Angriff drahtloser Übertragungen mit ihren sich ständig ändernden Magnetfeldern unbrauchbar werden.[60]

Laut Forschern ist es die schnellste Methode, mit der man einen Bienenstock zerstören kann, ein Mobiltelefon hineinzulegen. Da unsere Gesellschaft prinzipiell ablehnt, dass die drahtlose Technologie überhaupt Auswirkungen auf die Umwelt hat, sind die Ergebnisse solcher Experimente fast unglaublich.

Im Jahr 2009 platzierten der Umweltwissenschaftler Ved Parkash Sharma und die Zoologin Neelima Kumar von der Panjab-Universität in Indien zwei Mobiltelefone – eines im Gesprächsmodus und eines im Hörmodus, um die Verbindung aufrechtzuerhalten – in zwei von vier Bienenstöcken. Sie schalteten sie um 11 Uhr morgens für 15 Minuten und um 15 Uhr nachmittags für weitere 15 Minuten ein. Sie führten dies zweimal pro Woche zwischen Februar und April durch. Sobald die Telefone eingeschaltet waren, wurden die Bienen leise und ruhig, „als könnten sie sich nicht entscheiden, was sie tun sollen". Im Laufe von drei Monaten flogen in diesen beiden Bienenstöcken immer weniger Bienen hinein und heraus. Die Anzahl der von der Königin gelegten Eier ging von 546 auf 145 pro Tag zurück. Die Brutfläche verringerte sich von 2.866 auf 760 Quadratzentimeter. Die Honigvorräte gingen von 3.200 auf 400 Quadratzentimeter zurück. „Am Ende des Experiments gab es weder Honig, noch Pollen, noch Brut, noch Bienen im Bienenvolk, was zum vollständigen Verlust des Bienenvolks führte", schrieben die Autoren.

Im folgenden Jahr führte Kumar ein wegweisendes Experiment durch, das in Kapitel 11 ausführlicher beschrieben wurde und das dramatisch und einfach zeigte, wie elektromagnetische Felder den Zellstoffwechsel stören. Sie wiederholte die Exposition des Vorjahres und analysierte dann das Bienenblut bzw. die sogenannte Hämolymphe. Nachdem die Handys nur zehn Minuten lang eingeschaltet waren, stieg die Konzentration von Glukose, Cholesterin, Gesamtkohlenhydraten, Gesamtlipiden und Gesamtprotein enorm an. Mit anderen Worten, nach nur zehn Minuten Exposition gegenüber Mobiltelefonen konnten die Bienen Zucker, Proteine oder Fette praktisch nicht mehr metabolisieren. Wie beim Menschen (siehe Kapitel 11, Kapitel 12, Kapitel 13 und Kapitel 14) wurde ihren Zellen Sauerstoff entzogen. Aber bei Bienen geht es viel schneller. Wenn die Telefone länger als 20 Minuten eingeschaltet blieben, wurden die Bienen zunächst leise, dann aggressiv und schlugen aufgeregt mit den Flügeln.

Daniel Favre an der Bienenschule der Stadt Lausanne in der Schweiz wiederholte das Experiment und ging noch einen Schritt weiter: Er analysierte detailliert die Geräusche der plötzlich aggressiven Bienen. Er bestätigte, dass Bienen, die einem Mobiltelefon ausgesetzt waren, zu Beginn dieser Exposition zunächst leise und ruhig wurden, und dass sie dann innerhalb von 30 Minuten anfingen, laute, hochfrequente Geräusche zu erzeugen. Als die Telefone 20 Stunden lang eingeschaltet waren, summten die Bienen 12 Stunden später immer noch wie verrückt. Als Favre die Geräusche analysierte, stellte er fest, dass es sich bei den Pieptönen der Arbeiterinnen um das sogenannte „Worker Piping“ handelt, das normalerweise von den Bienen nur kurz vor dem Start des Schwärmens erzeugt wird.

Anders als die Bienen von Favre, die ihren Bienenstock nach einer einzigen Exposition von 20 Stunden nicht verließen, taten die Bienen von Sainudeen Pattazhy genau das – jedoch nach einer viel kürzeren Gesamtexposition. Pattazhy, ein Professor am Sree Narayana College, wiederholte im Grunde genommen Kumars erstes Experiment, außer dass er seine Bienen nicht nur zweimal pro Woche, sondern täglich kurz exponierte. Er legte jeweils ein Handy in sechs Bienenstöcke und schaltete das Telefon zehn Tage lang einmal täglich für nur zehn Minuten ein. Während das Telefon an war, wurden die Bienen still. Im Durchschnitt verließen 18 Bienen pro Minute den Bienenstock, während das Telefon eingeschaltet war, verglichen mit 38 pro Minute zu anderen Zeiten. Die Ei-Legerate der Königin sank von 355 auf 100 pro Tag. Und nach zehn Tagen waren in allen sechs Bienenstöcken keine Bienen mehr zu finden.[61]

Europas erstes UMTS-Netzwerk, das heute als „3G“ (kurz für „Dritte Generation“) bekannt ist und jedes Handy in einen Computer und jeden Mobilfunkmasten in einen Sender für Breitbandstrahlung verwandelte, wurde im Herbst 2002 in Betrieb genommen – kurz vor dem katastrophalen Winter, in dem so viele europäische Honigbienen verschwanden.

Warnke glaubt, dass HAARP – das hochfrequente aktive Auroralforschungsprogramm – für den weltweiten Ausbruch des Bienenvolk-Kollaps verantwortlich ist, das im Winter 2006/2007 begann.[62]

HAARP, ein „ionosphärischer Erhitzer“, der bis vor Kurzem im Besitz der US-Luftwaffe war und gemeinsam mit der Marine und der University of Alaska betrieben wurde, ist der leistungsstärkste Funksender der Welt. Seine maximale effektive Strahlungsleistung von vier Milliarden Watt soll die Biosphäre zum Klingen bringen. Die 180 Antennentürme von HAARP wurden an der Nordwestspitze von Alaskas Wrangell-St. Elias-Nationalpark aufgestellt. Sie haben die Ionosphäre – die lebensspendende Himmelsschicht, auf die jedes Lebewesen eingestellt ist (siehe Kapitel 9) – in einen gigantischen Funksender verwandelt, der für die militärische Kommunikation einschließlich der Kommunikation mit U-Booten verwendet wird. Durch die Ausrichtung eines schmalen Strahls pulsierender Energie nach oben in die Nähe des Nordpols, wo die Aurora auf die Erde trifft, kann das Programm HAARP Himmelsflüsse dazu zwingen, Funkübertragungen mit der Frequenz der Pulsationen auszustrahlen und diese Signale überallhin zu senden. 1988, als sich die Planung für HAARP noch in einem frühen Stadium befand, bezeichnete der Physiker Richard Williams, Berater des David Sarnoff Laboratory der Princeton University, das Projekt als einen „Akt von unglaublichem, globalem Vandalismus". „Schauen Sie sich die Leistungspegel an, die verwendet werden!" schrieb er in *Physics and Society*, dem Newsletter der Amerikanischen Physikalischen Gesellschaft. „Das entspricht der Leistung von 10 bis 100 großen Kraftwerken." 1994, als die ersten 18 Antennen von HAARP in Betrieb genommen werden sollten, wurde Williams vom *Earth Island Journal* interviewt. „Ein 10-Milliarden-Watt-Generator", sagte er, „der ununterbrochen eine Stunde lang läuft, würde eine Energiemenge liefern, die der Hiroshima-Atombombe entspricht."

Im März 1999 wurde HAARP auf 48 Antennen und eine effektive Strahlungsleistung von fast einer Milliarde Watt erweitert. Der Rest der 180 Antennen wurde zwischen 2004 und 2006 geliefert, sodass die Anlage im Winter 2006/2007 ihre volle beabsichtigte Leistung erreichen konnte. Obwohl die US-Luftwaffe HAARP im Jahr 2014 stilllegte und vorschlug, die Anlage abzubauen, wurde sie stattdessen von der University of Alaska Fairbanks erworben, die die Anlage im Februar 2017 wiedereröffnete und der wissenschaftlichen Gemeinschaft für Forschungszwecke zur Verfügung stellte. Die Universität betreibt die Einrichtung mit Verlust und kündigte im Jahr 2019 an, dass sie ohne ausreichende Förderung HAARP dauerhaft schließen wird.

Laut Warnke überlagern die Frequenzen von HAARP mit ihren unnatürlichen Magnetfeldern die natürlichen Resonanzfrequenzen des Himmels, deren tägliche Schwankungen sich seit dem Entstehen des Lebens auf der Erde nicht geändert haben. Das ist für Bienen katastrophal. Sie „verlieren die Orientierung", sagt er, „die ihnen Millionen von Jahren als verlässlicher Indikator für die Tageszeit gedient hat."

Das Waldsterben

Um 1980 sah sich die Welt mit einem neuen, scheinbar willkürlichen Umweltproblem konfrontiert: dem Waldsterben. Bei vielen Bäumen war das Wachstum gehemmt, sie alterten vorzeitig, ihre Blätter fielen ab und sie starben ohne sichtbare Ursache. Andere Bestände, die groß und kräftig waren, verloren plötzlich die Belaubung ihrer Kronen und starben von oben nach unten ab. In den Great Smoky Mountains von Tennessee, in der kanadischen Bay of Fundy und in Mitteleuropa wurden solche Tragödien auf sauren Regen zurückgeführt, der durch das schwefelhaltige Abwasser der industriellen Zivilisation kontaminiert war. Aber auf abgelegenen Bergkämmen litten Wälder, die unverschmutzte Luft atmeten, unter einer ähnlichen Krankheit. Wolfgang Volkrodt, pensionierter Physiker und Elektrotechniker, glaubte zu wissen, warum.

Volkrodt, der früher für den multinationalen Technologieriesen Siemens gearbeitet hatte, war wegen des seltsamen Verhaltens der Wälder in der bewaldeten Siedlung in Bad Neustadt, in der er lebte, an Bäumen interessiert. Die Tannen auf der Nordseite seines Hauses waren seit Jahren krank, während alle Bäume auf der Südseite stark und robust waren. Wie, überlegte er, konnte saurer Regen nur auf einer Seite seines Hauses fallen? Diese scharfsinnige Beobachtung veranlasste ihn, nicht nur die Bäume, sondern auch den Boden zu untersuchen. „Es scheint klar zu sein, dass die Bodenversauerung in Mitteleuropa in den letzten Jahrzehnten erheblich zugenommen hat", schrieb er später. „Paradoxerweise gilt dies auch in Regionen mit sauberer Luft, in denen nur winzige Mengen von ‚saurem Regen' auftreten. Dies wirft die verwirrende Frage auf, wie der Boden ohne chemische Niederschläge aus der Luft sauer werden kann. Es muss noch andere Missetäter geben."

Als Elektrotechniker maß Volkrodt der Tatsache Bedeutung bei, dass 19 Kilometer nördlich seines Hauses eine Militäreinrichtung stand. Er führte Messungen auf seinem Grundstück durch und stellte fest, dass die sterbenden Bäume nördlich seines Hauses nicht nur dem entfernten Militärradar ausgesetzt waren, sondern sich zufällig auch im direkten Strahl eines nahe gelegenen Postkommunikationssenders befanden. Die gesunden Bäume südlich seines Hauses waren dagegen keinem von beiden ausgesetzt. So machte er sich daran herauszufinden, ob hier eine Korrelation bestand.

„Ich reiste durch die Berge des Fichtelgebirges, Schwarzwalds, Bayerischen Walds und Salzburger Lands", schrieb er. „Und an jedem Ort, an dem militärische Radarstationen oder Post-, Telefon- und Telegrafen-Relaistürme den Wald bestrahlen, ist der Baumschaden unübersehbar. Ich bin auch durch die Schweiz gereist. Die Situation ist genau die gleiche." Und wo immer er beschädigte Wälder in der Nähe von Radarstationen sah, war der Boden tot und sauer.

Auf dem Internationalen Kongress Waldschadensforschung am Bodensee 1989 zeigte Volkrodt Hunderte von Fotografien toter Wälder, die sich alle in Sichtweite einer Radaranlage befanden, und stellte seine Theorie vor. „Nadeln und Blattrippen von Bäumen sind Resonanzabsorber wie Antennen", sagte er. „Es ist möglich, dass Mikrowellenenergie in elektrischen Strom umgewandelt wird. Die Elektronen migrieren als Ionenbindungen von den Blättern in den Stamm und dann durch die Wurzeln in den Boden. Hier kommt es zu einer Art elektrolytischer Ablagerung, bei der unter anderem Aluminium löslich wird und so den Boden allgemein säuert, ähnlich wie bei saurem Regen." Natürlich hatte er keine formalen Studien hinsichtlich der Größe der in Bäumen induzierten Ströme, die durch Radarstationen verursacht wurden, durchgeführt. Aber die Waldbiologen auf der Konferenz und anderswo waren dennoch an seiner Theorie interessiert. Bald erhielt er Berichte von Beobachtern in Kanada, die seine Vorhersage bestätigten, dass die Frühwarnradarstationen, die in einer Linie aufgereiht die nördlichsten Gebiete Kanadas vom Atlantik bis zum Pazifik säumten, die Bäume zum Absterben brachten.

Anknüpfend an Experimente des Waldbiologen Aloys Hüttermann, der den mikrowelleninduzierten Stromfluss in Baumnadeln und Blättern gemessen hatte, führte Volkrodt einige elementare Berechnungen durch. Er legte zugrunde, dass eine winzige Energiemenge – ein Zehntel Watt – von einem Waldabschnitt vor einer Richtfunkantenne absorbiert wurde, wenn diese Ferngespräche mit wenigen Watt Leistung von einem Punkt zum anderen übertrug. Er nahm ferner an, dass die Baumgruppe 100 Bäume mit jeweils 100 Quadratmetern Blattfläche enthielt, die in der Lage war, die Mikrowellenenergie in elektrischen Strom umzuwandeln. Rein gefühlsmäßig erschien ihm die Gesamtmenge von nur einem Zehntel Watt Mikrowellenstrahlung, die sich über einen Hektar Boden ausbreitete, unbedeutend, aber als Volkrodt den Zeitfaktor berücksichtigte, kam er zu einem erstaunlichen Ergebnis. „Innerhalb von 10 Jahren Exposition gegenüber der Richtenergie", schrieb er, „summiert sich die scheinbar winzige Leistung von 0,1 Watt, der die Baumgruppe ausgesetzt war, auf 8,8 Kilowattstunden." Er berechnete, dass 8,8 Kilowattstunden Strom ausreichten, durch elektrolytische Wasserspaltung im Boden 2.000 Liter Wasserstoffgas zu erzeugen. Das würde den Boden auch ohne die geringste Spur von saurem Regen säuern. Und wenn Volkrodt in Betracht zog, dass Radaranlagen manchmal nicht nur wenige Watt, sondern einige Millionen Watt senden, war ihm klar, dass eine solche Anlage riesige Bodenmengen ansäuern könnte.

Volkrodts Theorie wurde teilweise durch unveröffentlichte Feldversuche in der Schweiz bestätigt. Junge Tannen wurden mit Mikrowellen mit einer Leistungsdichte unter 10 Milliwatt pro Quadratzentimeter bestrahlt. Nach vier Monaten hatten die Bäume fast alle Nadeln verloren, und die Erde, in der sie wuchsen, war tot und sauer.

Währenddessen beobachteten die Förster in Mitteleuropa eine sehr rasche Verschlechterung der Waldgesundheit. In Westdeutschland, wo der Alarm zuerst geschlagen wurde, begannen die Weißtannen um 1970 auf mysteriöse Weise zu verfallen. Dann erkrankten Fichten um 1979, gefolgt von Waldkiefern um 1980 und Rotbuchen um 1981. Es dauerte nicht lange, bis fast alle Waldbaumarten und mehrere Kräuter und Sträucher von Krankheitsstörungen und abnormalem Wachstum betroffen waren. Die betroffene Waldfläche stieg von etwa 8 Prozent im Jahr 1982 auf ca. 34 Prozent im Jahr 1983, auf ungefähr die Hälfte der Wälder im Jahr 1984.[63] Das Absterben war in großen Höhen am schwerwiegendsten. Für Volkrodt gab es hierfür eine einfache Erklärung: Eine große Anzahl leistungsstarker Radarstationen, die in den 1970er- und 1980er-Jahren gebaut oder modernisiert wurden, bestrahlten die Gipfel der Berge auf beiden Seiten der Grenze zwischen Ost- und Westdeutschland.

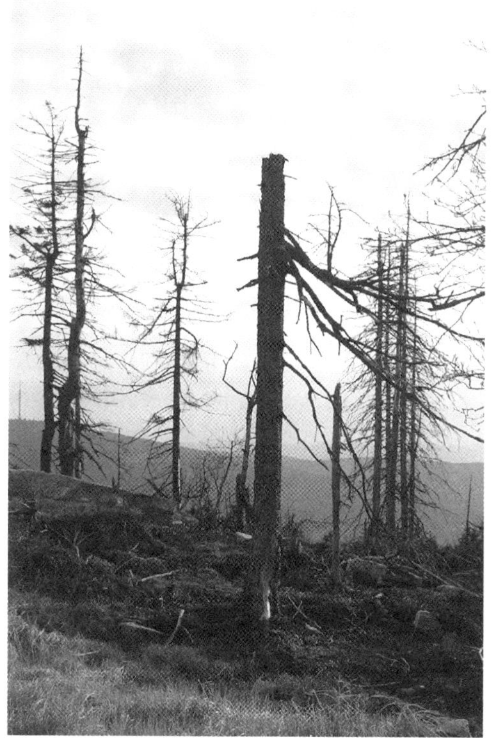

Waldschäden in Westdeutschland während des Kalten Krieges.
Aus *Waldsterben*, Jülich, 1988, herausgegeben vom Kernforschungszentrum Jülich für die US-Umweltschutzbehörde und das Bundesministerium für Forschung und Technologie.

Nach der Wiedervereinigung Deutschlands wurden die Radargeräte, die seine ehemaligen Grenzgebiete schützten, verschrottet. Volkrodt machte dazu eine weitere Vorhersage: „Der Wald, der teilweise zwei bis drei Jahrzehnte lang von diesen Anlagen bestrahlt wurden, hat jetzt die Chance, sich zu regenerieren." Auch diese Vorhersage bestätigte sich. Im Jahr 2002 untersuchte die Wirtschaftskommission der Vereinten Nationen für Europa in Zusammenarbeit mit der Europäischen Kommission die Beschaffenheit aller Wälder Europas. Der daraus resultierende Bericht zeichnete ein rosiges Bild: Mitte der Neunzigerjahre, nach dem Ende des Kalten Krieges, hatten die Wälder nicht nur in Deutschland, sondern in ganz Europa ihre Vitalität wiedererlangt.

In den besagten Neunzigerjahren wurden in der Schweiz, in Polen und in Lettland bekannte Experimente durchgeführt, die von den Regierungen dieser Länder gesponsert wurden und die Auswirkungen von Funkübertragungen auf Menschen, Nutztiere, Wildtiere und Wälder belegen – Experimente, die sich innerhalb kürzester Zeit nicht mehr durchführen lassen sollten.

Die kleine Stadt Skrunda liegt 150 Kilometer westlich von Lettlands Hauptstadt Riga und nur wenige Kilometer von einer russischen Frühwarnradarstation entfernt, die den nordwestlichen Himmel abscannte. Die beiden Einheiten wurden 1967 und 1971 in Betrieb genommen. Diese Radargeräte, die sich in einem grünen Tal inmitten von Bauernhöfen befanden, waren von Anfang an Gegenstand heftiger Beschwerden der Anwohner – sie beklagten sich, dass die Strahlung ihre Gesundheit, ihre Ernte, ihre Tiere und ihre Wälder zerstörte. Als die Berliner Mauer schließlich 1989 fiel und der Kalte Krieg endete, forderte die Regierung Wissenschaftler auf, Vorschläge für Studien zu unterbreiten, die diese Behauptungen auf die Probe stellen würden. Ärzte, Epidemiologen, Zellbiologen, Botaniker, Ornithologen und Physiker aus ganz Lettland kamen in der Region zusammen, um Feldstudien durchzuführen. Und zur Überraschung der Organisatoren fanden die Forscher fast ausnahmslos Hinweise auf biologische Schäden. Die Ergebnisse wurden auf einer Konferenz vom 17. bis 21. Juni 1994 mit dem Titel *Die Auswirkung hochfrequenter elektromagnetischer Strahlung auf Organismen* vorgestellt.

Bei Schulkindern aus dieser Gegend – sogar Kindern, die 20 Kilometer vom Radar entfernt lebten – stellte man eine Beeinträchtigung der Motorik, des Gedächtnisses und der Aufmerksamkeit fest. Als Kinder aus Skrunda aufgefordert wurden, zwei Tasten mit der rechten und linken Hand so schnell wie möglich für 30 Sekunden zu drücken, konnten sie dies nicht so schnell tun wie Kinder aus Preiļi, einer in jeder Hinsicht ähnlichen landwirtschaftlichen Gemeinde – mit der Ausnahme, dass keine Radarstation in der Nähe stand. Als die Skrunda-Kinder aufgefordert wurden, einen Knopf zu drücken, wenn sie einen Ton hörten oder einen Lichtblitz sahen, konnten sie nicht so schnell reagieren. Die Preiļi-Kinder konnten sich an längere und komplexere Zahlen erinnern als die Skrunda-Kinder. Und unter den Kindern aus Skrunda hatten diejenigen, die am Westhang des Tals lebten und direkt dem Radar ausgesetzt waren, ein schlechteres Gedächtnis als Kinder, die weiter entfernt lebten. Psychologische Standardtests bewerteten ihre Fähigkeit, die Aufmerksamkeit auf eine Tätigkeit zu richten und auch den Fokus von einer Aufgabe auf eine andere zu lenken. Wiederum schnitten die Kinder aus Preiļi besser ab als die weniger exponierten aus Skrunda, die wiederum bessere Ergebnisse erzielten als die Kinder, die am Westhang lebten.

Die direkt exponierten Kinder hatten auch eine geringere Lungenkapazität und eine höhere Anzahl weißer Blutkörperchen als andere Kinder. Tatsächlich hatte die gesamte Bevölkerung von Skrunda eine höhere Anzahl weißer Blutkörperchen und litt unter mehr Kopfschmerzen und Schlafstörungen als eine weiter entfernte Gemeinde.[64] Die Strahlung schien sogar die menschliche Fortpflanzung beeinflusst zu haben und das Geschlechterverhältnis der Gemeinschaft zu beeinflussen. In den ersten Jahren des Radars wurden weniger Jungen als Mädchen geboren. In Skrunda gab es insgesamt 16 Prozent weniger Jungen in der 9. Klasse und 25 Prozent weniger im direkt exponierten Gebiet.[65]

Die Auswirkungen auf Nutz- und Wildtiere waren ebenso offensichtlich. Von 67 lettischen Braunkühen, die auf dem Land vor der Radarstation weideten, wurden Blutproben entnommen. In mehr als der Hälfte wurden Chromosomenschäden vorgefunden.[66]

600 Nistkästen wurden für Vögel bereitgestellt, die sich in einer Entfernung von bis zu 19 Kilometern von der Radarstation befanden. Trauerschnäpper besetzten nur 14

Prozent der Nistkästen – eine für Lettland äußerst geringe Zahl. Die Anzahl der Kohl- und Blaumeisen, die sich in den Nistkästen niederließen, nahm mit der Entfernung von den Radargeräten stetig zu.[67]

Die Auswirkungen auf die Wälder der Region waren ebenso tiefgreifend. Proben aus Waldkieferbeständen wurden an 29 Stellen in verschiedenen Abständen vor den Radargeräten entnommen. Die Bäume aller Bestände wiesen ausnahmslos viel dünnere Wachstumsringe auf. Dieser Befund war ausgerechnet ab 1971 zu beobachten und setzte sich während der gesamten Betriebsdauer der Radargeräte fort. Die Wachstumsringe waren im Durchschnitt halb so breit wie vor dem Bau der Radaranlage.[68]

Tannenzapfen wurden von den Spitzen von 50 oder 60 Jahre alten Bäumen gesammelt. Alle Samen von Bäumen, die einer geringeren Radarstrahlung ausgesetzt waren, keimten, während dies nur bei einem Viertel bis zur Hälfte der Samen aus stark exponierten Standorten der Fall war. Reichliche Harzsekretionen aus den Tannennadeln deuteten darauf hin, dass die exponierten Bäume vorzeitig alterten.[69]

In einem weiteren Experiment wurden gesprossene Wasserlinsenpflanzen lediglich für 88 Stunden aus zwei Kilometer Entfernung den Radaren ausgesetzt und dann an einen weiter entfernt gelegenen Ort gebracht. Die Wasserlinse ist eine winzige Wasserpflanze, die auf der Oberfläche von Teichen schwimmt und sich durch Knospung vermehrt. In den ersten 20 Tagen nach der Exposition vermehrten sich die Pflanzen fast doppelt so schnell als normal. Dann ging es mit der Fortpflanzung rapide bergab. Zehn Tage später zeigten viele Pflanzen ein abnormales Wachstum. Sie wurden missgestaltet, schlugen Wurzeln, die nach oben wuchsen, trieben Knospen von der falschen Seite und brachten deformierte Tochterpflanzen hervor. Als weitere Pflanzen dem Radar für nur 120 Stunden ausgesetzt wurden, reduzierte sich ihre durchschnittliche Lebensdauer von 86 Tagen auf 67 Tage und ihre Fortpflanzungsfähigkeit verringerte sich um 20 Prozent.[70]

Die nichtnavigatorische Ortungsfunkstelle Skrunda wurde am 31. August 1998 endgültig geschlossen.

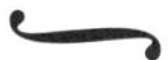

Konstantynów ist eine ländliche Wegkreuzung in der Nähe der Weichsel im Zentrum Polens, knapp 100 Kilometer nordwestlich von Warschau. Im Westen wachsen umfangreiche Kiefernwälder. Von 1974 bis 1991 war es auch für 17 Jahre die Stimme Polens, denn neben dem Dorf stand die langwellige Funkantenne, die polnischsprachige Programme in ganz Europa ausstrahlte. Mit einer Höhe von über 640 Metern war es das höchste von Menschenhand geschaffene Bauwerk der Welt. Mit zwei Millionen Watt war das Warschauer Zentralradio auch weltweit einer der leistungsstärksten Radiosender. Und 17 Jahre lang beschwerten sich die Menschen in den umliegenden Dörfern darüber, dass ihre Gesundheit zerstört wurde.

1991 bewies eine Regierungsstudie, dass sie recht hatten. Dr. Wiesław Flakiewicz, der in der Strahlenschutzabteilung des Landkreises Płock arbeitete, beaufsichtigte die Untersuchung. Sie war einfach und kostengünstig und bestand aus Blutprobenanalysen von 99 willkürlich ausgewählten Bewohnern zweier Gemeinden, Sanniki und Gabin, jeweils sechs Kilometer vom Turm entfernt. Die ersten Ergebnisse zeigten, dass tatsächlich irgendetwas die Gesundheit der Bewohner beeinträchtigte. Bei 68 Prozent der Menschen in Gabin wurden ungewöhnlich hohe Werte des Stresshormons Cortisol festgestellt. 42 Prozent hatten eine Hypoglykämie, 30 Prozent erhöhte Werte der Schilddrüsenhormone, 32 Prozent einen hohen Cholesterinspiegel und 32 Prozent eine ungewöhnlich hohe Anzahl roter Blutkörperchen. Bei 58 Prozent war der Elektrolythaushalt gestört: Sie neigten zu einem hohen Calcium-, Natrium- und Kaliumspiegel und niedrigen Phosphorgehalt. Das Bild in Sanniki war ähnlich, außer dass Schilddrüsen- und Elektrolytstörungen noch häufiger und schwerwiegender waren und 41 Prozent der Bevölkerung auch eine erhöhte Anzahl Blutplättchen hatten, was auf eine Überstimulation ihres Knochenmarks hinwies.

Dann, am 8. August 1991, fand ein schicksalhaftes Ereignis statt: Das höchste Bauwerk der Welt stürzte ein. Flakiewicz nutzte die Gelegenheit voll aus und rief im Oktober die 50 Probanden aus Gabin in sein Labor zurück, um eine neue Reihe von Blutproben zu entnehmen. Die neuen Ergebnisse waren verblüffend. Eine Handvoll der jüngsten Probanden, die am stärksten von der Bestrahlung betroffen waren, hatten immer noch abnormale rote Blutkörperchen und Glukosespiegel, und die älteren Probanden hatten immer noch einen erhöhten Cholesterinspiegel. Aber alle Elektrolytwerte, alle Schilddrüsenwerte und alle Cortisolspiegel waren jetzt ausnahmslos völlig normal.

Experimente an Pflanzen, die dem Radiosender ausgesetzt waren, lieferten ebenso beeindruckende Ergebnisse. Dr. Antonina Cebulska-Wasilewska, die am Institut für Kernphysik in Krakau arbeitete, leitete diese Forschungsphase. Als Testobjekte wählte sie Dreimasterblumen (*Tradescantia*) aus, mit denen sie in ihrer Arbeit über Kernstrahlung sehr vertraut war und die weltweit als Standardtestobjekte für ionisierende Strahlung verwendet werden. Wenn sie Röntgen- oder Gammastrahlen ausgesetzt werden, mutieren die Staubblatthaare der Dreimasterblumenblüten und verfärbten sich von Blau nach Rosa. Je höher die Exposition gegenüber ionisierender Strahlung, desto größer die Anzahl der rosa Haarzellen.

Auch hier gab es eine Vorher-Nachher-Studie. Bepflanzte Töpfe mit mindestens 30 Dreimasterblumenblüten, wurden vom 10. bis 20. Juni 1991 an jedem der vier Standorte in Gabin und Sanniki aufgestellt, während der Radiosender noch in Betrieb war. Daraufhin wurden sie in ein Labor nach Krakau gebracht, wo ihre Staubblatthaare zwischen 11 und 25 Tagen nach der Exposition untersucht wurden. Die Blüten, die sich an drei Standorten befanden, hatten ungefähr doppelt so viele rosa Mutationen wie Blüten, die sich nie in der Nähe des Radiosenders befanden. Der vierte Standort war in einem Schulzimmer in der Nähe eines Telefonpodests, dessen Drähte als Antenne fungierten, die die Strahlung verstärkte. An dieser Stelle hatten die Blüten fast neunmal so viele rosa Mutationen. Die Pflanzen in der Nähe des Telefonpodests hatten auch hundertmal so viele tödliche Mutationen und nur drei ihrer 30 Blüten öffneten sich überhaupt.

Nach dem Einsturz des Turms wurde das Experiment vom 14. bis 23. August 1991 mit einer zehntägigen Exposition wiederholt. Diesmal gab es an den ersten drei Standorten keinen Anstieg der Mutationen. Die Pflanzen in der Nähe des Telefonpodests hatten immer noch doppelt so viele rosa Mutationen wie normal, aber diesmal öffneten sich alle Blüten. Nach Dr. Cebulska-Wasilewska, die diese Pflanzen normalerweise zur Beurteilung der ionisierenden Strahlung verwendete, entsprach die Exposition der Pflanzen gegenüber dem Funkturm während eines Zeitraums von nur elf Tagen in einer Entfernung von sechs Kilometern der Exposition gegenüber einer 3-Centigray-Dosis von Röntgen- oder Gammastrahlen. Die Strahlung ist ungefähr tausendmal stärker als eine Röntgenaufnahme der Brust, hundertmal stärker als ein CT-Scan und entspricht ungefähr der Strahlungsintensität, der ein Überlebender der Atombombe in Hiroshima ausgesetzt wurde.

Im Januar 1995 verabschiedete das polnische Parlament ein Gesetz zur Genehmigung des Wiederaufbaus des langwelligen Radiosenders Konstantyn, das der Präsident unterzeichnete. Es folgten heftige Proteste vor Ort. Die „Gesellschaft zum Schutz der Menschen, die in der Nähe des höchsten Mastes Europas leben" wurde im Dorf Topólno gegründet. 15 Personen nahmen an einem einmonatigen Hungerstreik teil.

Der Turm wurde nicht wieder aufgebaut.

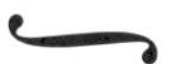

Schwarzenburg ist eine kleine Gemeinde am Fluss Sense, umgeben von üppig grünen Feldern und eingebettet in die nördlichen Ausläufer der Schweizer Alpen. 1939 wurde etwa drei Kilometer östlich der Stadt ein Kurzwellenradiosender gebaut, um die Programme des Schweizer Radio International an im Ausland lebende Schweizer Emigranten zu senden. Der Sender strahlte auf allen Kontinenten aus und wechselte alle zwei bis vier Stunden die Richtung seiner Sendungen, um einen anderen Teil der Welt zu erreichen.

Die Stadt verstand sich zunächst gut mit ihrem neuen Nachbarn. 1954 wurde eine neue Antenne hinzugefügt, die die Leistung der Station auf 450.000 Watt erhöhte. Nun begannen sich die umliegenden Bewohner darüber zu beschweren, dass dies ihre eigene Gesundheit, die ihrer Nutztiere und der umliegenden Wälder schädigte. Fast vier Jahrzehnte später leitete das Bundesministerium für Verkehr und Energie schließlich eine Untersuchung ein. Das Schweizer Bundesamt für Umwelt, Wald und Landschaft war daran beteiligt und Professor Theodor Abelin, Leiter der Abteilung für Sozial- und Präventivmedizin an der Universität Bern, wurde mit der Untersuchung beauftragt.

Im Sommer 1992 wurde eine umfassende Gesundheitsumfrage durchgeführt. Messungen der Magnetfeldstärke wurden an zahlreichen Orten im Freien und in den Schlafzimmern der Teilnehmer durchgeführt. Die Bewohner erhielten Logbücher, in denen sie Symptome und Beschwerden in Abständen von einer Stunde in vier Zeiträumen von jeweils 10 Tagen über zwei Sommer verteilt, aufzeichneten. Der Blutdruck wurde überwacht, die Schulchroniken geprüft und Urinproben entnommen, um den Melatoninspiegel zu messen. Von Kühen aus diesem Gebiet wurde Speichel gesammelt, um auch ihre Melatoninspiegel zu messen. Während des zweiten Sommers wurde der Sender zu einem unangekündigten Zeitpunkt drei Tage lang ausgeschaltet.

Die Ergebnisse bestätigten die langjährigen Beschwerden. Von den Menschen, die in einem Umkreis von 900 Metern um die Antennen lebten, klagte ein Drittel über Schlafstörungen – dreieinhalbmal so häufig wie von den Menschen, die vier Kilometer entfernt lebten. Viermal so oft wurde über Glieder- und Gelenkschmerzen und dreieinhalbmal so oft über Schwäche und Müdigkeit geklagt. Sie wachten nachts dreimal so oft auf. Sie litten mehr an Verstopfung, hatten häufiger Konzentrationsschwierigkeiten und mehr Bauchschmerzen, Herzklopfen, Atemnot, Kopfschmerzen, Gleichgewichtsstörungen und „Husten und Auswurf". Ein Drittel hatte einen abnormalen Blutdruck. 42 Prozent verbrachten ihre Freizeit außerhalb des Zuhauses, verglichen mit nur sechs Prozent der Menschen, die vier Kilometer entfernt lebten.

Die Logbücher im zweiten Jahr zeigten den dramatischen Effekt des Ausschaltens des Senders. Selbst die vier Kilometer entfernt lebenden Menschen wachten in den Nächten, in denen der Sender ausgeschaltet war, nur etwa halb so oft auf. Der Melatoninspiegel änderte sich beim Menschen nicht signifikant, aber bei den Kühen stieg er während der drei Tage, an denen der Sender ausgeschaltet war, um das Siebenfache an und wurde beim erneuten Einschalten des Senders wieder niedergedrückt.

Die Schulunterlagen aus zwei Schulen zeigten, dass zwischen 1954 und 1993 Kinder an der Schule in der Nähe der Antennen eine signifikant geringere Chance hatten, nach der Grundschule eine weiterführende Schule zu besuchen.

Es wurde jedoch den Bürgern von Schwarzenburg überlassen, die Schäden in ihren Wäldern zu dokumentieren. Ulrich Hertel veröffentlichte Fotografien der Baumstümpfe, die abgestorben waren und eine jahrzehntelange Kompression ihrer Wachstumsringe zeigten – allerdings nur auf der den Antennen zugewandten Seite der Bäume. Ganz als ob, so schrieb er, die Bäume versucht hätten, „einer Bedrohung für ihr Leben aus dem Weg zu gehen". Sein Artikel von 1991 in *Raum & Zeit*, der zwei Monate vor Volkrodts Artikel veröffentlicht wurde, ist übersät mit Fotografien von Wäldern um Schwarzenburg, die krank waren und im Sterben lagen.

Am 29. Mai 1996 erklärte Phillippe Roch, der Direktor des Bundesamtes für Umwelt, Wälder und Landschaften, dass „ein Zusammenhang zwischen den festgestellten Schlafstörungen und dem Betrieb des Senders nachgewiesen ist". Das Bundesamt für Gesundheit stimmte zu. Am 28. März 1998 wurde die Kurzwellensenderstation von Schwarzenburg für immer stillgelegt.

Der langjährige Anwohner Hans-Ulrich Jakob schrieb: „Das Überraschendste für mich ist die Tatsache, dass die Menschen ihre Freude, ihre Offenheit zurückbekommen haben. Das habe ich noch nie so erlebt. Und ich lebe schon seit über 40 Jahren in dieser Region. Das depressive, manchmal auch aggressive Verhalten vieler meiner Bekannten ist vollständig verschwunden. Ein Landwirt, der um die 50 ist, erzählte mir, dass er zwei Wochen nach dem Ausschalten des Senders zum ersten Mal in seinem Leben die ganze Nacht durchgeschlafen habe."

Und Jakob hatte auch eine Geschichte über die Bäume zu erzählen. „Es ist wunderbar zu sehen", bemerkte er, „wie schnell sich die bestrahlten Wälder jetzt erholen. Ich denke, die Wachstumsrate ist doppelt so hoch wie in den vergangenen Jahren. Die jungen Bäume wachsen jetzt auch schnurgerade nach oben und versuchen nicht mehr, dem Strahlungseinfall eines Senders zu entfliehen."

Das Team von Dr. Abelin nutzte die geplante Abschaltung, um eine Vorher-Nachher-Schlafstudie bei 54 ihrer ursprünglichen Probanden durchzuführen. Dies geschah zwischen dem 23. März und 3. April 1998. Nach dem Abschalten am 28. März verbesserte sich nicht nur die Schlafqualität, sondern auch der Melatoninspiegel erholte sich – genauso wie das bei den Kühen der Fall gewesen war. Während der Woche nach dem Abschalten stieg der Melatoninspiegel bei den Menschen, die in unmittelbarer Nachbarschaft der Antennen lebten, um das Anderthalb- bis Sechsfache.

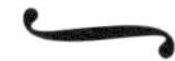

Die Erholung der europäischen Wälder nach Ende des Kalten Krieges dauerte allerdings nur ein Jahrzehnt. Im Jahr 2002 zeigte fast ein Viertel der von einem Team der Vereinten Nationen inspizierten Bäume erneut Anzeichen von Schäden auf, wobei jeder fünfte Baum in Europa unter Entlaubung litt.[71] Mittlerweise wurde der saure Regen zusammen mit der Schwerindustrie nach China und Indien verlagert. Viele Förster überarbeiteten ihre Lehrbücher, um stattdessen das Absterben des Waldes der globalen Erwärmung zuzuschreiben. Aber auch sie ist nicht der wirkliche Grund dafür.

Zedern, von denen einige 3.000 Jahre alt sind und die mittelalterliche Wärmeperiode, die kleine Eiszeit und unzählige Dürren und Überschwemmungen überdauert haben, verschwinden von der Erde.

Die ehrwürdigen Zedern des Libanon, deren zwölf verbliebene Bestände etwa 5.000 Hektar umfassen, befinden sich in sichtbarem

Verfall. Ab 1982 schwand die Anzahl der Zedern des algerischen Atlasgebirges und die Zedern von Marokko sind seit 2000 rapide am Absterben.[72]

Mehr als 600.000 Hektar gelbe Zedern in abgelegenen Gebieten im Südosten Alaskas und in British Columbia verschwinden zunehmend. Ungefähr 70 Prozent der alten Bäume sind tot und in einigen Gebieten gibt es überhaupt keine Zedern mehr. Förster sind völlig sprachlos angesichts der massiven Sterblichkeit auf den feuchten Böden, in denen gelbe Zedern seit eh und je gediehen sind. Es konnten auch keine Krankheitsorganismen isoliert werden, denen man die Schuld zuschieben könnte.

Paul Hennon, ein in Juneau stationierter Wissenschaftler der Forstverwaltung der Vereinigten Staaten, machte 1990 eine überraschende Entdeckung: Alte Luftbilder zeigten, dass einige der heute beschädigten Bestände aus gelben Zedern bereits 1927, 1948, 1965 und 1976 beschädigt wurden. Und zu seinem weiteren Erstaunen waren die Gebiete, in denen der Verfall verzeichnet wurde, im Jahr 1990 nur geringfügig größer als im Jahr 1927. Dann durchsuchte er die alte Forstliteratur. Berichte von Expeditionen während des gesamten 19. Jahrhunderts enthielten alle Darstellungen von gelben Zedern in der Nähe von Sitka und anderswo im Südosten Alaskas, und keine erwähnten sterbende Bäume. Charles Sheldon, der als Erster in Alaska über tote gelbe Zedern berichtete, hatte sie 1909 auf Admiralty Island in der Nähe von Pybus Bay in der Region Sitka gesehen. Er konstatierte über „weite Gebiete sind Sumpfgebiete mit gelben Zedern, die größtenteils tot sind". Harold E. Anderson sah 1916 auch sterbende Zedern in der Nähe von Sitka.[73]

Hennon kam zu dem Schluss, dass kein menschlicher Faktor vor so langer Zeit einen Zedernverfall im Alaska Panhandle hätte verursachen können – aber damit lag er falsch. NPB Sitka, ein 20-Kilowatt-Langwellenradiosender der Marine, wurde 1907 westlich von Pybus Bay installiert. In Petersburg und Wrangell wurden 1908 Armeeradiosender eingerichtet. Private Radiosender waren auch in Betrieb. Auf der Liste der Radiosender der Vereinigten Staaten von 1913 stehen fünf von der Marconi Company im Südosten Alaskas betriebene Funkstationen, darunter eine in Kake auf Kupreanof Island, direkt gegenüber dem Frederick Sound von Pybus Bay.[74]

Dass Bäume im gesamten Amazonas-Regenwald ohne offensichtlichen Grund sterben, wurde erstmals im Jahr 2005 bemerkt. Erneut wird dies der globalen Erwärmung zugeschrieben, die in diesem Jahr eine ungewöhnliche Dürre verursachte.[75] Forscher, die mit dem weltweiten RAINFOR-Netzwerk verbunden waren, kehrten zu den Waldflächen zurück, die in Brasilien und sieben Nachbarländern verstreut waren. Schon seit den 1970er-Jahren hatten sie diese alle drei bis fünf Jahre beobachtet. Zu ihrer Überraschung bestand nur eine schwache Korrelation zwischen der Intensität der Dürre an einzelnen Standorten und der Gesundheit des Waldes. Einige Gebiete waren vom Baumsterben betroffen, hatten aber keine Dürre, und einige hatten Dürre, aber kein Baumsterben. Kleinere Bereiche mit hoher Sterblichkeit waren von Bäumen umgeben, deren Wachstum kaum oder gar nicht abgenommen hatte. Insgesamt gewann jedoch nur die Hälfte dieser Waldflächen im Jahr 2005 Biomasse hinzu – ein noch nie da gewesener Umstand. Sie befürchteten, dass sich der Amazonas von einer Nettokohlenstoffsenke in eine Nettokohlenstoffquelle verwandelte, was schwerwiegende Auswirkungen auf unsere Atmosphäre hätte. Sie gaben der globalen Erwärmung die Schuld an der Veränderung, da sie keinen anderen Grund für eine derartige Verlagerung finden konnten. Aber wie Hennon und sein Team in Alaska irrten sie sich.

Am 27. Juli 2002 änderte sich plötzlich die Umgebung überall im Amazonas drastisch. Denn an diesem Tag begann ein von den Vereinigten Staaten finanziertes, von Raytheon gebautes 1,4-Milliarden-Dollar Radar- und Sensorsystem namens SIVAM (System zur Überwachung des Amazonas) seine Überwachungsaktivitäten in einem abgelegenen Gebiet von zwei Millionen Quadratmeilen unzugänglicher Wildnis. Der Hauptzweck des neuen Systems bestand darin, Drogenhändlern und Partisanen den Schutz zu entziehen, den der spurlose Dschungel immer geboten hatte. Es wurde darauf bestanden, dass das Bombardieren des Regenwaldes nichts Besonderes war. Gerade so, also ob die Bestrahlung in einer Höhe, die in der Geschichte der Welt beispiellos war, für die wertvollen Bewohner des Waldes – menschliche oder andere – keinerlei Konsequenzen hätte! Seit 2002 sind die 25 enorm leistungsstarken Überwachungsradargeräte des Systems, 10 Doppler-Wetterradargeräte, 200 schwimmende Wasserüberwachungsstationen und 900 mit Funkgeräten ausgerüsteten „Lauschposten", 32 Radiosender, 8 hochmoderne luftgestützte Überwachungsjets, die mit nebeldurchdringendem Radar ausgestattet sind, und die 99 „Angriffs-/Trainer"-Unterstützungsflugzeuge in Betrieb. Die Bildkapazität erlaubt es Brasilien, Menschen überallhin zu verfolgen. Das System ist so alles durchdringend, dass brasilianische Beamte sich rühmen, dass sie sogar hören können, wenn irgendwo im Amazonasgebiet ein Zweig bricht.[76] Aber es geht zu Lasten der größten Vielfalt von Tieren und Pflanzen auf der Erde sowie der Menschen, die von ihnen abhängig sind – und unserer Atmosphäre.

In einem kleinen Hinterhoflabor am Fuße der Rocky Mountains in Colorado führte Katie Haggerty das einfachste und eleganteste Experiment von allen durch: Sie hängte Aluminium-Gittergewebe um neun Töpfe von Espensämlingen, um die Radiowellen fernzuhalten, aber gleichzeitig genug Licht durchzulassen. Dann beobachtete sie das Wachstum. Für ein Kontrollexperiment kaufte sie 27 Espen und züchtete sie nebeneinander. Neun wuchsen ohne Abschirmung, neun waren durch Aluminium-Gittergewebe und die restlichen neun durch Glasfaser-Gittergewebe abgeschirmt. Letztere hielten genauso wenig Licht ab, ließen aber alle Radiowellen durch. Sie begann das Experiment am 6. Juni 2007. Nach nur zwei Monaten waren die neuen Triebe der radioaktiv abgeschirmten Espen 74 Prozent länger und ihre Blätter flächenmäßig 60 Prozent größer als die der vermeintlich geschützten oder ungeschützten Espen.

Am 5. und 6. Oktober bewertete sie die Beschaffenheit der drei Pflanzengruppen. Die vermeintlich geschützten und ungeschützten Pflanzen sahen genauso aus wie die meisten Espen in Colorado jetzt jeden Herbst aussehen: Ihre Blätter und Blattadern sind gelb bis grün, ihre Blattstiele hellrot bis rosa und alle Blätter sind bis zu einem gewissen Grad mit abgestorbenen, grauen und braunen Stellen bedeckt.

Die abgeschirmten Bäume sahen so aus, wie vor nicht allzu langer Zeit alle Espen ausgesehen hatten. Ihre Blätter waren viel größer, weitgehend frei von Flecken und Verfall und zeigten eine breite Palette brillanter Herbstfarben: leuchtendes Orange, Gelb, Grün, Dunkelrot und Schwarz. Ihre Blattadern waren dunkel- bis hellrot, und ihre Blattstiele waren ebenfalls hellrot.

Der plötzliche und gleichzeitige Niedergang der Espen in ganz Colorado, der genau im Jahr 2004 begann, war zugleich eine Quelle des Erstaunens und der Verzweiflung all derjenigen, die die lebendigen Herbstfarben dieser beindruckenden Bäume lieben und vermissen. In nur drei Jahren, von 2003 bis 2006, stieg das Ausmaß der Flächen mit beschädigten Espen von 48 auf 566 Quadratkilometer. Die Sterblichkeit der Espen in den nationalen Wäldern stieg um das Siebenfache, wobei einige Bestände 60 Prozent dieser Bäume verloren.[77] Es gibt einen Grund dafür.

Der Bundesstaat Colorado betreibt ein ausgeklügeltes Kommunikationsnetz für die öffentliche Sicherheit, das sogenannte digitale Bündelfunksystem, das aus 203 hohen Funktürmen besteht, deren Übertragungen jeden Quadratzentimeter des Bundesstaates abdecken. Dieses Bündelfunksystem wird häufig von Polizisten, Feuerwehrleuten, Parkwächtern, Rettungsdienstleistern, Schulen, Krankenhäusern und einer Vielzahl anderer kommunaler, staatlicher, föderaler Behörden sowie stammeszugehöriger Vertretungen eingesetzt. Zwischen 1998 und 2000 wurde die Pilotphase des Systems für die Metropolregion Denver gebaut und getestet. 2001 und 2002 wurden Funktürme im gesamten Nordosten und Südosten Colorados und in den östlichen Prärien gebaut. Und 2003, 2004 und 2005

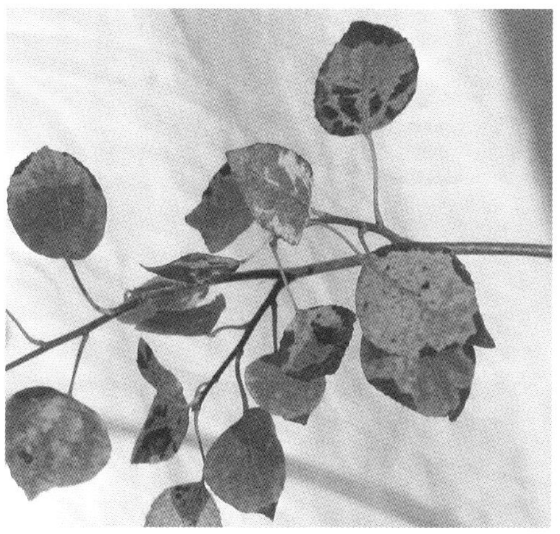

Ungeschützter Keimling
6. Oktober 2007

Scheinbar abgeschirmter Keimling
6. Oktober 2007

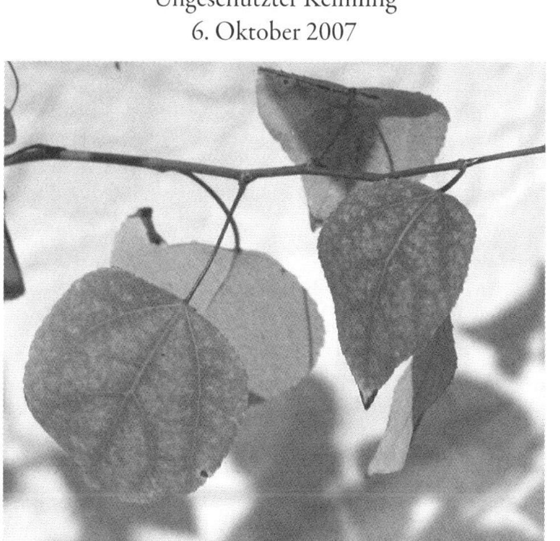

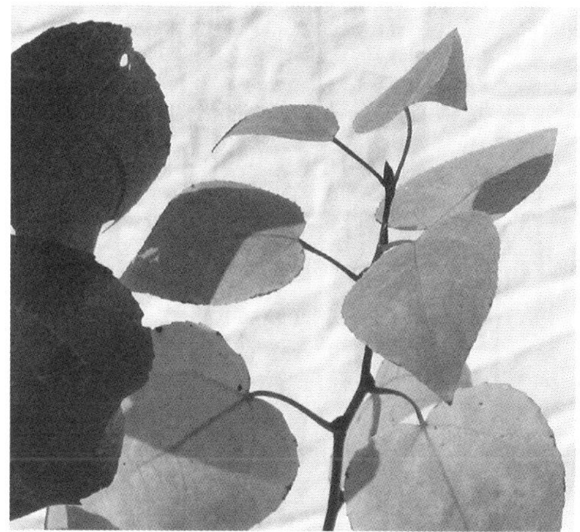

Geschützte Keimlinge
6. Oktober 2007
Fotos von Katie Haggerty

drang das System in den westlichen, bergigen Teil des Staates vor: das Gebiet der Espen.

„Manchmal", sagt Alfonso Balmori, „vergleiche ich das, was geschieht, mit einem kollektiven Selbstmordritual in Zeitlupe." Aber er glaubt nicht, dass es unendlich weitergehen kann. „Ich weiß nicht wann", fährt er fort, „aber es wird der Tag kommen, an dem die Gesellschaft das schwerwiegende Problem der elektromagnetischen Kontamination und ihrer gefährlichen Auswirkungen auf Spatzen, Frösche, Bienen, Bäume und alle anderen Lebewesen – einschließlich uns selbst – realisiert."

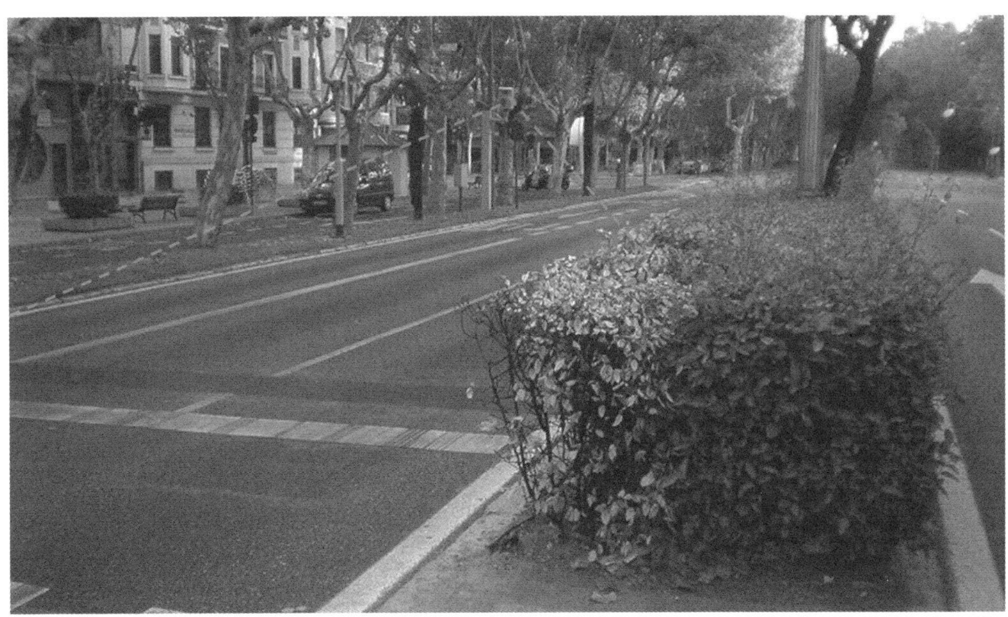

Auswirkung des Radars auf die Stadtbegrünungsanlage in Valladoloid, Spanien (24 Ghz Geschwindigkeitsdetektor).*Foto vonAlfonso Balmori.*

KAPITEL 17

Im Land der blinden Menschen

Was wäre, wenn auf einem anderen Planeten, in einem fernen Universum die Sonne dunkel wäre? Gott hätte nie gesagt: „Es werde Licht“ und es gäbe keines. Menschen würden es trotzdem erfinden und die Welt mit so hellem Licht beleuchten, dass es alles verbrennen würde, was es berühren sollte. Was wäre, wenn nur Sie das sehen könnten? Was wäre, wenn es tausend, eine Million, zehn Millionen andere gäbe, die das auch könnten? Wie viele Menschen, die sich dessen bewusst sind, wären nötig, um der Zerstörung Einhalt zu gebieten?

Wie viele Menschen muss es geben, die das sehen, damit sich niemand mehr scheut zu sagen: „Ihr Handy bringt mich um“ anstatt „Ich bin elektrisch empfindlich“?

Enorm viele Menschen bekommen Kopfschmerzen wegen ihres Handys. Als Wissenschaftler 1996 diese Frage stellten, gaben das fast ein Viertel der Norweger zu, die jetzt als gemäßigte Handynutzer gelten würden (mehr als eine Stunde pro Tag).[1] Auch fast zwei Drittel der ukrainischen Universitätsstudenten, die starke Handynutzer waren (über drei Stunden pro Tag), gaben das gegenüber den Wissenschaftlern zu, die sie 2010 dazu befragten.[2] Vielleicht gibt es einige, die wirklich keine Kopfschmerzen bekommen. Aber fast niemand fragt danach und öffentlich eine wahre Antwort darauf zu geben, ist sozial nicht akzeptabel.

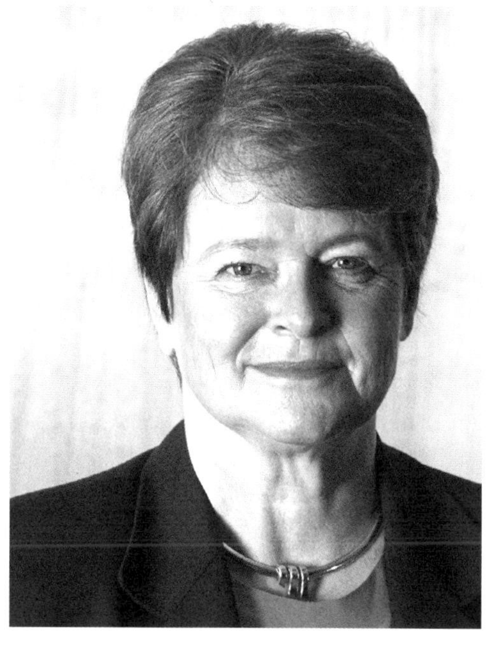

Dr. Gro Harlem Brundtland, M. P. H.

Gro Harlem Brundtland bekam Kopfschmerzen von Handys. Und da sie Generaldirektorin der Weltgesundheitsorganisation und ehemalige norwegische Premierministerin war, sah sie auch keinen Grund, sich dafür zu entschuldigen. Stattdessen gab sie die Anweisung, dass niemand mit einem Handy ihr Büro in Genf betreten sollte. Sie wurde 2002 sogar in einer norwegischen nationalen Zeitung darüber interviewt.[3] Im folgenden Jahr war sie nicht mehr Generaldirektorin der Weltgesundheitsorganisation. Keine andere Amtsperson hat ihren Fehler wiederholt.

Der Schlaf und das Gedächtnis sind selbst bei denjenigen, die tatsächlich keine Kopfschmerzen bekommen, aufgrund von Handygebrauch beeinträchtigt. Der Folk-Sänger Pete Seeger schrieb mir vor 20 Jahren. „Im Alter von 81 Jahren", sagte er, „ist es normal, dass ich langsam mein Gedächtnis verliere. Aber jeder, dem ich das erzähle, sagt: ‚Nun, ich scheine mein Gedächtnis auch zu verlieren.'"

Bei manchen von uns ist der Gesundheitszustand so schwerwiegend und verheerend, dass er nicht mehr ignoriert werden kann. Zumindest waren wir aber in der glücklichen Lage, herauszufinden, was mit uns los ist und warum. Das führte hier und da zu einem Zusammenschluss von kleinen Minderheitsgruppen. Mangels eines akzeptableren Begriffs nennen wir unseren Gesundheitszustand „Elektrosensibilität" oder noch gravierender „Elektrohypersensibilität" (EHS). Für eine Krankheit, die die ganze Welt und jeden auf ihr betrifft, ist dieser Name eine Travestie. Er wäre genauso absurd wie „Zyanidempfindlichkeit" – wenn jemand unsinnig genug wäre, den Vergifteten eine solche Bezeichnung zu verpassen. Das Problem ist, dass wir alle in gewisser Hinsicht zum elektrischen Stuhl verurteilt sind. Aber weil die Gesellschaft dies seit mehr als 200 Jahren leugnet, erfinden wir Begriffe, die die Wahrheit verbergen – anstatt Klartext zu sprechen und zuzugeben, was wirklich abläuft.

Am 14. November 1996 wurde zum ersten Mal in meiner Heimatstadt überall gleichzeitig gepulste Mikrowellenstrahlung ausgestrahlt. Ich war so überzeugt davon, dass dies zum Tod sehr vieler Menschen geführt hatte, dass ich den Epidemiologen John Goldsmith um Rat bat, wie man dies beweisen könnte. Goldsmith war früher beim kalifornischen Gesundheitsministerium und dann an der Ben Gurion Universität des Negev in Israel tätig. Er verwies mich auf die wöchentlichen Sterblichkeitsstatistiken, die online von den Centers for Disease Control für 122 Städte veröffentlicht wurden. Er riet mir, genau herauszufinden, wann der digitale Mobiltelefondienst jeweils für eine Stadt begonnen hatte. Hier sind die Ergebnisse für neun Großstädte in verschiedenen Teilen der Vereinigten Staaten, deren digitaler Dienst zu verschiedenen Zeiten begann:

Ich war mir deshalb so sicher, weil mich die plötzliche Bestrahlung meiner Heimatstadt fast umgebracht hatte und weil ich Menschen kannte, die daran gestorben sind.

Am 14. November war ich nach Killington in Vermont gereist, um an „Unplugged: Auswirkungen der drahtlosen Revolution auf Gesundheit und Politik" teilzunehmen, einer Konferenz, die von der juristischen Fakultät in Vermont gesponsert wurde. Als ich am 16. November nach Hause kam, wurde mir schwindelig. Ich nahm an, einer meiner Nachbarn hätte irgendein Gift ausgesprüht; oder vielleicht war der Schädlingsbekämpfer im Gebäude gewesen? Das wird vergehen, dachte ich. Aber innerhalb weniger Tage wurde mir übel und ich litt an einem unkontrollierbaren Zittern. Ich hatte den ersten Asthmaanfall meines Lebens. Meine Augäpfel fühlten sich an, als würden sie sich ausbeulen, mein Hals schwoll an, meine Lip-

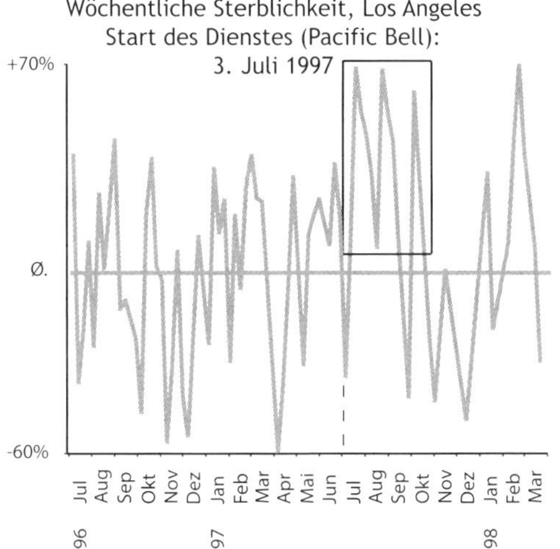
Wöchentliche Sterblichkeit, Los Angeles
Start des Dienstes (Pacific Bell):
3. Juli 1997
+70%
Ø.
-60%
Jul Aug Sep Okt Nov Dez Jan Feb Mar Apr Mai Jun Jul Aug Sep Okt Nov Dez Jan Feb Mar
'96 '97 '98

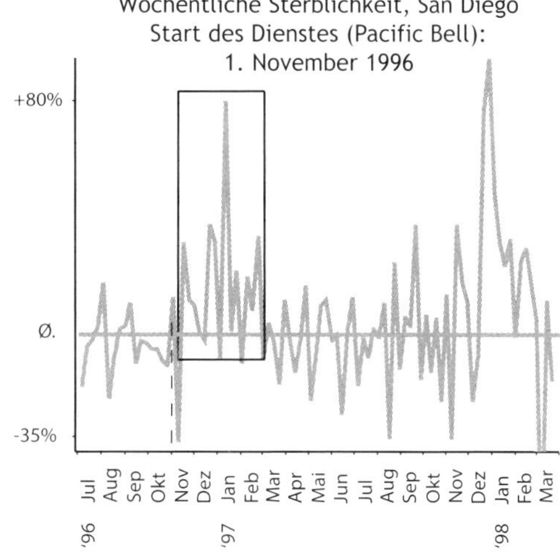
Wöchentliche Sterblichkeit, San Diego
Start des Dienstes (Pacific Bell):
1. November 1996
+80%
Ø.
-35%
Jul Aug Sep Okt Nov Dez Jan Feb Mar Apr Mai Jun Jul Aug Sep Okt Nov Dez Jan Feb Mar
'96 '97 '98

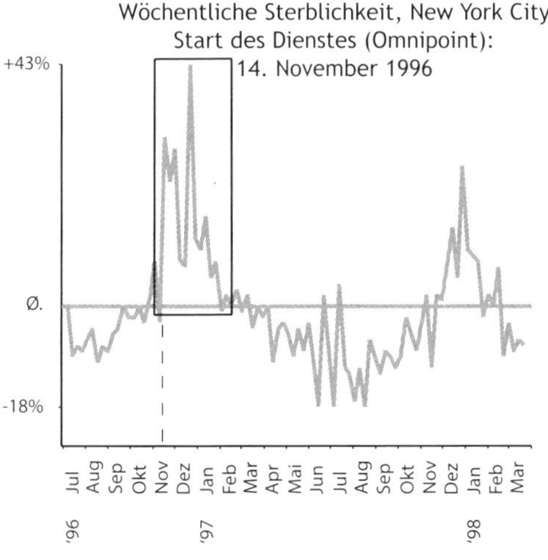
Wöchentliche Sterblichkeit, New York City
Start des Dienstes (Omnipoint):
14. November 1996
+43%
Ø.
-18%
Jul Aug Sep Okt Nov Dez Jan Feb Mar Apr Mai Jun Jul Aug Sep Okt Nov Dez Jan Feb Mar
'96 '97 '98

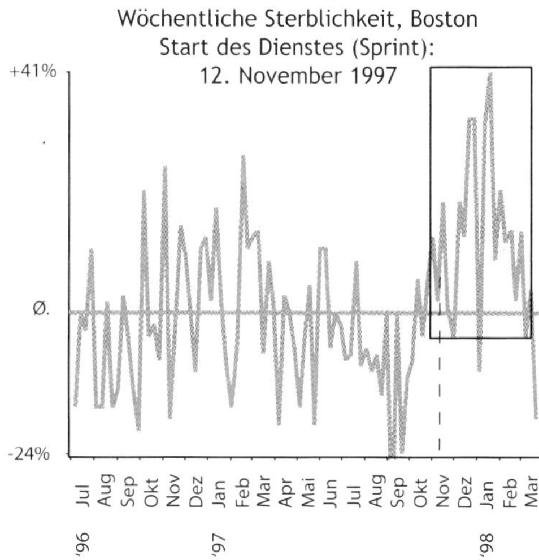
Wöchentliche Sterblichkeit, Boston
Start des Dienstes (Sprint):
12. November 1997
+41%
Ø.
-24%
Jul Aug Sep Okt Nov Dez Jan Feb Mar Apr Mai Jun Jul Aug Sep Okt Nov Dez Jan Feb Mar
'96 '97 '98

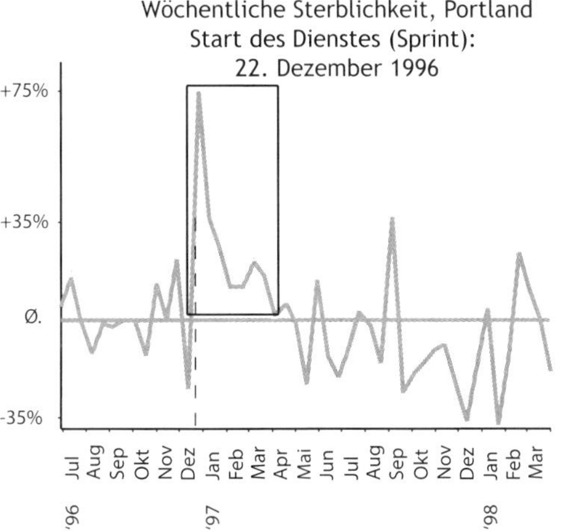
Wöchentliche Sterblichkeit, Portland
Start des Dienstes (Sprint):
22. Dezember 1996
+75%
+35%
Ø.
-35%
Jul Aug Sep Okt Nov Dez Jan Feb Mar Apr Mai Jun Jul Aug Sep Okt Nov Dez Jan Feb Mar
'96 '97 '98

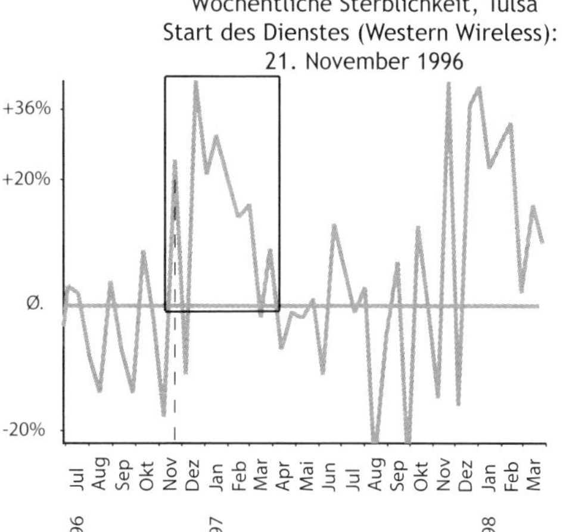
Wöchentliche Sterblichkeit, Tulsa
Start des Dienstes (Western Wireless):
21. November 1996
+36%
+20%
Ø.
-20%
Jul Aug Sep Okt Nov Dez Jan Feb Mar Apr Mai Jun Jul Aug Sep Okt Nov Dez Jan Feb Mar

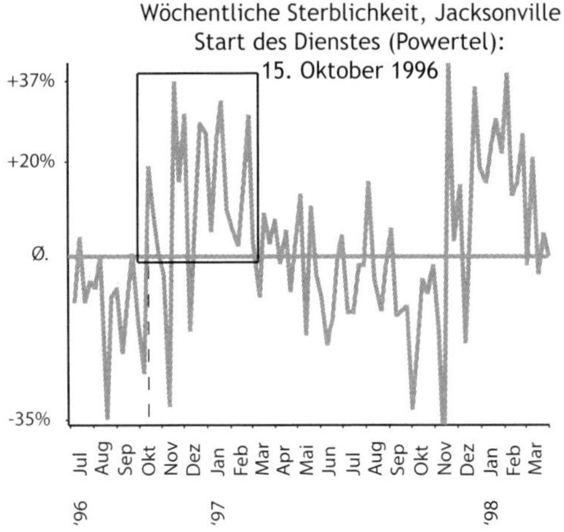

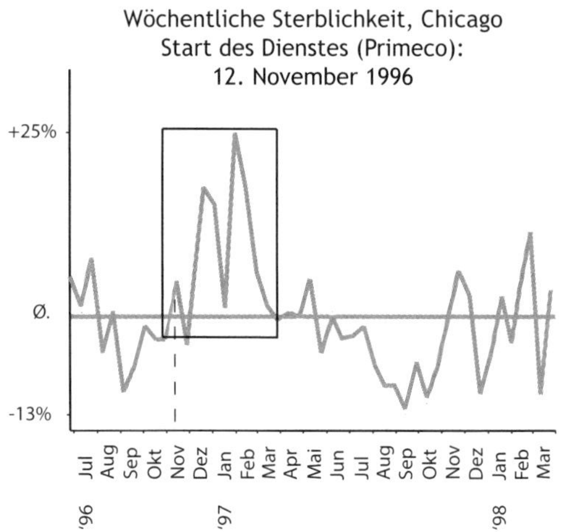

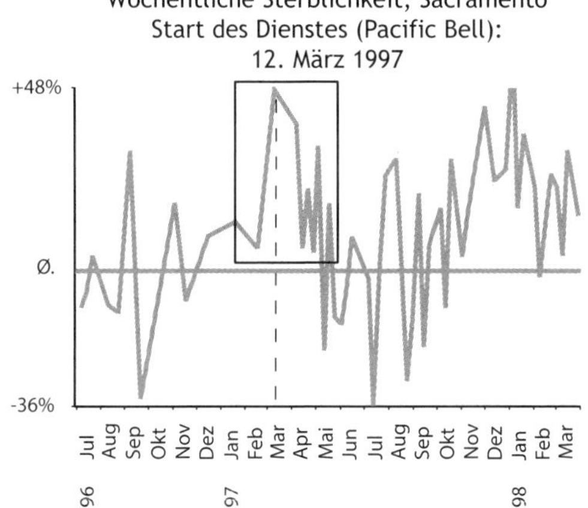

pen waren trocken, fett und geschwollen, ich verspürte einen Druck in meiner Brust und meine Fußsohlen schmerzten. Ich wurde so schwach, dass ich nicht einmal ein Buch halten konnte. Meine Haut wurde so empfindlich, dass ich es nicht ertragen konnte, berührt zu werden. In meinem Kopf dröhnte ein Güterzug. Nach dem 20. November schlief ich überhaupt nicht mehr und konnte nicht essen. In der Nacht zum 22. November verkrampfte sich mein Kehlkopf, sodass ich weder ein- noch ausatmen konnte. Am Morgen schnappte ich mir meinen Schlafsack, stieg in die Long Island Railroad und verließ die Stadt.

Die Erleichterung, die ich verspürte, war unglaublich.

Ich erfuhr, dass Omnipoint Communications, New Yorks erstes Unternehmen für digitale Mobiltelefone, am 14. November – als ich in Vermont war – damit begonnen hatte, seine Dienste an die Öffentlichkeit zu verkaufen. Tausende von Dachantennen an 600 Standorten waren in Betrieb: Die New Yorker lebten jetzt in einem Computer.

Ich tauschte meine Erfahrungen mit ein paar Freunden aus. Gemeinsam stellten wir eine Liste der Symptome zusammen und setzten die folgende Kleinanzeige in eine lokale Zeitung: „Wenn Sie seit dem 15.11.96 an einem der folgenden erkrankt sind: Augenschmerzen, Schlaflosigkeit, trockene Lippen, geschwollener Hals, Druck oder Schmerzen in der Brust, Kopfschmerzen, Schwindel, Übelkeit, Zittern, andere Schmerzen oder Beschwerden oder eine Grippe, die nicht verschwindet, sind Sie möglicherweise Opfer eines neuen Mikrowellensystems, das die Stadt überdeckt. Setzen Sie sich unbedingt mit uns in Verbindung."

Und das taten sie zu Hunderten – Männer und Frauen, Weiße, Schwarze, hispanische Bürger und Asiaten, Büroangestellte, Computerbetreiber, Börsenmakler, Lehrer, Ärzte, Krankenschwestern und Anwälte. Alle waren zwischen Mitte und Ende November plötzlich mit rasendem Herzen und pochenden Köpfen aufgewacht. Sie dachten, sie hätten einen Herzinfarkt, einen Schlaganfall oder einen Nervenzusammenbruch. Jetzt fanden sie erleichtert heraus, dass sie nicht allein waren. Die allererste Person, die auf die Anzeige antwortete, war ein 41-jähriger Mitarbeiter einer Fluggesellschaft, der in der Bronx lebte. Joe Sanchez' Kopf begann plötzlich am 15. November zu schmerzen – und zwar so stark, dass er befürchtete, einen Schlaganfall zu haben. Fünfeinhalb Monate später, am 8. Mai 1997, starb er – an einem hämorrhagischen Schlaganfall.

Während der nächsten zwei Jahre sah Janet Ostrowski, eine Krankenschwester, die in einer Familienpraxis in Manhattan und dann auf Long Island arbeitete, einen ständigen Strom von Patienten mit „viralem Syndrom", typischerweise mit qualvollen Kopfschmerzen, Ohrenschmerzen, geschwollenen Drüsen tief im Nacken, verstopfter Nase, Gesichtsschmerzen, Halsschmerzen, Müdigkeit und manchmal starker Dehydration. „Keine Grippe dauert ein ganzes Jahr", teilte uns Ostrowski mit. Sie bemerkte auch, dass die Mehrheit ihrer Patienten plötzlich nicht mehr auf Medikamente ansprach. „Ich habe im Laufe von 25 Jahren Krankenpflege in verschiedenen Notaufnahmen im Nordosten Amerikas Triage durchgeführt", sagte sie. „Was früher durch Routine-Medikamente stabilisiert wurde, sei es Bluthochdruck, Diabetes – was auch immer – scheint jetzt schnell instabil zu werden und nicht mehr auf aktuelle Medikamente zu reagieren." Sie sah auch einen enormen Anstieg der Zahl der Menschen, die über Stress und Angstgefühle klagten. Viele von ihnen waren zwischen 30 und 50 Jahre alt und Routine-EKGs zeigten Herzveränderungen auf.

Offiziell begann diese nordamerikanische „Influenza"-Epidemie im Oktober 1996 und dauerte bis Mai 1997.

Die Organisation, die ich 1996 gegründet habe und die Cellular Phone Task Force heißt, ist kaum noch in der Lage, die ständig zunehmende Zahl der Erkrankten zu versorgen. Und der Titel des Magazins *No Place To Hide* (zu Deutsch: Kein Ort der Zuflucht), das ich fünf Jahre lang herausbrachte, hat sich bewahrheitet. *Wenn auch gesunde Menschen sterben, können wir uns vom Land verabschieden,*[4] schrieb Olle Johansson. Er ist der Guru für Elektrosensibilität in Schweden und einer der weltweit führenden Experten für elektrische Krankheiten und Schädigungen. Die alte Weisheit, dass man der Zivilisation entkommen kann, sofern man nur weit genug weg geht, ist schlichtweg nicht mehr wahr. Der Grund dafür ist, dass Sekundärstrahlung nicht mehr nur von Handys, WLAN und anderen persönlichen Geräten ausgeht. Die unsichtbaren Tentakel unserer Zivilisation in Form von Mobilfunktürmen, Radaranlagen und 2-Wege-Satellitenverbindung machen Strahlung allgegenwärtig. Es gibt kein Entrinnen mehr, egal wie weit weg man geht und wie viel Land man ersteht. Und selbst wenn man einen der letzten verborgenen Zufluchtsorte entdeckt, kann er jederzeit, ohne dass man es sieht und ohne Vorwarnung, zerstört werden. Es gibt keinen Schutz mehr. Im Gegenteil: Es wurden Gesetze verabschiedet, die es verhindern, dass sich die Bürger selbst schützen oder gewählte Vertreter etwas gegen die Strahlung unternehmen. Aber leider ist niemand immun.

„Vor Kurzem feierte ich meinen 41. Geburtstag", sagte Dafna Tachover im Jahr 2013, „und ich bin mir nicht sicher, ob das Wort *Feier* angemessen ist." Tachover, eine attraktive junge Anwältin mit einem MBA, wurde in New York und Israel zugelassen und arbeitete nur wenige Jahre zuvor als Beraterin des Vorsitzenden für eine Investmentgesellschaft in Manhattan. Sie war mit einem Arzt verheiratet gewesen, der auch Wissenschaftler an der Princeton University war. Sie hatten beschlossen, ein Baby zu bekommen, und sie plante, eine private Kanzlei zu eröffnen. Ihr ganzes Leben schien wie am Schnürchen zu laufen.

Als ich sie 2013 interviewte, war sie geschieden, arbeitslos, immer noch kinderlos und kämpfte ums Überleben in einem abgelegenen Bauernhaus im Bundesstaat New York. „Mein Leben ist so gut wie unmöglich", sagte sie, „da ich in meinem eigenen Haus gefangen bin. Ich kann nirgendwo hingehen, ich kann nicht einmal auf die Straße gehen und in die Stadt fahren. Ich kann nicht arbeiten und in der Gegenwart anderer Menschen sein. Ich kann nicht fliegen, reisen, ein Restaurant besuchen oder in einem Hotel schlafen. Ich kann weder einen Arzt noch ein Krankenhaus aufsuchen oder vor Gericht gehen, um für meine Rechte zu kämpfen, die unterdrückt sind. Wenn ich umziehen musste, konnte ich nicht alleine nach einem Haus suchen, da das Fahren auf durch Antennen verschmutzten Straßen und Autos mit drahtlosen Systemen unmöglich geworden ist. Mein Vater musste aus Israel kommen, um mir zu helfen und nach zwei Monaten Suche und 500 Hausinspektionen fand ich nur ein einziges Haus, das ich tolerieren konnte. Der nächste Nachbar ist 300 Meter entfernt (diese Entfernung ist erforderlich, um nicht durch WLAN, schnurlose Telefone und andere Geräte eines Nachbarn beeinträchtigt zu werden). Der Empfang für Mobiltelefone ist lückenhaft und nur ein einziger Radiosender strahlt hier aus. Ich wohne in einer abgelegenen Hütte im Wald und mein einziger ‚Ausflug' in die Zivilisation ist eine monatliche Fahrt, um Lebensmittel zu kaufen. Sogar das ist häufig schwierig, da es mir nicht gut genug geht. Dann bin ich auf Freunde angewiesen, meine Essenseinkäufe für mich zu erledigen. Da ich nicht arbeiten kann und meine Geldreserven nahezu erschöpft sind, weiß ich nicht, wie ich finanziell überleben werde. Mit der Verbreitung von ‚intelligenten' Zählern wird es bald nicht einmal mehr ein Haus geben, in dem ich leben kann. Es ist mehr als frustrierend zu wissen, dass ich ohne diese Strahlung ein normales und erfülltes Leben führen könnte, anstelle hierdurch zu dieser absurden Existenz gezwungen zu werden."

Tachover war eine überzeugte Handynutzerin, die kein Festnetz hatte und Stunden auf ihrem Handy und vor ihrem drahtlosen Computer verbrachte. „Mein Laptop war mein bester Freund", sagt sie. „Ich war eine der ersten, die eine drahtlose Mobilfunk-Internetverbindung zu meinem Laptop erstand, um sicherzustellen, dass ich überall Zugang zum Internet hatte." Schließlich wurde sie wie so viele andere Menschen geschädigt – geschädigt durch einen neuen Laptop, den sie für die geplante neue Anwaltskanzlei angeschafft hatte. „Jedes Mal, wenn ich den Computer benutzte, spürte ich Druck in meiner Brust, Herzklopfen, Atembeschwerden, Schwindel, Kopfschmerzen, mein Gesicht wurde rot und heiß und mir wurde übel. Ich hatte seltsame kognitive Probleme – ich konnte keine Worte finden und wenn mein Mann mit mir sprach, konnte ich mich fünf Minuten später nicht mehr daran erinnern. Ich konnte mein Handy plötzlich nicht mehr berühren. Wenn ich es in die Nähe meines Kopfes legte, fühlte es sich an, als würde mir jemand ins Gehirn bohren."

Um ihre Gesundheit wiederherzustellen, ging sie zunächst zurück nach Israel. „Das stellte sich als Fehlentscheidung heraus", sagte sie. „Bereits an meinem ersten Tag dort brach mein Körper zusammen. Während ich im Auto fuhr, fühlte ich unerträgliche Schmerzen. Ich sah ‚weiße Streifen' auf dem Dach des Einkaufszentrums. Als ich meine Mutter fragte, was das sei, sagte sie mir, dass es sich um Handyantennen handelte. Bis zu diesem Moment hatte ich noch nicht gewusst, dass ich Antennen fühlen konnte. Ich hatte Tränen in den Augen und konnte nur sagen: ‚Um Gottes willen, hier wachsen Kinder auf!' Von diesem Moment an ging es mit meinem Zustand schnell bergab und mein Leben wurde zu einem Albtraum. Ich konnte nicht mehr schlafen und der Schmerz war unerträglich."

Zurück in New York lebte Tachover monatelang in ihrem Auto. „Ich konnte nicht mehr in meiner Wohnung sein, konnte kein Haus finden und verbrachte meine Tage verzweifelt damit, einen Ort ohne Strahlung zu finden, an dem ich mein Auto parken konnte. Nachts stellte ich mein Auto auf Parkplätzen ab und bedeckte die Fenster mit dunklen Tüchern und Laken, damit mich niemand sehen konnte."

Leider ist Tachovers Erfahrung sehr verbreitet und wird immer häufiger. Obwohl sie sich jetzt als Anwältin darauf konzentriert, „grundlegende Menschen- und Bürgerrechte" für diejenigen zu gewinnen, die als elektrisch sensibel bezeichnet werden, weiß Tachover, dass das eigentliche Problem viel größer ist. „Menschen sind elektrische Wesen", sagt sie, „und es gibt keinen Mechanismus im menschlichen Körper, der ihn vor Strahlung schützt. Zu behaupten, dass diese Strahlung uns nicht beeinflusst, ist daher unwissend und absurd. Die Elektrosensibilität ist keine Krankheit, sondern eine umweltbedingte Erkrankung, gegen die niemand immun ist. Ich habe Hoffnung, dass der Tag, an dem das Ausmaß dieser Katastrophe aufgedeckt wird, nicht weit entfernt ist. Das Ignorieren der Fakten und der Realität ändert nichts daran, und das Ignorieren eines Problems verschlechtert garantiert dessen Ausmaß."

Olle Johansson, der jahrzehntelang an der Fakultät des weltberühmten Karolinska-Instituts tätig war – dem Institut, das jedes Jahr den Nobelpreis für Medizin vergibt – interessierte sich erstmals 1977 für die Auswirkungen der Mikrowellenstrahlung, als er auf einer Konferenz in Finnland einen Vortrag über die Durchlässigkeit der Blut-Hirn-Schranke hörte. Er begann das Problem der Hautausschläge bei Computerbetreibern zu untersuchen, nachdem er in den frühen 1980er-Jahren ein Radioprogramm von Kajsa Vedin gehört hatte. Vedin, die später *In the Shadow*

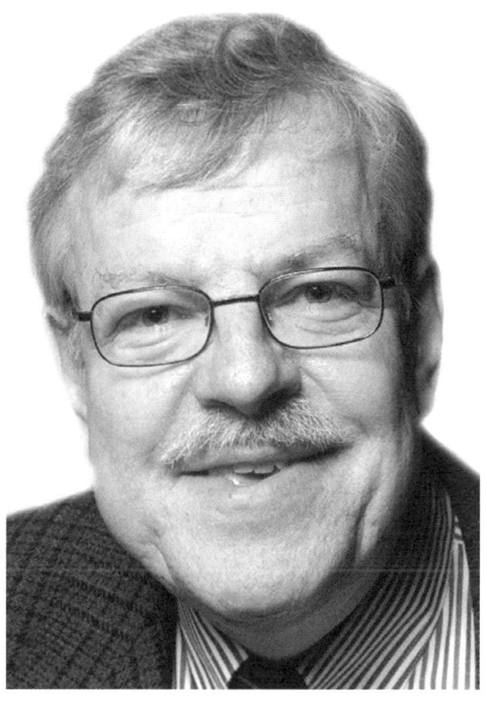

Dr. Olle Johansson

of a Microchip schrieb, eine Analyse der beruflichen Risiken der Arbeit mit Computern, bat um neurologisches Fachwissen. „Ich hatte keinerlei Zweifel, dass ich hier als Neurowissenschaftler einen Beitrag leisten könnte", sagt Johansson. „Ich war fest davon überzeugt, dass es nicht zu schwierig sein würde, die Themen, die sie beleuchten wollte, mithilfe konventioneller wissenschaftlicher „Werkzeuge" zu untersuchen.

Ich ahnte nicht, dass hier andere Mächte im Spiel waren, die verhindern wollten, dass Studien dieser Art initiiert wurden. Aber ich verstand sehr bald, dass es außerordentlich schwer sein würde, die sehr klaren, einfachen und naheliegenden Ermittlungen, die Kajsa Vedin vorschlug, umzusetzen."

„Für mich", erinnert er sich, „war sofort klar, dass Personen mit vermeintlichen Hautreaktionen, nachdem sie Computerbildschirmen ausgesetzt waren, sehr spezifisch und mit einer völlig korrekten Vermeidungsreaktion reagieren können. Das trifft vor allem zu, wenn der Auslöser Strahlung ist und/oder chemische Emissionen. Genau das Gleiche würde geschehen, wenn man sie beispielsweise Sonnenstrahlen, Röntgenstrahlen, Radioaktivität oder chemischen Gerüchen aussetzen würde. Sehr bald wurde jedoch von verschiedenen klinischen Kollegen eine Vielzahl anderer ‚Erklärungen' trendy. Darunter, dass die Personen, die eine Bildschirmdermatitis angeben, sich dies nur vorstellten oder an postmenopausalen psychischen Aberrationen litten oder alt waren oder eine nur elementare Schulausbildung hatten oder die Opfer der klassischen pawlowschen Konditionierung waren. Seltsamerweise hatten die meisten der oft ‚Selfmade-Experten', die diese Erklärungen vorschlugen, selbst noch nie jemanden mit Bildschirmdermatitis getroffen und hatten die von ihnen unterbreiteten Erklärungsmodelle nie geprüft."

Als er Vedin zum ersten Mal kontaktierte, kannte Johansson ebenfalls niemanden mit Bildschirmdermatitis persönlich. Er wurde sich jedoch schnell bewusst, dass er überall von diesen Menschen in unmittelbarer Nähe umgeben war, auch wenn dies nicht offensichtlich war. Er lernte, dass Hautausschläge nur die sichtbarsten Manifestationen einer verheerenden Störung waren. Auch dass die Exposition – nicht nur gegenüber Computerbildschirmen, sondern auch anderen Strahlungsquellen und sogar gewöhnlicher Elektrizität – das Herz, das Nervensystem und andere Körpersysteme ernsthaft schädigen könnten. „Nach all den Jahren", sagt er, „kommuniziere ich heute regelmäßig mit vielen Tausenden solcher Menschen, die auf der ganzen Welt verteilt sind und aus allen Lebensbereichen stammen. Nichts schützt eine Person vor dieser Funktionsstörung – weder ihre politische Haltung, ihr Einkommen, ihr Geschlecht, Hautfarbe, Alter, noch, wo sie lebt oder was sie beruflich macht. Jeder kann betroffen sein. Diese Menschen erleiden Strahlenschäden durch Geräte, die sehr schnell auf den Markt gebracht wurden, ohne dass sie offiziell auf potenzielle toxische Umwelteinflüsse oder andere Arten von Gesundheitsgefahren getestet wurden."

Johanssons hat nicht nur erleben müssen, dass seine Forschungsgelder verschwanden und er seine Arbeitsstelle am Karolinska-Institut verlor. Er erhielt überdies Morddrohungen. Einmal wurde sogar ein Attentat auf ihn verübt, als er mit seiner Frau auf seinem Motorrad unterwegs war. Während er noch langsam fuhr, verlor er plötzlich die Kontrolle über das Fahrzeug. 27 Hinterradspeichen waren sauber durchgesägt worden – und zwar so professionell, dass es unmöglich gewesen war, es zu sehen. Ich fragte Johansson, was ihn motiviert, weiterzumachen. Er erzählte mir zunächst von dem Leben der Menschen, die als elektrisch empfindlich bezeichnet werden.

„Das Leben von elektrosensiblen Personen ist meistens die Hölle auf Erden", sagte er.

„Mir wurde sehr schnell klar, dass das sehr renommierte schwedische Sozialversicherungsnetz sie nicht auffing und Unterstützung bot, sondern sie fallen und abstürzen ließ. Das hat mich sehr beunruhigt. Die Elektrosensibilität war zu einem Modell der demokratischen Welt geworden – oder vielmehr zu einem Modell dafür, wie manchmal Demokratien ihre Bürgerinnen und Bürger nicht schützen. Es war und ist nicht schwer, sich selbst in einer solchen Situation vorzustellen. Heute sind es die elektrisch empfindlichen Menschen, aber wer ist morgen an der Reihe? Wer sind die nächsten Außenseiter? Ich selbst? Du? Wer? Menschen, die an Elektrosensibilität leiden, wurden sozusagen zu einer Art medizinisch Ausgestoßenen, die mit Schwierigkeiten konfrontiert sind, die der Rest der Gesellschaft nicht teilte. Ein sehr gruseliges Panorama. Jeder Mitmensch wäre gleichermaßen von dem betroffen gewesen, was ich immer wieder gesehen habe.

Gleichzeitig gab es zunehmend auch einen anderen Aspekt, der mich sehr berührte. Die meisten Menschen mit Elektrosensibilität sind tatsächlich sehr belastungsfähig. Sie müssen Schikane verschiedenster Art von der Gesellschaft, von Ärzten, Wissenschaftlern, Experten, Politikern, Beamten, ihren Angehörigen usw. ertragen und all dies macht sie psychisch ziemlich ‚dickhäutig'. Ich bewundere sie sehr! Ich weiß, dass ich niemals in der Lage sein würde, ständig so immense Schläge zu ertragen.

Was motiviert mich, weiterzumachen? Man muss bei seiner Aufgabe bleiben; würde ich nachgeben und mich einem anderen Gebiet zuwenden, so würde ich diesen Menschen praktisch jegliche Hoffnung rauben. Als Regierungswissenschaftler sollte ich mich für Menschen in Not einsetzen – nicht für meine persönliche Karriere. Als ich in den 1950er- und 1960er-Jahren in Schweden aufwuchs, war meine Familie sehr arm. Dadurch lernte ich schon damals, wie wertvoll eine ausgestreckte Hand ist, die bereit ist, zu unterstützen und zu helfen. Eine solche Lektion vergisst man nie."

Dr. Erica Mallery-Blythe ist eine einnehmende Ärztin, geboren in England, die sowohl die britische als auch die amerikanische Staatsbürgerschaft besitzt. Sie hat ihr Leben diesem Problem gewidmet, nachdem sie es aus erster Hand erlebt hat. Nach ihrem Abschluss an der medizinischen Fakultät im Jahr 1998 arbeitete sie in Krankenhäusern in ganz England und wurde Dozentin für Traumamedizin. 2007 zog sie mit ihrem Ehemann – einem F-16-Piloten der britischen Royal Air Force, der als Austauschoffizier bei der NATO beschäftigt war – in die Vereinigten Staaten. Während sie schwanger war, machte ihr die Elektrosensibilität zum ersten Mal zu schaffen. Wie so viele andere junge Berufstätige war Mallery-Blythe von der Technologie abhängig geworden. Tatsächlich war sie eine der frühesten Handynutzerinnen. Ihr Vater hatte ihr eins Mitte der Achtzigerjahre gekauft, als sie zehn Jahre alt war. Sie hatte immer bemerkt, dass sie Kopfschmerzen bekam, wenn sie ihr Handy zu lange benutzte, aber wie die meisten Menschen schenkte sie dem nicht zu viel Aufmerksamkeit.

Jetzt wurde der Schmerz jedoch nach jedem Anruf intensiv und die rechte Seite ihres Gesichts wurde hellrot, als hätte sie einen Sonnenbrand. Sie hatte auch gerade ihren ersten WLAN-fähigen Laptop erworben, den sie viel für die medizinische Forschung verwendete. Dabei legte sie ihn auf ihre Beine – aber nicht lange, denn jedes Mal, wenn sie das tat, bekam sie heftige, starke Schmerzen. „Es fühlte sich an, als würden meine Beine von innen kochen", erinnert sie sich. Bald konnte sie ihren Computer auch aus der Ferne nicht mehr benutzen. „Als Ärztin", sagt sie, „wusste ich, dass bei Schmerzen etwas nicht stimmt." Schließlich musste sie aufgeben, sowohl den

Computer als auch das Telefon zu benutzen. Zu diesem Zeitpunkt schlief sie nicht mehr gut und litt neben dem Schwindel und den Kopfschmerzen, die sie quälten, an Herzrhythmusstörungen und starkem Zittern. Aber alles, was sie im Internet las, versicherte ihr, dass sie keinen Krebs von ihrem Handy bekommen würde. Es war ihr nicht möglich, ihre Erfahrung in einen medizinischen Kontext zu stellen, der mit dem, was sie gelernt hatte, übereinstimmte. Sie hörte schließlich den Begriff „elektromagnetische Überempfindlichkeit", nachdem ihre Tochter geboren wurde. Aber sie begriff immer noch nicht, wie ernst die Elektrosensibilität tatsächlich war. „Wie konnte es eine Krankheit geben, die so tiefgreifend war, von der ich aber noch nie gehört hatte?", fragte sie sich. Erst als sie sich einer MRT unterzog, um einen Gehirntumor auszuschließen, stellte sie schließlich fest, dass sich ihr Leben dauerhaft und völlig verändert hatte. Denn als der Hochfrequenzpuls der MRT eingeschaltet wurde, sah sie „eine Million Körner goldenen Sandes nach außen explodieren" und hatte „das Gefühl eines nahen Endes". Das noch fehlende Stück des Puzzles fügte sich von selbst ein, als sie und ihr Mann einen abgelegenen Campingplatz am Rande des Death Valley besuchten, auf dem es kein WLAN und keinen Handyempfang gab. „Die Erleichterung war unglaublich", sagt sie. Zum ersten Mal seit langer Zeit fühlte sie sich rundum wohl und ganz normal.

Aber wie bei Tachover und wie bei so vielen anderen Menschen auf der ganzen Welt war das Leben jetzt unmöglich. Mallery-Blythe und ihr Mann zogen aus ihrem Haus aus und begannen in Zelten zu campen oder auf dem Rücksitz ihres Autos zu schlafen. Sie beschreibt es als „leben wie Kriegsflüchtlinge". Wann immer sie einen Supermarkt oder eine Tankstelle betrat, verspürte sie lähmende Schmerzen. „Man kann die grundlegenden Dinge, die zum Leben gehören, nicht mehr tun. Man hat fast das Gefühl, dass man irgendwann mal aufwachen wird, als wäre es eine Art bizarrer Traum." Fast schlimmer als die körperliche Not war die Tatsache, dass sie die Wahrheit über das, was geschah, vor allen, die sie kannten oder trafen, verbergen mussten. Sie lebten mehr als ein halbes Jahr so, bis sie in South Carolina eine Blockhütte an einem See fanden. Hier waren sie gezwungen, ohne Strom zu leben, damit Mallery-Blythe wieder gesund werden konnte. Dort lebte sie, als ich sie das erste Mal traf. Schließlich zog sie zurück nach England, aber zuvor hatte sie viele andere Menschen getroffen, die durch Elektrizität – insbesondere durch drahtlose Technologie – geschädigt worden waren. Sie hatte auch an einer medizinischen Konferenz zu diesem Thema in Dallas teilgenommen. Und sie entschied, dass sie keine andere Wahl hatte, als den Rest ihres Lebens den Bedürfnissen dieser Bevölkerungsgruppe zu widmen. Dazu gehörte auch die dringendste Notwendigkeit, ein Schutzgebiet einzurichten, in dem Menschen ihr Leben retten, ihre Gesundheit wiederherstellen und wieder produktiv werden können. „Das erste und wichtigste Bedürfnis", sagt Mallery-Blythe, „ist ein sicherer Zufluchtsort für diejenigen, die dringend Hilfe benötigen. Dazu gehört auch medizinisches Personal, das die Patienten unterstützt. Was mich traurig macht, ist, all die Menschen zu sehen, die nicht entkommen und in keine reine Umgebung gelangen können. Aber wenn man nicht in einer reinen Umgebung lebt, dann wird man zerstört." In Anbetracht der Tatsache, dass schätzungsweise fünf Prozent der Bevölkerung wissen, dass sie geschädigt wurden[5] und dass vielleicht jeder vierte von ihnen sein Haus verlassen musste, ist der Bedarf an Flüchtlingshilfe enorm.

Yury Grigoriev, der weithin als Großvater der EMF-Forschung in Russland bekannt ist, beschäftigt sich seit 1949 mit Strahlung. Nach seinem Abschluss an der Militärakademie wurde er mit der Erforschung der biologischen Auswirkungen von Atomwaffen am Institut für Biophysik des Gesundheitsministeriums der Sowjetunion beauftragt. Seit 1977 ist er Forschungsleiter für nichtionisierende Strahlung (d.h. Radiowellen) am selben Institut, das inzwischen in das A.I. Burnazyan Medizinische und Biophysische Bundeszentrum umbenannt wurde. Er ist auch Ehrenvorsitzender der russischen nationalen Kommission für den Schutz vor nichtionisierender Strahlung. Sein jüngstes Buch über Mobilkommunikation und Kindergesundheit wurde 2014, ein Jahr vor seinem 90. Geburtstag, veröffentlicht. Er ist am meisten um die Kinder besorgt. „Zum ersten Mal in der Geschichte", sagt er, „setzen Menschen ihr eigenes Gehirn einer offenen, ungeschützten Quelle von Mikrowellenstrahlung aus. Aus meiner Sicht als Radiobiologe ist das Gehirn ein kritisches Organ und Kinder sind jetzt die Gruppe, die am meisten gefährdet ist."

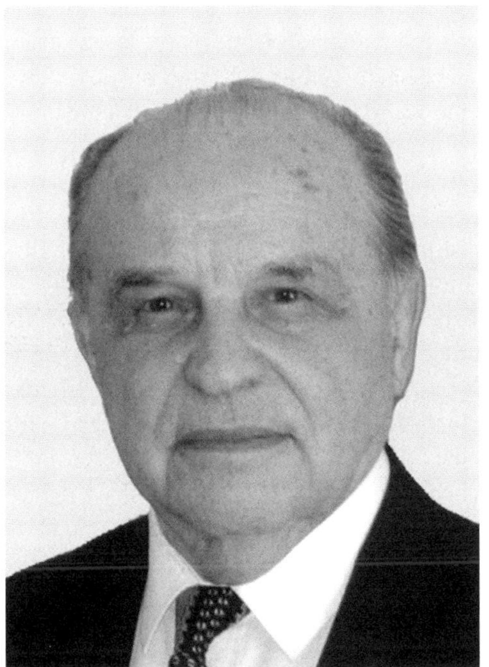

Dr. Yury Grigorievich Grigoriev

„Zu Anfang – vor dem Unfall in Tschernobyl –", sagt Grigoriev, „hat die Regierung das Risiko von Kernstrahlung bewusst unterschätzt." Dieser Unfall verursachte Angst in der Bevölkerung; infolgedessen erklärte sich die russische Regierung bereit, die Öffentlichkeit umfassend über die Gefahren ionisierender Strahlung zu informieren. Jetzt beschäftigen wir uns mit ähnlichen Problemen im Zusammenhang mit der Mobilkommunikation. Ich glaube, dass auch hier die Zeit gekommen ist, die breite Öffentlichkeit umfassend zu informieren."

Es vergeht kaum ein Tag, an dem ich keine erschreckenden neuen Informationen erhalte, die auf tragische Weise ignoriert werden.

„Die Verwendung von Mobiltelefonen für Kinder kann das ADHS-Risiko erhöhen", heißt es in einer aktuellen Schlagzeile in den Nachrichten über eine koreanische Studie. Je mehr Anrufe ein Kind tätigt, je mehr Zeit am Telefon verbracht wird und je mehr Zeit am Telefon gespielt wird, desto größer ist das Risiko für ADHS.[6]

„Computerbildschirme können Sie blind machen", verkündet lautstark eine andere Überschrift. Diese Untersuchung aus Japan ergab, dass mehr als vier Stunden pro Tag am Computer über zehn Jahre hinweg das Glaukomrisiko mehr als verdoppelt.[7]

„Sind Handys schlecht für Ihre Haut?" Auch außerhalb Japans ergab diese Untersuchung, dass Mobiltelefone Ekzeme verschlimmern.[8]

„Handys können Sie blind machen." Diese Studie aus China ergab, dass Mikrowellenstrahlung in von Mobiltelefonen emittierten Mengen zur Bildung von Katarakten auf den Augen von Kaninchen führte.[9]

„Könnten Mikrowellen mit Asthma bei Kindern in Verbindung gebracht werden?" Diese Untersuchung wurde bei Kaiser Permanente in Oakland in Kalifornien durchgeführt. Frauen, die während der Schwangerschaft höheren Magnetfeldern ausgesetzt waren, brachten Kinder zur Welt, bei denen ein höheres Asthmarisiko bestand.[10]

„Telefonieren macht dich taub." Ich habe eine Reihe von Studien erhalten, die dies untermauern. Forscherteams an der Dicle University in der Türkei,[11] in einem Krankenhaus in Chandigarh in Indien[12] und an der Universität von Malaysia in Kuala Lumpur[13] stellten fest, dass eine starke Nutzung von Mobiltelefonen mit einem dauerhaften Hörverlust verbunden ist. Wissenschaftler des King Edward Memorial Hospital in Mumbai in Indien stellten fest, dass die chronische Nutzung eines Mobiltelefons für zehn Minuten pro Tag zu Hörverlust führt.[14] Untersuchungen an der Universität von Southampton in England zeigten, dass bereits eine kurze Exposition gegenüber einem Mobiltelefon einen vorübergehenden Hörverlust verursacht.[15]

„Handys jetzt mit Alzheimer-Krankheit in Zusammenhang." Ein Team schwedischer Wissenschaftler unter der Leitung des Neurochirurgen Leif Salford bewies Ende der Neunzigerjahre, dass ein Mobiltelefon die Blut-Hirn-Schranke von Laborratten innerhalb von zwei Minuten nach der Exposition stört. Wenn sie die Leistung des Telefons um das Tausendfache reduzierten – indem man zum Beispiel das Telefon circa einen Meter vom Kopf entfernt hält – *erhöhte* sich der Schaden. 2003 bewiesen sie, dass *eine einzige zweistündige Exposition* dauerhafte Hirnschäden verursacht. Sie setzten 12 bis 26 Wochen alte Ratten nur einmal für zwei Stunden einem gewöhnlichen Handy aus und warteten acht Wochen, bevor sie sie töteten und ihr Gehirn untersuchten. Wie menschliche Teenager hatten diese Ratten Gehirne, die sich noch entwickelten. Bei den Tieren, die einmal einem Handy ausgesetzt waren, waren bis zu zwei Prozent der Neuronen in allen Gehirnbereichen geschrumpft und degeneriert.[16] Salford nannte die möglichen Folgerungen „schreckenerregend". 2007 exponierten sie Ratten zwei Stunden lang chronisch für 55 Wochen einmal pro Woche, angefangen in ihren „Teenagerjahren". Am Ende des Experiments hatten die exponierten Ratten, die sich inzwischen im mittleren Alter befanden, Gedächtnisdefizite.[17] Um die Nutzung von Mobiltelefonen durch sehr kleine Kinder nachzuahmen, experimentierten Wissenschaftler in der Türkei an acht Wochen alten Ratten. In ihrer im Jahr 2015 veröffentlichten Studie setzten sie die Tiere für einen Monat eine Stunde pro Tag einer mobiltelefonähnlichen Strahlung aus und untersuchten dann einen bestimmten Bereich des Gehirns, den Hippocampus, der am Lernen und Gedächtnis beteiligt ist. Die exponierten Ratten hatten 10 Prozent weniger Gehirnzellen im Hippocampus als die nicht exponierten. Und eine große Anzahl von Gehirnzellen bei den exponierten Ratten war abnormal, dunkel und geschrumpft, genau wie die Gehirnzellen bei Salfords Ratten.[18] In einer weiteren umfassenden Reihe von Experimenten setzte das türkische Team schwangere weibliche Ratten für neun Tage eine Stunde pro Tag einer mobiltelefonähnlichen Strahlung mit geringer Leistung aus. Die Nachkommen der exponierten Ratten hatten degenerative Veränderungen in Gehirn, Rückenmark, Herz, Nieren, Leber, Milz, Thymusdrüse und Hoden.[19] In einem weiteren Experiment setzten dieselben Wissenschaftler junge Ratten während ihrer frühen und mittleren Adoleszenz – bei Ratten entspricht das einem Alter zwischen 21 und 46 Tagen – für eine Stunde täglich einer mobiltelefonähnlichen Strahlung aus. Das Rückenmark der exponierten Ratten war verkümmert und hatte signifikante Myelinverluste, ähnlich wie bei Multipler Sklerose.[20]

Seit der ersten Ausgabe dieses Buches ist der Berg von Material über die Wahrheit, mit der jeder Handynutzer konfrontiert ist, nur noch größer geworden. Millennials – die Generation, die zwischen 1981 und 1996 geboren wurde und als erste mit Mobiltelefonen aufwuchs – erfahren ab Ende ihrer Zwanzigerjahre eine beispiellose Verschlechterung ihrer Gesundheit. Am 24. April 2019 veröffentlichte die amerikanische Krankenkasse Blue Cross Blue Shield einen Bericht mit dem Titel „The Health of Millennials" (Die Gesundheit der Millennials). Er zeigte nicht nur, dass die Gesundheit dieser Generation ab dem 27. Lebensjahr stark abnimmt, sondern auch, dass die Prävalenz vieler Erkrankungen bei Millennials in nur drei Jahren stark angestiegen ist.

Die Prävalenz von acht der zehn häufigsten Erkrankungen unter allen Millennials zeigte einen zweistelligen Anstieg von 2017 im Vergleich zu 2014. Schwere Depression stieg um 31 Prozent. Hyperaktivität stieg um 29 Prozent. Typ-2-Diabetes stieg um 22 Prozent. Hypertonie stieg um 16 Prozent. Psychosen stiegen um 15 Prozent. Hoher Cholesterinspiegel stieg um 12 Prozent. Morbus Crohn und Colitis ulcerosa stiegen um 10 Prozent. Substanzmissbrauch stieg um 10 Prozent.

Die Verschlechterung der Gesundheit der Millennials von 2014 bis 2017 war nicht darauf zurückzuführen, dass sie drei Jahre älter waren. In dem Bericht wurde auch die Gesundheit von Millennials, die 2017 im Alter von 34 bis 36 Jahre waren, mit der Gesundheit von denen der Generation X verglichen, die 2014 im Alter von 34 bis 36 Jahre waren. 2017 hatten Millennials im gleichen Alter 37 Prozent mehr Hyperaktivität, 19 Prozent mehr Diabetes, 18 Prozent mehr schwere Depressionen, 15 Prozent mehr Morbus Crohn und Colitis ulcerosa, 12 Prozent mehr Substanzmissbrauch, 10 Prozent mehr Bluthochdruck und 7 Prozent mehr hohen Cholesterinspiegel als die Generation X im Jahr 2014.

Als die Forscher alle Gesundheitszustände untersuchten, stellten sie fest, dass 34- bis 36-Jährige im Jahr 2017 einen 21-prozentigen Anstieg der kardiovaskulären, einen 15-prozentigen Anstieg der endokrinen und einen 8-prozentigen Anstieg anderer körperlicher Erkrankungen im Vergleich zu den 34- bis 36-Jährigen im Jahr 2014 aufwiesen.

Die einzig vernünftige Erklärung für die alarmierende Gesundheitsverschlechterung der Generation der Millennials ist die lebenslange Bestrahlung ihres Gehirns und Körpers durch ihr Handy. Mobiltelefone funktionierten in den meisten Teilen der Vereinigten Staaten erst seit 1997 und bis 2000 war ihre Verwendung unter Teenagern nicht weit verbreitet. Millennials sind die erste Generation, die bereits im Teenageralter oder früher – als sich ihr Gehirn und ihr Körper noch entwickelten – ein Handy benutzte. Die Menschen, die 2017 im Alter von 34 bis 36 waren, waren im Jahr 2000 17 bis 19 Jahre alt. Menschen, die 2014 im Alter von 34 bis 36 waren, waren 2000 20 bis 22 Jahre alt. Kein anderer Umweltfaktor hat sich in nur drei Jahren so radikal verändert. Die Mikrowellenstrahlung ist verantwortlich für den tragischen Zustand der Gesundheit der Generation der Millennials im Vergleich zur Gesundheit jeder anderen Generation, die ihnen vorausging.[21]

Die Häufigkeit von Schlaganfällen ist insgesamt konstant oder rückläufig, steigt jedoch bei Erwachsenen unter 50 Jahren an, und zwar in einem schockierenden Maße bei sehr jungen Erwachsenen, die am häufigsten Handys benutzen. Studien aus Frankreich,[22] Schweden,[23] und Finnland[24] stimmen hiermit überein. Eine im Jahr 2016 veröffentlichte dänische Studie untersuchte die Schlaganfallrate bei Menschen im Alter von 15 bis 30 Jahren – einer Bevölkerungsgruppe, die früher überhaupt keine Schlaganfälle hatte. Die jährliche Anzahl der Schlaganfälle in dieser Altersgruppe stieg in Dänemark zwischen 1994 und 2012 um 50 Prozent. Die jährliche Anzahl transitorischer ischämischer Attacken

(Mini-Schlaganfälle) in dieser Altersgruppe verdreifachte sich im selben Zeitraum.[25] Mobiltelefone wurden in Europa drei Jahre früher als in Amerika vermarktet.

Frauen zwischen 20 und 40, die ihre Handys in ihren BH stecken, bekommen eine charakteristische Art von Brustkrebs direkt unter der Aufbewahrungsstelle.[26] Die Rate der Totalhüftprothesen ist in die Höhe geschossen, seit Mobiltelefone in Hüfttaschen leben. Zwischen 2000 und 2010 hat sich die Anzahl der jährlichen Hüftprothesen in den Vereinigten Staaten mehr als verdoppelt und die Rate der Hüftprothesen bei Menschen im Alter von 45 bis 54 Jahren hat sich mehr als verdreifacht.[27] Die seit Jahrzehnten rückläufige Darmkrebsrate bei Amerikanern im Alter von 20 bis 54 Jahren stieg 1997 plötzlich an. Der Anstieg war am steilsten und begann am frühesten bei Menschen im Alter von 20 bis 29 Jahren. Die Darmkrebsrate bei jungen Männern und Frauen im Alter von 20 bis 29 Jahren verdoppelte sich zwischen 1995 und 2013.[28] Die Prostatakrebszahlen – die Prostata befindet sich ebenfalls in demselben Bereich des Körpers – sind seit 1997 weltweit gestiegen.[29] Die Zahl der Fälle von Prostatakrebs bei schwedischen Männern im Alter von 50 bis 59 Jahren war über Jahrzehnte bis 1996 stabil und stieg um das Neunfache zwischen 1997 und 2004.[30] Die Inzidenz von metastasiertem Prostatakrebs bei amerikanischen Männern unter 55 Jahren stieg zwischen 2004 und 2013 um 62 Prozent und verdoppelte sich nahezu im gleichen Zeitraum bei Männern im Alter von 55 bis 69 Jahren.[31] Eine amerikanische Studie, die von 2003 bis 2013 durchgeführt wurde, ergab, dass junge Männer zum ersten Mal in der Geschichte der Menschheit eine niedrigere Spermienzahl hatten als ältere. Männer, die zwischen 1990 und 1995 geboren wurden, haben durchschnittlich 40 Prozent weniger Sperma als früher geborene Männer.[32]

Und die Art von Hirnschäden, die in einem schwedischen Labor bei Ratten im Teenageralter und in einem türkischen Labor bei jugendlichen Ratten festgestellt wurden, wurden jetzt bei Vorschulkindern in Amerika gefunden. Die Wissenschaftler im Kinderkrankenhaus in Cincinnati, dem Cincinnati Children's Hospital Medical Center, stellten nicht nur fest, dass Kinder, die mehr Zeit pro Tag mit einem drahtlosen Gerät verbrachten, schlechtere Sprach-, Lese- und Schreibfähigkeiten hatten, sondern auch, dass die MRTs der Kinder strukturelle Schäden an der weißen Substanz ihres Gehirns zeigten.[33]

Der Schaden an der Natur nimmt ebenso zu. Im Jahr 2017 legte Mark Broomhall seinen Bericht der Organisation für Bildung, Wissenschaft und Kultur der Vereinten Nationen (UNESCO) über die Abwanderung vieler Wildtierarten aus dem Weltkulturerbe des Nightcap-Nationalparks rund um den Mount Nardi in Australien vor. Broomhall lebt seit mehr als 40 Jahren auf dem Mount Nardi. Nachdem im Jahr 2002 Antennen für 3G-Handys auf dem Mount Nardi-Kommunikationsmast installiert worden waren, bemerkte er einen sofortigen Rückgang der Insektenpopulationen. Im Jahr 2009 verließen 27 Vogelarten den Berg, als dem Mast das „verstärkte 3G" hinzugefügt wurde, zusammen mit Kanälen für 150 Fernsehsender. Anfang 2013, als 4G auf dem Mount Nardi installiert wurde, verschwanden weitere 49 Vogelarten, alle Fledermausarten wurden seltener gesehen, vier Arten von häufig vorkommenden Zikaden verschwanden fast, die Froschbestände wurden drastisch reduziert und die einst massiven und vielfältigen Populationen von Motten, Schmetterlingen und Ameisen wurden zur Seltenheit.[34]

Ungefähr zur gleichen Zeit, als Broomhall seinen Bericht vorstellte, wurde Menschen auf der ganzen Welt langsam bewusst, dass die Windschutzscheiben ihrer Autos nicht mehr mit den winzigen Lebewesen verklebt waren und dass Insekten aller Art von der Erde verschwanden. Im Jahr 2017 meldeten Wissenschaftler in 63 Naturschutzgebieten in Deutschland einen Rückgang der Gesamtzahl der fliegenden Insekten um 75 bis 80 Prozent.[35] Im Jahr 2018 berichtete eine andere Gruppe von Wissenschaftlern über einen um einen 97- bis 98-prozentigen Rückgang der Gesamtzahl der Insekten, die in Klebefallen in einem puerto-ricanischen Regenwald gefangen wurden.[36] Im Jahr 2019 überprüften Wissenschaftler aus Australien, Vietnam und China 73 Berichte über Insektenrückgänge aus aller Welt und kamen zu dem Schluss, dass 40 Prozent aller Insektenarten auf der Erde vom Aussterben bedroht sind.[37]

Wir leben in einer Welt, in der Informationen weder Wissen erweitern noch Augen öffnen. Die kulturellen Barrieren sind schlichtweg zu groß. Die Gesellschaft hat die Wahrheit zu lange geleugnet. Und doch ist es unmöglich, auf dem gegenwärtigen Weg weiterzugehen. Es werden Entscheidungen getroffen, durch die der globale Mikrowellenregen vor 2020 noch mehr verstärkt werden soll – von einem stetigen Nieseln zu einem heftigen Regenguss.

Anstelle Mobilfunktürme alle paar Kilometer aufzustellen, wird es solche Türme alle paar Häuser geben. Dies wird bereits in ganz China und Südkorea umgesetzt und verbreitet sich wie ein Lauffeuer in jeder Stadt der Welt. Obwohl die neuen Antennen klein sind – kleine Kästchen an der Spitze von Telefonmasten – setzen sie die Bevölkerung zehn- oder hundertmal mehr Strahlung aus als die hohen Strukturen, die sie ersetzen.

Dichte Reihen ähnlicher Antennen werden wie Gras an den Seiten von Schnellstraßen und unter dem Bürgersteig ausgesät. Die elektrischen Felder, die aus ihren Samen sprießen und die angrenzenden Landschaften bedecken, werden Autos und Lastwagen führen, die mit ihren eigenen Antennen ausgestattet sind und von Robotern anstelle von Menschen gefahren werden.

Das sind die Strukturen, die Männer und Frauen innerhalb von Städten und entlang der Fernstraßen durch Maschinen ersetzen. Hierbei geht es um „5G“, weil es die 5. Generation der drahtlosen Technologie ist. 5G wird die Erschaffung des „Internet der Dinge“ ermöglichen: Nicht nur Autos, Lastwagen und Haushaltsgeräte, sondern praktisch alles, was wir kaufen, wird mit Antennen und Mikrochips ausgestattet und mit der drahtlosen Cloud verbunden, um alle Geschäfte der Welt von den Menschen zu übernehmen. Autos fahren selbst, Milchkartons weisen Kühlschränke an, Milch zu bestellen, und die Windel Ihres Babys teilt Ihrem Telefon mit, wann sie gewechselt werden muss. Nach einigen Schätzungen werden bald bis zu einer Billion Antennen miteinander kommunizieren und die Zahl der Menschen auf der Erde um hundert zu eins übertreffen.

Nicht nur die Menschen, sondern die gesamte Natur wird durch elektrische Pulsationen ersetzt. Und das nicht nur in Städten und Vororten. Radiowellen ersetzen Adler und Habichte in Nationalparks und Wildnisgebieten, Fische und Wale in den Ozeanen der Erde sowie Pinguine und Alks in der Antarktis und in Grönland, wo Eis im elektrischen Nebel schmilzt.

Vier Milliarden Menschen haben nämlich immer noch wenig oder gar keinen Zugang zum Internet. Und dieser Mangel kann jetzt durch Ballons, Drohnen oder Satelliten im Weltraum ausgeglichen werden. Die Menschheit ist nun bereit und in der Lage, endlich das ursprüngliche Versprechen des Telegrafen zu erfüllen, das vor anderthalb Jahrhunderten zum ersten Mal in Worte gefasst wurde. Raum und Zeit stehen kurz davor, vollständig vernichtet zu werden. Dieses Versprechen ist jedoch das ultimative trojanische Pferd, das eine unerwartete Bedrohung enthält: die Vernichtung oder schwere Verarmung des Lebens an sich. Unerwartet? Nur für diejenigen, die noch nicht sehen können, was geschieht. Diejenigen von uns mit Elektrosensibilität, die sich an den Anfang des Satellitentelefondienstes erinnern, sehen eine Katastrophe voraus.

Im Jahr 1998 brachte der Start der 66-Satelliten-Konstellation namens Iridium zum ersten Mal einen Mobiltelefondienst in die riesigen, nicht versorgten Regionen der Erde, die zuvor Pinguinen und Walen vorbehalten war. Wie wir im letzten Kapitel gesehen haben, hat es jedoch auch eine neue Art von Regen ausgelöst, aufgrund dessen Vögel für ein paar Wochen nicht am Himmel flogen. Der Verlust von Tausenden von Brieftauben in den zwei Wochen nach dem 23. September 1998 machte Schlagzeilen. Die Tatsache, dass auch Wildvögel nicht flogen, wurde nur kurz vermerkt. Ganz zu schweigen von den Menschenopfern, die überhaupt nicht erwähnt wurden.

Um den 1. Oktober 1998 kontaktierte ich 57 elektrisch sensible Menschen in sechs Ländern. Ich befragte auch zwei Selbsthilfegruppen und interviewte zwei Krankenpfleger und einen Mediziner, die diese Bevölkerungsgruppe versorgten. Meine Umfrage ergab,[38] dass 86 Prozent der befragten elektrisch sensiblen Personen und die Mehrheit der Patienten und Mitglieder der Selbsthilfegruppe genau am Mittwoch, dem 23. September, an typischen Symptomen einer elektrischen Erkrankung wie Kopfschmerzen, Schwindel, Übelkeit, Schlaflosigkeit, Nasenbluten, Herzklopfen, Asthmaanfällen, Ohrensausen usw. litten. Eine Person sagte, es fühlte sich an, als wurde ihr früh an diesem Mittwochmorgen ein Messer durch den Hinterkopf gesteckt. Eine andere hatte stechende Schmerzen in der Brust. Mehrere Menschen, einschließlich mir selbst, waren so krank, dass wir nicht sicher waren, ob wir überleben würden. Eine Weiterverfolgung zeigte, dass einige dieser Menschen bis zu drei Wochen lang akut krank waren. Am 23. September 1998 verlor ich plötzlich meinen Geruchssinn. Und bis heute hat er sich noch nicht normalisiert.

Die von den Centers for Disease Control erhaltenen Sterblichkeitsstatistiken zeigen die folgenden Zahlen für 1998:

Woche	**Todesfälle**
6. September	11.351
13. September	11.601
20. September	11.223
27. September	**11.939**
4. Oktober	**11.921**
11. Oktober	11.497
18. Oktober	11.387

Laut CDC basieren die oben genannten Zahlen auf einer durchschnittlichen Verzögerung von drei Wochen zwischen dem Zeitpunkt des Todes und der Einreichung einer Sterbeurkunde. Sie wurden angepasst, um fehlende Daten für einige Städte zu berücksichtigen. In den zwei Wochen, in denen elektrisch empfindliche Menschen am schwersten erkrankt waren und keine Vögel am Himmel flogen, stieg die nationale Sterblichkeitsrate um vier bis fünf Prozent.

Die Inbetriebnahme des zweiten Satelliten-Mobilfunkunternehmens Globalstar ging erneut mit einer weitverbreiteten plötzlichen Erkrankung einher. An einem Montag, dem 28. Februar 2000, kündigte Globalstar den Beginn des vollständigen kommerziellen Dienstes in den USA und Kanada durch seine 48 Satelliten an. Am Freitag, dem 25. Februar, dem vorangegangenen Geschäftstag, häuften sich die umfassenden Meldungen über Übelkeit, Kopfschmerzen, Beinschmerzen, Atemprobleme, Depressionen und Energiemangel, die von

Menschen mit und ohne elektrische Sensibilität kamen.[39]

Iridium, das im Sommer 1999 bankrottgegangen war, wurde am 5. Dezember 2000 wiederbelebt, als es einen Vertrag für die Lieferung von Satellitentelefonen an die Streitkräfte der Vereinigten Staaten unterzeichnete. Am 30. März 2001 wurde der kommerzielle Dienst wieder aufgenommen und am 5. Juni fügte Iridium mobile Satellitendatendienste hinzu, einschließlich der Möglichkeit, eine Verbindung zum Internet herzustellen. Übelkeit, grippeähnliche Symptome und Gefühle von Beklemmung begleiteten beide Ereignisse. Eine herausragende Beschwerde vieler, die mich Anfang Juni kontaktierten, war Heiserkeit. Aber die Berichte, die tatsächlich Schlagzeilen machten, hatten nichts mit Menschen zu tun.

Das Ereignis am 30. März war in mehrfacher Hinsicht ungewöhnlich. Zum einen war es die Nacht, in der eine seltene rote Aurora auf der Nordhalbkugel bis nach Mexiko sowie auf der Südhalbkugel zu sehen war. Es war eine Zeit intensiver Sonnenaktivität. Daher war ich versucht, dies einem reinen Zufall zuzuschreiben. Es erinnerte jedoch an den rötlichen Himmel, über den manche in der Nacht vom 23. September 1998 – als Iridium zum ersten Mal eingeschaltet wurde – berichtet hatten. Niemand versteht alle Wechselwirkungen dieser Satellitenbetriebe mit dem Erdmagnetfeld und der Erdatmosphäre.

Die zweite Begebenheit, die Aufmerksamkeit erregte, war Ende April und Anfang Mai ein katastrophaler Verlust von Kentucky-Rennpferd-Fohlen wegen Stutenaborts.[40] Da Stuten – laut veterinärmedizinischen Fachbüchern – häufig beispielsweise nach einer Virusinfektion verfohlen, wäre das auslösende Ereignis hier zeitlich Ende März anzusiedeln. Nur – kein solches Virus wurde jemals gefunden. Ungewöhnliche Fohlenprobleme wurden in den Vereinigten Staaten zur gleichen Zeit nicht nur aus Kentucky und nahe gelegenen Staaten wie Ohio, Tennessee, Pennsylvania und Illinois, sondern auch aus Maryland, Texas und Nord-Michigan gemeldet. Lenn Harrison, Direktor des diagnostischen Zentrums für Erkrankungen von Nutztieren an der University of Kentucky hatte ähnliche Berichte auch aus Peru erhalten.[41]

Unser Himmel hat sich seit 2001 nicht wesentlich verändert. Die Anzahl der Satelliten im niedrigen Orbit hat allmählich zugenommen, aber Iridium und Globalstar sind immer noch die einzigen Anbieter von Satellitentelefonen. Somit wird die Datenmenge, die aus dem Weltraum auf uns alle regnet, immer noch von diesen beiden Flotten dominiert. Das wird sich jedoch bald grundlegend ändern. Im Jahr 2017 hatten wir insgesamt etwa 1.100 funktionierende künstliche Satelliten aller Art, die die Erde umkreisten. Bis Ende 2019 hatte sich die Zahl bereits verdoppelt. In 2020 konkurrieren mehrere Unternehmen um den Start neuer Flotten von *jeweils* 500 bis 42.000 Satelliten. Es geht darum, das drahtlose Hochgeschwindigkeitsinternet in die entlegensten Gebiete der Erde zu bringen und Milliarden von bisher unerschlossenen Verbrauchergruppen als Nutzer von sozialen Medien zu rekrutieren. Diese Pläne sehen vor, dass die Satelliten in Umlaufbahnen von nur 340 Kilometer Höhe fliegen und hochfokussierte Strahlen mit einer effektiven Strahlungsleistung pro Strahl von bis zu 20 Millionen Watt auf die Erde richten.[42] Wir alle kennen die Namen einiger dieser Unternehmen: Google, Facebook und Amazon. Andere sind bisher weniger bekannt. SpaceX ist das Raumtransportunternehmen, das von Milliardär Elon Musk gegründet wurde. Musk will eine Kolonie auf dem Mars errichten und auf beiden Planeten Highspeed-Internet anbieten. OneWeb mit Sitz in Großbritannien hat große Investitionen von Qualcomm und Virgin Galactic eingeworben und Honeywell

International als ersten Großkunden gewonnen. Google investiert nicht nur eine Milliarde Dollar in das Satellitenprojekt von Musk, sondern hat auch einen Vertrag, mit hochfliegenden Ballons das Internet an entfernte Teile des Amazonas-Regenwaldes in Peru zu liefern.

Zum Zeitpunkt der Drucklegung dieses Buches im Original hat SpaceX bei der US-Federal Communications Commission und der Internationalen Fernmeldeunion Anträge für 42.000 Satelliten eingereicht. Das Unternehmen ist bereits dabei, jeweils 60 auf einmal zu starten. SpaceX hat angekündigt, dass es die Satelliten einschalten wird, sobald 420 ihre Zielposition erreicht haben. Das sollte bereits im Februar 2020 der Fall sein; dann können sie damit beginnen, einige Gebiete der Erde zu bedienen. OneWeb hat Anträge für 5.260 Satelliten eingereicht. Ihr Plan sieht den Start von jeweils 30 auf einmal im Januar 2020 vor und plant den Beginn des Dienstes für die Arktis und Antarktis für Ende 2020 und den vollständigen weltweiten Dienst von 650 Satelliten im Jahr 2021. Telesat mit Sitz in Kanada wird voraussichtlich im Jahr 2021 mit dem Start einer Flotte von bis zu 512 Satelliten beginnen und im Jahr 2022 einen weltweiten Service anbieten. Amazon geht davon aus, dass seine 3.236 Satelliten die ganze Welt mit Ausnahme der Arktis und Antarktis bedienen werden. Facebook verfügt bislang über eine experimentelle Satellitenlizenz der FCC, unter der es nicht erforderlich ist, seine Pläne der Öffentlichkeit zugänglich zu machen. Eine neue Firma namens Lynk hat auch eine experimentelle Lizenz. Lynk plant, bis 2023 „mehrere tausend" Satelliten einzusetzen, und rühmt sich, dass sie „alle Mobiltelefone in Satellitentelefone umwandeln wird".

Diese Pläne dürfen sich auf keinen Fall verwirklichen! Die Wurzeln unseres Lebenserhaltungssystems sind fest in den Säulen des Erdmagnetfeldes verankert – weit über unseren Köpfen – wo die von der Sonne genährten und bewässerten Pulsationen des Universums absorbiert werden und alle Lebewesen darunter beleben. Die Ingenieure, die glauben, dass all diese Satelliten zu weit entfernt sind, um das Leben zu beeinträchtigen, liegen verkehrt. Selbst die erste kleine Flotte von 28 Militärsatelliten, die 1968 in die Umlaufbahn gebracht wurde, löste eine weltweite Influenzapandemie aus. Die direkte Strahlung ist nur ein Teil des Problems. Wie in Kapitel 9 dargestellt wurde, haben Satelliten eine tiefgreifende Wirkung, da sie sich bereits *in* der Magnetosphäre der Erde befinden. Im Gegensatz zur Strahlung von Erdmasten, die stark abgeschwächt ist, bis sie den Weltraum erreicht, wirkt die Strahlung von Satelliten in vollem Umfang auf die Magnetosphäre. Dort wird sie durch immer noch schlecht verstandene Mechanismen demoduliert und verstärkt.

Alle diese Satelliten befinden sich nicht nur in der Magnetosphäre, sondern die meisten sind auch in der Ionosphäre, dem unteren Teil der Magnetosphäre. Die Ionosphäre ist – wiederum näher erläutert in Kapitel 9 – auf durchschnittlich 300.000 Volt aufgeladen und liefert die Energie für den globalen elektrischen Schaltkreis. Der elektrische Schaltkreis liefert die Energie für alle Lebewesen: Wegen ihm sind wir am Leben. Er ist auch die Quelle der Gesundheit und Heilung. Alle fernöstlichen Mediziner wissen dies – sie nennen diese Energie allerdings „Qi" oder „Chi". Sie fließt vom Himmel zur Erde, zirkuliert durch unsere Meridiane und gibt uns Leben. Sie ist die Elektrizität. Man kann den globalen elektrischen Schaltkreis nicht mit Millionen gepulster, modulierter elektronischer Signale kontaminieren, ohne das gesamte Leben zu zerstören.

Der Grund, warum die technische Perspektive versagt, ist grundlegend: Sie setzt den Fehler fort, den unsere Vorfahren 1800 gemacht haben, nämlich die verheerende Entscheidung, Elektrizität als ein fremdes Element zu behandeln. Gerade so, als wäre es ein seltsames Phänomen, das außerhalb der Naturgesetze agiert. Wir erkennen die Existenz von Elektrizität nur insoweit an, als sie für uns und unsere Anliegen nützlich ist. Ansonsten tun wir so, als wäre sie nicht da. Wir ignorieren die Warnung von Jean Morin aus dem Jahr 1748, dass die Nutzung von Elektrizität das Leben manipuliert. Entgegen allen wissenschaftlichen Erkenntnissen tun wir so, als ob es ein sicheres Expositionsniveau gäbe und dass wir – solange die Behörden die Expositionsgrenzwerte nur niedrig genug festlegen – unsere Radarstationen, Computerbildschirme und Mobiltelefone haben können, ohne unter den Folgen leiden zu müssen. Wir vergessen die Ermahnungen von Ross Adey Adler, dem Großvater der Bioelektromagnetik, und des Atmosphärenphysikers Neil Cherry, dass wir auf die Welt um uns herum elektrisch eingestellt sind und dass die sichere Exposition gegenüber Radiowellen null ist.

Die Satellitenprojekte haben die zunehmenden Bemühungen zur Aufklärung der Menschen weltweit viel dringlicher gemacht. Im Jahr 2009 bildete sich ein internationaler Zusammenschluss, der es als seine Aufgabe sah, diese in diesem Buch behandelten Themen weltweit bekannt zu machen. Zum Zeitpunkt des Abfassens dieses Textes arbeitet der internationale Verband zur elektromagnetischen Umweltverträglichkeit (International EMF Alliance – IEMFA) mit 121 Organisationen aus 24 Ländern zusammen. Die Globale Union gegen den Einsatz von Strahlung aus dem Weltraum (Global Union Against Radiation Deployment from Space – GUARDS) wurde im Jahr 2015 gegründet. Ihre Mission ist es, den geplanten Regen des drahtlosen Internets durch Satelliten, Drohnen und Ballons zu verhindern. Und im Jahr 2019 hat ein internationaler Appell, 5G auf der Erde und im Weltraum zu stoppen, die Unterschriften von Tausenden von Organisationen und Hunderttausenden von Einzelpersonen aus 202 Ländern und Territorien gesammelt. Wissenschaftler, Ärzte, Ingenieure, Krankenpfleger, Psychologen, Architekten, Bauherren, Tierärzte, Imker und andere Personen aus fast allen Nationen haben diesen Aufruf unterschrieben. Zurzeit sind Vorbereitungen im Gang, diesen Appell den Regierungen auf der ganzen Welt vorzulegen.

Im Jahr 2014 veröffentlichte der japanische Arzt Tetsuharu Shinjyo eine Vorher-/Nachher-Studie. Sie zeigt die Richtung an, in die sich die Welt bewegen muss. Er untersuchte die Gesundheit der Bewohner eines Wohnhauses in Okinawa, auf dessen Dach seit einigen Jahren Handyantennen betrieben werden. 122 Personen, die 39 der 47 Wohnungen repräsentierten, wurden interviewt und untersucht. Vor dem Entfernen der Antennen litten 21 Personen an chronischer Müdigkeit; 14 an Schwindelgefühlen, Gleichgewichtsstörungen oder Morbus Ménière; 14 an Kopfschmerzen; 17 an Augenschmerzen, trockenen Augen oder wiederholten Augeninfektionen; 14 an Schlaflosigkeit; 20 an chronischem Nasenbluten. Fünf Monate nach dem Entfernen der Antennen hatte niemand im Gebäude chronische Müdigkeit. Niemand mehr hatte Nasenbluten. Niemand hatte Augenprobleme. Nur zwei Personen litten noch an Schlaflosigkeit. Eine hatte immer noch Schwindelgefühle. Eine hatte immer noch Kopfschmerzen. Fälle von Gastritis und Glaukom wurden geklärt. Die große Mehrheit der Menschen auf der ganzen Welt weiß heute nicht – genauso wenig wie die Bewohner jenes Gebäudes vor der Studie – dass ihre akuten und chronischen Krankheiten größtenteils durch elektromagnetische Verschmutzung verursacht werden. Sie sprechen nicht miteinander über ihre Gesundheitsprobleme und sind sich nicht bewusst, dass sie von vielen ihrer Nachbarn geteilt werden.

Wenn sich das Verständnis hierüber ausbreitet, wird es akzeptabel sein, sich an unsere Nachbarn zu wenden und sie zu bitten, das Handy oder das WLAN auszuschalten. Damit würden wir auch zum ersten Mal anerkennen, dass wir ein Problem haben, das mehr als zwei Jahrhunderte alt ist. Die Elektrotechnik hat uns grenzenlose Möglichkeiten geboten, ein scheinbar leichtes und einfaches Leben zu führen. Aber sie müssen sich an den unvermeidlichen, irreversiblen Auswirkungen genau dieser Technologie auf Natur und Leben auf diesem Planeten messen. Jetzt heißt es, dem sich abzeichnenden Menschenrechtsnotstand – von dem wahrscheinlich schon hundert Millionen Menschen weltweit betroffen sind – sowie dem Umweltnotstand, der so viele Pflanzen- und Tierarten vom Aussterben bedroht, mit offenen Augen entgegenzutreten.

Referenzen

Kapitel 1 – Der Geist in der Flasche

1. Musschenbroek 1746.
2. Brief von Allamand an Jean Antoine Nollet, teilweise zitiert in Nollet 1746b, pp. 3-4; zusammengefasst in Trembley 1746.
3. Priestley 1767, pp. 82-84.
4. Mangin 1874, p. 50.
5. *Ibid.*
6. Franklin 1774, pp. 176-77.
7. Wesley 1760, pp. 42-43.
8. Graham 1779, p. 185.
9. Lowndes 1787, pp. 39-40. See discussion in Schiffer 2003, pp. 155-56.
10. Heilbron 1979, pp. 490-91.

Kapitel 2 – Taube werden hören und Lahme werden gehen

1. La Beaume 1820, p. 25.
2. Duchenne (de Boulogne) 1861, pp. 988-1030.
3. Humboldt 1799, pp. 304-5, 313-16.
4. Volta 1800, p. 308.
5. Humboldt 1799, pp. 333, 342-46.
6. Kratzenstein 1745, p. 11.
7. Gerhard 1779, p. 148.
8. Steiglehner 1784, pp. 118-19.
9. Jallabert 1749, p. 83.
10. Sauvages de la Croix 1749, pp. 372-73.
11. Mauduyt de la Varenne 1779, p. 511.
12. Bonnefoy 1782, p. 90.
13. Sigaud de la Fond 1781, pp. 591-92.
14. Sguario 1756, pp. 384-85.
15. Veratti 1750, pp. 112, 118-19.
16. van Barneveld 1787, pp. 46-55.
17. Sguario 1756, p. 384.
18. Humboldt 1799, p. 318.
19. Gerhard 1779, p. 147.
20. Thillaye-Platel 1803, p. 75.
21. Humboldt 1799, p. 310.
22. Donovan 1847, p. 107.
23. Nollet 1753, pp. 390-99.
24. Steiglehner 1784, p. 123.

Kapitel 3 – Elektrosensibiltät

1. Wilson 1752, p. 207.
2. Reported in Gralath 1756, p. 544, and in *Nouvelle Bibliothèque Germanique* 1746, p. 439.
3. Letter of March 5, 1756 to Elizabeth Hubbart; letters of March 30, 1756, January 14, 1758, September 21, 1758, February 21, 1760, February 27, 1760, March 18, 1760, December 27, 1764, and August 5, 1767 to Deborah Franklin; letter of January 22, 1770 to Mary Stevenson; letter of March 23, 1774 to Jane Mecom.
4. Morin 1748, pp. 171-73.
5. Bertholon 1780, pp. 53-54.
6. Sigaud de la Fond 1781, pp. 572-3.
7. Mauduyt 1777, p. 511.
8. Nollet 1746a, p. 134; 1753, pp. 39-40.
9. Stukeley 1749, p. 534.

10. Humboldt 1799, p. 154.
11. Brydone 1773, vol. 1, pp. 219-20.
12. Humboldt 1799, pp. 151-52.
13. Martin 1746, p. 20.
14. Musschenbroek 1769, vol. 1, p. 343.
15. Bertholon 1786, vol. 1, p. 303.
16. Louis 1747, p. 32.
17. Sguario 1756, p. 288.
18. Morin 1748, p. 192.
19. Wilson 1752, p. 208.
20. Morin 1748, pp. 170-71, 192-97.
21. Nollet 1748, p. 197.
22. Morin 1748, pp. 183-86.
23. Nollet 1753, pp. 90-91.
24. Heilbron 1979, p. 288.
25. Beard and Rockwell 1883, pp. 248-56.
26. Sulman 190.
27. Michael Persinger, personal communication.
28. Sulman, pp. 11-12.
29. *ICB 2008*. Proceedings of the 18th International Congress of Biometeorology, 22-26 Sept. 2008, Tokyo, p. 128.
30. Michael Persinger, personal communication.
31. Mauduyt 1777, p. 509.
32. Bertholon 1786, vol. 1, p. 61.
33. Priestley 1775, pp. 429-30.
34. *Yellow Emperor's Classic of Internal Medicine,* Kap. 5. Übersetzung von Zhang Wenzhi, Zentrum für Zhouyi und alte chinesische Philosophie, Shan-ding Universität, Jinan, China.
35. Faust 1978, p. 326; Mygge 1919.

Kapitel 4 – Die falsche Abzweigung

1. Newton 1713, p. 547.
2. Nollet 1746, p. 33.
3. Marcelin Du Carla-Bonifas, *Cosmogonie*, quoted in Bertholon 1786, vol. 1, p. 86.
4. Voltaire 1772, pp. 90-91.
5. Marat 1782, p. 362.
6. Wesley 1760, p. 1.

Kapitel 5 – Chronisch krank durch Elektrizität

1. Charles Dickens, "House-Top Telegraphs," *All the Year Round*, Nov. 26, 1859.
2. Highton 1851, pp. 151-52.
3. Dana 1923, p. 429.
4. Beard 1875.
5. Prescott 1860, pp. 84, 270, 274.
6. Morse 1870, p. 613.
7. Die London District Telegraph Company verwendete einen Einnadelapparat und einen Alphabetcode, der durchschnittlich 2,9 Nadelpositionen pro Buchstabe erforderte.
8. Gosling 1987; Lutz 1991; Shorter 1992; Winter 2004.
9. Flint 1866, pp. 640-41.
10. Tourette 1889, p. 61.
11. Cleaves 1910, pp. 9, 80, 96, 168-69.
12. Anonymous 1905.
13. Letter to W. Wilkie Collins, Jan. 17, 1858.
14. Gellé 1889; Castex 1897a, b; Politzer 1901; Tommasi 1904; Blegvad 1907; Department of Labour, Canada 1907; Heijermans 1908; Julliard 1910; Thébault 1910; Butler 1911; Capart 1911; Fontègne 1918; Picaud 1949; Le Guillant 1956; Yassi 1989.
15. Desrosiers 1879, citing Jaccoud.
16. Arndt 1885, pp. 102-4.
17. Kleinman 1988, p. 103; World Psychiatric Association 2002, p. 9. Flaskerud 2007, p. 658 reports that neurasthenia is the second most common psychiatric diagnosis in China.
18. World Psychiatric Association 2002, p. 10.
19. Tsung-Yi Lin 1989b, p. 112.
20. Goering 2003, p. 35.

Kapitel 6 – Das Verhalten der Pflanzen

1. Nollet 1753, pp. 356-61.
2. Jallabert 1749, pp. 91-92.
3. Bose 1747, p. 20.
4. Bertholon 1783, p. 154.
5. Marat 1782, pp. 359-60.
6. Quotation in Hull 1898, pp. 4-5.
7. Stone 1911, p. 30.
8. Paulin 1890; Crépeaux 1892; Hull 1898, pp. 9-10.
9. Bose 1907, pp. 578-86, "Inadequacy of Pflüger's Law."
10. Bose 1915.
11. Bose 1919, pp. 416-24, "Response of Plants to Wireless Stimulation."
12. Bose 1923, pp. 106-7.
13. Bose 1927, p. 94.

Kapitel 7 – Durch Elektrizität verursachte akute Krankheiten

1. *Scientific American* 1889d.
2. Stuart-Harris 1965, fig. 54, p. 87.
3. Hope-Simpson 1992, p. 59.
4. Mygge 1930, p. 10.
5. Mygge 1919, p. 1255.
6. Hogan 1995, p. 122.
7. Hier eine Auswahl der Meinungen zur Zeitspanne dieser Pandemie: 1727-34 (Gordon 1884); 1729-38 (Taubenberger 2009); 1729-33 (Vaughan 1921; van Tam and Sellwood 2010). Some authors divide it into two separate pandemic periods: 1725-30 and 1732-33 (Harries 1892); 1727-29 and 1732-33 (Creighton 1894); 1728-30 and 1732-33 (Arbuthnot 1751 and Thompson 1852); 1729-30 and 1731-35 (Schweich 1836); 1729-30 and 1732-37 (Bosser 1894, Leledy 1894, and Ozanam 1835); 1729-30 and 1732-33 (Webster 1799; Hirsch 1883; Beveridge 1978; Patterson 1986).
8. Thompson 1852, pp. 28-38.
9. *Ibid.*, p. 43.
10. Marian and Mihăescu 2009.
11. Parsons 1891, pp. 9, 14.
12. Lee 1891, p. 367.
13. Parsons 1891, p. 43.
14. *Journal of the American Medical Association* 1890a.
15. Parsons 1891, p. 33.
16. Brakenridge 1890, pp. 997, 1007.
17. Parsons 1891, p. 11 note.
18. Clemow 1903, p. 198.
19. Parsons 1891, p. 20.
20. *Ibid.*, p. 16.
21. *Ibid.*, p. 24.
22. Clemow 1903, p. 200.
23. Parsons 1891, p. 15.
24. *Ibid.*, p. 24.
25. *Ibid.*, p. 22.
26. *Ibid.*, p. 22.
27. *Ibid.*, p. 19.
28. Bowie 1891, p. 66.
29. Lee 1891, p. 367.
30. Creighton 1894, p. 430. See also Webster 1799, vol. 1, p. 289; Hirsch 1883, pp. 19-21; Beveridge 1978, p. 47.
31. Beveridge 1978, p. 35.
32. Ricketson 1808, p. 4.
33. Jones 1827, p. 5.
34. Thompson 1852, p. ix.
35. Mackenzie 1891, p. 884.
36. Birkeland 1949, pp. 231-32.
37. Bordley and Harvey 1976, p. 214.
38. McGrew 1985, p. 151.
39. Beveridge 1978, 15-16.
40. Parsons 1891, pp. 54, 60.
41. Lee 1891, p. 367.
42. Mackenzie 1891, pp. 299-300.
43. Beveridge 1978, p. 11.
44. Schnurrer 1823, p. 182.
45. Webster 1799, vol. 1, p. 98; Jones 1827, p. 3; *Journal of the Statistical Society of London* 1848, p. 173; Thompson 1852, pp. 42, 57, 213-15, 285-86, 291-92, 366, 374-75; Gordon 1884, p. 363-64; Creighton 1894, p. 343; Beveridge 1978, pp. 54-67; Taubenberger 2009, p. 6.
46. Beveridge 1978, p. 56.
47. E.g., *Lancet* 1919; Beveridge 1978, p. 57.
48. Hope-Simpson 1979, p. 18.
49. Kilbourne 1975, p. 1; Beveridge 1978, p. 38.
50. Jefferson 2006, 2009. See also Glezen and Simonsen 2006; Cannell 2008.

Kapitel 8 – Das Rätsel auf der Isle of Wight

1. d'Arsonval 1892a.
2. d'Arsonval 1893a.
3. *Ibid.*
4. Underwood and van Engelsdorp 2007.
5. Carr 1918.
6. Baker 1971, p. 160.
7. Nimitz 1963, p. 239.
8. *Annual Report of the Surgeon General* 1919, p. 367.
9. Berman 1918.
10. *Annual Report of the Surgeon General* 1919, pp. 411-12.
11. Nuzum 1918.
12. *Journal of the American Medical Association* 1918e, p. 1576.
13. Pflomm 1931; Schliephake 1935, p. 120; Kyuntsel' and Karmilov 1947; Richardson 1959; Schliephake 1960, p. 88; Rusyaev and Kuksinskiy 1973; Kuksinskiy 1978. See also Person 1997; Firstenberg 2001.
14. Jordan 1918.
15. Berman 1918, p. 1935.

16. Bircher 1918.
17. *Journal of the American Medical Association* 1918 g.
18. Armstrong 1919, p. 65; Sierra 1921.
19. *Journal of the American Medical Association* 1919b.
20. Firstenberg 1997, p. 29.
21. *Annual Report of the Surgeon General* 1919, p. 408.
22. *Ibid.*, pp. 409-10.
23. Menninger 1919a.
24. *Annual Report of the Surgeon General* 1919, pp. 426-35.
25. Erlendsson 1919.
26. Soper 1918, p. 1901.
27. Rosenau 1919. See also Leake 1919; *Public Health Reports* 1919.

Kapitel 9 – Die elektrische Hülle der Erde

1. *The Immense Journey*. NY: Random House, 1957, p. 14.
2. Burbank 1905, p. 27.
3. Rheinberger and Jasper 1937, p. 190; Ruckebusch 1963; Klemm 1969; Pellegrino 2004, pp. 481-82.
4. König 1974b; König 1975, pp. 77-81.
5. Helliwell 1965, p. 1.
6. Reiter 1954, p. 481.
7. Lyman and O'Brien 1977, pp. 1-27.
8. Brewitt 1996; Larsen 2004.
9. Xiang et al. 1984; Hu et al. 1993; Huang et al. 1993; Wu et al. 1993; Zhang et al. 1999; Starwynn 2002.
10. Wei et al. 2012.
11. de Vernejoul et al. 1985.
12. Jiang et al. 2002; Baik, Park, et al. 2004; Baik, Sung, et al. 2004; Cho et al. 2004; Johng et al. 2004; Kim et al. 2004; Lee 2004; Park et al. 2004; Shin et al. 2005; Johng et al. 2006; Lee et al. 2008; Lee et al. 2010; Soh et al. 2012; Avijgan and Avijgan 2013; Park et al. 2013; Soh et al. 2013.
13. Lee et al. 2009.
14. Fujiwara and Yu 2012.
15. Lim et al. 2015.
16. Helliwell 1977.
17. Davis 1974; Fraser-Smith et al. 1977.
18. Park and Chang 1978.
19. Bullough 1995.
20. Fraser-Smith 1979, 1981; Villante et al. 2004; Guglielmi and Zotov 2007.
21. Fraser-Smith 1979.
22. Guglielmi and Zotov 2007.
23. Bullough et al. 1976; Tatnall et al. 1983; Bullough 1995.
24. Boerner et al. 1983.
25. Bullough 1985.
26. Cannon and Rycroft 1982.
27. Bullough et al. 1976; Luette et al. 1977, 1979; Park et al. 1983; Imhof et al. 1986.
28. Kornilov 2000.

Kapitel 10 – Porphyrine und die Grundlage des Lebens

1. Randolph 1987, chap. 4.
2. Leech 1888; Matthes 1888; Hay 1889; Ireland 1889; Marandon de Montyel 1889; *Revue des Sciences Médicales* 1889; Rexford 1889; Bresslauer 1891; Fehr 1891; Geill 1891; Hammond 1891; Lepine 1893; With 1980.
3. Morton 2000.
4. Morton 1995, 1998, 2000, 2001, personal communication.
5. Morton 1995, p. 6.
6. Hoffer and Osmond 1963; Huszák et al. 1972; Irvine and Wetterberg 1972; Pfeiffer 1975; McCabe 1983; Durkó et al. 1984; McGinnis et al. 2008a, 2008b; Mikirova 2015.
7. Moore et al. 1987, pp. 42-43.
8. Gibney et al. 1972; Petrova and Kuznetsova 1972; Holtmann and Xenakis 1978, 1978; Pierach 1979; Hengstman et al. 2009;.
9. Quoted in Mason et al. 1933.
10. Athenstaedt 1974; Fukuda 1974.
11. Adler 1975.
12. Kim et al. 2001; Zhou 2009; Hagemann et al. 2013.
13. Aramaki et al. 2005.
14. Szent-Györgyi 1957, p. 19.
15. Becker and Selden 1985, p. 30.
16. Burr 1945b, 1950, 1956.
17. Ravitz 1953.
18. Becker 1960; Becker and Marino 1982, p. 37; Becker and Selden 1985, p. 116.
19. Gilyarovskiy et al. 1958.
20. Becker 1985, pp. 238-39.
21. Rose 1970, pp. 172-73, 214-15; Lund 1947 (comprehensive review and bibliography).
22. Becker and Selden 1985, p. 237.

23. Becker 1961a; Becker and Marino 1982, pp. 35-36.
24. Klüver 1944a, 1944b; Harvey and Figge 1958; Peters et al. 1974; Becker and Wolfgram 1978; Chung et al. 1997; Kulvietis et al. 2007; Felitsyn et al. 2008.
25. Peters 1993.
26. Felitsyn et al. 2008.
27. Soldán and Pirko 2012.
28. Hargittai and Lieberman 1991; Ravera et al. 2009; Morelli et al. 2011; Morelli et al. 2012; Ravera, Bartolucci, et al. 2013; Rivera, Nobbio, et al. 2013; Ravera et al. 2015; Ravera and Panfoli 2015.
29. Peters 1961.
30. Peters et al. 1957; Peters et al. 1958; Peters 1961; see also Painter and Morrow 1959; Donald et al. 1965.
31. Lagerwerff and Specht 1970; Wong 1996; Wong and Mak 1997; Apeagyei et al. 2011; Tamrakar and Shakya 2011; Darus et al. 2012; Elbagermi et al. 2013; Li et al. 2014; Nazzal et al. 2014.
32. Flinn et al. 2005.
33. Hamadani et al. 2002.
34. Hamadani et al. 2001.
35. Buh et al. 1994.
36. McLachlan et al. 1991; Cuajungco et al. 2000; Regland et al. 2001; Ritchie et al. 2003; Frederickson et al. 2004; Religa et al. 2006; Bush and Tanzi 2008.
37. Religa et al. 2006.
38. Hashim et al. 1996.
39. Cuajungco et al. 2000; Que et al. 2008; Baum et al. 2010; Cristóvão et al. 2016.
40. Voyatzoglou et al. 1982; Xu et al. 2013.
41. Milne et al. 1983; Taylor et al. 1991; Johnson et al. 1993; King et al. 2000.
42. Johnson et al. 1993; King et al. 2000.
43. Andant et al. 1998. See also Kauppinen and Mustajoki 1988.
44. Linet et al. 1999.
45. Halpern and Copsey 1946; Markovitz 1954; Saint et al. 1954; Goldberg 1959; Eilenberg and Scobie 1960; Ridley 1969; Stein and Tschudy 1970; Beattie et al. 1973; Menawat et al. 1979; Leonhardt 1981; Laiwah et al. 1983; Laiwah et al. 1985; Kordač et al. 1989.
46. Ridley 1975.
47. I.P. Bakšiš, A.I. Lubosevičute, and P.A. Lopateve, "Acute Intermittent Porphyria and Necrotic Myocardial Changes," *Terapevticheskii arkhiv* 8: 145-46 (1984), cited in Kordač et al. 1989.
48. Sterling et al. 1949; Rook and Champion 1960; Waxman et al. 1967; Stein and Tschudy 1970; Herrick et al. 1990.
49. Berman and Bielicky 1956.
50. Labbé 1967; Laiwah et al. 1983; Laiwah et al. 1985; Herrick et al. 1990; Kordač et al. 1989; Moore et al. 1987; Moore 1990.

Kapitel 11 – Herzneurose

1. Maron et al. 2009.
2. Milham 2010a, p. 345.
3. White 1938, pp. 171-72, 586; White 1971; Flint 1866, p. 303.
4. Chadha et al. 1997.
5. Milham 2010b.
6. Dawber et al. 1957; Doyle et al. 1957; Kannel 1974; Hatano and Matsuzaki 1977; Rhoads et al. 1978; Feinleib et al. 1979; Okumiya et al. 1985; Solberg et al. 1985; Stamler et al. 1986; Reed et al. 1989; Tuomilehto and Kuulasmaa 1989; Neaton et al. 1992; Verschuren et al. 1995; Njølstad et al. 1996; Wilson et al. 1998; Stamler et al. 2000; Navas-Nacher et al. 2001; Sharrett et al. 2001; Zhang et al. 2003.
7. Phillips et al. 1978; Burr and Sweetnam 1982; Frentzel-Beyme et al. 1988; Snowdon 1988; Thorogood et al. 1994; Appleby et al. 1999; Key et al. 1999; Fraser 1999, 2009.
8. Phillips et al. 1978; Snowden 1988; Fraser 1999; Key et al. 1999.
9. Sijbrands et al. 2001.
10. Dawber et al. 1957.
11. Doyle et al. 1957.
12. Fox 1923, p. 71.
13. Ratcliffe et al. 1960, p. 737.
14. Rigg et al. 1960.
15. Vastesaeger and Delcourt 1962.
16. Daily 1943; Barron et al. 1955; McLaughlin 1962.
17. Barron et al. 1955; Brodeur 1977, pp. 29-30.
18. Sadchikova 1960, 1974; Klimková-Deutschová 1974.
19. See Pervushin 1957; Drogichina 1960; Letavet and Gordon 1960; Orlova 1960; Gordon 1966; Dodge 1970 (review); Healer 1970 (review); Marha 1970; Gembitskiy 1970; Subbota 1970; Marha et al. 1971; Tyagin 1971; Barański and Czerski 1976; Bachurin

1979; Jerabek 1979; Silverman 1979 (review); McRee 1979, 1980 (reviews); Sadchikova et al. 1980; McRee et al. 1988 (review); Afrikanova and Grigoriev 1996. For bibliographies, see Kholodov 1966; Novitskiy et al. 1970; Presman 1970; Petrov 1970a; Glaser 1971-1976, 1977; Moore 1984; Grigoriev and Grigoriev 2013.

20. Persönliche Kommunikation, Oleg Grigoriev und Yury Grigoriev, Russisches Nationalkomitee über nichtionisierenden Strahlenschutz. Russische Lehrbücher umfassen Izmerov und Denizov 2001; Suworow und Izmerow 2003; Krutikov et al. 2003; Krutikov et al. 2004; Izmerov 2005, 2011a, 2011b; Izmerov und Kirillova 2008; Kudryashov et al. 2008.
21. Tyagin 1971, p. 101.
22. Frey 1988, p. 787.
23. Brodeur 1977, p. 51.
24. Presman and Levitina 1962a, 1962b; Levitina 1966.
25. Frey and Seifert 1968; Frey and Eichert 1986.
26. Cohen, Johnson, Chapman, et al. 1946.
27. Cohen 2003.
28. Haldane 1922, p. 56; Jones and Mellersh 1946; Jones and Scarisbrick 1946; Jones 1948.
29. Cohen, Johnson, Chapman, et al. 1946, p. 121.
30. See also Jones and Scarisbrick 1943; Jones 1948; Gorman et al. 1988; Holt and Andrews 1989; Hibbert and Pilsbury 1989; Spinhoven et al. 1992; Garssen et al. 1996; Barlow 2002, p. 162.
31. Cohen and White 1951, p. 355; Wheeler et al. 1950, pp. 887-88.
32. Craig and White 1934; Graybiel and White 1935; Dry 1938. See also Master 1943; Logue et al. 1944; Wendkos 1944; Friedman 1947, p. 23; Blom 1951; Holmgren et al. 1959; Lary and Goldschlager 1974.
33. Orlova 1960; Bachurin 1979.
34. Dumanskiy and Shandala 1973; Dumanskiy and Rudichenko 1976; Zalyubovskaya et al. 1977; Zalyubovskaia and Kiselev 1978; Dumanskiy and Tomashevskaya 1978; Shutenko et al. 1981; Dumanskiy and Tomashevskaya 1982; Tomashevskaya and Soleny 1986; Tomashevskaya and Dumanskiy 1989; Tomashevskaya and Dumanskiy 1988.
35. Chernysheva and Kolodub 1976; Kolodub and Chernysheva 1980.
36. Da Costa 1871, p. 19.
37. Plum 1882.
38. Johnston 1880, pp. 76-77. 39. Plum 1882, vol. 1, pp. 26-27.
40. Oglesby 1887; MacLeod 1898.
41. Smart 1888, p. 834.
42. Howell 1985, p. 45; International Labour Office 1921, Appendix V, p.
43. Lewis 1918b, p. 1; Cohn 1919, p. 457.
44. Munro 1919, p. 895.
45. Aschenheim 1915; Brasch 1915; Braun 1915; Devoto 1915; Ehret 1915; Merkel 1915; Schott 1915; Treupel 1915; von Dziembowski 1915; von Romberg 1915; Aubertin 1916; Galli 1916; Korach 1916; Lian 1916; Cohn 1919.
46. Conner 1919, p. 777.
47. Scriven 1915; Corcoran 1917.
48. Howell 1985, p. 37.
49. Corcoran 1917.
50. Worts 1915.
51. Scriven 1915; *Popular Science Monthly* 1918.
52. Lewis 1940; Master 1943; Stephenson and Cameron 1943; Jones and Mellersh 1946; Jones 1948.
53. Mäntysaari et al. 1988; Fava et al. 1994; Sonimo et al. 1998.
54. Freud 1895, pp. 97, 107; Cohen and White 1972.
55. Reyes et al. 2003, Reeves et al. 2007.
56. Caruthers and van de Sande 2011.
57. Cholesterol in anxiety disorder: Lazarev et al. 1989; Bajwa et al. 1992; Freedman et al. 1995; Peter et al. 1999. Heart disease in anxiety disorder: Coryell et al. 1982; Coryell et al. 1986; Coryell 1988; Hayward et al. 1989; Weissman et al. 1990; Eaker et al. 1992; Nutzinger 1992; Kawachi et al. 1994; Rozanski et al. 1999; Bowen et al. 2000; Paterniti et al. 2001; Huffman et al. 2002; Grace et al. 2004; Katerndahl 2004; Eaker et al. 2005; Csaba 2006; Rothenbacher et al. 2007; Shibeshi et al. 2007; Vural and Başar 2007; Frasure-Smith et al. 2008; Phillips et al. 2009; Scherrer et al. 2010; Martens et al. 2010; Seldenrijk et al. 2010; Vogelzangs et al. 2010; Olafiranye et al. 2011; Soares-Filho et al. 2014. Cholesterol in chronic fatigue syndrome: van Rensburg et al. 2001; Peckerman et al. 2003; Jason et al. 2006. Heart disease in chronic fatigue syndrome: Lerner et al. 1993; Bates et al. 1995; Miwa and Fujita 2009. Heart disease in myalgic encephalomyelitis: Caruthers and van de Sande 2011. Cholesterol in radio wave

sickness: Klimkova-Deutschova 1974; Sadchikova 1981.

58. Heart disease in porphyria: Saint et al. 1954; Goldberg 1959; Eilenberg and Scobie 1960; Ridley 1969, 1975; Stein and Tschudy 1970; Beattie et al. 1973; Bonkowsky et al. 1975; Menawat et al. 1979; Leonhardt 1981; Kordač et al. 1989; Crimlisk 1997. Cholesterol in porphyria: Taddeini et al. 1964; Lees et al. 1970; Stein and Tschudy 1970; York 1972, pp. 61-62; Whitelaw 1974; Kaplan and Lewis 1986; Shiue et al. 1989; Fernández-Miranda et al. 2000; Blom 2011; Park et al. 2011.
59. Chin et al. 1999; Newman et al. 2001; Coughlin et al. 2004; Robinson et al. 2004; Li et al. 2005; McArdle et al. 2006; Li et al. 2007; Savransky et al. 2007; Steiropoulous et al. 2007; Gozal et al. 2008; Dorkova et al. 2008; Lefebvre et al. 2008; Çuhadaroğlu et al. 2009; Drager et al. 2010; Nadeem et al. 2014.
60. Behan et al. 1991; Wong et al. 1992; McCully et al. 1996; Myhill et al. 2009.
61. Marazziti et al. 2001; Gardner et al. 2003; Fattal et al. 2007; Gardner and Boles 2008, 2011; Hroudová and Fišar 2011.
62. See note 34. Also Ammari et al. 2008.
63. Goldberg et al. 1985; Kordač et al. 1989; Herrick et al. 1990; Moore 1990; Thunell 2000.
64. Sanders et al. 1984.
65. Haldane 1922, pp. 56-57; Haldane and Priestley 1935, pp. 139-41.
66. Die Anzahl der privaten Stromkunden für den Zeitraum 1930-1931 wurde von der National Electric Light Association, Statistical Bulletin Nr. 7 und 8, bezogen, und für 1939-1940 vom Edison Electric Institute, Statistical Bulletin Nr. 7 und 8. Für Staaten östlich des 100. Meridians wurden „Farm Service"-Kunden (1930-1931) oder „Rural Rate"-Kunden (1939-1940) zu den „Residential or Domestic"-Kunden hinzugefügt, um die tatsächliche, auf Wohnsitz bezogene Anzahl zu erhalten, wie in den Statistical Bulletins empfohlen. Der „Farm"- und „Rural Rate"-Service im Westen bezog sich hauptsächlich auf gewerbliche Kunden, normalerweise große Bewässerungssysteme. Östlich des 100. Meridians wurden dieselben Begriffe für auf den Wohnsitz bezogene Dienste verwendet, die zu bestimmten ländlichen Tarifen abgerechnet wurden. Eine Diskrepanz in der Anzahl der landwirtschaftlichen Haushalte in Utah wurde durch Konsultation der Rural Electrification in Utah behoben, die 1940 von der Rural Electrification Administration veröffentlicht wurde.
67. Johnson 1868.
68. Koller 1962.
69. Parikh et al. 2009.
70. McGovern et al. 2001.
71. Roger et al. 2004.
72. Ghali et al. 1990.
73. Fang et al. 2008.
74. McCullough et al. 2002.
75. Cutler et al. 1997; Martin et al. 2009.
76. Zheng et al. 2005.
77. National Center for Health Statistics 1999, 2006.
78. Arora et al. 2019.

Kapitel 12 – Die Transformation von Diabetes

1. *The Sun* 1891; Howe 1931; Joslin Diabetes Clinic 1990.
2. Gray 2006, pp. 46, 261, 414.
3. Hirsch 1885, p. 645.
4. Harris 1924; Brun et al. 2000.
5. Joslin 1917, p. 59.
6. Der jährliche Verbrauch von Zucker und anderen Süßungsmitteln von 1822 bis 2014 wurde anhand von Tabellen ermittelt, die im Annual Report of the Commissioner of Agriculture for the year 1878 veröffentlicht wurden; American Almanac and Treasury of Facts (New York: American News Company, 1888); Proceedings of the Interstate Sugar Cane Growers First Annual Convention (Macon, GA: Smith and Watson, 1903); A. Bouchereau, Statement of the Sugar Crop Made in Louisiana in 1905-1906 (New Orleans, 1909); Statistical Abstracts of the United States for 1904-1910; Ninth Census of the United States, vol. 3, The Statistics of Wealth and Industry of the United States (1872); Twelfth Census of the United States, vol. 5, Agriculture (1902); Thirteenth Census of the United States, vol. 5, Agriculture (1914); United States Census of Agriculture, vol. 2 (1950); Statistical Bulletin No. 3646 (U.S.-Landwirtschaftsministerium, 1965); Ergänzung zu Agricultural Economic Report No. 138 (U.S.-Landwirtschaftsministerium, 1975); und Sugar and Sweeteners Outlook,

Tabelle 50 ¬– Kalorische Süßstoffe pro Kopf in den USA, geschätzte Lieferungen für den heimischen Lebensmittel- und Getränkeverbrauch nach Kalenderjahr (U.S.-Landwirtschaftsministerium, 2003). Honig enthielt schätzungsweise 81 Prozent Zucker; Melasse 52 Prozent Zucker; Rohrsirup 56,3 Prozent Zucker; Ahornsirup 66,5 Prozent Zucker; und Sorghumsirup 68 Prozent Zucker.

7. Gohdes 1995.
8. Black Eagle, personal communication.
9. Levy et al. 2012; Welsh et al. 2010.
10. Pelden 2009.
11. Giri et al. 2013.
12. Joslin 1917, 1924, 1927, 1943, 1950; Woodyatt 1921; Allen 1914, 1915, 1916, 1922; Mazur 2011.
13. Fothergill 1884.
14. Joslin 1917, pp. 100, 102, 106, 107.
15. Simoneau et al. 1995; Gerbiz et al. 1996; Kelley et al. 1999; Simoneau and Kelley 1997; Kelley and Mandarino 2000; Kelley et al. 2002; Bruce et al. 2003; Morino et al. 2006; Toledo et al. 2008; Ritov et al. 2010; Patti and Corvera 2010; DeLany et al. 2014; Antoun et al. 2015.
16. DeLany et al. 2014.
17. Ritov et al. 2010.
18. Gel'fon and Sadchikova 1960.
19. Gel'fon and Sadchikova 1960; Syngayevskaya 1962; Bartoníček and Klimková-Deutschová 1964; Petrov 1970a, p. 164; Sadchikova 1974; Klimková-Deutschová 1974; Dumanskiy and Rudichenko 1976; Dumanskiy and Shandala 1974; Dumanskiy and Tomashevskaya 1978; Gabovich et al. 1979; Kolodub and Chemysheva 1980; Belokrinitskiy 1981; Shutenko et al. 1981; Dumanskiy et al. 1982; Dumanskiy and Tomashevskaya 1982; Tomashevskaya and Soleny 1986; Tomashevskaya and Dumanskiy 1988; Navakatikian and Tomashevskaya 1994.
20. Kwon et al. 2011.
21. Li et al. 2012.
22. 1917 figure from Joslin 1917, p. 25.
23. Kuczmarski et al. 1994. See also Prentice and Jebb 1995.
24. Flegal et al. 1998, 2002, 2010; Ogden et al. 2012.
25. Kim et al. 2006. 26. Flegal 1998, p. 45.
27. Thatcher et al. 2009.
28. Klimentidis et al. 2011.

Kapitel 13 – Krebs und der Hunger des Lebens

1. Warburg 1925, p. 148.
2. Warburg 1908.
3. Warburg et al. 1924; Warburg 1925.
4. Warburg 1925, p. 162.
5. Warburg 1930, p. x.
6. Warburg 1956.
7. Warburg 1966b.
8. Krebs 1981, pp. 23-24, 74.
9. Harris 2002; Ferreira and Campos 2009.
10. Ristow and Cuezva 2006; van Waveren et al. 2006; Srivastava 2009; Sánchez-Aragó et al. 2010.
11. Kondoh 2009, p. 101; Sánchez-Aragó et al. 2010.
12. Apte and Sarangarajan 2009a.
13. Ferreira and Campos 2009, p. 81.
14. Vaupel et al. 1998; Gatenby and Gillis 2004; McFate et al. 2008; Gonzáles-Cuyar et al. 2009, pp. 134-36; Semenza 2009; Werner 2009, pp. 171-72; Sánchez-Aragó et al. 2010.
15. Vigneri et al. 2009.
16. Giovannuca et al. 2010.
17. Lombard et al. 1959.
18. From Williams 1908, p. 53.
19. Guinchard 1914.
20. Hoffman 1915, p. 151.
21. *Ibid.*, pp. 185-186.
22. Stein et al. 2011.
23. Aus Bänden der Vital Statistics of the United States (United States Bureau of the Census) und der National Vital Statistics Reports (Centers for Disease Control and Prevention).
24. Moffat 1988.
25. Daten zu Raucherquoten vom National Center for Health Statistics. Daten zu Lungenkrebs aus Vital Statistics of the United States (1970, 1980, 1990) und National Vital Statistics Reports (2000, 2010, 2015).
26. National Cancer Institute 2009.
27. Schüz et al. 2006.
28. Barlow et al. 2009.
29. Teppo et al. 1994.
30. Jacob Easaw, Southern Alberta Cancer Research Institute, personal communication.
31. Hardell and Carlberg 2009; Hardell et al. 2011a.
32. Anderson and Henderson 1986.

Kapitel 14 – Der Scheintod

1. Beard 1980, pp. 2-3; Beard 1881a, pp. viii, ix, 105.
2. Weindruch and Walford 1988.
3. Walford 1982.
4. Riemers 1979.
5. Austad 1988.
6. Dunham 1938.
7. Johnson et al. 1984.
8. Fischer-Piette 1989.
9. Hansson et al. 1953.
10. Colman et al. 2013.
11. Ross und Bras 1965; für andere Studien von Tumoren bei Ratten siehe Weindruch und Walford, pp. 76–84.
12. Colman et al. 2009; Mattison et al. 2003.
13. Griffin 1958, p. 35.
14. Ramsey et al. 2000; Lynn and Wallwork 1992.
15. Ramsey et al. 2000.
16. Ordy et al. 1967.
17. Spalding et al. 1971.
18. Perez et al. 2008.
19. Tryon and Snyder 1971.
20. Caratero et al. 1998.
21. Okada et al. 2007.
22. Suzuki et al. 1998.

Kapitel 15 – Kann man Elektrizität tatsächlich hören?

1. Grapengiesser 1801, p. 133. Quoted in Brenner 1868, p. 38.
2. Brenner 1868, pp. 41, 45.
3. Tousey 1921, p. 469.
4. Meyer 1931.
5. Gersuni and Volokhov 1936.
6. Stevens and Hunt 1937, unpublished, described in Stevens and Davis 1938, pp. 354-55.
7. Moeser, W. "Whiz Kid, Hands Down, " *Life*, September 14, 1962.
8. Einhorn 1967.
9. Russell et al. 1986.
10. See also Degens et al. 1969.
11. Lissman, p. 184; Offutt 1984, pp. 19-20.
12. de Vries 1948a, 1948b.
13. Honrubia 1976; Mountain 1986; Ashmore 1987.
14. Zwislocki 1992; Gordon, Smith and Chamberlain 1982, cited in Zwislocki.
15. Nowotny and Gummer 2006.
16. Brenner 1868.
17. Mountain 1986.
18. Mountain et al. 1986; Ashmore 1987; Honrubia and Sitko 1976.
19. Lenhardt 2003.
20. Combridge and Ackroyd 1945, Item No. 7, p. 49.
21. Gavrilov et al. 1980.
22. Qin et al. 2011.
23. Stevens 1938, p. 50, fig. 17; Corso 1963; Moller and Pederson 2004, figs. 1-3; Stanley and Walker 2005.
24. Stevens 1937.
25. *Environmental Health Criteria 137*, 1993 edition, pp. 160 and 161, figs. 23 and 24.
26. Duane Dahlberg, Ph.D., personal communication.
27. Petrie 1963, pp. 89-92.
28. Maggs 1976.
29. Berichtet von der Low Frequency Noise Sufferer Association of England, Jean Skinner, persönliche Kommunikation; von Sara Allen aus Taos, New Mexico, persönliche Mitteilung; und von Mullins und Kelley 1995.
30. Berechnung nach Jansky und Bailey 1962, Abb. 35, Ground Wave Field Intensity; und Garufi 1989, Abb. 6, U.S. Coast Guard Conductivity Map.
31. In Afrika sind derzeit nur in Ägypten, Tunesien, Ghana, Senegal, Äthiopien, Sambia, Simbabwe und Südafrika Verbote gültig bzw. geplant. Im Nahen Osten haben derzeit nur Israel, der Libanon, Kuwait, Bahrain, Katar und die Vereinigten Arabischen Emirate Verbote. Andere Länder, in denen ein Verbot weder besteht noch geplant ist, sind Haiti, Jamaika, St. Kitts und Nevis, Granada, Antiqua und Barbuda, St. Vincent und die Grenadinen, St. Lucia, Trinidad und Tobago, Dominica, Venezuela, Bolivien, Paraguay, Uruguay, Suriname, Albanien, Moldawien, Weißrussland, Usbekistan, Kirgisistan, Turkmenistan, Mongolei, Türkei, Afghanistan, Pakistan, Nepal, Bhutan, Indien, Bangladesch, Myanmar, Singapur, Kambodscha, Laos, Indonesien, Osttimor, Papua-Neuguinea, Neuseeland, Bosnien und Herzegowina, Kosovo und Nordmakedonien.
32. Signal structure for GSM: superframe (6.12 sec), control multiframe (235.4 msec), traffic multiframe (120 msec), frame (4.615 msec), time slot (o.577 msec), symbol (270,833 per second per channel, 33,850 per second per

user). Signal structure for UMTS: frame (10 msec), time slot (0.667 msec), symbol (66.7 µsec), chip (0.26 µsec). Signal structure for LTE: frame (10 msec), half-frame (5 msec), subframe (1 msec), slot (0.5 msec), symbol (0.667 msec).
33. Mild and Wilén 2009.
34. Hutter et al. 2010.
35. National Center for Health Statistics 1982-1996.
36. Shargorodsky et al. 2010.
37. Del Bo et al. 2008.
38. Nondahl et al. 2012.

Kapitel 16 – Bienen, Vögel, Bäume und Menschen

1. Balmori and Hallberg 2007.
2. Sen 2012.
3. *Deccan Herald* 2012.
4. Personal communication from New Mexico pigeon racer Larry Lucero, 1999.
5. Bigu del Blanco et al. 1973.
6. Haughey 1997.
7. Larry Lucero, personal communication.
8. Robert Costagliola, of Fogelsville, Pennsylvania, personal communication.
9. Gary Moore, the "liberator" for the western Pennsylvania-to-Philadelphia race, personal communication.
10. Elston 2004.
11. *Indian Express* 2010.
12. Roberts 2000.
13. Mech and Barber 2002, p. 29.
14. Withey et al. 2001, pp. 47-49; Mech and Barber 2002, p. 30.
15. Burrows et al. 1994, 1995 on wild dogs; Mech and Barber 2002, pp. 50-51.
16. Swenson et al. 1999.
17. Moorhouse and Macdonald 2005.
18. *Reader's Digest* 1998.
19. Godfrey and Bryant 2003.
20. Engels et al. 2014.
21. Souder 1996.
22. Hallowell 1996.
23. Stern 1990.
24. Hallowell 1996; Souder 1996.
25. Watson 1998.
26. *Ibid.*
27. Revkin 2006.
28. Hawk 1996.
29. Hoperskaya et al., p. 254.
30. Serant 2004.
31. Panagopoulos et al. 2004.
32. Panagopoulous, Chavdoula, Nezis, and Margaritis 2007; Panagopoulos 2012a.
33. Panagopoulos and Margaritis 2008, 2010; Panagopoulos, Chavdoula, and Margaritis 2010; Panagopoulos 2011.
34. Margaritis et al. 2014.
35. *Bienenvater*, issue no. 9, 2003.
36. Ruzicka 2006.
37. Phillips 1925; Bailey 1964; Underwood and vanEngelsdorp 2007. 38. Bailey 1991, pp. 97-101.
39. *Ibid.*, p. 101.
40. Rinderer et al. 2001.
41. Sanford 2004.
42. Boecking and Ritter 1993.
43. Fries et al. 2006.
44. Page 1998; Rinderer et al. 2001.
45. Rinderer et al. 2001.
46. Kraus and Page 1995.
47. Seeley 2007.
48. National Research Council 2007; Kluser and Peduzzi 2007; vanEngelsdorp 2009.
49. Wilson and Menapace 1979; Underwood and vanEngelsdorp 2007; McCarthy 2011.
50. Also Finley et al. 1996.
51. O'Hanlon 1997.
52. Hamzelou 2007.
53. Kluser and Peduzzi 2007.
54. Borenstein 2007.
55. McCarthy 2011; Pattazhy 2012.
56. Le Conte et al. 2010.
57. Evans et al. 2008.
58. Warnke 1976; Becker 1977.
59. Warnke 1989.
60. Lindauer and Martin 1972; Warnke 2009.
61. Pattazhy 2011a, 2011b, 2012, and personal communication.
62. Warnke 2009.
63. Schütt and Cowling 1985.
64. *Microwave News* 1994.
65. Kolodynski and Kolodynska 1996.
66. Balode 1996.
67. Liepa and Balodis 1994.
68. Balodis et al. 1996.
69. Selga and Selga 1996.
70. Magone 1996.
71. Lorenz et al. 2003.
72. Bentouati and Bariteau 2006.

73. Hennon et al. 1990; Hennon and Shaw 1994; Hennon et al. 2012.
74. Navy Department, Bureau of Equipment 1907, 1908; United States Department of Commerce, Bureau of Navigation 1913.
75. Phillips et al. 2009.
76. Rohter 2002.
77. Worrall et al. 2008.

Kapitel 17 – Im Land der blinden Menschen

1. Mild et al. 1998.
2. Yakymenko et al. 2011.
3. Dalsegg 2002.
4. Johansson 2004.
5. Hallberg and Oberfeld 2006.
6. Byun et al. 2013.
7. Tatemichi et al. 2004.
8. Kimata 2002.
9. Ye et al. 2001.
10. Li et al. 2011.
11. Oktay and Dasdag 2006.
12. Panda et al. 2011.
13. Velayutham et al. 2014.
14. Mishra 2011.
15. Mishra 2010, p. 51.
16. Salford et al. 2003.
17. Nittby et al. 2008.
18. Şahin et al. 2015.
19. Baş et al. 2013; Hancı et al. 2013; İkinci et al. 2013; Odacı et al. 2013; Hancı et al. 2015; Odacı, Hancı, İkinci et al. 2015; Odacı and Özyılmaz 2015; Odacı, Ünal, et al. 2015; Topal et al. 2015; Türedi et al. 2015; Odacı, Hancı, Yuluğ et al. 2016.
20. İkinci et al. 2015.
21. Blue Cross Blue Shield 2019.
22. Bejot et al. 2014.
23. Rosengren et al. 2013.
24. Putaala et al. 2009.
25. Tibæk et al. 2016.
26. West et al. 2013.
27. Wolford et al. 2015.
28. Siegel et al. 2017.
29. Wong et al. 2016
30. Hallberg and Johansson 2009.
31. Weiner et al. 2016.
32. Centola et al. 2016.
33. Hutton et al. 2019.
34. Broomhall 2017.
35. Hallman et al. 2017
36. Lister and Garcia 2018.
37. Sánchez-Bayo and Wyckhuys 2019.
38. "Satellites Begin Worldwide Service, " *No Place To Hide* 2(1): 3 (1999).
39. "Satellites: An Urgent Situation," *No Place To Hide* 2(3): 18 (2000).
40. "Update on Satellites," *No Place To Hide* 3(2): 15 (2001).
41. Janet Patton, „Foal deaths remain a mystery," Lexington Herald-Leader, 9. Mai 2001; Lenn Harrison, persönliche Kommunikation.
42. Die tatsächliche Leistung in jedem Strahl beträgt 100 Watt oder weniger, aber da die gesamte Leistung in einem laserähnlichen Strahl fokussiert wird, wird die effektive Strahlungsleistung (EIRP) der FCC gemeldet. Die EIRP ist die Energiemenge, die der Satellit abgeben müsste, um in alle Richtungen die gleiche Stärke wie im fokussierten Strahl zu haben.

Literaturverzeichnis

Hinweis: JPRS = Joint Publications Research Service.

Kapitel 1–4

Adams, George. 1787, 1799. *An Essay on Electricity*, 3rd ed. London: R. Hindmarsh; 5th ed. London: J. Dillon.

Aldini, Jean. 1804. *Essai Théorique et Expérimental sur le Galvanisme*. Paris: Fournier Fils.

Baker, Henry. 1748. "A Letter from Mr. Henry Baker, F. R. S. to the President, concerning several Medical Experiments of Electricity." *Philosophical Transactions* 45: 370-75.

Beard, George Miller and Alphonso David Rockwell. 1883. *A Practical Treatise on the Medical and Surgical Uses of Electricity*, 4th ed. New York: William Wood.

Beaudreau, Sherry Ann and Stanley Finger. 2006. "Medical Electricity and Madness in the 18th Century: The Legacies of Benjamin Franklin and Jan Ingenhousz." *Perspectives in Biology and Medicine* 49(3): 330-45.

Beccaria, Giambatista. 1753. *Dell'Elettricismo Artificiale e Naturale*. Torino: Filippo Antonio Campana.

Becket, John Brice. 1773. *An Essay on Electricity*. Bristol.

Bell, Whitfield Jenks, Jr. 1962. "Benjamin Franklin and the Practice of Medicine." *Bulletin of the Cleveland Medical Library* 9: 51-62.

Berdoe, Marmaduke. 1771. *An Enquiry Into the Influence of the Electric Fluid in the Structure and Formation of Animated Beings*. Bath: S. Hazard.

Bertholon, Pierre Nicholas. 1780. *De l'Électricité du Corps Humain dans l'État de Santè et de Maladie*. Lyon: Bernusset.

———. 1783. *De l'Électricité des Végétaux*. Paris: P. F. Didot Jeune.

———. 1786. *De l'Électricité du Corps Humain dans l'État de Santè et de Maladie*, 2 vols. Paris: Didot le jeune.

Bertucci, Paola. 2007. "Sparks in the Dark: the Attraction of Electricity in the Eighteenth Century." *Endeavor* 31(3): 88-93.

Bonnefoy, Jean-Baptiste. 1782. *De l'Application de l'Éléctricité a l'Art de Guérir*. Lyon: Aimé de la Roche.

Bose, Georg Matthias. 1744a. *Tentamina electrica in Academiis Regiis Londinensi et Parisina*. Wittenberg: Johann Joachim Ahlfeld.

———. 1744b. *Die Electricität nach ihrer Entdeckung und Fortgang, mit poetischer Feder entworffen*. Wittenberg: Johann Joachim Ahlfeld.

Bresadola, Marco. 1998. "Medicine and Science in the Life of Luigi Galvani." *Brain Research Bulletin* 46(5): 367-80.

Bryant, William. 1786. "Account of an Electric Eel, or the Torpedo of Surinam." *Transactions of the American Philosophical Society* 2: 166-69.

Brydone, Patrick. 1773. *A Tour Through Sicily and Malta*, 2 vols. London: W. Strahan and T. Cadell.

Cavallo, Tiberius. 1786. *Complete Treatise on Electricity in Theory and Practice*. London: C. Dilly.

Chaplin, Joyce E. 2006. *The First Scientific American: Benjamin Franklin and the Pursuit of Genius*. New York: Basic Books.

Delbourgo, James. 2006. *A Most Amazing Scene of Wonders: Electricity and Enlightenment in Early America*. Cambridge, MA: Harvard University Press.

Donndorf, Johann August. 1784. *Die Lehre von der Elektricität theoretisch und praktisch aus einander gesetzt*, 2 vols. Erfurt: Georg Adam Kayser.

Donovan, Michael. 1846, 1847. "On the Efficiency of Electricity, Galvanism, Electro-Magnetism, and Magneto-Electricity, in the Cure of Disease; and on the Best Methods of Application." *Dublin Quarterly Journal of Medical Science* 2: 388-414, 3: 102-28.

Doppelmayr, Johann. 1744 Original, 1923. *Neu-Entdeckte Phaenomena von Bewunderns-würdigen Würckungen der Natur ...*, Nabu Press 2011.

Dorsman, C. and C.A. Crommelin. 1951. *The Invention of the Leyden Jar*. Leyden: National Museum of the History of Science. Communication no. 97.

Duchenne (de Boulogne), Guillaume Benjamin Amand. 1861. *De l'Électrisation Localisée*, 2nd ed. Paris: J.-B. Baillière et Fils.

Duhamel du Monceau, Henri Louis. 1758. *La Physique des Arbres*. Paris: H. L. Guérin & L. F. Delatour.

Elliott, Paul. 2008. "More Subtle than the Electric Aura: Georgian Medical Electricity, the Spirit of Animation and the Development of Erasmus Darwin's Psychophysiology." *Medical History* 52(2): 195-220.

Flagg, Henry Collins. 1786. "Observations on the Numb Fish, or Torporific Eel." *Transactions of the American Philosophical Society* 2: 170-73.

Franklin, Benjamin. 1758. "An Account of the Effects of Electricity in Paralytic Cases. In a Letter to John Pringle, M. D. F. R.S." *Philosophical Transactions* 50: 481-83.

———. 1774. *Experiments and Observations on Electricity*, 5th ed. London: F. Newbery.

———. *Benjamin Franklin Papers*, <http://franklinpapers.org>. Gale, T. 1802. *Electricity, or Ethereal Fire*. Troy: Moffitt & Lyon.

Galvani, Luigi. 1791. *De viribus electricitatis in motu musculari. Commentarius*. Bologna: Istituto delle Scienze. Translation by Robert Montraville Green, *Commentary on the Effect of Electricity on Muscular Motion* (Cambridge: Elizabeth Licht), 1953.

Gerhard, Carl Abraham. 1779. "De l'Action de l'Électricité Sur le Corps humain, et de son usage dans les Paralysies." *Observations Sur la Physique, Sur l'Histoire Naturelle, et Sur les Arts* 14: 145-53.

Graham, James. 1779. *The General State of Medical and Chirurgical Practice, Exhibited; Showing Them to be Inadequate, Ineffectual, Absurd, and Ridiculous*. London.

Gralath, Daniel. 1747, 1754, 1756. "Geschichte der Electricität." *Versuche und Abhandlungen der Naturforschenden Gesellschaft in Danzig* 1: 175-304, 2: 355-460, 3: 492-556.

Haller, Albrecht von. 1745. "An historical account of the wonderful discoveries, made in Germany, etc. concerning Electricity." *The Gentleman's Magazine* 15: 193-97.

Hart, Cheney. 1754. "Part of a Letter from Cheney Hart, M. D. to William Watson, F. R. S. giving some Account of the Effects of Electricity in the County Hospital at Shrewsbury." *Philosophical Transactions* 48: 786-88.

Heilbron, John L. 1979. *Electricity in the 17th and 18th Centuries: A Study of Early Modern Physics*. University of California Press: Berkeley.

Histoire de l'Academie Royale des Sciences. 1746. "Sur l' Électricité," pp. 1-17.

———. 1747. "Sur l' Électricité," pp. 1-32.

———. 1748. "Des Effets de l'Électricité sur les Corps Organisés," pp. 1-13.

Houston, Edwin J. 1905. *Electricity in Every-Day Life*, 3 vols. New York: P. F. Collier & Son.

Humboldt, Friedrich Wilhelm Heinrich Alexander von. 1799. *Expériences sur le Galvanisme*. Paris: Didot Jeune.

Jallabert, Jean. 1749. *Expériences sur l'Électricité*. Paris: Durand & Pissot.

Janin, Jean. 1772. *Mémoires et Observations Anatomiques, Physiologiques, et Physiques sur l'Œil*. Lyon: Perisse.

Kratzenstein, Christian Gottlieb. 1745. *Abhandlung von dem Nutzen der Electricität in der*

Arzneywissenschaft. Halle: Carl Hermann Hemmerde.

La Beaume, Michael. 1820. *Remarks on the History and Philosophy, But Particularly on the Medical Efficacy of Electricity in the Cure of Nervous and Chronic Disorders*. London: F. Warr.

———. 1842. *On Galvanism*. London: Highley.

Ladame, Paul-Louis. 1885. "Notice historique sur l'Électrothérapie a son origine." *Revue Médicale de la Suisse Romande* 5: 553-72, 625-56, 697-717.

Laennec, René. 1819. *Traité de l'Auscultation Médiate*, 2 vols. Paris: Brosson & Chaudé. Lindhult, Johann. 1755. "Kurzer Auszug aus des Doctors der Arztneykunst, Johann Lindhults, täglichem Verzeichnisse wegen der Krankheiten, die durch die Electricität sind gelindert oder glücklich geheilet worden. In Stockholm im November und December 1752 gehalten." *Abhandlungen aus der Naturlehre* 14: 312-15. Louis, Antoine. 1747. *Observations sur l'Électricité*. Paris: Osmont & Delaguette. Lovett, Richard. 1756. *The Subtil Medium Prov'd*. London: Hinton, Sandby and Lovett. Lowndes, Frances. 1787. *Observations on Medical Electricity*. London: D. Stuart.

Mangin, Arthur. 1874. *Le Feu du Ciel: Histoire de l'Électricité*, 6th ed. Tours: Alfred Mame et Fils.

Marat, Jean-Paul. 1782. *Recherches Physiques sur l'Électricité*. Paris: Clousier.

———. 1784. *Mémoire sur l'électricité médicale*. Paris: L. Jorry.

Martin, Benjamin. 1746. *An Essay on Electricity: being an Enquiry into the Nature, Cause and Properties thereof, on the Principles of Sir Isaac Newton's Theory of Vibrating Motion, Light and Fire*. Bath.

Mauduyt de la Varenne, Pierre-Jean-Claude. 1777. "Premier Mémoire sur l'électricité, considérée relativement à l'économie animale et à l'utilité dont elle peut être en Médecine." *Mémoires de la Société Royale de Médecine*, Année 1776, pp. 461-513.

———. 1778. "Lettre sur les précautions nécessaires relativement aux malades qu'on traite par l'électricité." *Journal de Médecine, Chirurgie, Pharmacie, &c.* 49: 323-32.

———. 1780. "Mémoire sur le traitement électrique, administré à quatre-vingtdeux malades." *Mémoires de la Société Royale de Médecine*, Années 1777 et 1778, pp. 199-455.

———. 1782. "Nouvelles observations sur l'Électricité médicale." *Histoire de la Société Royale de Médecine*, Année 1779, pp. 187-201.

———. 1785. "Mémoire sur les différentes manières d'administrer l'Électricité." *Mémoires de la Société Royale de Médecine*, Année 1783, pp. 264-413.

Mazéas, Guillaume, Abbé. 1753-54. "Observations Upon the Electricity of the Air, made at the Chateau de Maintenon, during the Months of June, July, and October, 1753." *Philosophical Transactions* 48(1): 377-84.

Morel, Auguste Désiré Cornil. 1892. *Étude historique, critique et expérimentale de l'action des courants continus sur le nerf acoustique à l'état sain et à l'état pathologique*. Bordeaux: E. Dupuch.

Morin, Jean. 1748. *Nouvelle Dissertation sur l'Électricité des Corps*. Chartres: J. Roux.

Musschenbroek, Pieter van. 1746. Letter to René de Réaumur. *Procès-verbaux de l'Académie Royale des Sciences* 65: 6.

———. 1748. *Institutiones Physicæ*. Leyden: Samuel Luchtman and Son.

———. 1769. *Cours de Physique Expérimentale et Mathématique*, 3 vols. Paris: Bailly. Mygge, Johannes. 1919. "Om Saakaldte Barometermennesker: Bidrag til Belysning af Vejrneurosens Patogenese." *Ugeskrift for Læger* 81(31): 1239-59.

Nairne, Edward. 1784. *Déscription de la machine électrique*. Paris: P. Fr. Didot le jeune. Newton, Isaac. 1713. *Philosophiæ Naturalis Principia Mathematica*, 2nd ed. Cambridge. English translation by Andrew Motte, *Newton's Principia. The Mathematical Principles of Natural Philosophy* (New York: Daniel Adee), 1846.

Nollet, Jean Antoine (Abbé). 1746a. *Essai sur l'Électricité des Corps*. Paris: Guérin.

———. 1746b. "Observations sur quelques nouveaux phénomènes d'Électricité." *Mémoires de l'Académie Royale des Sciences* 1746: 1-23.

———. 1747. "Éclaircissemens sur plusieurs faits concernant l'Électricité." *Mémoires de l'Académie Royale des Sciences* 1747: 102-131.

———. 1748. "Éclaircissemens sur plusieurs faits concernant l'Électricité. Quatrième Mémoire. Des effets de la vertu électrique sur les corps organisés." *Mémoires de l'Académie Royale des Sciences* 1748: 164-99.

———. 1753. *Recherches sur les Causes Particulières des Phénomènes Électriques*. Paris: Guérin.

Nouvelle Bibliothèque Germanique. 1746. "Nouvelles Littéraires, Allemagne, de Greifswald." 2 (part 1): 438-40.

Paulian, Aimé-Henri. 1790. *La Physique à la Portée de Tout le Monde*. Nisme: J. Gaude. Pera, Marcello. 1992. *The Ambiguous Frog: The Galvani-Volta Controversy on Animal Electricity*. Princeton University Press. Translation of *La rana ambigua* (Torino: Giulio Einaudi), 1986.

Plique, A. F. 1894. "L'électricité en otologie," *Annales des Maladies de l'Oreille, du Larynx, du Nez et du Pharynx* 20: 894-910.

Priestley, Joseph. 1767. *The History and Present State of Electricity*. London: J. Dodsley, J. Johnson, B. Davenport, and T. Cadell.

———. 1775. *The History and Present State of Electricity*, 3rd ed. London: C. Bathurst and T. Lowndes.

Recueil sur l'Électricité Médicale. 1761. Second ed., 2 vols. Paris: P. G. Le Mercier.

Rowbottom, Margaret and Charles Susskind. 1984. *Electricity and Medicine: History of Their Interaction*. San Francisco Press.

Sauvages de la Croix, François Boissier de. 1749. "Lettre de M. de Sauvages." In: Jean Jallabert, *Expériences sur l'Électricité* (Paris: Durand & Pissot), pp. 363-79.

Schiffer, Michael Brian. 2003. *Draw the Lightning Down: Benjamin Franklin and Electrical Technology in the Age of Enlightenment*. Berkeley: University of California Press.

Schmidt, Wolfgang G. A. *Der Klassiker des Gelben Kaisers zur Inneren Medizin*. Herder, 1993.

Sguario, Eusebio. 1746. *Dell'elettricismo*. Venezia: Giovanni Battista Recurti.

Sigaud de la Fond, Joseph. 1771. *Lettre sur l'Électricité Médicale*. Amsterdam.

———. 1781. *Précis Historique et Expérimental des Phénomènes Électriques*. Paris: Rue et Hôtel Serpente.

———. 1803. *De l'Électricité Médicale*. Paris: Delaplace et Goujon.

Sparks, Jared. 1836-40. *The Works of Benjamin Franklin*, 10 vols. Boston: Hilliard, Gray. Sprenger, Johann Justus Anton. 1802. "Anwendungsart der Galvani-Voltaischen Metall-Electricität zur Abhelfung der Taubheit und Harthörigkeit." *Annalen der Physik* 11(7): 354-66.

Steiglehner, Celestin. 1784. "Réponse à la Question sur l'Analogie de l'Électricité et du Magnétisme." In: Jan Hendrik van Swinden, *Recueil de Mémoires sur l'Analogie de l'Électricité et du Magnétisme* (The Hague: Libraires Associés), vol. 2, pp. 1-214.

Stukeley, William. 1749. "On the Causes of Earthquakes." *Philosophical Transactions Abridged* 10: 526-41.

Sue, Pierre, aîné. 1802-1805. *Histoire du Galvanisme*, 4 vols. Paris: Bernard.

Symmer, Robert. 1759. "New Experiments and Observations concerning Electricity." *Philosophical Transctions* 51: 340-93.

Thillaye-Platel, Antoine. 1803. *Essai sur l'Emploi Médical de l'Électricité et du Galvanisme*. Paris: André Sartiaux.

Torlais, Jean. 1954. *L'Abbé Nollet*. Paris: Sipuco.

Trembley, Abraham. 1746. "Part of a Letter concerning the Light caused by Quicksilver shaken in a Glass Tube, proceeding from Electricity." *Philosophical Transactions* 44: 58-60.

van Barneveld, Willem. 1787. *Medizinische Elektricität*. Leipzig: Schwickert.

van Swinden, Jan Hendrik. 1784. *Recueil de Mémoires sur l'Analogie de l'Électricité et du Magnétisme*, 3 vols. The Hague: Libraires Associés.

Veratti, Giovan Giuseppi. 1750. *Observations Physico-Médicales sur l'Électricité*. Geneva: Henri-Albert Gosse.

Volta, Alessandro. 1800. "On the Electricity excited by the mere Contact of conducting Substances of different Kinds." *The Philosophical Magazine* 7 (September): 289-311.

———. 1802. "Lettera del Professore Alessandro Volta al Professore Luigi Brugnatelli sopra l'applicazione dell'elettricità ai sordomuti dalla nascita." *Annali di Chimica e Storia Naturale* 21: 100-5.

Voltaire (François-Marie Arouet). 1772. *Des Singularités de la Nature*. London. Wesley, John. 1760. *The Desideratum: Or, Electricity Made Plain and Useful*. London: W. Flexney.

Whytt, Robert. 1768. *The Works of Robert Whytt, M. D.* Edinburgh: Balfour, Auld, and Smellie. Reprinted by The Classics of Neurology and Neurosurgery Library, Birmingham, AL, 1984.

Wilkinson, Charles Hunnings. 1799. *The Effects of Electricity*. London: M. Allen.

Wilson, Benjamin. 1752. *A Treatise on Electricity*. London: C. Davis and R. Dodsley. Winkler, John Henry. 1746. "An Extract of a Letter from Mr. John Henry Winkler, Græc. & Lat. Litt. Prof. publ. Ordin. at Leipsick, to a Friend in

London; concerning the Effects of Electricity upon Himself and his Wife." *Philosophical Transactions* 44: 211-12.

Wosk, Julie. 2003. *Women and the Machine.* Baltimore: Johns Hopkins University Press. Zetzell, Pierre. 1761. "Thèses sur la médecine électrique." In: *Recueil sur l'Électricité Médicale*, 2nd ed. (Paris: P. G. Le Mercier), vol. 1, pp. 283-300.

Wetterempfindlichkeit

Buzorini, Ludwig. 1841. *Luftelectricität, Erdmagnetismus und Krankheitsconstitution*. Constanz: Belle-Vue.

Craig, William. 1859. *On the Influence of Variations of Electric Tension as the Remote Cause of Epidemic and Other Diseases.* London: John Churchill.

Faust, Volker. 1978. *Biometeorologie: Der Einfluss von Wetter und Klima auf Gesunde und Kranke.* Stuttgart: Hippokrates.

Hippocrates. *The Genuine Works of Hippocrates.* Translation by Francis Adams (Baltimore: Wilkins & Williams), 1939.

Höppe, Peter. 1997. "Aspects of Human Biometeorology in Past, Present and Future."

International Journal of Biometeorology 40(1): 19-23.

International Journal of Biometeorology. 1973. "Symposium on Biological Effects of Natural Electric, Magnetic and Electromagnetic Fields. Held During the 6th International Biometeorological Congress at Noordwijk, The Netherlands, 3-9 September 1972." 17(3): 205-309.

———. 1985. Issue on air ions and atmospheric electricity. 29(3).

Kevan, Simon M. 1993. "Quests for Cures: a History of Tourism for Climate and Health." *International Journal of Biometeorology* 37(3): 113-24.

König, Herbert L. 1975. *Unsichtbare Umwelt: Der Mensch im Spielfeld Elektromagnetischer Kräfte.* München: Heinz Moos Verlag.

Peterson, William F. 1935-1937. *The Patient and the Weather*, 4 vols. Ann Arbor, MI: Edwards Brothers.

———. 1947. *Man, Weather and Sun.* Chicago: Thomas. Sulman, Felix Gad. 1976. *Health, Weather and Climate.* Basel: Karger.

———. 1980. *The Effect of Air Ionization, Electric Fields, Atmospherics and Other Electric Phenomena on Man and Animal.* Charles C. Thomas: Springfield, IL.

———. 1982. *Short-and Long-Term Changes in Climate*, 2 vols. Boca Raton, FL: CRC Press.

Sulman, Felix Gad, D. Levy, Y. Pfeifer, E. Superstine, and E. Tal. 1975. "Effects of the Sharav and Bora on Urinary Neurohormone Excretion in 500 Weather-Sensitive Females." *International Journal of Biometeorology* 19(3): 202-209.

Tromp, Solco W. 1983. *Medical Biometeorology: Weather, Climate and the Living Organism.* Amsterdam: Elsevier.

Kapitel 5

American Psychiatric Association. 2013. *DSM-V, Diagnostic and Statistical Manual for Mental Disorders.* Washington, DC.

Anonymous. 1905. "Die Nervosität der Beamten." *Zeitschrift für Eisenbahn-Telegraphen-Beamte* 23: 179-81.

Aronowitz, Jesse N., Shoshana V. Aronowitz, and Roger F. Robison. 2007. "Classics in Brachytherapy: Margaret Cleaves Introduces Gynecologic Brachytherapy." *Brachytherapy* 6: 293-97.

Arndt, Rudolf. 1885. *Die Neurasthenie (Nervenschwäche).* Wien: Urban & Schwarzenberg.

Bartholow, Roberts. 1884. "What is Meant by Nervous Prostration?" *Boston Medical and Surgical Journal* 110(3): 53-56, 63-64.

Beard, George Miller. 1869. "Neurasthenia, or Nervous Exhaustion." *Boston Medical and Surgical Journal,* new ser., 3(13): 217-21.

———. 1874. "Cases of Hysteria, Neurasthenia, Spinal Irritation and Allied Affections, with Remarks." *Chicago Journal of Nervous and Mental Disease* 1: 438-51.

———. 1875. "The Newly-Discovered Force." *Archives of Electrology and Neurology* 2(2): 256-82.

———. 1876. *Hay-Fever; Or, Summer Catarrh: Its Nature and Treatment.* New York: Harper.

———. 1877. "The Nature and Treatment of Neurasthenia (Nervous Exhaustion), Hysteria, Spinal Irritation, and Allied Neuroses." *The Medical Record* 12: 579-85, 658-62.

———. 1878. "Certain Symptoms of Nervous Exhaustion." *Virginia Medical Monthly* 5(3): 161-85.

———. 1879a. "The Nature and Diagnosis of Neurasthenia (Nervous Exhaustion)." *New York Medical Journal* 29(3): 225-51.

———. 1879b. "The Differential Diagnosis of Neurasthenia – Nervous Exhaustion." *Medical Record* 15(8): 184-85.

———. 1880. *A Practical Treatise on Nervous Exhaustion (Neurasthenia).* New York: William Wood.

———. 1881a. *American Nervousness: Its Causes and Consequences.* New York: G. P. Putnam's Sons.

———. 1881b. *A Practical Treatise on Sea-Sickness: Its Symptoms, Nature and Treatment.* New York: Treat.

Berger, Molly W. 1995. "The Old High-Tech Hotel." *Invention and Technology Magazine* 11(2): 46-52.

Bernhardt, P. 1906. *Die Betriebsunfälle der Telephonistinnen.* Berlin: Hirschwald.

Beyer, Ernst. 1911. "Prognose und Therapie bei den Unfallneurosen der Telephonistinnen." *Medizinische Klinik*, no. 51, pp. 1975-78.

Blegvad, Niels Reinhold. 1907. "Über die Einwirkung des berufsmässigen Telephonierens auf den Organismus mit besonderer Rücksicht auf das Gehörorgan." *Archiv für Ohrenheilkunde* 71: 111-16, 205-36; 72: 30-49. Original in Swedish in *Nordiskt Medicinskt Arkiv (Kirurgi)* 39(3): 1-109.

Böhmig, H. 1905. "Hysterische Unfallerkrankungen bei Telephonistinnen." *Münchener medizinische Wochenschrift* 52(16): 760-62.

Bouchut, Eugène. 1860. *De l'État Nerveux Aigu et Chronique, ou Nervosisme.* Paris: J. B. Baillière et Fils.

Bracket, Cyrus F., Franklin Leonard Pope, Joseph Wetzler, Henry Morton, Charles L. Buckingham, Herbert Laws Webb, W. S. Hughes, John Millis, A. E. Kennelly, and M. Allen Starr. 1890. *Electricity in Daily Life.* New York: Charles Scribner's Sons.

Butler, Elizabeth Beardsley. 1909. "Telephone and Telegraph Operators." In: Butler, *Women and the Trades, Pittsburgh, NY, 1907-1908* (New York: Charities Publication Committee), pp. 282-94.

Calvert, J. B. 2000. *District Telegraphs.* University of Denver.

Campbell, Hugh. 1874. *A Treatise on Nervous Exhaustion.* London: Longmans, Green, Reader, and Dyer.

Capart, fils (de Bruxelles). 1911. "Maladies et accidents professionnels des téléphonistes." *Archives Internationales de Laryngologie, d'Otologie et de Rhinologie* 31: 748-64.

Castex, André. 1897a. "La médecine légale dans les affections de l'oreille, du nez, du larynx et des organes connexes: L'oreille dans le service des téléphones." *Bulletins et Mémoires de la Société Française d'Otologie, de Laryngologie et de Rhinologie* 13 (part 1): 86-87.

———. 1897b. *La médecine légale dans les affections de l'oreille, du nez, du larynx et des organes connexes.* Bordeaux: Férét et Fils.

Cerise, Laurent. 1842. *Des fonctions et des maladies nerveuses dans leur rapports avec l'éducation sociale et privée, morale et physique.* Paris: Germer-Baillière.

Chatel, John C. and Roger Peele. 1970. "A Centennial Review of Neurasthenia." *American Journal of Psychiatry* 126(10): 1404-13.

Cherry, Neil. 2002. "Schumann Resonances, a Plausible Biophysical Mechanism for the Human Health Effects of Solar/Geomagnetic Activity." *Natural Hazards Journal* 26(3): 279-331.

Cheyne, George. 1733. *The English Malady: Or, a Treatise of Nervous Diseases of all Kinds.* London: G. Strahan.

Cleaves, Margaret Abigail. 1899. *Report of the New York Electro-therapeutic Clinic and Laboratory. For the Period Ending June 1, 1899.*

———. 1904. *Light Energy: Its Physics, Physiological Action and Therapeutic Applications.* New York: Rebman.

———. 1910. *Autobiography of a Neurasthene.* Boston: Richard G. Badger.

Cronbach, E. 1903. "Die Beschäftigungsneurose der Telegraphisten." *Archiv für Psychiatrie und Nervenkrankheiten* 37: 243-93.

Dana, Charles Loomis. 1921. *Text-book of Nervous Diseases*, 9th ed. Bristol: John Wright and Sons. Chapter 24, "Neurasthenia," pp. 536-56.

———. 1923. "Dr. George M. Beard: A Sketch of His Life and Character, with Some Personal Reminiscences. " *Archives of Neurology and Psychiatry* 10: 427-35.

Department of Labour, Canada. 1907. *Report of the Royal Commission on a Dispute Respecting Hours of Employment between The Bell Telephone Company of Canada, Ltd. and Operators at Toronto, Ont.* Ottawa: Government Printing Bureau.

Desrosiers, H. E. 1879. "De la neurasthénie. " *L'Union Médicale du Canada* 8: 145-54, 201-11.

D'Hercourt, Gillebert. 1855. "De l'hydrothérapie dans le traitement de la surexcitabilité nerveuse." *Bulletin de l'Académie Impériale de Médecine* 21: 172-76.

———. 1867. *Plan d'études simultanées de Nosologie et de Météorologie, ayant pour but de rechercher le rôle des agents cosmiques dans la production des maladies, chez l'homme et chez les animaux.* Montpellier: Boehm et fils.

Dickens, Charles. 1859. "House-Top Telegraphs." *All the Year Round*, November 26. Reproduced in George B. Prescott, *History, Theory, and Practice of the Electric Telegraph* (Boston: Ticknor and Fields), 1860, pp. 355-62.

Dubrov, Aleksandr P. 1978. *The Geomagnetic Field and Life.* New York: Plenum. Durham, John. 1959. *Telegraphs in Victorian London.* Cambridge: Golden Head Press. Engel, Hermann. 1913. *Die Beurteilung von Unfallfolgen nach Reichsversicherungsord-nung: Ein Lehrbuch für Ärzte.* Berlin: Urban & Schwarzenberg.

Eulenburg, A. 1905. "Über Nerven-und Geisteskrankheiten nach elektrischen Unfällen." *Berliner Klinishe Wochenschrift* 42: 30-33, 68-70.

Fisher, T. W. 1872. "Neurasthenia." *Boston Medical and Surgical Journal* 9(5): 65-72.

Flaskerud, Jacquelyn H. 2007. "Neurasthenia: Here and There, Now and Then." *Issues in Mental Health Nursing* 28(6): 657-59.

Flint, Austin. 1866. *A Treatise on the Principles and Practice of Medicine.* Philadelphia: Henry C. Lea.

Fontègne, J. and E. Solari. 1918. "Le travail de la téléphoniste." *Archives de Psychologie* 17(66): 81-136.

Freedley, Edwin T. 1858. *Philadelphia and its Manufactures.* Philadelphia: Edward Young.

Freud, Sigmund. 1895. "Über die Berechtigung von der Neurasthenie einen bestimmten Symptomencomplex als 'Angstneurose' abzutrennen." *Neurologisches Centralblatt* 14: 50-66. Published in English as "On the Grounds for Detaching a Particular Syndrome from Neurasthenia under the Description 'Anxiety Neurosis,'" in *The Standard Edition of the Complete Psychological Works of Sigmund Freud* (London: The Hogarth Press), 1962, vol. 3, pp. 87-139.

Fulton, Thomas Wemyss. 1884. "Telegraphists' Cramp." *The Edinburgh Clinical and Pathological Journal* 1(17): 369-75.

Gellé, Marie-Ernest. 1889. "Effets nuisibles de l'audition par le téléphone." *Annales des maladies de l'oreille, du larynx, du nez et du pharynx* 1889: 380-81.

Goering, Laura. 2003. "'Russian Nervousness': Neurasthenia and National Identity in Nineteenth-Century Russia." *Medical History* 47: 23-46.

Gosling, Francis George. 1987. *Before Freud: Neurasthenia and the American Medical Community 1870-1910.* Urbana: University of Illinois Press.

Graham, Douglas. 1888. "Local Massage for Local Neurasthenia." *Journal of the American Medical Association* 10(1): 11-15.

Gully, James Manby. 1837. *An Exposition of the Symptoms, Essential Nature, and Treatment of Neuropathy, or Nervousness.* London: John Churchill.

Harlow, Alvin F. 1936. *Old Wires and New Waves: The History of the Telegraph, Telephone, and Wireless. New York:* D. Appleton-Century.

Heijermans, Louis. 1908. *Handleiding tot de kennis der beroepziekten.* Rotterdam: Brusse. He-Quin, Yan. 1989. "The Necessity of Retaining the Diagnostic Concept of Neuras-thenia." *Culture, Medicine, and Psychiatry* 13(2): 139-45.

Highton, Edward. 1851. *The Electric Telegraph: Its History and Progress.* London: John Weale.

Hoffmann, Georg, Siegfried Vogl, Hans Baumer, Oliver Kempski, and Gerhard Ruhenstroth-Bauer. 1991. "Significant Correlations between Certain Spectra of Atmospherics and Different Biological and Pathological Parameters." *International Journal of Biometeorology* 34(4): 247-50.

Hubbard, Geoffrey. 1965. "Cooke and Wheatstone and the Invention of the Electric Telegraph." London: Routledge & Kegan Paul.

Jenness, Herbert T. 1909. *Bucket Brigade to Flying Squadron: Fire Fighting Past and Present.* Boston: George H. Ellis.

Jewell, James S. 1879. "Nervous Exhaustion or Neurasthenia in its Bodily and Mental Relations." *Journal of Nervous and Mental Disease* 6: 45-55, 449-60.

———. 1880. "The Varieties and Causes of Neurasthenia." *Journal of Nervous and Mental Disease* 7: 1-16.

Jones, Alexander. 1852. *Historical Sketch of the Electric Telegraph.* New York: George P. Putnam.

Journal of the American Medical Association. 1885. "Functional Troubles Dependent on Neuasthenia." 5(14): 381-82.

Julliard, Charles. 1910. "Les accidents par l'électricité." *Revue Suisse des Accidents du Travail.* Summarized in *Revue de Médecine Légale* 17(1): 343-45.

Killen, Andreas. 2003. "From Shock to Schreck: Psychiatrists, Telephone Operators and Traumatic Neurosis in Germany, 1900-26." *Journal of Contemporary History* 38(2): 201-20.

Kleinman, Arthur. 1988. "Weakness and Exhaustion in the United States and China." In: Kleinman, *The Illness Narrative* (New York: Basic Books), pp. 100-20.

König, Herbert L. 1971. "Biological Effects of Extremely Low Frequency Electrical Phenomena in the Atmosphere." *Journal of Interdisciplinary Research* 2(3): 317-23.

———. 1974a. "ELF and VLF Signal Properties: Physical Characteristics." In: Michael A. Persinger, ed., *ELF and VLF Electromagnetic Field Effects* (New York: Plenum), pp. 9-34.

———. 1974b. "Behavioral Changes in Human Subjects Associated with ELF Electric Fields." In: Michael A. Persinger, ed., *ELF and VLF Electromagnetic Field Effects* (New York: Plenum), pp. 81-99.

Kowalewsky, P. J. 1890. "Zur Lehre vom Neurasthenia." *Zentralblatt für Nervenheilkunde und Psychiatrie* 13: 241-44, 294-304.

The Lancet. 1862. "The Influence of Railway Travelling on Public Health. Report of the Commission." 1: 15-19, 48-53, 79-84, 107-10, 130-32, 155-58, 231-35, 258, 261.

Le Guillant, Louis, R. Roelens, J. Begoin, P. Béquart, J. Hansen, and M. Lebreton. 1956. "La névrose des téléphonistes." *Presse médicale* 64(13): 274-77.

Levillain, Fernand. 1891. *La Neurasthénie, Maladie de Beard.* Paris: A. Maloine.

Lin, Tsung-yi, Guest Editor. 1989a. "Neurasthenia in Asian Cultures." *Culture, Medicine and Psychiatry* 13(2), June issue.

———. 1989b. "Neurasthenia Revisited: Its Place in Modern Psychiatry." *Culture, Medicine, and Psychiatry* 13(2): 105-29.

Ludwig, H. Wolfgang. 1968. "A Hypothesis Concerning the Absorption Mechanism of Atmospherics in the Nervous System." *International Journal of Biometeorology* 12(2): 93-98.

Lutz, Tom. 1991. *American Nervousness, 1903: An Anecdotal History.* Ithaca, NY: Cornell University Press.

Ming-Yuan, Zhang. 1989. "The Diagnosis and Phenomenology of Neurasthenia: A Shanghai Study." *Culture, Medicine, and Psychiatry* 13(2): 147-61.

Morse, Samuel Finley Breese. 1870. "Telegraphic Batteries and Conductors." *Van Nostrand's Eclectic Engineering Magazine* 2: 602-13.

Müller, Franz Carl. 1893. *Handbuch der Neurasthenie.* Leipzig: F. C. W. Vogel.

Nair, Indira, M. Granger Morgan, and H. Keith Florig. 1989. *Biological Effects of Power Frequency Electric and Magnetic Fields.* Washington, DC: Office of Technology Assessment.

Nature. 1875. "The Progress of the Telegraph." Vol. 11, pp. 390-92, 450-52, 470-72, 510-12; Vol. 12, pp. 30-32, 69-72, 110-13, 149-51, 254-56.

Onimus, Ernest. 1875. "Crampe des Employés au Télégraphe." *Comptes Rendus des Séances et Mémoires de la Société de Biologie*, pp. 120-21.

———. 1878. *Le Mal Télégraphique ou Crampe Télégraphique.* Paris: de Cusset.

———. 1880. "Le Mal Télégraphique ou Crampe Télégraphique." *Comptes Rendus des Séances et Mémoires de la Société de Biologie*, pp. 92-96.

Pacaud, Suzanne. 1949. "Recherches sur le travail des téléphonistes: Ètude psychologique d'un métier." *Le travail humain* 1-2: 46-65.

Persinger, Michael A., ed. 1974. *ELF and VLF Electromagnetic Field Effects.* New York: Plenum.

Persinger, Michael A., H. Wolfgang Ludwig, and Klaus-Peter Ossenkopp. 1973. "Psychophysiological Effects of Extremely Low Frequency Electromagnetic Fields: A Review." *Perceptual and Motor Skills* 36: 1131-59.

Politzer, Adam. 1901. *Lehrbuch der Ohrenheilkunde*, 4th ed. Stuttgart: Enke. pp. 649-50 on telephone operators' illnesses.

Pomme, Pierre. 1763. *Traité des Affections Vaporeuses des Deux Sexes, ou Maladies Nerveuses*, Lyon: Benoit Duplain.

Preece, William Henry. 1876. "Railway Travelling and Electricity." *Popular Science Review* 15: 138-48.

Prescott, George B. 1860. *History, Theory, and Practice of the Electric Telegraph.* Boston: Ticknor and Fields.

———. 1881. *Electricity and the Electric Telegraph*, 4th ed. New York: D. Appleton. Reid, James D. 1886. *The Telegraph in America*. New York: John Polhemus.

Robinson, Edmund. 1882. "Cases of Telegraphists' Cramp." *British Medical Journal* 2: 880.

Sandras, Claude Marie Stanislas. 1851. *Traité Pratique des Maladies Nerveuses.* Paris: Germer-Baillière.

Savage, Thomas, ed. 1889. *Manual of Industrial and Commercial Intercourse between the United States and Spanish America.* San Francisco: Bancroft. Pages 113-23 on the extent of telegraphs in Central and South America.

Scherf, J. Thomas. 1881. *History of Baltimore City and County*. Philadelphia: Louis H. Everts.

Schilling, Karl. 1915. "Die nervösen Störungen nach Telephonunfällen." *Zeitschrift für die gesamte Neurologie und Psychiatrie* 29(1): 216-51.

Schlegel, Kristian and Martin Füllekrug. 2002. "Weltweite Ortung von Blitzen: 50 Jahre Schumann-Resonanzen." *Physik in unserer Zeit* 33(6): 256-61.

Sheppard, Asher R. and Merril Eisenbud. 1977. *Biological Effects of Electric and Magnetic Fields of Extremely Low Frequency*. New York: NYU Press.

Shixie, Liu. 1989. "Neurasthenia in China: Modern and Traditional Criteria for its Diagnosis." *Culture, Medicine, and Psychiatry* 13(2): 163-86.

Shorter, Edward. 1992. *From Paralysis to Fatigue: A History of Psychosomatic Illness in the Modern Era*. New York: The Free Press.

Sterne, Albert E. 1896. "Toxicity in Hysteria, Epilepsy and Neurasthenia – Relations and Treatment." *Journal of the American Medical Association*, 26(4): 172-74.

Strahan, J. 1885. "Puzzling Conditions of the Heart and Other Organs Dependent on Neurasthenia." *British Medical Journal* 2: 435-37.

Suzuki, Tomonori. 1989. "The Concept of Neurasthenia and Its Treatment in Japan." *Culture, Medicine, and Psychiatry* 13(2): 187-202.

Thébault, M.V. 1910. "La névrose des téléphonistes." *Presse médicale* 18: 630-31. Thompson, H. Theodore and J. Sinclair. 1912. "Telegraphists' Cramp." *Lancet* 1: 888-90, 941-44.

Tommasi, Jacopo. 1904. "Le lesioni professionali e traumatiche nell'orecchio. Otopathie nei telefonisti." *Atti del settimo congresso della società italiana di Laringologia, d'Otologia e di Rinologia*, Rome, October 29-31, 1903, pp. 97-100. Napoli: E. Pietrocola.

Tourette, Georges Gilles de la. 1889. "Deuxième leçon: Les états neurasthéniques et leur traitement." In: Gilles de la Tourette, *Leçons de clinique thérapeutique sur les maladies du système nerveux* (Paris: E. Plon, Nourrit), pp. 58-127.

Trotter, Thomas. 1807. *A View of the Nervous Temperament.* London: Longman, Hurst, Rees, and Orme.

Trowbridge, John. 1880. "The Earth as a Conductor of Electricity." *American Journal of Science*, 120: 138-41.

Turnbull, Laurence. 1853. *The Electro-Magnetic Telegraph*. Philadelphia: A. Hart.

Wallbaum, G.W. 1905. "Ueber funktionelle nervöse Störungen bei Telephonistinnen nach elektrischen Unfällen." *Deutsche medizinische Wochenschrift* 31(18): 709-11.

Webber, Samuel Gilbert. 1888. "A Study of Arterial Tension in Neurasthenia." *Boston Medical and Surgical Journal* 118(18): 441-45.

Whytt, Robert. 1768. *Observations on the Nature, Causes, and Cure of those Disorders which are commonly called Nervous, Hypochondriac or Hysteric.* In: *The Works of Robert Whytt, M.D.* (Edinburgh: Balfour, Auld, and Smellie), pp. 487-713.

Winter, Thomas. 2004. "Neurasthenia." In: Michael S. Kimmel and Amy Aronson, eds., *Men and Masculinities: A Social, Cultural, and Historical Encyclopedia* (Santa Barbara: ABC-CLIO), pp. 567-69.

World Psychiatric Association. 2002. *Neurasthenia – A Technical Report from the World Psychiatric Association Group of Experts*, Beijing, April 1999, printed in Melbourne, Australia in June 2002.

Yassi, Annalee, John L. Weeks, Kathleen Samson, and Monte B. Raber. 1989. "Epidemic of 'Shocks' in Telephone Operators: Lessons for the Medical Community." *Canadian Medical Association Journal* 140: 816-20.

Young, Derson. 1989. "Neurasthenia and Related Problems." *Culture, Medicine, and Psychiatry* 13(2): 131-38.

Kapitel 6

Beccaria, Giambatista. 1775. *Della Elettricità Terrestre Atmosferica a Cielo Sereno.* Torino.

Bertholon, Pierre Nicholas. 1783. *De l'Électricité des Végétaux.* Paris: P. F. Didot Jeune. Blackman, Vernon H. 1924. "Field Experiments in Electro-Culture." *Journal of Agricultural Science* 14(2): 240-67.

Blackman, Vernon H., A. T. Legg, and F. G. Gregory. 1923. "The Effect of a Direct Electric Current of Very Low Intensity on the Rate of Growth of the Coleoptile of Barley." *Proceedings of the Royal Society of London B* 95: 214-28.

Bose, Georg Mathias. 1747. *Tentamina electrica tandem aliquando hydraulicae chymiae et vegetabilibus utilia.* Wittenberg: Johann Joachim Ahlfeld.

Bose, Jagadis Chunder. 1897. "On the Determination of the Wavelength of Electric Radiation by a Diffraction Grating." *Proceedings of the Royal Society of London* 60: 167-78.

———. 1899. "On a Self-Recovering Coherer and the Study of the Cohering Action of Different Metals." *Proceedings of the Royal Society of London* 65: 166-73.

———. 1900. "On Electric Touch and the Molecular Changes Produced in Matter by Electric Waves." *Proceedings of the Royal Society of London* 66: 452-74.

———. 1902. "On the Continuity of Effect of Light and Electric Radiation on Matter." *Proceedings of the Royal Society of London* 70: 154-74.

———. 1902. "On Electromotive Wave Accompanying Mechanical Disturbance in Metals in Contact with Electrolyte." *Proceedings of the Royal Society of London* 70: 273-94.

———. 1906. *Plant Response.* London: Longmans, Green.

———. 1907. *Comparative Electro-Physiology.* London: Longmans, Green.

———. 1910. *Response in the Livng and Non-Living.* London: Longmans, Green.

———. 1913. *Researches on Irritability of Plants.* London: Longmans, Green.

———. 1915. "The Influence of Homodromous and Heterodromous Electric Currents on Transmission of Excitation in Plant and Animal." *Proceedings of the Royal Society of London B* 88: 483-507.

———. 1919. *Life Movements in Plants.* Transactions of the Bose Research Institute, Calcutta, vol. 2. Calcutta: Bengal Government Press.

———. 1923. *The Physiology of the Ascent of Sap.* London: Longmans, Green.

———. 1926. *The Nervous Mechanism of Plants.* London: Longmans, Green.

———. 1927a. *Collected Physical Papers.* London: Longmans, Green.

———. 1927b. *Plant Autographs and Their Revelations.* London: Longmans, Green. Bose, Jagadis Chunder and Guru Prasanna Das. 1925. "Physiological and Anatomical Investigations on *Mimosa pudica.*" *Proceedings of the Royal Society of London B* 98: 290-312.

Browning, John. 1746. "Part of a Letter concerning the Effect of Electricity on Vegetables." *Philosophical Transactions* 44: 373-75.

Crépeaux, Constant. 1892. "L'électroculture." *Revue Scientifique* 51: 524-32.

Emerson, Darrel T. 1997. "The Work of Jagadis Chandra Bose: 100 Years of Millimeter-wave Research" *IEEE Transactions on Microwave Theory and Techniques* 45(12): 2267-73.

Gardini, Giuseppe Francesco. 1784. *De influxu electricitatis atmosphæricae in vegetantia.* Torino: Giammichele Briolo.

Geddes, Patrick. 1920. *The Life and Work of Sir Jagadis C. Bose.* London: Longmans, Green.

Goldsworthy, Andrew. 1983. "The Evolution of Plant Action Potentials." *Journal of Theoretical Biology* 103: 645-48.

———. 2006. "Effects of Electrical and Electromagnetic Fields on Plants and Related Topics." In: Alexander Volkov, ed., *Plant Electrophysiology* (Heidelberg: Springer), pp. 247-67.

Gorgolewski, Stanisław. 1996. "The Importance of Restoration of the Atmospheric Electrical Environment in Closed Bioregenerative Life Supporting Systems." *Advances in Space Research* 18(4-5): 283-85.

Gorgolewski, Stanisław and B. Rozej. 2001. "Evidence for Electrotropism in Some Plant Species." *Advances in Space Research* 28(4): 633-38.

Hicks, W. Wesley. 1957. "A Series of Experiments on Trees and Plants in Electrostatic Fields." *Journal of the Franklin Institute* 264(1): 1-5.

Hull, George S. 1898. *Electro-Horticulture.* New York: Knickerbocker.

Ingen-Housz, Jean. 1789. "Effet de l'Électricité sur le Plantes." In: Ingen-Housz, *Nouvelles*

Expériences et Observations Sur Divers Objets de Physique (Paris: Théophile Barrois le jeune), vol. 2, pp. 181-226.

Ishikawa, Hideo and Michael L. Evans. 1990. "Electrotropism of Maize Roots." *Plant Physiology* 94: 913-18.

Jallabert, Jean. 1749. *Expériences sur l'Électricité*. Paris: Durand et Pissot.

Krueger, Albert Paul, A. E. Strubbe, Michael G. Yost, and E. J. Reed. 1978. "Electric Fields, Small Air Ions and Biological Effects." *International Journal of Biometeorology* 22(3): 202-12.

Kunkel, A. J. 1881. "Electrische Untersuchungen an pflanzlichen und thierischen Gebilden." *Archiv für die gesamte Physiologie des Menschen und der Tiere* 25(1): 342-79. Lemström, Selim. 1904. *Electricity in Agriculture and Horticulture*. London: "The Electrician."

Marat, Jean-Paul. 1782. *Recherches Physiques sur l'Électricité*. Paris: Clousier.

Marconi, Giuglielmo. 1902. "Note on a Magnetic Detector of Electric Waves, Which Can Be Employed as a Receiver for Space Telegraphy." *Proceedings of the Royal Society of London* 70: 341-44.

Molisch, Hans. 1929. "Nervous Impulse in *Mimosa pudica*." *Nature* 123: 562-63. Murr, Lawrence E. 1966. "The Biophysics of Plant Growth in a Reversed Electro-static Field: A Comparison with Conventional Electrostatic and Electrokinetic Field Growth Responses." *International Journal of Biometeorology* 10(2): 135-46.

Nakamura, N., A. Fukushima, H. Iwayama, and H. Suzuki. 1991. "Electrotropism of Pollen Tubes of Camellia and Other Plants." *Sexual Plant Reproduction* 4: 138-43.

Nollet, Jean Antoine (Abbé). 1753. *Recherches sur les Causes Particulières des Phénomènes Électriques.* Paris: Guérin.

Nozue, Kazunari and Masamitsu Wada. 1993. "Electrotropism of *Nicotiana* Pollen Tubes." *Plant and Cell Physiology* 34(8): 1291-96.

Paulin, le Frère. 1890. *De l'influence de l'électricité sur la végétation.* Montbrison: E. Brassart.

Pohl, Herbert A. 1977. "Electroculture." *Journal of Biological Physics* 5(1): 3-23.

Pozdnyakov, Anatoly and Larisa Pozdnyakova. 2006. "Electro-tropism in 'Soil-Plant System.'" *18th World Congress of Soil Science,* July 9-15, Philadelphia, poster 116-29.

Rathore, Keerti S. and Andrew Goldsworthy. 1985a. "Electrical Control of Growth in Plant Tissue Cultures." *Nature Biotechnology* 3: 253-54.

———. 1985b. "Electrical Control of Shoot Regeneration in Plant Tissue Cultures." *Nature Biotechnology* 3: 1107-9.

Sibaoka, Takao. 1962. "Physiology of Rapid Movements in Higher Plants." *Annual Review of Plant Physiology* 20: 165-84.

———. 1966. "Action Potentials in Plant Organs." *Symposia of the Society for Experimental Biology* 20: 49-73.

Sidaway, G. Hugh. 1975. "Some Early Experiments in Electro-culture." *Journal of Electrostatics* 1: 389-93.

Smith, Edwin. 1870. "Electricity in Plants." *Journal of the Franklin Institute* 89: 69-71. Stahlberg, Rainer. 2006. "Historical Introduction to Plant Electrophysiology." In: Alexander G. Volkov, ed., *Plant Electrophysiology* (Heidelberg: Springer), pp. 3-14.

Stenz, Hans-Gerhard and Manfred H. Weisenseel. 1993. "Electrotropism of Maize (*Zea mays* L.) Roots." *Plant Physiology* 101: 1107-11.

Stone, George E. 1911. "Effect of Electricity on Plants." In: L. H. Bailey, ed., *Cyclopedia of American Agriculture*, 3rd ed. (London: Macmillan), vol. 2. pp. 30-35.

Kapitel 7

Althaus, Julius. 1891. "On the Pathology of Influenza, with Special Reference to its Neurotic Character." *Lancet* 2: 1091-93, 1156-57.

———. 1893. "On Psychoses after Influenza." *Journal of Mental Science* 39: 163-76.

Andrewes, Christopher H. 1951. "Epidemiology of Influenza in the Light of the 1951 Outbreak." *Proceedings of the Royal Society of Medicine* 44(9): 803-4.

Appleyard, Rollo. 1939. *The History of the Institution of Electrical Engineers (1871-1931).* London: Institution of Electrical Engineers.

Arbuthnot, John. 1751. *An Essay Concerning the Effects of Air on Human Bodies.* London: J. and R. Tonson.

Bell, J. A., J. E. Craighead, R. G. James, and D. Wong. 1961. "Epidemiologic Observations on Two Outbreaks of Asian Influenza in a Children's Institution." *American Journal of Hygiene* 73: 84-89.

Beveridge, William Ian. 1978. *Influenza: The Last Great Plague*. New York: Prodist.

Birkeland, Jorgen. 1949. *Microbiology and Man*. New York: Appleton-Century-Crofts.

Blumenfeld, Herbert L., Edwin D. Kilbourne, Donald B. Louria, and David E. Rogers. 1959. "Studies on Influenza in the Pandemic of 1957-1958. I. An Epidemiologic, Clinical and Serologic Investigation of an Intrahospital Epidemic, with a Note on Vaccination Efficacy." *Journal of Clinical Investigation* 38: 199-212.

Boone, Stephanie A. and Charles P. Gerba. 2005. "The Occurrence of Influenza A on Household and Day Care Center Fomites." *Journal of Infection* 51: 103-09.

Borchardt, Georg. 1890. "Nervöse Nachkrankheiten der Influenza." Berlin: Gustav Schade.

Bordley, James III and A. McGehee Harvey. 1976. *Two Centuries of American Medicine, 1776-1976*. Philadelphia: W. B. Saunders.

Bossers, Adriaan Jan. 1894. *Die Geschichte der Influenza und ihre nervösen und psychischen Nachkrankheiten*. Leiden: Eduard Ijdo.

Bowie, John. 1891. "Influenza and Ear Disease in Central Africa." *Lancet* 2: 66-68.

Brakenridge, David J. 1890. "The Present Epidemic of So-called Influenza." *Edinburgh Medical Journal*, 35 (part 2): 996-1005.

Brankston, Gabrielle, Leah Gitterman, Zahir Hirji, Camille Lemieux, and Michael Gardam. 2007. "Transmission of Influenza A in Human Beings." *Lancet Infectious Diseases* 7(4): 257-65.

Bright, Arthur A., Jr. 1949. *The Electric-Lamp Industry: Technological Change and Economic Development from 1800 to 1947*. New York: Macmillan.

Bryson, Louise Fiske 1890. "The Present Epidemic of Influenza." *Journal of the American Medical Association* 14: 426-28.

———. 1890. "The Present Epidemic of Influenza." *New York Medical Journal* 51: 120-24.

Buzorini, Ludwig. 1841. *Luftelectricität, Erdmagnetismus und Krankheitsconstitution*. Constanz: Belle-Vue.

Cannell, John Jacob, Michael Zasloff, Cedric F. Garland, Robert Scragg, and Edward Giovannucci. 2008. "On the Epidemiology of Influenza." *Virology Journal* 5: 29.

Cantarano, G. 1890. "Sui rapporti tra l'influenza e le malattie nervose e mentali." *La Psichiatria* 8: 158-68.

Casson, Herbert N. 1910. *The History of the Telephone*. Chigago: A. C. McClurg.

Chizhevskiy, Aleksandr Leonidovich. 1934. "L'action de l'activité périodique solaire sur les épidémies." In: Marius Piéry, *Traité de Climatologie Biologique et Médicale* (Paris: Masson) vol. 2, pp. 1034-41.

———. 1936. "Sur la connexion entre l'activité solaire, l'électricité atmosphérique et les épidémies de la grippe." *Gazette des Hôpitaux* 109(74): 1285-86.

———. 1937. "L'activité corpusculaire, électromagnétique et périodique du soleil et l'électricité atmosphérique, comme régulateurs de la distribution, dans la suite des temps, des maladies épidémiques et de la mortalité générale." *Acta Medica Scandinavica* 91(6): 491-522.

———. 1938. *Les Épidémies et Les Perturbations Électromagnétiques Du Milieu Extérieur*. Paris: Dépôt Général: Le François.

———. 1973. *Zemnoe ekho solnechnykh bur'* ("The Terrestrial Echo of Solar Storms"). Moscow: Mysl' (in Russian).

———. 1995. *Kosmicheskiy pul's zhizni: Zemlia v obiatiyakh Solntsa. Geliotaraksiya* ("Cosmic Pulse of Life: The Earth in the Embrace of the Sun"). Moscow: Mysl' (in Russian). Written in 1931, published in abridged form in 1973 as "The Terrestrial Echo of Solar Storms."

Clemow, Frank Gerard. 1903. *The Geography of Disease*, 3 vols. Cambridge: University Press.

Clouston, Thomas Smith. 1892. *Clinical Lectures on Mental Diseases*. London: J. & A. Churchill. Page 647 on influenza.

———. 1893. "Eightieth Annual Report of the Royal Edinburgh Asylum for the Insane, 1892." *Journal of Nervous and Mental Disease*, new ser., 18(12): 831-32.

Creighton, Charles. 1894. "Influenza and Epidemic Agues." In: Creighton, *A History of Epidemics in Britain* (Cambridge: Cambridge University Press), vol. 2, pp. 300-433.

Crosby, Oscar T. and Louis Bell. 1892. *The Electric Railway in Theory and Practice*. New York: W. J. Johnston.

Dana, Charles Loomis. 1889. "Electrical Injuries." *Medical Record* 36(18): 477-78.

———. 1890. "The Present Epidemic of Influenza." *Journal of the American Medical Association* 14(12): 426-27.

Davenport, Fred M. 1961. "Pathogenesis of Influenza." *Bacteriological Reviews* 25(3): 294-300.

D'Hercourt, Gillebert. 1867. *Plan d'études simultanées de Nosologie et de Météorologie, ayant pour but de rechercher le rôle des agents cosmiques dans le production des maladies, chez l'homme et chez les animaux.* Montpellier: Boehm et fils.

Dimmock, Nigel J. and Sandy B. Primrose. 1994. *Introduction to Modern Virology*, 4th ed. Oxford: Blackwell Science.

Dixey, Frederick Augustus. 1892. *Epidemic Influenza.* Oxford: Clarendon Press.

Dominion Bureau of Statistics. 1958. *Influenza in Canada: Some Statistics on its Characteristics and Trends.* Ottawa: Queen's Printer.

DuBoff, Richard B. 1979. *Electric Power in American Manufacturing, 1889-1958.* New York: Arno Press.

Dunsheath, Percy. 1962. *A History of Electrical Power Engineering.* Cambridge, MA: MIT Press.

Eddy, John A. 1976. "The Maunder Minimum." *Science* 192: 1189-1202.

———. 1983. "The Maunder Minimum: A Reappraisal." *Solar Physics* 89: 195-207.

Edison, Thomas Alva. 1891. "Vital Energy and Electricity." *Scientific American* 65(23): 356.

Edström, Gunnar O. 1935. "Studies in National and Artificial Atmospheric Electric Ions." *Acta Medica Scandinavica. Supplementum* 61: 1-83.

Electrical Review. 1889. "Proceedings of the Ninth Convention of the National Electric Light Association." March 2, pp. 1-2.

———. 1890a. "Manufacturing and Central Station Companies." August 30, p. 1.

———. 1890b. "The Cape May Convention." August 30, pp. 1-2.

Electrical Review and Western Electrician. 1913. "Public Street Lighting in Chicago." 63: 453-59.

Erlenmeyer, Albrecht. 1890. "Jackson'sche Epilepsie nach Influenza." *Berliner klinische Wochenschrift* 27(13): 295-97.

Field, C. S. 1891. "Electric Railroad Construction and Operation." *Scientific American*, 65(12): 176.

Firstenberg, Arthur. 1998. "Is Influenza an Electrical Disease?" *No Place To Hide* 1(4): 2-6.

Fisher-Hinnen, Jacques. 1899. *Continuous-Current Dynamos in Theory and Practice.* London: Biggs.

Fleming, D. M., M. Zambon, and A. I. M. Bartelds. 2000. "Population Estimates of Persons Presenting to General Practitioners with Influenza-like Illness, 1987-96: A Study of the Demography of Influenza-like Illness in Sentinel Practice Networks in England and Wales, and in the Netherlands." *Epidemiology & Infection* 124: 245-63. Friedlander, Amy. 1996. *Power and Light: Electricity in the U. S. Energy Infrastructure, 1870-1940.* Reston, VA: Corp. for National Research Initiatives.

Gill, Clifford Allchin. 1928. *The Genesis of Epidemics and the Natural History of Disease.* New York: William Wood.

Glezen, W. Paul and Lone Simonsen. 2006. "Commentary: Benefits of Influenza Vaccine in U. S. Elderly – New Studies Raise Questions." *International Journal of Epidemiology* 35: 352-53.

Gordon, Charles Alexander. 1884. *An Epitome of the Reports of the Medical Officers To the Chinese Imperial Maritime Customs Service, from 1871 to 1882.* London: Baillière, Tindall, and Cox.

Halley, Edmund. 1716. "An Account of the late surprizing Appearance of the Lights seen in the Air, on the sixth of March last; With an Attempt to explain the Principal Phaenomena thereof." *Philosophical Transactions* 29: 406-28.

Hamer, William H. 1936. "Atmospheric Ionization and Influenza." *British Medical Journal* 1: 493-94.

Harlow, Alvin F. 1936. *Old Wires and New Waves: The History of the Telegraph, Telephone, and Wireless.* New York: Appleton-Century.

Harries, H. 1892. "The Origin of Influenza Epidemics." *Quarterly Journal of the Royal Meteorological Society* 18(82): 132-42.

Harrington, Arthur H. 1890. "Epidemic Influenza and Insanity." *Boston Medical and Surgical Journal* 123: 126-29.

Hedges, Killingworth. 1892. *Continental Electric Light Central Stations.* London: E. & F. N. Spon.

Heinz, F., B. Tůmová, and H. Scharfenoorth. 1990. "Do Influenza Epidemics Spread to Neighboring Countries?" *Journal of Hygiene, Epidmiology, Microbiology, and Immunology* 34(3): 283-88.

Hellpach, Willy Hugo. 1911, 1923. *Die geopsychischen Erscheinungen: Wetter, Klima und Landschaft in ihrem Einfluss auf das Seelenleben.* Leipzig: Wilhelm Engelmann.

Hering, Carl. 1892. *Recent Progress in Electric Railways.* New York: W.J. Johnston. Hewetson, W.M. 1936. "Atmospheric Ionization and Influenza." *British Medical Journal* 1: 667.

Higgins, Thomas James. 1945. "Evolution of the Three-phase 60-cycle Alternating System." *American Journal of Physics* 13(1): 32-36.

Hirsch, August. 1883. "Influenza." In: Hirsch, *Handbook of Geographical and Historical Pathology* (London: New Sydenham Society), vol. 1, pp. 7-54.

Hogan, Linda. 1995. *Solar Storms.* New York: Simon & Schuster.

Hope-Simpson, Robert Edgar. 1978. "Sunspots and Flu: A Correlation." *Nature* 275: 86.

———. 1979. "Epidemic Mechanisms of Type A Influenza." *Journal of Hygiene (Cambridge)* 83(1): 11-25.

———. 1981. "The Role of Season in the Epidemiology of Influenza." *Journal of Hygiene (London)* 86(1): 35-47.

———. 1984. "Age and Secular Distributions of Virus-Proven Influenza Patients in Successive Epidemics 1961-1976 in Cirencester: Epidemiological Significance Discussed." *Journal of Hygiene, (Cambridge)* 92: 303-36.

———. 1992. *The Transmission of Epidemic Influenza.* New York: Plenum.

Hoyle, Fred and N. Chandra Wickramasinghe. 1990. "Sunspots and Influenza." *Nature* 43: 3-4.

Hughes, C.H. 1892. "The Epidemic Inflammatory Neurosis, or, Neurotic Influenza." *Journal of the American Medical Association* 18(9): 245-49.

Hughes, Thomas P. 1983. *Networks of Power: Electrification in Western Society, 1880-1930.* Baltimore: Johns Hopkins University Press.

Hutchings, Richard H. 1896. "An Analysis of Forty Cases of Post Influenzal Insanity." *State Hospitals Bulletin* 1(1): 111-19.

Jefferson, Tom. 2006. "Influenza Vaccination: Policy Versus Evidence." *British Medical Journal* 333: 912-15.

Jefferson, Tom, C.D. Pietrantonj, M.G. Debalini, A. Rivetti, and V. Demicheli. 2009. "Relation of Study Quality, Concordance, Take Home Message, Funding, and Impact in Studies of Influenza Vaccines: Systematic Review." *British Medical Journal* 338: 354-58.

Jones, Alexander. 1826. "Observations on the Influenza or Epidemic Catarrh, as it Prevailed in Georgia during the Winter and Spring of 1826." *Philadelphia Journal of the Medical and Physical Sciences*, new ser., 4(7): 1-30.

Jordan, Edwin O. 1927. *Epidemic Influenza: A Survey.* Chicago: American Medical Association.

Jordan, William S., Jr. 1961. "The Mechanism of Spread of Asian Influenza." *American Review of Respiratory Disease* 83(2): 29-40.

Jordan, William S., Jr., Floyd W. Denny, Jr., George F. Badger, Constance Curtis, John H. Dingle, Robert Oseasohn, and David A. Stevens. 1958. "A Study of Illness in a Group of Cleveland Families. XVII. The Occurrence of Asian Influenza." *American Journal of Hygiene* 68: 190-212.

Journal of the American Medical Association. 1890a. "The Influenza Epidemic of 1889." 14(1): 24-25.

———. 1890b. "Influenza and Cholera." 14(7): 243-44.

Journal of the Statistical Society of London. 1848. "Previous Epidemics of Influenza in England." 11: 173-79.

Kilbourne, Edwin D. 1975. *The Influenza Viruses and Influenza.* New York: Academic.

———. 1977. "Influenza Pandemics in Perspective." *JAMA* 237(12): 1225-28.

Kirn, Ludwig. 1891. "Die nervösen und psychischen Störungen der Influenza." *Sammlung Klinischer Vorträge*, new ser., no. 23 (*Innere Medicin*, no. 9), pp. 213-44.

Kraepelin, Emil. 1890b. "Über Psychosen nach Influenza." *Deutsche medicinische Wochenschrift* 16(11): 209-12.

Ladame, Paul-Louis. 1890. "Des psychoses après l'influenza." *Annales médico-psychologiques*, 7th ser., 12: 20-44.

Lancet. 1919. "Medical Influenza Victims in South Africa." 1: 78.

Langmuir, Alexander D. 1964. "The Epidemiological Basis for the Control of Influenza." *American Journal of Public Health* 54(4): 563-71.

Lee, Benjamin. 1891. "An Analysis of the Statistics of Forty-One Thousand Five Hundred Cases of Epidemic Influenza." *Journal of the American Medical Association* 16(11): 366-68.

Leledy, Albert. 1891. *La Grippe et l'Alienation Mentale.* Paris: J.-B. Baillière et Fils. Local Government Board. 1893. *Further Report and Papers on Epidemic Influenza, 1889-1892.* London.

Mackenzie, Morell. 1891. "Influenza." *Fortnightly Review* 55: 877-86.

Macphail, S. Rutherford. 1896. "Post-Influenzal Insanity." *British Medical Journal* 2: 810-11.

Mann, P. G., M. S. Pereira, J. W. G. Smith, R. J. C. Hart, and W. O. Williams. 1981. "A Five-Year Study of Influenza in Families." *Journal of Hygiene (Cambridge)* 87(2): 191-200.

Marian, Christine and Grigore Mihăescu. 2009. "Diversification of Influenza Viruses." *Bacteriologia, Virusologia, Parazitologia, Epidemiologia* 54: 117-23 (in Romanian).

Mathers, George. 1917. "Etiology of the Epidemic Acute Respiratory Infections Commonly Called Influenza." *Journal of the American Medical Association* 68(9): 678-80.

McGrew, Roderick E. 1985. *Encyclopedia of Medical History*. New York: McGraw-Hill. Meyer, Edward Bernard. 1916. *Underground Transmission and Distribution for Electric Light and Power*. New York: McGraw-Hill.

Mispelbaum, Franz. 1890. "Ueber Psychosen nach Influenza." *Allgemeine Zeitschrift für Psychiatrie* 47(1): 127-53.

Mitchell, Weir. 1893. Paper read at the National Academy of Sciences, Washington. Cited in Johannes Mygge, "Om Saakaldte Barometermennesker: Bidrag til Blysning af Vejrneurosens Patogenese," *Ugeskrift for Læger* 81(31): 1239-59, at p. 1251. Morrell, C. Conyers. 1936. "Atmospheric Ionization and Influenza." *British Medical Journal* 1: 554-55.

Munter, D. 1890. "Psychosen nach Influenza." *Allgemeine Zeitschrift für Psychiatrie* 47: 156-65.

Mygge, Johannes. 1919. "Om Saakaldte Barometermennesker: Bidrag til Belysning af Vejrneurosens Patogenese." *Ugeskrift for Læger* 81(31): 1239-59.

———. 1930. "Étude sur l'éclosion épidémique de l'influenza." *Acta Medica Scandinavica. Supplementum* 32: 1-145.

National Institutes of Health. 1973. "Epidemiology of Influenza – Summary of Influenza Workshop IV." *Journal of Infectious Diseases* 128(3): 361-99.

Ozanam, Jean-Antoine-François. 1835. *Histore medicale générale et particulière des maladies épidémiques, contagieuses et épizootiques*, 2 vols. Lyon: J. M. Boursy.

Parsons, Franklin. 1891. *Report on the Influenza Epidemic of 1889-1890.* London: Local Government Board.

Patterson, K. David. 1986. *Pandemic influenza 1700-1900.* Totowa, NJ: Rowman & Littlefield.

Peckham, W. C. 1892. "Electric Light for Magic Lantern." *Scientific American* 66(12): 183.

Perfect, William. 1787. *Select Cases in the Different Species of Insanity*. Rochester: Gilman. Pages 126-31 on insanity from influenza.

Preece, William Henry and Julius Maier. 1889. *The Telephone*. London: Whittaker.

Reckenzaun, A. 1887. "On Electric Street Cars, with Special Reference to Methods of Gearing." *Proceedings of the American Institute of Electrical Engineers* 5(1): 2-32.

Revilliod, L. 1890. "Des formes nerveuses de la grippe." *Revue Médicale de la Suisse Romande* 10(3): 145-53.

Ribes, J. C. and E. Nesme-Ribes. 1993. "The Solar Sunspot Cycle in the Maunder Minimum AD 1645 to AD 1715." *Astronomy and Astrophysics* 276: 549-63.

Richter, C. M. 1921. "Influenza Pandemics Depend on Certain Anticyclonic Weather Conditions for their Development." *Archives of Internal Medicine* 27(3): 361-86.

Ricketson, Shadrach. 1808. *A Brief History of the Influenza*. New York.

Rorie, George A. 1901. "Post-Influenzal Insanity in the Cumberland and Westmoreland Asylum, with Statistics of Sixty-Eight Cases." *Journal of Mental Science* 47: 317-26.

Schmitz, Anton. 1891-92. "Ueber Geistesstörung nach Influenza." *Allgemeine Zeitschrift für Psychiatrie* 47: 238-56; 48: 179-83.

Schnurrer, Friedrich. 1823. *Die Krankheiten des Menschen-Geschlechts*. Tübingen: Christian Friedrich Osiander.

Schönlein, Johann Lucas. 1840. *Allgemeine und specielle Pathologie und Therapie*, 5th ed., 4 vols. St. Gallen: Litteratur-Comptoir. Vol. 2, pp. 100-3 on influenza.

Schrock, William M. 1892. "The Progress of Electrical Science." *Scientific American* 66(7): 100.

Schweich, Heinrich. 1836. *Die Influenza: Ein historischer und ätiologischer Versuch*. Berlin: Theodor Christian Friedrich Enslin.

Science. 1888a. "Electric Street Railways." 12: 246-47.

———. 1888b. "The Westinghouse Company's Extentions." 12: 247.

———. 1888c. "Electric-Lighting." 12: 270.

———. 1888d. "The Edison Electric-Lighting System in Berlin." 12: 270.

———. 1888e. "Trial of an Electric Locomotive at Birmingham, England." 12: 270.

———. 1888f. "An Electric Surface Road in New York." 12: 270-71.

———. 1888 g. "Electric Propulsion." 12: 281-82.

———. 1888 h. "Electric Power-Distributrion." 12: 282-84.

———. 1888i. "The Sprague Electric Road at Boston." 12: 324-25.

———. 1888j. "The Advances in Electricity in 1888." 12: 328-29.

———. 1889. "Westinghouse Alternating-Current Dynamo." 13: 451-52.

———. 1890a. "A Big Road Goes in for Electricity." 15: 153.

———. 1890b. "The Electric Light in Japan." 15: 153.

Scientific American. 1889a. "The Danger of Electric Distribution." 60(2): 16.

———. 1889b. "Edison Electric Light Consolidation." 60(3): 34.

———. 1889c. "The Advances of Electricity in 1888" 60(6): 88.

———. 1889d. "Progress of Electric Illumination." 60(12): 176-77.

———. 1889e. "Progress of Electric Installations in London." 60(13): 196.

———. 1889f. "Electricity in the United States." 61(12): 150.

———. 1889 g. "The National Electric Light Association Meeting." 61(14): 184.

———. 1889 h. "The Westinghouse Electric Company." 61(20): 311.

———. 1890a. "Progress of Electric Lighting in London." 62(3): 40-41.

———. 1890b. "The Westinghouse Alternating Current System of Electrical Distribution." 62(8): 117, 120-21.

———. 1890c. "The National Electric Lighting Association." 62(8): p. 118.

———. 1890d. "The Growth of the Alternating System." 62(17): 57.

———. 1890e. "Electricity in the Home." 62(20): 311.

———. 1890f. "Electrical Notes." 63(7): 97.

———. 1890 g. "Long Distance Electrical Power." 63(8): 120.

———. 1890 h. "Local Interests Improved by Electricity." 63(12): 182.

———. 1890i. "History of Electric Lighting." 63(14): 215.

———. 1891a. "Meeting of the National Electric Light Association." 64(9): 128.

———. 1891b. "The Electric Transmission of Power." 64(14): 209.

———. 1891c. "Electricity in Foreign Countries." 64(15): 229.

———. 1891d. "Electricity for Domestic Purposes." 64(20): 310.

———. 1891e. "The Edison Electric Illuminating Co.'s Central Station in Brooklyn, N.Y." 64(24): 373.

———. 1891f. "Long Distance Electrical Power." 65(19): 293.

———. 1892a. "Electric Lights for Rome, Italy." 66(2): 25.

———. 1892b. "What is Electricity?" 66(6): 89.

———. 1892c. "The Electrical Transmission of Power between Lauffen on the Neckar and Frankfort on the Main." 66(7): 102.

Shope, Richard E. 1958. "Influenza: History, Epidemiology, and Speculation" *Public Health Reports* 73(2): 165-78.

Solbrig, Dr. 1890. "Neurosen und Psychosen nach Influenza." *Neurologisches Centralblatt* 9(11): 322-25.

Soper, George A. 1919. "Influenza in Horses and in Man." *New York Medical Journal* 109(17): 720-24.

Stuart-Harris, Sir Charles H., Geoffrey C. Schild, and John S. Oxford. 1985. *Influenza: The Viruses and the Disease*, 2nd ed. Edward Arnold: London.

Tapping, Ken F., R.G. Mathias, and D.L. Surkan. 2001. "Influenza Pandemics and Solar Activity." *Canadian Journal of Infectious Diseases* 12(1): 61-62.

Taubenberger, J.K. and D.M. Morens. 2009. "Pandemic Influenza – Including a Risk Assessment of H5N1." *Revue scientifique et tecnnique* 28(1): 187-202.

Thompson, Theophilus. 1852. *Annals of Influenza or Epidemic Catarrhal Fever in Great Britain From 1510 to 1837*. London: Sydenham Society.

Trevert, Edward. 1892. *Electric Railway Engineering*. Lynn, MA: Bubier.

———. 1895. *How to Build Dynamo-Electric Machinery*. Lynn, MA: Bubier.

Tuke, Daniel Hack. 1892. "Mental Disorder Following Influenza." In: Tuke, *A Dictionary of Psychological Medicine* (London: J. & A. Churchill), vol. 2, pp. 688-91.

United States Department of Commerce and Labor, Bureau of the Census. 1905. *Central Electric Light and Power Stations 1902*. Washington, DC: Government Printing Office.

van Tam, Jonathan and Chloe Sellwood. 2010. *Introduction to Pandemic Influenza*. Wallingford, UK: CAB International.

Vaughan, Warren T. 1921. *Influenza: An Epidemiologic Study.* Baltimore: American Journal of Hygiene.

von Niemeyer, Felix. 1874. *A Text-book of Practical Medicine.* New York: D. Appleton. Pages 61-62 on influenza.

Watson, Thomas. 1857. *Lectures on the Principles and Practice of Physic*, 4th ed. London: John W. Parker. Vol. 2, pp. 41-52 on influenza.

Webster, J. H. Douglas. 1940. "The Periodicity of Sunspots, Influenza and Cancer." *British Medical Journal* 2: 339.

Webster, Noah. 1799. *A Brief History of Epidemic and Pestilential Diseases*, 2 vols. New York: Burt Franklin.

Whipple, Fred H. 1889. *The Electric Railway.* Detroit: Orange Empire Railway Museum.

Widelock, Daniel, Sarah Klein, Olga Simonovic, and Lenore R. Peizer. 1959. "A Laboratory Analysis of the 1957-1958 Influenza Outbreak in New York City." *American Journal of Public Health* 49(7): 847-56.

Yeung, John W. K. 2006. "A Hypothesis: Sunspot Cycles May Detect Pandemic Influenza A in 1700-2000 A. D." *Medical Hypotheses* 67: 1016-22.

Zinsser, Hans. 1922. "The Etiology and Epidemiology of Influenza." *Medicine* 1(2): 213-309.

Kapitel 8

Alexanderson, Ernst F. W. 1919. "Transatlantic Radio Communication." *Proceedings of the American Institute of Electrical Engineers* 38(6): 1077-93.

All Hands. 1961. "Flying the Atlantic Barrier." April, pp. 2-5.

Anderson, John. 1930. "'Isle of Wight Disease' in Bees." *Bee World* 11(4): 37-42.

Annual Report of the Surgeon General, U. S. Navy. 1919. Washington, DC: Government Printing Office. "Report on Influenza," pp. 358-449.

Archer, Gleason L. 1938. *History of Radio.* New York: American Historical Society.

Armstrong, D. B. 1919. "Influenza: Is it a Hazard to be Healthy? Certain Tentative Considerations." *Boston Medical and Surgical Journal* 180(3): 65-67.

Ayres, Samuel, Jr. 1919. "Post-Influenzal Alopecia." *Boston Medical and Surgical Journal* 180(17): 464-68.

Baker, William John. 1971. *A History of the Marconi Company*. New York: St. Martins. Bailey, Leslie 1964. "The 'Isle of Wight Disease': The Origin and Significnce of the Myth." *Bee World* 45(1): 32-37, 18.

Beauchamp, Ken. 2001. *History of Telegraphy*. Hertfordshire, UK: Institution of Electrical Engineers.

Beaussart, P. "Orchi-Epididymitis with Meningitis and Influenza." 1918. *Journal of the American Medical Association* 70(26): 2057.

Berman, Harry. 1918. "Epidemic Influenza in Private Practice." *Journal of the American Medical Association* 71(23): 1934-35.

Beveridge, William Ian. 1978. *Influenza: The Last Great Plague*. New York: Prodist.

Bircher, E. "Influenza Epidemic." 1918. *Journal of the American Medical Association* 71(23): 1946.

Blaine, Robert Gordon. 1903. *Aetheric or Wireless Telegraphy*. London: Biggs and Sons.

Bouchard, Joseph F. 1999. "Guarding the Cold War Ramparts." *Naval War College Review* 52(3): 111-35.

Bradfield, W. W. 1910. "Wireless Telegraphy for Marine Inter-Communication." *The Electrician – Marine Issue.* June 10, pp. 135 ff.

Brittain, James E. 1902. *Alexanderson: Pioneer in American Electrical Engineering.* Baltimore: Johns Hopkins University Press.

Bucher, Elmer Eustice. 1917. *Practical Wireless Telegraphy*. New York: Wireless Press.

Carr, Elmer G. 1918. "An Unusual Disease of Honey Bees." *Journal of Economic Entomology* 11(4): 347-51.

Carter, Charles Frederick. 1914. "Getting the Wireless on Board Train." *Technical World Magazine* 20(6): 914-18.

Chauvois, Louis. 1937. *D'Arsonval: Soixante-cinq ans à travers la Science*. Paris: J. Oliven. Conner, Lewis A. 1919. "The Symptomatology and Complications of Influenza." *Journal of the American Medical Association* 73(5): 321-25.

Coutant, A. Francis. 1918. "An Epidemic of Influenza at Manila, P. I." *Journal of the American Medical Association* 71(19): 1566-67.

Cowie, David Murray and Paul Webley Beaven. 1919. "On the Clinical Evidence of Involvement of the Suprarenal Glands in Influenza and Influenzal Pneumonia." *Archives of Internal Medicine* 24(1): 78-88.

Craft. E. B. and E. H. Colpitts. 1919. "Radio Telephony." *Proceedings of the American Institute of Electrical Engineers* 38(1): 337-75.

Crawley, Charles G. 1996. *How Did the Evolution of Communications Affect Command and Control of Airpower: 1900-1945?* Maxwell Air Force Base, AL.

Crosby, Alfred W., Jr. 1976. *Epidemic and Peace, 1918.* Westport, CT: Greenwood. d'Arsonval, Jacques Arsène. 1892a. "Recherches d'électrothérapie. La voltaïsation sinusoïdale." *Archives de physiologie normale et pathologique* 24: 69-80.

———. 1892b. "Sur les effets physiologiques comparés des divers procédés d'électrisation." *Bulletin de l'Académie de Médecine* 56: 424-33.

———. 1893a. "Action physiologique des courants alternatifs a grande fréquence." *Archives de physiologie normale et pathologique* 25: 401-8.

———. 1983b. "Effets physiologiques de la voltaïsation sinusoïdale." *Archives de physiologie normale et pathologique* 25: 387-91.

———. 1893c. "Expériences faites au laboratoire de médecine du Collège de France." *Archives de physiologie normale et pathologique* 25: 789-90.

———. 1893d. "Influence de la fréquence sur les effets physiologiques des courants alternatifs." *Comptes rendus hebdomadaires des séances de l'Académie des Sciences* 116: 630-33.

———. 1896a. "À propos de l'atténuation des toxines par la haute fréquence." *Comptes rendus hebdomadaires des séances et mémoires de la Société de Biologie* 48: 764-66.

———. 1896b. "Effets thérapeutiques des courants à haute fréquence." *Comptes rendus hebdomadaires des séances de l'Académie des Sciences* 123: 23-29.

d'Arsonval, Jacques Arsène and Albert Charrin. 1893a. "Influence de l'électricitè sur la cellule microbienne." *Archives de physiologie normale et pathologique*, 5th ser., 5: 664-69.

———. 1893b. "Électricité et Microbes." *Comptes rendus hebdomadaires des séances et mémoires de la Société de Biologie* 45: 467-69, 764-65.

———. 1896a. "Action des diverses modalités électriques sur les toxines bactériennes." *Comptes rendus hebdomadaires des séances et mémoires de la Société de Biologie* 48: 96-99.

———. 1896b. "Action de l'électricitè sur les toxines bactériennes." *Comptes rendus hebdomadaires des séances et mémoires de la Société de Biologie* 48: 121-23.

———. 1896b. "Action de l'électricitè sur les toxines et les virus." *Comptes rendus hebdomadaires des séances et mémoires de la Société de Biologie* 48: 153-54.

del Pont, Antonino Marcó. 1918. "Historia de las Epidemias de Influenza." *La Semana Médica* 25(27): 1-10.

Eccles, William Henry. 1933a. *Wireless Telegraphy and Telephony*, 2nd ed. London: Benn Brothers.

———. 1933b. *Wireless*. London: Thornton Butterworth.

Ehrenberg, L. 1919. "Transmission of Influenza." *Journal of the American Medical Association* 72(25): 1880.

Elwell, Cyril Frank. 1910. "The Poulsen System of Wireless Telephony and Telegraphy." *Journal of Electricity, Power and Gas* 24(14): 293-97.

———. 1920. "The Poulsen System of Radiotelegraphy. History of Development of Arc Methods." *The Electrician* 84: 596-600.

Erlendsson, V. 1919. "Influenza in Iceland." *Journal of the American Medical Association* 72(25): 1880.

Erskine, Arthur Wright and B. L. Knight. 1918. "A Preliminary Report of a Study of the Coagulability of Influenzal Blood." *Journal of the American Medical Association* 71(22): 1847.

Erskine-Murray, J. 1920. "The Transmission of Electromagnetic Waves About the Earth." *Radio Review* 1: 237-39.

Fantus, Bernard. 1918. "Clinical Observations on Influenza." *Journal of the American Medical Association* 71(21): 1736-39.

Firstenberg, Arthur. 1997. *Microwaving Our Planet.* New York: Cellular Phone Taskforce.

———. 2001. "Radio Waves, the Blood-Brain Barier, and Cerebral Hemorrhage." *No Place To Hide* 3(2): 23-24.

Friedlander, Alfred, Carey P. McCord, Frank J. Sladen, and George W. Wheeler. 1918. "The Epidemic of Influenza at Camp Sherman, Ohio." *Journal of the American Medical Association* 71(20): 1652-56.

Frost, W. H. 1919. "The Epidemiology of Influenza." *Journal of the American Medical Association* 73(5): 313-18.

Goldoni, J. 1990. "Hematological Changes in Peripheral Blood of Workers Occupationally

Exposed to Microwave Radiation." *Health Physics* 58(2): 205-7.

Grant, John. 1907. "Experiments and Results in Wireless Telephony." *American Telephone Journal* 15(4): 49-51.

Harris, Wilfred. 1919. "The Nervous System in Influenza." *The Practitioner* 102: 89-100.

Harrison, Forrest Martin. 1919. "Influenza Aboard a Man-of-War: A Clinical Summary." *Medical Record* 95(17): 680-85.

Headrick, Daniel R. 1988. *The Tentacles of Progress: Technology Transfer in the Age of Imperialism, 1850-1940.* New York: Oxford University Press.

———. 1991. *The Invisible Weapon: Telecommunications and International Politics, 1851-1945.* New York: Oxford University Press.

Hewlett, A. W. and W. M. Alberty. 1918. "Influenza at Navy Base Hospital in France." *Journal of the American Medical Association* 71(13): 1056-58.

Hirsch, Edwin F. 1918. "Epidemic of Bronchopneumonia at Camp Grant, Ill." *Journal of the American Medical Association* 71(21): 1735-36.

Hong, Sungook. 2001. *Wireless: From Marconi's Black-Box to the Audion.* Cambridge, MA: MIT Press.

Hopkins, Albert A. and A. Russell Bond, eds. 1905. "Wireless Telegraphy." *Scientific American Reference Book* (New York: Munn & Co.), pp. 199-205.

Howe, George William Osborn. 1920a. "The Upper Atmosphere and Radio Telegraphy." *Radio Review* 1: 381-83.

———. 1920b. "The Efficiency of Aerials." *Radio Review* 1: 540-43.

———. 1920c. "The Power Required for Long Distance Transmission." *Radio Review* 1: 598-608.

Howeth, Linwood S. 1963. *History of Communications – Electronics in the United States Navy.* Washington, DC: Bureau of Ships and Office of Naval History.

Huurdeman, Anton A. 2003. *The Worldwide History of Telecommunications.* Hoboken, NJ: Wiley.

Imms, Augustus Daniel. 1907. "Report on a Disease of Bees in the Isle of Wight." *Journal of the Board of Agriculture* 14(3): 129-40.

Jordan, Edwin O. 1918. Discussion in: "The Etiology of Influenza," Proceedings of the American Public Health Association, Forty-Sixth Annual Meeting, Chicago, December 8-11, 1918. *Journal of the American Medical Association* 71(25): 2097.

———. 1922. "Interepidemic Influenza." *American Journal of Hygiene* 2(4): 325-45.

———. 1927. *Epidemic Influenza: A Survey.* Chicago: American Medical Association. *Journal of the American Medical Association.* 1918a. "Spanish Influenza." 71(8): 660.

———. 1918b. "The Epidemic of Influenza." 71(13): 1063-64.

———. 1918c. "Epidemic Influenza." 71(14): 1136-37.

———. 1918d. "The Present Epidemic of Influenza." 71(15): 1223.

———. 1918e. "Abstracts on Influenza." 71(19): 1573-80.

———. 1918f. "Influenza in Mexico." 71(20): 1675.

———. 1918 g. "Paris Letter. The Influenza Epidemic." 71(20): 1676.

———. 1918 h. "The Influenza Epidemic." 71(24): 2009-10.

———. 1918i. "Influenza." 71(25): 2088.

———. 1918j. "Mexico Letter." 71(25): 2089.

———. 1918k. "Febrile Epidemic [in Peru]." 71(25): 2090.

———. 1918 l. "The Etiology of Influenza." 71(25): 2097-2100, 2173-75.

———. 1919a. "Unsuccessful Attempts to Transmit Influenza Experimentally." 72(4): 281.

———. 1919b. "Heart Block and Bradycardia Following Influenza." 73(11): 868.

———. 1920a. "The 1920 Influenza." 74(9): 607.

———. 1920b. "Influenza in Alaska." 74(12): 796.

———. 1920c. "Influenza in the Navy Personnel." 74(12): 813.

———. 1920d. "After Effects of Influenza." 75(1): 61.

———. 1920e. "The Influenza Pandemic in India." 75(9): 619-20.

———. 1920f. "Eye Disease Following Influenza Epidemic." 75(10): 709.

Keegan, J. J. 1918. "The Prevailing Epidemic of Influenza." *Journal of the American Medical Association* 71(13): 1051-55.

Keeton, Robert W. and A. Beulah Cushman. 1918. "The Influenza Epidemic in Chicago." *Journal of the American Medical Association* 71(24): 1962-67.

Kilbourne, Edwin D. 1975. *The Influenza Viruses and Influenza.* New York: Academic.

Klessens, J. J. H. M. 1920. "Nervous Manifestations Complicating Influenza." *Journal of the American Medical Association* 74(3): 216.

Kuksinskiy, V. E. 1978. "Coagulation Properties of the Blood and Tissues of the Cardiovascular System Exposed to an Electromagnetic Field." *Kardiologiya* 18(3): 107-11 (in Russian).

Kyuntsel', A. A. and V. I. Karmilov. 1947. "The Effect of an Electromagnetic Field on the Blood Coagulation Rate." *Klinicheskaya Meditsina* 25(3): 78 (in Russian).

La Fay, Howard. 1958. "DEW Line: Sentry of the Far North." *National Geographic* 114(1): 128-46.

Leake, J. P. 1919. "The Transmission of Influenza." *Boston Medical and Surgicial Journal* 181(24): 675-79.

Logwood, C. V. 1916. "High Speed Radio Telegraphy." *The Electrical Experimenter*, June, p. 99.

Loosli, Clayton G., Dorothy Hamre, and O. Warner. 1958. "Epidemic Asian A Influenza in Naval Recruits." *Proceedings of the Society for Experimental Biology and Medicine* 98(3): 589-92.

Lyle, Eugene P., Jr. 1905. "The Advance of 'Wireless.'" *World's Work*, February, pp. 5843-48.

MacNeal, Ward J. 1919. "The Influenza Epidemic of 1918 in the American Expeditionary Forces in France and England." *Archives of Internal Medicine* 23(6): 657-88. Maestrini, D. 1919. "The Blood in Influenza." *Journal of the American Medical Association* 72(11): 834.

Marconi, Degna. 2001. *My Father, Marconi*, 2nd ed. Toronto: Guernica.

Marconi, Maria Cristina. 1999. *Marconi My Beloved.* Boston: Dante University of America Press.

Marshall, C. J. 1957. "North America's Distant Early Warning Line." *Geographical Magazine* 29(12): 616-28.

Martin, Donald H. 1991. *Communication Satellites 1958-1992.* El Segundo, CA: The Aerospace Corporation.

Menninger, Karl A. 1919a. "Psychoses Associated with Influenza." *Journal of the American Medical Association* 72(4): 235-41.

———. 1919b. "Influenza and Epileptiform Attacks." *Journal of the American Medical Association* 73(25): 1896.

Ministry of Health. 1920. *Report on the Pandemic of Influenza, 1918-19.* Reports on Public Health and Medical Subjects, no. 4. London.

Morenus, Richard. 1957. *DEW Line.* New York: Rand McNally.

Navy Department, Bureau of Equipment. 1906. *List of Wireless-Telegraph Stations of the World.* Washingon: Government Printing Office.

Nicoll, M., Jr. 1918. "Organization of Forces against Influenza." American Public Health Association, Forty-Sixth Annual Meeting, Chicago, Dec. 8-11, 1918, *Journal of the American Medical Association* 71(26): 2173.

Nuzum, John W., Isadore Pilot, F. H. Stangl, and B. E. Bonar. 1918. "Pandemic Influenza and Pneumonia in a Large Civil Hospital." *Journal of the American Medical Association* 71(19): 1562-65.

Oliver, Wade W. 1919. "Influenza – the Sphinx of Diseases." *Scientific American* 120(9): 200, 212-13.

Persson, Bertil R. R., Leif G. Salford, and Arne Brun. 1997. "Blood-brain Barrier Permeability in Rats Exposed to Electromagnetic Fields Used in Wireless Communication." *Wireless Networks* 3: 455-61.

Pettigrew, Eileen. 1983. *The Silent Enemy: Canada and the Deadly Flu of 1918.* Saskatoon: Western Producer Prairie Books.

Pflomm, Erich. 1931. "Experimentelle und klinische Untersuchungen über die Wirkung ultrakurzer elektrischer Wellen auf die Entzündung." *Archiv für klinische Chirurgie* 166: 251-305.

Phillips, Ernest F. 1925. "The Status of Isle of Wight Disease in Various Countries." *Journal of Economic Entomology* 18: 391-95.

Prince, C. E. 1920. "Wireless Telephony on Aeroplanes." *Radio Review* 1: 281-83, 341.

Public Health Reports. 1919. "Some Interesting Though Unsuccessful Attempts to Transmit Influenza Experimentally." 34(2): 33-39.

———. 1919. "Influenza Among American Indians." 34: 1008-9.

Radio Review. 1919. "The Transmission of Electromagnetic Waves Around the Earth." 1: 78-80.

———. 1920. "The Generation of Large Powers at Radio Frequencies." 1: 490-91. Reid, Ann H., Thomas G. Fanning, Johan V. Hultin, and Jeffery K. Taubenberger. 1999. "Origin and Evolution of the 1918 'Spanish' Influenza Virus Hemagglutinin Gene." *Proceedings of the National Academy of Sciences* 96(4): 1651-56.

Richardson, Alfred W. 1959. "Blood Coagulation Changes Due to Electromagnetic Microwave Irradiations." *Blood* 14: 1237-43.

Robertson, H. E. 1918. "Influenzal Sinus Disease and its Relation to Epidemic Influenza." *Journal of the American Medical Association* 70(21): 1533-35.

Rosenau, Milton J. 1919. "Experiments to Determine Mode of Spread of Influenza." *Journal of the American Medical Association* 73(5): 311-13.

Rusyaev, V. P. and V. E. Kuksinskiy. 1973. "Study of Electromagnetic Field Effect on Coagulative and Fibrinolytic Properties of Blood." *Biofizika* 11(1): 160-63 (in Russian with English abstract).

Saleeby, C. W. 1920. "Mapping the Influenza." *Literary Digest*, May 29, p. 32. Schaffel, Kenneth. 1991. *The Emerging Shield: The Air Force and the Evolution of Continental Air Defense 1945-1960.* Washington, DC: United States Air Force.

Scheips, Paul J., ed. 1980. *Military Signal Communications*, 2 vols. New York: Arno Press.

Schliephake, Erwin. 1935. *Short Wave Therapy: The Medical Uses of Electrical High Frequencies.* London: Actinic Press.

———. 1960. *Kurzwellentherapie*, 6th ed. Stuttgart: Gustav Fischer.

Scriven, George P. 1914. "Report of the Chief Signal Officer, U. S. Army, 1914." *Annual Reports of the War Department*, pp. 505-56. Reproduced in Scheips 1980, vol. 1.

Sierra, Álvarez. 1921. "Particularidades clínicas de la última epidemia gripal." *El Siglo Médico* 68: 765-66.

Simici, D. 1920. "The Heart in Influenza." *Journal of the American Medical Association* 75(10): 703.

Sofre, G. 1918. "Influenza." *Journal of the American Medical Association* 71(21): 1782.

Soper, George A. 1918. "The Pandemic in the Army Camps." *Journal of the American Medical Association* 71(23): 1899-1909.

Staehelin, R. 1918. "The Influenza Epidemic." *Journal of the American Medical Association* 71(14): 1176.

Stuart-Harris, Charles H. 1965. *Influenza and Other Virus Infections of the Respiratory Tract*, 2nd ed. Baltimore: Williams & Wilkins.

Symmers, Douglas. 1918. "Pathologic Similarity between Pneumonia of Bubonic Plague and of Pandemic Influenza." *Journal of the American Medical Association* 71(18): 1482-85.

Synnott, Martin J. and Elbert Clark. 1918. "The Influenza Epidemic at Camp Dix, N.J." *Journal of the American Medical Association* 71(22): 1816-21.

Taubenberger, Jeffery K., Ann H. Reid, Amy E. Krafft, Karen E. Bijwaard, and Thomas G. Fanning. 1997. "Initial Genetic Characterization of the 1918 'Spanish' Influenza Virus." *Science* 275: 1793-96.

Thompson, George Raynor. 1965. "Radio Comes of Age in World War I." In: Max L. Marshall, ed., *The Story of the U. S. Army Signal Corps* (New York: Watts), pp. 157-66. Reproduced in Scheips 1980, vol. 1.

Turner, Laurence Beddome. 1921. *Wireless Telegraphy and Telephony.* Cambridge: University Press.

———. 1931. *Wireless: A Treatise on the Theory and Practice of High-Frequency Electric Signalling.* Cambridge: Cambridge University Press.

Underwood, Robyn M. and Dennis vanEngelsdorp. 2007. "Colony Collapse Disorder: Have We Seen This Before?" *Bee Culture* 35: 13-18.

United States Signal Corps. 1917. *Radiotelegraphy.* Washington, DC: Government Printing Office.

Vandiver, Ronald Wayne. 1995. *Reflections on the Signal Corps: The Power of Paradigms in Ages of Uncertainty.* Maxwell Air Force Base, AL.

van Hartesveldt, Fred R. 1992. "The 1918-1919 Pandemic of Influenza." Lewiston, NY: Edwin Mellen.

Vaughan, Warren T. 1921. *Influenza: An Epidemiologic Study.* Baltimore: American Journal of Hygiene.

Watkins-Pitchford, Herbert. 1917. "An Enquiry into the Horse Disease Known as Septic or Contagious Pneumonia." *Veterinary Journal* 73: 345-62.

Weightman, Gavin. 2003. *Signor Marconi's Magic Box.* Cambridge, MA: Da Capo Press.

Wiedbrauk, Danny L. 1997. "The 1996-1997 Influenza Season – A View From the Benches." *Pan American Society for Clinical Virology Newsletter* 23(1).

Zinsser, Hans. 1922. "The Etiology and Epidemiology of Influenza." *Medicine* 1(2): 213-309.

Kapitel 9

Adams, A. J. S. 1886. "Earth Conduction." *Van Nostrand's Engineering Magazine* 35: 249-52.

Alfvén, Hannes Olof Gösta. 1950. "Discussion of the Origin of the Terrestrial and Solar Magnetic Fields." *Tellus* 2(2): 74-82.

———. 1955. "Electricity in Space." In: *The New Astronomy* (New York: Scientific American Books), pp. 74-79.

———. 1969. *Atom, Man, and Universe: The Long Chain of Complications*. San Francisco: W. H. Freeman.

———. 1981. *Cosmic Plasma*. Dordrecht: D. Reidel.

———. 1984. "Cosmology: Myth or Science?" *Journal of Astrophysics and Astronomy* 5: 79-98.

———. 1986a. "Double Layers and Circuits in Astrophysics." *IEEE Transactions on Plasma Science* PS-14(6): 779-93.

———. 1986b. "Model of the Plasma Universe." *IEEE Transactions on Plasma Science* PS-14(6): 629-38.

———. 1986c. "The Plasma Universe." *Physics Today*, September, pp. 22-27.

———. 1987. "Plasma Universe." *Physica Scripta* T18: 20-28.

———. 1988. "Memoirs of a Dissident Scientist." *American Scientist* 76: 249-51.

———. 1990. "Cosmology in the Plasma Universe: An Introductory Exposition." *IEEE Transactions on Plasma Science* PS-18(1): 5-10.

Alfvén, Hannes and Gustaf Arrhenius. 1976. *Evolution of the Solar System*. Washington, DC: National Aeronautics and Space Administration.

Alfvén, Hannes and Carl-Gunne Fälthammar. 1963. *Cosmical Electrodynamics*, 2nd ed. Oxford: Clarendon Press.

Ando, Yoshiaki and Masashi Hayakawa. 2002. "Theoretical Analysis on the Penetration of Power Line Harmonic Radiation into the Ionosphere." *Radio Science* 37(6): 5-1 to 5-12.

Arnoldy, Roger L. and Paul M. Kintner. 1989. "Rocket Observations of the Precipitation of Electrons by Ground VLF Transmitters." *Journal of Geophysical Research* 94(A6): 6825-32.

Arrhenius, Svante. 1897. "Die Einwirkung kosmischer Einflüsse auf physiologische Verhältnisse." *Skandinavisches Archiv für Physiologie* 8(1): 367-416.

———. 1905. "On the Electric Charge of the Sun." *Terrestrial Magnetism and Atmospheric Electricity* 10(1): 1-8.

Avijgan, Majid and Mahtab Avijgan. 2013. "Can the Primo Vascular System (Bong Han Duct System) Be a Basic Concept for Qi Production?" *International Journal of Integrative Medicine* 1(20): 1-10.

Baik, Ku-Youn, Eun Sung Park, Byung-Cheon Lee, Hak-Soo Shin, Chunho Choi, Seung-Ho Yi, Hyun-Min Johng, Tae Jeong Nam, Kyung-Soon Soh, Yong-Sam Nahm, Yeo Sung Yoon, In-Se Lee, Se-Young Ahn, and Kwang-Sup Soh. 2004. "Histological Aspect of Thread-like Structure Inside Blood Vessel." *Journal of International Society of Life Information Science* 22(2): 473-76.

Baik, Ku-Youn, Baeckkyoung Sung, Byung-Cheon Lee, Hyeon-Min Johng, Vyacheslava Ogay, Tae Jung Nam, Hak-Soo Shin, and Kwang-Sup Soh. 2004. "Bonghan Ducts and Corpuscles with DNA-contained Granules on the Internal Surfaces of Rabbits." *Journal of International Society of Life Information Science* 22(2): 598-601.

Bailey, V. A. and David Forbes Martyn. 1934. "Interaction of Radio Waves." *Nature* 133: 218.

Balser, Martin and Charles A. Wagner. 1960. "Observations of Earth-Ionosphere Cavity Resonances." *Nature* 188: 638-41.

Barr, Richard. 1979. "ELF Radiation from the New Zealand Power System." *Planetary and Space Science* 27: 537-40.

Barr, Richard, D. Llanwyn Jones, and Craig J. Rodger. 2000. "ELF and VLF Radio Waves." *Journal of Atmospheric and Solar-Terrestrial Physics* 62(17-18): 1689-1718.

Bauer, Louis A. 1921. "Measures of the Electric and Magnetic Activity of the Sun and the Earth, and Interrelations." *Terrestrial Magnetism and Atmospheric Electricity* 26(1-2): 33-68.

Beard, George Miller. 1874. "Atmospheric Electricity and Ozone: Their Relation to Health and Disease." *Popular Science Monthly* 4: 456-69.

Becker, Robert Otto. 1963. "The Biological Effects of Magnetic Fields – A Survey." *Medical Electronics and Biological Engineering* 1(3): 293-303.

Becker, Robert O., Maria Reichmanis, Andrew A. Marino, and Joseph A. Spadaro. 1976. "Electrophysiological Correlates of Acupuncture Points and Meridians." *Psychoenergetic Systems* 1: 105-12.

Becquerel, Antoine César. 1851. "On the Causes of the Disengagement of Electricity in Plants, and upon Vegeto-terrestrial Currents." *American*

Journal of Science and Arts, 2nd ser., 12: 83-97. Translation from: "Sur les causes qui dégagent de l'électricité dans les végétaux, et sur les courants végétaux-terrestres," *Annales de Chimie et de Physique*, 3rd ser., 31: 40-67.

Bell, Timothy F. 1976. "ULF Wave Generation through Particle Precipitation Induced by VLF Transmitters." *Journal of Geophysical Research* 81(19): 3316-26.

Belyaev, G. G., V. M. Chmyrev, and N. G. Kleimenova. 2003. "Hazardous ULF Electromagnetic Environment of Moscow City." *Physics of Auroral Phenomena*. Proceedings of the 26th Annual Seminar, Apatity, pp. 249-52.

Bering, Edgar A., III, Arthur A. Few, and James R. Benbrook. 1998. "The Global Electric Circuit." *Physics Today*, October, pp. 24-30.

Boerner, Wolfgang M., James B. Cole, William R. Goddard, Michael Z. Tarnawecky, Lotfallah Shafai, and Donald H. Hall. 1983. "Impacts of Solar and Auroral Storms on Power Line Systems." *Space Science Reviews* 35: 195-205.

Bowen, Melissa M., Antony C. Fraser-Smith, and Paul R. McGill. 1992. *Long-Term Averages of Globally-Measured ELF/VLF Radio Noise*. Space, Telecommunication, and RadioScience Laboratory, Stanford University. Technical Report E450-2.

Bradley, Philip B. and Joel Elkes. 1957. "The Effects of Some Drugs on the Electrical Activity of the Brain." *Brain* 80: 77-117.

Brazier, Mary A. B. 1977. *The Electrical Activity of the Nervous System*, 4th ed. Baltimore: Williams & Wilkins.

Brewitt, Barbara. 1996. "Quantitative Analysis of Electrical Skin Conductance in Diagnosis: Historical and Current Views of Bioelectric Medicine." *Journal of Naturopathic Medicine* 6(1): 66-75.

Bullough, Ken. 1983. "Satellite Observations of Power Line Harmonic Radiation." *Space Science Reviews* 35: 175-83.

———. 1995. "Power Line Harmonic Radiation: Sources and Environmental Effects." In: Hans Volland, ed., *Handbook of Atmospheric Electrodynamics*, (CRC Press: Boca Raton, FL), vol. 2, pp. 291-332.

Bullough, Ken, Thomas Reeve Kaiser, and Hal J. Strangeways. 1985. "Unintentional Man-made Modification Effects in the Magnetosphere." *Journal of Atmopheric and Terrestrial Physics* 47(12): 1211-23.

Bullough, Ken, Adrian R. L. Tatnall, and M. Denby. 1976. "Man-made E. L. F./V. L. F. Emissions and the radiation belts." *Nature* 260: 401-3.

Burbank, J. E. 1905. "Earth-Currents: And a Proposed Method for Their Investigation." *Terrestrial Magnetism and Atmospheric Electricity* 10: 23-49.

Cannon, P. S. and Michael J. Rycroft. 1982. "Schumann Resonance Frequency Variations during Sudden Ionospheric Disturbances." *Journal of Atmospheric and Terrestrial Physics* 44(2): 201-6.

Cherry, Neil. 2002. "Schumann Resonances, a Plausible Biophysical Mechanism for the Human Health Effects of Solar/Geomagnetic Activity." *Natural Hazards* 26(3): 279-331.

Chevalier, Gaetan. 2007. *The Earth's Electrical Surface Potential: A Summary of Present Understanding*. Encinitas, CA: California Institute for Human Science.

Cho, Sung-Jin, Byeong-Soo Kim, and Young-Seok Park. 2004. "Thread-like Structures in the Aorta and Coronary Artery of Swine." *Journal of International Society of Life Information Science* 22(2): 609-11.

Cresson, John C. 1836. "History of Experiments on Atmospheric Electricity." *Journal of the Franklin Institute* 22: 166-72.

Davis, John R. 1974. "A Quest for a Controllable ULF Wave Source." *IEEE Transactions on Communications* COM-22(4): 578-86.

de Vernejoul, Pierre, Pierre Albarède, and Jean-Claude Darras. 1985. "Étude des méridiens d'acupuncture par les traceurs radioactifs." *Bulletin de l'Académie Nationale de Médecine* 169(7): 1071-75.

Dolezalek, Hans. 1972. "Discussion of the Fundamental Problem of Atmospheric Electricity." *Pure and Applied Geophysics* 100(1): 8-43.

Dowden, R. L. and B. J. Fraser. 1984. "Waves in Space Plasmas: Highlights of a Conference Held in Hawaii, 7-11 February 1983." *Space Science Reviews* 39: 227-53.

Fälthammar, Carl-Gunne. 1986. "Magnetosphere-Ionosphere Interactions – NearEarth Manifestations of the Plasma Universe." *IEEE Transactions on Plasma Science* PS-14(6): 616-28.

Faust, Volker. 1978. *Biometeorologie: Der Einfluss von Wetter und Klima auf Gesunde und Kranke*. Stuttgart: Hippokrates.

Fraser-Smith, Antony C. 1979. "A Weekend Increase in Geomagnetic Activity." *Journal of Geophysical Research* 84(A5): 2089-96.

———. 1981. "Effects of Man on Geomagnetic Activity and Pulsations." *Advances in Space Research* 1: 455-66.

Fraser-Smith, Antony C. and Peter R. Bannister. 1998. "Reception of ELF Signals at Antipodal Distances." *Radio Science* 33(1): 83-88.

Fraser-Smith, Antony C. and Melissa M. Bowen. 1992. "The Natural Background Levels of 50/60 Hz Radio Noise." *IEEE Transactions on Electromagnetic Compatibility* 34(3): 330-37.

Fraser-Smith, Antony C., D. M. Bubenick, and Oswald G. Villard, Jr. 1977. *Air/Undersea Communication at Ultra-Low-Frequencies Using Airborne Loop Antennas.* Technical Report 4207-6, Radio Science Laboratory, Stanford Electronics Laboratories, Department of Electrical Engineering, June 1977, SEL-77-013.

Fraser-Smith, Antony C. and D. B. Coates. 1978. "Large-amplitude ULF fields from BART." *Radio Science* 13(4): 661-68.

Fraser-Smith, Antony C., Paul R. McGill, A. Bernardi, Robert A. Helliwell, and M. E. Ladd. 1992. *Global Measurements of Low-Frequency Radio Noise*. Space, Telecommunications and Radioscience Laboratory, Stanford University. Final Technical Report E450-1.

Frölich, O. 1895. "Kompensationsvorrichtung zum Schutze physikalischer Institute gegen die Einwirkung elektrischer Bahnen." *Elektrotechnische Zeitschrift* no. 47, pp. 745-48.

———. 1896. "Demonstration der Kompensationsvorrichtung zum Schutz physikalischer Institute gegen elektrische Bahnen." *Elektrotechnische Zeitschrift*, no. 3, pp. 40-44.

Fujiwara, Satoru and Sun-Bong Yu. 2012. "A Follow-up Study on the Morphological Characteristics in Bong-Han Theory: An Interim Report." In: Kwang-Sup Soh, Kyung A. Kang, and David K. Harrison, eds., *The Primo Vascular System* (New York: Springer), pp. 19-21.

Füllekrug, Martin. 1995. "Schumann Resonances in Magnetic Field Components." *Journal of Atmorpheric and Terrestrial Physics* 57(5): 479-84.

Gerland, E. 1886. "On the Origin of Atmospheric Electricity." *Van Nostrand's Engineering Magazine* 34: 158-60.

Guglielmi, A. and O. Zotov. 2007. "The Human Impact on the Pc1 Wave Activity." *Journal of Atmospheric and Solar-Terrestrial Physics* 69: 1753-58.

Hamer, James R. 1965. *Biological Entrainment of the Human Brain by Low Frequency Radiation.* NSL 65-199, Northrop Space Labs.

Harrison, R. Giles. 2004. "The Global Atmospheric Electrical Circuit and Climate." *Surveys in Geophysics* 25(5-6): 441-84.

———. 2013. "The Carnegie Curve." *Surveys in Geophysics* 34: 209-32.

Hayashi, K., T. Oguti, T. Watanabe, K. Tsuruda, S. Kokubun, and R. E. Horita. 1978. "Power Harmonic Radiation Enhancement during the Sudden Commencement of a Magnetic Storm." *Nature* 275: 627-29.

Helliwell, Robert A. 1965. *Whistlers and Related Ionospheric Phenomena.* Stanford, CA: Stanford University Press.

———. 1977. "Active Very Low Frequency Experiments on the Magnetosphere from Siple Station, Antarctica." *Philosophical Transactions of the Royal Society B* 279: 213-24. Helliwell, Robert A. and John P. Katsufrakis. 1974. "VLF Wave Injection into the Magnetosphere from Siple Station, Antarctica." *Journal of Geophysical Research* 79(16): 2511-18.

Helliwell, Robert A., John P. Katsufrakis, Timothy F. Bell, and Rajagopalan Raghuram. 1975. "VLF Line Radiation in the Earth's Magnetosphere and Its Association with Power System Radiation." *Journal of Geophysical Research* 80(31): 4249-58.

Hess, Victor F. 1928. *The Electrical Conductivity of the Atmosphere and its Causes.* London: Constable.

Ho, A. M.-H., Antony C. Fraser-Smith, and Oswald G. Villard, Jr. 1979. "Large-Amplitude ULF Magnetic Fields Produced by a Rapid Transit System: Close-Range Measurements." *Radio Science* 14(6): 1011-15.

Hu, X., X. Huang, J. Xu, and B. Wu. 1993. "Distribution of Low Skin Impedance Points Along Meridians over the Medial Side of Forearm." *Zhen Ci Yan Jiu* ("Acupuncture Research") 18(2): 94-97 (in Chinese).

Hu, X., B. Wu, J. Xu, X. Huang, and J. Hau. 1993. "Studies on the Low Skin Impedance Points and the Feature of its Distribution Along the Channels by Microcomputer. II. Distribution of LSIPs Along the Channels." *Zhen Ci Yan*

Jiu ("Acupuncture Research") 18(2): 163-67 (in Chinese).

Huang, X., J. Xu, B. Wu, and X. Hu. 1993. "Observation on the Distribution of LSIPs Along Three Yang Meridians as Well as Ren and Du Meridians." *Zhen Ci Yan Jiu* ("Acupuncture Research") 18(2): 98-103 (in Chinese).

Imhof, W.L., H.D. Voss, M. Walt, E.E. Gaines, J. Mobilia, D.W. Datlowe, and J.B. Reagan. 1986. "Slot Region Electron Precipitation by Lightning, VLF Chorus, and Plasmaspheric Hiss." *Journal of Geophysical Research* 91(A8): 8883-94.

Itoh, Shinji, Keisuke Tsujioka, and Hiroo Saito. 1959. "Blood Clotting Time under Metal Cover (Biological P-Test)." *International Journal of Bioclimatology and Biometeorology* 3(1): 269-70.

Jenssen, Matz. 1950. "On Radiation From Overhead Transmission Lines." *Proceedings of the IEE*, part III, 97(47): 166-78.

Jiang, Xiaowen, Byung-Cheon Lee, Chunho Choi, Ku-Youn Baik, Kwang-Sup Soh, Hee-Kyeong Kim, Hak-Soo Shin, Kyung-Soon Soh, and Byeung-Soo Cheun. 2002. "Threadlike Bundle of Tubules Running Inside Blood Vessels: New Anatomical Structure." *arXiv:physics*/0211085.

Johng, Hyeon-Min, Hak-Soo Shin, Jung Sun Yoo, Byung-Cheon Lee, Ku-Youn Baik, and Kwang-Sup Soh. 2004. "Bonghan Ducts on the Surface of Rat Liver." *Journal of International Society of Life Information Science* 22(2): 469-72.

Johng, Hyeon-Min, Jung-Sun Yoo, Tae-Jong Yoon, Hak-Soo Shin, Byung-Cheon Lee, Changhoon Lee, Jin-Kyu Lee, and Kwang-Sup Soh. 2006. "Use of Magnetic Nanoparticles to Visualize Threadlike Structures Inside Lymphatic Vessels of Rats." *Evidence-Based Complementary and Alternative Medicine* 4: 77-82.

Karinen, A., K. Mursula, Th. Ulich, and J. Manninen. 2002. "Does the Magnetosphere Behave Differently on Weekends?" *Annales Geophysicae* 20: 1137-42.

Kikuchi, Hiroshi. 1983a. "Overview of Power-Line Radiation and its Coupling to the Ionosphere and Magnetosphere." *Space Science Reviews* 35: 33-41.

———. 1983b. "Power Line Transmission and Radiation." *Space Science Reviews* 35: 59-80.

Kim, Bong Han. 1963. "On the Kyungrak System." *Journal of the Academy of Medical Sciences of the Democratic People's Republic of Korea*, vol. 1963, no. 5.

———. 1964. *On the Kyungrak System*. Pyongyang, Democratic People's Republic of Korea: Foreign Languages Publishing House.

Kim, Soyean, Kyu Jae Lee, Tae Eul Jung, Dan Jin, Dong Hui Kim, and Hyun-Won Kim. 2004. "Histology of Unique Tubular Structures Believed to Be Meridian Line." *Journal of International Society of Life Information Science* 22(2): 595-97.

Klemm, William R. 1969. *Animal Electroencephalography*. New York: Academic.

Kolesnik, A. G. 1998. "Electromagnetic Background and Its Role in Environmental Protection and Human Ecology." *Russian Physics Journal* 41(8): 839-50.

König, Herbert L. 1971. "Biological Effects of Extremely Low Frequency Electrical Phenomena in the Atmosphere." *Journal of Interdisciplinary Cycle Research* 2(3): 317-23.

———. 1974a. "ELF and VLF Signal Properties: Physical Characteristics." In: Michael A. Persinger, ed., *ELF and VLF Electromagnetic Field Effects* (New York: Plenum), pp. 9-34.

———. 1974b. "Behavioral Changes in Human Subjects Associated with ELF Electric Fields." In: Michael A. Persinger, ed., *ELF and VLF Electromagnetic Field Effects* (New York: Plenum), pp. 81-99.

———. 1975. *Unsichtbare Umwelt: Der Mensch im Spielfeld elektromagnetischer Kräfte*. München: Heinz Moos.

Kornilov, I. A. 2000. "VLF Emissions and Electron Precipitations Stimulated by Emissions of Power Transmission Line Harmonics." *Geomagnetism and Aeronomy* 40(3): 388-92.

Lanzerotti, Louis J. and Giovanni P. Gregori. 1986. "Telluric Currents: The Natural Environment and Interactions with Man-made Systems." In: Geophysics Study Committee, National Research Council, *The Earth's Electrical Environment* (Washington, DC: National Academy Press), pp. 232-57.

Larkina, V. I., O. A. Maltseva and O. A. Molchanov. 1983. "Satellite Observations of Signals from a Soviet Mid-latitude VLF Transmitter in the Magnetic-Conjugate Region." *Journal of Atmospheric and Terrestrial Physics* 45(2/3): 115-19.

Larsen, Adrian P. 2004. *Ryodoraku Acupuncture Measurement and Treatment*. Doctoral thesis,

Logan College of Chiropractic, Chesterfield, MO.

Lee, Byung-Cheon, Jung Sun Yoo, Ku Youn Baik, Baeckkyoung Sung, Jawoong Lee, and Kwang-Sup Soh. 2008. "Development of a Fluorescence Stereomicroscope and Observation of Bong-Han Corpuscles Inside Blood Vessels." *Indian Journal of Experimental Biology* 46: 330-35.

Lee, Byung-Cheon, Ki-Hoon Uhm, Kyoung-Hee Bae, Dae-In Kang, and Kwang-Sup Soh. 2009. "Visualization of Potential Acupuncture Points in Rat and Nude Mouse and DiI Tracing Method." *Journal of Pharmacopuncture* 12(3): 25-30.

Lee, Jong-Su. 2004. "Bonghan System and Hypothesis on Oncogenesis." *Journal of International Society of Life Information Science* 22(2): 606-8.

Lee, Sanghun, Yeonhee Ryu, Yungju Yun, Sungwon Lee, Ohsang Kwon, Jaehyo Kim, Inchul Sohn, and Seonghun Ahn. 2010. "Anatomical Discrimination of the Differences between Torn Mesentery Tissues and Internal Organ-surface Primovessels." *Journal of Acupunture and Meridian Studies* 3(1): 10-15.

Lerner, Eric J. 1991. *The Big Bang Never Happened.* New York: Times Books.

Lim, Chae Jeong, So Yeong Lee, and Pan Dong Ryu. 2015. "Identification of Primo-Vascular System in Abdominal Subcutaneous Tissue Layer of Rats." *Evidence-Based Complementary and Alternative Medicine*, article ID 751937.

Lin, Hsiao-Tsung. 2008. "Physics Model of Internal Chi System." *Journal of Accord Integrative Medicine* 4(1): 78-83.

Lovering, Joseph. 1854. "Atmospheric Electricity." *American Almanac*, 1854, pp. 70-82.

Lowes, Frank J. 1982. "On Magnetic Observations of Electric Trains." *The Observatory* 102: 44.

Ludwig, Wolfgang and Reinhard Mecke. 1968. "Wirkung künstlicher Atmospherics auf Säuger." *Archiv für Meteorologie, Geophysik und Bioklimatologie*, ser. B, 16: 251-61. Luette, James Paul, Chung G. Park, and Robert A. Helliwell. 1977. "Longitudinal Variations of Very-Low-Frequency Chorus Activity in the Magnetosphere: Evidence of Excitation By Electrical Power Transmission Lines." *Geophysical Research Letters* 4(7): 275-78.

———. 1979. "The Control of the Magnetosphere by Power Line Radiation." *Journal of Geophysical Research* 84: 2657-60.

Lyman, Charles P. and Regina C. O'Brien. 1977. "A Laboratory Study of the Turkish Hamster *Mesocricetus brandti*." *Breviora* 442: 1-27.

Makarova, L. N. and A. V. Shirochkov. 2000. "Magnetopause Position as an Important Index of the Space Weather." *Physics and Chemistry of the Earth C* 25(5-6): 495-98.

———. 2005. "Atmospheric Electrodynamics Modulated by the Solar Wind." *Advances in Space Research* 35(8): 1480-83.

Markson, Ralph and Michael Muir. 1980. "Solar Wind Control of the Earth's Electric Field." *Science* 208: 979-90.

Mathias, Émile, Jean Bosler, Pierre Loisel, Raphaël Dongier, Charles Maurain, G. Girousse, and René Mesny. 1924. *Traité d'Électricité Atmosphérique et Tellurique.* Paris: Presses Universitaires de France.

Matteucci, Carlo. 1869. *On the Electrical Currents of the Earth.* Washington, DC: Smithsonian Institution.

Matthews, J. P. and Keith H. Yearby. 1981. "Magnetospheric VLF Line Radiation Observed at Halley, Antarctica." *Planetary and Space Science* 29(1): 95-112.

Maurain, Charles. 1905. "Influence perturbatrice des lignes de tramway électriques sur les appareils de mésures électriques et magnétiques: moyens de défense." *Revue Électrique* 4(45): 257-63.

Molchanov, Oleg and Michel Parrot. 1995. "PLHR Emissions Observed on Satellites." *Journal of Atmospheric and Terrestrial Physics* 57(5): 493-505.

Molchanov, Oleg, Michel Parrot, Mikhail M. Mogilevsky, and François Lefeuvre. 1991. "A Theory of PLHR Emissions to Explain the Weekly Variation of ELF Data Observed by a Low-Altitude Satellite." *Annales Geophysicae* 9: 669-80.

Moore-Ede, Martin C., Scott S. Campbell, and Russel J. Reiter, eds. 1992. *Electromagnetic Fields and Circadian Rhythmicity.* Boston: Birkhäuser.

National Research Council, Geophysics Study Comittee. 1986. *The Earth's Electrical Environment.* Washington, DC: National Academy Press.

Němec, František, Ondřej Santolík, Michel Parrot, and Jean-Jacques Berthelier. 2007. "On the Origin of Magnetospheric Line Radiation." *WDS '07 Proceedings of Contributed Papers*, part 2, pp. 64-70.

———. 2007. "Power Line Harmonic Radiation: A Systematic Study Using DEMETER Spacecraft." *Advances in Space Research* 40: 398-403.

Nunn, D., J. Manninen, T. Turunen, V. Trakhtengerts, and N. Erokhin. 1999. "On the Nonlinear Triggering of VLF Emissions by Power Line Harmonic Radiation." *Annales Geophysicae* 17: 79-94.

Ogawa, Toshio, Yoshikazu Tanaka, Teruo Miura, and Michihiro Yasuhara. 1966. "Observations of Natural ELF and VLF Electromagnetic Noises by Using Ball Antennas." *Journal of Geomagnetism and Geoelectricity* 18(4): 443-54.

Ortega, Pascal, Anirban Guha, Earle Williams, and Gabriella Satori. 2014. "Schumann Resonance Observations from the Central Pacific Ocean." Paper presented at XV International Conference on Atmospheric Electricity, 15-20 June 2014, Norman, OK.

Palmer, C. W. 1935. "The 'Luxembourg Effect' in Radio." *Radio-Craft*, February, pp. 467, 499.

Park, Chung. G. and D. C. D. Chang. 1978. "Transmitter Simulation of Power Line Radiation Effects in the Magnetosphere." *Geophysical Research Letters* 5(10): 861-64. Park, Chung G. and Robert A. Helliwell. 1978. "Magnetospheric Effects of Power Line Radiation." *Science* 200: 727-30.

Park, Chung G., Robert A. Helliwell, and François Lefeuvre. 1983. "Ground Observations of Power Line Radiation Coupled to the Ionosphere and Magnetosphere." *Space Science Reviews* 35: 131-37.

Park, Eun-sung, Hee Young Kim, and Dong-ho Youn. 2013. "The Primo Vascular Structures Alongside Nervous System: Its Discovery and Functional Limitation." *Evidence-Based Complementary and Alternative Medicine*, article ID 538350.

Park, Joong Wha, In Soo Hong, Jin Ha Yoon, and Hyun-Won Kim. 2004. "Migration of Lipiodol Along the Meridian Line." *Journal of International Society of Life Information Science* 22(2): 592-94.

Parrot, Michel, Oleg A. Molchanov, Mikhail M. Mogilevski, and François Lefeuvre. 1991. "Daily Variations of ELF Data Observed by a Low-altitude Satellite." *Geophysical Research Letters* 18(6): 1039-42.

Parrot, Michel, František Němec, Ondřej Santolík, and Jean-Jacques Berthelier. 2005. "ELF Magnetospheric Lines Observed by DEMETER." *Annales Geophysicae* 23: 3301-11.

Parrot, Michel and Youri Zaslavski. 1996. "Physical Mechanisms of Man-Made Influences on the Magnetosphere." *Surveys in Geophysics* 17: 67-100.

Pellegrino, Fernando C. and Roberto E. P. Sica. 2004. "Canine Electroencephalographic Recording Technique: Findings in Normal and Epileptic Dogs." *Clinical Neurophysiology* 115: 477-87.

Peratt, Anthony L. 1989a. "Plasma Cosmology. Part I. Interpretations of the Visible Universe." *The World and I*, August, pp. 294-301.

———. 1989b. "Plasma Cosmology. Part II. The Universe is a Sea of Electrically Charged Particles." *The World and I*, September, pp. 307-17.

———. 1990. "Not with a Bang." *The Sciences*, January/February, pp. 24-32.

———. 1992. *Physics of the Plasma Universe*. New York: Springer.

———. 1995. "Introduction to Plasma Astrophysics and Cosmology." *Astrophysics and Space Science* 227: 3-11.

Persinger, Michael A., ed. 1974. *ELF and VLF Electromagnetic Field Effects*. New York: Plenum.

Persinger, Michael A., H. Wolfgang Ludwig, and Klaus-Peter Ossenkopp. 1973. "Psychophysiological Effects of Extremely Low Frequency Electromagnetic Fields: A Review." *Perceptual and Motor Skills* 36: 1131-59.

Planté, Gaston. 1878. "Electrical Analogies with Natural Phenomena." *Nature* 17: 226-29, 385-87.

Pouillet, Claude Servais Mathias. 1853. *Éléments de Physique expérimentale et de Météorologie*, 6th ed. Paris: L. Hachette.

Preece, William Henry. 1894. "Earth Currents." *Nature* 49: 554.

Randall, Walter and Walter S. Moos. 1993. "The 11-Year Cycle in Human Births." *International Journal of Biometeorology* 37(2): 72-77.

Randall, Walter. 1990. "The Solar Wind and Human Birth Rate: A Possible Relationship Due to Magnetic Disturbances." *International Journal of Biometeorology* 34(1): 42-48.

Reichmanis, Maria, Andrew A. Marino, and Robert O. Becker. 1979. "Laplace Plane Analysis of

Impedance on the H Meridian." *American Journal of Chinese Medicine* 7(2): 188-93.

Reiter, Reinhold. 1954. "Umwelteinflüsse auf die Reaktionszeit des gesunden Menschen." *Münchener medizinische Wochenschrift* 96(17, 18): 479-81, 526-29.

———. 1969. "Solar Flares and Their Impact on Potential Gradient and Air-Earth Current Characteristics at High Mountain Stations." *Pure and Applied Geophysics* 72(1): 259-67.

———. 1976. "The Electric Potential of the Ionosphere as Controlled by the Solar Magnetic Sector Structure." *Naturwissenschaften* 63(4): 192-93.

Rheinberger, Margaret B. and Herbert H. Jasper. 1937. "Electrical Activity of the Cerebral Cortex in the Unanesthetized Cat." *American Journal of Physiology* 119: 186-96.

Robinson, G.H. 1966. "Harmonic Phenomena Associated with the Benmore-Haywards H.V.D.C. Transmission Scheme." *New Zealand Engineering*, January 15, pp. 16-28.

Roble, R.G. 1991. "On Modeling Component Processes in the Earth's Global Electric Circuit." *Journal of Atmospheric and Terrestrical Physics* 53(9): 831-47.

Rooney, W.J. 1939. "Earth Currents." In: J.A. Fleming, ed., *Terrestrial Magnetism and Electricity* (New York: McGraw-Hill), pp. 270-307.

Rosenberg, Theodore J., Robert A. Helliwell, and John P. Katsufrakis. 1971. "Electron Precipitation Associated with Discrete Very-Low-Frequency Emissions." *Journal of Geophysical Research* 76(34): 8445-52.

Ruckebusch, Y. 1963. "L'électroencéphalogramme normal du chien." *Revue de Médecine Vétérinaire* 114(1): 119-34.

Rycroft, Michael J. 1965. "Resonances of the Earth-Ionosphere Cavity Observed at Cambridge, England." *Radio Science* 69D(8): 1071-81.

———. 2006. "Electrical Processes Coupling the Atmosphere and Ionosphere: An Overview." *Journal of Atmospheric and Solar-Terrestrical Physics* 68: 445-56.

Sá, Luiz Alexandre Nogueira de. 1990. "A Wave-Particle-Wave Interaction Mechanism as a Cause of VLF Triggered Emissions." *Journal of Geophysical Research* 95(A8): 12,277-86.

Schlegel, Kristian and Martin Füllekrug. 2002. "Weltweite Ortung von Blitzen: 50 Jahre Schumann-Resonanzen." *Physik in unserer Zeit* 33(6): 256-61.

Schulz, Nicolas. 1961. "Lymphocytose relative et l'activité solaire." *Revue médicale de Nancy* 6: 541-44.

Schumann, Winfried O. and Herbert L. König. 1954. "Über die Beobachtung von 'Atmospherics' bei geringsten Frequenzen." *Naturwissenschaften* 41(8): 183-84.

Shin, Hak-Soo, Hyeon-Min Johng, Byung-Cheon Lee, Sung-Il Cho, Kyung-Soon Soh, Ku-Youn Baik, Jung-Sun Yoo, and Kwang-Sup Soh. 2005. "Feulgen Reaction Study of Novel Threadlike Structures (Bonghan Ducts) on the Surface of Mammalian Organs." *Anatomical Record* 284B: 35-40.

Soh, Kwang-Sup, Kyung A. Kang, and David K. Harrison, eds. 2012. *The Primo Vascular System*. New York: Springer.

Soh, Kwang-Sup, Kyung A. Kang, and Yeon Hee Ryu. 2013. "50 Years of Bong-Han Theory and 10 Years of Primo Vascular System." *Evidence-Based Complementary and Alternative Medicine*, article ID 587827.

Starwynn, Darren. 2002. "Electrophysiology and the Acupuncture Systems." *Medical Acupuncture* 13(1): article 7.

Stiles, Gardiner S. and Robert A. Helliwell. 1975. "Frequency-Time Behavior of Artificially Stimulated VLF Emissions." *Journal of Geophysical Research* 80(4): 608-18.

Stoupel Eliyahu, J. Abramson, Stanislava Domarkiene, Michael Shimshoni, and Jaqueline Sulkes. 1997. "Space Proton Flux and the Temporal Distribution of Cardiovascular Deaths." *International Journal of Biometeorolgoy* 40(2): 113-16.

Stoupel, Eliyahu, Helena Frimer, Zvi Appelman, Ziva Ben-Neriah, Hanna Dar, Moshe D. Fejgin, Ruth Gershoni-Baruch, Esther Manor, Gad Barkai, Stavit Shalev, Zully Gelman-Kohan, Orit Reish, Dorit Lev, Bella Davidov, Boleslaw Goldman, and Mordechai Shohat. 2005. "Chromosome Aberration and Environmental Physical Activity: Down Syndrome and Solar and Cosmic Ray Activity, Israel, 1990-2000." *International Journal of Biometeorology* 50(1): 1-5.

Stoupel, Eliyahu, Jadviga Petrauskiene, Ramunė Kalėdienė, Evgeny Abramson, and Jacqueline Sulkes. 1995. "Clinical Cosmobiology: The Lithuanian Study 1990-1992." *International Journal of Biometeorology* 38(4): 204-8.

Stoupel, Eliyahu, Ramunė Kalėdienė, Jadvyga Petrauskienė, Skirmantė Starkuvienė, Evgeny Abramson, Peter Israelevich, and Jaqueline Sulkes. 2007. "Clinical Cosmobiology: Distribution of Deaths During 180 Months and Cosmophysical Activity. The Lithuanian Study, 1990-2004: The Role of Cosmic Rays." *Medicina (Kaunas)* 43(10): 824-31.

Sulman, Felix Gad. 1976. *Health, Weather and Climate*. Basel: Karger.

———. 1980. *The Effect of Air Ionization, Electric Fields, Atmospherics and Other Electric Phenomena on Man and Animal.* Springfield, Ill.: Charles C. Thomas.

———. 1982. *Short-and Long-Term Changes in Climate*, 2 vols. Boca Raton, FL: CRC Press.

Szarka, László. 1988. "Geophysical Aspects of Man-Made Electromagnetic Noise in the Earth – A Review." *Surveys in Geophysics* 9: 287-318.

Tait, Peter Guthrie. 1884. "On Various Suggestions as to the Source of Atmospheric Electricity." *Nature* 29: 517.

Tatnall, Adrian R. L., J. P. Matthews, Ken Bullough, and Thomas Reeve Kaiser. 1983. "Power-Line Harmonic Radiation and the Electron Slot." *Space Science Reviews* 35(2): 139-73.

Tomizawa, Ichiro and Takeo Yoshino. 1984. "Power Line Radiation over Northern Europe Observed on the Balloon B_{15}-1N." *Memoirs of the National Institute of Polar Research*, Special Issue 31: 115-23.

Tomizawa, Ichiro, Hayato Nishida, and Takeo Yoshino. 1995. "A New-Type Source of Power Line Harmonic Radiation Possibly Located on the Kola Peninsula." *Journal of Geomagnetism and Geoelectricity* 47: 213-29.

Tomizawa, Ichiro, Takeo Yoshino, and Hayato Sasaki. 1985. "Geomagnetic Effect on Electromagnetic Field Strength of Power Line Radiation Over Northern Europe Observed on the Balloons B15-1N and B15-2N." *Memoirs of the National Institute of Polar Research*, Special Issue 36: 181-90.

Trakhtengerts, Victor Y. and Michael J. Rycroft. 2000. "Whistler-Electron Interactions in the Magnetosphere: New Results and Novel Approaches." *Journal of Atmospheric and Solar-Terrestrial Physics* 62: 1719-33.

Tromp, Solco W. 1963. *Medical Biometeorology: Weather, Climate and the Living Organism.* Amsterdam: Elsevier.

Trowbridge, John. 1880. "The Earth as a Conductor of Electricity." *American Journal of Science*, 3rd ser., 20: 138-41.

Vampola, Alfred L. 1987. "Electron Precipitation in the Vicinity of a VLF Transmitter." *Journal of Geophysical Research* 92(A5): 4525-32.

Vampola, Alfred L. and C. D. Adams. 1988. "Outer Zone Electron Precipitation Produced by a VLF Transmitter." *Journal of Geophysical Research* 93(A3): 1849-58.

Van Nostrand's Engineering Magazine. 1874. "Terrestrial Electricity." 10: 440-42. Villante, U., M. Vellante, A. Piancatelli, A. Di Cienzo, T. L. Zhang, W. Magnes, V.

Wesztergom, and A. Meloni. 2004. "Some Aspects of Man-made Contamination on ULF Measurements." *Annales Geophysicae* 22: 1335-45.

Vodyanoy, Vitaly, Oleg Pustovyy, Ludmila Globa, and Iryna Sorokulova. 2015. "Primo-Vascular System as Presented by Bong Han Kim." *Evidence-Based Complementary and Alternative Medicine*, article ID 361974.

Volland, Hans, ed. 1982. *Handbook of Atmospherics*, 2 vols. Boca Raton, FL: CRC Press.

———. 1987. "Electromagnetic Coupling between Lower and Upper Atmosphere." *Physica Scripta* T18: 289-97.

———. 1995. *Handbook of Atmospheric Electrodynamics*, 2 vols. Boca Raton, FL: CRC Press.

Watt, A. D. and E. L. Maxwell. 1957. "Characteristics of Atmospheric Noise from 1 to 100 KC." *Proceedings of the IRE* 45: 787-94.

Wei, Jianzi, Huijuan Mao, Yu Zhou, Lina Wang, Sheng Liu, and Xueyong Shen. 2012. "Research on Nonlinear Feature of Electrical Resistance of Acupuncture Points." *Evidence-Based Complementary and Alternative Medicine*, article ID 179657.

Wever, Rütger A. 1973. "Human Circadian Rhythms under the Influence of Weak Electric Fields and the Different Aspects of These Studies." *International Journal of Biometeorology* 17(3): 227-32.

———. 1974. "ELF-Effects on Human Circadian Rhythms." In: Michael A. Persinger, ed., *ELF and VLF Electromagnetic Field Effects* (New York: Plenum), pp. 101-44.

———. 1992. "Circadian Rhythmicity of Man under the Influence of Weak Electromagnetic Fields." In: Martin C. Moore-Ede, Scott S. Campbell, and Russel J. Reiter, eds., *Electromagnetic Fields and Circadian Rhythmicity* (Boston: Birkhäuser), pp. 121-39.

Williams, Earle R. 2009. "The Global Electrical Circuit: A Review." *Atmospheric Research* 91(2-4): 140-52.

Wu, B., X. Hu, and J. Xu. 1993. "Effect of Increase and Decrease of Measurement Voltage on Skin Impedance." *Zhen Ci Yan Jiu* ("Acupuncture Research") 18(2): 104-7 (in Chinese).

Yearby, Keith H., Andy J. Smith, Thomas Reeve Kaiser, and Ken Bullough. 1983. "Power Line Harmonic Radiation in Newfoundland." *Journal of Atmospheric and Terrestrial Physics* 45(6): 409-19.

Xiang, Zhu Zong, Xu Rui Ming, Xie Jung Guo, and Yu Shu Zhuang. 1984. "Experimental Meridian Line of Stomach and Its Low Impedance Nature." *Acupuncture and Electro-therapeutics Research* 9(3): 157-64.

Zhang, Weibo, Ruimin Xu, and Zongxian Zhu. 1999. "The Influence of Acupuncture on the Impedance Measured by Four Electrodes on Meridians." *Acupuncture and Electro-therapeutics Research* 24(3-4): 181-88.

Kapitel 10

Aartsma, Thijs J. and Jan Amesz. 1996. "Reaction Center and Antenna Processes in Photosynthesis at Low Temperature." *Photosynthesis Research* 48: 99-106.

Abdelmelek, H., A. El-May Ben Hamouda, Mohamed Ben Salem, Jean-Marc Pequignot, and Mohsen Sakly. 2003. "Electrical Conduction through Nerve and DNA." *Chinese Journal of Physiology* 46(3): 137-41.

Adey, William Ross. 1993. "Whispering Between Cells: Electromagnetic Fields and Regulatory Mechanisms in Tissue." *Frontier Perspectives* 3(2): 21-25.

Adler, Alan D. 1970. "Solid State Possibilities of Porphyrin Structures." *Journal of Polymer Science: Part C* 29: 73-79.

———. 1973. "Porphyrins as Model Systems for Studying Structural Relationships." *Annals of the New York Academy of Sciences* 206: 7-17.

Adler, Alan D., Veronika Váradi, and Nancy Wilson. 1975. "Porphyrins, Power, and Pollution." *Annals of the New York Academy of Sciences* 244: 685-94.

Alley, Michael C., Eva K. Killam, and Gerald L. Fisher. 1981. "The Influence of d-Penicillamine Treatment upon Seizure Activity and Trace Metal Status in the Senegalese Baboon, *Papio Papio*." *Journal of Pharmacology and Experimental Therapeutics* 217(1): 138-46.

Andant, Christophe, Hervé Puy, Jean Faivre, and Jean-Charles Deybach. 1998. "Acute Hepatic Porphyrias and Primary Liver Cancer." *New England Journal of Medicine* 338(25): 1853-54.

Apeagyei, Eric, Michael S. Bank, and John D. Spengler. 2011. "Distribution of Heavy Metals in Road Dust Along an Urban-Rural Gradient in Massachusetts." *Atmospheric Environment* 45: 2310-23.

Aramaki, Shinji, Ruichi Yoshiyama, Masayoshi Sakai, and Noboru Ono. 2005. "P-19: High Performance Porphyrin Semiconductor for Transistor Applications." *SID 05 Digest*: 296-99.

Arnold, William. 1965. "An Electron-Hole Picture of Photosynthesis." *Journal of Physical Chemistry* 69(3): 788-91.

Arnold, William and Roderick K. Clayton. 1960. "The First Step in Photosynthesis: Evidence for Its Electronic Nature." *Proceedings of the National Academy of Sciences* 46(6): 769-76.

Arnold, William and Helen K. Sherwood. 1957. "Are Chloroplasts Semiconductors?" *Proceedings of the National Academy of Sciences* 43(1): 105-14.

Asbury, Arthur K., Richard L. Sidman, and Merrill K. Wolf. 1966. "Drug-Induced Porphyrin Accumulation in the Nervous System." *Neurology* 16(3): 299. Abstract.

Assaf, S. Y. and Shin-Ho Chung. 1984. "Release of Endogenous Zn2+ from Brain Tissue during Activity." *Nature* 308: 734-36.

Athenstaedt, Herbert. 1974. "Pyroelectric and Piezoelectric Properties of Vertebrates." *Annals of the New York Academy of Sciences* 238: 68-94.

Barbeau, André. 1974. "Zinc, Taurine, and Epilepsy." *Archives of Neurology* 30: 52-58.

Bassham, James A. and Melvin Calvin. 1955. *Photosynthesis.* U.S. Atomic Energy Com-mission, report no. UCRL-2853.

Baum, Larry, Iris Hiu Shuen Chan, Stanley Kwok-Kuen Cheung, William B. Goggins, Vincent Mok, Linda Lam, Vivian Leung, Elsie Hui, Chelsia Ng, Jean Woo, Helen Fung Kum Chiu, Benny Chung-Ying Zee, William Cheng,

Ming-Houng Chan, Samuel Szeto, Victor Lui, Joshua Tsoh, Ashley I. Bush, Christopher Wai Kei Lam, and Timothy Kwok. 2010. "Serum Zinc is Decreased in Alzheimer's Disease and Serum Arsenic Correlates Positively with Cognitive Ability." *Biometals* 23: 173-79.

Becker, David Morris and Sidney Kramer. 1977. "The Neurological Manifestations of Porphyria: A Review." *Medicine* 56(5): 411-23.

Becker, David Morris and Frederick Wolfgram. 1978. "Porphyrins in Myelin-and Non-myelin Fractions of Bovine White Matter." *Journal of Neurochemistry* 31: 1109-11.

Becker, Robert Otto. 1960. "The Bioelectric Field Pattern in the Salamander and Its Simulation by an Electronic Analog." *IRE Transactions on Medical Electronics* ME-7(3): 202-7.

———. 1961a. "Search for Evidence of Axial Current Flow in Peripheral Nerves of Salamander." *Science* 134: 101-2.

———. 1961b. "The Bioelectric Factors in Amphibian-Limb Regeneration." *Journal of Bone and Joint Surgery* 43-A(5): 643-56.

Becker, Robert O. and Andrew A. Marino. 1982. *Electromagnetism and Life*. Albany: State University of New York Press.

Becker, Robert O. and Gary Selden. 1985. *The Body Electric: Electromagnetism and the Foundation of Life*. New York: William Morrow.

Berman, J. and T. Bielický. 1956. "Einige äußere Faktoren in der Ätiologie der Porphyria cutanea tarda und des Diabetes mellitus mit besonderer Berücksichtigung der syphilitischen Infektion und ihrer Behandlung." *Dermatologica* 113: 78-87.

Bernal, John Desmond. 1949. "The Physical Basis of Life." *Proceedings of the Physical Society, Section A*, vol. 62, part 9, no. 357A, pp. 537-58.

Blanshard, T. Paul. 1953. "Isolation from Mammalian Brain of Coproporphyrin III and a Uro-Type Porphyrin." *Proceedings of the Society for Experimental Biology and Medicine* 83: 512-13.

Bonkowsky, Herbert L., Donald P. Tschudy, Eugene C. Weinbach, Paul S. Ebert, and Joyce M. Doherty. 1975. "Porphyrin Synthesis and Mitochondrial Respiration in Acute Intermittent Porphyria: Studies Using Cultured Human Fibroblasts." *Journal of Laboratory and Clinical Medicine* 85(1): 93-102.

Bonkowsky, Herbert L. and Wolfgang Schady. 1982. "Neurologic Manifestations of Acute Porphyria." *Seminars in Liver Disease* 2(2): 108-24.

Borgens, Richard B. 1982. "What is the Role of Naturally Produced Electric Current in Vertebrate Regeneration and Healing?" *International Review of Cytology* 76: 245-98.

Borgens, Richard B., Kenneth R. Robinson, Joseph W. Vanable, Jr., and Michael E. McGinnis. 1989. *Electric Fields in Vertebrate Repair: Natural and Applied Voltages in Vertebrate Regeneration and Healing*. New York: Alan R. Liss.

Boyle, Neil J. and Donal P. Murray. 1993. "Unusual Presentation of Porphyria Cutanea Tarda." *Lancet* 2: 186.

Brodie, Martin J., George G. Thompson, Michael R. Moore, Alistair D. Beattie, and Abraham Goldberg. 1977. "Hereditary Coproporphyria." *Quarterly Journal of Medicine* 46: 229-41.

Brown, Glenn H. and Jerome J. Wolken. 1979. *Liquid Crystals and Biological Structures*. New York: Academic.

Burr, Harold Saxton. 1940. "Electrical Correlates of the Menstrual Cycle in Women." *Yale Journal of Biology and Medicine* 12(4): 335-44.

———. 1942. "Electrical Correlates of Growth in Corn Roots." *Yale Journal of Biology and Medicine* 14(6): 581-88.

———. 1943. "An Electrometric Study of Mimosa." *Yale Journal of Biology and Medicine* 15(6): 823-29.

———. 1944a. "Moon-Madness." *Yale Journal of Biology and Medicine* 16(3): 249-56.

———. 1944b. "Potential Gradients in Living Systems and Their Measurements." In: Otto Glasser, ed., *Medical Physics* (Chicago: Yearbook), pp. 1117-21.

———. 1944c. "The Meaning of Bio-electric Potentials." *Yale Journal of Biology and Medicine* 16(4): 353-60.

———. 1945a. "Variables in DC Measurement." *Yale Journal of Biology and Medicine* 17(3): 465-78.

———. 1945b. "Diurnal Potentials in the Maple Tree." *Yale Journal of Biology and Medicine* 17(6): 727-34.

———. 1950. "Electro-cyclic Phenomena: Recording Life Dynamics of Oak Trees." *The Yale Scientific Magazine*, December, pp. 9-10, 32-36, 38, 40.

———. 1956. "Effect of a Severe Storm on Electrical Properties of a Tree and the Earth." *Science* 124: 1204-5.

———. 1972. *Blueprint for Immortality: The Electric Patterns of Life*. Saffron Walden, England: C. W. Daniel. Burr, Harold Saxton, R. T. Hill, and Edgar Allen. 1935. "Detection of Ovulation in the Intact Rabbit." *Proceedings of the Society for Experimental Biology and Medicine* 33: 109-11.

Burr, Harold Saxton and Carl Iver Hovland. 1937. "Bio-Electric Correlates of Development in Amblystoma." *Yale Journal of Biology and Medicine* 9(6): 541-49.

Burr, Harold Saxton and Cecil Taverner Lane. 1935. "Electrical Characteristics of Living Systems." *Yale Journal of Biology and Medicine* 8(1): 31-35.

Burr, Harold Saxton and Dorothy S. Barton. 1938. "Steady-State Electrical Properties of the Human Organism during Sleep." *Yale Journal of Biology and Medicine* 10(3): 271-74.

Burr, Harold Saxton and Luther K. Musselman. 1936. "Bio-electric Phenomena Associated with Menstruation." *Yale Journal of Biology and Medicine* 9(2): 155-58.

———. 1938. "Bio-Electric Correlates of the Menstrual Cycle in Women." *American Journal of Obstetrics and Gynecology* 35(5): 743-51.

Burr, Harold Saxton, Luther K. Musselman, Dorothy S. Barton, and Naomi B. Kelly. 1937a. "Bio-electric Correlates of Human Ovulation." *Yale Journal of Biology and Medicine* 10(2): 155-60.

———. 1937b. "A Bio-electric Record of Human Ovulation." *Science* 86: 312.

Bush, Ashley I. and Rudolph E. Tanzi. 2008. "Therapeutics for Alzheimer's Disease Based on the Metal Hypothesis." *Neurotherapeutics* 5(3): 421-32.

Bush, Ashley I., Warren H. Pettingell, Gerd Multhaup, Marc d. Paradis, Jean-Paul Vonsattel, James F. Gusella, Konrad Beyreuther, Colin L. Masters, and Rudolph E. Tanzi. 1994. "Rapid Induction of Alzheimer Aβ Amyloid Formation by Zinc." *Science* 265: 1464-67.

Bylesjö, Ingemar. 2008. "Epidemiological, Clinical and Pathogenetic Studies of Acute Intermittent Porphyria." Medical dissertation, Family Medicine, Dept. of Public Health and Clinical Medicine, Umeå University, Sweden.

Calvin, Melvin. 1958. "From Microstructure to Macrostructure and Function in the Photochemical Apparatus." *Brookhaven Symposia in Biology* 11: 160-79.

Cardew, Martin H. and Daniel Douglas Eley. 1959. "The Semiconductivity of Organic Substances. Part 3 – Haemoglobin and Some Amino Acids." *Discussions of the Faraday Society* 27: 115-28.

Chisolm, J. Julian, Jr. 1992. "The Porphyrias." In: Richard E. Behrman, ed., *Nelson Textbook of Pediatrics*, 14th ed. (Philadelphia: W. B. Saunders), pp. 384-90.

Choi, D. W., M. Yokoyama, and J. Koh. 1988. "Zinc Neurotoxicity in Cortical Cell Culture." *Neuroscience* 24(1): 67-79.

Chung, Yong-Gu, Jon A. Schwartz, Raymond E. Sawayo, and Steven L. Jacques. 1997. "Diagnostic Potential of Laser-Induced Autofluorescence Emission in Brain Tissue." *Journal of Korean Medical Science* 12: 135-42.

Clayton, Roderick K. 1962. "Recent Developments in Photosynthesis." *Microbiology and Molecular Biology Reviews* 26 (2 parts 1-2): 151-64.

Cope, Freeman Widener. 1970. "The Solid-State Physics of Electron and Ion Transport in Biology." *Advances in Biological and Medical Physics* 13: 1-42.

———. 1973. "Supramolecular Biology: A Solid State Physical Approach to Ion and Electron Transport." *Annals of the New York Academy of Scinces* 204: 416-33.

———. 1975. "A Review of the Applications of Solid State Physics Concepts to Biological Systems." *Journal of Biological Physics* 3(1): 1-41.

———. 1979. "Semiconduction as the Mechanism of the Cytochrome Oxidase Reaction. Low Activation Energy of Semiconduction Measured for Cytochrome Oxidase Protein. Solid State Theory of Cytochrome Oxidase Predicts Observed Kinetic Peculiarities." *Physiological Chemistry and Physics* 11: 261-62.

Crane, Eva E. 1950. "Bioelectric Potentials, Their Maintenance and Function." *Progress in Biophysics and Biophysical Chemistry* 1: 85-136.

Crile, George Washington. 1926. *A Bipolar Theory of Living Processes.* New York: Macmillan.

———. 1936. *The Phenomena of Life: A Radio-Electric Interpretation.* New York: W. W. Norton.

Cristóvão, Joana S., Renata Santos, and Cláudio M. Gomes. 2016. "Metals and Neuronal Metal Binding Proteins Implicated in Alzheimer's Disease." *Oxidative Medicine and Cellular Longevity*, article ID 9812178.

Crimlisk, Helen L. 1997. "The Little Imitator – Porphyria: A Neuropsychiatric Disorder." *Journal of Neurology, Neurosurgery, and Psychiatry* 62(4): 319-28.

Cuajungco, Math P., Kyle Y. Fagét, Xudong Huang, Rudolph E. Tanzi, and Ashley I. Bush. 2000. "Metal Chelation as a Potential Therapy for Alzheimer's Disease." *Annals of the New York Academy of Sciences* 920: 292-304.

Darus, Fairus Muhamad, Rabiatul Adawiyah Nasir, Siti Mariam Sumari, Zitty Sarah Ismail, and Nur Aliah Omar. 2012. "Heavy Metals Composition of Indoor Dust in Nursery Schools Building." *Procedia – Social and Behavioral Sciences* 38: 169-75.

Dolphin, David, ed. 1978-79. *The Porphyrias*, 7 vols. New York: Academic.

Donald, G. F., G. A. Hunter, W. Roman, and Adelheid E. J. Taylor. 1965. "Cutaneous Porphyria: Favourable Results in Twelve Cases Treated by Chelation." *American Journal of Dermatology* 8(2): 97-115.

Dorfman, W. A. 1934. "Electrical Polarity of the Amphibian Egg and Its Reversal Through Fertilization." *Protoplasma* 21(2): 245-57.

Downey, David C. 1992. "Fatigue Syndromes: New Thoughts and Reinterpretation of Previous Data." *Medical Hypotheses* 39: 185-90.

———. 1994. "Hereditary Coproporphyria." *British Journal of Clinical Practice* 48(2): 97-99.

Durkó, Irene, Jósef Engelhardt, János Szilárd, Krisztina Baraczka, and György Gál. 1984. "The Effect of Haemodialysis on the Excretion of the Mauve Factor in Schizophrenia." *Journal of Orthomolecular Psychiatry* 13(4): 222-32.

Eilenberg, M. D. and B. A. Scobie. 1960. "Prolonged Neuropsychiatric Disability and Cardiomyopathy in Acute Intermittent Porphyria." *British Medical Journal* 1: 858-59.

Elbagermi, M. A., H. G. M. Edwards, and A. I. Alajtal. 2013. "Monitoring of Heavy Metals Content in Soil Collected from City Centre and Industrial Areas of Misurata, Libya." *International Journal of Analytical Chemistry*, article ID 312581.

Eley, Daniel Douglas and D. I. Spivey. 1960. "The Semiconductivity of Organic Substances. Part 6 – A Range of Proteins." *Transactions of the Faraday Society* 56: 1432-42.

———. 1962. "The Semiconductivity of Organic Substances. Part 8. Porphyrins and Dipyrromethenes." *Transactions of the Faraday Society* 58: 405-10.

Ellefson, Ralph D. and R. E. Ford. 1996. "The Porphyrias: Characteristics and Laboratory Tests." 1996. *Regulatory Toxicology and Pharmacology* 24: S119-S125.

Felitsyn, Natalia, Colin McLeod, Albert L. Shroads, Peter W. Stacpoole, and Lucia Notterpek. 2008. "The Heme Precursor Delta-Aminolevulinate Blocks Peripheral Myelin Formation." *Journal of Neurochemistry* 106(5): 2068-79.

Fisch, Michael R. 2004. *Liquid Crystals, Laptops and Life*. Singapore: World Scientific.

Fishbein, Alf, John C. Thornton, Ruth Lilis, José A. Valciukas, Jonine Bernstein, and Irving J. Selikoff. 1980. "Zinc Protoporphyrin, Blood Lead and Clinical Symptoms in Two Occupational Groups with Low-Level Exposure to Lead." *American Journal of Industrial Medicine* 1: 391-99.

Flinn, J. M., D. Hunter, D. H. Linkous, A. Lanzirotti, L. N. Smith, J. Brightwell, and B. F. Jones. 2005. "Enhanced Zinc Consumption Causes Memory Deficits and Increased Brain Levels of Zinc." *Physiology and Behavior* 83: 793-803.

Frederickson, Christopher J., Wolfgang Maret, and Math P. Cuajungco. 2004. "Zinc and Excitotoxic Brain Injury: A New Model." *Neuroscientist* 10(1): 19-25.

Frey, Allan H. 1971. "Biological Function as Influenced by Low Power Modulated RF Energy." *IEEE Transactions on Microwave Theory and Techniques* MTT-19(2): 153-64.

———. 1988. "Evolution and Results of Biological Research with Low-Intensity Nonionizing Radiation." In: Andrew A. Marino, ed., *Modern Bioelectricity* (New York: Marcel Dekker), pp. 785-837.

Fukuda, Eiichi. 1974. "Piezoelectic Properties of Organic Polymers." *Annals of the New York Academy of Sciences* 238: 7-25.

Garrett, C. G. B. 1959. "Organic Semiconductors." In: N. B. Hannay, ed., *Semiconductors* (New York: Reinhold Publishing Corp.), pp. 634-75.

Gibney, G. N., I. H. Jones, and J. H. Meek. 1972. "Schizophrenia in association with erythropoietic protoporphyria – report of a case." *British Journal of Psychiatry* 121: 79-81.

Gilyarovskiy, V. A., I. M. Liventsev, Yu. Ye. Segal', and Z. A. Kirillova. 1958. *Electroson (kliniko-fiziologicheskoye issledovaniye)*. Moscow. In English Translation as *Electric Sleep (A Clinical-Physiological Investigation)*. JPRS 2278.

Goldberg, Abraham. 1959. "Acute Intermittent Porphyria: A Study of 50 Cases." *Quarterly Journal of Medicine* 28: 183-209.

Goldberg, Abraham and Michael R. Moore, eds. 1980. *The Porphyrias.* Vol. 9, no. 2 of *Clinics in Haematology*.

Granick, S. and H. Gilder. 1945. "The Structure, Function and Inhibitory Action of Porphyrins." *Science* 101: 540.

Hagemann, Ole and Frederik Krebs. 2013. "Syntheses of Asymmetric Porphyrins for Photovoltaics." Polymer Solar Cell Initiative, Danish Polymer Centre, Risø National Laboratory, Roskilde, Denmark. www.risoe.dk/solarcells.

Halpern, R. M. and H. G. Copsey. 1946. "Acute Idiopathic Porphyria; Report of a Case." *Medical Clinics of North America* 30: 385-96.

Hamadani, Jena D., George J. Fuchs, Saskia J. M. Osendarp, F. Khatun, Syed N. Huda, and Sally M. Grantham-McGregor. 2001. "Randomized Controlled Trial of the Effect of Zinc Supplementation on the Mental Development of Bangladeshi Infants." *American Journal of Clinical Nutrition* 74: 381-86.

Hamadani, Jena D, George J. Fuchs, Saskia J. M. Osendarp, Syed N. Huda, and Sally M. Grantham-McGregor. 2002. "Zinc Supplementation During Pregnancy and Effects on Mental Development and Behaviour of Infants: A Follow-up Study." *Lancet* 360: 290-94.

Hancock, Sara M., David I. Finkelstein, and Paul A. Adlard. 2014. "Glia and Zinc in Ageing and Alzheimer's Disease: A Mechanism for Cognitive Decline?" *Frontiers in Aging Neuroscience* 6: 137.

Hardell, Lennart, Nils-Olof Bengtsson, U. Jonsson, S. Eriksson, and Lars-Gunnar Larsson. 1984. "Aetiological Aspects on Primary Liver Cancer with Special Regard to Alcohol, Organic Solvents and Acute Intermittent Porphyria – an Epidemiological Investigation." *British Journal of Cancer* 50: 389-97.

Hargittai, Pál T. and Edward M. Lieberman. 1991. "Axon-Glia Interactions in the Crayfish: Glial Cell Oxygen Consumption is Tightly Coupled to Axon Metabolism." *Glia* 4(4): 417-23.

Hashim, Zawiah, Leslie Woodhouse, and Janet C. King. 1996. "Interindividual Variation in Circulating Zinc Concentrations among Healthy Adult Men and Women." *International Journal of Food Sciences and Nutrition* 47: 393-90.

Hengstman, G. H., K. F. de Laat, B. Jacobs, and B. G. van Engelen. 2009. "Sensorimotor Axonal Polyneuropathy without Hepatic Failure in Erythropoietic Protoporphyria." *Journal of Clinical Neuromuscular Disease* 11(2): 72-76.

Herrick, Ariane L., B. Miles Fisher, Michael R. Moore, Sylvia Cathcart, Kenneth E. L. McColl, and Abraham Goldberg. 1990. "Elevation of Blood Lactate and Pyruvate Levels in Acute Intermittent Porphyria – A Reflection of Haem Deficiency?" *Clinica Chimica Acta* 190(3): 157-62.

Ho, Mae-Wan. 1993. *The Rainbow and the Worm: The Physics of Organisms*. Singapore: World Scientific.

———. 1996. "Bioenergetics and Biocommunication." In: R. Cuthbertson, M. Holcombe, and R. Paton, eds., *Computation in Cellular and Molecular Biological Systems* (Singapore: World Scientific), pp. 251-64.

———. 2003. "From 'Molecular Machines' to Coherent Organisms." In: Francesco Musumeci, Larissa S. Brizhik, and Mae-Wan Ho, eds., *Energy and Information Transfer in Biological Systems* (Singapore: World Scientific), pp. 63-81.

———. 2008. *The Rainbow and the Worm: The Physics of Organisms*, 3rd ed. Singapore: World Scientific.

Ho, Mae-Wan, Julian Haffegee, Richard Newton, Yu-Ming Zhou, John S. Bolton, and Stephen Ross. 1996. "Organisms as Polyphasic Liquid Crystals." *Bioelectrochemistry and Bioenergetics* 41: 81-91.

Hoffer, A. and H. Osmond. 1963. "Malvaria: A New Psychiatric Disease." *Acta Psychiatrica Scandinavica* 39: 335-66.

Holtmann, W. and Ch. Xenakis. 1978. "Neurologische und psychiatrische Störungen bei Porphyria cutanea tarda." *Nervenarzt* 49: 282-84.

———. 1979. "Stellungnahme zum Kommentar von C. A. Pierach über die Arbeit von W. Holtman und Ch. Xenakis: 'Neurologische und psychiatrische Störungen bei Porphyria cutanea tarda.'" *Nervenarzt* 50: 542-43.

Hunt, Tam. 2013. "The Rainbow and the Worm: Establishing a New Physics of Life." *Communicative and Integrative Biology* 6(2): e23149.

Huszák, I., Irene Durkó, and K. Karsai. 1972. "Experimental Data to the Pathogenesis of Cryptopyrrole Excretion in Schizophrenia, I." *Acta*

Physiologica Academiae Scientiarum Hungaricae 42(1): 79-86.

Ichimura, Shoji. 1960. "The Photoconductivity of Chloroplasts and the Far Red Light Effect." *Biophysical Journal* 1: 99-109.

Irvine, Donald G. and Lennart Wetterberg. 1972. "Kryptopyrrole-like Sybstance in Acute Intermittent Porphyria." *Lancet* 2: 1201.

Jerman, Igor. 1998. "Electromagnetic Origin of Life." *Electroand Magnetobiology* 17(3): 401-13.

Johnson, Phyllis E., Curtiss D. Hunt, David B. Milne, and Loanne K. Mullen. 1993. "Homeostatic Control of Zinc Metabolism in Men: Zinc Excretion and Balance in Men Fed Diets Low in Zinc." *American Journal of Clinical Nutrition* 57: 557-65.

Katz, E. 1949. "Chlorophyll Fluorescence as an Energy Flowmeter for Photosynthesis." In: James Franck and Walter E. Loomis, eds., *Photosynthesis in Plants* (Ames, IA: Iowa State College Press), pp. 287-92.

Kauppinen, Raili and Pertti Mustajoki. 1988. "Acute Hepatic Porphyria and Hepatocellular Carcinoma." *British Journal of Cancer* 57: 117-20.

Kim, Hooi-Sung, Chun-Ho Kim, Chang-Sik Ha, and Jin-Kook Lee. 2001. "Organic Solar Cell Devices Based on PVK/Porphyrin System." *Synthetic Metals* 117(1-3): 289-91.

King, Janet C., David M. Shames, and Leslie R. Woodhouse. 2000. "Zinc Homeostasis in Humans." *Journal of Nutrition* 130: 1360S-1366S.

Klüver, Heinrich. 1944a. "On Naturally Occurring Porphyrins in the Central Nervous System." *Science* 99: 482-84.

———. 1944b. "Porphyrins, the Nervous System, and Behavior." *Journal of Psychiatry* 17: 209-27.

———. 1967. "Functional Differences between the Occipital and Temporal Lobes." In: Lloyd A. Jeffress, ed., *Cerebral Mechanisms in Behavior – the Hixon Symposium* (New York: Hafner), pp. 147-82.

Kohl, Peter. 2003. "Heterogeneous Cell Coupling in the Heart: An Electrophysiological Role for Fibroblasts." *Circulation Research* 93: 381-83.

Kordač, Václav, Michaela Kozáková, and Pavel Martásek. 1989. "Changes of Myocardial Functions in Acute Hepatic Porphyrias: Role of Heme Arginate Administration." *Annals of Medicine* 21(4): 273-76.

Krijt, Jan, Pavla Stranska, Pavel Maruna, Martin Vokurka, and Jaroslav Sanitrak. 1997. "Herbicide-Induced Experimental Variegate Porphyria in Mice: Tissue Porphyrinogen Accumulation and Response to Porphyrogenic Drugs." *Canadian Journal of Physiology and Pharmacology* 75: 1181-87.

Kuffler, Stephen W. and David D. Potter. 1964. "Glia in the Leech Central Nervous System: Physiological Properties and Neuron-Glia Relationship." *Journal of Neurophysiology* 27: 290-320.

Kulvietis, Vytautas, Eugenijus Zakarevičius, Juozas Lapienis, Gražina Graželienė, Violeta Žalgevičienė, and Ričardas Rotomskis. 2007. "Accumulation of Exogenous Sensitizers in Rat Brain." *Acta Medica Lituanica* 14(3): 219-24.

Labbé, Robert F. 1967. "Metabolic Anomalies in Porphyria: The Result of Impaired Biological Oxidation?" *Lancet* 1: 1361-64.

Lagerwerff, J. V. and A. W. Specht. 1970. "Contamination of Roadside Soil and Vegetation with Cadmium, Nickel, Lead, and Zinc." *Environmental Science and Technology* 4(7): 583-86.

Labbé, Robert F., Hendrik J. Vreman, and David K. Stevenson. 1999. "Zinc Protoporphyrin: A Metabolite with a Mission." *Clinical Chemistry* 45(12): 2060-72.

Laiwah, A. C. Yeung, Abraham Goldberg, and Michael R. Moore. 1983. "Pathogenesis and Treatment of Acute Intermittent Porphyria: Discussion Paper." *Journal of the Royal Society of Medicine* 76: 386-92.

Laiwah, A. C. Yeung, Graeme J. A. Macphee, P. Boyle, Michael R. Moore, and Abraham Goldberg. 1985. "Autonomic Neuropathy in Acute Intermittent Porphyria." *Journal of Neurology, Neurosurgery, and Psychiatry* 48: 1025-30.

Lee, G. Richard. 1993. "Porphyria." In: G. Richard Lee and Maxwell Myer Wintrobe, eds., *Wintrobe's Clinical Hematology*, 9th ed. (Philadelphia: Lea & Febiger), pp. 1272-97.

Lang, Estefania. 2014. *"Untersuchungen zur Entstehung von benignen und malignen Tumoren bei Patienten mit akuter hepatischer Porphyrie"* (https://d-nb.info/1076864880/34)

Lehmann, Otto. 1908. *Flüssige Kristalle und die Theorien des Lebens*. Leipzig: Johann Ambrosius Barth.

Li, Xiaoyan, Shuting Zhang, and Mei Yang. 2014. "Accumulation and Risk Assessment of Heavy Metals in Dust in Main Living Areas of Guiyang City, Southwest China." *Chinese Journal of Geochemistry* 33(3): 272-76.

Libet, Benjamin and Ralph W. Gerard. 1941. "Steady Potential Fields and Neurone Activity." *Journal of Neurophysiology* 4(6): 438-55.

Linet, Martha S., Gloria Gridley, Olof Nyrén, Lene Mellemkjaer, Jørgen H. Olsen, Shannon Keehn, Hans-Olov Admi, and Joseph F. Fraumeni, Jr. 1999. "Primary Liver Cancer, Other Malignancies, and Mortality Risks following Porphyria: A Cohort Study in Denmark and Sweden." *American Journal of Epidemiology* 149(11): 1010-15.

Ling, Gilbert Ning. 1962. *A Physical Theory of the Living State: the Association-Induction Hypothesis*. Waltham, MA: Blaisdell.

———. 1965. "The Physical State of Water in Living Cell and Model Systems." *Annals of the New York Academy of Sciences* 125: 401-17.

———. 1992. *A Revolution in the Physiology of the Living Cell.* Malabar, FL: Krieger.

———. 1994. "The New Cell Physiology." *Physiological Chemistry and Physics and Medical NMR* 26(2): 121-203.

———. 2001. *Life at the Cell and Below-Cell Level: The Hidden History of a Fundamental Revolution in Biology*. Melville, NY: Pacific Press.

Ling, Gilbert Ning, Christopher Miller, and Margaret M. Ochselfeld. 1973. "The Physical State of Solutes and Water in Living Cells According to the Association-Induction Hypothesis." *Annals of the New York Academy of Sciences* 204: 6-50.

Livshits, V. A. and L. A. Blyumenfel'd. 1968. "Semiconductor Properties of Porphyrins." *Journal of Structural Chemistry* 8(3): 383-88.

Lund, Elmer J. 1947. *Bioelectric Fields and Growth*. Austin: University of Texas Press.

Macy, Judy A., John Gilroy, and Jane C. Perrin. 1991. "Hereditary Coproporphyria: An Imitator of Multiple Sclerosis." *Archives of Physical Medicine and Rehabilitation* 72(9): 703-4.

Markovitz, Meyer. 1954. "Acute Intermittent Porphyria: A Report of Five Cases and a Review of the Literature." *Annals of Internal Medicine* 41(6): 1170-88.

Marshall, Clyde and Ralph G. Meader. 1937. "Studies on the Electrical Potentials of Living Organisms: I. Base-lines and Strain Differences in Mice." *Yale Journal of Biology and Medicine* 10(1): 65-78.

———. 1938. "Studies in the Electrical Potentials of Living Organisms: III. Effects of Elevated Body Temperatures in Normal Unanesthetized Mice." *Yale Journal of Biology and Medicine* 11(2): 123-26.

Mason, Verne R., Cyril Courville and Eugene Ziskind. 1933. "The Porphyrins in Human Disease." *Medicine* 12(4): 355-438.

Maxwell, Kate and Giles N. Johnson. 2000. "Chloropyll Fluorescence – a Practical Guide." *Journal of Experimental Botany* 51: 659-68.

McCabe, Donald Lee. 1983. "Kryptopyrroles." *Journal of Orthomolecular Psychiatry* 12(1): 2-18.

McGinnis, Woody R, Tapan Audhya, William J. Walsh, James A. Jackson, John McLaren-Howard, Allen Lewis, Peter H. Lauda, Douglas M. Bibus, Frances Jurnak, Roman Lietha, and Abram Hoffer. 2008a. "Discerning the Mauve Factor, Part 1." *Alternative Therapies* 14(2): 40-50.

———. 2008b. "Discerning the Mauve Factor, Part 2." *Alternative Therapies* 14(3): 50-56.

McLachlan, D. R. Crapper, A. J. Dalton, T. P. A. Kruck, M. Y. Bell, W. L. Smith, W. Kalow, and D. F. Andrews. 1991. "Intramuscular Desferrioxamine in Patients with Alzheimer's Disease." *Lancet* 1: 1304-8.

Meader, Ralph G. and Clyde Marshall. 1938. "Studies on the Electrical Potentials of Living Organisms: II. Effects of Low Temperatures in Normal Unanesthetized Mice." *Yale Journal of Biology and Medicine* 10(4): 365-78.

Mikirova, Nina. 2015. "Clinical Test of Pyrroles: Usefulness and Association with Other Biochemical Markers." *Clinical Medical Reviews and Case Reports* 2: 027.

Milne, David B., Janet R. Mahalko, and Harold H. Sandstead. 1983. "Effect of Dietary Zinc on Whole Body Surface Loss of Zinc: Impact on Estimation of Zinc Retention by Balance Method." *American Journal of Clinical Nutrition* 38: 181-86.

Moore, Michael R. 1990. "The Pathogenesis of Acute Porphyria." *Molecular Aspects of Medicine* 11(1-2): 49-57.

Moore, Michael R., Kenneth E. L. McColl, Claude Rimington, and Abraham Goldberg. 1987. *Disorders of Porphyrin Metabolism.* New York: Plenum.

Morelli, Alessandro, Silvia Ravera, and Isabella Panfoli. 2011. "Hypothesis of an Energetic Function for Myelin." *Cell Biochemistry and Biophysics* 61: 179-87.

Morelli, Alessandro, Silvia Ravera, Daniela Calzia, and Isabella Panfoli. 2012. "Impairment of

Heme Synthesis in Myelin as Potential Trigger of Multiple Sclerosis." *Medical Hypotheses* 78: 707-10.

Morton, William E. 1995. "Redefinition of Abnormal Susceptibility to Environmental Chemicals." In: Barry L. Johnson, Charles Xintaras, and John S. Andrews, Jr., eds., *Hazardous Waste Impacts on Human and Ecological Health* (Princeton, NJ: Princeton Scientific), pp. 320-27.

———. 1998. "Chemical-Induced Porphyrinopathy and Its Relation to Multiple Chemical Sensitivity (MCS)." Paper presented at Gordon Research Conference on Chemistry and Biology of Tetrapyrroles, Salve Regina University, Newport, RI, July 13.

———. 2000a. "The Nature of Harderoporphyria?" Paper presented at Gordon Research Conference on the Chemistry and Biology of Tetrapyrroles, Salve Regina University, Newport, RI, July 17.

———. 2000b. "Fecal Porphyrin Measurements are Crucial for Adequate Screening for Porphyrinopathy." *Archives of Dermatology* 136: 554.

———. 2001. "Porphyrinopathy Can Explain Symptoms of Multiple Chemical Sensitivity (MCS)." Paper presented at MCS 2001 Conference, Santa Fe, NM, August 14.

Nazzal, Y., Habes Ghrefat, and Marc A. Rosen. 2014. "Heavy Metal Contamination of Roadside Dusts: A Case Study for Selected Highways of the Greater Toronto Area, Canada Involving Multivariate Geostatistics." *Research Journal of Environmental Sciences* 8(5): 259-73.

Nordenström, Björn E. W. 1983. *Biologically Closed Electric Circuits. Clinical, Experimental and Theoretical Evidence for an Additional Circulatory System*. Stockholm: Nordic Medical.

Northrop, Filmer S. C. and Harold Saxton Burr. 1937. "Experimental Findings Concerning the Electro-dynamic Theory of Life and an Analysis of Their Physical Meaning." *Growth* 1(1): 78-88.

Ovchinnikova, Kate and Gerald H. Pollack. 2009. "Can Water Store Charge?" *Langmuir* 25(1): 542-47.

Painter, Joseph T. and Edwin J. Morrow. 1959. "Porphyria: Its Manifestations and Treatment with Chelating Agents." *Texas State Journal of Medicine* 55(10): 811-18.

Pei, Yinquan, Dayao Zhao, Jianyi Huang, and Longguan Cao. 1983. "Zinc-induced Seizures: A New Experimental Model of Epilepsy." *Epilepsia* 24: 169-76.

Perlroth, Mark G. 1988. "The Porphyrias." In: Edward Rubenstein and Daniel D. Federman, eds., *Scientific American Medicine* (New York: Scientific American), 9V: 1-12.

Peters, Henry A. 1961. "Trace Minerals, Chelating Agents and the Porphyrias." *Federation Proceedings* 20 (3 part 2) (suppl. 10): 227-34.

———. 1993. "Acute Hepatic Porphyria." In: Richard T. Johnson and John W. Griffin, eds., *Current Therapy in Neurologic Disease*, 4th ed. (St. Louis: B. C. Decker), pp. 317-22.

Peters, Henry A., Derek J. Cripps, Ayhan Göcmen, George Bryan, Erdogan Ertürk, and Carl Morris. 1987. "Turkish Epidemic Hexachlorobenzene Porphyria." *Annals of the New York Academy of Sciences* 514: 183-89.

Peters, Henry A., Derek J. Cripps, and Hans H. Reese. 1974. "Porphyria: Theories of Etiology and Treatment." *International Review of Neurobiology* 16: 301-55.

Peters, Henry A., Peter L. Eichman, and Hans H. Reese. 1958. "Therapy of Acute, Chronic and Mixed Hepatic Porphyria Patients with Chelating Agents." *Neurology* 8: 621-32.

Peters, Henry A., Sherwyn Woods, Peter L. Eichman, and Hans H. Reese. 1957. "The Treatment of Acute Porphyria with Chelating Agents: A Report of 21 Cases." *Annals of Internal Medicine* 47(5): 889-99.

Pethig, Ronald. 1979. *Dielectric and Electronic Properties of Biological Materials*. Chichester, UK: John Wiley & Sons.

Petrov, Alexander G. 1999. *The Lyotropic State of Matter: Molecular Physics and Living Matter Physics*. Amsterdam: Gordon & Breach.

Petrova, E. A. and N. P. Kuznetsova. 1972. "The Conditions of the Autonomic Nervous System in Patients with Porphyria Cutanea Tarda." *Vestnik Dermatologii Venerologii* 46: 31-34 (in Russian).

Pfeiffer, Carl Claus. 1975. "Mauve-factor Patients." In: Pfeiffer, *Mental and Elemental Nutrients: A Physician's Guide to Nutrition and Health Care* (New Canaan, CT: Keats), pp. 402-8.

Pierach, Claus A. 1979. "Kommentar zur Arbeit von W. Holtman und Ch. Xenakis: "Neurologische and psychiatrische Störungen bei Porphyria cutanea tarda." *Nervenarzt* 50: 540-1.

Pohl, Herbert A., Peter R. C. Gascoyne, and Albert Szent-Györgyi. 1977. "Electron Spin

Resonance Absorption of Tissue Constituents." *Proceedings of the National Academy of Sciences* 74(4): 1558-60.

Pollack, Gerald H. 2001. *Cells, Gels, and the Engines of Life*. Seattle: Ebner & Sons.

———. 2006. "Cells, Gels, and Mechanics." In: Mohammad R.K. Mofrad and Roger D. Kamm, eds., *Cytoskeletal Mechanics* (New York: Cambridge University Press), pp. 129-51.

———. 2010. "Water, Energy and Life: Fresh Views from the Water's Edge." *International Journal of Design & Nature and Ecodynamics* 5(1): 27-29.

———. 2013. *The Fourth Phase of Water: Beyond Solid, Liquid, and Vapor*. Seattle: Ebner & Sons.

———. 2015. *Wasser – viel mehr als H20: Bahnbrechende Entdeckung: Das bisher unbekannte Potenzial unseres Lebenselements, VAK.*

Pollack, Gerald H., Xavier Figueroa, and Qing Zhao. 2009. "Molecules, Water, and Radiant Energy: New Clues for the Origin of Life." *International Journal of Molecular Sciences* 10(4): 1419-29.

Popp, Friz Albert, Günther Becker, Herbert L. König, and Walter Peschka, eds. 1979. *Electromagnetic Bio-Information*. München: Urban & Schwarzenberg.

Popp, Fritz Albert, Ulrich Warnke, Herbert L. König, and Walter Peschka, eds. 1989. *Electromagnetic Bio-Information*, 2nd ed. München: Urban & Schwarzenberg.

Popp, Fritz Albert and Lev Beloussov, eds. 2003. *Integrative Biophysics*. Dordrecht: Kluwer.

Que, Emily L., Dylan W. Domaille, and Christopher J. Chang. "Metals in Neurobiology: Probing Their Chemistry and Biology with Molecular Imaging." *Chemical Reviews* 108: 1517-49.

Randolph, Theron G. 1987. *Environmental Medicine – Beginnings and Bibliographies of Clinical Ecology*. Fort Collins, CO: Clinical Ecology Publications.

Ravera, Silvia, Martina Bartolucci, Enrico Adriano, Patrizia Garbati, Sara Ferrando, Paola Ramoino, Daniela Calzia, Alessandro Morelli, Maurizio Balestrino, and Isabella Panfoli. 2015. "Support of Nerve Conduction by Respiring Myelin Sheath: Role of Connexons." *Molecular Neurobiology* [Epub ahead of print].

Ravera, Silvia, Martina Bartolucci, Daniela Calzia, Maria Grazia Aluigi, Paola Ramoino, Alessandro Morelli, and Isabella Panfoli. 2013. "Tricarboxylic Acid Cycle-Sustained Oxidative Phosphorylation in Isolated Myelin Vesicles." *Biochimie* 95: 1991-98.

Ravera, Silvia, Lucilla Nobbio, Davide Visigalli, Martina Bartolucci, Daniela Calzia, Fulvia Fiorese, Gianluigi Mancardi, Angelo Schenone, Alessandro Morelli, and Isabella Panfoli. 2013. "Oxidative Phosphorylation in Sciatic Nerve Myelin and Its Impairment in a Model of Dysmyelinating Peripheral Neuropathy." *Journal of Neurochemistry* 126: 82-92.

Ravera, Silvia and Isabella Panfoli. 2015. "Role of Myelin Sheat Energy Metabolism in Neurodegenerative Diseases." *Neural Regeneration Research* 10(10): 1570-71.

Ravera, Silvia, Isabella Panfoli, Daniela Calzia, Maria Grazia Aluigi, Paolo Bianchini, Alberto Diaspro, Gianluigi Mancardi, and Alessandro Morelli. 2009. "Evidence for Aerobic ATP Synthesis in Isolated Myelin Vesicles." *International Journal of Biochemistry and Cell Biology* 41: 1581-91.

Ravitz, Leonard J. 1953. "Electrodynamic Field Theory in Psychiatry." *Southern Medical Journal* 46(7): 650-60.

———. 1962. "History, Measurement, and Applicability of Periodic Changes in the Electromagnetic Field in Health and Disease." *Annals of the New York Academy of Sciences* 98: 1144-1201.

Reboul, J., H.B. Friedgood, and H. Davis. 1937. "Electrical Detection of Ovulation." *American Journal of Physiology* 119: 387.

Regland, B., W. Lehmann, I. Abedini, K. Blennow, M. Jonsson, I. Karlsson, M. Sjögren, A. Wallin, M. Xilinas, and C.-G. Gottfries. 2001. "Treatment of Alzheimer's Disease with Clioquinol." *Dementia and Geriatric Cognitive Disorders* 12(6): 408-14.

Religa, D., D. Strozyk, Robert A. Cherny, Irene Volitakis, V. Haroutunian, B. Winblad, J. Naslund, and Ashley I. Bush. 2006. "Elevated Cortical Zinc in Alzheimer Disease." *Neurology* 67: 69-75.

Riccio, P., S. Giovannelli, A. Bobba, E. Romito, A. Fasano, T. Bleve-Zacheo, R. Favilla, E. Quagliarello, and P. Cavatorta. 1995. "Specificity of Zinc Binding to Myelin Basic Protein." *Neurochemical Research* 20(9): 1107-13.

Ridley, Alan. 1969. "The Neuropathy of Acute Intermittent Porphyria." *Quarterly Journal of Medicine* 38: 307-33.

———. 1975. "Porphyric Neuropathy." In: Peter James Dyck, P.K. Thomas, and Edward H. Lambert, eds., *Peripheral Neuropathy* (Philadelphia: W.B. Saunders), pp. 942-55.

Ritchie, Craig W., Ashley I. Bush, Andrew Mackinnon, Steve Macfarlane, Maree Mastwyk, Lachlan MacGregor, Lyn Kiers, Robert Cherny, Qiao-Xin Li, Amanda Tammer, Darryl Carrington, Christine Mavros, Irene Volitakis, Michel Xilinas, David Ames, Stephen Davis, Konrad Beyreuther, Rudolph E. Tanzi, and Colin L. Masters. 2003. "Metal-Protein Attenuation with Iodochlorhydroxyquin (Clioquinol) Targeting Aβ Amyloid Deposition and Toxicity in Alzheimer Disease." *Archives of Neurology* 60: 1685-91.

Rivera, Hiram, J. Kent Pollock, and Herbert A. Pohl. 1985. "The AC Field Patterns About Living Cells." *Cell Biophysics* 7: 43-55.

Rock, John, Jean Reboul, and Harold C. Wiggers. 1937. "The Detection and Measurement of the Electrical Concomitant of Human Ovulation by Use of the Vacuum-Tube Potentiometer." *New England Journal of Medicine* 217(17): 654-58.

Roman, W. 1969. "Zinc in Porphyria." *American Journal of Clinical Nutrition* 22(10): 1290-1303.

Rook, Arthur and Robert H. Champion. 1960. "Porphyria Cutanea Tarda and Diabetes." *British Medical Journal* 1: 860-61.

Rose, Florence C. and Sylvan Meryl Rose. 1965. "The Role of Normal Epidermis in Recovery of Regenerative Ability in Xrayed Limbs of *Triturus*." *Growth* 29: 361-93.

Rose, Sylvan Meryl. 1970. *Regeneration*. New York: Appleton-Century-Crofts.

———. 1978. "Regeneration in Denervated Limbs of Salamanders After Induction by Applied Direct Currents." *Bioelectrochemistry and Bioenergetics* 5: 88-96.

Rose, Sylvan Meryl and Florence C. Rose. 1974. "Electrical Studies on Normally Regenerating, on X-Rayed, and on Denervated Limb Stumps of *Triturus*." *Growth* 38: 363-80.

Ross, Stephen, Richard Newton, Yu-Ming Zhou, Julian Haffegee, Mae-Wan Ho, John P. Bolton, and David Knight. 1997. "Quantitative Image Analysis of Birefringent Biological Material." *Journal of Microscopy* 187(1): 62-67.

Runge, Walter and Cecil J. Watson. 1962. "Experimental Production of Skin Lesions in Human Cutaneous Porphyria." *Proceedings of the Society for Experimental Biology and Medicine* 109: 809-11.

Saint, Eric G., D. Curnow, R. Paton, and John B. Stokes. 1954. "Diagnosis of Acute Porphyria." *British Medical Journal* 1: 1182-84.

Sedlak, Włodzimierz. 1970. "Biofizyczne aspekty ekologii" ("Biophysical Aspects of Ecology"). *Wiadomości Ekologiczne* 16(1): 43-53.

———. 1973. "Ochrona środowiska człowieka w zakresie niejonizującego promieniowania." *Wiadomości Ekologiczne* 19(3): 223-37.

———. 1979. *Bioelektronika: 1967-1977.* Warsaw: PAX.

———. 1980. *Bioelektronika – Środowisko – Człowiek* ("Bioelectronics – Environment – Man"). Wrocław: Zakład Narodowy Imienia Ossolińskich.

———. 1984. *Postępy fizyki życia* ("Progress in the Physics of Life") Warsaw: PAX.

Silbergeld, Ellen K. and Bruce A. Fowler, eds. 1987. *Mechanisms of Chemical-Induced Porphyrinopathies.* Vol. 514 of *Annals of the New York Academy of Sciences.*

Soldán, M. Mateo Paz and Istvan Pirko. 2012. "Biogenesis and Significance of Central Nervous System Myelin." *Seminars in Neurology* 32(1): 9-14.

Solomon, Harvey M. and Frank H.J. Figge. 1958. "Occurrence of Porphyrins in Peripheral Nerves." *Proceedings of the Society for Experimental Biology and Medicine* 97: 329-30.

Stein, Jeffrey A. and Donald P. Tschudy. 1970. "Acute Intermittent Porphyria: A Clinical and Biochemical Study of 46 Patients." *Medicine* 49(1): 1-16.

Sterling, Kenneth, Marvin Silver, and Henry T. Ricketts. 1949. "Development of Porphyria in Diabetes Mellitus." *Archives of Internal Medicine* 84: 965-75.

Szent-Györgyi, Albert. 1941. "Towards a New Biochemistry." *Science* 93: 609-11.

———. 1957. *Bioenergetics*. New York: Academic.

———. 1960. *Introduction to a Submolecular Biology.* New York: Academic.

———. 1968. *Bioelectronics: A Study in Cellular Regulations, Defense, and Cancer*. New York: Academic.

———. 1969. "Molecules, Electrons and Biology." *Transactions of the New York Academy of Sciences*, 2nd ser., 31(4): 334-40.

———. 1971. "Biology and Pathology of Water." *Perspectives in Biology and Medicine* 14(2): 239-49.

———. 1972. *The Living State: With Observations on Cancer*. New York: Academic.

———. 1976. *Electronic Biology and Cancer.* New York: Marcel Dekker.

———. 1977. "The Living State and Cancer." *Proceedings of the National Academy of Sciences* 74(7): 2844-47.

———. 1978. *The Living State and Cancer*. New York: Marcel Dekker.

———. 1980a. "The Living State and Cancer." *International Journal of Quantum Chemistry* 18(S7): 217-22.

———. 1980b. "The Living State and Cancer." *Physiological Chemistry and Physics* 12: 99-110.

Tamrakar, Chirika Shova and Pawan Raj Shakya. 2011. "Assessment of Heavy Metals in Street Dust in Kathmandu Metropolitan City and Their Possible Impacts on the Environment." *Pakistani Journal of Analytical and Environmental Chemistry* 12(1-2): 32-41.

Taylor, Caroline M., Jeffrey R. Bacon, Peter J. Aggett, and Ian Bremner. 1991. "Homeostatic Regulation of Zinc Absorption and Endogenous Losses in Zincdeprived Men." *American Journal of Clinical Nutrition* 53(3): 755-63.

Tefferi, Ayalew, Laurence A. Solberg, Jr., and Ralph D. Ellefson. 1994. "Porphyrias: Clinical Evaluation and Interpretation of Laboratory Tests." *Mayo Clinic Proceedings* 69: 289-90.

Tefferi, Ayalew, Joseph P. Colgan, and Laurence A. Solberg, Jr. 1994. "Acute Porphyrias: Diagnosis and Management." *Mayo Clinic Proceedings* 69: 991-95.

Terzuolo, Carlo A. and Theodore H. Bullock. 1956. "Measurement of Imposed Voltage Gradient Adequate to Modulate Neuronal Firing." *Proceedings of the National Academy of Sciences* 42(9): 687-94.

Todd, Tweedy John. 1823. "On the Process of Regeneration of the Members of the Aquatic Salamander." *Quarterly Journal of Science, Literature and the Arts* 16: 84-96.

Trampusch, H. A. L. 1964. "Nerves as Morphogenetic Mediators in Regeneration." *Progress in Brain Research* 13: 214-27.

Vacher, Monique, Claude Nicot, Mollie Pflumm, Jeremy Luchins, Sherman Beychok, and Marcel Waks. 1984. "A Heme Binding Site on Myelin Basic Protein: Characterization, Location, and Significance." *Archives of Biochemistry and Biophysics* 231(1): 86-94.

Vass, Imre. 2003. "The History of Photosynthetic Thermoluminescence." *Photosynthesis Research* 76: 303-18.

Vernon, Leo P. and Gilbert R. Seely, eds. 1966. *The Chlorophylls*. New York: Academic.

Vgontzas, Alexandros N., Joyce D. Kales, James O. Ballard, Antonio Vela-Bueno, and Tjiauw-Ling Tan. 1993. "Porphyria and Panic Disorder with Agoraphobia." *Psycho-somatics* 34(5): 440-43.

Virchow, Rudolf Ludwig Carl. 1854. "Ueber das ausgebreitete Vorkommen einer dem Nervenmark analogen Substanz in den thierischen Geweben." *Archiv für pathologische Anatomie und Physiologie und für klinische Medicin* 6: 562-72.

Voyatzoglou, Vassilis, Theodore Mountokalakis, Vassiliki Tsata-Voyatzoglou, Anton Koutselinis, and Gregory Skalkeas. 1982. "Serum Zinc Levels and Urinary Zinc Excretion in Patients with Bronchogenic Carcinoma." *American Journal of Surgery* 144(3): 355-58.

Waldenström, Jan. 1937. "Studien über Porphyrie." *Acta Medica Scandinavica. Supplementum*, vol. 82.

———. 1957. "The Porphyrias as Inborn Errors of Metabolism." *American Journal of Medicine* 22(5): 758-72.

Walker, Franklin D. and Walther J. Hild. 1969. "Neuroglia Electrically Coupled to Neurons." *Science* 165: 602-3.

Watson, Cecil James and Evrel A. Larson. 1947. "The Urinary Coproporphyrins in Health and Disease." *Physiological Reviews* 27(3): 478-510.

Waxman, Alan D., Don S. Schalch, William D. Odell, and Donald P. Tschudy. 1967. "Abnormalities of Carbohydrate Metabolism in Acute Intermittent Porphyria." *Journal of Clinical Investigation* 46 (part 1): 1129. Abstract.

Wei, Ling Y. 1966. "A New Theory of Nerve Conduction." *IEEE Spectrum* 3(9): 123-27.

Whetsell, William O., Jr., Shigeru Sassa, and Attallah Kappas. 1984. "Porphyrin-Heme Biosynthesis in Organotypic Cultures of Mouse Dorsal Root Ganglia: Effects of Heme and Lead on Porphyrin Synthesis and Peripheral Myelin." *Journal of Clinical Investigation* 74: 600-7.

With, Torben K. 1980. "A Short History of Porphyrins and the Porphyrias." *International Journal of Biochemistry* 11: 189-200.

Wnuk, Marian. 1987. *Rola układów porfirynowych w ewolucji życia* ("The Role of Porphyrin Systems in the Evolution of Life"). Warsaw: Akademia Teologii Katolickiej (in Polish with English summary).

———. 1996. *Istota procesów życiowych w świetle koncepcji elektromagnetycznej natury życia: Bioelektromagnetyczny model katalizy enzymatycznej wobec problematyki biosystemogenezy* ("The Essence of Life Processes in Light of the Concept of the Electromagnetic Nature of Life: Bioelectromagnetic Model of Enzyme Catalysis in View of the Problems of the Origin of Biosystems"). Lublin: John Paul II Catholic University of Lublin.

———. 2001. "The Electromagnetic Nature of Life – The Contribution of W. Sedlak to the Understanding of the Essence of Life." *Frontier Perspectives* 10(1): 32-35.

Wong, J. W. C. 1996. "Heavy Metal Contents in Vegetables and Market Garden Soils in Hong Kong." *Environmental Technology* 17(4): 407-14.

Wong, J. W. C. and N. K. Mak. 1997. "Heavy Metal Pollution in Children Playgrounds in Hong Kong and Its Health Implications." *Environmental Technology* 18(1): 109-15.

Xu, Jiancheng, Qi Zhou, Gilbert Liu, Yi Tan, and Lu Cai. 2013. "Analysis of Serum and Urinal Copper and Zinc in Chinese Northeast Population with the Prediabetes or Diabetes with and without Complications." *Oxidative Medicine and Cellular Longevity*, article ID 635214.

Yntema, Chester L. 1959. "Regeneration in Sparsely Innervated and Aneurogenic Forelimbs of Amblystoma Larvae." *Journal of Experimental Zoology* 140(1): 101-24. Yokoyama, M., J. Koh, and D. W. Choi. 1986. "Brief Exposure to Zinc is Toxic to Cor-tical Neurons." *Neuroscience Letters* 71: 351-55.

York, J. Lyndal. 1972. *The Porphyrias.* Springfield, IL: Charles C. Thomas.

Zhou, Xiaoli. 2009. "Synthesis and Characterization of Novel Discotic Liquid Crystal Porphyrins for Organic Photovoltaics." Ph.D. dissertation, Kent State University, Kent, OH.

Zon, Józef Roman. 1976. "Wpływ naturalnego środowiska elektromagnetycznego na człowieka" ("The Effect of the Natural Electromagnetic Environment on Man"). *Roczniki Filozoficzne* 23(3): 89-100.

———. 1979. "Physical Plasma in Biological Solids: A Possible Mechanism for Resonant Interactions between Low Intensity Microwaves and Biological Systems." *Physiological Chemistry and Physics* 11: 501-6.

———. 1980. "The Living Cell as a Plasma Physical System." *Physiological Chemistry and Physics* 12: 357-64.

———. 1983. "Electronic Conductivity in Biological Membranes". *Roczniki Filozoficzne* 31(3): 165-183.

———. 1986a. "Bioelectronics: A Background Area for Biomicroelectronics in the Sciences of Bioelectricity." *Roczniki Filozoficzne* 34(3): 183-201.

———. 1986b. *Plazma elektronowa w błonach biologicznych* ("Electronic Plasma in Biological Membranes"). Lublin: Catholic University of Lublin.

———. 1994. "Bioelektromagnetyka i etyka: Niektóre kwestie moralne związane ze skażeniem elektromagnetycznym środowiska" ("Bioelectromagnetic and Ethics: Some Moral Questions Related to the Electromagnetic Pollution of the Environment"). *Ethos* 7(1-2): 135-50.

———. 2000. "Bioplazma i plazma fizyczna w układach żywych: Studium przyrodnicze i filozoficzne." ("Bioplasma and Physical Plasma in Living Systems: A Study in Science and Philosophy"). Lublin: Catholic University of Lublin.

Zon, Józef Roman and H. Ti Tien. "Electronic Properties of Natural and Modeled Bilayer Membranes." In: Andrew A. Marino, ed., *Modern Bioelectricity* (New York: Marcel Dekker), pp. 181-241.

Zs.-Nagy, Imre. 1995. "Semiconduction of Proteins as an Attribute of the Living State: The Ideas of Albert Szent-Györgyi Revisited in Light of the Recent Knowledge Regarding Oxygen Free Radicals." *Experimental Gerontology* 30(3/4): 327-35.

———. 2001. "On the True Role of Oxygen Free Radicals in the Living State, Aging, and Degenerative Disorders." *Annals of the New York Academy of Sciences* 928: 187-99.

Sulfonal

Bresslauer, Hermann. 1891. "Ueber die schädlichen und toxischen Wirkungen des Sulfonal." *Wiener medizinischer Blätter* 14: 3-4, 19-20.

Erbslöh, W. 1903. "Zur Pathologie und pathologischen Anatomie der toxischen Polyneuritis nach Sulfonalgebrauch." *Zeitschrift für Nervenheilkunde* 23: 197-204.

Fehr, Johann Heinrich Maria Christian. 1891. "Et Par Tilfælde af Sulfonalforgiftning." *Hospitals-Tidende*, 3rd ser., 9: 1121-38.

Geill, Christian. 1891. "Sulfonal og Sulfonalforgiftning." *Hospitals-Tidende*, 3rd ser., 9: 797-812, 821-35.

Hammond, Græme M. 1891. "Sulfonal in Affections of the Nervous System." *Journal of Nervous and Mental Disease*, new ser., 16: 440-42.

Hay, C. M. 1889. "A Clinical Study of Paraldehyde and Sulphonal." *American Journal of the Medical Sciences*, new ser., 98: 34-43.

Ireland, W. W. 1889. "Marandon de Montyel and Others on the Dangers of Sulfonal." *London Medical Recorder* 2: 499-500.

Leech, D. J. 1888. "Sulfonal." *Medical Chronicle* 9: 146-50.

Marandon de Montyel, E. 1889. "Recherches cliniques sur le sulfonal chez les aliénés." *La France Médicale* 36: 1566-70, 1577-82, 1589-93, 1602-8, 1613-17.

Matthes, M. 1888. "Beitrag zur hypnotischen Wirkung des Sulfonals." *Centralblatt für Klinische Medicin* 9(40): 723-27.

Morel, Jules. 1893. "Accidents produits par le sulfonal." *Bulletin de la Société de Médecine Mentale de Belgique* 68: 120-23.

Revue des Sciences Médicales. 1889. "Thérapeutique." 34: 502-3.

Rexford, C. M. 1889. "Some Experiences with Sulfonal." *The Medical Record* 35(13): 348.

Kapitel 11

Abbate, Mara, Giovanni Tinè, and Luigi Zanforlin. 1996. "Evaluation of Pulsed Microwave Influence on Isolated Hearts." *IEEE Transactions on Microwave Theory and Techniques* MTT-44(10): 1935-41.

Adams, Ronald L. and R. A. Williams. 1976. *Biological Effects of Electromagnetic Radiation (Radiowaves and Microwaves) – Eurasian Communist Countries (U)*. Defense Intelligence Agency, DST-1810S-074-76.

Afrikanova, Lena Andreevna and Yury Grigorievich Grigoriev. 1996. "Vliyanie elektromagnitnogo izlucheniya razlichnykh rezhimov na serdechnuyu deyatel'nost' (v ekcperimente)" ("Effects of various regimes of electromagnetic radiation on cardiac activity (by experiment)"). *Radiatsionnaya biologiya. Radioekologiya* 36(5): 691-99.

Ammari, Mohamed, Anthony Lecomte, Mohsen Sakly, Hafedh Abdelmelek, and René de Sèze. 2008. "Exposure to GSM 900 MHz Electromagnetic Fields Affects Cere-bral Cytochrome C Oxidase Activity." *Toxicology* 250(1): 70-74.

Appleby, Paul N., Margaret Thorogood, Jim I. Mann, and Timothy J. A. Key. 1999. "The Oxford Vegetarian Study: an Overview." *American Journal of Clinical Nutrition* 70(3): 525S-531S.

Arora, Sameer, George A. Stouffer, Anna M. Kucharska-Newton, Arman Qamar, Muthiah Vaduganathan, Ambarish Pandey, Deborah Porterfield, Ron Blankstein, Wayne D. Rosamond, Deepak L. Bhatt, and Melissa C. Caughey. 2019. "Twenty Year Trends and Sex Differences in Young Adults Hospitalized With Acute Myocardial Infarction: The ARIC Community Surveillance Study." *Circulation* 139: 1047–56.

Aschenheim, Erich. 1915. "Über Störungen der Herztätigkeit." *Münchener medizinische Wochenschrift* 62(20): 692-93.

Aubertin, Charles. 1916. "La récupération des faux cardiaques." *Presse médicale* 24: 92-93.

Bachurin, V. I. 1979. "Influence of Small Doses of Electromagnetic Waves on Some Human Organs and Systems." *Vrachebnoye Delo* 1979(7): 95-97. JPRS 75515 (1980), pp. 36-39.

Bajwa, Waheed K., Gregory M. Asnis, William C. Sanderson, Ahman Irfan, and Herman M. van Praag. 1992. "High Cholesterol Levels in Patients with Panic Disorder." *American Journal of Psychiatry* 149(3): 376-78.

Barański, Stanisław and Przemysław Czerski. 1976. "Health Status of Personnel Occupationally Exposed to Microwaves, Symptoms of Microwave Overexposure." In:

Barański and Czerski, *Biological Effects of Microwaves* (Stroudsburg, PA: Dowden, Hutchinson & Ross), pp. 153-69.

Barlow, David H. 2002. *Anxiety and its Disorders*, 2nd ed. New York: Guilford.

Barron, Charles I., Andrew A. Love, and Albert A. Baraff. 1955. "Physical Evaluation of Personnel Exposed to Microwave Emanations." *Journal of Aviation Medicine* 26(6): 442-52.

Bates, David W., Dedra Buchwald, Joshua Lee, Phalla Kith, Teresa Doolittle, Cynthia Rutherford, W. Hallowell Churchill, Peter H. Schur, Mark Wener, Donald Wybenga, James Winkelman, and Anthony L. Komaroff. 1995. "Clinical Laboratory Test Findings in Patients with Chronic Fatigue Syndrome." *Archives of Internal Medicine* 155(1): 97-103.

Beall, Robert T. 1940. "Rural Electrification." In: Gove Hambidge, ed., *Farmers in a Changing World* (Washington, DC: U.S. Department of Agriculture), pp. 790-809. Beattie, A.D., Michael R. Moore, Abraham Goldberg, and R.L. Ward. 1973. "Acute Intermittent Porphyria: Response of Tachycardia and Hypertension to Proprano-lol." *British Medical Journal* 3: 257-60.

Behan, W.M.H., I.A.R. More, and P.O. Behan. 1991. "Mitochondrial Abnormalitieis in the Postviral Fatigue Syndrome." *Acta Neuropathologica* 83: 61-65.

Beitman, Bernard D., Imad Basha, Greg Flaker, Lori DeRosear, Vaskar Mukerji, and Joseph Lamberti. 1987. "Non-Fearful Panic Disorder: Panic Attacks without Fear." *Behaviour Research and Therapy* 25(6): 487-92.

Blank, Martin and Reba Goodman. 2009. "Electromagnetic Fields Stress Living Cells." *Pathophysiology* 16(2-3): 71-78.

Blom, Dirk. 2011. "Secondary Dyslipidaemia." *South African Family Practice* 53(4): 317-23.

Blom, Gaston E. 1951. "A Review of Electrocardiographic Changes in Emotional States." *Journal of Nervous and Mental Disease* 113(4): 283-300.

Bonkowsky, Herbert L., Donald P. Tschudy, Eugene C. Weinbach, Paul S. Ebert, and Joyce M. Doherty. 1975. "Porphyrin Synthesis and Mitochondrial Respiration in Acute Intermittent Porphyria: Studies Using Cultured Human Fibroblasts." *Journal of Laboratory and Clinical Medicine* 85(1): 93-102.

Bortkiewicz, A., M. Zmyslony, E. Gadzicka, and W. Szymczak. 1996. "Evaluation of Selected Parameters of Circulatory System Function in Various Occupational Groups Exposed to High Frequency Electromagnetic Fields. II. Electrocardiographic Changes." *Medycyna Pracy* 47(3): 241-52 (in Polish).

Bowen, Rudy Cecil, Ambikaipakan Senthilselvan, and Anthony Barale. 2000. "Physical Illness as an Outcome of Chronic Anxiety Disorders." *Canadian Journal of Psychiatry* 45(5): 459-64.

Bowlby, Anthony A., Howard H. Tooth, Cuthbert Wallace, John E. Calverley, and Surgeon-Major Kilkelly. 1901. *A Civilian War Hospital: Being an Account of the Work of the Portland Hospital, and of Experience of Wounds and Sickness in South Africa, 1900*. London: John Murray. Pages 128-29 on neurasthenia.

Brasch, Dr. 1915. "Herzneurosen mit Hauthyperästhesie." *Münchener medizinische Wochenschrift* 62(20): 693-95.

Braun, Ludwig. 1915. "Ueber die Konstatierung bie Herzkranken." *Wiener klinische Wochenschrift* 28(46): 1249-51.

Brodeur, Paul. 1977. *The Zapping of America*. New York: W.W. Norton.

Brown, Louis. 1999. *A Radar History of World War II*. Bristol, UK: Institute of Physics.

Burr, Michael L. and Peter M. Sweetnam. 1982. "Vegetarianism, Dietary Fiber, and Mortality." *American Journal of Clinical Nutrition* 36(5): 873-77.

Canadian Medical Association Journal. 1916. "Soldier's Heart and the Hampstead Hospital." 6(7): 613-18.

Caruthers, B.M., M.I. van de Sande, K.L. De Meirleir, N.G. Klimas, G. Broderick, T. Mitchell, D. Staines, A.C.P. Powles, N. Speight, R. Vallings, L. Bateman, B. Baumgarten-Austrheim, D.S. Bell, N. Carlo-Stella, J. Chia, A. Darragh, D. Jo, D. Lewis, A.R. Light, S. Marshal-Gradisbik, I. Mena, J.A. Mikovits, K. Miwa, M. Murovska, M.L. Pall, and S. Stevens. 2011. "Myalgic Encephalomyelitis: International Consensus Criteria." *Journal of Internal Medicine* 270(4): 327-38.

Chadha, S.L., N. Gopinath, and S. Shekhawat. 1997. "Urban-Rural Differences in the Prevalence of Coronary Heart Disease and Its Risk Factors in Delhi." *Bulletin of the World Health Organization* 75(1): 31-38.

Chapman, William P., Mandel E. Cohen, and Stanley Cobb. 1946. "Measurements Related to Pain in Neurocirculatory Asthenia, Anxiety Neurosis, or Effort Syndrome: Levels of Heat

Stimulus Perceived as Painful and Producing Wince and Withdrawal Reactions." *Journal of Clinical Investigation* 25: 890-96.

Chernysheva, O. N. and F. A. Kolodub. 1976. "Effect of a Variable Magnetic Field of Industrial Frequency (50 Hz) on Metabolic Processes in the Organs of Rats." *Gigiyena truda i professional'nyye zabolevaniya* 1975(11): 20-23. In: *Effects of Non-Ionizing Electromagnetic Radiation*, JPRS L/5615, February 10, 1976, pp. 33-37.

Chin, Kazuo, Kouichi Shimizu, Takaya Nakamura, Noboru Narai, Hiroaki Masuzaki, Yoshihiro Ogawa, Michiaki Mishima, Takashi Nakamura, Kazuwa Nakao, and Motoharu Ohi. 1999. "Changes in Intra-Abdominal Visceral Fat and Serum Leptin Levels in Patients with Obstructuve Sleep Apnea Syndrome Following Nasal Continuous Positive Airway Pressure Therapy." *Circulation* 100: 706-12.

Cleary, Stephen F., ed. 1970. *Biological Effects and Health Implications of Microwave Radiation. Symposium Proceedings*, Richmond, Virginia, September 17-19, 1969. Rockville, MD: U.S. Department of Health, Education and Welfare. Publication BRH/DBE 70-2.

Cobb, Stanley, Mandel E. Cohen, and Daniel W. Badal. 1946. "Capillaries of the Nail Fold in Patients with Neurocirculatory Asthenia (Effort Syndrome, Anxiety Neurosis)." *Archives of Neurology and Psychiatry* 56: 643-50.

Cohen, Anne Hamlen, ed. 2003. "In Memoriam – Mandel E. Cohen, M.D. (March 8, 1907 – November 19, 2000)." *Annals of Clinical Psychiatry* 15(3/4): 149-59.

Cohen, Mandel Ettelson. 1949. "Neurocirculatory Asthenia (Anxiety Neurosis, Neurasthenia, Effort Syndrome, Cardiac Neurosis." *Medical Clinics of North America* 33(9): 1343-64.

Cohen, Mandel E., Daniel W. Badal, Alice Kilpatrick, Eleanor W. Reed, and Paul D. White. 1951. "The High Familial Prevalence of Neurocirculatory Asthenia (Anxiety Neurosis, Effort Syndrome)." *American Journal of Human Genetics* 3: 126-58.

Cohen, Mandel E., Frank Consolazio, and Robert E. Johnson. 1947. "Blood Lactate Response during Modern Exercise in Neurocirculatory Asthenia, Anxiety Neurosis, or Effort Syndrome." *Journal of Clinical Investigation* 26: 339-42.

Cohen, Mandel E., Robert E. Johnson, William P. Chapman, Daniel W. Badal, Stanley Cobb, and Paul D. White. 1946. *A Study of Neurocirculatory Asthenia, Anxiety Neurosis, Effort Syndrome.* Final Report. Contract OEM-cmr 157. Committee on Medical Research of the Office of Scientific Research and Development.

Cohen, Mandel E., Robert E. Johnson, Stanley Cobb, William P. Chapman, and Paul D. White. 1948. "Studies of Work and Discomfort in Patients with Neurocirculatory Asthenia." *Journal of Clinical Investigation* 27: 934. Abstract.

Cohen, Mandel E., Robert E. Johnson, Frank Consolazio, and Paul D. White. 1946. "Low Oxygen Consumption and Low Ventilatory Efficiency during Exhausting Work in Patients with Neurocirculatory Asthenia, Effort Syndrome, Anxiety Neurosis." *Journal of Clinical Investigation* 25: 920. Abstract.

Cohen, Mandel E. and Paul D. White. 1947. "Studies of Breathing, Pulmonary Ventilaton and Subjective Awareness of Shortness of Breath (Dyspnea) in Neurocirculatory Asthenia, Effort Syndrome, Anxiety Neurosis." *Journal of Clinical Investigation* 26: 520-29.

———. 1951. "Life Situations, Emotions, and Neurocirculatory Asthenia (Anxiety Neurosis, Neurasthenia, Effort Syndrome)." *Psychosomatic Medicine* 13(6): 335-57.

———. 1972. "Neurocirculatory Asthenia: 1972 Concept." *Military Medicine* 137: 142-44.

Cohen, Mandel E., Paul D. White, and Robert E. Johnson. 1948. "Neurocirculatory Asthenia, Anxiety Neurosis or the Effort Syndrome." *Archives of Internal Medicine* 81(3): 260-81.

Cohn, Alfred E. 1919. "The Cardiac Phase of the War Neuroses." *American Journal of the Medical Sciences* 158(4): 453-70.

Conner, Lewis A. 1919. "Cardiac Diagnosis in the Light of Experiences with Army Physical Examinations." *American Journal of the Medical Sciences* 158(6): 773-82.

Corcoran, A. P. 1917. "Wireless in the Trenches." *Popular Science Monthly* 90: 795-99. Coryell, William, Russell Noyes, and John Clancy. 1982. "Excess Mortality in Panic Disorder." *Archives of General Psychiatry* 39: 701-3.

Coryell, William, Russell Noyes, and J. Daniel House. 1986. "Mortality Among Outpatients with Anxiety Disorders." *American Journal of Psychiatry* 143(4): 508-10.

Coryell, William. 1988. "Panic Disorder and Mortality." *Psychiatric Clinics of North America* 11(2): 433-40.

Cotton, Thomas F., D.L. Rapport, and Thomas Lewis. 1917. "After Effects of Exercise on Pulse Rate and Systolic Blood Pressure in Cases of 'Irritable Heart.'" *Heart* 6: 269-84.

Coughlin, Steven R., Lynn Mawdsley, Julie A. Mugarza, Peter M.A. Calverley, and John P.H. Wilding. 2004. "Obstructuve Sleep Apnoea is Independently Associated with an Increased Prevalence of Metabolic Syndrome." *European Heart Journal* 25: 735-41.

Cowdry, Edmund V. 1933. *Arteriosclerosis: A Survey of the Problem.* New York: Macmillan.

Craig, Henry R. and Paul D. White. 1934. "Etiology and Symptoms of Neurocirculatory Asthenia." *Archives of Internal Medicine* 53(5): 633-48.

Crimlisk, Helen L. 1997. "The Little Imitator – Porphyria: A Neuropsychiatric Disorder." *Journal of Neurology, Neurosurgery, and Psychiatry* 62: 319-28.

Csaba, B. M. 2006. "Anxiety as an Independent Cardiovascular Risk." *Neuropsycopharmacologia Hungarica* 8(1): 5-11 (in Hungarian).

Çuhadaroğlu, Çağlar, Ayfer Utkusavaş, Levent Öztürk, Serpil Salman, and Turhan Ece. 2009. "Effects of Nasal CPAP Treatment on Insulin Resistance, Lipid Profile, and Plasma Leptin in Sleep Apnea." *Lung* 187: 75-81.

Cutler, David M. and Elizabeth Richardson. 1997. "Measuring the Health of the U.S. Population." *Brookings Papers on Economic Activity* 28: 217-82.

Czerski, Przemysław, Kazimierz Ostrowski, Morris L. Shore, Charlotte Silverman, Michael J. Suess, and Berndt Waldeskog, eds. 1974. *Biologic Effects and Health Hazards of Microwave Radiation: Proceedings of an International Symposium, Warsaw, 15-18 October 1973.* Warsaw: Polish Medical Publishers.

Da Costa, Jacob Mendes. 1871. "On Irritable Heart: a Clinical Study of a Form of Functional Cardiac Disorder and its Consequences." *American Journal of the Medical Sciences*, new ser., 61: 17-52.

Daily, L. Eugene. 1943. "A. Clinical Study of the Results of Exposure of Laboratory Personnel to Radio and High Frequency Radar." *U.S. Naval Medical Bulletin* 41(4): 1052-56.

Dawber, Thomas R., Felix E. Moore, and George V. Mann. 1957. "Coronary Heart Disease in the Framingham Study." *American Journal of Public Health* 47 (4 part 2): 4-24.

Devoto, L. 1915. "Il cuore stanco nei militari poco alienati." *Il Lavoro* 8: 138-47.

Dodge, Christopher H. 1970. "Clinical and Hygienic Aspects of Exposure to Electro-magnetic Fields (A Review of Soviet and Eatern European Literature)." In: Stephen F. Cleary, ed., *Biological Effects and Health Implications of Microwave Radiation. Symposium Proceedings* (Rockville, MD: U.S. Department of Health, Education and Welfare), Publication BRH/DBE 70-2, pp. 140-49.

Dorkova, Zuzana, Darina Petrasova, Angela Molcanyiova, Marcela Popovnakova, and Ruzena Tkacova. 2008. "Effects of Continuous Positive Airway Pressure on Cardiovascular Risk Profile in Patients with Severe Obstructuve Sleep Apnea and Metabolic Syndrome." *Chest* 134(4): 686-92.

Doyle, Joseph T., A. Sandra Heslin, Herman E. Hilleboe, Paul F. Formel, and Robert F. Korns. 1957. "A Prospective Study of Degenerative Cardiovascular Disease in Albany: Report of Three Years' Experience – 1. Ischemic Heart Disease." *American Journal of Public Health* 47(4 part 2): 25-32.

Drager, Luciano F., Jonathan Jun, and Vsevolod Y. Polotsky. 2010. "Obstructive Sleep Apnea and Dyslipidemia: Implications for Atherosclerosis." *Current Opinion in Endocrinology, Diabetes and Obesity* 17(2): 161-65.

Drogichina, E.A. 1960. "The Clinic of Chronic UHF Influence on the Human Organism." In: A.A. Letavet and Z.V. Gordon, eds., *The Biological Action of Ultrahigh Frequencies* (Moscow: Academy of Medical Sciences), JPRS 12471, pp. 22-24.

Drury, Alan N. 1920. "The Percentage of Carbon Dioxide in the Alveolar Air, and the Tolerance to Accumulating Carbon Dioxide, in Cases of So-Called 'Irritable Heart' of Soldiers." *Heart* 7: 165-73.

Dry, Thomas J. 1938. "The Irritable Heart and Its Accompaniments." *Journal of the Arkansas Medical Society* 34: 259-64.

Dumanskiy, Yury D. and V.F. Rudichenko. 1976. "Dependence of the Functional Activity of Liver Mitochondria on Microwave Radiation." *Gigiyena i Sanitariya* 1976(4): 16-19. JPRS 72606 (1979), pp. 27-32.

Dumanskiy, Yury D. and Mikhail G. Shandala. 1974. "The Biologic Action and Hygienic Significance of Electromagnetic Fields of Superhigh and Ultrahigh Frequencies in Densely Populated Areas." In: P. Czerski et al., eds., *Biologic Effects and Health Hazards of Microwave Radiation: Proceedings of an International Symposium, Warsaw, 15-18 October 1973* (Warsaw: Polish Medical Publishers), pp. 289-93.

Dumanskiy, Yury D. and Lyudmila A. Tomashevskaya. 1978. "Investigation of the Activity of Some Enzymatic Systems in Response to a Superhigh Frequency Electromagnetic Field." *Gigiyena i Sanitariya* 1978(8): 23-27. JPRS 72606 (1979), pp. 1-7.

———. 1982. "Hygienic Evaluation of 8-mm Wave Electromagnetic Fields." *Gigiyena i Sanitariya* 1982(6): 18-20. JPRS 81865, pp. 6-9.

Eaker, Elaine D., Joan Pinsky, and William P. Castelli. 1992. "Myocardial Infarction and Coronary Death among Women: Psychosocial Predictors from a 20-Year Follow-up of Women in the Framingham Study." *American Journal of Epidemiology* 135(8): 854-64.

Eaker, Elaine D., Lisa M. Sullivan, Margaret Kelly-Hayes, Ralph B. D'Agostino, and Emilia J. Benjamin. 2005. "Tension and Anxiety and the Prediction of the 10-Year Incidence of Coronary Heart Disease, Atrial Fibrillation, and Total Mortality: The Framingham Offspring Study." *Psychosomatic Medicine* 67: 692-96.

Edison Electric Institute. 1940. *The Electric Light and Power Industry in the United States. Year 1939.* Statistical Bulletin no. 7.

Edison Electric Institute. 1941. *The Electric Light and Power Industry in the United States. Year 1940.* Statistical Bulletin no. 8.

Ehret, Hermann. 1915. "Zur Kenntnis der Herzschädigungen bei Kriegsteilnehmern." *Münchener medizinische Wochenschrift* 62: 689-92.

Eilenberg, M. D. and B. A. Scobie. 1960. "Prolonged Neuropsychiatric Disability and Cardiomyopathy in Acute Intermittent Porphyria." *British Medical Journal* 1: 858-59.

Fang, Jing, George A. Mensah, Janet B. Croft, and Nora L. Keenan. 2008. "Heart Failure-Related Hospitalization in the U.S., 1979 to 2004." *Journal of the American College of Cardiology* 52(6): 428-34.

Fattal, Omar, Jessica Link, Kathleen Quinn, Bruce H. Cohen, and Kathleen Franco. 2007. "Psychiatric Comorbidity in 36 Adults with Mitochondrial Cytopathies." *CNS Spectrums* 12(6): 429-38.

Fava, G. A., C. Magelli, G. Savron, S. Conti, G. Bartolucci, S. Grandi, F. Semprini, F. M. Saviotti, P. Belluardo, and B. Magnani. 1994. "Neurocirculatory Asthenia: A Reassessment Using Modern Psychosomatic Criteria." *Acta Psychiatrica Scandinavica* 89(5): 314-19.

Feinleib, Manning, William B. Kannel, Cesare G. Tedeschi, Thomas K. Landau, and Robert J. Garrison. 1979. "The Relation of Antemortem Characteristics to Cardiovascular Findings at Necropsy: The Framingham Study." *Atherosclerosis* 34: 145-57. Fernández-Miranda C., M. De La Calle, S. Larumbe, T. Gómez-Izquierdo, A. Porres, J. Gómez-Gerique, and R. Enríquez de Salamanca. 2000. "Lipoprotein Abnormalities in Patients with Asymptomatic Acute Porphyria." *Clinica Chimica Acta* 294(1-2): 37-43.

Fisher, Irving. 1899. "Mortality Statistics of the United States Census." In: *The Federal Census. Criticial Essays by Members of the American Economic Association*, Publications of the American Economic Association, new ser., no. 2, March 1899, pp. 121-69.

Flint, Austin. 1866. *A Treatise on the Principles and Practice of Medicine*. Philadelphia: Henry C. Lea.

Fones, Edgar and Simon Wessely. 1999. "Case of Chronic Fatigue Syndrome after Crimean War and Indian Mutiny." *British Medical Journal* 319: 1645-47.

Fox, Herbert. 1921. "Comparative Pathology of the Heart as Seen in the Captive Animals at the Philadelphia Zoölogical Garden." *Transactions of the College of Physicians of Philadelphia*, 3rd ser., no. 43, pp. 130-45.

———. 1923. *Disease in Captive Wild Mammals and Birds*. Philadelphia: J. B. Lippincott. Fraser, Allan and Allan H. Frey. 1968. "Electromagnetic Emission at Micron Wave-lengths from Active Nerves." *Biophysical Journal* 8: 731-34.

Fraser, Gary E. 1999. "Associations between Diet and Cancer, Ischemic Heart Disease, and All-Cause Mortality in Non-Hispanic White California Seventh-day Adventists." *American Journal of Clinical Nutrition* 70(3): 532S-538S.

———. 2009. "Vegetarian Diets: What Do We Know of Their Effects on Common Chronic Diseases?" *American Journal of Clinical Nutrition* 89(5): 1607S-1612S. Frasure-Smith, Nancy and François Lespérance. 2008. "Depression and Anxiety as Predictors of 2-Year Cardiac Events in Patients with Stable Coronary Artery Disease." *Archives of General Psychiatry* 65(1): 62-71.

Freedman, David S., Tim Byers, Drue H. Barrett, Nancy E. Stroup, Elaine Eaker, and Heather Monroe-Blum. 1995. "Plasma Lipid Levels and Psychologic Characteristics in Men." *American Journal of Epidemiology* 141(6): 507-17.

Frentzel-Beyme, R., J. Claude, and U. Eilber. 1988. "Mortality Among German Vegetarians: First Results after Five Years of Follow-up." *Nutrition and Cancer* 11(2): 117-26.

Freud, Sigmund. 1895. "Ueber die Berechtigung von der Neurasthenie einen bestimmten Symptomencomplex als 'Angstneurose' abzutrennen." *Neurologisches Centralblatt* 14: 50-66. Published in English as "On the Grounds for Detaching a Particular Syndrome from Neurasthenia under the Description 'Anxiety Neurosis,'" in James Strachey, ed., *The Standard Edition of the Complete Psychological Works of Sigmund Freud* (London: Hogarth), 1962, vol. 3, pp. 87-139.

Frey, Allan H. 1961. "Auditory System Response to Radio Frequency Energy." *Aerospace Medicine* 32: 1140-42.

———. 1962. "Human Auditory System Response to Modulated Electromagnetic Energy." *Journal of Applied Physiology* 17(4): 689-92.

———. 1963. "Some Effects on Human Subjects of Ultra-High-Frequency Radiation." *American Journal of Medical Electronics* 2: 28-31.

———. 1965. "Behavioral Biophysics." *Psychological Bulletin* 63: 322-37.

———. 1967. "Brain Stem Evoked Responses Associated with Low-Intensity Pulsed UHF Energy." *Journal of Applied Physiology* 23(6): 984-88.

———. 1968. "Some Effects on Human Subjects of Ultrahigh Frequency Radiation." *American Journal of Medical Electronics*, January-March, pp. 28-31.

———. 1970. "Effects of Microwave and Radio Frequency Energy on the Central Nervous System." In: Stephen F. Cleary, ed., *Biological Effects and Health Implications of Microwave Radiation. Symposium Proceedings* (Rockville, MD: U.S. Department of Health, Education and Welfare), Publication BRH/DBE 70-2, pp. 134-139.

———. 1971. "Biological Function as Influenced by Low Power Modulated RF Energy." *IEEE Transactions on Microwave Theory and Techniques* MTT-19(2): 153-64.

———. 1985. "Data Analysis Reveals Significant Microwave-Induced Eye Damage in Humans." *Journal of Microwave Power* 20(1): 53-55.

———. 1988. "Evolution and Results of Biological Research with Low-Intensity Nonionizing Radiation." In: Andrew A. Marino, ed., *Modern Bioelectricity* (New York: Marcel Dekker), pp. 785-837.

Frey, Allan H. and Edwin S. Eichert. 1986. "Modification of Heart Function with Low Intensity Electromagnetic Energy." *Electromagnetic Biology and Medicine* 5(2): 201-10.

Frey, Allan H. and S.R. Feld. 1975. "Avoidance by Rats of Illumination with Low Power Nonionizing Electromagnetic Energy." *Journal of Comparative and Physiological Psychology* 89(2): 183-88.

Frey, Allan H., Sondra Feld, and Barbara Frey. 1975. "Neural Function and Behavior: Defining the Relationship." *Annals of the New York Academy of Sciences* 247: 433-39.

Frey, Allan H. and Rodman Messenger, Jr. 1973. "Human Perception of Illumination with Pulsed Ultrahigh-Frequency Electromagnetic Energy." *Science* 181: 356-58.

Frey, Allan H. and Elwood Seifert. 1968. "Pulse Modulated UHF Energy Illumination of the Heart Associated with Change in Heart Rate." *Life Sciences* 7 (part 2): 505-12.

Frey, Allan H. and Jack Spector. 1976. "Exposure to RF Electromagnetic Energy Decreases Aggressive Behavior." In: U.S. National Committee of the International Union of Radio Science, Program and Abstracts, URSI 1979 Spring Meeting, June 18-22 (Washington, DC: USNC-URSI), p. 456.

Frey, Allan H. and Lee S. Wesler. 1979. "Modification of Tail Pinch Consummatory Behavior in Microwave Energy Exposure." *Aggressive Behavior* 12(4): 285-91.

Friedman, Meyer. 1947. *Functional Cardiovascular Disease*. Baltimore: Williams and Wilkins.

Galli, G. 1916. "Il cuore dei soldati." *Il Policlinico, Sezione Pratica* 23: 489-91.

Gardner, Ann, Anna Johansson, Rolf Wibom, Inger Nennesmo, Ulrika von Döbeln, Lars Hagenfeldt, and Tore Hällström. 2003. "Alterations of Mitochondrial Function and Correlations with Personality Traits in Selected Major Depressive Disorder Patients." *Journal of Affective Disorders* 76: 55-68.

Gardner, Ann and Richard G. Boles. 2008. "Symptoms of Somatization as a Rapid Screening Tool for Mitochondrial Dysfunction in Depression." *BioPsychoSocial Medicine* 2: 7.

———. 2011. "Beyond the Serotonin Hypothesis: Mitochondria, Inflammation and Neurodegeneration in Major Depression and Affective Spectrum Disorders." *Progress in Neuro-Psychopharmocology & Biological Psychiatry* 35: 730-43.

Garssen, Bert, Mariete Buikhuisen, Doctorandus, and Richard van Dyck. 1996. "Hyperventilation and Panic Attacks." *American Journal of Psychiatry* 153(4): 513-18.

Gembitskiy, Ye. V. 1970. "Changes in the Functions of the Internal Organs of Personnel Operating Microwave Generators." In: I. R. Petrov. ed., *Influence of Microwave Radiation on the Organism of Man and Animals* (Leningrad: "Meditsina"), in English translation, 1972 (Washington, DC: NASA), report no. TTF-708, pp. 106-25.

Ghali, Jalal K., Richard Cooper, and Earl Ford. 1990. "Trends in Hospitalization Rates for Heart Failure in the United States, 1973-1986." *Archives of Internal Medicine* 150: 769-73.

Glaser, Zorach R. 1971-1976. *Bibliography of Reported Biological Phenomena ("Effects") and Clinical Manifestations Attributed to Microwave and Radio-Frequency Radiation.* Bethesda, MD: Naval Medical Research Institute. NTIS reports nos. AD 734391, AD 750271, AD 770621, AD 784007, AD A015622, AD A025354, and AD A029430.

———. 1977. *Bibliography of Reported Biological Phenomena ("Effects") and Clinical Manifestations Attributed to Microwave and Radio-Frequency Radiation: Ninth Supplement to Bibliography of Microwave and RF Biologic Effects.* Cincinnato, OH: National Institute for Occupational Safety and Health. NTIS report no. PB83176537.

Goldberg, Abraham. 1959. "Acute Intermittent Porphyria: a Study of 50 Cases." *Quarterly Journal of Medicine* 28: 183-209.

Goldberg, Abraham, D. Doyle, A. C. Yeung Laiwah, Michael R. Moore, and Kenneth E. L. McColl. 1985. "Relevance of Cytochrome-c-Oxidase Deficiency to Pathogenesis of Acute Porphyria." *Quarterly Journal of Medicine* 57: 799. Abstract.

Gordon, Zinaida V. 1966. *Voprosy gigieny truda i biologicheskogo deistviya elektromagnitnykh polei sverkhvysokikh chastot.* Leningrad: "Meditsina." In English translation as *Biological Effect of Microwaves in Occupational Hygiene* (Jerusalem: Israel Program for Scientific Translations), 1970.

Gordon, Zinaida V., ed. 1973. *O biologicheskom deystvii elektromagnitnykh poley radiochastot*, 4th ed. Moscow. In English translation as *Biological Effects of Radiofrequency Electromagnetic Fields*, JPRS 63321 (1974).

Gorman, Jack M., M. R. Fyer, R. R. Goetz., J. Askanazi, M. R. Liebowitz, A. J. Fyer, J. Kinney, and D. F. Klein. 1988. "Ventilatory Physiology of Patients with Panic Disorder." *Archives of General Psychiatry* 45: 31-39.

Gozal, David, Oscar Sans Capdevila, and Leila Kheirandish-Gozal. 2008. "Metabolic Alterations and Systemic Inflammation in Obstructuve Sleep Apnea among Nonobese and Obese Prepubertal Children." *American Journal of Respiratory and Critical Care Medicine* 177: 1142-49.

Grace, Sherry L., Susan E. Abbey, Jane Irvine, Zachary M. Shnek, and Donna E. Stewart. 2004. "Prospective Examination of Anxiety Persistence and Its Relationship to Cardiac Symptoms and Recurrent Cardiac Events." *Psychotherapy and Psychosomatics* 73: 344-52.

Grant, Ronald T. 1925. "Observations on the After-Histories of Men Suffering from the Effort Syndrome." *Heart* 12: 121-42.

Graybiel, Ashton and Paul D. White. 1935. "Inversion of the T Wave in Lead I or II of the Electrocardiogram in Young Individuals with Neurocirculatory Asthenia, with Thyrotoxicosis, in Relation to Certain Infections, and Following Paroxysmal Ventricular Tachycardia." *American Heart Journal* 10: 345-54.

Haldane, John Scott. 1922. *Respiration.* New Haven: Yale University Press.

Haldane, John Scott and John Gillies Priestley. 1935. *Respiration.* New Haven: Yale University Press.

Hamman, Louis and Charles W. Wainwright. 1936. "The Diagnosis of Obscure Fever. I. The Diagnosis of Unexplained, Long-continued, Low-grade Fever." *Bulletin of the Johns Hopkins Hospital* 58: 109-33.

Harrison, Tinsley Randolph, F.C. Turley, Edgar Jones, and J. Alfred Calhoun. 1931. "Congestive Heart Failure X: The Measurement of Ventilation as a Test of Cardiac Function." *Archives of Internal Medicine* 48(3): 377-98.

Hartshorne, Henry. 1864. "On Heart Disease in the Army." *American Journal of the Medical Sciences* 48(7): 89-91.

Hatano, Shuichi and Toshihisa Matsuzaki. 1977. "Atherosclerosis in Relation to Personal Attributes of a Japanese Populatiion in Homes for the Aged." In: Schettler G, Y. Gogo, Y. Hata, and G. Klose, eds, *Atherosclerosis IV: Proceedings of the Fourth International Symposium*. (New York: Springer), pp. 116-20.

Hay, John. 1923. "Disorders of the Cardio-Vascular System." In: W. G. MacPherson, W. P. Herringham, T. R. Elliott, and A. Balfour, eds., *History of the Great War* (London: His Majesty's Stationery Office), vol. 1, pp. 504-38.

Hayward, Chris, C. Barr Taylor, Walton T. Roth, Roy King, and W. Stewart Agras. 1989. "Plasma Lipid Levels in Patients with Panic Disorder or Agoraphobia." *American Journal of Psychiatry* 146(7): 917-19.

Healer, Janet. 1970. "Review of Studies of People Occupationally Exposed to Radio-Frequency Radiation." In: Stephen F. Cleary, ed., *Biological Effects and Health Implications of Microwave Radiation. Symposium Proceedings* (Rockville, MD: U.S. Department of Health, Education and Welfare), Publication BRH/DBE 70-2, pp. 90-97.

Herrick, Ariane L., B. Miles Fisher, Michael R. Moore, Sylvia Cathcart, Kenneth E.L. McColl, and Abraham Goldberg. 1990. "Elevation of Blood Lactate and Pyruvate Levels in Acute Intermittent Porphyria – A Reflection of Haem Deficiency?" *Clinica Chimica Acta* 190(3): 157-62.

Hibbert, George and David Pilsbury. 1989. "Hyperventilation: Is It a Cause of Panic Attacks?" *British Journal of Psychiatry* 155(6): 805-9.

Hick, Ford Kimmel. 1936. "Criteria of Oxygen Want with Especial Reference to Neurocirculatory Asthenia." Ph.D. thesis, University of Illinois, Chicago.

Hick, Ford Kimmel, A.W. Christian, and P.W. Smith. 1937. "Criteria of Oxygen Want, with Especial Reference to Neurocirculatory Asthenia." *American Journal of the Medical Sciences* 194: 800-4.

Hill, Ian G.W. and H.A. Dewar. 1945. "Effort Syndrome." *Lancet* 2: 161-64. Holmes, Gary P., Jonathan E. Kaplan, Nelson M. Gantz, Anthony L. Komaroff, Lawrence B. Schonberger, Stephen E. Straus, James F. Jones, Richard E. Dubois, Charlotte Cunningham-Rundles, Savita Pahwa, Giovanna Tosato, Leonard S. Zegans, David T. Purtilo, Nathaniel Brown, Robert T. Schooley, and Irena Brus. 1988. "Chronic Fatigue Syndrome: A Working Case Definition." *Annals of Internal Medicine* 108: 387-89.

Holmgren, A., B. Jonsson, M. Levander, H. Linderholm, T. Sjöstrand, and G. Ström. 1959. "Ecg Changes in Vasoregulatory Asthenia and the Effect of Physical Training." *Acta Medica Scandinavica* 165(4): 259-71.

Holt, Phoebe E. and Gavin Andrews. 1989. "Hyperventilation and Anxiety in Panic Disorder, Social Phobia, GAD and Normal Controls." *Behaviour Research and Therapy* 27(4): 453-60.

Howell, Joel D. 1985. "'Soldier's Heart': The Redefinition of Heart Disease and Specialty Formation in Early Twentieth-Century Great Britain." *Medical History. Supplement* 5: 34-52.

Hroudová, Jana and Zdeněk Fišar. 2011. "Connectivity between Mitochondrial Functions and Psychiatric Disorders." *Psychiatry and Clinical Neurosciences* 65: 130-41.

Huffman, Jeff C., Mark H. Pollack, and Theodore A. Stern. 2002. "Panic Disorder and Chest Pain: Mechanisms, Morbidity, and Management." *Primary Care Companion, Journal of Clinical Psychiatry* 4(2): 54-62.

Hume, W.E. 1918. "A Study of the Cardiac Disabilities of Soldiers in France (V.D.H. and D.A.H.)." *Lancet* 1: 529-34.

International Labour Office. 1921. *Compensation for War Disabilities in Great Britain and the United States*. Studies and Reports, ser. E, no. 4, December 30. Geneva.

Izmerov, N.F., ed. 2005. *Rossiyskaya entsiklopediya po meditsine truda* ("Russian Encyclopedia of Occupational Medicine"). Moscow: "Meditsina."

———. 2011a. *Professional'naya patologiya: natsional'noe rykovodstvo* ("Occupational Pathology: National Manual"). 2011. Moscow: GEOTAR-Media.

———. 2011b. *Professional'nye bolezni* ("Occupational Diseases"). Moscow: Academia.

Izmerov, N. F. and E. I. Denisov, eds. 2001. *Professional'niy risk* ("Occupational Risk"). Moscow: Sotsizdat.

Izmerov, N. F. and V. F. Kirillova, eds. 2008. *Gigiyena truda* ("Occupational Hygiene"). Moscow: GEOTAR-Media.

Jammes, Y., J. G. Steinberg, O. Mambrini, F. Brégeon, and S. Delliaux. 2005. "Chronic Fatigue Syndrome: Assessment of Increased Oxidative Stress and Altered Muscle Excitability in Response to Incremental Exercise." *Journal of Internal Medicine* 257: 299-310.

Jason, Leonard A., Karina Corradi, Sara Gress, Sarah Williams, and Susan Torres-Harding. 2006. "Causes of Death Among Patients with Chronic Fatigue Syndrome." *Health Care for Women International* 27: 615-26.

Jerabek, Jiri. 1979. "Biological Effects of Magnetic Fields." *Pracovni Lekarstvi* 31(3): 98-106. JPRS 76497 (1980), pp. 1-26.

Johnson, George. 1868. "A Lecture on Dropsy: Its Pathology, Prognosis, and Principles of Treatment." *British Medical Journal* 1: 213-15.

Johnston, William J. 1880. *Telegraphic Tales and Telegraphic History*. New York: W. J. Johnston.

Jones, Maxwell. 1948. "Physiological and Psychological Responses to Stress in Neurotic Patients." *Journal of Mental Science* 94: 392-427.

Jones, Maxwell and Veronica Mellersh. 1946. "A Comparison of the Exercise Response in Anxiety States and Normal Controls." *Psychosomatic Medicine* 8: 180-87.

Jones, Maxwell and Ronald Scarisbrick. 1943. "Effect of Exercise on Soldiers with Effort Intolerance." *Lancet* 2: 331-32.

———. 1946. "The Effect of Exercise on Soldiers with Neurocirculatory Asthenia. *Psychosomatic Medicine* 8: 188-92.

Justeson, Don R. 1979. "Behavioral and Psychological Effects of Microwave Radiation." *Bulletin of the New York Academy of Medicine* 55(11): 1058-78.

Kannel, William B., 1974. "The Role of Cholesterol in Coronary Atherogenesis." *Medical Clinics of North America* 58(2): 363-79.

Kannel, William B., Thomas R. Dawber, and Mandel E. Cohen. 1958. "The Electrocardiogram in Neurocirculatory Asthenia (Anxiety Neurosis or Neurasthenia): A Study of 203 Neurocirculatory Asthenia Patients and 757 Healthy Controls in the Framingham Study." *Annals of Internal Medicine* 49(6): 1351-60.

Kaplan, Peter W. and Darrell V. Lewis. 1986. "Juvenile Acute Intermittent Porphyria with Hypercholesterolemia and Epilepsy: A Case Report and Review of the Literature." *Journal of Child Neurology* 1(1): 38-45.

Katerndahl, David. 2004. "Panic & Plaques: Panic Disorder and Coronary Artery Disease in Patients with Chest Pain." *Journal of the American Board of Family Practice* 17(2): 114-26.

Kawachi, Ichiro, David Sparrow, Pantel S. Vokonas, and Scott T. Weiss. 1994. "Symptoms of Anxiety and Risk of Coronary Heart Disease: The Normative Aging Study." *Circulation* 90(5): 2225-29.

Key, Timothy J., Gary E. Fraser, Margaret Thorogood, Paul N. Appleby, Valerie Beral, Gillian Reeves, Michael L. Burr, Jenny Chang-Claude, Rainer Frentzel-Beyme, Jan W. Kusma, Jim Mann, and Klim McPherson. 1999. "Mortality in vegetarians and Nonvegetarians: Detailed Findings from a Collaborative Analysis of 5 Prospective Studies." *American Journal of Clinical Nutrition* 70: 516S-524S.

Keys, Ancel. 1953. "Atherosclerosis: A Problem in Newer Public Health." *Journal of the Mount Sinai Hospital* 20(2): 118-39.

Kholodov, Yury A. 1966. *The Effect of Electromagnetic and Magnetic Fields on the Central Nervous System*. Translation of *Vliyaniye elektromagnitnykh i magnitnykh poley na tsentral'nuyu nervnuyu sistemu* (Moscow: Nauka). NASA report no. TT-F-465.

Klimková-Deutschová, Eliska. 1974. "Neurologic Findings in Persons Exposed to Microwaves." In: P. Czerski et al., eds., *Biologic Effects and Health Hazards of Microwave Radiation: Proceedings of an International Symposium, Warsaw, 15-18 October 1973* (Warsaw: Polish Medical Publishers), pp. 268-72.

Knickerbocker, G. G., translator. 1975. *Study in the USSR of Medical Effects of Electric Fields on Electric Power Systems*. New York: IEEE Power Engineering Society. Special Publication no. 10.

Kochanek, Kenneth D., Sherry L. Murphy, Jiaquan Xu, and Elizabeth Arias. 2019. "Deaths: Final data for 2017." *National Vital Statistics Reports*, vol. 68, no. 9. Hyattsville, MD: National Center for Health Statistics.

Koller, F. 1962. "The Value of Anticoagulants in the Prophylaxis and Therapy of Ischaemic Heart Disease." *Bulletin of the World Health Organization* 27(6): 659-66.

Kolodub, F. A. and O. N. Chernysheva. 1980. "Special Features of Carbohydrate-Energy and Nitrogen Metabolism in the Rat Brain under the Influence of Magnetic Fields of Commercial Frequency." *Ukrainskiy Biokhimicheskiy Zhurnal* 1980(3): 299-303. JPRS 77393 (1981), pp. 42-44.

Korach, S. 1916. "Über Blutdruckmessungen bei Herzstörungen der Kriegsteilnehmer." *Berliner klinische Wochenschrift* 53(34): 944-45.

Kordač, Václav, Michaela Kozáková, and Pavel Martásek. 1989. "Changes of Myocardial Functions in Acute Hepatic Porphyrias: Role of Heme Arginate Administration." *Annals of Medicine* 21(4): 273-76.

Krutikov, V. N., Yu. I. Bregadze, and A. B. Kruglov, eds. 2003. *Kontrol' fizicheskikh faktorov okruzhayushchey sredy, opasnykh dlya cheloveka* ("Control of Environmental Physical Factors that are Hazardous to People"). "Ekometriya" encyclopedia series. Moscow: IPK Standards Press.

Krutikov, V. N., N. V. Rubtsova, Y. I. Bregadze, and A. B. Kruglov, eds. 2004. *Vozdeystviye na organizm cheloveka opasnykh i vrednykh proizvodstvennykh faktorov. Medikobiologicheskiye i metrologicheskiye aspekty* ("The Effect of Dangerous and Injurious Occupational Factors on the Human Body. Medical, Biological and Metrological Aspects"). "Ekometriya" encyclopedia series, 2 vols. Moscow: IPK Standards Press.

Kudryashov, Yu. B., Yu. F. Perov, and A. B. Rubin. 2008. *Radiatsionnaya biofizika: radiochastotnye i mikrovolnovye elektromagnitnye izlucheniya* ("Radiation Biophysics: Radiofrequency and Microwave Electromagnetic Radiation"). Moscow: Fizmatlit.

Kumar, Neelima, Sonika Sangwan, and Pooja Badotra. 2011. "Exposure to Cell Phone Radiations Produces Biochemical Changes in Worker Honey Bees." *Toxicology International* 18(1): 70-72.

Lary, Darrel and Nora Goldschlager. 1974. "Electrocardiographic Changes during Hyperventilation Resembling Myocardial Ischemia in Patients with Normal Coronary Arteriograms." *American Heart Journal* 87(3): 383-90.

Lazarev, V. I., V. F. Vinogradov, and V. V. Trotsiuk. 1989. "Blood Lipid Levels in Patients with Neurocirculatory Asthenia of the Cardiac Type." *Kardiologiya* 29(7): 74-77 (in Russian).

Lees, Robert S., Chull S. Song, Richard D. Levere, and Attallah Kappas. 1970. "Hyperbeta-Lipoproteinemia in Acute Intermittent Porphyria – Preliminary Report." *New England Journal of Medicine* 282: 432-33.

Lefebvre, B., J.-L. Pépin, J.-P. Baguet, R. Tamisier, M. Roustit, K. Riedweg, G. Bessard, P. Lévy, and F. Stanke-Labesque. 2008. "Leukotriene B_4: Early Mediator of Atherosclerosis in Obstructuve Sleep Apnoea?" *European Respiratory Journal* 32: 113-20.

Leibowitz, Joshua Otto. 1970. *The History of Coronary Heart Disease.* Berkeley: University of California Press.

Leonhardt, K. F. 1981. "Kardiovaskuläre Störungen bei der akuten intermittierenden Porphyrie (AIP)." *Wiener klinische Wochenschrift* 93(18): 580-84.

Lerner, A. Martin, Claudine Lawrie and Howard S. Dworkin. 1993. "Repetitively Negative Changing T Waves at 24-h Electrocardiographic Monitors in Patients with the Chronic Fatigue Syndrome." *Chest* 104(5): 1417-21.

Letavet, A. A. and Zinaida V. Gordon, eds. 1960. *O biologicheskom vozdeystvii sverkhvysokikh chastot.* Moscow: Academy of Medical Sciences. In English translation, 1962, as *The Biological Action of Ultrahigh Frequencies*, JPRS 12471.

Levander-Lindgren, Maj. 1962. "Studies in Neurocirculatory Asthenia (Da Costa's Syndrome). I. Variations with Regard to Symptoms and Some Pathophysiological Signs." *Acta Medica Scandinavica* 172(6): 665-76.

———. 1963. "Studies in Neurocirculatory Asthenia. III. On the Etiology and Pathogenesis of Signs in the Work Test and Orthostatic Test." *Acta Medica Scandinavica* 173(5): 631-37.

Levitina, N. A. 1966. "Nonthermal Action of Microwaves on the Cardiac Rhythm of a Frog." *Bulletin of Experimental Biology and Medicine* 62(6): 1386-87.

Levy, Robert L., Howard G. Bruenn, and Dorothy Kurtz. 1934. "Facts on Disease of Coronary Arteries. Based on a Survey of Clinical and Pathologic Records of Seven Hundred and Sixty-Two Cases." *American Journal of the Medical Sciences* 187(3): 376-90.

Lewis, Thomas. 1918a. "Report on Neuro-Circulatory Asthenia and Its Management." *Military Surgeon* 42: 409-26, 711-19.

———. 1918b. *The Soldier's Heart and the Effort Syndrome.* London: Shaw and Sons.

———. 1940. *The Soldier's Heart and the Effort Syndrome*, 2nd ed. London: Shaw and Sons.

Lewis, Thomas, Thomas F. Cotton, J. Barcroft, T. R. Milroy, D. Dufton, and T. R. Parsons. 1916. "Breathlessness in Soldiers Suffering from Irritable Heart." *British Medical Journal* 2: 517-19.

Li, Jianguo, Laura N. Thorne, Naresh M. Punjabi, Cheuk-Kwan K. Sun, Alan R. Schwartz, Philip L. Smith, Rafael L. Marino, Annabelle Rodriguez, Walter C. Hubbard, Christopher P. O'Donnell, and Vsevolod Y. Polotsky. 2005. "Intermittent Hypoxia Induces Hyperlipidemia in Lean Mice." *Circulation Research* 97(7): 698-706.

Li, Jianguo, Vladimir Savransky, Ashika Nanayakkara, Phillip L. Smith, Christopher P. O'Donnell, and Vsevolod Y. Polotsky. 2007. "Hyperlipidemia and Lipid Peroxidation are Dependent on the Severity of Chronic Intermittent Hypoxia." *Journal of Applied Physiology* 102(2): 557-63.

Lian, Camille. 1916. "Les palpitations par hypertension artérielle aux armées." *Presse médicale*, 24(29): 228-29.

Lin, James C. 1978. *Microwave Auditory Effects and Applications.* Springfield, IL: Charles C. Thomas.

Logue, Robert Bruce, James Fletcher Hanson, and William A. Knight. 1944. "Electrocardiographic Studies in Neurocirculatory Asthenia." *American Heart Journal* 28(5): 574-77.

Lopez, Alan D., Colin D. Mathers, Majid Ezzati, Dean T. Jamiston, and Christopher J. L. Murray. 2006. *Global Burden of Disease and Risk Factors.* Oxford University Press.

MacFarlane, Andrew. 1918. "Neurocirculatory Myasthenia." *Journal of the American Medical Association* 71(9): 730-33.

MacKenzie, James. 1916a. "The Soldier's Heart." *British Medical Journal* 1: 117-19.

———. 1916b. "Discussion on the Soldier's Heart." *Proceedings of the Royal Society of Medicine*, Therapeutical and Pharmacological Section, 9: 27-60.

Makolkin, V. I., E. A. Sokova, and S. A. Abbakumov. 1984. "The Oxygen Supply in Patients with Neurocirculatory Asthenia during Exercise." *Kardiologiya* 24(11): 71-76 (in Russian).

Mäntysaari, Matti J., Kari J. Antila, and Tuomas E. Peltonen. 1988. "Blood Pressure Reactivity in Patients with Neurocirculatory Asthenia." *American Journal of Hypertension* 1(2): 132-39.

Marazziti, D., S. Baroni, M. Picchetti, P. Landi, S. Silvestri, E. Vatteroni and M. Catena Dell'Osso. 2011. "Mitochondrial Alterations and Neuropsychiatric Disorders." *Current Medicinal Chemisry* 18: 4715-21.

Marha, Karel. 1970. "Maximum Admissible Values of HF and UHF Electromagnetic Radiation at Work Places in Czechoslovakia." In: Stephen F. Cleary, ed., *Biological Effects and Health Implications of Microwave Radiation. Symposium Proceedings* (Rockville, MD: U. S. Department of Health, Education and Welfare), Publication BRH/DBE 70-2, pp. 188-96.

Marha, Karel, Jan Musil, and Hana Tuhá. 1971. *Electromagnetic Fields and the Life Environment.* Berkeley: San Francisco Press.

Maron, Barry J., Joseph J. Doerer, Tammy S. Haas, David M. Tierney, and Frederick O. Mueller. 2009. "Sudden Deaths in Young Competitive Athletes: Analysis of 1866 Deaths in the United States, 1980-2006." *Circulation* 119: 1085-92.

Martens, Elisabeth J., Peter de Jonge, Beeya Na, Beth E. Cohen, Heather Lett, and Mary A. Whooley. 2010. "Scared to Death? Generalized Anxiety Disorder and Cardiovascular Events in Patients with Stable Coronary Heart Disease: The Heart and Soul Study." *Archives of General Psychiatry* 67(7): 750-58.

Martin, Linda G., Vicki A. Freedman, Robert F. Schoeni, and Patricia M. Andreski. 2009. "Health and Functioning Among Baby Boomers Approaching 60." *Journal of Gerontology: Social Sciences* 64B(3): 369-77.

Master, Arthur M. 1943. "Effort Syndrome or Neurocirculatory Asthenia in the Navy." *United States Naval Medical Bulletin* 41(3): 666-69.

Mathers, Colin, Ties Boerma, and Doris Ma Fat. 2008. *The Global Burden of Disease, 2004 Update.* Geneva: World Health Organization.

McArdle, Nigel, David Hillman, Lawrie Beilin, and Gerald Watts. 2007. "Metabolic Risk Factors for Vascular Disease in Obstructuve Sleep Apnea." *American Journal of Respiratory and Criticial Care Medicine* 175: 190-95.

McCullough, Peter A., Edward F. Philbin, John A. Spertus, Scott Kaatz, Keisha R. Sandberg,

W. Douglas Weaver. 2002. "Confirmation of a Heart Failure Epidemic: Findings from the Resource Utilization Among Congestive Heart Failure (REACH) Study." *Journal of the American College of Cardiology* 39(1): 60-69.

McCully, Kevin K., Benjamin H. Natelson, Stefano Iotti, Sueann Sisto, and John S. Leigh. 1996. "Reduced Oxidative Muscle Metabolism in Chronic Fatigue Syndrome." *Muscle & Nerve* 19: 621-25.

McFarland, Ross Armstrong. 1932. "The Psychological Effects of Oxygen Deprivation (Anoxemia) on Human Behavior." *Archives of Psychology*, no. 145.

———. 1941. "The Internal Environment and Behavior." *American Journal of Psychiatry* 97: 858-77.

McGovern, Paul G., David R. Jacobs, Jr., Eyal Shahar, Donna K. Arnett, Aaron R. Folsom, Henry Blackburn, and Russell V. Luepker. 2001. "Trends in Acute Coronary Heart Disease Mortality, Morbidity, and Medical Care from 1985 through 1997: The Minnesota Heart Survey." *Circulation* 104: 19-24.

McLaughlin, John T. 1962. "Health Hazards from Microwave Radiation." *Western Medicine* 3(4): 126-30.

McLeod, K. 1898. "Tropical Heart." *Journal of Tropical Medicine* 1: 3-4.

McMurray, John J. and Simon Stewart. 2000. "Epidemiology, Aetiology, and Prognosis of Heart Failure." *Heart* 83: 596-602.

McRee, Donald I. "Review of Soviet/Eastern European Research on Health Aspects of Microwave Radiation." 1979. *Bulletin of the New York Academy of Medicine* 55(11): 1133-51.

———. 1980. "Soviet and Eastern European Research on Biological Effects of Microwave Radiation." *Proceedings of the IEEE* 68(1): 84-91.

McRee, Donald I., Michael J. Galvin, and Clifford L. Mitchell. 1988. "Microwave Effects on the Cardiovascular System: A Model for Studying the Responsivity of the Autonomic Nervous System to Microwaves." In: Mary Ellen O'Connor and Richard H. Lovely, eds., *Electromagnetic Fields and Neurobehavioral Function* (New York: Alan R. Liss), pp. 153-77.

Meade, Thomas W. 2001. "Cardiovascular Disease—Linking Pathology and Epidemiology." *International Journal of Epidemiology* 30: 1179-83.

Menawat, Anand S., R. B. Panwar, D. K. Kochar, and C. K. Joshi. 1979. "Propranolol in Acute Intermittent Porphyria." *Postgraduate Medical Journal* 55: 546-47.

Merkel, Friedrich. 1915. "Ueber Herzstörungen im Kriege." *Münchener medizinische Wochenschrift* 62(20): 695-96.

Michaels, Leon. 1966. "Ætiology of Coronary Artery Disease: An Historical Approach." *British Heart Journal* 28: 258-64.

Mild, Kjell Hansson, Monica Sandström, and Eugene Lyskov, eds. 2001. *Clinical and Physiological Investigations of People Highly Exposed to Electromagnetic Fields*. Umeå, Sweden: National Institute for Working life. Arbetslivsrapport 3.

Milham, Samuel. 1979. "Cancer in Aluminum Reduction Plant Workers." *Journal of Occupational and Environmental Medicine* 7: 475-80.

———. 1982. "Mortality from Leukemia in Workers Exposed to Electrical and Magnetic Fields." *New England Journal of Medicine* 307(4): 249.

———. 1985a. "Mortality in Workers Exposed to Electromagnetic Fields." *Environmental Health Perspectives* 62: 297-300.

———. 1985b. "Silent Keys: Leukaemia Mortality in Amateur Radio Operators." *Lancet* 1: 812.

———. 1988a. "Increased Mortality in Amateur Radio Operators Due to Lymphatic and Hematopoietic Malignancies." *American Journal of Epidemiology* 127(1): 50-54.

———. 1988b. "Mortality by License Class in Amateur Radio Operators." *American Journal of Epidemiology* 128(5): 1175-76.

———. 1996. "Increased Cancer Incidence in Office Workers Exposed to Strong Magnetic Fields." *American Journal of Industrial Medicine* 30(6): 702-4.

———. 2010a. "Historical Evidence that Electrification Caused the 20th Century Epidemic of 'Diseases of Civilization.'" *Medical Hypotheses* 74: 337-45.

———. 2010b. *Dirty Electricity: Electrification and the Diseases of Civilization*. New York: iUniverse.

Milham, Samuel and Eric M. Ossiander. 2001. "Historical Evidence that Residential Electrification Caused the Emergence of the Childhood Leukemia Peak." *Medical Hypotheses* 56(3): 290-95.

Miwa, Kunihisa and Masatoshi Fujita. 2009. "Cardiac Function Fluctuates during Exacerbation and Remission in Young Adults with Chronic Fatigue Syndrome and 'Small Heart.'" *Journal of Cardiology* 54(1): 29-35.

Moir, Raymond A. and K. Shirley Smith. 1946. "Cardiovascular Diseases in the British Army Overseas." *British Heart Journal* 8(2): 110-14.

Moore, Julie L., indexer. 1984. *Cumulated Index to the Bibliography of Reported Biological Phenomena ("Effects") and Clinical Manifestations Attributed to Microwave and Radio-Frequency Radiation*, compiled by Zorach R. Glaser. Riverside, CA: Julie Moore & Associates.

Moore, Michael R. 1990. "The Pathogenesis of Acute Porphyria." *Molecular Aspects of Medicine* 11(1-2): 49-57.

Morris, Jeremiah Noah. 1951. "Recent History of Coronary Disease." *Lancet* 1: 1-7, 69-73.

———. 1961/2. "Epidemiological Aspects of Ischaemic Heart Disease." *Yale Journal of Biology and Medicine* 34: 359-69.

Munroe, H. E. 1919. "Observations on Flying Sickness, with Special Reference to its Diagnosis." *Canadian Medical Association Journal* 9(10): 883-95.

Murphy, Sherry L., Jiaquan Xu, and Kenneth D. Kochanek. 2012. "Deaths: Preliminary Data for 2010." *National Vital Statistics Reports*, vol. 60, no. 4. Hyattsville, MD: National Center for Health Statistics.

Murray, Christopher J. L. and Alan D. Lopez, eds. 1996. *The Global Burden of Disease*. Cambridge, MA: Harvard University Press.

Myhill, Sarah, Norman E. Booth, and John McLaren-Howard. 2009. "Chronic Fatigue Syndrome and Mitochondrial Dysfunction." *International Journal of Clinical and Experimental Medicine* 2: 1-16.

Nadeem, Rashid, Mukesh Singh, Mahwish Nida, Sarah Kwon, Hassan Sajid, Julie Witkowski, Elizabeth Pahomov, Kruti Shah, William Park, and Dan Champeau. 2014. "Effect of CPAP Treatment for Obstructuve Sleep Apnea Hypopnea Syndrome on Lipid Profile: A Meta-Regression Analysis." *Journal of Clinical Sleep Medicine* 10(12): 1295-1302.

Naghavi, Mohsen, Haidong Wang, Rafael Lozano, Adrian Davis, Xiaofeng Liang, Maigeng Zhou, Stein Emil Vollset, et al. 2015. "Global, Regional, and National Age-Sex Specific All-Cause and Cause-Specific Mortality for 240 Causes of Death, 1990–2013: A Systematic Analysis for the Global Burden of Disease Study 2013." *Lancet* 385: 117-71.

National Center for Health Statistics, National Vital Statistics System. 1999. "Worktable I. Deaths from Each Cause, by 5-Year Age Groups, Race, and Sex." Atlanta: Centers for Disease Control and Prevention.

National Center for Health Statistics, National Vital Statistics System. 2006. "Worktable I. Deaths from Each Cause, by 5-Year Age Groups, Race, and Sex." Atlanta: Centers for Disease Control and Prevention.

National Electric Light Association. 1932. *The Electric Light and Power Industry 1931*. Statistical Bulletin no. 8.

National Electric Light Association. 1931. *The Electric Light and Power Industry 1930*. Statistical Bulletin no. 7.

Navas-Nacher, Elena L., Laura Colangelo, Craig Beam, and Philip Greenland. 2001. "Risk Factors for Coronary Heart Disease in Men 18 to 39 Years of Age." *Annals of Internal Medicine* 134(6): 433-39.

Neaton, James D. and Deborah Wentworth. 1992. "Serum Cholesterol, Blood Pressure, Cigarette Smoking, and Death from Coronary Heart Disease: Overall Findings and Differences by Age for 316,099 White Men." *Archives of Internal Medicine* 152: 56-64.

Neuhof, Selian. 1919. "The Irritable Heart in General Practice: A Comparison between It and the Irritable Heart of Soldiers." *Archives of Internal Medicine* 24(1): 51-64.

Newman, Anne B., F. Javier Nieto, Ursula Guidry, Bonnie K. Lind, Susan Redline, Eyal Shahar, Thomas G. Pickering, and Stuart F. Quan. 2001. "Relation of Sleep-disordered Breathing to Cardiovascular Disease Risk Factors: The Sleep Heart Health Study." *American Journal of Epidemiology* 154(1): 50-59.

Nikitina, Valentina N. 2001. "Hygienic, Clinical and Epidemiological Analysis of Disturbances Induced by Radio Frequency EMF Exposure in Human Body." In: Kjell Hansson Mild, Monica Sandström, and Eugene Lyskov, eds., *Clinical and Physiological Investigations of People Highly Exposed to Electromagnetic Fields* (Umeå, Sweden: National Institute for Working life), Arbetslivsrapport 3, pp. 32-38.

Njølstad, Inger, Egil Arnesen, and Per G. Lund-Larsen. 1996. "Smoking, Serum Lipids, Blood Pressure, and Sex Differences in Myocardial Infarction: A 12-Year Follow-up of the Finnmark Study." *Circulation* 93: 450-6.

Novitskiy, Yu. I., Zinaida V. Gordon, Aleksandr S. Presman, and Yury A. Kholodov. 1970.

"Radio Frequencies and Microwaves. Magnetic and Electrical Fields." Vol. 2, part 1, chap. 1 of *Osnovy kosmicheskoy biologii i meditsiny* ("Foundations of Space Biology and Medicine"). Moscow: Academy of Sciences USSR. English translation by Scientific Translation Service (Washington, DC: NASA), 1971, report no. TT-F-14,021.

Nutzinger, D. O. 1992. "Hertz und Angst: Herzbezogene Ängste und kardiovaskuläres Morbiditätsrisiko bei Patienten mit einer Angststörung." *Der Nervenarzt* 63(3): 187-91.

Okumiya, Noriya, Kenzo Tanaka, Kazuo Ueda, and Teruo Omae. 1985. "Coronary Atherosclerosis and Antecedent Risk Factors: Pathologic and Epidemiologic Study in Hisayama, Japan." *American Journal of Cardiology* 56: 62-66.

Olafiranye, O., G. Jean-Louis, F. Zizi, J. Nunes, and M. T. Vincent. 2011. "Anxiety and Cardiovascular Risk: Review of Epidemiological and Clinical Evidence." *Mind Brain* 2(1): 32-37.

Orlova, A. A. 1960. "The Clinic of Changes of the Internal Organs under the Influence of UHF." In: A. A. Letavet and Z. V. Gordon, eds. *The Biological Action of Ultrahigh Frequencies* (Moscow: Academy of Medical Sciences), JPRS 12471, pp. 30-35.

Parikh, Nisha I., Philimon Gona, Martin G. Larson, Caroline S. Fox, Emelia J. Benjamin, Joanne M. Murabito, Christopher J. O'Donnell, Ramachandran S. Vasan, and Daniel Levy. 2009. "Long-term Trends in Myocardial Infarction Incidence and Case-Fatality in the National Heart, Lung, and Blood Institute's Framingham Heart Study." *Circulation* 119(9): 1203-10.

Park, Mi Ran, Jeong Kee Seo, Jae Sung Ko, Ju Young Chang, and Hye Ran Yang. 2011. "Acute Intermittent Porphyria Presented with Recurrent Abdominal Pain and Hypertension." *Korean Journal of Pediatric Gastroenterology and Nutrition* 14: 81-85.

Parkinson, John. 1941. "Effort Syndrome in Soldiers." *British Medical Journal* 1: 545-49.

Paterniti, Sabrina, Mahmoud Zureik, Pierre Ducimetière, Pierre-Jean Touboul, Jean-Marc Fève, and Annick Alpérovitch. 2001. "Sustained Anxiety and 4-Year Progression of Carotid Atherosclerosis." *Arteriosclerosis, Thrombosis, and Vascular Biology* 21(1): 136-41.

Paul, Oglesby. 1987. "Da Costa's Syndrome or Neurocirculatory Asthenia." *British Heart Journal* 58: 306-15.

Peckerman, Arnold, John J. Lamanca, Kristina A. Dahl, Rahul Chemitiganti, Bushra Qureishi, and Benjamin H. Natelson. 2003. "Abnormal Impedance Cardiography Predicts Symptom Severity in Chronic Fatigue Syndrome." *American Journal of the Medical Sciences* 326(2): 55-60.

Pervushin, V. Yu. 1957. "Changes Occurring in the Cardiac Nervous Apparatus Due to the Action of Ultra-High-Frequency Field." *Bulletin of Experimental Biology and Medicine* 43(6): 734-40.

Peter, Helmut, Philipp Goebel, Susanne Müller, and Iver Hand. 1999. "Clinically Relevant Cholesterol Elevation in Anxiety Disorder: A Comparison with Normal Controls." *International Journal of Behavioral Medicine* 6(1): 30-39.

Petrov, Ioakim Romanovich, ed. 1970a. *Vliyaniye SVCh-izlucheniya na organism cheloveka i zhivotnykh.* Leningrad: "Meditsina." In English translation as *Influence of Microwave Radiation on the Organism of Man and Animals* (Washington, DC: NASA), report no. TTF-708, 1972.

Phillips, Anna C., G. David Batty, Catharine R. Gale, Ian J. Deary, David Osborn, Kate MacIntyre, and Douglas Carroll. 2009. "Generalized Anxiety Disorder, Major Depressive Disorder, and Their Comorbidity as Predictors of All-Cause and Cardiovascular Mortality: The Vietnam Experience Study." *Psychosomatic Medicine* 71: 395-403.

Phillips, Roland L, Frank R. Lemon, W. Lawrence Beeson, and Jan W. Kuzma. 1978. "Coronary Heart Disease Mortality among Seventh-day Adventists with Differing Dietary Habits: A Preliminary Report." *American Journal of Clinical Nutrition* 31 (10 suppl.): S191-S198.

Pitts, Ferris N., Jr. and James N. McClure, Jr. 1967. "Lactate Metabolism in Anxiety Neurosis." *New England Journal of Medicine* 277(25): 1329-36.

Plum, William Rattle. 1882. *The Military Telegraph during the Civil War in the United States*, 2 vols. Chicago: Jansen, McClurg.

Popular Science Monthly. 1918. "How the Zeppelin Raiders Are Guided by Radio Signals." 92: 632-34.

Presman, Aleksandr Samuilovich. 1970. *Electromagnetic Fields and Life*. New York: Plenum.

Translation of *Elektromagnitnye polya i zhivaya priroda* (Moscow: Nauka), 1968.

Presman, Aleksandr Samuilovich and N. A. Levitina. 1962a. "Nonthermal Action of Microwaves on Cardiac Rhythm. Communication I. A Study of the Action of Continuous Microwaves." *Bulletin of Experimental Biology and Medicine* 53(1): 36-39.

———. 1962b. "Nonthermal Action of Microwaves on the Rhythm of Cardiac Contractions in Animals. Report II. Investigation of the Action of Impulse Microwaves." *Bulletin of Experimental Biology and Medicine* 53(2): 154-57.

Ratcliffe, Herbert L. 1963a. "Editorial: Environmental Factors and Coronary Disease." *Circulation* 27: 481-83.

———. 1963b. "Phylogenetic Considerations in the Etiology of Myocardial Infarction." In: Thomas N. James and John W. Keyes, eds., *The Etiology of Myocardial Infarction* (Boston: Little, Brown), pp. 61-89.

———. 1965. "Age and Environment as Factors in the Nature and Frequency of Cardiovascular Lesions in Mammals and Birds in the Philadelphia Zoological Garden." *Comparative Cardiology* 127: 715-35.

Ratcliffe, Herbert L. and M. T. I. Cronin. 1958. "Changing Frequency of Arteriosclerosis in Mammals and Birds at the Philadelphia Zoological Garden: Review of Autopsy Records." *Circulation* 18: 41-52.

Ratcliffe, Herbert L., T. G. Yerasimides and G. A. Elliott. 1960. "Changes in the Character and Location of Arterial Lesions in Mammals and Birds in the Philadelphia Zoological Garden." *Circulation* 21: 730-38.

Ravnskov, Uffe. 2010. *Mythos Cholesterin: Die zehn größten Irrtümer*, S. Hirzel Verlag, 2010.

Reed Dwayne M., Jack P. Strong, Joseph Resch, and Takuji Hayashi. 1989. "Serum Lipids and Lipoproteins as Predictors of Atherosclerosis: An Autopsy Study." *Arteriosclerosis, Thrombosis, and Vascular Biology* 9: 560-64.

Reeves, William C., James F. Jones, Elizabeth Maloney, Christine Heim, David C. Hoaglin, Roumiana S. Boneva, Marjorie Morrissey, and Rebecca Devlin. 2007. "Prevalence of Chronic Fatigue Syndrome in Metropolitan, Urban, and Rural Georgia." *Population Health Metrics* 5: 5.

Reyes, Michele, Rosane Nisenbaum, David C. Hoaglin, Elizabeth R. Unger, Carol Emmons, Bonnie Randall, John A. Stewart, Susan Abbey, James F. Jones, Nelson Gantz, Sarah Minden, and William C. Reeves. 2003. "Prevalence and Incidence of Chronic Fatigue Syndrome in Wichita, Kansas." *Archives of Internal Medicine* 163: 1530-36.

Rhoads, George G, William C. Blackwelder, Grant N. Stemmermann, Takuji Hayashi, and Abraham Kagan. 1978. "Coronary Risk Factors and Autopsy Findings in Japanese-American Men." *Laboratory Investigation* 38(3): 304-11.

Ridley, Alan. 1969. "The Neuropathy of Acute Intermittent Porphyria." *Quarterly Journal of Medicine* 38: 307-33.

———. 1975. "Porphyric Neuropathy." In: Peter James Dyck, P. K. Thomas, and Edward H. Lambert, eds., *Peripheral Neuropathy* (Philadelphia: W. B. Saunders), pp. 942-55.

Rigg, Kathleen J., R. Finlayson, C. Symons, K. R. Hill, and R. N. T-W-Fiennes. 1960. "Degenerative Arterial Disease of Animals in Captivity with Special Reference to the Comparative Pathology of Atherosclerosis." *Proceedings of the Zoological Society of London* 135(2): 157-64.

Robey, William H. and Ernst P. Boas. 1918. "Neurocirculatory Asthenia." *Journal of the American Medical Association* 71(7): 525-29.

Robinson, G. V., J. C. T. Pepperell, H. C. Segal, R. J. O. Davies, and J. R. Stradling. 2004. "Circulating Cardiovascular Risk Factors in Obstructive Sleep Apnoea: Data from Randomised Controlled Trials." *Thorax* 59: 777-82.

Rodríguez-Artalejo, F., P. Guallar-Castillón, J. R. Banegas Banegas, and J. del Rey Calero. 1997. "Trends in Hospitalization and Mortality for Heart Failure in Spain, 1980-1993." *European Heart Hournal* 18: 1771-79.

Roger, Véronique L., Susan A. Weston, Margaret M. Redfield, Jens P. Hellermann-Homan, Jill Killian, Barbara P. Yawn, and Steven J. Jacobsen. 2004. "Trends in Heart Failure Incidence and Survival in a Community-Based Population." *JAMA* 292(3): 344-50.

Rothenbacher, Dietrich, Harry Hahmann, Bernd Wüsten, Wolfgang Koenig, and Hermann Brenner. 2007. "Symptoms of Anxiety and Depression in Patients with Stable Coronary Heart Disease: Prognostic Value and Consideration of Pathogenetic Links." *European Journal of Cardiovascular Prevention and Rehabilitation* 14: 547-54.

Rothschild, Marcus A. 1930. "Neurocirculatory Asthenia." *Bulletin of the New York Academy of Medicine* 6(4): 223-42.

Rozanski, Alan, James A. Blumenthal, and Jay Kaplan. 1999. "Impact of Psychological Factors on the Pathogenesis of Cardiovascular Disease and Implications for Therapy." *Circulation* 99: 2192-2217.

Rural Electrification Administration, U. S. Dept. of Agriculture. January 1940. *Rural Electrification in Utah*. Washington, DC.

———. 1941. *Report of the Administrator of the Rural Electrification Administration.* Washington, DC.

Ryle, John A. and W. T. Russell. 1949. "The Natural History of Coronary Disease." *British Heart Journal* 11(4): 370-89.

Sadchikova, Maria N. 1960. "State of the Nervous System under the Influence of UHF." In: A. A. Letavet and Z. V. Gordon, eds., *The Biological Action of Ultrahigh Frequencies* (Moscow: Academy of Medical Sciences), JPRS 12471, pp. 25-29.

———. 1974. "Clinical Manifestations of Reactions to Microwave Irradiation in Various Occupational Groups." In: P. Czerski et al., eds., *Biologic Effects and Health Hazards of Microwave Radiation: Proceedings of an International Symposium, Warsaw, 15-18 October 1973* (Warsaw: Polish Medical Publishers), pp. 261-67.

Sadchikova, Maria N. and K. V. Glotova. 1973. "The Clinic, Pathogenesis, Treatment, and Outcome of Radiowave Sickness." In: Z. V. Gordon, ed., *Biological Effects of Radiofrequency Electromagnetic Fields*, JPRS 63321 (1974), pp. 54-62.

Sadchikova, Maria N., S. F. Kharlamova, N. N. Shatskaya, and N. V. Kuznetsova. 1980. "Significance of Blood Lipid and Electrolyte Disturbances in the Development of Some Reactions to Microwaves." *Gigiyena truda i professional'nyye zabolevaniya* 1980(2): 38-39. JPRS 77393 (1981), pp. 37-39.

Saint, Eric G., D. Curnow, and R. Paton. 1954. "Diagnosis of Acute Porphyria." *British Medical Journal* 1: 1182-84.

Sanders, Aaron P., William T. Joines, and John W. Allis. 1984. "The Differential Effects of 200, 591, and 2,450 MHz Radiation on Rat Brain Energy Metabolism." *Bioelectromagnetics* 5: 419-33.

Savransky, Vladimir, Ashika Nanayakkara, Jianguo Li, Shannon Bevans, Philip L. Smith, Annabelle Rodriguez, and Vsevolod Y. Polotsky. 2007. "Chronic Intermittent Hypoxia Induces Atherosclerosis." *American Journal of Respiratory and Critical Care Medicine* 175: 1290-97.

Scherrer, Jeffrey F., Timothy Chrusciel, Angelique Zeringue, Lauren D. Garfield, Paul J. Hauptman, Patrick J. Lustman, Kenneth E. Freedland, Robert M. Carney, Kathleen K. Bucholz, Richard Owen, and William R. True. 2010. "Anxiety Disorders Increase Risk for Incident Myocardial Infarction in Depressed and Nondepressed Veterans Administration Patients." *American Heart Journal* 159(5): 772-79.

Schott, Theodor. 1915. "Beobachtungen über Herzaffektionen bei Kriegsteilnehmern." *Münchener medizinische Wochenschrift* 62(20): 677-79.

Scriven, George P. 1915. "Notes on the Organization of Telegraph Troops in Foreign Armies. Great Britain." In: Scriven, *The Service of Information, United States Army*, (Washington, DC: Government Printing Office), pp. 127-32. Reproduced in Paul J. Scheips, ed., *Military Signal Communications* (New York: Arno Press), 1980, vol. 2. Seldenrijk, Adrie, Nicole Vogelzangs, Hein P. J. van Hout, Harm W. J. van Marwijk, Michaela Diamant, and Brenda W. J. H. Penninx. 2010. "Depression and Anxiety Disorders and Risk of Subclinical Atherosclerosis: Findings from the Netherlands Study of Depression and Anxiety (NESDA)." *Journal of Psychosomatic Research* 69: 203-10.

Sharrett, A. R., C. M. Ballantyne, S. A. Coady, G. Heiss, P. D. Sorlie, D. Catellier, and W. Patsch. 2001. "Coronary Heart Disease Prediction From Lipoprotein Cholesterol Levels, Triglycerides, Lipoprotein(a), Apolipoproteins A-I and B, and HDL Density Subfractions: The Atherosclerosis Risk in Communities (ARIC) Study." *Circulation* 104: 1108-13.

Shibeshi, Woldecherkos A., Yinong Young-Xu, and Charles M. Blatt. 2007. "Anxiety Worsens Prognosis in Patients with Coronary Artery Disease." *Journal of the American College of Cardiology* 49(20): 2021-27.

Shiue, J. W., F. Y. Lee, K. J. Hsiao, Y. T. Tsai, S. D. Lee, and S. J. Wu. 1989. "Abnormal Thyroid Function and Hypercholesterolemia in a Case of Acute Intermitten Porphyria." *Taiwan Yi Xue Hui Za Zhi* (Journal of the Formosa Medical Association) 88(7): 729-31.

Shorter, Edward. 1992. *From Paralysis to Fatigue: A History of Psychosomatic Illness in the Modern Era.* New York: Free Press.

———. 1997. *A History of Psychiatry.* New York: John Wiley & Sons.

Shutenko, O. I., I. P. Kozarin and I. I. Shvayko. 1981. "Effects of Superhigh Frequency Electromagnetic Fields on Animals of Different Ages." *Gigiyena i Sanitariya* 1981(10): 35-38. JPRS 81300 (1982), pp. 85-90.

Siekierzyński, Maksymilian. 1974. "A Study of the Health Status of Microwave Workers." In: P. Czerski et al., eds., *Biologic Effects and Health Hazards of Microwave Radiation: Proceedings of an International Symposium, Warsaw, 15-18 October 1973* (Warsaw: Polish Medical Publishers), pp. 273-80.

Siekierzyński, Maksymilian, Przemysław Czerski, Halina Milczarek, Andrej Gidyński, Czesław Czarnecki, Eugeniusz Dziuk, and Wiesław Jedrzejczak. 1974. "Health Surveillance of Personnel Occupationally Exposed to Microwaves. II. Functional Disturbances." *Aerospace Medicine* 45(10): 1143-45.

Sijbrands, Eric J. G., Rudi G. J. Westendorp, Joep C. Defesche, Paul H. E. M. de Meier, Augustinus H. M. Smelt, and John J. P. Kastelein. 2001. "Mortality Over Two Centuries in Large Pedigree with Familial Hypercholesterolaemia: Family Tree Mortality Study." *British Medical Journal* 322: 1019-23.

Silverman, Charlotte. 1979. "Epidemiologic Approach to the Study of Microwave Effects." *Bulletin of the New York Academy of Medicine* 55(11): 1166-81.

Smart, Charles. 1888. "Cardiac Diseases." In: Smart, *The Medical and Surgical History of the War of the Rebellion*, part III, vol. I, *Medical History* (Washington, DC: Government Printing Office), pp. 860-69.

Snowdon, David A. 1988. "Animal Product Consumption and Mortality Because of All Causes Combined, Coronary Heart Disease, Stroke, Diabetes, and Cancer in Seventh-day Adventists." *American Journal of Clinical Nutrition* 48: 739-48.

Soares-Filho, Gastão L. F., Oscar Arias-Carrión, Gaetano Santulli, Adriana C. Silva, Sergio Machado, Alexandre M. Valença, and Antonio E. Nardi. 2014. "Chest Pain, Panic Disorder and Coronary Artery Disease: A Systematic Review." *CNS & Neurological Disorders – Drug Targets* 13(6): 992-1001.

Solberg, Lars A., Jack P. Strong, Ingar Holme, Anders Helgeland, Ingvar Hjermann, Paul Leren, and Svein Børre Mogensen. 1985. "Stenoses in the Coronary Arteries: Relation to Atherosclerotic Lesions, Coronary Heart Disease, and Risk Factors. The Oslo study." *Laboratory Investigation* 53: 648-55.

Sonimo, N., G. A. Fava, M. Boscaro, and F. Fallo. 1998. "Life Events and Neurocirculatory Asthenia. A Controlled Study." *Journal of Internal Medicine* 244: 523-28.

Spinhoven, Philip, E. J. Onstein, P. J. Sterk, and D. Le Haen-Versteijnen. 1992. "The Hyperventilation Provocation Test in Panic Disorder." *Behaviour Research and Therapy* 30(5): 453-61.

Stamler, Jeremiah, Deborah Wentworth, and James D. Neaton. 1986. "Is Relationship between Serum Cholesterol and Risk of Premature Death from Coronary Heart Disease Continuous and Graded?" *JAMA* 256(20): 2823-28.

Stamler, Jeremiah, Martha L. Daviglus, Daniel B. Garside, Alan R. Dyer, Philip Greenland, and James D. Neaton. 2000. "Relationship of Baseline Serum Cholesterol Levels in 3 Large Cohorts of Younger Men to Long-term Coronary, Cardiovascular, and All-Cause Mortality and to Longevity." *JAMA* 284: 311-18.

Statistical Report of the Health of the Navy for the Year 1915. 1922. London: His Majesty's Stationery Office.

Stein, Jeffrey A. and Donald P. Tschudy. 1970. "Acute Intermittent Porphyria: A Clinical and Biochemical Study of 46 Patients." *Medicine* 49(1): 1-16.

Steiropoulous, Paschalis, Venetia Tsara, Evangelia Nena, Christina Fitili, Margarita Kataropoulou, Marios Froudarakis, Pandora Christaki, and Demosthenes Bouros. 2007. "Effect of Continuous Positive Airway Pressure Treatment on Serum Cardiovascular Risk Factors in Patients with Obstructuve Sleep Apnea-Hypopnea Syndrome." *Chest* 132(3): 843-51.

Stephenson, G. V. and Kenneth Cameron. 1943. "Anxiety States in the Navy: A Clinical Survey and Impression." *British Medical Journal* 2: 603-7.

Stewart, S., K. MacIntyre, M. M. C. MacLeod, A. E. M. Bailey, S. Capewell, and J. J. V. McMurray. 2001. "Trends in Hospitalization for Heart Failure in Scotland, 1990-1996." *European Heart Journal* 22: 209-17.

Subbota, A. G. 1970. "Changes in Functions of Various Systems of the Organism." In: I. R. Petrov. ed., *Influence of Microwave Radiation on the Organism of Man and Animals* (Leningrad: "Meditsina"), in English translation, 1972 (Washington, DC: NASA), report no. TTF-708, pp. 66-87.

Suvorov, G. A. and N. F. Izmerov. 2003. *Fizicheskiye faktory proizvodstvennoy i prirodnoy credy* ("Physical Factors of Occupational and Natural Environment"). Moscow: "Meditsina."

Taddeini, Luigi, Karen L. Nordstrom, and C. J. Watson. 1974. "Hypercholesterolemia in Experimental and Human Hepatic Porphyria." *Metabolism* 13: 691-701.

Tamburello, C. C., L. Zanforlin, G. Tiné, and A. E. Tamburello. 1991. "Analysis of Microwave Effects on Isolated Hearts." *IEEE MTT-S Digest* (IEEE Microwave Theory and Techniques Symposium, Boston), pp. 805-8.

Thorogood, Margaret, Jim Mann, Paul Appleby, and Klim McPherson. 1994. "Risk of Death from Cancer and Ischaemic Heart Disease in Meat and Non-Meat Eaters." *British Medical Journal* 308: 1667-71.

Thunell, Stig. 2000. "Porphyrins, Porphyrin Metabolism and Porphyrias. I. Update." *Scandinavian Journal of Clinical and Laboratory Investigation* 60: 509-40.

Tomashevskaya, Lyudmila A. and E. A. Solenyi. 1986. "Biologicheskoye deystviye i gigiyenicheskoye znacheniye elektromagnitnogo polya, sozdavayemogo beregovimi radiolokatsionnimi sredstvami" ("Biological Action and Hygienic Significance of the Electromagnetic Field Created by Coastal Radar Facilities"). *Gigiyena i Sanitariya* 1986(7): 34-36.

Tomashevskaya, Lyudmila A. and Yury D. Dumanskiy. 1988. "Gigiyenicheskaya otsenka biologicheskogo deystviya impul'snykh elektromagnitnykh poley 850-2750 MGts" ("Hygienic Evaluation of the Biological Effect of Pulsed Electromagnetic Fields or 850-2750 MHz"). *Gigiyena i Sanitariya* 1988(9): 21-24.

———. 1989. "Influence of Low-Intensity 8-mm Wave EMF on Some Exchange Processes." In: *Fundamental and Applied Aspects of Use of Millimeter Electromagnetic Radiation in Medicine: Proceedings of the First All-Union Symposium with International Participation* (Kiev: VNK "Otlik"), pp. 135-37.

Tourniaire, A., M. Tartulier, J. Blum, and F. Deyrieux. 1961. "Confrontation des données fonctionnelles respiratoires et hémodynamiques cardiaques dans les névroses tachycardiaques et chez les sportifs." *Presse médicale* 69(16): 721-23.

Treupel, G. 1915. "Kriegsärztliche Herzfragen." *Medizinische Klinik (Berlin)* 62(11): 356-59.

Tuomilehto Jaakko and Kari Kuulasmaa. 1989. "WHO MONICA Project: Assessing CHD Mortality and Morbidity." *International Journal of Epidemiology* 18: S38-S45.

Tyagin, Nikolay Vasil'evich. 1971. *Klinicheskiye aspekty oblucheniy SVCh-diapazona* ("Clinical Aspects of Irradiation in the SHF-range"). Leningrad: "Meditsina."

Tzivoni, Dan, Zvi Stern, Andre Keren, and Shlomo Stern. 1980. "Electrocardiographic Characteristics of Neurocirculatory Asthenia during Everyday Activities." *British Heart Journal* 44: 426-32.

van Rensburg, S. J., F. C. Potocnik, T. Kiss, F. Hugo, P. van Zijl, E. Mansvelt, and M. E. Carstens. 2001. "Serum Concentrations of Some Metals and Steroids in Patients with Chronic Fatigue Syndrome with Reference to Neurological and Cognitive Abnormalities." *Brain Research Bulletin* 55(2): 319-25.

Vastesaeger, Marcel M. and R. Delcourt. 1962. "The Natural History of Atherosclerosis." *Circulation* 26: 841-55.

Verschuren, W. M. Monique, David R. Jacobs, Bennie P. M. Bloemberg, Daan Kromhout, Alessandro Menotti, Christ Aravanis, Henry Blackburn, Ratko Buzina, Anastasios S. Dontas, Flaminio Fidanza, Martti J. Karvonen, Srećko Nedeljković, Aulikki Nissinen, and Hironori Toshima. 1995. "Serum Total Cholesterol and Long-Term Coronary Heart Disease Mortality in Different Cultures: Twenty-five-Year Follow-up of the Seven Countries Study." *JAMA* 274(2): 131-36.

Vogelzangs, Nicole, Adrie Seldenrijk, Aartjan T. F. Beekman, Hein P. J. van Hout, Peter de Jonge, and Brenda W. J. H. Penninx. 2010. "Cardiovascular Disease in Persons with Depressive and Anxiety Disorders." *Journal of Affective Disorders* 215: 241-48.

von Dziembowski, C. 1915. "Die Vagotonie, eine Kriegskrankheit." *Therapie der Gegenwart* 56: 405-13.

von Romberg, Ernst. 1915. "Beobachtungen über Herz- und Gefässkrankheiten während der Kriegszeit." *Münchener medizinische Wochenschrift* 62(20): 671-72.

Vural, M. and E. Başar. 2007. "Anxiety Disoder as a Potential for Sudden Death." *Anadolu Kardiyoloji Dergisi* 7(2): 179-83 (in Turkish).

Watson, Raymond C., Jr. 2009. *Radar Origins Worldwide*. Victoria, BC: Trafford. Weissman, Myrna M., Jeffrey S. Markowitz, Robert Ouellette, Steven Greenwald, and Jeffrey P. Kahn. 1990. "Panic Disorder and Cardiovascular/Cerebrovascular Problems: Results from a Community Survey." *American Journal of* Psychiatry 147: 1504-8.

Wendkos, Martin H. 1944. "The Influence of Autonomic Imbalance on the Human Electrocardiogram." *American Heart Journal* 28(5): 549-67.

Wheeler, Edwin O., Paul D. White, Eleanor W. Reed, and Mandel E. Cohen. 1950. "Neurocirculatory Asthenia (Anxiety Neurosis, Effort Syndrome, Neurasthenia): A Twenty Year Follow-up Study of One Hundred and Seventy-three Patients." *Journal of the American Medical Association* 142(12): 878-89.

White, Paul Dudley. 1920. "The Diagnosis of Heart Disease in Young People." *Journal of the American Medical Association* 74(9): 580-82.

———. 1938. *Heart Disease*, 2nd ed. New York: Macmillan.

———. 1957. "The Cardiologist Enlists the Epidemiologist." *American Journal of Public Health*, vol. 47, no. 4, part 2, pp. 1-3.

———. 1971. *My Life and Medicine: An Autobiographical Memoir*. Boston: Gambit. Whitelaw, Andrew G. L. 1974. "Acute Intermittent Porphyria, Hypercholesterolae-mia, and Renal Impairment." *Archives of Disability in Childhood* 49: 406-7.

Wilson, Peter W. F., Ralph B. D'Agostino, Daniel Levy, Albert M. Belanger, Halit Silbershatz, and William B. Kannel. 1998. "Prediction of Coronary Heart Disease Using Risk Factor Categories." *Circulation* 97: 1837-47.

Wilson, Robert McNair. 1916. "The Irritable Heart of Soldiers." *British Medical Journal* 1: 119-20.

Wong, Roger, Gary Lopaschuk, Gang Zhu, Dorothy Walker, Dianne Catellier, David Burton, Koon Teo, Ruth Collins-Nakai, and Terrence Montague. 19 92. "Skeletal Muscle Metabolism in the Chronic Fatigue Syndrome." *Chest* 102(6): 1716-22.

Wooley, Charles F. 1976. "Where are the Diseases of Yesteryear? DaCosta's Syndrome, Soldier's Heart, the Effort Syndrome, Neurocirculatory Asthenia – And the Mitral Valve Prolapse Syndrome." *Circulation* 53(5): 749-51.

———. 1985. "From Irritable Heart to Mitral Valve Prolapse: British Army Medical Reports, 1860 to 1870." *American Journal of Cardiology* 55(8): 1107-9.

———. 1988. "Lewis A. Conner, MD (1867-1950), and Lessons Learned from Examining Four Million Young Men in World War I." *American Journal of Cardiology* 61: 900-3.

Worts, George F. 1915. "Directing the War by Wireless." *Popular Mechanics*, May, pp. 647-50.

York, J. Lyndal. 1972. *The Porphyrias*. Springfield, IL: Charles C. Thomas.

Zalyubovskaya, N. P. and R. I. Kiselev. 1978. "Biological Oxidation in Cells Exposed to Microwaves in the Millimeter Range." *Tsitologiya i Genetika* 12(3): 232-36 (in Russian).

Zalyubovskaya, N. P., R. I. Kiselev, and L. N. Turchaninova. 1977. "Effects of Electromagnetic Waves of the Millimetric Range on the Energy Metabolism of Liver Mitochondria." *Biologicheskiye Nauki* 1977(6): 133-34. JPRS 70107, pp. 51-52.

Zhang, X., A. Patel, H. Horibe, Z. Wu, F. Barzi, A. Rodgers, S. MacMahon, and M. Woodward. 2003. "Cholesterol, Coronary Heart Disease, and Stroke in the Asia Pacific Region." *International Journal of Epidemiology* 32(4): 563-72.

Zheng, Zhi-Jie, Janet B. Croft, Wayne H. Giles, and George A. Mensah. 2005. "Out-of-Hospital Cardiac Deaths in Adolescents and Young Adults in the United States, 1989 to 1998." *American Journal of Preventive Medicine* 29 (5S1): 36-41.

Kapitel 12

Allen, Frederick M. 1914. "Studies Concerning Diabetes." *Journal of the American Medical Association* 63(11): 939-43.

———. 1915. "Metabolic Studies in Diabetes." *New York State Journal of Medicine* 15(9): 330-33.

———. 1916. "Investigative and Scientific Phases of the Diabetic Question." *Journal of the American Medical Association* 66(20): 1525-32.

———. 1922. "Observations on the Progressiveness of Diabetes." *Medical Clinics of North America* 6(3): 465-74.

Antoun, Ghadi, Fiona McMurray, A. Brianne Thrush, David A. Patten, Alyssa C. Peixoto, Ruth S. Slack, Ruth McPherson, Robert Dent, and Mary-Ellen Harper. 2015. "Impaired Mitochondrial Oxidative Phosphorylation and Supercomplex Assembly in Rectus Abdominis Muscle of Diabetic Obese Individuals." *Diabetologia* 58(12): 2861-66.

Bartoníček, V. and Eliska Klimková-Deutschová. 1964. "Effect of Centimeter Waves on Human Biochemistry." *Casopís Lékařů Ceských* 103(1): 26-30 (in Czech). English Translation in G.L. Khazan, ed., *Biological Effects of Microwaves*, ATD Report P-65-68, September 17, 1965 (Washington, DC: Dept. of Commerce), pp. 13-14.

Belokrinitskiy, Vasily S. 1982. "Hygienic Evaluation of Biological Effects of Nonionizing Microwaves." *Gigiyena i Sanitariya* 1982(6): 32-34. JPRS 81865, pp. 1-5.

Belokrinitskiy, Vasily S. and A.N. Grin'. 1983. "Nature of Morphofunctional Renal Changes in Response to SHF Field-Hypoxia Combination." *Vrachebnoye Delo* 1983(1): 112-15. JPRS 84221, pp. 27-31.

Bielski, J. and M. Sikorski. 1996. "Disturbances of Glucose Tolerance in Workers Exposed to Electromagnetic Radiation." *Medycyna Pracy* 47(3): 227-31 (in Polish).

Brown, John. 1790. *The Elements of Medicine*. Philadelphia: T. Dobson.

Bruce, Clinton R., Mitchell J. Anderson, Andrew L. Carey, David G. Newman, Arend Bonen, Adamandia D. Kriketos, Gregory J. Cooney, and John A. Hawley. 2003. "Muscle Oxidative Capacity Is A Better Predictor of Insulin Sensitivity than Lipid Status." *Journal of Clinical Endocrinology and Metabolism* 88(11): 5444-51.

Brun, J.F., C. Fedou, and J. Mercier. 2000. "Postprandial Reactive Hypoglycemia." *Diabetes & Metabolism (Paris)* 26: 337-51.

Casson, Herbert N. 1910. *The History of the Telephone*. Chicago: A.C. McClurg. Centers for Disease Control and Prevention. 2011. "Long-Term Trends in Diagnosed Diabetes." Atlanta.

———. 2014a. "Long-term Trends in Diabetes." Atlanta.

———. 2014b. "National Diabetes Statistics Report." Atlanta.

———. 2017. "National Diabetes Statistics Report." Atlanta.

Czerski, Przemysław, Kazimierz Ostrowski, Morris L. Shore, Charlotte Silverman, Michael J. Suess, and Berndt Waldeskog, eds. 1974. *Biologic Effects and Health Hazards of Microwave Radiation: Proceedings of an International Symposium, Warsaw, 15-18 October 1973*. Warsaw: Polish Medical Publishers.

DeLany, James P., John J. Dubé, Robert A. Standley, Giovanna Distefano, Bret H. Goodpaster, Maja Stefanovic-Racic, Paul M. Coen, and Frederico G.S. Toledo. 2014. "Racial Differences in Peripheral Insulin Sensitivity and Mitochondrial Capacity in the Absence of Obesity." *Journal of Clinical Endocrinology and Metabolism* 99(11): 4307-14.

Diabetes Care. 2002. "Report of the Expert Committee on the Diagnosis and Classification of Diabetes Mellitus." 25 (supp. 1): S5-S20.

Dodge, Christopher H. 1970. "Clinical and Hygienic Aspects of Exposure to Electromagnetic Fields." In: Stephen F. Cleary, ed., *Biological Effects and Health Implications of Microwave Radiation. Symposium Proceedings* (Rockville, MD: U.S. Department of Health, Education and Welfare), Publication BRH/DBE 70-2, pp. 140-49.

Dufty, William. 1996. *Zucker Blues: Suchtstoff Zucker.* Zweitausendeins.

Dumanskiy Yury D., N.G. Nikitina, Lyudmila A. Tomashevskaya, F.R. Kholyavko, K.S. Zhypakhin, and V.A. Yurmanov. 1982. "Meteorological Radar as Source of SHF Electromagnetic Field Energy and Problems of Environmental Hygiene." *Gigiyena i Sanitariya* 1982(2): 7-11. JPRS 81300, pp. 58-63.

Dumanskiy, Yury D. and V.F. Rudichenko. 1976. "Dependence of the Functional Activity of Liver Mitochondria on Microwave Radiation." *Gigiyena i Sanitariya* 1976(4): 16-19. JPRS 72606 (1979), pp. 27-32.

Dumanskiy, Yury D. and M.G. Shandala. 1974. "The Biologic Action and Hygienic Significance of Electromagnetic Fields of Superhigh and Ultrahigh Frequencies in Densely Populated Areas." In: P. Czerski et al., eds., *Biologic Effects and Health Hazards of Microwave Radiation: Proceedings of an International Symposium,*

Warsaw, 15-18 October 1973 (Warsaw: Polish Medical Publishers), pp. 289-93.

Dumanskiy Yury D. and Lyudmila A. Tomashevskaya. 1978. "Investigation of the Activity of Some Enzymatic Systems in Response to a Super-high Frequency Electromagnetic Field." *Gigiyena i Sanitariya* 1978(8): 23-27. JPRS 72606 (1979), pp. 1-7.

———. 1982. "Hygienic Evaluation of 8-mm Wave Electromagnetic Fields." *Gigiyena i Sanitariya* 1982(6): 18-20. JPRS 81865, pp. 6-9.

Felber, Jean-Pierre and Alfredo Vannotti. 1964. "Effects of Fat Infusion on Glucose Tolerance and Insulin Plasma Levels." *Medicina Experimentalis* 10: 153-56.

Flegal, Katherine M., Margaret D. Carroll, Robert J. Kuczmarski, and Clifford L. Johnson. 1998. "Overweight and Obesity in the United States: Prevalence and Trends, 1960-1994." *International Journal of Obesity* 22: 39-47.

Flegal, Katherine M., Margaret D. Carroll, Cynthia L. Ogden, and Clifford L. Johnson. 2002. "Prevalence and Trends in Obesity Among US Adults, 1999-2000." *JAMA* 288(14): 1723-27.

Flegal, Katherine M., Margaret D. Carroll, Cynthia L. Ogden, and Lester R. Curtin. 2010. "Prevalence and Trends in Obesity Among US Adults, 1999-2008." *JAMA* 303(3): 235-41.

Fothergill, J. Milner. 1884. "The Diagnosis of Diabetes." *North Carolina Medical Journal* 13: 146-47 (reprinted from *Philadelphia Medical Times*).

Gabovich, P. D., O. I. Shutenko, I. P. Kozyarin, and I. I. Shvayko. 1979. "Effects from Combined Exposure to Infrasound and Superhigh Frequency Electromagnetic Fields in Experiment." *Gigiyena i Sanitariya* 1979(10): 12-14. JPRS 75515 (1980), pp. 30-35.

Gel'fon, I. A. and Maria N. Sadchikova. 1960. "Protein Fractions and Histamine of the Blood under the Influence of UHF and HF." In: A. A. Letavet and Z. V. Gordon, eds., *The Biological Action of Ultrahigh Frequencies* (Moscow: Academy of Medical Sciences), JPRS 12471, pp. 42-46.

Gembitskiy, Ye. V. 1970. "Changes in the Functions of the Internal Organs of Personnel Operating Microwave Generators." In: I. R. Petrov. ed., *Influence of Microwave Radiation on the Organism of Man and Animals* (Leningrad: "Meditsina"), in English translation, 1972 (Washington, DC: NASA), report no. TTF-708, pp. 106-25.

Gerbitz, Klaus-Dieter, Klaus Gempel, and Dieter Brdiczka. 1996. "Mitochondria and Diabetes: Genetic, Biochemical, and Clinical Implications of the Cellular Energy Circuit." *Diabetes* 45(2): 113-26.

Gohdes, Dorothy. 1995. "Diabetes in North American Indians and Alaska Natives." In: M. I. Harris et al., eds., *Diabetes in America*, 2nd ed. (Bethesda, MD: National Institute of Diabetes and Digestive and Kidney Diseases), NIH publication no. 95-1468, pp. 683-702.

Gordon, Zinaida V., ed. 1973. *O biologicheskom deystvii elektromagnitnykh poley radiochastot*, 4th ed. Moscow. In English translation as *Biological Effects of Radiofrequency Electromagnetic Fields*, JPRS 63321 (1974).

Gray, Charlotte. 2006. *Reluctant Genius: The Passionate Life and Inventive Mind of Alexander Graham Bell*. Toronto: HarperCollins.

Hales, Craig M., Cheryl D. Fryar, Margaret D. Carroll, David S. Freedman, and Cynthia L. Ogden. 2018. "Trends in Obesity and Severe Obesity Prevalence in US Youth and Adults by Sex and Age, 2007-2008 to 2015-2016." *JAMA* 319(16): 1723-25.

Harris, Maureen I., Catherine C. Cowie, Michael P. Stern, Edward J. Boyko, Gayle E. Reiber, and Peter H. Bennet, eds. 1995. *Diabetes in America*, 2nd ed. Bethesda, MD: National Institute of Diabetes and Digestive and Kidney Diseases. NIH publication no. 95-1468.

Harris, Seale. 1924. "Hyperinsulinism and Dysinsulinism." *Journal of the American Medical Association* 83(10): 729-33.

Hirsch, August. 2017. *Handbuch der historisch-geografischen Pathologie*, Hansebooks.

Howe, Hubert S. 1931. "Edison Lost Will to Live, Doctor Says." *Pittsburgh Post-Gazette*, October 19, p. 2.

Hurley, Dan. 2011. *Diabetes Rising: How a Rare Disease Became a Modern Pandemic, and What To Do About It*. New York: Kaplan.

Israel, Paul. 1998. *Edison: A Life of Invention*. New York: Wiley.

Jerabek, Jiri. 1979. "Biological Effects of Magnetic Fields." *Pracovni Lekarstvi* 31(3): 98-106. JPRS 76497 (1980), pp. 1-25.

Jones, Francis Arthur. 1907. *Thomas Alva Edison: Sixty Years of an Inventor's Life*. New York: Thomas Y. Crowell.

Joslin, Elliott Proctor. 1917. *The Treatment of Diabetes Mellitus*, 2nd ed. Philadelphia: Lea & Febiger.

———. 1924. "The Treatment of Diabetes Mellitus." *Canadian Medical Association Journal* 14(9): 808-11.

———. 1927. "The Outlook for the Diabetic." *California and Western Medicine* 26(2): 177-82, 26(3): 328-31.

———. 1943. "The Diabetic." *Canadian Medical Association Journal* 48: 488-97.

———. 1950. "A Half-Century's Experience in Diabetes Mellitus." *British Medical Journal* 1: 1095-98.

Joslin Diabetes Clinic, paid advertisement. "Edison Lived His Last 50 Years with Diabetes," *Pittsburgh Press*, April 14, 1990; October 14, 1990; *Pittsburgh Post-Gazette*, April 18, 1990; April 25, 1990; May 23, 1990; June 22, 1990; September 19, 1990; October 17, 1990.

Josephson, Matthew. 1959. *Edison: A Biography*. McGraw-Hill, NY.

Kelley, David E., Bret Goodpaster, Rena R. Wing and Jean-Aimé Simoneau. 1999. "Skeletal Muscle Fatty Acid Metabolism in Association with Insulin Resistance, Obesity, and Weight Loss." *American Journal of Physiology – Endocrinology and Metabolism* 277: E1130-41.

Kelley, David E. and Lawrence J. Mandarino. 2000. "Fuel Selection in Human Skeletal Muscle in Insulin Resistance: A Reexamination." *Diabetes* 49: 677-83.

Kelley, David E., Jing He, Elizabeth V. Menshikova, and Vladimir B. Ritov. 2002. "Dysfunction of Mitochondria in Human Skeletal Muscle in Type 2 Diabetes." *Diabetes* 51: 2944-50.

Kelley, David E. and Jean-Aimé Simoneau. 1994. "Impaired Free Fatty Acid Utilization by Skeletal Muscle in Non-Insulin-dependent Diabetes Mellitus." *Journal of Clinical Investigation* 94: 2349-56.

Kim, Juhee, Karen E. Peterson, Kelley S. Scanlon, Garrett M. Fitzmaurice, Aviva Must, Emily Oken, Sheryl L. Rifas-Shiman, Janet W. Rich-Edwards, and Matthew W. Gillman. 2006. "Trends in Overweight from 1980 through 2001 among Preschool-Aged Children Enrolled in a Health Maintenance Organization." *Obesity* 14(7): 1-6.

Kleinfield, N. R. 2006. "Diabetes and Its Awful Toll Quietly Emerge as a Crisis." *New York Times*, January 9, 2006.

Klimentidis, Yann C., T. Mark Beasley, Hui-Yi Lin, Giulianna Murati, Gregory E. Glass, Marcus Guyton, Wendy Newton, Matthew Jorgensen, Steven B. Heymsfield, Joseph Kemnitz, Lynn Fairbanks, and David B. Allison. 2011. "Canaries in the Coal Mine: a Cross-Species Analysis of the Plurality of Obesity Epidemics." *Proceedings of the Royal Society B* 278: 1626-32.

Klimková-Deutschová, Eliska. 1974. "Neurologic Findings in Persons Exposed to Microwaves." In: P. Czerski et al., eds., *Biologic Effects and Health Hazards of Microwave Radiation: Proceedings of an International Symposium, Warsaw, 15-18 October 1973* (Warsaw: Polish Medical Publishers), pp. 269-72.

Kochanek, Kenneth D., Sherry L. Murphy, Jiaquan Xu, and Elizabeth Arias. 2019. "Deaths: Final data for 2017." *National Vital Statistics Reports*, vol. 68, no. 9. Hyattsville, MD: National Center for Health Statistics.

Kolodub, F. A. and O. N. Chernysheva. 1980. "Special Features of Carbohydrate-energy and Nitrogen Metabolism in the Rat Brain under the Influence of Magnetic Fields of Commercial Frequency." *Ukrainskiy Biokhemicheskiy Zhurnal* 1980(3): 299-303. JPRS 77393 (1981), pp. 42-44.

Koo, Won W. and Richard D. Taylor. 2011. "2011 Outlook of the U. S. and World Sugar Markets, 2010-2020." *Agribusiness & Applied Economics*, no. 679.

Kuczmarski, Robert J., Katherine M. Flegal, Stephen M. Campbell, and Clifford L. Johnson. 1994. "Increasing Prevalence of Overweight Among US Adults: The National Health and Nutrition Examination Surveys, 1960 to 1991." *JAMA* 272(3): 205-11.

Kwon, Myoung Soo, Victor Vorobyev, Sami Kännälä, Matti Laine, Juha O. Rinne, Tommi Toivonen, Jarkko Johansson, Mika Teräs, Harri Lindholm, Tommi Alanko, and Heikki Hämäläinen. 2011. "GSM Mobile Phone Radiation Suppresses Brain Glucose Metabolism." *Journal of Cerebral Blood Flow and Metabolism*, 31(12): 2293-2301.

Levy, Renata Bertazzi, Rafael Moreira Claro, Daniel Henrique Bandoni, Lenise Mondini, and Carlos Augusto Monteiro. 2012. "Availability of Added Sugars in Brazil: Distribution, Food Sources and Time Trends." *Revista Brasileira de Epidemiologia* 15(1): 3-12.

Li, De-Kun, Jeannette R. Ferber, Roxana Odouli, and Charles P. Quesenberry, Jr. 2012. "A Prospective Study of *In-utero* Exposure to Magnetic Fields and the Risk of Childhood Obesity." *Scientific Reports* 2: 540.

Lorenzo, Carlos and Steven M. Haffner. 2010. "Performance Characteristics of the New Definition of Diabetes: The Insulin Resistance Atherosclerosis Study." *Diabetes Care* 33(2): 335-37.

Mann, Devin M., April P. Carson, Daichi Shimbo, Vivian Fonseca, Caroline S. Fox, and Paul Muntner. 2010. "Impact of A1C Screening Criterion on the Diagnosis of Pre-Diabetes Among U.S. Adults." *Diabetes Care* 33(10): 2190-95.

Mazur, Allan. 2011. "Why Were 'Starvation Diets' Promoted for Diabetes in the Pre-Insulin Period?" *Nutrition Journal* 10: 23.

Morino, Katsutaro, Kitt Falk Petersen, and Gerald I. Shulman. 2006. "Molecular Mechanisms of Insulin Resistance in Humans and Their Potential Links with Mitochondrial Dysfunction." *Diabetes* 55 (suppl. 2): S9-S15.

Morris, Jeremiah Noah. 1995. "Obesity in Britain: Lifestyle Data Do Not Support Sloth Hypothesis." *British Medical Journal* 311: 1568-69.

Navakatikian, Mikhail A. and Lyudmila A. Tomashevskaya. 1994. "Phasic Behavioral and Endocrine Effects of Microwaves of Nonthermal Intensity." In: David O. Carpenter and Sinerik Ayrapetyan, eds., *Biological Effects of Electric and Magnetic Fields* (New York: Academic), vol. 1, pp. 333-42.

Nikitina, Valentina N. 2001. "Hygienic, Clinical and Epidemiological Analysis of Disturbances Induced by Radio Frequency EMF Exposure in Human Body." In: Kjell Hansson Mild, Monica Sandström, and Eugene Lyskov, eds., *Clinical and Physiological Investigations of People Highly Exposed to Electromagnetic Fields* (Umeå, Sweden: National Institute for Working life), Arbetslivsrapport 3, pp. 32-38.

Ogden, Cynthia L., Margaret D. Carroll, Brian K. Kit, and Katherine M. Flegal. 2012. "Prevalence of Obesity in the United States, 2009-2010." NCHS Data Brief no. 82, January 2012. Atlanta: National Center for Health Statistics, Centers for Disease Control and Prevention.

Ogden, Cynthia L., Katherine M. Flegal, Margaret D. Carroll, and Clifford L. Johnson. 2002. "Prevalence and Trends in Overweight Among US Children and Adolescents, 1999-2000." JAMA 288(14): 1728-32.

Patti, Mary-Elizabeth and Silvia Corvera. 2010. "The Role of Mitochondria in the Pathogenesis of Type 2 Diabetes." *Endocrine Reviews* 31(3): 364-95.

Petrov, Ioakim Romanovich, ed. 1970a. *Vliyaniye SVCh-izlucheniya na organism cheloveka i zhivotnykh.* Leningrad: "Meditsina." In English translation as *Influence of Microwave Radiation on the Organism of Man and Animals* (Washington, DC: NASA), report no. TTF-708, 1972.

———. 1970b. "Problems of the Etiology and Pathogenesis of the Pathological Processes Caused by Microwave Radiation." In: Petrov, ed., *Influence of Microwave Radiation on the Organism of Man and Animals*, pp. 147-165.

Prentice, Andrew M. and Susan A. Jebb. 1995. "Obesity in Britain: Gluttony or Sloth?" *British Medical Journal* 311: 437-39.

Presman, Aleksandr Samuilovich. 1970. *Electromagnetic Fields and Life*. New York: Plenum.

Randle, Philip J. 1998. "Regulatory Interactions between Lipids and Carbohydrates: The Glucose Fatty Acid Cycle After 35 Years." *Diabetes/Metabolism Reviews* 14: 263-83.

Randle, Philip J., P. B. Garland, C. N. Hales, and E. A. Newsholme. 1963. "The Glucose Fatty-Acid Cycle." *Lancet* 1: 785-89.

Reynolds, C. and D. B. Orchard. 1977. "The Oral Glucose Tolerance Test Revisited and Revised." *CMA Journal* 116: 1223-24.

Richardson, Benjamin Ward. 1876. *Diseases of Modern Life.* New York: D. Appleton. Ritov, Vladimir B., Elizabeth V. Menshikova, Koichiro Azuma, Richard Wood, Frederico G. S. Toledo, Bret H. Goodpaster, Neil B. Ruderman, and David E. Kelley. 2010. "Deficiency of Electron Transport Chain in Human Skeletal Muscle Mitochondria in Type 2 Diabetes Mellitus and Obesity." *American Journal of Physiology – Endocrinology and Metabolism* 298: E49-58.

Rollo, John. 1798. *Cases of the Diabetes Mellitus*, 2nd ed. London: C. Dilly. Sadchikova, Maria N. 1974. "Clinical Manifestations of Reactions to Microwave Irra-diation in Various Occupational Groups." In: P. Czerski et al., eds., *Biologic Effects and Health Hazards of Microwave Radiation: Proceedings of an International Symposium, Warsaw, 15-18 October 1973* (Warsaw: Polish Medical Publishers), pp. 261-67. Sadchikova, Maria N. and K. V. Glotova. 1973. "The

Clinic, Pathogenesis, Treatment, and Outcome of Radiowave Sickness." In: Z. V. Gordon, ed., *Biological Effects of Radiofrequency Electromagnetic Fields*, JPRS 63321 (1974), pp. 54-62.

Schalch, Don S. and David M. Kipnis. 1965. "Abnormalities in Carbohydrate Tolerance Associated with Elevated Plasma Nonesterified Fatty Acids." *Journal of Clinical Investigation* 44(12): 2010-20.

Scriven, George P. 1915. "Notes on the Organization of Telegraph Troops in Foreign Armies. Great Britain." In: Scriven, *The Service of Information: United States Army*, (Washington, DC: Government Printing Office), pp. 127-32.

Shutenko, O. I., I. P. Kozyarin, and I. I. Shvayko. 1981. "Effects of Superhigh Frequency Electromagnetic Fields on Animals of Different Ages." *Gigiyena i Sanitariya* 1981(10): 35-38. JPRS 81300 (1982), pp. 85-90.

Simoneau, Jean-Aimé, Sheri R. Colberg, F. Leland Thaete, and David E. Kelley. 1995. "Skeletal Muscle Glycolytic and Oxidative Enzyme Capacities are Determinants of Insulin Sensitivity and Muscle Composition in Obese Women." *FASEB Journal* 9: 273-78.

Simoneau, Jean-Aimé and David E. Kelley. 1997. "Altered Glycolytic and Oxidative Capacities of Skeletal Muscle Contribute to Insulin Resistance in NIDDM." *Journal of Applied Physiology* 83: 166-71.

Stalvey, Michael S. and Desmond A. Schatz. 2008. "Childhood Diabetes Explosion." In: D. LeRoith and A. I. Vinik, eds., *Contemporary Endocrinology: Controversies in Treating Diabetes: Clinical and Research Aspects* (Totowa, NJ: Humana), pp. 179-98.

Starr, Douglas. 1998. *Blood: An Epic History of Medicine and Commerce*. New York: Knopf.

Sydenham, Thomas. 1848. *The Works of Thomas Sydenham, M.* D., London: Sydenham Society.

Syngayevskaya, V. A. 1970. "Metabolic Changes." In: I. R. Petrov, ed., *Influence of Microwave Radiation on the Organism of Man and Animals* (Leningrad: "Meditsina"), in English translation, 1972 (Washington, DC: NASA), report no. TTF-708, pp. 48-60.

Thatcher, Craig D., R. Scott Pleasant, Raymond J. Geor, François Elvinger, Kimberly A. Negrin, J. Franklin, Louisa Gay, and Stephen R. Werre. 2009. "Prevalence of Obesity in Mature Horses: An Equine Body Condition Study." *Journal of Animal Physiology and Animal Nutrition* 92: 222.

The Sun. 1891. "Edison His Own Doctor." May 10, p. 26.

Therapeutic Gazette. 1884. "Sugar in the Urine – What Does it Signify?" 8: 180. Toledo, Frederico G. S., Elizabeth V. Menshikova, Koichiro Azuma, Zofia Radiková, Carol A. Kelley, Vladimir B. Ritov, and David E. Kelley. 2008. "Mitochondrial Capacity in Skeletal Muscle is Not Stimulated by Weight Loss Despite Increases in Insulin Action and Decreases in Intramyocellular Lipid Content." *Diabetes* 57: 987-94.

Tomashevskaya, Lyudmila A. and E. A. Solenyi. 1986. "Biologicheskoye deystviye i gigiyenicheskoye znacheniye elektromagnitnogo polya, sozdavayemogo beregovimi radiolokatsionnimi sredstvami" ("Biological Action and Hygienic Significance of the Electromagnetic Field Created by Coastal Radar Facilities"). *Gigiyena i Sanitariya* 1986(7): 34-36.

Tomashevskaya, Lyudmila A. and Yuri D. Dumanskiy. 1988. "Gigiyenicheskaya otsenka biologicheskogo deystviya impul'snykh elektromagnitnykh poley" ("Hygienic Evaluation of the Biological Effect of Pulsed Electromagnetic Fields"). *Gigiyena i Sanitariya* 1988(9): 21-24.

Welsh, Jean A., Andrea Sharma, Jerome L. Abramson, Viola Vaccarino, Cathleen Gillespie, and Miriam B. Vos. 2010. "Caloric Sweetener Consumption and Dyslipidemia among US Adults." *JAMA* 303(15): 1490-97.

Whytt, Robert. 1768. *The Works of Robert Whytt, M. D.* Edinburgh: J. Balfour. Reprinted by The Classics of Neurology and Neurosurgery Library, Birmingham, AL, 1984.

Woodyatt, R. T. 1921. "Object and Method of Diet Adjustment in Diabetes." *Archives of Internal Medicine* 28(2): 125-41.

World Health Organization. 2010. *Definition and Diagnosis of Diabetes Mellitus and Intermediate Hyperglycemia: Report of a WHO/IDF Consultation*. Geneva 2010.

———. 2014. *Global Status Report on Noncommunicable Diseases*. Geneva.

Bhutan

Bhutan Broadcasting Service. 2007. "Diabetes: Emerging Non-communicable Disease in Bhutan." November 13.

Chhetri, Pushkar. 2010. "ADB Grants $21.6 m for Rural Electrification." *Bhutan Observer*, November 10.

Choden, Tshering. 2010. "Be Wary of Lifestyle Disease." *Bhutan Times*, March 21. Giri, Bhakta Raj, Krishna Prasad Sharma, Rup Narayan Chapagai, and Dorji Palzom.

2013. "Diabetes and Hypertension in Urban Bhutanese Men and Women." *Indian Journal of Community Medicine* 38(3): 138-43.

Pelden, Sonam. 2009. "Diabetes – The Slow Killer." *Kuensel Online* (Bhutan's daily news website), November 18.

United States Agency for International Development. September 2002. *Regional Hydro-power Resources: Status of Development and Barriers: Bhutan*. Prepared by Nexant/South Asia Regional Initiative for Energy.

Wangchuk, Jigme. 2011. "Bhutan Could Be Eating Itself Sick." *Bhutan Observer*, November 19.

Wangdi, Tashi. 2015. "Type 1 Diabetes Mellitus in Bhutan." *Indian Journal of Endocrinology and Metabolism* 19 (suppl. 1): S14-S15.

Kapitel 13

Acebo, Paloma, Daniel Giner, Piedad Calvo, Amaya Blanco-Rivero, Álvaro D. Ortega, Pedro L. Fernández, Giovanna Roncador, Edgar Fernández-Malavé, Margarita Chamorro, and José M. Cuezva. 2009. "Cancer Abolishes the Tissue Type-Specific Differences in the Phenotype of Energetic Metabolism." *Translational Oncology* 2(3): 138-45.

Adams, Samuel Hopkins. 1913. "What Can We Do About Cancer?" *Ladies Home Journal*, May, pp. 21-22.

American Lung Association. 2010. *Trends in Lung Cancer Morbidity and Mortality*. Washington, DC.

———. 2011. *Trends in Tobacco Use*. Washington, DC.

Apte, Shireesh P. and Rangaprasad Sarangarajan, eds. 2009a. *Cellular Respiration and Carcinogenesis*. New York: Humana.

———. 2009b. "Metabolic Modulation of Carcinogenesis. In: Apte and Sarangarajan, eds., *Cellular Respiration and Carcinogenesis* (New York: Humana), pp. 103-18.

Barlow, Lotti, Kerstin Westergren, Lars Holmberg, and Mats Talbäck. 2009. "The Completeness of the Swedish Cancer Register – A Sample Survey for Year 1998." *Acta Oncologica* 48: 27-33.

Brière, Jean-Jacques, Paul Bénit, and Pierre Rustin. 2009. "The Electron Transport Chain and Carcinogenesis." In: Shireesh P. Apte and Rangaprasad Sarangarajan, eds., *Cellular Respiration and Carcinogenesis* (New York: Humana), pp. 19-32.

Burk, Dean. 1942. "On the Specificity of Glycolysis in Malignant Liver Tumors as Compared with Homologus Adult or Growing Liver Tissues." In: *A Symposium on Respiratory Enzymes* (Madison: University of Wisconsin Press), pp. 235-45.

Burk, Dean, Mark Woods and Jehu Hunter. 1967. "On the Significance of Glucolysis for Cancer Growth, with Special Reference to Morris Rat Hepatomas." *Journal of the National Cancer Institute* 38(6): 839-63.

Coley, William B. 1910. "The Increase of Cancer." *Southern Medical Journal* 3(5): 287-92.

Cori, Carl F. and Gerty T. Cori. 1925. "The Carbohydrate Metabolism of Tumors. I. The Free Sugar, Lactic Acid, and Glycogen Content of Malignant Tumors." *Journal of Biological Chemistry* 64: 11-22.

———. 1925. "The Carbohydrate Metabolism of Tumors. II. Changes in the Sugar, Lactic Acid, and CO_2-Combining Power of Blood Passing Through a Tumor." *Journal of Biological Chemistry* 65: 397-405.

Cuezva, José M. 2010. "The Bioenergetic Signature of Cancer." *BMC Proceedings* 4 (suppl. 2): 07.

Cuezva, José M., Maryla Krajewska, Mighel López de Heredia, Stanislaw Krajewski, Gema Santamaría, Hoguen Kim, Juan M. Zapata, Hiroyuki Marusawa, Margarita Chamorro, and John C. Reed. 2002. "The Bioenergetic Signature of Cancer: A Marker of Tumor Progression." *Cancer Research* 62: 6674-81.

Cutler, David M. 2008. "Are We Finally Winning the War on Cancer?" *Journal of Economic Perspectives* 22(4): 3-26.

Czarnecka, Anna and Ewa Bartnik. 2009. "Mitochondrial DNA Mutations in Tumors." In:

Shireesh P. Apte and Rangaprasad Sarangarajan, eds., *Cellular Respiration and Carcinogenesis* (New York: Humana), pp. 119-30.

Dang, Chi V. and Gregg L. Semenza. 1999. "Oncogenic Alterations of Metabolism." *Trends in Biochemical Sciences* 24: 68-72.

Fantin, Valeria R., Julie St.-Pierre, and Philip Leder. 2006. "Attenuation of LDH-A Expression Uncovers a Link between Glycolysis, Mitochondrial Physiology, and Tumor Maintenance." *Cancer Cell* 9: 425-34.

Felty, Quentin and Deodutta Roy. 2005. "Estrogen, Mitochondria, and Growth of Cancer and Non-Cancer Cells." *Journal of Carcinogenesis* 4: 1.

Ferreira, Túlio César and Élida Geralda Campos. 2009. "Regulation of Glucose and Energy Metabolism in Cancer Cells by Hypoxia Inducible Factor 1." In: Shireesh P. Apte and Rangaprasad Sarangarajan, eds., *Cellular Respiration and Carcinogenesis* (New York: Humana), pp. 73-90.

Furlow, Bryant. 2007. "VA Withholds Data From Cancer Registries Used to Track Veteran Cancer Rates." *Lancet Oncology* 8(9): 762-63.

Gatenby, Robert A. and Robert J. Gillies. 2004. "Why do Cancers have High Aerobic Glycolysis?" *Nature Reviews. Cancer* 4: 891-99.

Gillies, Robert J., Ian Robey, and Robert A. Gatenby. 2008. "Causes and Consequences of Increased Glucose Metabolism of Cancers." *Journal of Nuclear Medicine* 49(6) (suppl.): 24S-42S.

Giovannucci, Edward, David M. Harlan, Michael C. Archer, Richard M. Bergenstal, Susan M. Gapstur, Laurel A. Habel, Michael Pollak, Judith G. Regensteiner, and Douglas Yee. 2010. "Diabetes and Cancer: A Consensus Report." *Diabetes Care* 33(7): 1674-84.

Goldblatt, Harry and Gladys Cameron. 1953. "Induced Malignancy in Cells from Rat Myocardium Subjected to Intermittent Anaerobiosis during Long Propagation *In vitro*." *Journal of Experimental Medicine* 97: 525-52.

Goldblatt, Harry and Libby Friedman. 1974. "Prevention of Malignant Change in Mammalian Cells during Prolonged Culture *In vitro*." *Proceedings of the National Academy of Sciences* 71(5): 1780-82.

Goldblatt, Harry, Libby Friedman, and Ronald L. Cechner. 1973. "On the Malignant Transformation of Cells during Prolonged Culture Under Hypoxic Conditions *In vitro*." *Biochemical Medicine* 7: 241-52.

Goldhaber, Paul. 1959. "The Influence of Pore Size on Carcinogenicity of Subcutaneously Implanted Millipore Filters." *Proceedings of the American Association for Cancer Research* 3(1): 228. Abstract.

Gonzalez-Cuyar, Luis F., Fabio Tavora, Iusta Caminha, George Perry, Mark A. Smith, and Rudy J. Castellani. 2009. "Cellular Respiration and Tumor Suppressor Genes." In: Shireesh P. Apte and Rangaprasad Sarangarajan, eds., *Cellular Respiration and Carcinogenesis* (New York: Humana), pp. 131-44.

Gordon, Tavia, Margaret Crittendon, and William Haenszel. 1961. "Cancer Mortality Trends in the United States, 1930-1955." In: *End Results and Mortality Trends in Cancer*, National Cancer Institute Monograph no. 6 (Washington, DC: U.S. Dept. of Health, Education, and Welfare), pp. 131-298.

Gover, Mary. 1939. *Cancer Mortality in the United States. I. Trend of Recorded Cancer Mortality in the Death Registration States of 1900 from 1900 to 1935.* Public Health Bulletin no. 248, U.S. Public Health Service. Washington, DC: Government Printing Office.

Guan, Xiaofan and Olle Johansson. 2005. "The Sun-Shined Health." *European Biology and Bioelectromagnetics* 1: 420-23.

Gullino, Pietro M., Shirley H. Clark, and Flora H. Grantham. 1964. "The Interstitial Fluid of Solid Tumors." *Cancer Research* 24: 780-97.

Hallberg, Örjan. 2009. *Facts and Fiction about Skin Melamona.* Farsta, Sweden: Hallberg Independent Research.

Hallberg, Örjan and Olle Johansson. 2002a. "Cancer Trends during the 20th Century."
Journal of the Australasian College of Nutrition and Environmental Medicine 21(1): 3-8.

———. 2002b. "Melanoma Incidence and Frequency Modulation (FM) Broadcasting." *Archives of Environmental Health* 57(1): 32-40.

———. 2004a. "Malignant Melanoma of the Skin – Not a Sunshine Story!" *Medical Science Monitor* 10(7): CR336-40.

———. 2004b. "1997 – A Curious Year in Sweden." *European Journal of Cancer Prevention* 13: 535-38.

———. 2005. "FM Broadcasting Exposure Time and Malignant Melanoma Incidence." *Electromagnetic Biology and Medicine* 24: 1-8.

———. 2009. "Apparent Decreases in Swedish Public Health Indicators After 1997 – Are They Due to Improved Diagnostics or to Environmental Factors?" *Pathophysiology* 16(1): 43-46.

———. 2010. "Sleep on the Right Side – Get Cancer on the Left?" *Pathophysiology* 17(3): 157-60.

Hardell, Lennart. 2007. "Long-term Use of Cellular and Cordless Phones and the Risk of Brain Tumours." Örebro University, power point presentation, August 31.

Hardell, Lennart and Michael Carlberg. 2009. "Mobile Phones, Cordless Phones and the Risk for Brain Tumours." *International Journal of Oncology* 35: 5-17.

Hardell, Lennart, Michael Carlberg, and Kjell Hansson Mild. 2010. "Mobile Phone Use and the Risk for Malignant Brain Tumors: A Case-Control Study on Deceased Cases and Controls." *Neuroepidemiology* 35: 109-14.

———. 2011a. "Pooled Analysis of Case-control Studies on Malignant Brain Tumours and the Use of Mobile and Cordless Phones Including Living and Deceased Subjects." *International Journal of Oncology* 38: 1465-74.

———. 2011b. "Re-analysis of Risk for Glioma in Relation to Mobile Telephone Use: Comparison with the Results of the Interphone International Case-control Study." *International Journal of Epidemiology* 40(4): 1126-28.

Hardell, Lennart, Michael Carlberg, Fredrik Söderqvist, and Kjell Hansson Mild. 2010. "Re: Time Trends in Brain Tumor Incidence Rates in Denmark, Finland, Norway, and Sweden, 1974-2003." *Journal of the National Cancer Institute* 102(10): 740-41.

Harris, Adrian L. 2002. "Hypoxia – a Key Regulatory Factor in Tumour Growth." *Nature Reviews. Cancer* 2: 38-47.

Harris, David, Nora Kropp, and Paul Pulliam. 2008. "A Comparison of National Cancer Registries in India and the United States of America." 3MC Conference Proceedings, Berlin.

Highton, Edward. 1852. *The Electric Telegraph: Its History and Progress*. London: John Weale.

Hirsch, August. 1886. "Cancer." In: Hirsch, *Handbook of Geographical and Historical Pathology* (London: New Sydenham Society), vol. 3, pp. 502-9.

Hoffman, Frederick Ludwig. 1915. *The Mortality From Cancer Throughout the World*. Newark: Prudential.

Howlader, Nadia, Lynn A. Ries, David G. Stinchcomb, and Brenda K. Edwards. 2009. "The Impact of Underreported Veterans Affairs Data on National Cancer Statistics: Analysis Using Population-Based SEER Registries." *Journal of the National Cancer Institute* 101(7): 533-36.

International Agency for Research on Cancer. *World Cancer Report 2008*. Lyon, France. Isodoro, Antonio, Enrique Casado, Andrés Redondo, Paloma Acebo, Enrique Espinosa, Andrés M. Alonso, Paloma Cejas, David Hardisson, Juan A. Fresno Vara, Cristóbal Belda-Iniesta, Manuel González-Barón, and José M. Cuezva. 2005. "Breast Carcinomas Fulfill the Warburg Hypothesis and Provide Metabolic Mark-ers of Cancer Prognosis." *Carcinogenesis* 26(12): 2095-2104.

Isidoro, Antonio, Marta Martínez, Pedro L. Fernández, Álvaro D. Ortega, Gema Santamaría, Margarita Chamorro, John C. Reed, and José M. Cuezva. 2004. "Alteration of the Bioenergetic Phenotype of Mitochondria is a Hallmark of Breast, Gastric, Lung and Oesophageal Cancer." *Biochemical Journal* 378: 17-20.

Johansen, Christoffer, John D. Boice, Jr., Joseph K. Mclaughlin, and Jørgen H. Olsen. 2001. "Cellular Telephones and Cancer – a Nationwide Cohort Study in Denmark." *Journal of the National Cancer Institute* 93(3): 203-7.

Johansson, Olle. 2005. "The Effects of Radiation in the Cause of Cancer." *Integrative Cancer and Oncology News* 4(4): 32-37.

Khurana, Vini G., Charles Teo, Michael Kundi, Lennart Hardell, and Michael Carlberg. 2009. "Cell Phones and Brain Tumors: A Review Including the Long-Term Epidemiological Data." *Surgical Neurology* 72(3): 205-14.

Kidd, John G., Richard J. Winzler, and Dean Burk. 1944. "Comparative Glycolytic and Respiratory Metabolism of Homologous Normal, Benign, and Malignant Rabbit Tissues." *Cancer Research* 4: 547-53.

Kim, Jung-whan and Chi V. Dang. 2006. "Cancer's Molecular Sweet Tooth and the Warburg Effect." *Cancer Research* 66(18): 8927-30.

Kochanek, Kenneth D., Sherry L. Murphy, Jiaquan Xu, and Elizabeth Arias. 2019. "Deaths: Final data for 2017." *National Vital Statistics Reports*, vol. 68, no. 9. Hyattsville, MD: National Center for Health Statistics.

Kondoh, Hiroshi. 2009. "The Role of Glycolysis in Cellular Immortalization." In: Shireesh P. Apte and Rangaprasad Sarangarajan, eds., *Cellular Respiration and Carcinogenesis*, (New York: Humana), pp. 91-102.

Kondoh, Hiroshi, Matilde E. Lleonart, Jesus Gil, David Beach, and Gordon Peters. 2005. "Glycolysis and Cellular Immortalization." *Drug Discovery Today: Disease Mechanisms* 2(2): 263-67.

Kondoh, Hiroshi, Matilde E. Lleonart, Jesus Gil, Jing Wang, Paolo Degan, Gordon Peters, Dolores Martinez, Amancio Carnero, and David Beach. 2005. "Glycolytic Enzymes Can Modulate Cellular Life Span." *Cancer Research* 65(1): 177-85.

Krebs, Hans. 1981. *Otto Warburg: Cell Physiologist, Biochemist, and Eccentric*. Oxford: Clarendon Press.

Kroemer, G. 2006. "Mitochondria in Cancer." *Oncogene* 25: 4630-32.

Lombard, Louise S. and Ernest J. Witte. 1959. "Frequency and Types of Tumors in Mammals and Birds of the Philadelphia Zoological Gardens." *Cancer Research* 19(2): 127-41.

López-Ríos, Fernando, María Sánchez-Aragó, Elena García-García, Álvaro D. Ortega, José R. Berrendero, Francisco Pozo-Rodríguez, Ángel López-Encuentra, Claudio Ballestín, and José M. Cuezva. 2007. "Loss of the Mitochondrial Bioenergetic Capacity Underlies the Glucose Avidity of Carcinomas." *Cancer Research* 67(19): 9013-17.

Malmgren, Richard A. and Clyde C. Flanigan. 1955. "Localization of the Vegetative Form of *Clostridium tetani* in Mouse Tumors Following Intravenous Spore Administration." *Cancer Research* 15: 473-78.

Maynard, George Darell. 1910. "A Statistical Study in Cancer Death-Rates." *Biometrika* 7: 276-304.

McFate, Thomas, Ahmed Mohyeldin, Huasheng Lu, Jay Thakar, Jeremy Henriques, Nader D. Halim, Hong Wu, Michael J. Schell, Tsz Mon Tsang, Orla Teahan, Shaoyu Zhou, Joseph A. Califano, Nam Ho Jeoung, Robert A. Harris, and Ajay Verma. 2008. "Pyruvate Dehydrogenase Complex Activity Controls Metabolic and Malignant Phenotype in Cancer Cells." *Journal of Biological Chemistry* 283(33): 22700-8.

Milham, Samuel and Eric M. Ossiander. 2001. "Historical Evidence that Residential Electrification Caused the Emergence of the Childhood Leukemia Peak." *Medical Hypotheses* 56(3): 290-95.

Moffat, Shannon. 1988. "Stanford's Power Line Research Pioneers." *Sandstone and Tile* 12(2-3): 3-7.

Moreno-Sánchez, Rafael, Sara Rodríguez-Enríquez, Álvaro Marín-Hernández and Emma Saavedra. 2007. "Energy Metabolism in Tumor Cells." *FEBS Journal* 274: 1393-1418.

National Cancer Institute. 2009. "New Early Detection Studies of Lung Cancer in Non-Smokers Launched Today." Press release, May 4.

Pascua, Marcelino, Director, Division of Health Statistics, World Health Organization. 1952. "Evolution of Mortality in Europe during the Twentieth Century." *Epidemiological and Vital Statistics Report* 5: 1-144.

Pedersen, Peter L. 1978. "Tumor Mitochondria and the Bioenergetics of Cancer Cells." *Progress in Experimental Tumor Research* 22: 190-274.

Racker, Efraim and Mark Spector. 1956. "Warburg Effect Revisited: Merger of Biochemistry and Molecular Biology." *Science* 213: 303-7.

Richardson, Benjamin Ward. 1876. *Diseases of Modern Life*. New York: D. Appleton.

Ristow, Michael. 2006. "Oxidative Metabolism in Cancer Growth." *Current Opinion in Clinical Nutrition and Metabolic Care* 9: 339-45.

Ristow, Michael and José M. Cuezva. 2009. "Oxidative Phosphorylation and Cancer: The Ongoing Warburg Hypothesis." In: Shireesh P. Apte and Rangaprasad Sarangarajan, eds., *Cellular Respiration and Carcinogenesis* (New York: Humana), pp. 1-18. Sánchez-Aragó, María, Margarita Chamorro and José M. Cuezva. 2010. "Selection of Cancer Cells with Repressed Mitochondria Triggers Colon Cancer Progression." *Carcinogenesis* 31(4): 567-76.

Scatena, Roberto, Patrizia Bottoni, and Bruno Giardina. 2009. "Cellular Respiration and Dedifferentiation." In: Shireesh P. Apte and Rangaprasad Sarangarajan, eds., *Cellular Respiration and Carcinogenesis* (New York: Humana), pp. 45-54.

Scheers, Isabelle, Vincent Bachy, Xavier Stéphenne, and Étienne Marc Sokal. 2005. "Risk of Hepatocellular Carcinoma in Liver Mitochondrial Respiratory Chain Disorders." *Journal of Pediatrics* 146(3): 414-17.

Schüz, Joachim, Rune Jacobsen, Jørgen H. Olsen, John D. Boice, Jr., Joseph K. McLaughlin, and Christoffer Johansen. 2006. "Cellular Telephone Use and Cancer Risk: Update of a Nationwide Danish Cohort." *Journal of the National Cancer Institute* 98(23): 1707-13.

Semenza, Gregg L. "Foreword." 2009. In: Shireesh P. Apte and Rangaprasad Sarangarajan, eds., *Cellular Respiration and Carcinogenesis* (New York: Humana), pp. v-vi.

Semenza, Gregg L., Dmitri Artemov, Atul Bedi, Zaver Bhujwalla, Kelly Chiles, David Feldser, Erik Laughner, Rajani Ravi, Jonathan Simons, Panthea Taghavi, and Hua Zhong. 2001. "The Metabolism of Tumours: 70 Years Later." In: *The Tumour Microenvironment: Causes and Consequences of Hypoxia and Acidity*. Novartis Foundation Symposium 240 (Chichester, UK: Wiley), pp. 251-64.

Simonnet, Hélène, Nathalie Alazard, Kathy Pfeiffer, Catherine Gallou, Christophe Béroud, Jocelyne Demont, Raymonde Bouvier, Hermann Schägger, and Catherine Godinot. 2002. "Low Mitochondrial Respiratory Chain Content Correlates with Tumor Aggressiveness in Renal Cell Carcinoma." *Carcinogenesis* 23(5): 759-68.

Smith, Lloyd H., Jr. 1985. "Na^+-H^+ Exchange, Oncogenes and Growth Regulation in Normal and Tumor Cells." *Western Journal of Medicine* 143(3): 365-70.

Soderqvist, Fredrik, Michael Carlberg, Kjell Hansson Mild, and Lennart Hardell. 2011. "Childhood Brain Tumour Risk and Its Association with Wireless Phones: A Commentary." *Environmental Health* 10: 106.

Srivastava, Sarika and Carlos T. Moraes. 2009. "Cellular Adaptations to Oxidative Phosphorylation Defects in Cancer." In: Shireesh P. Apte and Rangaprasad Sarangarajan, eds., *Cellular Respiration and Carcinogenesis* (New York: Humana), pp. 55-72. Stein, Yael, Or Levy-Nativ, and Elihu D. Richter. 2011. "A Sentinel Case Series of Cancer Patients with Occupational Exposures to Electromagnetic Non-ionizing Radiation and Other Agents." *European Journal of Oncology* 16(1): 21-54.

Teo, Charlie. 2012. "What If Your Mobile Phone Is Giving You Brain Cancer?" *The Punch*, May 7.

Teppo, Lyly, Eero Pukkala, and Maria Lehtonen. 1994. "Data Quality and Quality Control of a Population-Based Cancer Registry." *Acta Oncologica* 33(4): 365-69.

van Waveren, Corina, Yubo Sun, Herman S. Cheung, and Carlos T. Moraes. 2006. "Oxidative Phosphorylation Dysfunction Modulates Expression of Extracellular Matrix-Remodeling Genes and Invasion." *Carcinogenesis* 27(3): 409-18.

Vaupel, P., O. Thews, D. K. Kelleher, and M. Hoeckel. 1998. "Current Status of Knowledge and Critical Issues in Tumor Oxygenation." In: Antal G. Hudetz and Duane F. Bruley, eds., *Oxygen Transport to Tissue XX* (New York: Plenum), pp. 591-602.

Vigneri, Paolo, Francesco Frasca, Laura Sciacca, Guiseppe Pandini, and Riccardo Vigneri. 2009. "Diabetes and Cancer." *Endocrine-Related Cancer* 16: 1103-23.

Warburg, Otto Heinrich. 1908. "Notes on the Oxidation Processes in the Sea-Urchin's Egg." In: Warburg, *The Metabolism of Tumours* (London: Constable), 1930, pp. 13-25. Originally published as "Beobachtungen über die Oxydationsprozesse im Seeigelei," *Hoppe-Seyler's Zeitschrift für physiologische Chemie* 57(1-2): 1-16.

———. 1925. "The Metabolism of Carcinoma Cells." *Journal of Cancer Research* 9: 148-63.

———. 1928. "The Chemical Constitution of Respiration Ferment." *Science* 68: 437-43.

———. 1930. *The Metabolism of Tumours.* London: Constable.

———. 1956. "On the Origin of Cancer Cells." *Science* 123: 309-14.

———. 1966a. "Oxygen, the Creater of Differentiation." In: Nathan O. Kaplan and Eugene P. Kennedy, eds., *Current Aspects of Biochemical Energetics* (New York: Academic), pp. 103-9.

———. 1966b. *The Prime Cause and Prevention of Cancer.* Lecture at the meeting of the Nobel Laureates, Lindau, Lake Constance, Germany, June 30. English edition by Dean Burk (Würzburg: Konrad Triltsch), 1969.

Warburg, Otto, Karlfried Gawehn, August-Wilhelm Geissler, Detlev Kayser, and Siegfried Lorenz. 1965. "Experimente zur Anaerobiose der Krebszellen." *Klinische Wochenschrift* 43(6): 289-93.

Warburg, Otto, August-Wilhelm Geissler, and Siegfried Lorenz. 1965. "Messung der Sauerstoffdrucke beim Umschlag des embryonalen Stoffwechsels in Krebs-Stoff-

wechsel." *Zeitschrift für Naturforschung* 7(20b): 1070-3.
———. 1966. "Irreversible Erzeugung von Krebsstoffwechsel im embryonalen Mäusezellen." *Zeitschrift für Naturforschung* 7(21b): 707-8.
Warburg, Otto, Karl Posener and Erwin Negelein. 1924. "Über den Stoffwechsel der Tumoren." *Biochemische Zeitschrift* 152: 309-44. Reprinted in English translation as "The Metabolism of the Carcinoma Cell" in Warburg, *The Metabolism of Tumours* (London: Constable), 1930, pp. 129-69.
Warburg, Otto, Franz Wind, and Erwin Negelein. 1926. "The Metabolism of Tumors in the Body." *Journal of General Physiology* 8: 519-30.
Weinhouse, Sidney. 1956. "On Respiratory Impairment in Cancer Cells." *Science* 124: 267-68. Response by Otto Warburg, pp. 269-70. Response by Dean Burk, pp. 270-71.
Werner, Erica. 2009. "How Cancer Cells Escape Death." In: Shireesh P. Apte and Rangaprasad Sarangarajan, eds., *Cellular Respiration and Carcinogenesis* (New York: Humana), pp. 161-178.
Williams, W. Roger. 1908. *The Natural History of Cancer, with Special Reference to Its Causation and Prevention.* New York: William Wood.
Women's Health Policy and Advocacy Program. 2010. *Out of the Shadows: Women and Lung Cancer.* Boston: Brigham and Women's Hospital.
Wu, Min, Andy Neilson, Amy L. Swift, Rebecca Moran, James Tamagnine, Diane Parslow, Suzanne Armistead, Kristie Lemire, Jim Orrell, Jay Teich, Steve Chomicz, and David A. Ferrick. 2007. "Multiparameter Metabolic Analysis Reveals a Close Link between Attenuated Mitochondrial Bioenergetic Function and Enhanced Glycolysis Dependency in Human Tumor Cells." *American Journal of Physiology – Cell Physiology* 292: C125-36.

Fellingsbro

Ekblom, Adolf E. 1902. "Något statistik från dödoch begrafningsböckerna i Fellingsbro 1801-1900 jämte förslag till Sveriges läkare angående samarbete för utredande af kräftsjukdomarnas frekvens." *Hygiea*, 2nd ser., 2(1): 11-21.
Guinchard, J. 1914. "Telegraph Service." In: Guinchard, *Sweden: Historical and Statistical Handbook*, 2nd ed., English issue. Stockholm: Government Printing Office, pp. 643-44.

Funktürme und Krebs

Anderson, Bruce S. and Alden K. Henderson. 1986. *Cancer Incidence in Census Tracts with Broadcasting Towers in Honolulu, Hawaii.* Environmental Epidemiology Program, State of Hawaii Department of Health.
Cherry, Neil. 2000. *Childhood Cancer Incidence in the Vicinity of the Sutro Tower, San Francisco.* Environmental Management and Design Division, Lincoln University, Canterbury, New Zealand.
Dode, Adilza C., Mônica M. D. Leão, Francisco de A. F. Tejo, Antônio C. R. Gomes, Daiana C. Dode, Michael C. Dode, Cristina W. Moreira, Vânia A. Condessa, Cláudia Albinatti, and Waleska T. Caiaffa. 2011. "Mortality by Neoplasia and Cellular Telephone Base Stations in the Belo Horizonte Municipality, Minas Gerais State, Brazil." *Science of the Total Environment* 409(19): 3649-65.
Dolk, Helen, Gavin Shaddick, Peter Walls, Chris Grundy, Bharat Thakrar, Immo Kleinschmidt, and Paul Elliott. 1997. "Cancer Incidence near Radio and Television Transmitters in Great Britain. I. Sutton Coldfield Transmitter." *American Journal of Epidemiology* 145(1): 1-9.
Dolk, Helen, Paul Elliott, Gavin Shaddick, Peter Walls, and Bharat Thakrar. 1997. "Cancer Incidence near Radio and Television Transmitters in Great Britain. II. All High Power Transmitters." *American Journal of Epidemiology* 145(1): 10-17.
Eger, Horst, Klaus Uwe Hagen, Birgitt Lucas, Peter Vogel, and Helmut Voit. 2004. "Einfluss der räumlichen Nähe von Mobilfunksendeanlagen auf die Krebsinzidenz." *Umwelt-Medizin-Gesellschaft* 17(4): 326-32.
Hocking, Bruce, Ian R. Gordon, Heather L. Grain, and Gifford E. Hatfield. 1996. "Cancer Incidence and Mortality and Proximity to TV Towers." *Medical Journal of Australia* 165(11-12): 601-5.
Morton, William and David Phillips. 1983. *Radioemission Density and Cancer Epidemiology in the Portland Metropolitan Area.* Research Triangle Park, NC: United States Environmental Protection Agency.

Morton, William and David Phillips. 2000. "Cancer Promotion by Radiowave Emissions." *Epidemiology* 11(4): S57. Abstract.

Wolf, Ronni and Danny Wolf. 2004. "Increased Incidence of Cancer near a Cell-Phone Transmitter Station." *International Journal of Cancer Prevention* 1(2): 123-38.

Radio Vatikan

Agence France Presse. 2001. "Italian Minister Threatens Hunger Strike over Vatican Radio." April 30.

———. 2003. "La Cour de Cassation Renvoie Radio Vatican Devant un Tribunal." April 9.

Allen, John L., Jr. 2001. "Vatican Radio Officials Charged." *National Catholic Reporter*, March 23.

Bartoli, Ilaria Ciancaleoni. 2006. "I comitati contro l'elettrosmog: la Santa Sede sapeva dei rischi." *E Polis Roma*, November 24, p. 25.

BBC News. April 11, 2003. "Vatican Radio Back in the Dock."

———. May 9, 2005. "Vatican Radio Officials Convicted."

Cinciripini, Giorgio. February 27, 2010. "Vatican Radio Caused Cancers, Must Compensate Victims." esmog.free.italia@gmail.com.

Corriere della Sera. 2002. "In una perizia nesso 'tra onde e casi di leucemia,'" May 10.

Deutsche Press-Agentur. 2003. "Italian Court Okays Trial into Vatican Radio Cancer Claims." April 10.

Gentile, Cecilia. 2002. "Leucemie a Cesano: 'Colpa delle Antenne.'" *La Repubblica*, May 10.

La Corte Suprema di Cassazione (Supreme Court of Cassation). 2011. Sentence no. 376/2011, February 24, Rome.

La Repubblica. 2001. "Radio Vaticana ancora fuorilegge." May 1.

Lavinia, Gianvito. 2011. "Elettrosmog, in procura altri 23 casi di leucemia." *Corriere della Sera*, June 8.

Lombardi, Federico. 2001. "Vatican Radio and the Electromagnetic Pollution." *Vatican Radio*, press release, May 4.

Micheli, Andrea. 2010. *Perizia mediante indagine epidemiologica incidente probatorio*. Procedimento Penale 33642/03, Tribunale Penale di Roma, June 25.

Michelozzi, Paola, Alessandra Capon, Ursula Kirchmayer, Francesco Forastiere, Annibale Biggeri, Alessandra Barca, and Carlo A. Perucci. 2002. "Adult and Childhood Leukemia near a High-power Radio Station in Rome, Italy." *American Journal of Epidmiology* 155(12): 1096-1103.

Michelozzi, Paola, Ursula Kirchmayer, Alessandra Capon, Francesco Forestiere, Annibale Biggeri, Alessandra Barca, C. Ancona, D. Fusco, A. Sperati, P. Papini, A. Pierangelini, R. Rondelli, and Carlo A. Perucci. 2001. "Mortalità per leucemia e incidenza di leucemia infantile in prossimità della stazione di Radio Vaticana di Roma." *Epidemiologia & Prevenzione* 25(6): 249-55.

Pierucci, Adelaide. 2006. "Elettrosmog a Radio Vaticana: perizia sulle morti di leucemia." *E Polis Roma*, November 24.

Stanley, Alessandra. 2001. "In Radio Feud, a Higher Kind of Superpower Irks Italy." *New York Times*, April 13.

Times of India. 2011. "Vatican Seeks to Stave off Trial of Top Radio Officials." February 14.

Kapitel 14

Austad, S.N. 1989. "Life Extension by Dietary Restriction in the Bowl and Doily Spider, *Frontinella pyramitela*." *Experimental Gerontology* 24(1): 83-92.

Bacon, Francis. 1605. *The Advancement of Learning*. Translated and edited by Joseph Devey (New York: P. F. Collier and Son), 1901.

———. 1623. *The History of Life and Death*. In: James Spedding, Robert Leslie Ellis, and Douglas Denon Heath, eds., *The Works of Francis Bacon* (Boston: Taggard and Thompson), 1864, volume X, pp. 7-176.

Beard, George Miller. 1880. *A Practical Treatise on Nervous Exhaustion (Neurasthenia)*. New York: William Wood.

———. 1881a. *American Nervousness: Its Causes and Consequences*. New York: G. P. Putnam's Sons.

Bodkin, Noni L., Theresa M. Alexander, Heidi K. Ortmeyer, Elizabeth Johnson, and Barbara C. Hansen. 2003. "Mortality and Morbidity in Laboratory-maintained Rhesus Monkeys and Effects of Long-term Dietary Restriction." *Journal of Gerontology: Biological Sciences* 58A(3): 212-19.

Caratero, A., M. Courtade, L. Bonnet, H. Planel, and C. Caratero. 1998. "Effect of a Continuous Gamma Irradiation at a Very Low Dose on the Life Span of Mice." *Gerontology* 44: 272-76.

Carlson, Loren Daniel and Betty H. Jackson. 1959. "The Combined Effects of Ionizing Radiation and High Temperature on the Longevity of the Sprague-Dawley Rat." *Radiation Research* 11: 509-19.

Carlson, Loren Daniel, William J. Scheyer, and B. H. Jackson. 1957. "The Combined Effects of Ionizing Radiation and Low Temperature on the Metabolism, Longevity, and Soft Tissues of the White Rat." *Radiation Research* 7: 190-97.

Chittenden, Russell Henry. 1907. *Physiological Economy in Nutrition*. New York: Frederick A. Stokes.

Chou, Chung-Kwang, Arthur William Guy, Lawrence L. Kunz, Robert B. Johnson, John J. Crowley, and Jerome H. Krupp. 1992. "Long-term, Low-level Microwave Irradiation of Rats." *Bioelectromagnetics* 13(6): 469-96.

Colman, Ricki J., Rozalyn M. Anderson, Sterling C. Johnson, Erik K. Kastman, Kristopher J. Kosmatka, T. Mark Beasley, David B. Allison, Christina Cruzen, Heather A. Simmons, Joseph W. Kemnitz, and Richard Weindruch. 2009. "Caloric Restriction Delays Disease Onset and Mortality in Rhesus Monkeys." *Science* 325: 201-4.

Colman, Ricki J., Mark Beasley, Joseph W. Kemnitz, Sterling C. Johnson, Richard Weindruch, and Rozalyn M. Anderson. 2014. "Caloric Restriction Reduces Agerelated and All-cause Mortality in Rhesus Monkeys." *Nature Communications* 5: 557.

Condran, Gretchen A. 1987. "Declining Mortality in the United States in the Late Nineteenth and Early Twentieth Centuries." *Annales de démographie historique*, vol. 1987, pp. 119-41.

Cutler, Richard G. 1981. "Life-Span Extension." In: James L. McGaugh and Sara B. Kiesler, eds., *Aging: Biology and Behavior* (New York: Academic), pp. 31-76.

Ducoff, Howard S. 1972. "Causes of Death in Irradiated Adult Insects." *Biological Reviews* 47: 211-40.

———. 1975. "Form of the Increased Longevity of *Tribolium* after X-irradiation." *Experimental Gerontology* 10: 189-93.

Dunham, H. Howard. 1938. "Abundant Feeding Followed by Restricted Feeding and Longevity in Daphnia." *Physiological Zoölogy* 11(4): 399-407.

Elder, Joseph A. 1994. "Thermal, Cumulative, and Lifespan Effects and Cancer in Mammals Exposed to Radiofrequency Radiation." In: David O. Carpenter and Sinerik Ayrapetyan, eds., *Biological Effects of Electric and Magnetic Fields* (San Diego: Academic), vol. 2, pp. 279-95.

Finot, Jean. 1906. *La Philosophie de la Longévité*, 11th ed. Paris: Félix Alcan.

Fischer-Piette, Édouard. 1939. "Sur la croissance et la longevité de *Patella vulgata* L. en fonction du milieu." *Journal de Conchyliologie* 83: 303-10.

Griffin, Donald Redfield. 1958. *Listening in the Dark: The Acoustic Orientation of Bats and Men*. New Haven, CT: Yale University Press.

Hansson, Artur, Eskil Brännäng, and Olof Claesson. 1953. "Studies on Monozygous Cattle Twins. XIII. Body Development in Relation to Heredity and Intensity of Rearing." *Acta Agriculturæ Scandinavica* 3(1): 61-95.

Hochachka, Peter W. and Michael Guppy. 1987. *Metabolic Arrest and the Control of Biological Time*. Cambridge, MA: Harvard University Press.

Johnson, Thomas E., David H. Mitchell, Susan Kline, Rebecca Kemal, and John Foy. 1984. "Arresting Development Arrests Aging in the Nematode *Caenorhabditis elegans*." *Mechanisms of Ageing and Development* 28: 23-40.

Kagawa, Yasuo. 1978. "Impact of Westernization on the Nutrition of Japanese: Changes in Physique, Cancer, Longevity and Centenarians." *Preventive Medicine* 7: 205-17.

Kannisto, Väinö. 1994. *Development of Oldest-Old Mortality, 1950-1990: Evidence from 28 Developed Countries.* Monographs on Population Aging, 1. Odense, Denmark: Odense University Press.

Kannisto, Väinö, Jens Lauritsen, A. Roger Thatcher, and James W. Vaupel. 1994. "Reductions in Mortality at Advanced Ages: Several Decades of Evidence from 27 Countries." *Population and Development Review* 20(4): 793-810.

Kemnitz, Joseph W. 2011. "Calorie Restriction and Aging in Nonhuman Primates." *ILAR Journal* 52(1): 66-77.

Kirk, William P. 1984. "Life Span and Carcinogenesis." In: Joseph A. Elder and Daniel F. Cahill, eds., *Biological Effects of Radiofrequency Radiation* (Research Triangle Park, NC: U. S. Environmental Protection Agency), report no. EPA-600/8-83-026F, pp. 5-106 to 5-111.

Lane, Mark A., Donald K. Ingram, and George S. Roth. 1999. "Calorie Restriction in

Nonhuman Primates: Effects on Diabetes and Cardiovascular Disease Risk." *Toxicological Sciences* 52 (suppl.): 41-48.

Liu, Robert K. and Roy L. Walford. 1972. "The Effect of Lowered Body Temperature on Lifespan and Immune and Non-Immune Processes." *Gerontologia* 18: 363-88.

Loeb, Jacques and John Howard Northrop. 1917. "What Determines the Duration of Life in Metazoa?" *Proceedings of the National Academy of Sciences* 3(5): 382-86.

———. 1917. "On the Influence of Food and Temperature upon the Duration of Life." *Journal of Biological Chemistry* 32: 103-21.

Lorenz, Egon, Joanne Weikel Hollcroft, Eliza Miller, Charles C. Congdon, and Robert Schweisthal. 1955. "Long-term Effects of Acute and Chronic Irradiation in Mice. I. Survival and Tumor Incidence Following Chronic Irradiation of o.11 r per Day." *Journal of the National Cancer Institute* 15(4): 1049-58.

Lorenz, Egon, Leon O. Jacobson, Walter E. Heston, Michael Shimkin, Allen B. Eschenbrenner, Margaret K. Deringer, Jane Doniger, and Robert Schweisthal. 1954. "Effects of Long-Continued Total Body Gamma Irradiation of Mice, Guinea Pigs, and Rabbits. III. Effects on Life Span, Weight, Blood Picture, and Carcinogenesis and the Role of the Intensity of Radiation." In: Raymond E. Zirkle, ed., *Biological Effects of External X and Gamma Radiation* (New York: McGraw-Hill), part I, pp. 24-148.

Lyman, Charles P., Regina C. O'Brien, G. Cliett Greene, and Elaine D. Papafrangos. 1981. "Hibernation and Longevity in the Turkish Hamster *Mesocricetus brandti*." *Science* 212: 668-70.

Lynn, William S. and James C. Wallwork. 1992. "Does Food Restriction Retard Aging by Reducing Metabolic Rate?" *Journal of Nutrition* 122: 1917-18.

Mattison, Julie A., Mark A. Lane, George S. Roth, and Donald K. Ingram. 2003. "Calorie Restriction in Rhesus Monkeys." *Experimental Gerontology* 38: 35-46.

McCarter, Roger, E.J. Masoro, and Byung P. Yu. 1985. "Does Food Restriction Retard Aging by Reducing the Metabolic Rate?" *American Journal of Physiology – Endocrinology and Metabolism* 248: E488-90.

McKay, Clive M. and Mary F. Crowell. 1934. "Prolonging the Life Span." *Scientific Monthly* 39: 405-14.

McCay, Clive M., Mary F. Crowell, and Leonard A. Maynard. 1935. "The Effect of Retarded Growth upon the Length of Life Span and upon the Ultimate Body Size." *Journal of Nutrition* 10: 63-79.

McKay, Clive M., Leonard A. Maynard, Gladys Sperling, and LeRoy L. Barnes. 1939. "Retarded Growth, Life Span, Ultimate Body Size and Age Changes in the Albino Rat After Feeding Diets Restricted in Calories." *Journal of Nutrition* 18(1): 1-13.

McDonald, Roger B. and Jon J. Ramsey. 2010. "Honoring Clive McCay and 75 Years of Calorie Restriction Research." *Journal of Nutrition* 140(7): 1205-10.

Millward, Robert and Frances N. Bell. 1998. "Economic Factors in the Decline of Mortality in Late Nineteenth Century Britain." *European Review of Economic History* 2: 263-88.

Mitchel, Ronald E.J. 2006. "Low Doses of Radiation are Protective *In vitro* and *In vivo*: Evolutionary Origins." *Dose-Response* 4(2): 75-90.

Okada, M., A. Okabe, Y. Uchihori, H. Kitamura, E. Sekine, S. Ebisawa, M. Suzuki, and R. Okayasu. 2007. "Single Extreme Low-dose/Low Dose Rate Irradiation Causes Alteration in Lifespan and Genome Instability in Primary Human Cells." *British Journal of Cancer* 96: 1707-10.

Ordy, J. Mark, Thaddeus Samorajki, Wolfgang Zeman, and Howard J. Curtis. 1967. "Interaction Effects of Environmental Stress and Deuteron Irradiation of the Brain on Mortality and Longevity of C57BL/10 Mice." *Proceedings of the Society for Experimental Biology and Medicine* 126(1): 184-90.

Osborne, Thomas B., Lafayette B. Mendel, and Edna L. Ferry. 1917. "The Effect of Retardation of Growth upon the Breeding Period and Duration of Life of Rats." *Science* 45: 294-95.

Pearl, Raymond. 1928. *The Rate of Living*. New York: Alfred A. Knopf.

Perez, Felipe P., Ximing Zhou, Jorge Morisaki, and Donald Jurivich. 2008. "Electromagnetic Field Therapy Delays Cellular Senescence and Death by Enhancement of the Heat Shock Response." *Experimental Gerontology* 43: 307-16.

Pinney, Don O., D. F. Stephens, and L. S. Pope. 1972. "Lifetime Effects of Winter Supplemental

Feed Level and Age at First Parturition on Range Beef Cows." *Journal of Animal Science* 34(6): 1067-74.

Ramsey, Jon J., Mary-Ellen Harper, and Richard Weindruch. 2000. "Restriction of Energy Intake, Energy Expenditure, and Aging." *Free Radical Biology and Medicine* 29(10): 946-68.

Rattan, Suresh I. S. 2004. "Aging Intervention, Prevention, and Therapy Through Hormesis." *Journal of Gerontology: Biological Sciences* 59A(7): 705-9.

Reimers, N. 1979. "A History of a Stunted Brook Trout Population in an Alpine Lake: A Life Span of 24 Years." *California Fish and Game* 65: 196-215.

Ross, Morris H. 1961. "Length of Life and Nutrition in the Rat." *Journal of Nutrition* 75(2): 197-210.

———. 1972. "Length of Life and Caloric Intake." *American Journal of Clinical Nutrition* 25(8): 834-38.

Ross, Morris H. and Gerrit Bras. 1965. "Tumor Incidence Patterns and Nutrition in the Rat." *Journal of Nutrition* 87: 245-60.

———. 1971. "Lasting Influence of Early Caloric Restriction on Prevalence of Neoplasms in the Rat." *Journal of the National Cancer Institute* 47(5): 1095-1113.

———. 1973. "Influence of Protein Underand Overnutrition on Spontaneous Tumor Prevalence in the Rat." *Journal of Nutrition* 103: 944-63.

Rubner, Max. 1908. *Das Problem der Lebensdauer*. München: R. Oldenbourg. Rudzinska, Maria A. 1952. "Overfeeding and Life Span in *Tokophyra infusionum*." *Jour-nal of Gerontology* 7: 544-48.

Sacher, George A. 1963. "Effects of X-rays on the Survival of *Drosophila* Imagoes." *Physiological Zoölogy* 36(4): 295-311.

———. 1977. "Life Table Modification and Life Prolongation." In: Caleb E. Finch and Leonard Hayflick, eds., *Handbook of the Biology of Aging* (New York: Van Nostrand Reinhold), pp. 582-638.

Simmons, Heather A. and Julie A. Mattison. 2011. "The Incidence of Spontaneous Neoplasia in Two Populations of Captive Rhesus Macaques (*Macaca mulatta*)." *Antioxidants & Redox Signaling* 14(2): 221-27.

Sohal, Rajindar S. 1986. "The Rate of Living Theory: A Contemporary Interpretation." In: K.-G. Collatz and R. S. Sohal, eds., *Insect Aging* (Berlin: Springer), pp. 23-44.

Sohal, Rajindar S. and Robert G. Allen. 1985. "Relationship between Metabolic Rate, Free Radicals, Differentiation and Aging: a Unified Theory." In: Avril D. Woodhead, Anthony D. Blackett, and Alexander Hollaender, eds., *Molecular Biology of Aging* (New York: Plenum), pp. 75-104.

Spalding, Jonathan F., Robert W. Freyman, and Laurence M. Holland. 1971. "Effects of 800-MHz Electromagnetic Radiation on Body Weight, Activity, Hematopoiesis and Life Span in Mice." *Health Physics* 20: 421-24.

Süsskind, Charles. 1959. *Cellular and Longevity Effects of Microwave Radiation*. Berkeley, CA: University of California, Berkeley. Annual Scientific Report (1958-59) on Contract AF41(657)-114. Institute of Engineering Research, ser. 60, no. 241, June 30. Rome Air Development Center report no. RADC-TR-59-131.

Süsskind, Charles. 1961. *Longevity Study of the Effects of 3-cm Microwave Radiation on Mice*. Berkeley, CA: University of California, Berkeley. Annual Scientific Report (1960-61) on Contract AF41(657)-114. Institute of Engineering Research, ser. 60, no. 382, June 30. Rome Air Development Center report no. RADC-TR-61-205.

Suzuki, Masao, Zhi Yang, Kazushiro Nakano, Fumio Yatagai, Keiji Suzuki, Seiji Kodama, and Masami Watanabe. 1998. "Extension of *In vitro* Life-span of γ-irradiated Human Embryo Cells Accompanied by Chromosome Instability." *Journal of Radiation Research* 39: 203-13.

Tryon, Clarence Archer and Dana P. Snyder. 1971. "The Effect of Exposure to 200 and 400 R of Ionizing Radiation on the Survivorship Curves of the Eastern Chipmunk (*Tamias Striatus*) under Natural Conditions." In: D.J. Nelson, ed., *Radionuclides in Ecosystems: Proceedings of the Third National Symposium on Radioecology, May 10-12, 1971, Oak Ridge, Tennessee*, Oak Ridge National Laboratory, report no. CONF-71501-P2, vol. 2, pp. 1037-41.

Vickery, Hubert Bradford. 1944. *Biographical Memoir of Russell Henry Chittenden 1856-1943*. Washington, DC: National Academy of Sciences.

Wachter, Kenneth W. and Caleb E. Finch, eds. 1997. *Between Zeus and the Salmon: The Biodemography of Longevity*. Washington, DC: National Academy Press.

Walford, Roy L. 1983. *Maximum Life Span*, New York: Norton.
———. 1982. "Studies in Immunogerontology." *Journal of the American Geriatrics Society* 30(10): 617-25.
Weindruch, Richard and Roy L. Walford. 1988. "The Retardation of Aging and Disease by Dietary Restriction." Springfield, IL: Charles C. Thomas.
Wilkinson, Gerald S. and Jason M. South. 2002. "Life History, Ecology and Longevity in Bats." *Aging Cell* 1: 124-31.
Wilmoth, John R. 2000. "Demography of Longevity: Past, Present, and Future Trends." *Experimental Gerontology* 35: 1111-29.
Wilmoth, John R., L. J. Deegan, H. Lundström, and S. Horiuchi. 2000. "Increase of Maximum Life-Span in Sweden, 1861-1999." *Science* 289: 2366-68.
Wilmoth, John R. and Hans Lundström. 1996. "Extreme Longevity in Five Countries." *European Journal of Population* 12: 63-93.
Young, Vernon R. 1979. "Diet as a Modulator of Aging and Longevity." *Federation Proceedings* 38(6): 1994-2000.
Yu, Byung Pal, ed. 1994. *Modulation of Aging Processes by Dietary Restriction*. Boca Raton, FL: CRC Press.

Kapitel 15

Mobiltelefone und Mobilfunktürme

Mild, Kjell Hansson and Jonna Wilén. 2009. "Occupational Exposure in Wireless Communication." In: James C. Lin, ed., *Advances in Electromagnetic Fields in Living Systems*, vol. 5, *Health Effects of Cell Phone Radiation* (New York: Springer), pp. 199-219.
Tuor, Markus, Sven Ebert, Jürgen Schuderer, and Niels Kuster. 2005. "Assessment of ELF Exposure from GSM Handsets and Development of an Optimized RF/ELF Exposure Setup for Studies of Human Volunteers." BAG Reg. No. 2.23.02.-18/02.001778. Zürich: Foundation for Research on Information Technologies in Society.

Elektronische Konsumgüter

Stetzer, David A. April 2, 2000. Testimony before the Michigan Public Service Commission.
Zyren, Jim. May 2010. "HomePlug Green PHY Overview." Atheros Technical Paper.

Das Elektromodell des Ohrs

Allen, Jont B. 1980. "Cochlear Micromechanics – A Physical Model of Transduction." *Journal of the Acoustical Society of America* 68(6): 1660-70.
Art, Jonathan J. and Robert Fettiplace. 1987. "Variation of Membrane Properties in Hair Cells Isolated from the Turtle Cochlea." *Journal of Physiology* 385: 207-42.
Ashmore, Jonathan F. 1987. "A Fast Motile Response in Guinea-Pig Outer Hair Cells: The Cellular Basis of the Cochlear Amplifier." *Journal of Physiology* 388: 323-47.
———. 2008. "Cochlear Outer Hair Cell Motility." *Physiological Reviews* 88: 173-210. Bell, Andrew. 2000. *The Underwater Piano: Revival of the Resonance Theory of Hearing*. Canberra: Australian National University.
———. 2004. "Resonance Theories of Hearing – A History and a Fresh Approach." *Acoustics Australia* 32(3): 95-100.
———. 2005. "The Underwater Piano: A Resonance Theory of Cochlear Mechanics." Doctoral thesis, The Australian National University, Canberra.
———. 2006. "Sensors, Motors, and Tuning in the Cochlea: Interacting Cells Could Form a Surface Acoustic Wave Resonator." *Bioinspiration and Biomimetics* 1: 96-101.
———. 2007. "Detection with Deflection? A Hypothesis for Direct Sensing of Sound Pressure by Hair Cells." *Journal of Biosciences* 32(2): 385-404.
———. 2010. "The Cochlea as a Graded Bank of Independent, Simultaneously Excited Resonators: Calculated Properties of an Apparent 'Travelling Wave.'" *Proceedings of the 20th International Congress on Acoustics, ICA 2010, 23-27 August 2010, Sydney, Australia*, pp. 1-9.
———. 2011. "How Do Middle Ear Muscles Protect the Cochlea? Reconsideration of the Intralabyrinthine Pressure Theory." *Journal of Hearing Science* 1(2): 9-23.
———. 2012. "A Resonance Approach to Cochlear Mechanics." *PLoS ONE* 7(11): e47918.

Bell, DeLamar T., Jr. and Robert C.M. Li. 1976. "Surface-Acoustic-Wave Resonators." *Proceedings of the IEEE* 64(5): 711-21.

Braun, Martin. 1994. "Tuned Hair Cells for Hearing, But Tuned Basilar Membrane for Overload Protection: Evidence from Dolphins, Bats, and Desert Rodents." *Hearing Research* 78: 98-114.

Breneman, Kathryn D., William Brownell, and Richard D. Rabbit. 2009. "Hair Cell Bundles: Flexoelectric Motors of the Inner Ear." *PLoS ONE* 4(4): e5201.

Breneman, Kathryn D. and Richard D. Rabbit. 2009. "Piezo-and Flexoelectric Membrane Materials Underlie Fast Biological Motors in the Ear." *Materials Research Society Symposia Proceedings* 1186E: 1186-JJ06-04.

Brownell, William E. 2006. "The Piezoeletric Outer Hair Cell." In: Ruth Anne Eatock, Richard R. Fay, and Arthur N. Popper, eds., *Vertebrate Hair Cells* (New York: Springer), pp. 313-47.

Brownell, William E., Charles R. Bader, Daniel Bertrand, and Yves de Ribaupierre. 1985. "Evoked Mechanical Responses of Isolated Cochlear Outer Hair Cells." *Science* 227: 194-96.

Canlon, Barbara, Lou Brundin, and Åke Flock. 1988. "Acoustic Stimulation Causes Tonotopic Alterations in the Length of Isolated Outer Hair Cells from Guinea Pig Hearing Organ." *Proceedings of the National Academy of Sciences* 85(18): 7033-35.

Crawford, Andrew C. and Robert Fettiplace. 1981. "An Electrical Tuning Mechanism in Turtle Cochlear Hair Cells." *Journal of Physiology* 312: 377-412.

de Vries, Hessel. 1948a. "Brownian Movement and Hearing." *Physica* 14(1): 48-60.

———. 1948b. "Die Reizschwelle der Sinnesorgane als physikalisches Problem." *Experientia* 4(6): 205-13.

Degens, Egon T., Werner G. Deuser, and Richard L. Haedrich. 1969. "Molecular Structure and Composition of Fish Otoliths." *International Journal on Life in Oceans and Coastal Waters* 2(2): 105-13.

Dimbylow, Peter J. 1988. "The Calculation of Induced Currents and Absorbed Power in a Realistic, Heterogeneous Model of the Lower Leg for Applied Electric Fields from 60 Hz to 30 MHz." *Physics in Medicine and Biology* 33(12): 1453-68.

Dong, Xiao-xia, Mark Ospeck, and Kuni H. Iwasa. 2002. "Piezoelectrical Reciprocal Relationship of the Membrane Motor in the Cochlear Outer Hair Cell." *Biophysical Journal* 82(3): 1254-59.

Fettiplace, Robert and Paul A. Fuchs. 1999. "Mechanisms of Hair Cell Tuning." *Annual Review of Physiology* 61: 809-34.

Ghaffari, Roozbeh, Alexander J. Aranyosi, and Dennis M. Freeman. 2007. "Longitudinally Propagating Traveling Waves of the Mammalian Tectorial Membrane." *Proceedings of the National Academy of Sciences* 104(42): 16510-15.

Gummer, Anthony W., Werner Hemmert, and Hans-Peter Zenner. 1996. "Resonant Tectorial Membrane Motion in the Inner Ear: Its Crucial Role in Frequency Tuning." *Proceedings of the National Academy of Sciences* 93(16): 8727-32.

Gummer, Anthony W. and Serena Preyer. 1997. "Cochlear Amplification and its Pathology: Emphasis on the Role of the Tectorial Membrane." *Ear, Nose, & Throat Journal* 76(3): 151-58.

Hackney, Carole M. and David N. Furness. 1995. "Mechanotransduction in Ververtebrate Hair Cells: Structure and Function of the Stereociliary Bundle." *American Journal of Cell Physiology* 268: C1-C13.

Hallpike, Charles Skinner and Alexander Francis Rawdon-Smith. 1934a. "The 'Wever and Bray Phenomenon': A Study of the Electrical Response in the Cochlea with Especial Reference to its Origin." *Journal of Physiology* 81: 395-408.

———. 1934b. "The Origin of the Wever and Bray Phenomenon." *Journal of Physiology* 83: 243-54.

Hassan, Waled and Peter B. Nagy. 1997. "On the Low-Frequency Oscillation of a Fluid Layer between Two Elastic Plates." *Journal of the Acoustical Society of America* 102(6): 3343-48.

Helmholtz, Hermann Ludwig Ferdinand. 1877. *Die Lehre von den Tonempfindungen als physiologische Grundlage für die Theorie der Musik.* Braunschweig: Friedrich Vieweg und Sohn. Translation by Alexander J. Ellis, *On the Sensations of Tone as a Physiological Basis for the Theory of Music*, 4th ed. (London: Longmans, Green), 1912.

Hoar, William Stewart and David J. Randall, eds. 1971. *Fish Physiology*. Vol. 5: *Sensory Systems and Electric Organs*. New York: Academic.

Holley, Matthew C. and Jonathan F. Ashmore. 1988. "On the Mechanism of a High-Frequency Force Generator in Outer Hair Cells Isolated from the Guinea Pig Cochlea." *Proceedings of the Royal Society of London B* 232: 413-29.

Honrubia, Vicente, David Strelioff, and Stephen Sitko. 1976. "Electroanatomy of the Cochlea: Its Role in Cochlear Potential Measurements." In: Robert J. Ruben, Claus Elberling, and Gerhard Salomon, eds. (Baltimore, MD: University Park Press), pp. 23-39.

Hudspeth, A. James and R. S. Lewis. 1988. "A Model for Electrical Resonance and Frequency Tuning in Saccular Hair Cells of the Bull-Frog, *Rana catesbeiana*." *Journal of Physiology* 400: 275-97.

Iwasa, Kuni H. 2001. "A Two-State Piezoelectric Model for Outer Hair Cell Motility." *Biophysical Journal* 81(5): 2495-2506.

Jákli, Antal. and Nandor Éber. 1993. "Piezoelectric Effects in Liquid Crystals." In: Agnes Buka, ed., *Modern Topics in Liquid Crystals* (Singapore: World Scientific) pp. 235-56.

Jielof, Renske, A. Spoor and Hessel de Vries. 1952. "The Microphonic Activity of the Lateral Line." *Journal of Physiology* 116: 137-57.

Keen, J. A. 1940. "A Note on the Length of the Basilar Membrane in Man and in Various Mammals." *Journal of Anatomy* 75: 524-27.

Konishi, Teruzo, Donald C. Teas, and Joel S. Wernick. 1970. "Effects of Electrical Current Applied to Cochlear Partition on Discharges in Individual Auditory-Nerve Fibers. I. Prolonged Direct-Current Polarization." *Journal of the Acoustical Society of America* 47 (6): 1519-26.

Kostelijk, Pieter Jan. 1950. *Theories of Hearing*. Leiden: Universitaire Pers Leiden.

Lissmann, Hans W. 1958. "On the Function and Evolution of Electric Organs in Fish." *Journal of Experimental Biology* 35: 156-91.

Mamishev, Alexander V., Kishore Sundara-Rajan, Fumin Yang, Yanqing Du, and Markus Zahn. 2004. "Interdigital Sensors and Transducers." *Proceedings of the IEEE* 92(5): 808-45.

Moller, Peter. 1995. *Electric Fishes: History and Behavior*. London: Chapman & Hall.

Mountain, David C. 1986. "Electromechanical Properties of Hair Cells." In: R. A. Altschuler, D. W. Hoffman, and R. P. Bobbin, eds., *Neurobiology of Hearing: The Cochlea* (New York: Raven Press), pp. 77-90.

Mountain, David C. and Allyn E. Hubbard. 1994. "A Piezoelectric Model of Outer Hair Cell Function." *Journal of the Acoustical Society of America* 95(1): 350-54.

Naftalin, Lionel. 1963. "The Transmission of Acoustic Energy from Air to the Receptor Organ in the Cochlea." *Life Sciences* 2(2): 101-6.

———. 1964. "Reply to Criticisms by Mr. A. Tumarkin and Mr. J. D. Gray." *Journal of Laryngology and Otology* 78: 969-71.

———. 1965. "Some New Proposals Regarding Acoustic Transmission and Transduction." *Cold Spring Harbor Symposia on Quantitative Biology* 30: 169-80.

———. 1967. "The Cochlear Geometry as a Frequency Analyser." *Journal of Laryngology and Otology* 81(6): 619-31.

———. 1968. "Acoustic Transmission and Transduction in the Peripheral Hearing Apparatus." *Progress in Biophysics and Molecular Biology* 18: 3-27.

———. 1969. "A Liquid Ion-exchange Resin Microphone." *Life Sciences* 8 (part 2): 223-28.

———. 1970. "Biochemistry and Biophysics of the Tectorial Membrane." In: Michael M. Paparella, ed., *Biochemical Mechanisms in Hearing and Deafness* (Springfield, IL: Charles C. Thomas), pp. 205-10, discussion on pp. 290-93.

———. 1976. "The Peripheral Hearing Mechanism: A Biochemical and Biological Approach." *Annals of Otology, Rhinology and Laryngology* 85: 38-42.

———. 1980. "Frequency Analysis in the Cochlea and the Traveling Wave of von Békésy." *Physiological Chemistry and Physics* 12: 521-26.

———. 1981. "Energy Transduction in the Cochlea." *Hearing Research* 5: 307-15.

Naftalin, Lionel, M. Spence Harrison and A. Stephens. 1964. "The Character of the Tectorial Membrane." *Journal of Laryngology and Otology* 78: 1061-78.

Naftalin, Lionel and G. P. Jones. 1969. "Propagation of Acoustic Waves in Gels with Special Reference to the Theory of Hearing." *Life Sciences* 8 (part 1): 765-68.

Naftalin, Lionel and Michael Mattey. 1995. "The Transmission of Acoustic Energy from Air to the Receptor and Transducer in the Cochlea." Paper presented at conference on "Non-linear Coherent Structures in Physics and Biology," Heriot-Watt University, Edinburgh, July 1995.

Naftalin, Lionel, Michael Mattey, and Eve M. Lutz. 2009. "The Transmission of Acoustic Energy from Air to the Receptor and Transducer Structures within the Cochlea with Special Reference to the Tectorial Membrane." Manuscript submitted to *Hearing Research*.

Naftalin, Lionel and A. Stephens. 1966. "A Protein Electret Microphone." *Life Sciences* 5(3): 223-26.

Neely, S. T. 1989. "A Model for Bidirectional Transduction in Outer Hair Cells." In: J. P. Wilson and D. T. Kemp, eds., *Cochlear Mechanisms* (New York: Plenum), pp. 75-82.

Nowotny, Manuela and Anthony W. Gummer. 2006. "Nanomechanics of the Subtectorial Space Caused by Electromechanics of Cochlear Outer Hair Cells." *Proceedings of the National Academy of Sciences* 103(7): 2120-25.

Offutt, George C. 1968. "Auditory Response in the Goldfish." *Journal of Auditory Research* 8: 391-400.

———. 1970. "A Proposed Mechanism for the Perception of Acoustic Stimuli near Threshold." *Journal of Auditory Research* 10: 226-28.

———. 1974. "Structures for the Detection of Acoustic Stimuli in the Atlantic Codfish, *Gadus morhua*." *Journal of the Acoustical Society of America* 56(2): 665-71.

———. 1984. *The Electromodel of the Auditory System*. Shepherdstown, WV: GoLo Press.

———. 1986. "Wever and Lawrence Revisited: Effects of Nulling Basilar Membrane Movement on Concomitant Whole-Nerve Action Potential." *Journal of Auditory Research* 26: 43-54.

———. 1999. "New Electromodel Hearing Aid." *Resonance: Newsletter of the Bioelectromagnetics SIG* 34: 17-18.

———. 2000. "What is the Basis of Human Hearing?" *Frontier Perspectives* 9(2): 33-36.

———. 2002. "Energy Flow and Basilar Membrane Vibrations (Sound in the Cochlea's Fluids)." Presented at 25th Midwinter Research Meeting of the Association for Research in Otolaryngology, January.

O'Leary, Dennis P. 1970. "An Electrokinetic Model of Transduction in the Semicircular Canal." *Biophysical Journal* 10: 859-75.

Özen, Şükrü 2008. "Low-frequency Transient Electric and Magnetic Fields Coupling to Child Body." *Radiation Protection Dosimetry* 128(1): 62-67.

Parks, Susan E., Darlene R. Ketten, Jennifer T. O'Malley, and Julie Arruda. 2007. "Anatomical Predictions of Hearing in the North Atlantic Right Whale." *Anatomical Record* 290: 734-44.

Pohlman, Augustus G. 1922. "Structural Factors Contributing to Acoustic Insulation of the End Organ." *The Anatomical Record* 23: 32. Abstract.

———. 1930. "Correlations Between the Acuity for Hearing Air and Bone Transmitted Sounds in Rinne Negative and Rinne Positive Cases." *Annals of Otology, Rhinology and Laryngology* 39(4): 927-60.

———. 1933. "A Reconsideration of the Mechanics of the Auditory Apparatus." *Journal of Laryngology and Otology* 48: 156-95.

———. 1936. "The Present Status of the Mechanics of Sound Conduction in Its Relation to the Possible Correction of Conduction Deafness." *Journal of the Acoustical Society of America* 8(2): 112-17.

———. 1938. "Objections to the Accepted Interpretation of Cochlear Mechanics." *Acta Oto-Laryngologica* 26: 162-69.

———. 1942. "Further Objections to the Accepted Interpretations of Cochlear Mechanics." *Archives of Otolaryngology* 35: 613-22.

Rabbit, Richard D., Harold E. Ayliffe, Douglas Christensen, Kranti Pamarthy, Carl Durney, Sarah Clifford, and William E. Brownell. 2005. "Evidence of Piezoelectric Resonance in Isolated Outer Hair Cells." *Biophysical Journal* 88: 2257-65.

Raphael, Robert M., Aleksander S. Popel, and William E. Brownell. 2000. "A Membrane Bending Model of Outer Hair Cell Electromotility." *Biophysical Journal* 78: 2844-62.

Richter, Claus-Peter, Gulam Emadi, Geoffrey Getnick, Alicia Quesnel, and Peter Dallos. 2007. "Tectorial Membrane Stiffness Gradients." *Biophysical Journal* 93: 2265-76.

Ross, Muriel D. 1974. "The Tectorial Membrane of the Rat." *American Journal of Anatomy* 139: 449-82.

Russell, Ian J., Alan R. Cody, and Guy P. Richardson. 1986. "The Responses of Inner and Outer Hair Cells in the Basal Turn of the Guinea-Pig Cochlea and in the Mouse Cochlea Grown *In vitro*." *Hearing Research* 22: 199-216.

Russell, Ian J. and Peter M. Sellick. 1978. "Intracellular Studies of Hair Cells in the Mammalian Cochlea." *Journal of Physiology* 284: 261-90.

Santos-Sacchi, Joseph and James P. Dilger. 1988. "Whole Cell Currents and Mechanical Responses of Isolated Outer Hair Cells." *Hearing Research* 35: 143-50.

Spector, William S., ed. 1956. *Handbook of Biological Data*. Philadelphia: W. B. Saunders. Page 323 on cochlear dimensions across species.

Strelioff, David, Åke Flock, and Karl E. Minser. 1985. "Role of Inner and Outer Hair Cells in Mechanical Frequency Selectivity of the Cochlea." *Hearing Research* 18: 169-75.

Tasaki, Ichiji and César Fernández. 1952. "Modification of Cochlear Microphonics and Action Potentials by KCl Solution and by Direct Currents." *Journal of Neurophysiology* 15: 497-512.

Teas, Donald C., Teruzo Konishi, and Joel S. Wernick. 1970. "Effects of Electrical Current Applied to Cochlear Partition on Discharges in Individual Auditory-Nerve Fibers. II. Interaction of Electrical Polarization and Acoustic Stimulation." *Journal of the Acoustical Society of America* 47(6): 1527-37.

Ulfendahl, Mats and Åke Flock. 1998. "Outer Hair Cells Provide Active Tuning in the Organ of Corti." *Physiology* 13: 107-11.

Weitzel, Erik K., Ron Tasker, and William E. Brownell. 2003. "Outer Hair Cell Piezoelectricity: Frequency Response Enhancement and Resonance Behavior." *Journal of the Acoustical Society of America* 114(3): 1462-66.

Wever, Ernest Glen. 1966. "Electrical Potentials of the Cochlea." *Physiological Reviews* 46(1): 102-27.

Wever, Ernest Glen and Charles William Bray. 1930. "Action Currents in the Auditory Nerve in Response to Acoustical Stimulation." *Proceedings of the National Academy of Sciences* 16(5): 344-50.

Zotterman, Yngve. 1943. "The Microphonic Effect of Teleost Labyrinths and its Biological Significance." *Journal of Physiology* 102: 313-18.

Zwislocki, Josef J. 1980. "Theory of Cochlear Mechanics." *Hearing Research* 2: 171-82. Zwislocki, Josef J. and Lisa K. Cefaratti. 1989. "Tectorial Membrane II: Stiffness Measurements *In vivo*." *Hearing Research* 42: 211-28.

Zwislocki, Josef J. and My Nguyen. 1999. "Place Code for Pitch: A Necessary Revision." *Acta Oto-Laryngologica* 119(2): 140-45.

Zwislocki, Josef J., Norma B. Slepecky, Lisa K. Cefaratti, and Robert L. Smith. 1992. "Ionic Coupling Among Cells in the Organ of Corti." *Hearing Research* 57: 175-94.

Der electrophonische Effekt

Adrian, Donald J. 1977. "Auditory and Visual Sensations Stimulated by Low-frequency Electric Currents." *Radio Science* 12(6S): 243-50.

Althaus, Julius. 1873. *A Treatise on Medical Electricity*, 3rd ed. Philadelphia: Lindsay and Blakiston.

Augustin, Friedrich Ludwig. 1801. *Vom Galvanismus und dessen medicinischer Anwendung*. Berlin.

———. 1803. *Versuch einer vollständigen systematischen Geschichte der galvanischen Electricität und ihrer medicinischen Anwendung*. Berlin: Felisch.

Bartholow, Roberts. 1881. *Medical Electricity*. Philadelphia: Henry C. Lea's Son. Bredon, Alan Dale. 1963. *Investigation of Diplexing Transducers for Voice Communications*.

Electromagnetic Warfare and Communication Laboratory, Aeronautical Systems Division, Air Force Systems Command, Wright-Patterson Air Force Base, Ohio. Accession no. AD 400487, Technical Documentary Report no. ASD-TDR-63-157. Brenner, Rudolf. 1868. *Untersuchungen und Beobachtungen über die Wirkung Elektrischer Ströme auf das Gehörorgan in gesunden und kranken Zustande*. Leipzig: Giesecke & Devrient.

Craik, Kenneth J. W., Alexander Francis Rawdon-Smith, and Rowan S. Sturdy. 1937. "Note on the Effect of A. C. on the Human Ear." *Proceedings of the Physiological Society*, May 8, pp. 2P-5P.

Eichhorn, Gustav. 1930. "The Electrostatic 'Radiophon.'" *Radio-Craft*, January, p. 330. Einhorn, Richard N. 1967. "Army Tests Hearing Aids that Bypass the Ears." *Electronic Design* 15(26): 30-32.

Flanagan, Gillis Patrick. 1962. "Nervous System Excitation Device." U. S. Patent 3,393,279, filed March 13, 1962, issued July 16, 1968.

Flies, Carl Eduard. 1801. "Versuch des Herrn Dr. Flies." In: Carl Johann Christian Grapengiesser, *Versuche den Galvanismus zur Heilung Einiger Krankheiten anzuwenden* (Berlin: Mylius), pp. 241-52.

Flottorp, Gordon. 1953. "Effect of Different Types of Electrodes in Electrophonic Hearing." *Journal of the Acoustical Society of America* 25(2): 236-45.

Gersuni, Grigoryi V. and A. A. Volokhov. 1936. "On the Electrical Excitability of the Auditory Organ on the Effect of Alternating Currents on the Normal Auditory Apparatus." *Journal of Experimental Psychology* 19: 370-82.

Grapengiesser, Carl Johann Christian. 1801. *Versuche den Galvanismus zur Heilung Einiger Krankheiten anzuwenden*. Berlin: Mylius.

Hallpike, Charles Skinner and Hamilton Hartridge. 1937. "On the Response of the Human Ear to Audio-Frequency Electrical Stimulation." *Proceedings of the Royal Society of London B* 123: 177-93.

Harvey, William T. and James P. Hamilton. 1964. "Hearing Sensations in Amplitude Modulated Radio Frequency Fields." Master's thesis, Air Force Institute of Technology, Wright-Patterson Air Force Base, Ohio. Accession no. AD 608889.

Healer, Janet. 1967. "Auditory Response to Audio-Frequency Currents." In: Healer, ed., *Summary Report on a Review of Biological Mechanisms for Application to Instrument Design*, (Washington, DC: National Aeronautics and Space Administration), vol. 5, pp. 5-8 to 5-13. Accession no. N67-40136, Document no. ARA 346-F-2, part 1.

Hellwag, Christoph Friedrich and Maximilian Jacobi. 1802. *Erfahrungen über die Heilkräfte des Galvanismus, und Betrachtungen über desselben chemische und physiologische Wirkungen*. Hamburg: Friedrich Perthes.

Hoshiko, Michael S. 1970. "Electrostimulation of Hearing." In: Norman L. Wulfsohn and Anthony Sances, Jr., eds., *The Nervous System and Electic Currents* (New York: Plenum), pp. 85-88.

Johnson, Patrick Woodruff. 1971. "A Search for the Electrophonic Phenomena in the Microwatt Power Domain." Master's thesis, Naval Postgraduate School, Monterey, CA. Accession no. AD 744911.

Jones, H. Lewis. 1913. *Medical Electricity*, 6th ed. Philadelphia: P. Blakiston's Son. Jones, R. Clark, Stanley Stephens Stevens, and Moses H. Lurie. 1940. "Three Mechanisms of Hearing by Electrical Stimulation." *Journal of the Acoustical Society of America* 12: 281-90.

Le Roy, Jean Baptiste. 1755. "Ou l'on rend compte de quelques tentatives que l'on a faites pour guérir plusieurs maladies par l'Électricité." *Mémoires de l'Académie Royale des Sciences*, pp. 60-98.

Martens, Franz Heinrich. 1803. *Vollständige Anweisung zur therapeutischen Anwendung des Galvanismus; nebst einer Geschichte dieses Heilmittels*. Weiszenfels: Böse.

Merzdorff, Johann Friedrich Alexander. 1801. Treatment of tinnitus with the galvanic current. In: Carl Johann Christian Grapengiesser, *Versuche den Galvanismus zur Heilung Einiger Krankheiten anzuwenden* (Berlin: Mylius), pp. 131-33.

Morgan, Charles E. 1868. *Electro-Physiology and Therapeutics*. New York: William Wood.

Moxon, Edwin Charles. 1971. "Neural and Mechanical Responses to Electrical Stimulation of the Cat's Inner Ear." Ph.D. dissertation, Massachusetts Institute of Technology.

Puharich, Henry K. and Joseph L. Lawrence. 1964. *Electro-Stimulation Techniques of Hearing*. QRC Branch, Rome Air Development Center, Research and Technology Division, Air Force Systems Command, Griffiss Air Force Base, NY. Accession no. AD 459956, Technical Documentary Report no. RADC-TDR-64-18.

Ritter, Johann Wilhelm. 1802. *Beyträge zur nähern Kentniss des Galvanismus und der Resultate seiner Untersuchung*, vol. 2, part 2. Jena: Friedrich Fromann.

Salmansohn, M. 1969. *Non-Acoustic Audio Coupling to the Head (NAACH)*. Warminster, PA: Aero-Electronic Technology Department, Naval Air Development Center Johnsville. Accession no. AD 862280, Report no. NADC-AE-6922.

Salomon, Gerhard and Arnold Starr. 1963. "Sound Sensations Arising from Direct Current Stimulation of the Cochlea in Man." *Danish Medical Bulletin* 10(6-7): 215-16.

Skinner, Garland Frederick. 1968. "The Trans-Derma-Phone – A Research Device for the Investigation of Radio-Frequency Sound Stimulation." Master's thesis, Naval Postgraduate School, Monterey, CA.

Sommer, H. C. and Henning E. von Gierke. 1964. "Hearing Sensations in Electric Fields." *Aerospace Medicine* 35: 834-39.

Sprenger, Johann Justus Anton. 1802. "Anwendungsart der Galvani-Voltaischen Metall-Electricität zur Abhelfung der Taubheit und Harthörigkeit." *Annalen der Physik* 11(7): 354-66.

Stevens, Stanley Smith. 1937. "On Hearing by Electrical Stimulation." *Journal of the Acoustical Society of America* 8: 191-95.

Stevens, Stanley Smith and Hallowell Davis. 1938. *Hearing: Its Psychology and Physiology*. New York: American Institute of Physics.

Stevens, Stanley Smith and R. Clark Jones. 1939. "The Mechanism of Hearing by Electrical Stimulation." *Journal of the Acoustical Society of America* 10(4): 261-69.

Stevens, Stanley Smith and Fred Warshofsky. 1965. *Sound and Hearing*. New York: Time-Life Books.

Struve, Christian August. 1802. *System der medicinischen Elektrizitäts-Lehre mit Rücksicht auf den Galvanismus*. Breslau: Wilhelm Gottlieb Korn.

Tousey, Sinclair. 1921. *Medical Electricity, Röntgen Rays and Radium*, 3rd ed. Philadelphia: W. B. Saunders. Page 469 on auditory effects.

Volta, Alexander. 1800. "On the Electricity excited by the mere Contact of conducting Substances of different Kinds." *Philosophical Magazine* 7 (September): 289-311.

Wolke, Christian Heinrich. 1802. *Nachricht von den zu Jever durch die Galvani-Voltaische Gehör-Gebe-Kunst beglükten Taubstummen und von Sprengers Methode sie durch die Voltaische Elekricität auszuüben*. Oldenburg: Schulz.

Energieeffiziente Glühbirnen

National Lighting Product Information Program. June 1999. "Screwbase Compact Fluorescent Lamp Products." *Specifier Reports* 7(1).

National Lighting Product Information Program. May 2000. "Electronic Ballasts." *Specifier Reports* 8(1).

Niederfrequenztöne

Begley, Sharon. 1993. "Do You Hear What I Hear? A Hum in Taos is Driving Dozens of People Crazy." *Newsweek*, May 3, pp. 54-55.

Brodeur, Paul. 1977. *The Zapping of America*. New York: W. W. Norton. Cooke, Patrick. 1994. "The Hum." *Health*, July/August, pp. 71-75.

Curry, Bill P. and Gretchen V. Fleming. 2003. *RF Radiation Measurements in Selected Locations in Kokomo, Indiana*. Prepared for Acentech, Inc., Cambridge, MA, August 29.

Deming, David. 2004. "The Hum: An Anomalous Sound Heard Around the World." *Journal of Scientific Exploration* 18(4): 571-95.

Federation of American Scientists. 1995. *Submarine Communications Master Plan*. Washington, DC.

Firstenberg, Arthur. 1999. "The Source of the Taos Hum." *No Place To Hide* 2(2): 3-5. Fox, Barry. 1989. "Low-frequency 'Hum' May Permeate the Environment." *New Scientist*, December 9, p. 27.

Garufi, Frank. 1989. *Loran C Field Strength Contours: Contiguous United States*. Washington, DC: Federal Aviation Administration. Report no. DOT/FAA/CT-TN89/16.

Hubbell, Schatzie. 1995. Hum survey results. Fort Worth, TX, October 6.

Jansky & Bailey, Atlantic Research Corporation. 1962. *The Loran-C System of Navigation*. Washington, DC.

Mullins, Joe H. and James P. Kelly. 1995. *The Elusive Hum in Taos, New Mexico. Acoustical Society Newsletter* 5(3): 1 ff.

Mullins, Joe H., James P. Kelly, and Sherry Robinson. 1993. "Hum Investigation: Source Still Unknown, Questions Raised." Albuquerque: University of New Mexico, August 23.

Samaddar, S. N. 1979. "Theory of Loran-C Ground Wave Propagation – A Review." *Journal of the Institute of Navigation* 26(3): 173-87.

Sheppard, L. and C. Sheppard. 1993. *The Phenomenon of Low Frequency Hums*. Norfolk, England: Norfolk Tinnitus Society.

United States Coast Guard. 1974. *Loran-C User Handbooks* Washington, DC. Publication no. CG-462.

———. 1992. *Loran-C User Handbook*. Washington, DC. Commandant Publication P16562.6.

Mikrowellenhören

Chou, Chung-Kwang and Arthur William Guy. 1977. "Characteristics of Microwave-induced Cochlear Microphonics." *Radio Science* 6(S): 221-27.

Elder, Joseph A. and Chung-Kwang Chou. 2003. "Auditory Response to Pulsed Radiofrequency

Energy." *Bioelectromagnetics*, suppl. 6: S162-73.

Frey, Allan H. 1961. "Auditory System Response to Radio Frequency Energy." *Aerospace Medicine* 32: 1140-42.

———. 1963. "Some Effects on Human Subjects of Ultra-High-Frequency Radiation." *American Journal of Medical Electronics*, January-March 1963, pp. 28-31.

———. 1967. "Brain Stem Evoked Responses Associated with Low-intensity Pulsed UHF Energy." *Journal of Applied Physiology* 23(6): 984-88.

———. 1970. "Effects of Microwave and Radio Frequency Energy on the Central Nervous System." In: Stephen F. Cleary, ed., *Biological Effects and Health Implications of Microwave Radiation. Symposium Proceedings* (Rockville, MD: U.S. Department of Health, Education and Welfare), Publication BRH/DBE 70-2, pp. 134-39.

———. 1971. "Biological Function as Influenced by Low-power Modulated RF Energy." *IEEE Transactions on Microwave Theory and Techniques* MTT-19(2): 153-64.

———. 1988. "Evolution and Results of Biological Research with Low-intensity Nonionizing Radiation." In: Andrew A. Marino, ed., *Modern Bioelectricity* (New York: Marcel Dekker, pp. 785-837.

Frey, Allan H. and Edwin S. Eichert III. 1972. "The Nature of Electrosensing in the Fish." *Biophysical Journal* 12: 1326-58.

———. 1985. "Psychophysical Analysis of Microwave Sound Perception." *Journal of Bioelectricity* 4(1): 1-14.

Frey, Allan H. and Rodman Messenger, Jr. 1973. "Human Perception of Illumination with Pulsed Ultrahigh-Frequency Electromagnetic Energy." *Science* 181: 356-58.

Justesen, Don R. 1975. "Microwaves and Behavior." *American Psychologist* 30(3): 391-401.

Khizhnyak, E. P., V. V. Tyazhelov, and V. V. Shorokhov. 1979. "Some Peculiarities and Possible Mechanisms of Auditory Sensation Evoked by Pulsed Electromagnetic Irradiation." *Activitas Nervosa Superior* 21(4): 247-51.

Lebovitz, Robert M. and Ronald L. Seaman. 1977. "Single Auditory Unit Responses to Weak, Pulsed Microwave Radiation." *Brain Research* 126: 370-5.

Lin, James C. 1978. *Microwave Auditory Effects and Applications*. Springfield, IL: Charles C. Thomas.

———. 2001. "Hearing Microwaves: The Microwave Auditory Phenomenon." *IEEE Antennas and Propagation Magazine* 43(6): 166-68.

Seaman, Ronald L. 2002. "Transmission of Microwave-induced Intracranial Sound to the Inner Ear is Most Likely Through Cranial Aqueducts." Brooks Air Force Base, TX: Walter Reed Army Institute of Research.

Seaman, Ronald L. and Robert M. Lebovitz. 1989. "Thresholds of Cat Cochlear Nucleus Neurons to Microwave Pulses." *Bioelectromagnetics* 10: 147-60.

Sharp, Joseph C., H. Mark Grove, and Om P. Gandhi. 1974. "Generation of Acoustic Signals by Pulsed Microwave Energy." *IEEE Transactions on Microwave Theory and Techniques* MTT-22(5): 583-84.

Stocklin, Philip L. and Brian F. Stocklin. 1979. "Possible Microwave Mechanisms of the Mammalian Nervous System." *T.-I.-T. Journal of Life Sciences* 9: 29-51.

Taylor, Eugene M. and Bonnie T. Ashleman. 1974. "Analysis of Central Nervous System Involvement in the Microwave Auditory Effect." *Brain Research* 74: 201-8.

Tyazhelov, V. V., R. E. Tigranian, E. O. Khizhniak, and I. G. Akoev. 1979. "Some Peculiarities of Auditory Sensations Evoked by Pulsed Microwave Fields." *Radio Science* 14(6S): 259-63.

Watanabe, Yoshiaki and Toshiyuki Tanaka. 2000. "FDTD Analysis of Microwave Hearing Effect." *IEEE Transactions on Microwave Theory and Techniques* MTT48(11): 2126-32.

Wilson, Blake S. and William T. Joines. 1985. "Mechanisms and Physiologic Significance of Microwave Action on the Auditory System." *Journal of Bioelectricity* 4(2): 495-525.

Wilson, Blake S., John M. Zook, William T. Joines, and John H. Casseday. 1980. "Alterations in Activity at Auditory Nuclei of the Rat Induced by Exposure to Microwave Radiation: Autoradiographic Evidence Using [14C]2-deoxy-d-Glucose." *Brain Reserch* 187: 291-306.

Strahlung der Stromleitungen

Kikuchi, Hiroshi. 1972. "Investigations of Electromagnetic Noise and Interference Due to Power Lines in Japan and Some Results from the Aspect of

Electromagnetic Theory." *Proceedings of the 1972 Symposium on Electromagnetic Hazards, Pollution and Environmental Quality,* Purdue University, Lafayette, Indiana, May 8-9, pp. 147-62.

———. 1983a. "Overview of Power-Line Radiation and its Coupling to the Ionosphere and Magnetosphere." *Space Science Reviews* 35: 33-41.

———. 1983b. "Power Line Transmission and Radiation." *Space Science Reviews* 35: 59-80.

———, ed. 1983c. *Power Line Radiation and Its Coupling to the Ionosphere and Magnetosphere.* Amsterdam: Reidel.

Vignati, Maurizio and Livio Giuliani. 1997. "Radiofrequency Exposure near High-Voltage Lines." *Environmental Health Perspectives* 105 (suppl. 6): 1569-73.

Sakkuläres Gehör

Akin, Faith Wurm and Owen D. Murnane. 2004. "Vestibular Evoked Myogenic Potentials (VEMP)." *Clinical Topics in Otoneurology*, a publication of GN Otometrics, Copenhagen. April issue.

Bocca, Ettore and G. Perani. 1960. "Further Contributions to the Knowledge of Vestibular Hearing." *Acta Oto-Laryngologica* 51: 260-67.

Cazals, Yves, Jean-Marie Aran, and Jean-Paul Erre. 1982. "Frequency Sensitivity and Selectivity of Acoustically Evoked Potentials After Complete Cochlear Hair Cell Destruction." *Brain Research* 231: 197-203.

———. 1983. "Intensity Difference Thresholds Assessed with Eighth Nerve and Auditory Cortex Potentials: Compared Values from Cochlear and Saccular Responses." *Hearing Research* 10: 263-68.

Cazals, Yves, Jean-Marie Aran, Jean-Paul Erre, Anne Guilhaume, and Catherine Aurousseau. 1983. "Vestibular Acoustic Reception in the Guinea Pig: A Saccular Function?" *Acta Oto-Laryngologica* 95(3-4): 211-17.

Clarke, Andrew H., Uwe Schönfeld, and Kai Helling. 2003. "Unilateral Examination of Utricle and Saccule Function." *Journal of Vestibular Research* 13: 215-25.

Colebatch, James G. 2006. "Assessing Saccular (Otolith) Function in Man." *Journal of the Acoustical Society of America*, 119 (5 part 2): 3432. Abstract.

———. 2014. "Overview of VEMPs (Vestibular-Evoked Myogenic Potentials)." *30th International Congress of Clinical Neurophysiology*, Berlin, p. 53. Abstract.

Colebatch, James G., G. Michael Halmagyi, and Nevell F. Skuse. 1994. "Myogenic Potentials Generated by a Click-Evoked Vestibulocollic Reflex." *Journal of Neurology, Neurosurgery, and Psychiatry* 57(2): 190-97.

Didier, Anne and Yves Cazals. 1989. "Acoustic Responses Recorded from the Saccular Bundle on the Eighth Nerve of the Guinea Pig." *Hearing Research* 37: 123-28.

Emami, Seyede Faranak. 2013. "Is All Human Hearing Cochlear?" *Scientific World Journal*, article ID 147160.

———. 2014a. "Hypersensitivity of Vestibular System to Sound and Pseudoconductive Hearing Loss in Deaf Patients." *ISRN Otolaryngology*, article ID 817123.

———. 2014b. "Vestibular Activation by Sound in Human." *Scholars Journal of Applied Medical Sciences* 2(6H): 3445-51.

Emami, Seyede Faranak and Nasrin Gohari. 2014. "The Vestibular-Auditory Interaction for Auditory Brainstem Response to Low Frequencies." *ISRN Otolaryngology*, article ID 103598.

Emami, Seyede Faranak, Akram Pourbakht, Kianoush Sheykholeslami, Mohammad Kamali, Fatholah Behnoud, and Ahmad Daneshi. 2012. "Vestibular Hearing and Speech Processing." *ISRN Otolaryngology*, article ID 850629.

Guinan, John J., Jr. 2006. "Acoustically Responsive Fibers in the Mammalian Vestibular Nerve." *Journal of the Acoustical Society of America* 119 (5 part 2): 3432. Abstract. Igarashi, Makoto and Yuho Kato. 1975. "Effect of Different Vestibular Lesions upon Body Equilibrium Function in Squirrel Monkeys." *Acta Oto-Laryngolica. Supple-mentum* 330: 91-99.

Lenhardt, Martin L. 1999. "Stapedial-Saccular Strut and Method." U.S. Patent 6,368,267, filed October 14, 1999, issued April 9, 2002.

———. 2006. "Saccular Hearing: Turtle Model for a Human Prosthesis." *Journal of the Acoustical Society of America* 119 (5 part 2): 3433-34. Abstract.

McCue, Michael P. and John J. Guinan, Jr. 1994. "Acoustically Responsive Fibers in the

Vestibular Nerve of the Cat." *Journal of Neuroscience* 14(10): 6058-70.

———. 1997. "Sound-Evoked Activity in Primary Afferent Neurons of a Mammalian Vestibular System." *American Journal of Otology* 18(3): 355-60.

Meyer, Max F. 1931. "Hearing Without Cochlea?" *Science* 73: 236-37.

Reuter, Tom and Sirpa Nummela. 1998. "Elephant Hearing." *Journal of the Acoustical Society of America* 104 (2 part 1): 1122-23.

Ribarić, Ksenija, Tine S. Prevec, and Vladimir Kozina. 1984. "Frequency-Following Response Evoked by Acoustic Stimuli in Normal and Profoundly Deaf Subjects." *Audiology* 23(4): 388-400.

Robertson, D. D. and Dennis J. Ireland. 1995. "Vestibular Evoked Myogenic Potentials." *Journal of Otolaryngology* 24(1): 3-8.

Rosengren, Sally M., Miriam S. Welgampola, and James G. Colebatch. 2010. "Vestibular Evoked Myogenic Potentials: Past, Present and Future." *Clinical Neurophysiology* 121(5): 636-51.

Ross, Muriel D. 1983. "Gravity and the Cells of Gravity Receptors in Mammals." *Advances in Space Research* 3(9): 179-90.

Sohmer, Haim, Sharon Freeman, and Ronen Perez. 2004. "Semicircular Canal Fenestration – Improvement of Bonebut not Air-conducted Auditory Thresholds." *Hearing Research* 187: 105-10.

Tait, John. 1932. "Is All Hearing Cochlear?" *Annals of Otology, Rhinology and Laryngology* 41: 681-704.

Todd, Neil P. McAngus. 2001. "Evidence for a Behavioral Significance of Saccular Acoustic Sensitivity in Humans." *Journal of the Acoustical Society of America* 110(1): 380-90.

———. 2006. "Is All Hearing Cochlear? – Revisited (Again)." *Journal of the Acoustical Society of America* 119 (5 part 2): 3431-32. Abstract.

Trivelli, Maurizio, Massimiliano Potena, Valeria Frari, Tomassangelo Petitti, Valentina Deidda, and Fabrizio Salvinelli. 2013. "Compensatory Role of Saccule in Deaf Children and Adults: Novel Hypotheses." *Medical Hypotheses* 80(1): 43-46.

Wit, Hero P., J. D. Bleeker, and H. H. Mulder. 1984. "Responses of Pigeon Vestibular Nerve Fibers to Sound and Vibration with Audiofrequencies." *Journal of the Acoustical Society of America* 75(1): 202-8.

Wu, Chen-Chi and Yi-Ho Young. 2002. "Vestibular Evoked Myogenic Potentials Are Intact After Sudden Deafness." *Ear and Hearing* 23(3): 235-38.

Young, Eric D., César Fernández and Jay M. Goldberg. 1977. "Responses of Squirrel Monkey Vestibular Neurons to Audio-Frequency Sound and Head Vibration." *Acta Oto-Laryngologica* 84(5-6): 352-60.

Tinnitus

Del Bo, Luca, Stella Forti, Umberto Ambrosetti, Serena Costanzo, Davide Mauro, Gregorio Ugazio, Berthold Langguth, and Antonio Mancuso. 2008. "Tinnitus Aurium in Persons with Normal Hearing: 55 Years Later." *Otolaryngology – Head and Neck Surgery* 139: 391-94.

Heller, Morris F. and Moe Bergman. 1953. "Tinnitus Aurium in Normally Hearing Persons." *Annals of Otology* 62: 73-83.

Holgers, Kajsa-Mia. 2003. "Tinnitus in 7-year-old Children." *European Journal of Pediatrics* 162: 276-78.

Holgers, Kajsa-Mia and Jolanta Juul. 2006. "The Suffering of Tinnitus in Childhood and Adolescence." *International Journal of Audiology* 45: 267-72.

Holgers, Kajsa-Mia and Bo Pettersson. 2005. "Noise Exposure and Subjective Hearing Symptoms among School Children in Sweden." *Noise and Health* 7(27): 27-37. Hutter, Hans-Peter, Hanns Moshammer, Peter Wallner, Monika Cartellieri, Doris-Maria Denk-Linnert, Michaela Katzinger, Klaus Ehrenberger, and Michael Kundi. 2010. "Tinnitus and Mobile Phone Use." *Occupational and Environmental Medicine* 67: 804-8.

Juul, Jolanta, Marie-Louise Barrenäs, and Kajsa-Mia Holgers. 2012. "Tinnitus and Hearing in 7-year-old Children." *Archives of Disease in Childhood* 97: 28-30.

Kochkin, Sergei, Richard Tyler, and Jennifer Born. 2011. "MarkeTrak VIII: The Prevalence of Tinnitus in the United States and the Self-reported Efficacy of Various Treatments." *Hearing Review*, November, pp. 10ff.

Møller, Aage R., Berthold Langguth, Dirk DeRidder, and Tobias Kleinjung, eds. 2011. *Textbook of Tinnitus*. New York: Springer.

National Center for Health Statistics. 1982-1996. "Current Estimates From the National Health Interview Survey." Table 57, "Number of Selected Reported Chronic Conditions per 1,000 Persons, by Age: United States." *Vital and Health Statistics*, ser. 10, nos. 150, 154, 160, 164, 166, 173, 176, 181, 184, 189, 190, 193, 199, 200.

Nondahl, David M., Karen J. Cruickshanks, Guan-Hua Huang, Barbara E. K. Klein, Ronald Klein, Ted S. Tweed, and Weihai Zhan. 2012. "Generational Differences in the Reporting of Tinnitus." *Ear and Hearing* 33(5): 640-44.

Shargorodsky, Josef, Gary C. Curhan, and Wildon R. Farwell. 2010. "Prevalence and Characteristics of Tinnitus among US Adults." *American Journal of Medicine* 123(8): 711-18.

Wieske, Clarence W. 1963. "Human Sensitivity to Electric Fields." *Biomedical Sciences Instrumentation* 1: 467-75.

Ultraschallhören

Ball, Geoffrey R. and Bob H. Katz. 1998. "Ultrasonic Hearing System." U. S. Patent 6,217,508 B1, filed August 14, 1998, issued April 17, 2001.

Bance, Manohar, Osama Majdalawieh, Andrew Stewart, Michael Kiefte, and Rene van Wijhe. 2006. "Comparison of Air and Bone Conduction Fine Frequency Hearing Responses." Dalhousie University, Nova Scotia: Ear and Auditory Research Laboratory.

Bellucci, Richard J. and Daniel E. Schneider. 1962. "Some Observations on Ultrasonic Perception in Man." *Annals of Otology, Rhinology and Laryngology* 71: 719-26.

Combridge, J. H. and J. O. Ackroyd. 1945. *The Design of German Telephone Subscribers' Apparatus*. British Intelligence Objectives Sub-Committee. BIOS Final Report no. 606.

Corso, John F. 1963. "Bone-conduction Thesholds for Sonic and Ultrasonic Frequencies." *Journal of the Acoustical Society of America* 35(11): 1738-43.

Corso, John F. and Murray Levine. 1965a. "Pitch-Discrimination at High Frequencies by Airand Bone-conduction." *American Journal of Psychology* 78(4): 557-66.

———. 1965b. "Sonic and Ultrasonic Equal-Loudness Contours." *Journal of Experimental Psychology* 70(4): 412-16.

Deatherage, Bruce H., Lloyd A. Jeffress, and Hugh C. Blodgett. 1954. "A Note on the Audibility of Intense Ultrasonic Sound." *Journal of the Acoustical Society of America* 26(4): 582.

Dieroff, H. G. and H. Ertel. 1975. "Some Thoughts on the Perception of Ultrasonics by Man." *Archives of Oto-Rhino-Laryngology* 209: 277-90.

Flach, M. and G. Hofmann. 1980. "Ultraschallhören des Menschen: Objektivierung mittels Hirnstammpotential." *Laryngo-Rhino-Otologie*. 59(12): 840-43.

Fujisaka, Yoh-ichi, Seiji Nakagawa, and Mitsuo Tonoike. 2005. "A Numerical Study on the Perception Mechanism for Detecting Pitch in Bone-conducted Ultrasound." Paper presented at the Twelfth International Congress on Sound and Vibration, July 11-15, Lisbon, Portugal.

Gavrilov, L. R., G. V. Gershuni, V. I. Pudov, A. S. Rozenblyum, and E. M. Tsirul'nikov. 1980. "Human Hearing in Connection with the Action of Ultrasound in the Megahertz Range on the Aural Labyrinth." *Soviet Physics – Acoustics.* 26(4): 290-92.

Haeff, Andrew V. and Cameron Knox. 1963. "Perception of Ultrasound." *Science* 139: 590-92.

Hotehama, Takuya and Seiji Nakagawa. 2010. "Modulation Detection for Amplitude-modulated Bone-conducted Sounds with Sinusoidal Carriers in the High-and Ultrasonic-frequency Range." *Journal of the Acoustical Society of America* 128(5): 3011-18.

Imaizumi, Satoshi, Hiroshi Hosoi, Takefumi Sakaguchi, Yoshiaki Watanabe, Norihiro Sadato, Satoshi Nakamura, Atsuo Waki, and Yoshiharu Yonekura. 2001. "Ultrasound Activates the Auditory Cortex of Profoundly Deaf Subjects." *NeuroReport* 12(3): 583-86.

International Organization for Standardization. 2003. *Normal Equal-loudness-level Contours*. ISO 226:2003 – Acoustics, 2nd ed. Geneva.

Kietz, Hans. 1951. "Hörschwellenmessung im Ultraschallgebiet." *Acta Oto-Laryngologica* 39(2-3): 183-87.

Lenhardt, Martin L. 1999. "Upper Audio Range Hearing Apparatus and Method." U. S. Patent 6,731,769, filed October 14, 1999, issued May 4, 2004.

———. 2003. "Ultrasonic Hearing in Humans: Applications for Tinnitus Treatment." *International Tinnitus Journal* 9(2): 69-75.

———. 2006. "A Second Pair of Ears." *Echoes* 16(4): 5-6.

———. 2008. "Ring Transducers for Sonic, Ultrasonic Hearing." U.S. Patent 8,107,647, filed January 3, 2008, issued January 31, 2012.

Lenhardt, Martin, Alex M. Clarke, and William Regelson. 1989. "Supersonic Bone Conduction Hearing Aid and Method." U.S. Patent 4,982,434, filed May 30, 1989, issued January 1, 1991.

Lenhardt, Martin L., Ruth Skellett, Peter Wang, and Alex M. Clarke. 1991. "Human Ultrasonic Speech Perception." *Science* 253: 83-85.

Magee, Timothy R. and Alun H. Davies. 1993. "Auditory Phenomena during Transcranial Doppler Insonation of the Basilar Artery." *Journal of Ultrasound in Medicine* 12: 747-50.

Maggs, James E. 1976. "Coherent Generation of VLF Hiss." *Journal of Geophysical Research* 81(10): 1707-24.

Moller, Henrik and Christian Sejer Pedersen. 2004. "Hearing at Low and Infrasonic Frequncies." *Noise and Health* 6(23): 37-58.

Nishimura, Tadashi, Seiji Nakagawa, Takefumi Sakaguchi, and Hiroshi Hosoi. 2003. "Ultrasonic Masker Clarifies Ultrasonic Perception in Man." *Hearing Research* 175: 171-77.

Nishimura, Tadashi, Tadao Okayasu, Osamu Saito, Ryota Shimokura, Akinori Yamashita, Toshiaki Yamanaka, Hiroshi Hosoi, and Tadashi Kitahara. 2014. "An Examination of the Effects of Broadband Air-conduction Masker on the Speech Intelligibility of Speech-modulated Bone-conduction Ultrasound." *Hearing Research* 317: 41-49.

Nishimura, Tadashi, Tadao Okayasu, Yuka Uratani, Fumi Fukuda, Osamu Saito, and Hiroshi Hosoi. 2011. "Peripheral Perception Mechanism of Ultrasonic Hearing." *Hearing Research* 277: 176-83.

Nishimura, Tadashi, Takefumi Sakaguchi, Seiji Nakagawa, Hiroshi Hosoi, Yoshiaki Watanabe, Mitsuo Tonoike, and Satoshi Imaizumi. 2000. "Dynamic Range for Bone Conduction Ultrasound." In: *Biomag 2000: Proceedings of 12th International Conference on Biomagnetism*, August 13-17, 2000, Helsinki University of Technology, Espoo, Finland, pp. 125-28.

Ohyama, Kenji, Jun Kusakari, and Kazutomo Kawamoto. 1987. "Sound Perception in the Ultrasonic Region." *Acta Oto-Laryngolica. Supplementum*. 435: 73-77.

Oohashi, Tsutomu, Emi Nishina, Manabu Honda, Yoshiharu Yonekura, Yoshitaka Fuwamoto, Norie Kawai, Tadao Maekawa, Satoshi Nakamura, Hidenao Fukuyama, and Hiroshi Shibasaki. 2000. "Inaudible High-Frequency Sounds Affect Brain Activity: Hypersonic Effect." *Journal of Neurophysiology* 83(6): 3548-58.

Ozen, Sukru. 2008. "Low-Frequency Transient Electric and Magnetic Fields Coupling to Child Body." *Radiation Protection Dosimetry* 128(1): 62-67.

Petrie, William. 1963. *Keoeeit: The Story of the Aurora Borealis*. Oxford: Pergamon Press. Prasch, G. and H. Siegl-Graz. 1969. "Gehörseindrücke durch Einwirkung von tonfrequenten Wechselströmen und amplituden-modulierten Hochfrequenzströmen." *Archiv für klinische und experimentelle Ohren-, Nasenund Kehlkopfheilkunde* 194(2): 516-21.

Pumphrey, R.J. 1950. "Upper Limit of Frequency for Human Hearing." *Nature* 166: 571.

Qin, Michael K., Derek Schwaller, Matthew Babina, and Edward Cudahy. 2011. "Human Underwater and Bone Conduction Hearing in the Sonic and Ultrasonic Range." *Journal of the Acoustical Society of America* 129 (4 part 2): 2485. Abstract.

Singh, D.K. and R.P. Singh. 2002. "Hiss Emissions during Quiet and Disturbed Periods." *Pramana – Journal of Physics* 59(4): 563-73.

Stanley, Raymond M. and Bruce N. Walker. 2005. "Relative Threshold Curves for Implementation of Auditory Displays on Bone-conduction Headsets in Multiple

Listening Environments." Presented at the 11th International Conference on Auditory Display, Limerick, Ireland, July 6-9.

Wegel, Raymond L., Robert R. Riesz, and Ralph B. Blackman. 1932. "Low Frequency Thresholds of Hearing and of Feeling in the Ear and Ear Mechanisms." *Journal of the Acoustical Society of America* 4(1A): 6.

World Health Organization. 1993. *Environmental Health Criteria 137. Electromagnetic Fields (300 Hz to 300 GHz)*. Geneva.

Kapitel 16

Balmori, Alfonso. 2014. "Electrosmog and Species Conservation." *Science of the Total Environment* 496: 314-16.

———. 2015. "Anthropogenic Radiofrequency Electromagnetic Fields as an Emerging Threat to Wildlife Orientation." *Science of the Total Environment* 518-519: 58-60.

Amazonas Regenwald

da Costa, Thomaz Guedes. 2002. "Brazil's SIVAM: As It Monitors the Amazon, Will It Fulfill Its Human Security Promise?" *ECSP Report* 7: 47-58.

Jensen, David. 2002. "SIVAM: Communication, Navigation and Surveillance for the Amazon." *Avionics*, June 1.

Phillips, Oliver L, Luiz E. O. C. Aragão, Simon L. Lewis, Joshua B. Fisher, Jon Lloyd, Gabriela López-González, Yadvinder Malhi, Abel Monteagudo, Julie Peacock, Carlos A. Quesada, Geertje van der Heijden, Samuel Almeida, Iêda Amaral, Luzmila Arroyo, Gerardo Aymard, Tim R. Baker, Olaf Bánki, Lilian Blanc, Damien Bonal, Paulo Brando, Jerome Chave, Átila Cristina Alves de Oliveira, Nallaret Dávila Cardozo, Claudia I. Czimczik, Ted R. Feldpausch, Maria Aparecida Freitas, Emanuel Gloor, Niro Higuchi, Eliana Jiménez, Gareth Lloyd, Patrick Meir, Casimiro Mendoza, Alexandra Morel, David A. Neill, Daniel Nepstad, Sandra Patiño, Maria Cristina Peñuela, Adriana Prieto, Fredy Ramírez, Michael Schwarz, Javier Silva, Marcos Silveira, Anne Sota Thomas, Hans ter Steege, Juliana Stropp, Rodolfo Vásquez, Przemyslaw Zelazowski, Ésteban Álvarez Dávila, Sandy Andelman, Ana Andrade, Kuo-Jung Chao, Terry Erwin, Anthony Di Fiore, Eurídice Honorio C., Helen Keeling, Tim J. Killeen, William F. Laurance, Antonio Peña Cruz, Nigel C. A. Pitman, Percy Núñez Vargas, Hirma Ramírez-Ángulo, Agustín Rudas, Rafael Salamão, Natalino Silva, John Terborgh, and Armando Torres-Lezama. 2009. "Drought Sensitivity of the Amazon Rainforest." 2009. *Science* 323: 1344-47.

Rohter, Larry. 2002. "Brazil Employs Tools of Spying to Guard Itself." *New York Times*, July 27, p. 1.

Wittkoff, E. Peter. 1999. "Amazon Surveillance System (SIVAM): U. S. and Brazilian Cooperation." Master's thesis, Naval Postgraduate School, Monterey, CA.

Amphibien

Balmori, Alfonso. 2006. "The Incidence of Electromagnetic Pollution on the Amphibian Decline: Is This an Important Piece of the Puzzle?" *Toxicological and Environmental Chemistry* 88(2): 287-89.

———. 2010. "Mobile Phone Mast Effects on Common Frog (*Rana temporaria*) Tadpole: The City Turned into a Laboratory." *Electromagnetic Biology and Medicine* 29: 31-35.

Hallowell, Christopher. 1996. "Trouble in the Lily Pads." *Time*, October 28, p. 87. Hawk, Kathy. 1996. *Case Study in the Heartland*. Butler, PA.

Hoperskaya, O. A., L. A. Belkova, M. E. Bogdanov, and S. G. Denisov. 1999. "The Action of the 'Gamma-7N' Device on Biological Objects Exposed to Radiation from Personal Computers." *Electromagnetic Fields and Human Health. Proceedings of the Second International Conference*. Moscow, September 20-24, pp. 354-55. Abstract. Revkin, Andrew C. 2006. "Frog Killer is Linked to Global Warming." *New York Times*, January 12.

Souder, William. 1996. "An Amphibian Horror Story." *New York Newsday*, October 15, pp. B19, B21.

———. 1997. "Deformed Frogs Show Rift Among Scientists." *Houston Chronicle*, November 5, p. 4A.

Stern, John. 1990. "Space Aliens Stealing Our Frogs." *Weekly World News*, April 17, p. 21.

Vogt, Amanda. 1998. "Mutant Frogs Spark a Mega Mystery." *Chicago Tribune*, August 4, sec. 7, p. 3.

Watson, Traci. 1998. "Frogs Falling Silent across USA." *USA Today*, August 12, p. 3A.

Vögel

Balmori, Alfonso. 2003. "Aves y telefonía móvil." *El Ecologista* 36: 40-42.

———. 2005. "Possible Effects of Electromagnetic Fields from Phone Masts on a Population of White Stork (*Ciconia ciconia*)." *Electromagnetic Biology and Medicine* 24: 109-19.

Bigu del Blanco, Jaime. 1969. *An Introduction to the Effects of Electromagnetic Radiation on Living Matter with Special Reference to Microwaves.* Laboratory Technical Report LTR-CS-7, Control Systems Laboratory, Division of Mechanical Engineering, National Research Council Canada.

———. 1973. *Interaction of Electromagnetic Fields and Living Systems with Special Reference to Birds.* Laboratory Technical Report LTR-CS-113, Control Systems Laboratory, Division of Mechanical Engineering, National Research Council Canada.

Bigu del Blanco, Jaime and César Romero-Sierra. 1973. *Bird Feathers as Dielectric Receptors of Microwave Radiation.* Laboratory Technical Report LTR-CS-89, Control Systems Laboratory, Division of Mechanical Engineering, National Research Council Canada.

———. 1975. "Microwave Pollution of the Environment and the Ecological Problem." In: Tomáš Dvořák, ed., *Electromagnetic Compatibility 1975: 1st Symposium and Technical Exhibition on Electromagnetic Compatibility, Montreux, May 20-22, 1975*, pp. 127-33.

Bigu del Blanco, Jaime, César Romero-Sierra, and J. Alan Tanner. 1973a. *Environmental Pollution by Microwave Radiation – A Potential Threat to Human Health.* Laboratory Technical Report LTR-CS-98, Control Systems Laboratory, Division of Mechanical Engineering, National Research Council Canada.

———. 1973b. "Radiofrequency Fields: A New Ecological Factor." *1973 IEEE International Electromagnetic Compatibility Symposium Record*, June 20-22, New York, pp. 54-59.

Engels, Svenja, Nils-Lasse Schneider, Nele Lefeldt, Christine Maira Hein, Manuela Zapka, Andreas Michalik, Dana Elbers, Achim Kittel, P. J. Hore, and Henrik Mouritsen. 2014. "Anthropogenic Electromagnetic Noise Disrupts Magnetic Compass Orientation in a Migratory Bird." *Nature* 509: 353-56.

Keeton, William T. 1979. "Avian Orientation and Navigation: A Brief Overview." *British Birds* 72(10): 451-70.

Romero-Sierra, César, Carol Husband, and J. Alan Tanner. 1969. *Effects of Microwave Radiation on Parakeets in Flight.* Laboratory Technical Report LTR-CS-18. Control Systems Laboratory, Division of Mechanical Engineering, National Research Council Canada.

Romero-Sierra, César, Arthur O. Quanbury, and J. Alan Tanner. 1970. *Feathers as Microwave and Infra-Red Filters and Detectors – Preliminary Experiments.* Laboratory Technical Report LTR-CS-40, Control Systems Laboratory, Division of Mechanical Engineering, National Research Council Canada.

Romero-Sierra, César, J. Alan Tanner, and F. Villa. 1969. *EMG Changes in the Limb Muscles of Chickens Subjected to Microwave Radiation.* Laboratory Technical Report LTR-CS-16, Control Systems Laboratory, Division of Mechanical Engineering, National Research Council Canada.

Tanner, J. Alan. 1966. "Effect of Microwave Radiation on Birds." *Nature* 210: 636.

———. 1970. "Bird Feathers as Sensory Detectors of Microwave Fields." In: Stephen F. Cleary, ed., *Biological Effects and Health Implications of Microwave Radiation. Symposium Proceedings* (Rockville, MD: U. S. Department of Health, Education and Welfare), Publication BRH/DBE 70-2, pp. 185-87.

Tanner, J. Alan and César Romero-Sierra. 1971. *Non-Ionizing Electromagnetic Radiation and Pollution of the Atmosphere.* Report no. DME-NAE19714, Control Systems Laboratory, Division of Mechanical Engineering, National Research Council Canada.

———. 1982. "The Effects of Chronic Exposure to Very Low Intensity Microwave Radiation on Domestic Fowl." *Journal of Bioelectricity* 1(2): 195-205.

Xenos, Thomas D. and Ioannis N. Magras. 2003. "Low Power Density RF-Radiation Effects on Experimental Animal Embryos and Foetuses." In: Peter Stavroulakis, ed., *Biological Effects of Electromagnetic Fields* (Berlin: Springer), pp. 579-602.

Zedern

Earth Link and Advanced Resources Development S. A. R. L. 2010. "Vulnerability and Adaptation of the Forestry Sector." *Climate Risks, Vulnerability and Adaptation Assessment*, pp. 6-1 to 6-44. Prepared for United Nations Development Programme and Ministry of Environment of Lebanon.

Bentouati, Abdallah and Michel Bariteau. 2006. "Réflexions sur le déperissement du Cèdre de l'Atlas des Aurès (Algérie)." *Forêt Méditerranéenne* 27(4): 317-22.

Hennon, Paul E., David V. D'Amore, Paul G. Schaberg, Dustin T. Wittwer, and Colin S. Shanley. 2012. "Shifting Climate, Altered Niche, and a Dynamic Conservation Strategy for Yellow-Cedar in the North Pacific Coastal Rainforest." *BioScience* 62(2): 147-58.

Hennon, Paul E., David V. D'Amore, Stefan Zeglen, and Mike Grainger. 2005. *Yellow-Cedar Decline in the North Coast Forest District of British Columbia*. Research Note PNW-RN-549. Juneau, AK: USDA Forest Service, Pacific Northwest Research Station.

Hennon, Paul E. and Charles G. Shaw III. 1994. "Did Climatic Warming Trigger the Onset and Development of Yellow-Cedar Decline in Southeast Alaska?" *European Journal of Forest Pathology* 24: 399-418.

Hennon, Paul E., Charles G. Shaw III, and Everett M. Hansen. 1990. "Dating Decline and Mortality of *Chamaecyparis nootkatensis* in Southeast Alaska." *Forest Science* 36(3): 502-15.

Hennon, Paul E., David V. D'Amore, Dustin T. Wittwer, A. Johnson, Paul G. Schaberg, G. Hawley, C. Beier, S. Sink, and G. Juday. 2006. "Climate Warming, Reduced Snow, and Freezing Injury Could Explain the Demise of Yellow-Cedar in Southeast Alaska, USA." *World Resource Review* 18(2): 427-50.

Masri, Rania. 1995. *The Cedars of Lebanon: Significance, Awareness and Management of the* Cedrus libani *in Lebanon.* Lecture given at Massachusetts Institute of Technology, November 9.

Navy Department, Bureau of Equipment. August 1, 1907. *Wireless Telegraph Stations of the World.* Washington, DC.

Navy Department, Bureau of Equipment. *Wireless Telegraph Stations of the World. Corrected to October 1, 1908.* Washington, DC.

United States Department of Commerce, Bureau of Navigation. July 1, 1913. *Radio Stations of the United States.* Washington, DC.

Verstege, A., J. Esper, B. Neuwirth, M. Alifriqui, and D. Frank. 2004. "On the Potential of Cedar Forests in the Middle Atlas (Morocco) for Climate Reconstructions." In:

E. Jansma, A. Bräuning, H. Gärtner, and G. Schleser, eds., *TRACE – Tree Rings in Archaeology, Climatology and Ecology*, vol. 2, Proceedings of the DENDROSYMPOSIUM, May 1-3, Utrecht, The Netherlands (Forschungszentrum Jülich), pp. 78-84.

Colegio García Quintana

Santiago, Ana. 2012. "El caso García Quintana cumple diez años sin nuevos diagnósticos de cáncer." *El Norte de Castilla*, March 23.

Diario de León. 2004. "El sexto caso de cáncer desata la alarma en un colegio de Valladolid." May 8.

Cantalapiedra, Francisco. 2004. "Aflora otro caso de cáncer en el colegio García Quintana de Valladolid." *El País*, May 8.

El Mundo. 2004. "Un mujer diagnosticada en 2002, sexto caso de cáncer en el colegio de Valladolid." May 7.

Wald

Allen, Craig D., Alison K. Macalady, Haroun Chenchouni, Dominique Bachelet, Nate McDowell, Michel Vennetier, Thomas Kitzberger, Andreas Rigling, David D. Breshears, E. H. Hogg, Patrick Gonzalez, Rod Fensham, Zhen Zhang, Jorge Castro, Natalia Demidova, Jong-Hwan Lim, Gillian Allard, Steven W. Running, Akkin Semerci, and Neil Cobb. 2010. "A Global Overview of Drought and Heat-induced Tree Mortality Reveals Emerging Climate Change Risks for Forests." *Forest Ecology and Management* 259: 660-84.

Balmori, Alfonso. 2004. "¿Pueden afectar las microondas pulsadas emitidas por las antenas de telefonía a los arboles y otros vegetales?" *Ecosistemas* 13(3): 79-87.

Ciesla, William M. and Edwin Donaubauer. 1994. *Decline and Dieback of Trees and Forests: A Global Overview.* Rome: Food and Agriculture Organization of the United Nations. FAO Forestry Paper 120.

Glinz, Franz. 1992. "Der Wald stirbt am Electrosmog." *Auto-illustrierte* 2: 1. Haggerty, Katie. 2010. "Adverse Influence of Radio Frequency Background on Trem-bling Aspen Seedlings: Preliminary Observations." *International Journal of Forestry Research*, article ID 836278.

Hertel, Hans Ulrich. 1991. "Der Wald Stirbt und Politiker Sehen Zu." *Raum & Zeit* 9(51): 3-12.

Hommel, H. 1985. "Elektromagnetischer SMOG – Schadfaktor und Stress?" *Forstarchiv* 56: 227-33.

LeBlanc, David C., Dudley J. Raynal, and Edwin H. White. 1987. "Acidic Deposition and Tree Growth: I. The Use of Stem Analysis to Study Historical Growth Patterns." *Journal of Environmental Quality* 16(4): 325-40.

Lohmeyer, Michael. 1991. "Von Mikrowellen verseuchte Umgebung; Richtfunk schneidet Schneisen in Wälder." *Die Presse*, July 31.

Lorenz, M., V. Mues, G. Becher, Ch. Müller-Edzards, S. Luyssaert, H. Raitio, A. Fürst, and D. Langouche. 2003. *Forest Condition in Europe*. Geneva and Brussels: United Nations Economic Commission for Europe and the European Commission.

Melhorn, G., B. J. Francis, and A. R. Wellburn. 1988. "Prediction of the Probability of Forest Decline Damage to Norway Spruce Using Three Simple Site-independent Diagnostic Parameters." *New Phytologist* 110: 525-34.

Robbins, Jim. 2010. "What's Killing the Great Forests of the American West?" *Environment 360*, March 15.

Schütt, Peter and Ellis B. Cowling. 1985. "Waldsterben, A General Decline of Forests in Central Europe: Symptoms, Development and Possible Causes." *Plant Disease* 69(7): 548-58.

Skelly, John M. and John L. Innes. 1994. "Waldsterben in the Forests of Central Europe and Eastern North America: Fantasy or Reality?" *Plant Disease* 78(11): 1021-32.

van Mantgem, Phillip J., Nathan L. Stephenson, John C. Byrne, Lori D. Daniels, Jerry F. Franklin, Peter Z. Fulé, Mark E. Harmon, Andrew J. Larson, Jeremy M. Smith, Alan H. Taylor, and Thomas T. Veblen. 2009. "Widespread Increase of Tree Mortality Rates in the Western United States." *Science* 323: 521-24.

Volkrodt, Wolfgang. 1989. "Electromagnetic Pollution of the Environment." In: Robert Krieps, ed., *Environment and Health: A Holistic Approach* (Aldershot, UK: Avebury), pp. 71-76.

———. 1991. "Mikrowellensmog und Waldschäden – Tut Sich Doch Noch Was in Bonn?" *Raum & Zeit* 9(52): 22-25.

———. 1992. Letter to William H. Smith, Yale University, December 26.

Waldmann-Selsam, Cornelia and Horst Eger. 2013. "Baumschäden im Umkreis von Mobilfunksendeanlagen." *Umwelt-Medizin-Gesellschaft* 26(3): 198-208.

Worrall, James J., Leanne Egeland, Thomas Eager, Roy A. Mask, Erik W. Johnson, Philip A. Kemp, and Wayne D. Shepperd. 2008. "Rapid Mortality of *Populus tremuloides* in Southwestern Colorado, USA." *Forest Ecology and Management* 225: 686-96.

HAARP

Browne, Malcolm W. 1995. "Scope System Also Offers a Tool for Submarines and Soldiers." *New York Times*, November 21, p. C10.

Busch, Lisa. 1997. "Ionosphere Research Lab Sparks Fear in Alaska." *Science* 275: 1060-61.

Microwave News. 1994. "U. S. Military Plans Powerful RF 'Heater' for Ionospheric Studies." May/June, pp. 10-11.

Papadopoulos, Dennis, Paul A. Bernhardt, Herbert C. Carlson, Jr., William E. Gordon, Alexander V. Gurevich, Michael C. Kelley, Michael J. Keskinen, Roald Z. Sagdeev, and Gennady M. Milikh. 1995. *HAARP: Research and Applications. A Joint Program of Phillips Laboratory and the Office of Naval Research. Executive Summary*. Washington, DC: Naval Research Laboratory.

Weinberger, Sharon. 2008. "Heating Up the Heavens." *Nature* 452: 930-32. Williams, Richard. 1988. "Atmospheric Threat." *Physics and Society* 17(2): 16.

Zickuhr, Clare and Gar Smith. 1994. "Project HAARP: The Military's Plan to Alter the Ionosphere." *Earth Island Journal*, Fall 1994, pp. 21-23.

Brieftauben

Armas, Genaro C. 1998. "The Homing Pigeons That Didn't." *Seattle Times*, October 9.

Chaudhary, Vivek. 2004. "Phone Masts Blamed for Pigeons' Lost Art." *The Guardian*, January 23.

Elston, Laura. 2004. "Phone Masts 'Knocking Racing Pigeons off Track.'" *The Press Association (UK)*, January 23.

Haughey, Nuala. 1997. "Mobile Phones Blamed for Poor Pigeon Performance." *Irish Times*, July 21.

Hummell, Steve. 2005. "Lost Pigeons Create Flap; Cellphone Signals Responsible for Sending Birds off Course, Racers Say." *Vancouver Sun*, October 3.

Indian Express. 2010. "Cellphone Towers Disorient Homer Pigeons." December 27. Keeton, William T. 1972. "Effects of Magnets on Pigeon Homing." In: S. R. Galler,

K. Schmidt-Koenig, G. J. Jacobs, and R. E. Belleville, eds., *Animal Orientation and Navigation* (Washington, DC: Government Printing Office), NASA SP-262, pp. 579-94.

———. 1979. "Avian Orientation and Navigation: A Brief Overview." *British Birds* 72(10): 451-70.

Keeton, William T., Timothy S. Larkin, and Donald M. Windsor. 1974. "Normal Fluctuations in the Earth's Magnetic Field Influence Pigeon Orientation." *Journal of Comparative Physiology* 95: 95-103.

New York Post. 1998. "2,400 Homing Pigeons Fly the Coop in Race." October 8. Wee, Eric L. 1998. "Homing Pigeons Race Off to Oblivion." *Washington Post*, October 8.

———. 1998. "Some Birds Lost During Races Are Turning Up at Area Homes, Barns and Feeders." *Washington Post*, October 9.

Honigbienen

Anderson, John. 1930a. "'Isle of Wight Disease' in Bees. I." *Bee World* 11(4): 37-42.

———. 1930b. "'Isle of Wight Disease' in Bees – II. A Check to the Immunity Hypothesis." *Bee World* 11(5): 50-53.

Bailey, Leslie 1958. "The Epidemiology of the Infestation of the Honeybee, *Apis mellifera* L., by the Mite *Acarapis woodi* Rennie and the Mortality of Infested Bees." *Parasitology* 48(3-4): 493-506.

———. 1964. "The 'Isle of Wight disease': The Origin and Significance of the Myth." *Bee World* 45(1): 32-37, 18.

Bailey, Leslie and D. C. Lee. 1959. "The Effect of Infestation with *Acarapis woodi* (Rennie) on the Mortality of Honey Bees." *Journal of Insect Pathology* 1(1): 15-24.

Bailey, Leslie and Brenda V. Ball. 1991. *Honey Bee Pathology*. London: Academic. Barrionuevo, Alexei. 2007. "Honeybees, Gone with the Wind, Leave Crops and Keepers in Peril." *New York Times*, February 27, p. A1.

Boecking O. and W. Ritter. 1993. "Grooming and Removal Behaviour of *Apis mellifera intermissa* in Tunisia against *Varroa jacobsoni*." *Journal of Apicultural Research* 32: 127-34.

Borenstein, Seth. 2007. "Honeybee Die-off Threatens Food Supply." *Washington Post*, May 2.

Calderón Rafael A., Natalia Fallas, Luis G. Zamora, Johan W. van Veen, and Luis A. Sánchez. 2009. "Behavior of Varroa Mites in Worker Brood Cells of Africanized Honey Bees." *Experimental and Applied Acarology* 49(4): 329-38.

Carr, Elmer G. 1918. "An Unusual Disease of Honey Bees." *Journal of Economic Entomology* 11(4): 347-51.

Dahlen, Sage. 2007. "Colony Collapse Disorder." *The Wake*, Summer 2007, p. 15. Favre, Daniel. 2011. "Mobile Phone-induced Honeybee Worker Piping." *Apidologie* 42: 270-79.

Finley, Jennifer, Scott Camazine, and Maryann Frazier. 1996. "The Epidemic of Honey Bee Colony Losses during the 1995-1996 Season." *American Bee Journal* 136(11): 805-8.

Fries, Ingemar, Anton Imdorf, and Peter Rosenkranz. 2006. "Survival of Mite Infested (*Varroa destructor*) Honey Bee (*Apis mellifera*) Colonies in a Nordic Climate. *Apidologie* 37: 1-7.

Hamzelou, Jessica. 2007. "Where Have All the Bees Gone?" *Lancet* 370: 639. Henderson, Colin, Jerry Bromenshenk, Larry Tarver, and Dave Plummer. 2007. *National Honey Bee Loss Survey*. Missoula, MT: Bee Alert Technology, Inc.

Imms, Augustus D. 1907. "Report on a Disease of Bees in the Isle of Wight." *Journal of the Board of Agriculture* 14(3): 129-40.

Kauffeld, Norbert M., James H. Everitt, and Edgar A. Taylor. 1976. "Honey Bee Problems in the Rio Grande Valley of Texas." *American Bee Journal* 116: 220, 222, 232.

Kraus, Bernhard and Robert E. Page, Jr. 1995. "Effect of *Varroa jacobsoni* (Mesostigmata: Varroidae) on Feral *Apis mellifera* (Hymenoptera: Apidae) in California." *Environmental Entomology* 24(6): 1474-80.

Kumar, Neelima R., Sonika Sangwan, and Pooja Badotra. 2011. "Exposure to Cell Phone Radiations Produces Biochemical Changes in Worker Honey Bees." *Toxicology International* 18(1): 70-72.

Le Conte, Yves, Marion Ellis, and Wolfgang Ritter. 2010. "*Varroa* Mites and Honey Bee Health: Can *Varroa* Explain Part of the Colony Losses?" *Apidologie* 41(3): 353-63.

Lee, Kathleen V., Nathalie A. Steinhauer, Karen Rennich, Michael E. Wilson, David R. Tarpy, Dewey M. Caron, Robyn Rose, Keith S. Delaplane, Kathy Baylis, Eugene J. Lengerich, Jeffery Pettis, John A. Skinner, James T. Wilkes, Ramesh Sagili, and Dennis vanEngelsdorp. 2015. "A National Survey of Managed Honey Bee 2013-2014 Annual Colony Losses in the USA." *Apidologie* 46: 292-305.

Lindauer, Martin and Herman Martin. 1972. "Magnetic Effect on Dancing Bees." In: Sidney R. Galler, Klaus Schmidt-Koenig, G.J. Jacobs, and Richard E. Belleville, eds., *Animal Orientation and Navigation*, (Washington, DC: Government Printing Office), NASA SP-262, pp. 559-67.

McCarthy, Michael. 2011. "Decline of Honey Bees Now a Global Phenomenon, Says United Nations." *The Independent*, March 10.

O'Hanlon, Kevin. 1997. "Few Honeybees Means Poorer Fruit, Vegetables." *Associated Press*, May 28.

Oldroyd, Benjamin P. 1999. "Coevolution While You Wait: *Varroa jacobsoni*, a New Parasite of Western Honeybees." *Trends in Ecology and Evolution* 14(8): 312-15, 1999.

———. 2007. "What's Killing American Honey Bees?" *PLoS Biology* 5(6): 1195-99. Page, Robert E. 1998. "Blessing or Curse? Varroa Mite Impacts Africanized Bee

Spread and Beekeeping." *California Agriculture* 52(2): 9-13.

Pattazhy, Sainudeen. 2011a. *Impact of Electromagnetic Radiation on the Density of Honeybees: A Case Study*. Saarbrücken, Germany: Lambert Academic.

———. 2011b. "Impact of Mobile Phones on the Density of Honey Bees." *Munis Entomology and Zoology* 6(1): 396-99.

———. 2012. "Electromagnetic Radiation (EMR) Clashes with Honeybees." *Journal of Entomology and Nematology* 4(10): 1-3.

Phillips, Ernest F. 1925. "The Status of Isle of Wight Disease in Various Countries." *Journal of Economic Entomology* 18: 391-95.

Rennie, John, Philip Bruce White, and Elsie J. Harvey. 1921. "Isle of Wight Disease in Hive Bees: The Etiology of the Disease." *Transactions of the Royal Society of Edinburgh*, vol. 52, part 4, no. 29, pp. 737-79.

Rinderer, Thomas E., Lilia I. de Guzman, G.T. Delatte, J.A. Stelzer, V.A. Lancaster, V. Kuznetsov, L. Beaman, R. Watts, and J.W. Harris. 2001. "Resistance to the Parasitic Mite *Varroa destructor* in Honey Bees from Far-Eastern Russia." *Apidologie* 32: 381-94.

Ruzicka, Ferdinand. 2003. "Schäden Durch Elektrosmog." *Bienenwelt* 10: 34-35.

———. 2006. "Schäden an Bienenvölkern." *Diagnose: Funk* 2006.

Sanford, Malcolm T. 2004. "Mite Tolerance in Honey Bees." *Bee Culture* 132(10): 23-26.

Science Daily. 1998. "Where Have All the Honeybees Gone?" July 6.

———. 2010. "Survey Reports Latest Honey Bee Losses." May 3.

Seeley, Thomas D. 2004. "Forest Bees and Varroa Mites." *Bee Culture*, July, pp. 22-23.

———. 2007. "Honey Bees of the Arnot Forest: A Population of Feral Colonies Persisting with *Varroa destructor* in the Northeastern United States." *Apidologie* 38: 19-29.

Sharma, Ved Parkash and Neelima R. Kumar. 2010. "Changes in Honeybee Behaviour and Biology under the Influence of Cellphone Radiations." *Current Science* 98(10): 1376-78.

Spleen, Angela M., Eugene J. Lengerich, Karen Rennich, Dewey Caron, Robyn Rose, Jeffery S. Pettis, Mark Henson, James T. Wilkes, Michael Wilson, Jennie Stitzinger, Kathleen Lee, Michael Andree, Robert Snyder, and Dennis vanEngelsdorp, for the Bee Informed Partnership. 2013. "A National Survey of Managed Honey Bee 2011-12 Winter Losses in the United States: Results from the Bee Informed Partnership." *Journal of Apicultural Research* 52(2): 44-53.

Steinhauer, Nathalie A., Karen Rennich, Michael E. Wilson, Dewey M. Caron, Eugene J. Lengerich, Jeffery S. Pettis, Robyn Rose, John A. Skinner, David R. Tarpy, James T. Wilkes, and Dennis vanEngelsdorp. 2014. "A National Survey of Managed Honey Bee 2012-2013 Annual Colony Losses in the USA: Results from the Bee Informed Partnership. *Journal of Apicultural Research* 53(1): 1-18.

Steinhauer, Nathalie, Karen Rennich, Kathleen Lee, Jeffery Pettis, David R. Tarpy, Juliana Rangel, Dewey Caron, Ramesh Sagili, John A. Skinner, Michael E. Wilson, James T. Wilkes, Keith S.

Delaplane, Robyn Rose, and Dennis vanEngelsdorp. 2015. “Colony Loss 2014-2015: Preliminary Results.” Bee Informed Partnership, UK.

Svensson, Börje. 2003. “Silent Spring in Northern Europe?” *Bees for Development Journal* 71: 3-4.

United States Dept of Agriculture, National Agricultural Statistics Service. 2010. *Honey*, February.

———. 2011. *Honey*, February.

Underwood, Robyn M. and Dennis vanEngelsdorp. 2007. “Colony Collapse Disorder: Have We Seen This Before?” *Bee Culture* 35(7): 13-18.

vanEngelsdorp, Dennis, Jay D. Evans, Claude Saegerman, Chris Mullin, Eric Haubruge, Bach Kim Nguyen, Maryann Frazier, Jim Frazier, Diana Cox-Foster, Yanping Chen, Robyn Underwood, David R. Tarpy, and Jeffery S. Pettis. 2009. “Colony Collapse Disorder: A Descriptive Study.” *PLoS ONE* 4(8): e6481.

Warnke, Ulrich. 1976. “Effects of Electric Charges on Honeybees.” *Bee World* 57(2): 50-56.

———. 2009. *Bienen, Vögel und Menschen: Die Zerstörung der Natur durch “Elektrosmog.”* Published in English as *Bees, Birds and Mankind: Destroying Nature by “Electrosmog.”* Kempten, Germany: Kompetenzinitiative.

Wilson, William T. and Diana M. Menapace. 1979. “Disappearing Disease of Honey Bees: A Survey of the United States.” *American Bee Journal*, February, pp. 118-19; March, pp. 184-86, 217.

Spatzen

ASPO/BirdLife Suisse. 2015. “Oiseau de l’année 2015: Moineau domestique” (“Bird of the Year 2015: House Sparrow”).

Balmori, Alfonso and Örjan Hallberg. 2007. “The Urban Decline of the House Sparrow (*Passer domesticus*): A Possible Link with Electromagnetic Radiation.” *Electromagnetic Biology and Medicine* 26: 141-51.

Bokotey, Andrei A. and Igor M. Gorban. 2005. “Numbers, Distribution, and Ecology of the House Sparrow in Lvov (Ukraine).” *International Studies on Sparrows* 30: 7-22.

De Laet, Jenny and James Denis Summers-Smith. 2007. “The Status of the Urban House Sparrow *Passer domesticus* in North-western Europe: A Review.” *Journal of Ornithology* 148 (suppl. 2): S275-78.

Deccan Herald. 2010. “House Sparrow Listed as an Endangered Species.” June 24. Dott, Harry E. M. and Allan W. Brown. 2000. “A Major Decline in House Sparrows in Central Edinburgh.” *Scottish Birds* 21: 61-68.

Eaton, Mark A., Andy F. Brown, David G. Noble, Andy J. Musgrove, Richard D. Hearn, Nicholas J. Aebischer, David W. Gibbons, Andy Evans, and Richard D. Gregory. 2009. “Birds of Conservation Concern 3.” *British Birds* 102: 296-341.

Everaert, Joris and Dirk Bauwens. 2007. “A Possible Effect of Electromagnetic Radiation from Mobile Phone Base Stations on the Number of Breeding House Sparrows (*Passer domesticus*).” *Electromagnetic Biology and Medicine* 26: 63-72.

Galbraith, Colin. 2002. “The Population Status of Birds in the U.K: Birds of Conservation Concern: 2002-2007.” *Bird Populations* 7: 173-79.

Gregory, Richard D., Nicholas I. Wilkinson, David G. Noble, James A. Robinson, Andrew F. Brown, Julian Hughes, Deborah Procter, David W. Gibbons, and Colin A. Galbraith. 2002. “The Population Status of Birds in the United Kingdom, Channel Islands and Isle of Man: An Analysis of Conservation Concern 2002-2007.” *British Birds* 95: 410-48.

Longino, Libby. 2013. “Researchers Stumped over Decline of Sparrow Populations.” *USA Today*, October 5.

Pattazhy, Sainudeen. 2012. “Dwindling Number of Sparrows.” *Karala Calling*, March, pp. 32-33.

Prowse, Alan. 2002. “The Urban Decline of the House Sparrow.” *British Birds* 95: 143-46.

Robinson, Robert A., Gavin M. Siriwardena, and Humphrey Q. P. Crick. 2005. “Size and Trends of the House Sparrow *Passer domesticus* Population in Great Britain.” *Ibis* 147(2): 552-62.

Sanderson, Roy F. 1995. “Autumn Bird Counts in Kensington Gardens, 1925-1995.” *London Bird Report* 60: 170-76.

Sanderson, Roy F. 2001. “Further Declines in an Urban Population of House Sparrows.” *British Birds* 94: 507-8.

Scott, Bob and Adrian Pitches. 2002. “Demise of the Cockney Sparrow.” *British Birds* 95: 468-70.

Sen, Benita. 2012. “Calling Back the Sparrow.” *Deccan Herald*, November 26.

Sherry, Kate. 2003. "Are Mobile Phones Behind the Decline of House Sparrows?" *Daily Mail*, January 13.

Škorpilová, Jana, Petr Voříšek, and Alena Klvaňová. 2010. "Trends of Common Birds in Europe, 2010 Update." European Bird Census Council.

Summers-Smith, James Denis. 2000. "Decline of House Sparrows in Large Towns." *British Birds* 93: 256-57.

———. 2003. "Decline of the House Sparrow: A Review." *British Birds* 96: 439-46.

———. 2005. "Changes in the House Sparrow Population in Britain." *International Studies on Sparrow* 30: 23-37.

Times of India. 2005. "Even Sparrows Don't Want to Live in Cities Anymore." June 13. Townsend, Mark. 2003. "Mobile Phones Blamed for Sparrow Deaths." *The Observer*, January 12.

Insekten

Balmori, Alfonso. 2006. "Efectos de las radiaciones electromagnéticas de la telefonía móvil sobre los insectos." *Ecosistemas* 15(1): 87-95.

Barbassa, Juliana. 2006. "The Plight of the Butterfly." *New Mexican*, May 11, p. D1. Becker, Günther. 1977. "Communication Between Termites by Biofields." *Biological Cybernetics* 26: 41-44.

Cammaerts, Marie-Claire and Olle Johansson. 2014. "Ants Can Be Used as Bio-indicators to Reveal Biological Effects of Electromagnetic Waves from Some Wireless Apparatus." *Electromagnetic Biology and Medicine* 33(4): 282-88.

Evans, Elaine, Robbin Thorp, Sarina Jepsen, and Scott Hoffman Black. 2008. *Status Review of Three Formerly Common Species of Bumble Bee in the Subgenus* Bombus. Portland, OR: Xerces Society for Invertebrate Conservation.

Kluser, Stéphane and Pascal Peduzzi. 2007. *Global Pollinator Decline: A Literature Review*. Geneva: United Nations Environment Programme/GRID-Europe.

Margaritis, Lukas H., Areti K. Manta, Konstantinos D. Kokkaliaris, Dimitra Schiza, Konstantinos Alimisis, Georgios Barkas, Eleana Georgiou, Olympia Giannakopoulou, Ioanna Kollia, Georgia Kontogianni, Angeliki Kourouzidou, Angeliki Myari, Fani Roumelioti, Aikaterini Skouroliakou, Vasia Sykioti, Georgia Varda, Konstantinos Xenos, and Konstantinos Ziomas. 2014. "Drosophila Oogenesis as a Bio-marker Responding to EMF Sources." *Electromagnetic Biology and Medicine* 33(3): 165-89.

Massachusetts Division of Fisheries and Wildlife, Department of Fish and Game. 2015. *Massachusetts List of Endangered, Threatened and Special Concern Species*. Westborough, MA.

Ministry of Environment and Forests. 2011. *Report on Possible Impacts of Communication Towers on Wildlife Including Birds and Bees*. New Delhi.

National Research Council, Committee on the Status of Pollinators in North America. 2007. *Status of Pollinators in North America*. Washington, DC: National Academies Press.

Panagopoulos, Dimitris J. 2011. "Analyzing the Health Impacts of Modern Telecommunications Microwaves." *Advances in Medicine and Biology* 17: 1-55.

———. 2012a. "Effect of Microwave Exposure on the Ovarian Development of *Drosophila melanogaster*." *Cell Biochemistry and Biophysics* 63: 121-32.

———. 2012b. "Gametogenesis, Embryonic and Post-Embryonic Development of Drosophila Melanogaster, as a Model System for the Assessment of Radiation and Environmental Genotoxicity." In: M. Spindler-Barth, ed., *Drosophila Melanogaster: Life Cycle, Genetics, and Development* (New York: Nova Science), pp. 1-38.

Panagopoulos, Dimitris J., Evangelia D. Chavdoula, Andreas Karabarbounis, and Lukas H. Margaritis. 2007. "Comparison of Bioactivity between GSM 900 MHz and DCS 1800 MHz Mobile Telephony Radiation." *Electromagnetic Biology and Medicine* 26: 33-44.

Panagopoulos, Dimitris J., Evangelia D. Chavdoula, and Lukas H. Margaritis. 2010. "Bioeffects of Mobile Telephony Radiation in Relation to Its Intensity or Distance from the Antenna." *International Journal of Radiation Biology* 86(5): 345-57.

Panagopoulos, Dimitris J., Evangelia D. Chavdoula, Ioannis P. Nezis, and Lukas H. Margaritis. 2007. "Cell Death Induced by GSM 900-MHz and DCS 1800-MHz Mobile Telephony Radiation." *Mutation Research* 626: 69-78.

Panagopoulos, Dimitris J., Andreas Karabarbounis, and Lukas H. Margaritis. 2004. "Effect of GSM 900-MHz Mobile Phone Radiation on the Reproductive Capacity of *Drosophila melanogaster.*" *Electromagnetic Biology and Medicine* 23(1): 29-43.

Panagopoulos, Dimitris J. and Lukas H. Margaritis. 2008. "Mobile Telephony Radiation Effects on Living Organisms." In: A. C. Harper and R. V. Buress, eds., *Mobile Telephones, Networks, Applications, and Performance* (New York: Nova Science), pp. 107-49.

———. 2010. "The Identification of an Intensity 'Window' on the Bioeffects of Mobile Telephony Radiation." *International Journal of Radiation Biology* 86(5): 358-66.

Serant, Claire. 2004. "A Human Science Experiment." *New York Newsday*, May 10. Warnke, Ulrich. 1989. "Information Transmission by Means of Electrical Biofields." In: Fritz Albert Popp, Ulrich Warnke, Herbert L. König, and Walter Peschka, eds., *Electromagnetic Bio-Information* (München: Urban & Schwarzenberg), pp. 74-101.

Williams, Paul H., Miguel B Araújo, and Pierre Rasmont. 2007. "Can Vulnerability among British Bumblebee (*Bombus*) Species be Explained by Niche Position and Breadth?" *Biological Conservation* 138: 493-505.

Xerces Society for Invertebrate Conservation. 2015. *Red List of Bees: Native Bees in Decline.* Portland, OR.

———. 2015. *Red List of Butterflies and Moths.* Portland, OR.

Konstantynów

Flakiewicz, Wiesław and Antonina Cebulska-Wasilewska. 1992. "Biological Effects of EM Field on Randomly Selected Human Population Residing Permanently Close to the High Power, Long Wave Radio Transmitter, and Tradescantia Plant Model System In Situ." *EMC 92, Eleventh International Wrocław Symposium and Exhibition on Electromagnetic Compatibility, September 2-4, 1992*, pp. 72-76.

Säugetiere

Balmori, Alfonso. 2009. "Electromagnetic Pollution from Phone Masts. Effects onWildlife." *Pathophysiology* 16(2-3): 191-99.

———. 2010. "The Incidence of Electromagnetic Pollution on Wild Mammals: ANew 'Poison' with a Slow Effect on Nature?" *Environmentalist* 30: 90-97.

Magras, Ioannis N. and Thomas D. Xenos. 1997. "RF Radiation-Induced Changes inthe Prenatal Development of Mice." *Bioelectromagnetics* 18: 455-61.

Funk-Überwachung für Tiere

Altonn, Helen. 2002. "High-tech Tags Give Scientists Tools to Track Sea Animal Movement." *Honolulu Star-Bulletin*, Feb 18.

Balmori, Alfonso. 2016. "Radiotelemetry and Wildlife: Highlighting a Gap in the Knowledge on Radiofrequency Radiation Effects." *Science of the Total Environment* 543: 662-69.

Burrows, Roger, Heribert Hofer, and Marion L. East. 1994. "Demography, Extinction and n a Small Population: the Case of the Serengeti Wild Dogs." *Proceedings of the Royal Society of London B* 256: 281-92.

———. 1995. "Population Dynamics, Intervention and Survival in African Wild Dogs (*Lycaon pictus*)." *Proceedings of the Royal Society of London B*: 235-45.

Caldwell, Mark. 1997. "The Wired Butterfly." *Discover Magazine*, February 1.

Godfrey, Jason D. and David M. Bryant. 2003. "Effects of Radio Transmitters: Review of Recent Radio-tracking Studies." In: Williams, M., ed., *Conservation Applications of Measuring Energy Expenditure of New Zealand Birds: Assessing Habitat Quality and Costs of Carrying Radio Transmitters* (Wellington, New Zealand: Dept. of Conservation), pp. 83-95.

Mech, L. David and Shannon M. Barber. 2002. *A Critique of Wildlife Radio-Tracking and Its Use in National Parks.* Jamestown, ND: U.S. Geological Survey, Northern Prairie Wildlife Research Center.

Moorhouse, Tom P. and David W. Macdonald. 2005. "Indirect Negative Impacts of Radio-collaring: Sex Ratio Variation in Water Voles." *Journal of Applied Ecology* 42: 91-98.

Roberts, Greg. 2000. "Sick as a Parrot: Deaths Halt DNA Program." *The Age*, February 8.

Swenson, Jon E., Kjell Wallin, Göran Ericsson, Göran Cederlund, and Finn Sandegren. 1999. "Effects of Ear-tagging with Radiotransmitters on Survival of Moose Calves." *Journal of Wildlife Management* 63(1): 354-58.

Reader's Digest. 1998. "The Snow Tiger's Last Stand." November.

Webster, A. Bruce and Ronald J. Brooks. 1980. "Effects of Radiotransmitters on the Meadow Vole, *Microtus pennsylvanicus.*" *Canadian Journal of Zoology* 58: 997-1001.

Withey, John C., Thomas D. Bloxton, and John M. Marzluff. 2001. "Effects of Tagging and Location Error in Wildlife Radiotelemetry Studies." In: Joshua J. Millspaugh and John M. Marzluff, eds., *Radio Tracking and Animal Populations* (San Diego: Academic), pp. 43-75.

Schwarzenburg

Abelin, Theodor, Ekkehardt Altpeter, and Martin Röösli. 2005. "Sleep Disturbances in the Vicinity of the Short-Wave Broadcast Transmitter Schwarzenburg." *Somnologie* 9: 203-9.

Altpeter, Ekkehardt-Siegfried, Katharina Sprenger, Katrin Madarasz, and Theodor Abelin. 1997. "Do Radiofrequency Electromagnetic Fields Cause Sleep Disorders?" European Regional Meeting of the International Epidemiological Association, Münster, Germany, September. Abstract no. 351.

Altpeter, Ekkehardt-Siegfried, Martin Röösli. Markus Battaglia, Dominik H. Pfluger, Christoph E. Minder, and Theodor Abelin. 2006. "Effect of Short-Wave (6-22 MHz) Magnetic Fields on Sleep Quality and Melatonin Cycle in Humans: The Schwarzenburg Shut-Down Study." *Bioelectromagnetics* 27: 142-50.

Altpeter, Ekkehardt-Siegfried, Thomas Krebs, Dominik H. Pfluger, J. von Känel, R. Blattmann, D. Emmenegger, B. Cloetta, U. Rogger, H. Gerber, Bernhard Manz, R. Coray, R. Baumann, Katharina Staerk, Christian Griot, and Theodor Abelin. 1995. *Study on Health Effects of the Shortwave Transmitter Station of Schwarzenburg, Berne, Switzerland.* BEW Publication Series, Study no. 55. Federal Office of Energy, August 1995.

Jakob, Hans-U. 2006. "Schwarzenburg – Nach 8 Jahren Geheimhaltung." Basel: Diagnose-Funk, June 25.

———. 2000. "State of Health after Shutdown of the Schwarzenburg Transmitter." *No Place To Hide* 2(4): 21-22.

Roch, Phillippe. 1996. "Health Effects of the Schwarzenburg Shortwave Transmitter," Letter of May 29, 1996, Bern: Federal Office of Environment, Forests and Landscape. English translation in *No Place To Hide* 1(3): 7-8.

Stärk, Katharina D. C., Thomas Krebs, Ekkehardt Altpeter, Bernhard Manz, Christian Griot, and Theodor Abelin. 1997. "Absence of Chronic Effect of Exposure to Short-wave Radio Broadcast Signal on Salivary Melatonin Concentrations in Dairy Cattle." *Journal of Pineal Research* 22: 171-76.

Skrunda

Balode, Zanda. 1996. "Assessment of Radio-Frequency Radiation by the Micronucleus Test in Bovine Peripheral Erythrocytes." *Science of the Total Environment* 180: 81-85. Balodis, Valdis, Guntis Brūmelis, Kārlis Kalviškis, Oļģerts Nikodemus, Didzis Tjarve, and Vija Znotiņa. 1996. "Does the Skrunda Radio Location Station Diminish the

Radial Growth of Pine Trees?" *Science of the Total Environment* 180: 57-64.

Brūmelis, Guntis, Valdis Balodis, and Zanda Balode. 1996. "Radio-frequency Electromagnetic Fields: The Skrunda Radio Location Station Case." *Science of the Total Environment* 180: 49-50.

Goldsmith, John R. 1995. "Epidemiologic Evidence of Radiofrequency Radiation (Microwave) Effects on Health in Military, Broadcasting, and Occupational Studies." *International Journal of Occupational and Environmental Health* 1: 47-57.

Kalniņs, T., R. Križbergs, and A. Romančuks. 1996. "Measurement of the Intensity of Electromagnetic Radiation from the Skrunda Radio Location Station, Latvia." *Science of the Total Environment* 180: 51-56.

Kolodynski, Anton and Valda Kolodynska. 1996. "Motor and Psychological Functions of School Children Living in the Area of the Skrunda Radio Location Station in Latvia." *Science of the Total Environment* 180: 87-93.

Liepa, V. and Valdis Balodis. 1994. "Monitoring of Bird Breeding near a Powerful Radar Station." *The Ring* 16(1-2): 100. Abstract.

Magone, I. 1996. "The Effect of Electromagnetic Radiation from the Skrunda Radio Location Station on *Spirodela polyrhiza* (L.) Cultures." *Science of the Total Environment* 180: 75-80.

Microwave News. 1994. "Latvia's Russian Radar May Yield Clues to RF Health Risks." September/October, pp. 12-13.

Science of the Total Environment. 1996. "Special Issue: Effects of RF Electromagnetic Radiation on Organisms. A Collection of Papers Presented at The International Conference on the Effect of Radio Frequency Electromagnetic Radiation on Organisms, Skrunda, Latvia, June 17-21, 1994." 180: 277-78.

Selga, Turs and Maija Selga. 1996. "Response of *Pinus sylvestris L.* needles to Electromagnetic Fields: Cytological and Ultrastructural Aspects." *Science of the Total Environment* 180: 65-73.

Kapitel 17

Adey, William Ross. 1993. "Effects of Electromagnetic Fields. *Journal of Cellular Biochemistry* 51: 410-16.

———. 1993. "Whispering Between Cells: Electromagnetic Fields and Regulatory Mechanisms in Tissue." *Frontier Perspectives* 3(2): 21-25.

Baş, Orhan, Osman Fikret Sönmez, Ali Aslan, Ayşe İkinci, Hatice Hancı, Mehmet Yıldırım, Haydar Kaya, Metehan Akça, and Ersan Odacı. 2013. "Pyramidal Cell Loss in the Cornu Ammonis of 32-day-old Female Rats Following Exposure to a 900 Megahertz Electromagnetic Field during Prenatal Days 13-21." *NeuroQuantology* 11(4): 591-99.

Bejot, Yannick, Benoit Daubail, Agnès Jacquin, Jérôme Durier, Guy-Victor Osseby, Olivier Rouaud, and Maurice Giroud. 2014. "Trends in the Incidence of Ischaemic Stroke in Young Adults Between 1985 and 2011: the Dijon Stroke Registry." *Journal of Neurology, Neurosurgery, and Psychiatry* 85: 509-13.

Blue Cross Blue Shield. 2019. *The Health of Millennials*. Washington, DC.

Broomhall, Mark. 2017. *Report Detailing the Exodus of Species from the Mt. Nardi Area of the Nightcap National Park World Heritage Area During a 15-Year Period (2000-2015)*. Report for the United Nations Educational Scientific and Cultural Organization (UNESCO). New South Wales, Australia.

Byun, Yoon-Hwan, Mina Ha, Ho-Jang Kwon, Yun-Chul Hong, Jong-Han Leem, Joon Sakong, Su Young Kim, Chul Gab Lee, Dongmug Kang, Hyung-Do Choi, and Nam Kim. 2013. "Mobile Phone Use, Blood Lead Levels, and Attention Deficit Hyperactivity Symptoms in Children: A Longitudinal Study." *PLoS ONE* 8(3): e59742.

Centola, G. M., A. Blanchard, J. Demick, S. Li, and M. L. Eisenberg. 2016. "Decline in Sperm Count and Motility in Young Adult Men from 2003 to 2013: Observations from a U. S. Sperm Bank." *Andrology* 4: 270-76.

Cherry, Neil. 2000. *Safe Exposure Levels*. Lincoln University, Lincoln, New Zealand.

———. 2002. "Schumann Resonances, a Plausible Biophysical Mechanism for the Human Health Effects of Solar/Geomagnetic Activity." *Natural Hazards Journal* 26(3): 279-331.

Dalsegg, Aud. 2002. "Får hodesmerter av mobilstråling" ("She Gets Headaches from Mobile Radiation"). *Dagbladet*, March 9.

Grigoriev, Yury Grigorievich. 2005. "Elektromagnitnye polya sotovykh telefonov i zdorovye detey i podrostkov: Situatsiya, trebuyushchaya prinyatiya neotlozhnykh mer" ("The Electromagnetic Field of Mobile Phones and the Health of Children and Adolescents: This Situation Requires Urgent Action"). *Radiatsionnaya biologiya. Radioekologiya* 45(4): 442-50.

———. 2012. "Mobile Communications and Health of Population: The Risk Assessment, Social and Ethical Problems." *The Environmentalist* 32(2): 193-200.

Grigoriev, Yury Grigorievich and Oleg Aleksandrovich Grigoriev. 2011. "Mobil'naya svyaz' i zdorovye naseleniya: Otsenka opasnosti, sotsial'nye i eticheskiye problemi" ("Mobile Communication and Health of Population: Estimation of Danger, Social and Ethical Problems"). *Radiatsionnaya biologiya. Radioekologiya* 51(3): 357-68.

———. 2013. *Sotovaya Svyaz' i Zdorov'e* ("Cellular Communication and Health"). Moscow: Ekonomika.

Grigoriev, Yury Grigorievich and Nataliya Igorevna Khorseva. 2014. *Mobil'naya Svyaz' i Zdorov'e Detey* ("Mobile Communication and Children's Health"). Moscow: Ekonomika.

Hallberg, Örjan and Olle Johansson. 2009. "Apparent Decreases in Swedish Public Health Indicators after 1997 – Are They Due to Improved Diagnostics or to Environmental Factors?" *Pathophysiology* 16(1): 43-46.

Hallberg, Örjan and Olle Johansson. 2004. *Glesbygd är en sjuk miljö, nu börjar även friska dö* ("Say To Countryside Goodbye, When Even Healthy People Die"). Stockholm: Karolinska Institute, Experimental Dermatology Unit. Report no. 6.

Hallberg, Örjan and Gerd Oberfeld. 2006. "Letter to the Editor: Will We All Become Electrosensitive?" *Electromagnetic Biology and Medicine* 25(3): 189-91.

Hallman, Caspar A., Martin Sorg, Eelke Jongejans, Hank Siepel, Nick Hofland, Heinz Schwan, Werner Stenmans, Andreas Müller, Hubert Sumser, Thomas Hörren, Dave Goulson, Hans de Kroon. 2017. "More than 75 Percent Decline over 27 Years in Total Flying Insect Biomass in Protected Areas." *PLoS ONE* 12(10): e0185809.

Hancı, Hatice, Ersan Odacı, Haydar Kaya, Yüksel Aliyazıcıoğlu, İbrahim Turan, Selim Demir, and Serdar Çolakoğlu. 2013. "The Effect of Prenatal Exposure to 900-MHz Electromagnetic Field on the 21-old-day Rat Testicle." *Reproductive Toxicology* 42: 203-9.

Hancı, Hatice, Sibel Türedi, Zehra Topal, Tolga Mercantepe, İlyas Bozkurt, Haydar Kaya, Safak Ersöz, Bünyami Ünal, and Ersan Odacı. 2015. "Can Prenatal Exposure to a 900 MHz Electromagnetic Field Affect the Morphology of the Spleen and Thymus, and Alter Biomarkers of Oxidative Damage in 21-day-old Male Rats?" *Biotechnic & Histochemistry* 90(7). 535-43.

Hutton, John S., Jonathan Dudley, Tzipi Horowitz-Kraus, Tom DeWitt, and Scott K. Holland. 2019. "Associations Between Screen-Based Media Use and Brain White Matter Integrity in Preschool-Aged Children." *JAMA Pediatrics* 2019 Nov. 4: e193869. İkinci, Ayşe, Ersan Odacı, Mehmet Yıldırım, Haydar Kaya, Metehan Akça, Hatice Hancı, Ali Aslan, Osman Fikret Sönmez, and Orhan Baş. 2013. "The Effects of Prenatal Exposure to a 900 Megahertz Electromagnetic Field on Hippocampus Morphology and Learning Behavior in Rat Pups." *Journal of Experimental and Clinical Medicine* 30: 278. Abstract.

İkinci, Ayşe, Tolga Mercantepe, Deniz Unal, Hüseyin Serkan Erol, Arzu Şahin, Ali Aslan, Orhan Baş, Havva Erdem, Osman Fikret Sönmez, Haydar Kaya, and Ersan Odacı. 2015. "Morphological and Antioxidant Impairments in the Spinal Cord of Male Offspring Rats Following Exposure to a Continuous 900 MHz Electromagnetic Field During Early and Mid-Adolescence." *Journal of Chemical Neuroanatomy* [Epub ahead of print].

Kimata, Hajime. 2002. "Enhancement of Allergic Skin Wheal Responses by Microwave Radiation from Mobile Phones in Patients with Atopic Eczema/Dermatitis Syndrome." *International Archives of Allergy and Immunology* 129(4): 348-50.

Li, De-Kun, Hong Chen, and Roxana Odouli. 2011. "Maternal Exposure to Magnetic Fields during Pregnancy in Relation to the Risk of Asthma in Offspring." *Archives of Pediatrics & Adolescent Medicine* 165(10): 945-50.

Lister, Bradford C. and Andres Garcia. 2018. "Climate-driven Declines in Arthropod Abundance Restructure a Rainforest Food Web." *Proceedings of the National Academy of Sciences* 115(44): E10397–E10406.

Mild, Kjell Hansson, Gunnhild Oftedal, Monica Sandström, Jonna Wilén, Tore Tynes, Bjarte Haugsdal, and Egil Hauger. 1998. *Comparison of Symptoms Experienced by Users of Analogue and Digital Mobile Phones. A Swedish-Norwegian Epidemiological Study.* Umeå, Sweden: National Institute for Working life. Arbetslivsrapport 23.

Mishra, Lata. 2011. "Heard This? Talking on the Phone Makes You Deaf." *Mumbai Mirror*, October 26.

Mishra, Srikanta Kumar. 2010. "Otoacoustic Emission (OAE)-Based Measurement of the Functioning of the Human Cochlea and the Efferent Auditory System." Ph.D. thesis, University of Southampton.

Nittby, Henrietta, Gustav Grafström, Dong Ping Tian, Lars Malmgren, Arne Brun, Bertil R. R. Persson, Leif G. Salford, and Jacob Eberhardt. 2008. "Cognitive Impairment in Rats After Long-Term Exposure to GSM-900 Mobile Phone Radiation." *Bioelectromagnetics* 29: 219-32.

Odacı, Ersan, Hatice Hancı, Ayşe İkinci, Osman Fikret Sönmez, Ali Aslan, Arzu Şahin, Haydar Kaya, Serdar Çolakoğlu, and Orhan Baş. 2015. "Maternal Exposure to a Continuous 900-MHz Electromagnetic Field Provokes Neuronal Loss and Pathological Changes in Cerebellum of 32-day-old Female Rat Offspring." *Journal of Chemical Neuroanatomy* [Epub ahead of print].

Odacı, Ersan, Hatice Hancı, Esin Yuluğ, Sibel Türedi, Yüksel Aliyazıcıoğlu, Haydar Kaya, and Serdar Çolakoğlu. 2016. "Effects of Prenatal Exposure to a 900 MHz Electromagnetic Field on 60-day-old Rat Testis and Epididymal Sperm Quality." *Biotechnic & Histochemistry* 91(1): 9-19.

Odacı, Ersan, Ayşe İkinci, Mehmet Yıldırım, Haydar Kaya, Metehan Akça, Hatice Hancı, Osman Fikret Sönmez, Ali Aslan, Mukadder Okuyan, and Orhan Baş. 2013. "The Effects of 900 Megahertz Electromagnetic Field Applied in the Prenatal Period on Spinal Cord Morphology and Motor Behavior in Female Rat Pups." *NeuroQuantology* 11(4): 573-81.

Odacı, Ersan and Cansu Özyılmaz. 2015. "Exposure to a 900 MHz Electromagnetic Field for 1 Hour a Day over 30 Days Does Change the Histopathology and Biochemistry of the Rat Testis." *International Journal of Radiation Biology* 91: 547-54.

Odacı, Ersan, Deniz Ünal, Tolga Mercantepe, Zehra Topal, Hatice Hancı, Sibel Türedi, Hüseyin Serkan Erol, Sevdegül Mungan, Haydar Kaya, and Serdar Çolakoğlu. 2015. "Pathological Effects of Prenatal Exposure to a 900 MHz Electromagnetic Field on the 21-day-old Male Rat Kidney." *Biotechnic & Histochemistry* 90(2): 93-101.

Oktay, M. Faruk and Suleyman Dasdag. 2006. "Effects of Intensive and Moderate Cellular Phone Use on Hearing Function." *Electromagnetic Biology and Medicine* 25: 13-21.

Panda, Naresh K., Rahul Modi, Sanjay Munjal, and Ramandeep S. Virk. 2011. "Auditory Changes in Mobile Users: Is Evidence Forthcoming?" *Otolaryngology – Head and Neck Surgery* 144(4): 581-85.

Putaala, Jukka, Antti J. Metso, Tiina M. Metso, Nina Konkola, Yvonn Kraemer, Elena Haapaniemi, Markku Kaste, and Turgut Tatlisumak. 2009. "Analysis of 1008 Consecutive Patients Aged 15 to 49 with First-Ever Ischemic Stroke: the Helsinki Young Stroke Registry." *Stroke* 40: 1195-1203.

Rosengren, Annika, Kok Wai Giang, Georgios Lappas, Christina Jern, Kjell Torén, and Lena Björck. 2013. "Twenty-four-year Trends in the Incidence of Ischemic Stroke in Sweden from 1987 to 2010." *Stroke* 44: 2388-93.

Şahin, Arzu, Ali Aslan, Orhan Baş, Ayşe İkinci, Cansu Özyılmaz, Osman Fikret Sönmez, Serdar Çolakoğlu, and Ersan Odacı. 2015. "Deleterious Impacts of a 900-MHz Electromagnetic Field on Hippocampal Pyramidal Neurons of 8-week-old Sprague Dawley Male Rats." *Brain Research* 1624: 232-38.

Salford, Leif G., Arne E. Brun, Jacob L. Eberhardt, Lars Malmgren, and Bertil R. R. Persson. 2003. "Nerve Cell Damage in Mammalian Brain after Exposure to Microwaves from GSM Mobile Phones." *Environmental Health Perspectives* 111(7): 881-83.

Sánchez-Bayo, Francisco and Kris A. G. Wyckhuys. 2019. "Worldwide Decline of the Entomofauna: A Review of Its Drivers. *Biological Conservation* 232: 8-27.

Shinjyo, Tetsuharu and Akemi Shinjyo. 2014. "Signifikanter Rückgang klinischer Symptome nach Senderabbau – eine Interventionsstudie." *Umwelt-Medizin-Gesellschaft* 27(4): 294-301.

Siegel, Rebecca L., Stacey A. Fedewa, William F. Anderson, Kimberly D. Miller, Jiemin Ma, Philip S. Rosenberg, and Ahmedin Jemal. 2017. "Colorectal Cancer Incidence Patterns in the United States, 1974-2013." *Journal of the National Cancer Institute* 109(8): djw322.

Tatemichi, Masayuki, Tadashi Nakano, Katsutoshi Tanaka, Takeshi Hayashi, Takeshi Nawa, Toshiaki Miyamoto, Hisanori Hiro, and Minoru Sugita. 2004. "Possible Association between Heavy Computer Users and Glaucomatous Visual Field Abnormalities: A Cross Sectional Study in Japanese Workers." *Journal of Epidemiology and Community Health* 58: 1021-27.

Tibæk, Maiken, Christian Dehlendorff, Henrik S. Jørgensen, Hysse B. Forchhammer, Søren P. Johnsen, and Lars P. Kammersgaard. 2016. "Increasing Incidence of Hospitalization for Stroke and Transient Ischemic Attack in Young Adults: A Registry-Based Study." *Journal of the American Heart Association* 5(5): e003158.

Topal, Zehra, Hatice Hancı, Tolga Mercantepe, Hüseyin Serkan Erol, Osman Nuri Keleş, Haydar Kaya, Sevdegül Mungan, and Ersan Odacı. 2015. "The Effects of Prenatal Long-duration Exposure to 900-MHz Electromagnetic Field on the 21-day-old Newborn Male Rat Liver." *Turkish Journal of Medical Sciences* 45(2): 291-97.

Türedi, Sibel, Hatice Hancı, Zehra Topal, Deniz Ünal, Tolga Mercantepe, İlyas Bozkurt, Haydar Kaya, and Ersan Odacı. 2015. "The Effects of Prenatal Exposure to a

900-MHz Electromagnetic Field on the 21-day-old Male Rat Heart." *Electromagnetic Biology and Medicine* 34(4): 390-97.

Velayutham, P., Gopala Krishnan Govindasamy, R. Raman, N. Prepageran, and K. H. Ng. 2014. „High-frequency Hearing Loss Among Mobile Phone Users." *Indian Journal of Otolaryngology and Head & Neck Surgery* 66: S169-S172.

Weiner, A. B., R. S. Matulewicz, S. E. Eggener, and E. M. Schaeffer. 2016. "Increasing Incidence of Metastatic Prostate Cancer in the United States (2004-2013). *Prostate Cancer and Prostatic Diseases* 19: 395-97.

West, John G., Nimmi S. Kapoor, Shu-Yuan Liao, June W. Chen, Lisa Bailey, and Robert A. Nagourney. 2013. "Multifocal Breast Cancer in Young Women with Prolonged Contact between Their Breasts and Their Cellular Phones. *Case Reports in Medicine*, article ID 354682.

Wiedbrauk, Danny L. 1997. "The 1996-1997 Influenza Season – A View from the Benches." *Pan American Society for Clinical Virology Newsletter* 23(1): 1 ff.

Wolford, Monica L., Kathleen Palso, and Anita Bercovitz. 2015. "Hospitalization for Total Hip Replacement Among Inpatients Aged 45 and Over: United States, 2000-2010." *NCHS Data Brief* no. 186.

Wong, Martin C. S., William B. Goggins, Harry H. X. Wang, Franklin D. H. Fung, Colette Leung, Samuel Y. S. Wonga, Chi Fai Ng, and Joseph J. Y. Sung. 2016. "Global Incidence and Mortality for Prostate Cancer: Analysis of Temporal Patterns and Trends in 36 Countries." *European Urology* 70: 862-74.

Yakymenko, I. L., E. P. Sidorik, A. S. Tsybulin, and V. F. Chekhun. 2011. „Potential Risks of Microwaves from Mobile Phones for Youth Health." *Environment & Health* 56(1): 48-51.

Ye, Juan, Ke Yao, Dequiang Lu, Renyi Wu, and Huai Jiang. 2001. "Low Power Density Microwave Radiation Induced Early Changes in Rabbit Lens Epithelial Cells." *Chinese Medical Journal* 114(12): 1290-94.

Abbildungsverzeichnis

Seite 175: Lungenkrebssterblichkeit. Daten zu Raucherquoten vom National Center for Health Statistics. Daten zu Lungenkrebs aus Vital Statistics of the United States (1970, 1980, 1990) und National Vital Statistics Reports (2000, 2010, 2015).

Seite 183: Von C.M. McKay er al,. „Retarded growth, life span, ultimate body size an age changes in the albino rat after feeding diets restricted in calories:". Journal of Nutrition 18(1); 1-13 (1939).

Seite 188: Wilmoth et al 2000. American Association for the Advancement of Science, Reprinted with Permission from AAAS.

Seite 208: Luft-, Knochen- und Ultraschall-Hörschwellenkurven. Stevens 1938, p.50, fig.17; Corso 1963; Mol¬ler and Pederson 2004, figs.1-3; Stanley and Walker 2005.

Seite 211: Map of VLF stations. Arthur Firstenberg.

Seite 223: Alfonso Balmori Martínez, Alfonso Martínez.

Seite 230: Bee-backpack. Commonwealth Scientific and Industrial Research Organisation

Seite 235: bees. By Ulrich Warnke, used with permission.

Seite 243: Waldschäden in Westdeutschland während des Kalten Krieges. U.S Enviromental Protection Agency.

Seite 251: Alle Fotos von Katie Haggerty

Seite 252: Auswirkungen des Radars auf die Stadtbegrünungsanlage in Valladoloid, Spanien. Foto von Alfonso Balmori.

Seite 253: Dr. Gro Harlem Brundtland, M. P. H.. c World Health Organization.

Seiten 255 und 256: Wöchentliche Sterblichkeitsraten. Center for Disease Control

Seite 259: Dr. Olle Johansson. Foto von Olle Johansson.

Seite 263: Dr. Yury Grigorievich Grigoriev. Foto von Dr. Grigoriev.

Stichwortverzeichnis

A

D

E

F

G

H

I

J

M

N

O

P

T

U

V

Über den Autor

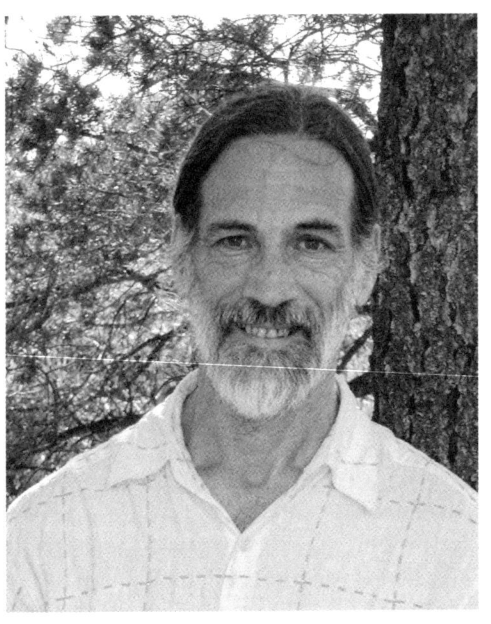

Arthur Firstenberg ist ein Wissenschaftler und Journalist, der an der Spitze einer globalen Bewegung steht, die das Tabu rund um dieses Thema niederreißt.

Nach seinem Abschluss in Mathematik an der Cornell University mit Phi Beta Kappa-Auszeichnung besuchte er von 1978 bis 1982 die Irvine School of Medicine der University of California.

Verletzungen durch Überdosierung an Röntgenstrahlen verkürzten seine medizinische Karriere.

In den letzten 38 Jahren war er Forscher, Berater und Dozent für die Gesundheits- und Umweltauswirkungen elektromagnetischer Strahlung sowie ein Praktiker verschiedener Heilkünste.

IMPRESSUM

Arthur Firstenberg
Die Welt unter Strom
Eine Geschichte der Elektrizität und ihrer übersehenen Gesundheitsgefährdung

1. deutsche Ausgabe 2021
2. deutsche Ausgabe 2022
3. deutsche Ausgabe 2025

ISBN: 978-3-96257-220-4

Titel der Originalausgabe:
The Invisible Rainbow
A History of Electricity and Life

Narayana GmbH edition published by arrangement with Chelsea Green Publishing Co, White River Junction, VT, USA www.chelseagreen.com

Übersetzung aus dem Englischen: Elisabeth Kissel
Layout und Satz: Narayana Verlag
Coverlayout: Ann Lowe
Coversatz: Narayana Verlag
Cover Abbildung: Ann Lowe

Herausgeber:
Unimedica im Narayana Verlag GmbH,
Blumenplatz 2, D-79400 Kandern
Tel.:+49 7626 974 970-0
E-Mail: info@unimedica.de
www.unimedica.de

Weitere Titel im Narayana Verlag

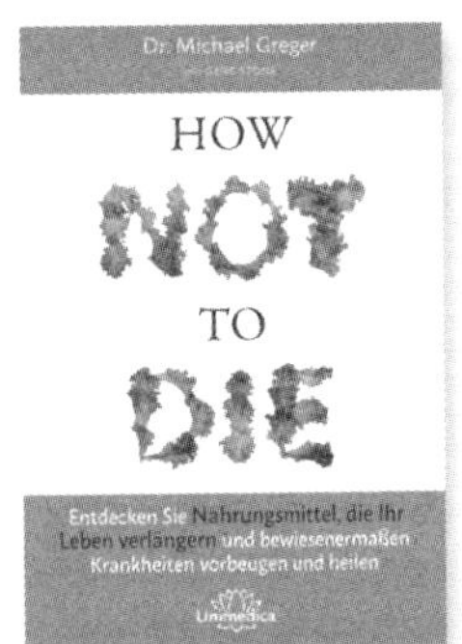

Michael Greger
HOW NOT TO DIE

Entdecken Sie Nahrungsmittel, die Ihr Leben verlängern und bewiesenermaßen Krankheiten vorbeugen und heilen.

512 Seiten, geb., € 24,80

Dr. Michael Greger, international renommierter Arzt, Ernährungswissenschaftler und Gründer des Online-Informationsportals Nutritionfacts.org, lüftet in seinem weltweit außergewöhnlich erfolgreichen Bestseller das am besten gehütete Geheimnis der Medizin: Wenn die Grundbedingungen stimmen, kann sich der menschliche Körper selbst heilen.

In HOW NOT TO DIE analysiert Greger die häufigsten 15 Todesursachen der westlichen Welt, zu denen z. B. Herzerkrankungen, Krebs, Diabetes, Bluthochdruck und Parkinson zählen, und erläutert auf Basis der neuesten wissenschaftlichen Forschungsergebnisse, wie diese verhindert, in ihrer Entstehung aufgehalten oder sogar rückgängig gemacht werden können. Darüber hinaus erklärt er auf verständliche und enorm fesselnde, aber stets wissenschaftlich fundierte Weise, welche Lebensmittel besonders wertvoll und gesund für die verschiedenen Organe und Funktionen des menschlichen Körpers sind, und wie diese am besten kombiniert und verzehrt werden können.

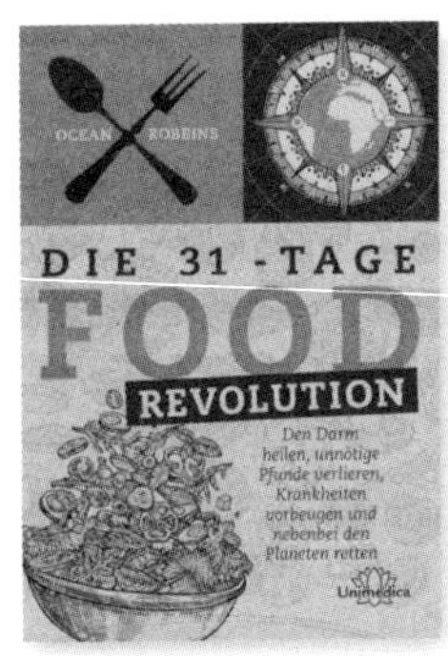

Ocean Robbins
DIE 31-TAGE FOOD REVOLUTION

Den Darm heilen, unnötige Pfunde verlieren, Krankheiten vorbeugen und nebenbei den Planeten retten.

408 Seiten, geb., € 24,80

Vollwertkost mit Pflanzenpower, dafür weniger Zucker, verarbeitete Lebensmittel und tierische Produkte: Dieses Buch ist Ihr Wegweiser zu mehr Gesundheit und Nachhaltigkeit.

OCEAN ROBBINS hat mit seinem Food Revolution Network bereits Millionen von Menschen zu einem gesunden Lifestyle inspiriert. In DIE 31-TAGE FOOD REVOLUTION enthüllt er all die Geheimnisse, die die Lebensmittelindustrie lieber verheimlichen würde. Und er zeigt Ihnen, wie Sie in nur 31 Tagen die erstaunlichen Kräfte von Grünkohl, Brokkoli und Hülsenfrüchten nutzen können, um Ihren Darm zu heilen, Übergewicht zu verlieren und das Risiko für Krankheiten wie Krebs, Herz-Kreislauf-Beschwerden, Demenz und Diabetes zu minimieren. Und das Beste ist: Ganz nebenbei werden Sie Teil einer Bewegung, die sich die Rettung des Planeten auf die Fahne geschrieben hat.

Dieses Buch weist den Weg in die Zukunft.
– Paul McCartney

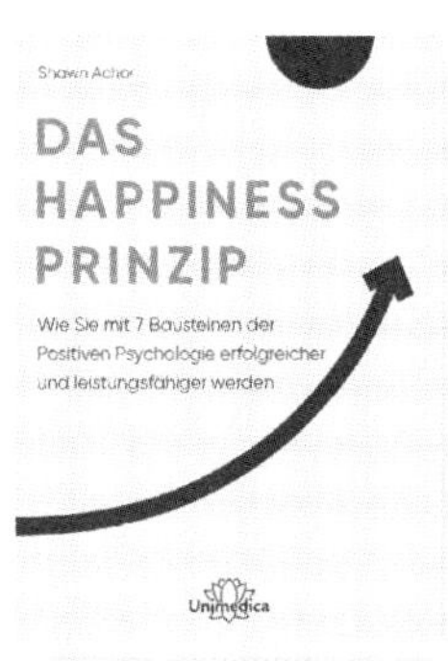

Shawn Achor
DAS HAPPINESS-PRINZIP

Wie Sie mit 7 Bausteinen der Positiven Psychologie erfolgreicher und leistungsfähiger werden

318 Seiten, Kart., € 19,80

Eine Alltagsweisheit besagt, dass wir glücklich werden, sobald wir Erfolg haben – wir müssen nur noch diesen großartigen Job bekommen, die schöne Wohnung ergattern oder zwei weitere Kilo abnehmen. Die neuesten Untersuchungen der Positiven Psychologie zeigen, dass dieses Prinzip längst überholt ist, denn Glück fördert Erfolg, nicht umgekehrt. SHAWN ACHOR beweist, dass glückliche Menschen bessere Problemlöser sind, bedeutend gesünder leben, tiefere soziale Bindungen haben und resistenter gegen Stress sind. Dieses Buch ist für alle gedacht, die ihr volles Leistungspotenzial in allen Lebensbereichen ausschöpfen wollen!

„Shawn Achor ist lustig, selbstironisch und stellt die etablierten Vorstellungen von Glück auf den Kopf... Man wird zu Wachs in seinen Händen."

— THE BOSTON GLOBE

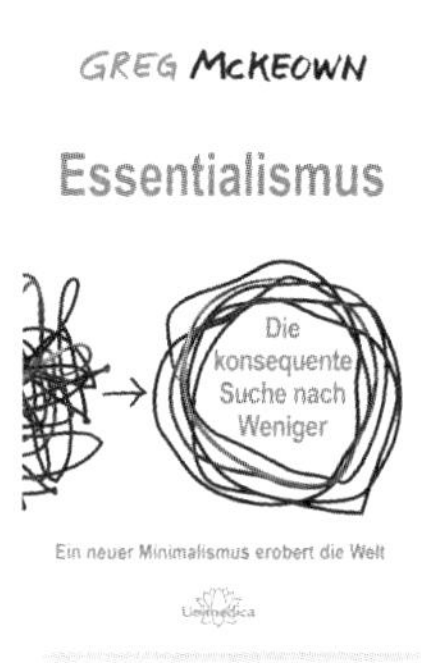

Greg McKeown
ESSENTIALISMUS

Die konsequente Suche nach Weniger. Ein neuer Minimalismus erobert die Welt

304 Seiten, kart., € 19,80

Die Strategie von McKeown, der Weg des Essentialisten, hat schon viele aus dem Griff der Belanglosigkeiten und konstanten Überforderung befreit. Die Geheimformel: Weniger, aber besser!

In vier praktischen Schritten zeigt McKeown, der nach der Promotion in Stanford eine Firma für Strategie und Leadership im Silicon Valley gegründet hat, auszusortieren und die richtigen Fragen zu stellen, die Energie auf das zu lenken, was wirklich zählt. Dabei ist sein Buch keine neue Zeitmanagementstrategie oder Produktivitätstechnik. Es geht vielmehr darum, das Wesentliche vom Unwesentlichen zu unterscheiden und mit Disziplin das zu verfolgen, was die eigene größte Stärke ist.

Der schöne Nebeneffekt: endlich wieder glücklich zu sein, mehr Freude am Arbeitsplatz zu haben und auch privat erfüllter zu leben. Statt tausend Belanglosigkeiten eine wesentliche Sache bewegen. Und Entscheidungen zu treffen, die neue Maßstäbe setzen – entspannt, statt ausgebrannt. Eine Schatzkiste zurück zu einem selbstbestimmten, erfüllten Leben!